梅全喜论中药全集

地产药材分册

主　编　梅全喜

全国百佳图书出版单位

中国中医药出版社

·北　京·

图书在版编目（CIP）数据

梅全喜论中药全集.地产药材分册 / 梅全喜主编 .—北京：中国中医药
出版社，2023.1

ISBN 978 – 7 – 5132 – 7914 – 7

Ⅰ.①梅… Ⅱ.①梅… Ⅲ.①中药学—研究 Ⅳ.① R28

中国版本图书馆 CIP 数据核字（2022）第 218542 号

中国中医药出版社出版

北京经济技术开发区科创十三街 31 号院二区 8 号楼
邮政编码　100176
传真　010-64405721
河北省武强县画业有限责任公司印刷
各地新华书店经销

开本 710×1000　1/16　印张 45.25　字数 839 千字
2023 年 1 月第 1 版　2023 年 1 月第 1 次印刷
书号　ISBN 978 – 7 – 5132 – 7914 – 7

定价 165.00 元
网址 www.cptcm.com

服 务 热 线　010-64405510
购 书 热 线　010-89535836
维 权 打 假　010-64405753

微信服务号　zgzyycbs
微商城网址　https://kdt.im/LIdUGr
官 方 微 博　http://e.weibo.com/cptcm
天猫旗舰店网址　https://zgzyycbs.tmall.com

如有印装质量问题请与本社出版部联系（010-64405510）

《梅全喜论中药全集——地产药材分册》

编委会

主　　编　梅全喜

执行主编　田素英

副 主 编　袁一鸣　李皓翔　钟希文
　　　　　陈琴华　黄忠孝（越南）

编　　委（以姓氏笔画为序）

王英晶	邓永洁	卢淑如	田　野	冯承恩
刘玉梅	刘佩沂	刘秋琼	刘朝晖	孙雪颖
阮毅铭	苏　丹	李　伟	李　亮	李文庆
李红念	李森辉	肖　瑛	吴秀荣	吴惠妃
余允清	辛晓芳	宋　叶	张　帆	张汝莹
张丽媛	陆汉豪	陈小露	陈金梅	武凤霞
范卫锋	范文昌	林　慧	林焕泽	罗　清
周妙霞	周富强	郑依玲	房志坚	胡　莹
洪慧斯	钱正明	高玉桥	高幼衡	唐　琳
陶盛昌	黄庆芳	曹晓俊	曹海丽	梁　食
梁方旭	谌　攀	彭伟文	董鹏鹏	曾聪彦
蔡家驹	廖振峰	谭年秀	戴卫波	

本书为"深圳市宝安纯中医治疗医院医药系列丛书"之一，由深圳市医疗卫生三名工程项目"深圳市宝安纯中医治疗医院－中国科学院上海药物研究所果德安教授中药质量研究与安全合理用药研究团队项目（编号：SZZYSM202106004）"经费支持出版。

祝贺《梅全喜药花中药全集》出版

宝剑锋从磨砺出

梅花香自苦寒来

辛丑年夏 金垚元

序

　　《梅全喜论中药全集》即将由中国中医药出版社正式出版，这套丛书系统全面地总结了梅全喜教授在中药学习和研究道路上的艰辛与努力，以及他在中药科普、中药艾叶、地产药材、制剂炮制、临床药学和药史本草研究上取得的成果、经验与体会，可喜可贺！

　　梅全喜教授已走过60年的人生历程和40年的中药专业生涯，他刻苦钻研、学识渊博、为人谦逊，为业界熟知他的人们所称道。他在中药学领域辛勤耕耘，不断超越自我，取得了丰硕的研究成果。先后从事中药炮制、中药制剂工作及中药临床药学、地产药材研究开发、本草与药学史研究工作，在中药传统技术的挖掘与传承上积累了丰富的经验。近年来在中药临床药学、道地药材研究及药学史与本草研究上均取得显著成绩。其中他对艾叶研究倾注了多年的心血，先后发表相关论文40多篇，主编艾叶相关专著9部（其中3部为英文版），担任10多家艾叶企业的科技顾问，研发艾叶产品10多种，为推动艾叶研发与推广应用，以及推广艾叶文化发挥了积极作用，成为国内艾叶研究最知名的专家。同时，作为中药临床药学学科的发起人和推动者，他牵头主编了国内第一本中药临床药学专著和第一本中药临床药学教材，并在境外出版第一本中药临床药学书籍，为推动中药临床药学学科建设与发展、促进中药临床药学人才的培养及推动中药临床药学走向国际发挥了重要作用。近年来，先后获得国家发明专利及省市科技奖20余项，主编中药专著70多部，公开发表医药学术论文500多篇，在国内外论坛上做学术报告及讲座达300多次，应邀担任国家级和省级学会、专业委员会主任委员、副主任委员20多项，担任10多本医药杂志编委会主任、副主任、副主编、编委等。梅全喜教授还是一位有爱心和奉献精神的学者，他把多年来获得的科技成果奖励、稿费及讲课费共计100万元和他担任10多家艾叶研发生产企业科技顾问的费用共200

多万元全部捐献出来成立了李时珍中医药教育基金会，用于资助和奖励中医药专业本科生、研究生80余人。

梅全喜教授带领的学术团队骨干、研究生、学术传承人及师带徒弟子有50多人。他积极培养中药后继人才，对弟子更是言传身教，悉心指点。在他的带教下弟子们不断成长，有的30多岁就晋升主任中药师，有的30多岁就被聘为硕士研究生导师，有的成为全国中药特色技术传承人，可谓桃李芬芳。

在梅全喜教授从事中药专业40年之际，由他带领的学术团队骨干、带教学生组织整理编撰了这套《梅全喜论中药全集》系列丛书，丛书共分为8个分册，分别是《制剂炮制分册》（整理梅全喜教授及其团队40多年来在医院中药制剂、中药炮制及中药药性理论等方面的重要研究成果）、《药史本草分册》（汇集了梅全喜教授对李时珍《本草纲目》、葛洪《肘后备急方》及药学史本草考证方面的研究成果）、《临床药学分册》（把梅全喜教授及其团队近20年来在中药临床药学工作开展、中药安全合理使用及中药注射剂不良反应防治上进行的探索和研究成果汇集成册）、《地产药材分册》（汇总梅全喜教授及其团队研究地产药材所发表的论文、取得的成果和获得的经验以及他研究地产药材的独特思路和想法）、《艾叶研究分册》（整理和搜集梅全喜教授数十年来关于艾叶研究的成果、经验和体会）、《中药科普分册》（把他多年来发表的一些重要的中药科普文章汇集在一起单独编辑出版）、《中药人生分册》（专门介绍梅全喜教授从一个普通的大学生成长为国内知名中药专家的个人奋斗、成长经历及取得的成就）和《图说人生分册》（汇集了梅全喜教授历年来学习、生活、工作、带教的精选照片）等。这套丛书是在收集梅全喜教授40年来在国内外医药学术杂志上公开发表的500多篇中药学术论文及在科普杂志报纸上发表的200多篇中医药科普文章的基础上，通过整理分类，把他从药40年的经验、体会和取得的成绩及成果汇总成不同分册出版，以学习师术、传承师道、弘扬师德、嘉惠后人、以飨同道，既是报答师恩，也是为振兴中医事业尽绵薄之力。

相信这套丛书的出版，对于推动中药学的传承与发展、弘扬中医药学文化、总结中医药人才的成长经验、促进中医药人才的培养与提高，都将起到积极作用。

欣闻丛书即将出版之际，乐为之序！

岐黄工程首席科学家

中国科学院上海药物研究所研究员

中药标准化技术国家工程实验室主任

2021 年 12 月 10 日

前　言

所谓地产药材是指本地生产，民间应用广泛，疗效确切的中药材，不少地产药材在治疗地方多发病、常见病方面有其独特的疗效。以广东地产药材为例，布渣叶、岗梅根、鸡骨草、五指毛桃等是广大百姓人家煲汤、煲凉茶的常用材料。许多医药工业企业或医院制剂的原料药也是地产药材，如三九胃泰中的三丫苦（三叉苦），鼻炎清颗粒中的蛇泡簕，珠三角地区著名的医院制剂复方土牛膝制剂中的主药广东土牛膝等，这些都是在养生保健、防病治病中发挥重要作用的广东地产药材品种。但是地产药材的研究一直并没有受到应有的重视，地产药材的应用疗效没有得到验证、有效物质基础和药理作用没有得到确认、推广应用缺少技术支撑，因此，加强对地产药材的研究工作是很有必要的，其前景也是十分广阔的。

梅全喜教授十分重视对地产药材的研究，从药40余年来，始终把地产药材研究列为自己的主要研究方向。在湖北工作期间他潜心研究家乡地产药材蕲艾，取得显著成绩。来到广东后，他重点开展广东地产药材研究。岭南地区温暖湿润的气候、丰富的地产药材种类成就了他的探索研究。为了便于开展研究工作，他在担任药学部主任的同时牵头创建了中药药理实验室，并兼任实验室主任，实验室所属的SPF级的动物实验室获得省科技厅认证，是地级市医院中第一家获得认证的动物实验室。他带领团队协同合作，不仅对地产药材的药用历史、道地优质性、生长特性及资源分布进行考证、考察研究，还在实验室里分析其成分、研究其药理作用，并结合临床，研制成制剂，在应用之中进行验证。他带领团队率先论证了中药艾叶、三角草、沉香、鲜龙葵果、新会陈皮、冬虫夏草等药材的道地性、优质性与有效性，还开展了广东土牛膝、蛇泡簕、蛇鳞草、三丫苦、黑面神、布渣叶、山芝麻、水翁花、火炭母等20多种广东地产药材的深入研究，这些研究成果不仅为推动广东地产药材研究开发工作的广泛深入开展、更好发挥广东地产药材的特色和优势及推动其广泛应用发挥了积极作用，还极大地丰富了祖国医药宝库的内容。

三角草，以前的资料记载很少，能检索到的公开发表的文章也只有一篇发表在《海南医学》杂志上的临床治疗结石的个案经验报道，其化学成分、药理作用、制剂开发及临床应用方面都是空白，梅全喜教授团队对三角草开展了包括化学成分、药理作用、制剂研发及临床应用等方面的研究工作，从中分离出了多种化学成分，发现其确有较好的抗炎、镇痛、改善微循环及抗蛇毒作用，并在此基础上研制出了三角草跌打镇痛液、复方三角草片等新制剂，临床应用取得较好的效果。这些成果都收载入梅全喜教授主编的《广东地产药材研究》一书中。该书三角草条下收载的主要内容都是团队自己的研究结果，所列20条参考文献中19条是自己团队发表的文章，这些研究不仅推动了三角草的临床应用，也丰富了三角草的中医药内涵。

沉香是中山著名的地产道地药材，但结香时间长、结香困难，药用资源稀少，而沉香叶的资源非常丰富，梅全喜带领研究团队与多个沉香公司合作开展研究工作，并申报广东省和中山市科技基金资助项目"沉香叶的药理作用与综合开发利用研究"，积极开展沉香叶与沉香药材的对比研究工作，发现沉香叶有抗炎、镇痛、镇静、降糖、平喘、促进肠蠕动等广泛的作用，为沉香叶的开发利用及扩大沉香药用新资源打下了基础。先后发表了与沉香相关学术论文20多篇，在总结自己研究成果的基础上编写出版了《香药——沉香》专著。其沉香研究成果的总体水平达国内先进，并获得中山市科技进步一等奖。

在地产药材研究方面，梅全喜教授团队先后获得省市级科研立项资助20多项，发表相关研究论文200多篇，主编出版了《广东地产药材研究》《广东地产清热解毒药物大全》《万山草药》《鲜龙葵果抗肿瘤作用研究与应用》《新会陈皮的研究与应用》等地产药材学术专著10多本，其中《广东地产药材研究》一书收载广东地产常用中草药170多种，不少内容都是团队的研究成果，该书已成为广东地产药材研究的重要参考书籍。同时还以广东地产药材为主药成功地研制出地产药材新制剂及医药新产品20多个，获得国家发明专利6项，获省级科技进步奖3项，市级科技进步奖10多项。其中，由梅教授主持的广东地产药材研究项目"三角草的基础研究"获广东省科技进步二等奖、"昆藻调脂制剂治疗脂肪肝的机理与临床研究"获广东省科技进步三等奖、"广东土牛膝及其制剂的开发研究"获中山市科技进步一等奖。同时，还以"广东地产药材研究"为研究方向先后带教博士、硕士研究生 20 多名。

本书就是在此基础上汇总梅全喜教授和他带领团队研究地产药材所发表的论文、取得成果编辑而成。全书共分七章，分别为第一章地产药材研究概论，第二章地产药材药效学研究进展，第三章地产清热解毒药的实验研究及思路探讨，第四章单味药材综合研究，第五章单味药材药理毒理研究，第六章单味药材成分、鉴别及质量标准研究，第七章单味药材综述研究。全面系统地介绍其梅全喜教授在地产药材研究上的认识、体会、经验和做法，以及围绕 40 多种地产药材开展的综述、鉴别、种植、化学成分、药理及毒理作用等各方面的研究成果。全书内容丰富，资料翔实，是一部学习和研究地产药材的重要参考书籍，尤其是他的研究地产药材的思路和想法对于从事地产药材研究与开发的专业人员有重要的指导和参考价值。

本分册主要是搜集整理梅全喜教授及其团队撰写并公开发表的地产药材研究文章而成，所有与他合作撰写文章的第一作者均被邀请担任本分册的编委，在编写过程中得到了梅全喜教授及其团队骨干、博士后、博士与硕士研究生、学术继承人、师带徒弟子及众多同道们的大力支持和帮助，同时编写中也参考引用了其他相关文献资料；国医大师金世元教授题字，岐黄工程首席科学家果德安教授写序，深圳市宝安纯中医治疗医院国医大师金世元教授中药炮制传承工作室和深圳市医疗卫生三名工程项目"深圳市宝安纯中医治疗医疗医院 - 中国科学院上海药物研究所果德安教授中药质量研究与安全合理用药研究团队项目（编号：SZZYSM202106004）"给予出版经费支持，在此一并表示衷心感谢。

由于编者的学识和专业水平有限，加之时间仓促，书中遗漏、错误在所难免，恳请广大读者和同仁提出宝贵意见。

《梅全喜论中药全集——地产药材分册》编委会
2022 年 9 月 30 日

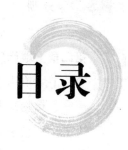

目录

001　第一章　地产药材研究概论

第一节　论广东地产药材的研究与开发　……………………001

　一、广东地产药材研究与开发的意义　……………002

　二、广东地产药材研究与开发的现状　……………002

　三、开展广东地产药材研究的思路　………………005

　四、广东地产药材研究与开发的前景　……………007

第二节　开展广东地产药材研究应重视品种考证工作　……007

　一、品种考证对广东地产药材研究的意义　………007

　二、广东地产药材品种混乱情况　…………………010

　三、如何开展广东地产药材的品种考证工作　……012

第三节　广东地产药材中的"茶药"及药膳食材的研究　…015

　一、广东地产药材中"茶药"归类分析及研究概况　………015

　二、广东地产药材中习用药膳食材的研究　………021

第四节　广东地产药材中毒性中药归类分析研究　…………024

　一、广东地产药材中毒性中药分类、来源、性味、归经情况　…024

　二、广东地产药材中毒性中药用法用量、注意事项、中毒或不良

　　反应症状及解救方法　……………………………027

　三、广东地产药材中毒性中药的药理作用（急性毒性）研究概况　…　030

第五节　《岭南采药录》对广东地产药材应用、研究与发展的贡献

　　……………………………………………………032

　一、《岭南采药录》基本情况介绍　………………033

　二、《岭南采药录》对广东地产药材的推广应用和研究开发的贡献

　　……………………………………………………034

038 第二章　地产药材药效学研究进展

第一节　单味中药防治鼻咽癌研究进展 ……………………… 038
　　一、植物来源的单味中药和单体成分防治鼻咽癌作用 ……… 039
　　二、动物来源的单味中药和单体成分防治鼻咽癌作用 ……… 041

第二节　中草药抗 EB 病毒研究进展 ………………………… 043
　　一、中草药抑制 EBV 的抗原表达，对抗 EBV 感染 ………… 043
　　二、中草药干预 EBV 的抗体产生，抑制 EBV 感染 ………… 044
　　三、中草药对 EBV 的 DNA 降解作用 ……………………… 045
　　四、中草药对 EBV 感染 B 淋巴细胞的影响 ……………… 045

第三节　单味中药防治脂肪肝研究进展 …………………… 046
　　一、单味中药和成分防治脂肪肝作用 …………………… 046
　　二、单味食疗品防治脂肪肝作用 ………………………… 048
　　三、其他单味中药及成分防治脂肪肝作用 …………… 049

第四节　抗肿瘤血清药理学研究进展 …………………… 051
　　一、抑制肿瘤细胞增殖、直接杀伤及诱导凋亡作用 … 051
　　二、抑制肿瘤细胞侵袭与转移及抗肿瘤血管生成作用 … 053
　　三、其他作用 ……………………………………………… 053

第五节　鲜药的成分与药理作用研究进展 …………… 055
　　一、鲜药的古今应用 …………………………………… 055
　　二、鲜药的化学成分研究 ……………………………… 057
　　三、鲜药的药理作用研究 ……………………………… 059

第六节　广东地产清热解毒药抗感染药理作用研究进展 … 061
　　一、抗病原微生物的作用 ……………………………… 061
　　二、抗炎、镇痛、解热及抗内毒素作用 …………… 062
　　三、抗肿瘤作用及对免疫系统影响 ………………… 064
　　四、保肝利胆及其他作用 ……………………………… 065

第七节　越南传统药物的研究与应用进展 …………… 066
　　一、越南传统药物历史 ……………………………… 066
　　二、越南传统医学概况 ……………………………… 067

三、越南药物资源调查 ……………………………………… 067

四、越南传统药物人工种植 ………………………………… 068

五、越南传统药物交流和贸易 ……………………………… 068

六、越南传统药物制剂 ……………………………………… 069

七、越南传统药物类杂志 …………………………………… 069

八、越南部分常见药物研究 ………………………………… 070

九、展望 ……………………………………………………… 071

072　第三章　广东地产清热解毒药的实验研究及思路探讨

第一节　12 种广东地产清热解毒药的实验研究 …………… 072

一、12 种广东地产清热解毒药的抗炎作用 ……………… 072

二、12 种广东地产清热解毒药的镇痛作用 ……………… 076

三、12 种广东地产清热解毒药对 EB 病毒的抑制作用 …… 080

四、12 种广东地产清热解毒药的抗内毒素作用 ………… 085

第二节　广东地产清热解毒药归类分析及研究中应注意的问题 … 089

一、广东地产清热解毒药的归类分析 …………………… 089

二、广东地产清热解毒药研究应用应注意的问题 ……… 093

第三节　广东地产清热解毒药材药理研究及有关思路与方法探讨 … 095

一、广东地产清热解毒药材的药理作用研究 …………… 095

二、存在的问题与思路 …………………………………… 101

105　第四章　单味药材综合研究

第一节　三角草 ……………………………………………… 105

一、研究进展 ……………………………………………… 105

二、鉴别研究 ……………………………………………… 109

三、种植研究 ……………………………………………… 110

四、化学成分研究 ………………………………………… 119

五、药理作用研究 ………………………………………… 127

第二节　山芝麻 ……………………………………………… 133

一、研究进展 …………………………………………… 133

二、化学成分研究 ……………………………………… 136

三、含量测定研究 ……………………………………… 144

第三节 广东土牛膝 ……………………………………… 149

一、研究概况 …………………………………………… 149

二、组培方法研究 ……………………………………… 152

三、药理作用研究 ……………………………………… 155

第四节 水翁花 …………………………………………… 157

一、研究进展 …………………………………………… 157

二、鉴别研究 …………………………………………… 160

三、药理作用研究 ……………………………………… 162

第五节 布渣叶 …………………………………………… 164

一、研究进展 …………………………………………… 165

二、鉴别及质量控制研究 ……………………………… 171

三、药理作用研究 ……………………………………… 179

第六节 龙葵果 …………………………………………… 195

一、研究进展 …………………………………………… 196

二、保鲜技术研究 ……………………………………… 207

三、产地质量研究 ……………………………………… 210

四、采收期及药用部位研究 …………………………… 214

五、指纹图谱研究 ……………………………………… 217

第七节 冬虫夏草 ………………………………………… 222

一、研究进展 …………………………………………… 222

二、品种鉴别研究 ……………………………………… 228

三、含量测定与分析 …………………………………… 233

四、药理作用研究 ……………………………………… 257

五、急性毒性实验 ……………………………………… 266

第八节 走马胎 …………………………………………… 272

一、研究进展 …………………………………………… 272

二、生药鉴别研究 ┈┈┈┈┈┈┈┈┈┈┈┈┈ 280

三、含量测定研究 ┈┈┈┈┈┈┈┈┈┈┈┈┈ 284

四、产地质量研究 ┈┈┈┈┈┈┈┈┈┈┈┈┈ 286

五、药理作用研究 ┈┈┈┈┈┈┈┈┈┈┈┈┈ 289

第九节　沉香 ┈┈┈┈┈┈┈┈┈┈┈┈┈┈┈┈┈ 300

一、研究进展 ┈┈┈┈┈┈┈┈┈┈┈┈┈┈┈ 301

二、资源调查与开发利用 ┈┈┈┈┈┈┈┈┈ 304

三、南药沉香的发展构想 ┈┈┈┈┈┈┈┈┈ 310

四、种植栽培、结香与鉴别 ┈┈┈┈┈┈┈ 312

五、资源现状、等级划分与质量考察 ┈┈┈ 319

六、种子挥发油化学成分及抗氧化作用研究 ┈ 326

七、沉香叶与沉香药材药理作用研究 ┈┈┈ 330

八、沉香破壁饮片药理作用研究 ┈┈┈┈┈ 349

第十节　蛇泡簕（大叶蛇泡簕）┈┈┈┈┈┈┈┈ 364

一、研究进展 ┈┈┈┈┈┈┈┈┈┈┈┈┈┈┈ 364

二、鉴别研究 ┈┈┈┈┈┈┈┈┈┈┈┈┈┈┈ 373

三、化学成分研究 ┈┈┈┈┈┈┈┈┈┈┈┈┈ 380

四、药理作用研究 ┈┈┈┈┈┈┈┈┈┈┈┈┈ 394

第十一节　黑面神 ┈┈┈┈┈┈┈┈┈┈┈┈┈┈┈ 414

一、研究进展 ┈┈┈┈┈┈┈┈┈┈┈┈┈┈┈ 414

二、含量测定研究 ┈┈┈┈┈┈┈┈┈┈┈┈┈ 417

三、指纹图谱研究 ┈┈┈┈┈┈┈┈┈┈┈┈┈ 425

四、药理作用研究 ┈┈┈┈┈┈┈┈┈┈┈┈┈ 429

第十二节　蛇鳞草 ┈┈┈┈┈┈┈┈┈┈┈┈┈┈┈ 447

一、鉴别研究 ┈┈┈┈┈┈┈┈┈┈┈┈┈┈┈ 447

二、化学成分研究 ┈┈┈┈┈┈┈┈┈┈┈┈┈ 454

三、药理作用研究 ┈┈┈┈┈┈┈┈┈┈┈┈┈ 460

470 第五章　单味药材药理毒理研究

第一节　火炭母 ……………………………………… 470

　　一、研究进展 ……………………………………… 470

　　二、解热退黄作用 ………………………………… 473

　　三、抗炎、镇痛作用 ……………………………… 477

第二节　叶下珠 ……………………………………… 481

　　一、降糖作用研究 ………………………………… 481

　　二、降糖机制研究 ………………………………… 484

　　三、多酚含量测定及体外抗氧化活性研究 ……… 487

　　四、保肝、护肝作用研究 ………………………… 492

第三节　西洋参 ……………………………………… 499

　　一、抗疲劳、耐缺氧、耐低温作用 ……………… 499

　　二、急性毒性研究 ………………………………… 502

第四节　红参 ………………………………………… 503

　　一、急性毒性研究 ………………………………… 504

　　二、抗疲劳、耐缺氧和耐低温作用 ……………… 505

第五节　岗梅 ………………………………………… 508

　　一、研究进展 ……………………………………… 508

　　二、抗炎、解热作用 ……………………………… 511

　　三、镇痛作用 ……………………………………… 515

第六节　夏枯草 ……………………………………… 517

　　一、研究进展 ……………………………………… 517

　　二、抗细菌性阴道炎作用 ………………………… 520

第七节　宽筋藤 ……………………………………… 522

　　一、对肿胀关节组织病理学的影响 ……………… 523

　　二、对关节肿胀脾脏组织病理学的影响 ………… 527

第八节　假刺藤 ……………………………………… 529

　　一、对关节炎模型大鼠血清指标的影响 ………… 530

　　二、对关节炎大鼠踝关节及脾脏组织病理学影响 … 534

第九节　漆大姑 ……………………………………… 541

一、抗炎作用 …………………………………………… 541

二、抗过敏和止痒作用 …………………………………… 544

三、对慢性皮炎 - 湿疹的治疗作用 ……………………… 547

第十节 金钮扣 ……………………………………………… 553

一、止咳化痰平喘作用 …………………………………… 553

二、抗菌活性 ……………………………………………… 557

三、解热作用 ……………………………………………… 561

四、镇痛作用 ……………………………………………… 564

五、抗炎作用 ……………………………………………… 567

572 第六章 单味药材成分、鉴别及质量标准研究

第一节 抱石莲的化学成分研究 ………………………… 572

一、石油醚部位成分研究 ………………………………… 573

二、氯仿和醋酸乙酯部位成分研究 ……………………… 575

第二节 抱树莲的鉴别研究 ……………………………… 579

一、性状鉴别研究 ………………………………………… 580

二、显微鉴别研究 ………………………………………… 580

三、理化鉴别研究 ………………………………………… 581

第三节 臭茉莉的指纹图谱研究 ………………………… 582

一、样品来源及制备 ……………………………………… 582

二、方法学考察 …………………………………………… 583

三、指纹图谱的建立 ……………………………………… 584

四、讨论 …………………………………………………… 586

第四节 桑叶的采集期研究 ……………………………… 586

一、降糖作用研究进展 …………………………………… 586

二、采集期研究 …………………………………………… 589

第五节 野菊花的化学成分研究 ………………………… 591

一、仪器与材料 …………………………………………… 592

二、方法与结果 …………………………………………… 593

三、结论 …………………………………………………… 600

第六节 广地龙的含量测定研究 ……………………………………… 600
一、仪器与材料 ……………………………………………………… 601
二、方法与结果 ……………………………………………………… 602
三、结论与讨论 ……………………………………………………… 607

609 第七章 单味药材综述研究
第一节 根及根茎类中药 ………………………………………… 609
一、八角枫 …………………………………………………………… 609
二、入地金牛 ………………………………………………………… 613
三、太子参 …………………………………………………………… 617
四、五指毛桃 ………………………………………………………… 622
五、牛大力 …………………………………………………………… 625
六、金樱根 …………………………………………………………… 629
第二节 全草类中药 ……………………………………………… 631
一、石上柏 …………………………………………………………… 631
二、田基黄 …………………………………………………………… 635
三、白花蛇舌草 ……………………………………………………… 637
四、青天葵 …………………………………………………………… 640
五、积雪草 …………………………………………………………… 649
第三节 其他类中药 ……………………………………………… 653
一、肿节风 …………………………………………………………… 653
二、韭菜 ……………………………………………………………… 660
三、鬼箭羽 …………………………………………………………… 663
四、番石榴 …………………………………………………………… 669
五、桃胶 ……………………………………………………………… 672

678 参考文献

689 后记：梅花香自苦寒来——记我国著名的医院中药学家梅全喜教授

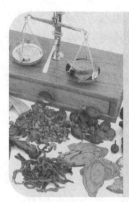

第一章
地产药材研究概论

地产药材是指当地生产、民间应用广泛、疗效确切的中草药，是可以因不同地域而命名的，比如广东地产药材、湖北地产药材、吉林地产药材等，实际上地产药材也包含了当地所产的道地药材。由于地产药材具有一些当地的特色优势，在地方常见病与多发病的治疗上以及地方医药产业及医药经济发展上都发挥了重要作用，因此，地产药材的研究受到当地的普遍重视。梅全喜教授早年在湖北工作时对湖北地产药材蕲艾做了大量的研究工作（已有专门的分册论述），后调入广东工作 30 余年，对广东地产药材研究颇丰，"广东地产药材"这个概念亦是他在《今日药学》（原名为《广东药学》）杂志上提出的。本章着重介绍作者在广东地产药材研究与开发方面的一些探索，以供其他地产药材研究与开发参考。

第一节 论广东地产药材的研究与开发

广东位于我国南岭以南，东临福建，西接广西，北临湖南、江西，南滨海南，隔琼州海峡与海南相望，处于热带和亚热带，日照时间长，气温高，雨量充足，地域辽阔，地势复杂，地貌多样，且海洋陆地俱备，适于广东地产药材的生长。广东地产药材是在民间应用广泛、疗效确切的中药材，如三角草、三丫苦、蛇泡簕、蛇鳞草、火炭母等。与道地药材相比，地产药材多为民间用药，研究水平低下，省外应用很少，其生产历史不及道地药材悠久，栽培加工技术不及道地药材精细。道地药材是一定的药用生物品种在特定环境和气候等诸因素的综合作用下，产地适宜、品种优良、产量高、炮制考究、疗效突出、带有地域性特点的药材，通常的表示方法为"地名＋药材名"，如"阳春砂""广陈皮""广佛手"等。近年来，国家对道地药材的研究投入了大量资金，一些高校和研究机构也进行了广泛深入研究，取得了大量的成果，但地产药材研究却较少，而地产药材的疗效是肯定的，特别是不少地产药材在治疗地方多发病、常见病方面有其独特的疗效。为更好研究与开发广东地产药材，梅全喜教授根据广东地产药材研究与开发的意义、现状，提出广东地产药材研究的有关思路及其开发前景。

一、广东地产药材研究与开发的意义

随着生活水平的不断提高，人们对健康也越来越重视，健康观念也在不断增强，回归自然的呼声也越来越高，广东地产药材以其独有的特性越来越受到人们的青睐，其作用得到越来越多的认可。以广东地产药材组方的"王老吉""黄振龙"等品牌正以深厚的历史积淀和新颖的营销思维将凉茶文化的发展推向一个高潮。此外，广东地产药材还是许多医药工业企业的原料药，如三九胃泰所用的三丫苦和九里香、溪黄草冲剂用的溪黄草、喉特灵中的桉叶、鼻炎清颗粒中的蛇泡簕、抗癌平丸中的肿节风和白花蛇舌草等。地产药材的充分开发利用，对于吸收民间医学的丰富经验，不断扩大药源，增加新品种都具有重要意义。当前，为数众多、应用历史悠久、疗效确切的地产药材，走进了广东各地的中药店堂，成为广东省医院中药房和中药店堂不同于其他地方的特色。如清热解毒的火炭母、退热的积雪草、治肝炎的三丫苦及了哥王、山芝麻、鬼针草、溪黄草等草药都得到了广泛应用；布渣叶、鸡骨草、五指毛桃、木棉花等也成为广大百姓人家煲汤、煲凉茶的常用材料。市场对独具特色的广东地产药材的需求量也逐年剧增，但是对地产药材资源的过度开发，加速了中药资源的枯竭，导致地产药材供求矛盾日益突出。合理开展广东地产药材研究与开发不仅能解决上述问题，还能解决如何更好地发挥广东地产药材的特色和优势、加快广东地产药材走向世界的难题，对于提高广东中医药地域文化的学术水平，特别是深入研究挖掘广东地产药材在防治鼻咽癌、泌尿系结石、痛风、上火、地氟病等广东省地方常见多发病方面的独特疗效，进一步丰富我国传统中医药文化，推动地方经济发展，将产生积极、深远的影响。

二、广东地产药材研究与开发的现状

广东在医药研究与开发方面，技术力量雄厚，科技资源丰富，有中山大学、广州中医药大学、暨南大学药学院、广东药科大学、南方医科大学、中国科学院广州生物医药与健康研究院等中药研发能力较强的高校与研究机构，并且还建立了国家中药安全评价实验室（GLP）、国家中药临床实验研究中心（GCP）、华南新药创新研究中心、中药提取分离过程现代化国家工程研究中心、国家中药现代化工程技术研究中心等一系列国家级的现代中药研究基地，拥有"广药"等有影响力、老字号的产业集团，全国知名的清平与普宁中药材批发市场，建设中的广州医药物流港、罗浮药谷、广州国际生物岛、中国华南现代中医药城等物流基地，这些为广东中药产业不断形成技术创新链和产学研结合产业链提供了保障。但这些大的研究机构比较关注和重视大宗的道地药材研究，对广东地产药材的研究不太重视，使广东地区大量的地产药材没有得到很好的研究与开发。

对广东地产药材的应用与开发，自古以来就非常重视，许多岭南本草类的古籍都对广东地产药材有记载，《南方草木状》（304 年）记载了 80 种草木，全书分为上、中、下 3 卷，卷上草类 29 种，卷中木类 28 种，卷下果类 17 种、竹类 6 种。《生草药性备要》（1717 年）分为上下卷，收载了粤东特有并常用的中草药 311 种，该书还就 250 多种疾病收集了丰富的民间治疗方法，是一部广东地方性民间草药专著。《本草求原》共 27 卷，全面反映了清代道光以前岭南中草药学的成就。《岭南采药录》初版于民国二十一年（1932 年）面世，收载生草药 480 种，4 年后再版，收载生草药增至 576 种。《岭南草药志》（1961 年）记载了包括除四害、防治急性传染病及治疗地方多发病的广东常用草药 88 种。《广东中药》（1963 年）介绍了广东出产的常用药材 122 种。《粤北草药》（1969 年）收载了 335 种草药。《广东药用植物手册》（1982 年）记载，广东省野生或栽培药用植物共 2282 种，115 变种，隶属 255 科，1175个属。《广东中药志》第一册（1994 年）载入中药材 397 种，并在此基础上编纂了《广东中药志》第二册，收载了 400 种左右中药物。原广东省食品药品监督管理局对国家药品标准现行版未收载的 119 个中药材进行整理汇编，并在 2004 年制定了本省地方习用中药材标准《广东省中药材标准》（第一册）。由梅全喜教授主编的《广东地产药材研究》（2011 年）共收载了 170 余种广东地产药材，记载内容有正名、别名、来源、性味、功能主治、用法用量、药用历史、化学成分、药理作用、临床应用、附注（注意事项、毒理、不良反应、贮藏、品种情况及特殊炮制方法）及参考文献，并把药用历史、化学成分、药理作用、临床应用等栏目列为重点，成为研究广东地产药材的重要著作。

此外，还有梅全喜教授带领他的硕士研究生范文昌主编的《广东地产清热解毒药物大全》，共收载了 240 多种广东地产清热解毒中草药，以及由这些清热解毒药物为主药研制出来的 1200 余种中成药、医院制剂、凉茶等产品，是一部全面反映广东地产清热解毒药物的重要专著。由梅全喜教授和珠海市中西医结合医院院长刘志龙主任中医师联合主编的"广东地产中草药研究与应用丛书"《万山草药》等对广东地区地产民间常用中草药分地区进行了系统的搜集与整理。这些都是研究广东地产药材的重要参考书籍。

目前，广东地产药材依托广东目前已打造的良好中药研究平台，实现了向多层次产品方向开发，如广东地产药材之一的木豆，历代本草中从未有记载，然而广州中医药大学袁浩教授根据岭南民间用药习俗，以及自己多年的临床经验，采用现代生物医药技术，提取木豆中的有效成分，制成对股骨头坏死疗效奇佳的"生脉成骨胶囊"，并申请专利。三九医药集团以广东地产药材三丫苦、九里香为主药研制开发的三九胃泰颗粒剂也取得了巨大的经济及社会效益。广东地产药材的应用领域在不断扩大，其为岭南药膳提供了丰富的药膳素材，以"老火汤"享誉国内外，且有"老火汤是广东文化的精髓、广东人养生的法宝"的说法，还有利用岭南特色药材飞扬草、两面针等开发出的"飞扬草沐浴液""两面针牙膏"等，此外，还有药酒、药枕等。梅全喜教授一直重视广东地产药材研究，把广东地产药材研究列为研究方向，带领团队开展了三角草、三丫苦、广昆布、广东土牛膝、蛇鳞草、布渣叶等广东地产药材的研究，并取得一系列的研究成果，开发出了三角草跌打镇痛液、昆藻调脂胶囊、复方土牛膝口含片、三丫苦泡茶等多种医院制剂，临床应用获得显著效果，研究成果获得广东省科技进步二、三等奖及中山市科技进步一、二、三等奖十多项。

广东地产药材研究虽然已取得一定成绩，但也存在不少问题。首先，缺乏比较完善的广东地产药材质量标准，其中《中国药典》收载的广东地产药材极少，《广东省中药材标准》也只收录了119种地产药材，而更多的广东地产药材没有被收录其中，导致对这部分药材进行品种鉴定和质量分析没有统一的标准。有些与其他地区使用的药物同名异物，一般医生只知道规范化的药物名称而较少了解地方习用的地产药材，这样极易造成同名混用或混名混用现象，以及药物不良反应甚至医疗事故的发生。其次，优良品种不断退化，许多地产药材种植还不够规范，还没有形成规模，重金属或农药残留量超标等。还有对广东地产药材研究的力度和层面还不够深入全面，过去由于实验条件落后及实验技术的限制，对某些地产药材的功能主治、化学成分、药理作用等未充分挖掘。比如在抗EBV病毒的中药研究中，产自岭南广东地区的中草药研究还没有怎么开展。广东地产的清热解毒药在药理作用方面研究也很少，公开报道的文献也不多。广东地产药材产品品种结构老化，有知识产权的上市中药品种少。在全国有绝对优势、特色鲜明的知名企业、知名品牌、知名品种较少。广东地产中药产业产、学、研脱节，企业研发投入不足，缺乏有强大实力的药物研发机构、科研设施和信息资源积累，中医药关键技术研发能力较弱，中医药科技创新体系和技术支撑平台不够完善，科技创新与技术升级还没有成为推动产业增长的基本力量。广东地产药材研究与开发对广东省常见地方性疾病的重视不够，没有充分发挥出地产药材对地方病治疗的特色和优势。

三、开展广东地产药材研究的思路

众所周知，疾病的发生、发展和防治，人群健康状况的水平、变化和改善，无不与地理环境（包括自然地理和人文地理环境，即经济社会文化环境）有着密切的关系。进行广东地产药材研究，与一般的大宗品种药材研究不同，应在考虑广东地域、气候环境、饮食习惯等特殊条件的基础上，以中医药基础理论为指导，着重对广东省的地方多发病进行新的探索研究。广东地产药材研究的目标应该瞄准广东区域的地方性常见多发病，例如鼻咽癌、泌尿系结石、痛风、上火（咽喉肿痛）、地方性氟病等。

1. 鼻咽癌（nasopharyngeal carcinoma，NPC） 鼻咽癌为我国南方诸省高发恶性肿瘤，素有"广东瘤"之称，其中以广东四会及中山地区为最常见。鼻咽癌，中医学称为颃颡癌。颃颡，指咽后壁上的后鼻道，是人体与外界进行气体交换的必经通道，相当于现代的鼻咽部。其病因与 EB 病毒（EBV）感染、遗传及环境因素有关。目前治疗 NPC 的主要方法是放射治疗，但毒副反应较重，又易损伤免疫系统；化疗药物如顺铂（DDP）与放疗同时使用，能损伤人体正气，毒副反应更大。而中药在 NPC 放化疗中可减轻毒副反应，抑制放射治疗区胶原纤维合成作用，减轻远期后遗症；增强肿瘤对放化疗的敏感性，抑制残存癌细胞的生存，提高治愈率；增强机体免疫力，改善患者生活质量，提高远期生存率和远期疗效等。目前，中药在抗 EB 病毒的研究方面也取得了显著成绩，已知有一些清热解毒类广东地产药材如蛇泡簕、青天葵、石上柏等对鼻咽癌有一定疗效，因此，开展广东地产药材研究与开发，已经成为从事中医药防治肿瘤工作者，特别是鼻咽癌高发区的中医药工作者的一项非常有意义的事情。

2. 泌尿系结石 泌尿系结石也是广东地区的常见多发病，这与广东地区的饮食习惯和生活方式有关。高肉类蛋白质和海产品含有较多的嘌呤成分，长期饮食或一次性过多地食用了含嘌呤丰富的食物，可导致或加速草酸钙结石的形成；长期饮用浓茶，尤其是红茶会增加草酸的吸收，易形成高草酸尿症，增大了结石形成的危险。虽然体外振波碎石技术在临床上已有广泛应用，使尿结石患者在治疗方法上有更多的选择，但消除残余结石和防止结石复发，仍是临床治疗泌尿系结石所面临的两大难题。根据赖海标等对肾结石的中医药防治方法的总结，采用利水通淋药、化瘀散结药、益气补肾药等类的广东地产药材对此加以治疗，可取得明显的疗效。笔者认为不仅要对泌尿系结石的诊断、辨证分型、疗效制定统一标准，还应进一步对广东地产药材中治疗此类疾病的药物如广金钱草、倒扣草、葫芦茶、江南卷柏等进行药理药效、剂型等方面的研究，为开发新药打下坚实基础。

3. 痛风 随着社会经济的发展、人民生活水平的提高和饮食结构的改变，痛风已成为广东地区的常见病。痛风是一种嘌呤代谢紊乱所致的疾病，多食海鲜易诱发痛风症的发生。余俊文等对佛山地区调查的结果显示，高尿酸血症的患病率女性为11.6%，男性为22.6%，其患病率高于其他地区的调查结果。痛风的防治，应针对其脾肾亏虚、湿热痹阻为主的基本病机，选择相应的健脾补肾、清热利湿解毒类的药材，并注意辨病辨证与临床分期相结合。针对痛风疾病，不仅要制定具体的临床疗效评价标准，还应开展相关的广东地产药材中健脾补肾、清热利湿解毒类的药材如土茯苓等作用机制的实验研究，以便开发出更多安全、高效的中药。

4. 上火（咽喉肿痛） 广东地处热带、亚热带，以炎热、潮湿多雨为主要气候特征，因自然界风、火、热、燥等邪气侵袭，很易引起"上火"。"上火"也是广东常见地方性疾病，以咽喉干痛、头昏目胀、鼻腔热烘、口舌生疮、流鼻血、牙痛等为主要症状。"上火"根据中医理论不外乎采用滋阴清热、清热泻火、解毒消肿类的药物，即使用寒凉性质的药物以清内热，达到热除火退。广东民间常采用广东土牛膝、岗梅根、火炭母、三丫苦等地产药材煲凉茶以祛火，取得显著效果，且历史悠久。笔者认为不应随意服用清热药，应根据"实火"或"虚火""心、肝、肺、胃火"，"表热"或"里热"，从广东地产药材的清热泻火药、清肝明目药、清热凉血药、清热解毒药、清热燥湿药、清虚热药中选择对症的药物加以治疗。目前还未对治疗此类疾病的多种广东地产药材进行含量测定、药理毒理研究，有的甚至连显微鉴别、浸出物、灰分等检查项目都未做，严重影响了地产药材的开发利用。笔者带领团队正在开展广东地产清热解毒药的药效学研究，对多种地产清热解毒药进行解热、抗炎、镇痛、抗内毒素等方面的研究，以寻找出疗效确切的清热解毒药。

5. 地方性氟病 地方性氟病是一种世界性地方病，在我国广东等地区也有广泛的分布。高发病区主要分布在粤东的汕头、梅州、揭阳、潮州。地方性氟骨症与肾病有关，属于痹症"骨痹""肾痹"等范畴，对于严重卧床不起、瘫痪患者，又似"骨痿"。中医学认为，肾主骨生髓，肝藏血主筋，肾虚损及肝肾亏虚、筋骨失养，加之外邪侵袭，便经络阻闭，气血运行受阻，出现"骨痹""肾痹""骨痿"等症，风寒湿邪的侵袭是诱发或加重本病的重要外在因素。氟骨症临床表现除有肾虚见证外，血瘀、寒湿、痹痛征象亦多见，但是还没有哪种地产药物能够被开发并投入市场，供地方性氟骨症患者选用。大量的研究和实际的临床观察表明，广东地产药材中补益肝肾、补精生津、活血通络的药物可以用于氟骨症的治疗，应加强对这一类药物的研究与开发。

四、广东地产药材研究与开发的前景

党和国家近年来对中药产业发展给予了高度重视，同时也加大了扶持和管理力度，粤港澳合作为中药的发展提供了更好的机会，华南新药创制研究中心、粤澳合作中医药科技产业园等机构的建立，加快了广东中药特别是地产中药研究与开发的步伐。充分利用广东所拥有的较完备的中医药教育、科研、临床医疗体系及人才资源等有利条件，进行广东地产药材的开发与研究，对于广东中医药发展具有重要战略意义。众所周知，加大广东地产药材的基础研究力度，要重点攻克地产药材药效物质基础、药效作用机制、质量控制方法等制约中药产业发展的瓶颈，使广东地产药材的有效成分明确、药理药效及毒理作用清楚、质量控制科学、临床运用定位明确，以新药研究开发项目带动地产药材的基础研究，以重点实验室、中药基础与新药研究实验室为大本营，将高等院校、科研单位与企业进行强强联合，按现代企业模式运作现代地产药材的研究开发工作，以实现广东地产药材研究取得质的突破，最终实现提升广东地产药材的市场开发价值。同时，针对广东天气炎热，潮湿多雨，暑湿极重，成为鼻咽癌、泌尿系结石、痛风、上火（咽喉肿痛）等疾病的多发区，建议重点关注对广东地产药材中清热解毒药和祛湿药的研究，发掘广东地产药材在防治岭南常见、多发及重大疾病方面的重要作用，推动广东中医药的向前发展，为把广东建设成为中医药强省做出贡献。

第二节 开展广东地产药材研究应重视品种考证工作

有关广东地产药材研究已引起部分有识之士的关注和重视，并开展了相关的药理药化研究工作，但广东地产药材品种考证工作几乎仍处于空白。有不少的广东地产药材研究对于品种考证工作不重视，致使一些药理药化研究走弯路，甚至出现错误的结论。为更好地开展广东地产药材品种考证工作，笔者从品种考证对广东地产药材研究的意义、广东地产药材品种混乱情况及如何开展广东地产药材的品种考证工作等方面进行探讨，现阐述如下。

一、品种考证对广东地产药材研究的意义

历史悠久的中医药发展应用繁衍昌盛了中华民族，数千年来中药品种在

不断增加的同时也不断地发生着变化。研究历代和现代所用药物品种的一致性，是解决中药混淆品正确应用的重要方法之一。中药材品种考证是以追溯中药的来源为目的，以古今本草文献考证的方法，予以鉴定，弄清历代医药学家和民间用药情况，并解决当代的药材混乱现象，为其他方面的问题提供必要的历史依据。考证并确定广东历代本草中所收中药材的原植（动）物品种，不但对如实反映广东地区用药的历史事实，研究不同历史时期广东地区药物品种的变迁情况有所帮助，特别对正确地继承广东地区古代及民间药物生产和临床用药经验也有现实意义。

1.澄清地产药材的历史渊源和变迁 每味药材都要经历从其被发现，到小范围内的试用，直至得到广大人民的认可，再至千百年来延续使用的历程。广东地产药材品种考证的目的，是力求全面地反映出药物发展的历史过程及这些药物在不同历史时期存在的种种问题，包括产地演变、种类的变化、加工炮制的不同方法，以及临床应用的改变和发展。如广东地产药材土茯苓在明以前多以"取以当谷食，不饥"记载，仅地方偶用敷疮毒而获殊效，药用价值似乎不大。至明弘治、正德年间杨梅疮流行，起初都是用轻粉治之获效，但轻粉毕竟是有毒的，随着治疗周期的延长、治疗剂量的增加，出现汞中毒也就在所难免了。不知是谁首先用土茯苓来治疗此疾，结果竟然一炮打响，为当时倍受汞毒煎熬的杨梅疮患者带来了福音。从此土茯苓成为治疗杨梅疮"要药"，其药用价值也相继被人发现和重视。

2.研究古本草，发掘新药效 古人对药物的记载多简短精练，其"只言片语"中，往往使某些药物的某些药效被人忽略。通过研究广东古本草，对药物的记载进行重新查阅考证，可能会有新奇的发现。如笔者在考证广东土牛膝治疗咽喉病功效与药用历史过程中发现，广东土牛膝在其最早被收载的广东本草书籍《生草药性备要》及稍后的《本草求原》《岭南采药录》等，均被载为专治跌打损伤的岭南中草药，均未提及可治喉症。广东新会名老中医黄华庭发现其可以治疗白喉，并于1958年在《广东中医》上公布了这一发现和发现经过。故自20世纪50年代以来，它被广东各地普遍应用于治疗咽喉疾病，取得较好的效果，沿用至今。后经进一步考证发现，原来20世纪40年代，广东地区白喉流行，黄老眼看身边患白喉的患者和亲人离去，众寻各药均无效而苦恼。黄老在某文献上看到有土牛膝兜一药而忽获灵感，在清代汪昂所撰《本草备要》中查得此药，言能治喉痹，便决心一试。其采来当地出产的土牛膝经用叶、茎、根一一试过，最终发现广东土牛膝根治疗白喉的功效显著。对广东土牛膝治疗白喉的这一发现，与黄老对古文献的记载用心细查有关，更与黄老积极探索之精神分不开。

3.澄清混乱品种，据实合理用药，确保药理药化研究准确 澄清混乱品种，据实合理用药就是把因种种原因与正品混淆的品种基原、性状、化学成分、药理作用和临床疗效搞清楚，与正品药物相区别，是什么药就按什么药用，杜绝混用或代用。如据考证正品白薇为萝摩科植物白薇 *Cynanchun atratum* Bge 或蔓生白薇 *C.versicicolor* Bge 的干燥根及根茎，而广东地区长期以来一直以广东白薇即菊科植物毛大丁草 *Gerbera piloselloides*（L）Cass 的干燥带根全草作为白薇入药。白薇与广东白薇科属不同，药用部分白薇为根及根茎，广东白薇为全草，其化学成分、性味、归经与效用均不同。白薇性寒，味苦、咸，归肝、胃、肾经，有清热凉血、利尿通淋、解毒疗疮的功效；广东白薇性凉，味苦、辛，归肺、肝经，有清热解毒、宣肺止咳、行气活血的功效。两药应区别使用，不能混淆使用。通过考证澄清混乱品种，明确正品，确保所开展的药理药化研究不要选错品种、走弯路，出现错误结论。

4. 研究新品种，扩大新药源　独特的广东气候孕育了广东地产药材，也延续了广东人民使用中药的传统。广东地区中药品种众多，有些药材品种也很混乱。混乱品种的形成常有其历史变迁、条件限制和当地习惯用药等多种原因，品种考证工作可从这些方面进行。考证过程中，应对混乱品种进行研究，如能在混乱药物品种研究中发现某一种或多种药物中的新的化学成分、药理作用、临床效用，并用于疾病防治之中，对人民的健康事业也是很有意义的事情。如乌药，《中国药典》载其正品为樟科山胡椒属植物乌药 *Lindera aggregata*（Sims）Kosterm. 的干燥块根。而广东地区除用上一品种外，还以同属植物鼎湖钓樟 *L.chunii* Merr 的块根混作乌药使用，该品种现在不仅作乌药使用，而且还因其块根多呈连珠状，香气浓郁，而被认为其质量优胜于"乌药"。

5. 考证品种，纠正历代本草著作中的错误　本草著作是历代医药学家在前辈人的基础上继承发扬应用并总结而保留下来的宝贵资料，在学习和应用的过程中，应理性对待，虽说不能全面肯定，但也不能不加分析地全面否定。有必要对其合理性进行考证，分清古人著作中哪些是正确的并可继承部分，哪些是错误的，哪些是应该修正的，哪些是对当前工作有现实意义的，以期真正地做到"古为今用"。如广东本草古籍《南方草木状》载有"乞力伽"，曰："药有乞力伽，术也，濒海所产。"而之后的《新修本草》《证类本草》《本草纲目》等本草著作均以此条目对本品抄录，未加考证辨明，认为"乞力伽"即为"白术"的异名。而据谢宗万考证认为，术是中国本土原产的药物，不应有"乞力伽"这一外国名称，并考证"乞力伽"应为希腊语"Teyaka"或拉丁语"Theriaca"的音译，是来自古代西方有名的万应药（万灵药）。历代本草对于"乞力伽"即为"术"的记载均为错误，应予以纠正。

同时，品种考证还可用于确定药物正名，考证药物正品来源。广东地区现存古本草有《南方草木状》《生草药性备要》《本草求原》《岭南采药录》等，大部分药物已经后人考证，但仍有不少药物知名而不知物，如能加以彻底考证清楚并予以利用，这也是对广东地区古代药学遗产的一种发掘和继承。品种考证也有助于广东天然药物资源的开发利用，现在有很多野生植物还不知道它的功效用途，如能通过品种考证发现与某些本草书籍记载相关，则根据植物科属亲缘关系的线索，也许会给我们不少有益的启示，对药物新品种的开发和合理利用，将是有益的。品种考证还能全面反映出广东地产药材发展的历史过程，以及各历史时期存在的种种问题，考证出药材产地的演变、种类的变化、加工炮制的不同方法，以及临床应用的改变和发展，将为广东地产药材的现代科学研究提供丰富的学术资料。

二、广东地产药材品种混乱情况

据中药资源普查，广东地区中药资源多达两千六百多种，并且分布广，产量大，加之广东又毗连港澳，水陆交通发达，对外交往活跃，因而又是一个药材大销区和药材进出口的重要通商口岸，也是全国药材的大集散地之一。广东人民素来保持着喜好使用中医中药治病的传统，形成了特有的用药习惯，而随着与其他省市药材流通的进行，逐渐与广东当地用药习惯产生冲突，出现了许多药材同名异物、同物异名等引起混名混用现象。并且随着广东地区某些贵重和稀有药物资源的日益匮乏，某些不法药商为牟取利益借机以假冒伪劣药材销售，更加重广东药材市场的混乱，严重影响着广东地产药材的发展。

1. 同名异物和同物异名引起的品种混乱　同名异物与同物异名现象在广东地产药材中十分常见。如土牛膝，广东大部分地区特别是珠三角地区，以菊科植物华泽兰 *Eupatorium chinense* L. 的干燥根入药，而广东潮汕地区则以苋科植物倒扣草 *Achyranthes aspera* L. 的根作"土牛膝"使用，二者作用不同，不能混用，应注意区别。广东大部分地区以菊科植物白花蒿 *Artemisia lactiflora* Wall ex DC 的干燥全草作刘寄奴入药，而广东潮汕地区则以菊科植物华泽兰 *Eupatorium chinense* L. 的全草为"刘寄奴"使用。"臭草"更为混乱，民间可能把散发异味浓的植物都称为"臭草"，有记载的五华、惠阳等地把藜科臭藜藜 *Chenopodium ambrosioides* Linn 称为臭草，广州则把马鞭草科的马缨丹 *Lantana camara* Linn 和芸香科的芸香 *Ruta graveolens* L. 都叫作"臭草"。青天葵为广东常用的地产药材，为兰科植物毛唇芋兰 *Nervilia fordii*（Hance）Schltr. 的全草，同属植物毛叶芋兰的全草亦作青天葵使用。青天葵在广东习称天葵，与毛莨科植物天葵 *Semiaquilegia adoxoides*（DC.）Makino 同名异物，外观、功效皆不相同，后者的块根药名为天葵子。还有与青天葵名称与功效相近的紫背天葵，为秋海棠科 *Begonia fimbristipula* Hance 的全草，这些在广东地区的应用中常有混淆情况，应注意区别。

2. 地方特有的用药习惯与《中国药典》收载的品种同名异物引起混乱　如白头翁，广东地区习惯上使用蔷薇科植物委陵菜 *Potentilla chinensis* Ser. 的全草，广东俗称"北紫草"，20 世纪 50 年代曾以石竹科植物白鼓钉 *Polycarpaea corymbosa* L.Lam. 的全草即"声色草"作"白头翁"使用，广东地区俗称"广白头翁"，现已纠正。而《中国药典》收载白头翁为毛茛科植物白头翁 *Pulsatilla chinensis*（Bunge）Regel 的根。虽蔷薇科委陵菜有与白头翁相同的治痢功能，但其他方面不尽相同，应恢复其本名入药，不可混用。又如《中国药典》中土荆皮为松科植物金钱松 *Pseudolarix amabilis*（Nelson）Rehd. 的根皮或近根树皮，广东无产销习惯，而广东使用的"土槿皮"为桃金娘科植物水翁 *Cleistocalyx operculatus*（Roxb）Merr et Perry 的树皮，两者功效主治不同，亦应区别使用。

尚有土鳖虫（鳖蠊科地鳖或冀地鳖）与"金边土鳖"（姬蠊科赤边水庶）（前为《中国药典》收载品种，后为广东习用品种，下同，均应区别使用）、天仙子（茄科莨菪）与"南天仙子"（爵床科水蓑衣或其变种）、青果（橄榄科橄榄）与"青果"（使君子科诃子）、昆布（海带科海带或翅藻科昆布）与"广昆布"（石莼科孔石莼或石莼）、络石藤（夹竹桃科络石）与"广东络石藤"（茜草科匍匐九节）、旋覆花（菊科植物旋覆花）与"广东旋覆花"（菊科植物山黄菊）、海风藤（胡椒科）与"广东海风藤"（五味子科）、合欢花（豆科）与"广东合欢花"（木兰科）、王不留行（石竹科）与"广东王不留行"（桑科）等。

3. 一药多源导致品种混乱　一药多源系指一种药物有多种动植物来源。如同为过岗龙，《广东省中药材标准》收载为豆科植物榼藤子 *Entada phaseoloides*（Linn.）Merr. 的藤茎，而关培生教授将《岭南采药录》收载的品种确定为同科植物龙须藤 *Bauhinia championii*（Benth.）Benth. 的藤茎。事实上，《岭南采药录》收载了包括榼藤子和龙须藤在内的两种过岗龙，可见广东民间使用的过岗龙有两个品种。如鹅管石在早期《广东中药》等书籍中载其来源为珊瑚类动物中的笛珊瑚的石灰质骨骼，后经鉴定，广东省习惯使用的鹅管石实为枇杷科盔形珊瑚属动物丛生盔形珊瑚 *Galaxea fascicularis*（Linn.）或粗糙盔形珊瑚 *G. aspera* Quelch. 的石灰质骨骼。除上述来源外，也有少数地区以矿物钟乳石的细长尖端部分作鹅管石使用。再如半枫荷，全国各地以"半枫荷"入药品种有梧桐科翻白叶树 *Pterospermum heterophyllum* Hance、五加科变叶树参 *Dendropanax proteus*（Champ）Benth、金缕梅科半枫荷属金缕半枫荷 *Semiliquidambar cathayensis* Chang、桑科白桂木 *A rtocarpus* *hypargyreus* Hance 及樟科擦木 *Sassafras tzumu*（Hemsl.）Hemsl 的根，广东地区常用的就有梧桐科翻白叶树和五加科变叶树参两种。

4. 品种基原确定错误带来的品种混乱　如鸭脚艾为广东民间常用药之一，《岭南采药录》有载，关培生教授将其鉴定为菊科植物宽叶山蒿 *Artemisia stolonifera* Maxim.，而《广东省中药材标准》将其确定为菊科植物白花蒿 *Artemisia lactiflora* Wall ex DC。事实上宽叶山蒿在广东并没有分布，不可能是广东民间所用的鸭脚艾。宽筋藤亦为广东民间常用药，《岭南采药录》收载，20 世纪 50 年代香港草药学家庄兆祥医师将其确定为防己科植物中华青牛胆 *Tinospora sinensis*（Lour）Merr，《广东省中药材标准》亦收载有宽筋藤一药，确定其来源与庄氏所述相同，为防己科植物中华青牛胆。但关培生教授根据《岭南采药录》原文"叶小，细长而尖，如鳞片状"的描述，判断其"非防己科植物，因防己科植物之叶片较大型，全缘或掌状深裂，非鳞片状也"，将其订正为石松科植物铺地蜈蚣 *Lycopodium cerunum* L. 的带根全草。事实上今天在广东作宽筋藤使用的主要是中华青牛胆，也有少数地区用铺地蜈蚣入药，湛江地区还使用葡萄科植物方茎宽筋藤作宽筋藤入药。广东土牛膝在 20 世纪 50 年代被发现治疗咽喉疾病有效后，最早对其鉴定的专家误将其确定为苋科的倒扣草，后经广州市药检所鉴定实为菊科植物华泽兰，这样的错误也导致了后来的一些专著资料出现错误，如《实用临床草药》收载的土牛膝，其来源为苋科的植物，而其药理作用与临床应用收载的土牛膝治疗白喉内容却是菊科植物华泽兰（广东土牛膝）的。此外，还有救必应为冬青科植物铁冬青 *Ilex rotunda* Thunb. 的干燥树皮，有用同属植物米碎木（伞花冬青）*Ilex godajam* Colebr. ex Hook.f. 的树皮充作救必应，亦有用铁冬青（救必应）的根及根茎作岗梅使用的。东风桔为芸香科植物酒饼簕 *Severinia buxifolia*（Poir.）Ten. 的根及茎，但在广东少数地区有误将芸香科的山小桔 *Glycosmis parviflora*（Sims）Kura 作东风桔收购。广东地产药材水线草 *Oldenlandia corymbosa* L. 与同属植物白花蛇舌草 *Hedyotis diffusa* L. 二者外观相似，功效基本相同，故在广东某些地区有出现混用情况。如此多的品种混乱情况，若在未弄清品种基原的情况下贸然开展药理药化研究，必将会出现错误的结论，临床使用时也会出现用错药的情况。因此，开展广东地产药材研究应重视品种考证工作。

三、如何开展广东地产药材的品种考证工作

1. 收集整理史料，查考方志　广东本草，尤其是那些广东地区特有的本草，无论过去或现在，在广东人民的医疗保健中都占有重要地位。与之有关的广东本草古籍是广东地区劳动人民千百年来与疾病做斗争的经验总结，是广东

地区古代医家智慧的结晶。收集整理广东地区本草古籍史料，对弘扬祖国传统文化、开发广东中医药资源有重要意义，也是广东地产药材品种考证工作顺利开展的重要保证。遗憾的是，有关广东本草的古籍并不多，曾经面世的一些岭南本草古籍也因时间久远，或毁于战火，或亡于意外。仅存的几本有《南方草木状》《生草药性备要》《本草求原》《岭南采药录》等，现代也整理编写了一些地方性的本草书籍，如《山草药指南》《岭南草药志》《广东中药》《广东中药志》《广州植物志》等。当然专门的本草医方书籍的重要性，尽人皆知，但一些如《肇庆志》《潮州志》等地方志及一些如《临海异物志》《岭表录异》《广东新语》等地方性杂记类书籍，甚至一些诗词、民间歌谣等都会有一些本草资料记载，在考证资料缺乏的情况下，这些旁证材料有时也会带来一些帮助。

2. 钻研文献，认真分析 广东地产药材的品种考证工作应该紧系历代本草对本品的记述，系统查阅，重视原文，广为摘录，且要对有关记载进行逐字逐句的核对。古人对药物的记述往往比较简单，但有时却非常扼要，常常一两句话正是说到关键之处，很能解决关键问题。如药材名称，总是富有一定含义的，适当地推敲中药的命名，如正名、土名、别名等，对考证品种会有一定的帮助。书籍中对药材植物的形态与采收季节、药材特征、形色气味、产地分布、生态习性、药效等的简单描述都能透露出丰富的信息，给考证带来极大的帮助。某些异物同名品种虽然名称相同，但其形成与加工则迥然有别，认真核对必然会有差异之处。同时，好的药材在人们心目中一定拥有威信，其流传必然久远；相反，伪劣药材即使能够蒙混一时，但一定经受不住时间的考验而维持长久，迟早总要被淘汰的。因此，对如广东地产的王不留行、旋覆花、络石藤等异物同名品种，由于其在广东地区的使用有着悠久的历史，且有确切的疗效，历来深受广东地区群众的欢迎，所以虽与正品王不留行、旋覆花、络石藤等来源不一致，但在广东地区仍然延续使用。

3. 结合区域特色，剖析深透 广东地区的语言体系也使得广东地区古文献对药物的记载融入了方言地方特色，弄清本地方言的含义，有时对药名的考证也能带来帮助。如广东地区将有刺的植物多以"勒"或"簕"为名，刺苋 *Amaranthus spinosus* L. 叫簕苋菜，菝葜 *Smilax china* L. 叫马加簕，粗叶悬钩子 *Rubus alceaefolius* Poir. 叫大叶蛇泡簕或虎掌簕，金刚纂 *Euphorbia neriifolia* L. 叫火殃簕等。还将蔷薇科悬钩子属（Rubus）植物叫"泡"，如茅莓 *Rubus parvifolius* L. 又叫三月泡。广东地区还普遍称植物的地下部分（根及根状茎）为"薅"或"头"，例如金樱子 *Rosa laevigata* Michx. 的根，又名金樱薅，百合科菝葜的根茎别名金刚头等。

4. 实验研究，证实品种 采用现代科学方法，如性状、显微、化学成分鉴定和药理实验，以及临床应用情况调查等方法，对中药复杂品种进行甄别鉴定是很有效的一种品种研究方法，其中植物形态、药材性状、成分鉴别、药理实验等是确定品种的重要方法。中药的有效成分，是对人体起治疗作用的物质基础。凡是有效成分已经明确的中药，可以通过有效成分的定性测定来判断药材的真伪。如果该中药有效成分还未明了，则可以适当选择与能反映中药主要疗效相应的有关药理指标，通过动物试验来进行比较。如海桐皮品种繁多，在 1977 年版《中国药典》中为豆科植物乔木刺木通 *Erythina ardoredcens* Rosd 或刺桐 *Erythrina variegata* L. var.*orientalis* Merr 的干燥树皮。广东地区一直习用木棉 *Gossampinus malabarica*（DC.）Merr. 的茎皮作海桐皮使用，浙江地区则以樗叶花椒 *Zanthoxylum ailanthoides* Sieb. et Zuce. 的茎皮、安徽地区以朵花椒 *Zanthoxylum molle* Rehd. 的茎皮、四川地区以刺楸 *Kalopanax septemlobus*（Thunb.）Koidz. 的茎皮作海桐皮使用。为了澄清海桐皮的混乱情况，李吉珍等对上述海桐皮进行毒性、镇静、镇痛、解痉、抗菌作用试验对比研究，结果表明 6 种海桐皮中，刺桐皮及乔木刺桐皮具有较为明显的生理活性，其镇静、镇痛及抗真菌作用与历代本草记述的功用相近，且分布及药材流通区域最广，故认为刺桐皮及乔木刺桐皮应为海桐皮之正品。

5. 走访民间医药人员，注重实物实地考证　品种考证首先必须在现实调查的基础上，以走访的第一手资料和实物观察为依据，这一点对于广东地产药材的考证工作十分重要。因为民间的医药人员是广东地产药材的采收使用者，他们对广东地产药材的生长习性、分布区域、形态性状、采收加工、功效应用很是熟悉和了解。对广东地产药材开展品种考证工作必须走访民间医药人员、深入实地进行实物观察，以获取第一手资料为基础，在此基础上，再以历代本草文献记载为印证，佐以药图考察，结合现代科学知识如植物分类学、生药学、动物学、矿物学、天然药物化学、药理学等，还要与自然地理、时代背景、用药历史、实际临床疗效等进行普遍联系，全面综合考虑，认真分析，找要点，抓关键，本着实事求是的精神，恰如其分地做出结论，也只有这样得出的品种考证结论才是可靠的。

品种考证对广东地产药材研究有着丰富的内涵和重要的现实意义。品种考证能够根据中医用药传统精神多快好省地解决一些实际问题，特别是在解决当前的广东地产药材品种混乱、质量低劣及不稳定的现状等问题中起到显著作用。它不是为考证而考证，主要目的是使"古为今用"，要在药材方面起到树立正品、确定正名及进一步发掘、开发利用广东药物资源的作用。在研究方面，避免走弯路，出现错误结论。在医疗方面，能起到有利于继承古人用药经验的作用。为进一步研究广东地产药材，打下了可靠的基础。对广东古方药物的品种考证，不但有利于广东医方的发掘和继承，而且还能搞清广东历代本草中药物名实变迁和"有名未用"药物的隐现沿革，从而掌握广东地产药材在不同历史时期的品种变化与发展规律，其学术上的价值更是难以估量的，必须重视。

第三节　广东地产药材中的"茶药"及药膳食材的研究

随着生活水平的不断提高，人们对健康也越来越重视，回归自然的生活理念越来越受到人们的青睐，而凉茶在人们追求健康生活中扮演着不可或缺的角色。凉茶之于广东人，可以说是"生命源于水，健康源于凉茶"。凉茶具有清热解毒、明目清肝、祛湿的功效，可治疗风湿骨痛、头晕耳鸣、疔疮肿毒等症。凉茶制作的主要原料是广东地产药材，如夏枯草、布渣叶、葫芦茶、鸡蛋花、鸡骨草等。笔者在深入解读《广东地产药材研究》《广东地产清热解毒药物大全》《岭南采药录》等著作发现，有些中药并不是凉茶的原料，也没有相关的功用，但由于民间习用的一些药名，也称为"某某茶"，因此在广东地区民间有人会误将其用作凉茶制作原料，造成一些中毒事件，危害人们身体健康。比如钩吻、仙茅等有毒类中药其别名分别为"大王茶""鹧鸪茶"等，应当对这些称为"茶"的中药引起重视。中国医学科学院药用植物研究所名誉所长肖培根院士正在开展对"别样茶（non-camellia teas）"的研究，他曾致信梅全喜教授谈道：广东地产药材中称为"茶"的不少，有些品种如九节茶文献有不良反应报道，长期作茶饮会不会有副作用？为此，本文主要对广东地产药材中的"茶药"进行探讨分析，根据"茶药"的有无毒性情况进行归纳、总结、分析，并将这类广东地产清热解毒药物的现代应用以及在凉茶产业方面的应用前景进行综述，以供参考。

一、广东地产药材中"茶药"归类分析及研究概况

1. "茶药"按毒性分类　笔者在深入解读岭南中医药专著过程中发现，《广东地产药材研究》《广东地产清热解毒药物大全》《岭南采药录》《本草求原》《生草药性备要》《广东中药志》《广东中药材标准》《广西药用植物名录》等书中所收载的"茶药"共有 25 种，其中大毒 1 种，有毒 1 种，小毒 2 种，无毒 17 种，还有 4 种无相关记载。这些名为"某某茶"的中药多为清热解毒类药物。结果见表 1-1。

表1-1　广东地产药材中"茶药"的品种与来源

中药名	茶药名	来源	性味	医疗用途	注意事项
布渣叶	山茶叶	椴树科植物破布叶 *Microcos paniculata* L. 的干燥叶	淡、微酸，凉	现代用于急性黄疸型肝炎以及单纯性消化不良等消化性疾病	无毒，无胚胎毒性和致畸性
葫芦茶	葫芦茶	豆科植物葫芦茶 *Tadehagi triquetrum*（L）Ohashi 或蔓茎葫芦茶 *Tadehagi pseudotriquetrum*（DC.）Yang et Huang 的干燥全草	苦、涩，微寒	现代主要用于前列腺增生症、烧伤、急性病毒性肝炎等	无毒，无胚胎毒性和致畸性
苦丁茶	苦丁茶	冬青科植物扣树 *Ilex kaushue* S.Y. Hu 的干燥叶	苦、甘，寒	临床用于治疗原发性高血压、心脑血管疾病、高脂蛋白血症、口腔溃疡等	无毒
肿节风	九节茶	金栗兰科植物草珊瑚 *Sarcandra glabra*（Thunb.）Nakai 的干燥地上部分	苦、辛，平	主要用于感冒发热、紫斑紫癜、风湿痹痛、跌打损伤等，现代主要用于鼻咽癌、上呼吸道感染、婴幼儿病毒性肠炎等	无急性毒性，但少数注射可致疼痛，甚至引起斑丘疹、荨麻疹等过敏反应，也有少数患者服用后有头昏乏力症状，应用时应注意
扭肚藤	百花茶、毛毛茶	木犀科植物扭肚藤 *Jasminum elongatum*（Bergius）Wild. 的干燥嫩茎和叶	微苦，凉	现代用于急性胃肠炎、痢疾、消化不良、急性结膜炎、急性扁桃体炎等	无毒
矮地茶	矮地茶	紫金牛科植物紫金牛 *Ardisia japonica*（Thunb）Blume 的干燥全草	微苦，平	现代用于慢性支气管炎、肺炎、肺结核、尿路感染、急性黄疸型肝炎、溃疡病出血	无急性毒性
紫珠叶	百茶花	马鞭草科植物裸花紫珠 *Callicarpa nudiflora* Hook. Et Arn. 或杜虹花 *Callicarpa formosana* Rolfe 的干燥叶	苦、微辛，平	临床上主要用于治疗皮肤科疾病、妇科疾病、产后出血及其他术后出血等	无急性毒性
粤蛇葡萄	山田茶、田蒲茶、藤茶	葡萄科植物粤蛇葡萄 *Ampelopsis cantoniensis*（Hook. Et Arn.）Planch. 的干燥根或全草	涩，寒	用于咽喉肿痛、耳痛、热淋等，外用治疗疔疮脓肿、外伤感染、瘰疬、附骨疽	无毒

续表

中药名	茶药名	来源	性味	医疗用途	注意事项
番石榴叶	鸡矢茶	桃金娘科植物番石榴 *Psidium guajava* L. 的干燥叶	甘、涩，平	在降血糖方面有显著的疗效，可用于糖尿病的治疗	大便秘结，泻痢未清者慎服，热盛泄泻者忌服
冰糖草	四时茶	玄参科植物野甘草 *Scoparia dulcis* L. 的干燥全草	甘，平	现代用于肾炎、膀胱结石、细菌性痢疾	无毒
米碎花	岗茶	山茶科植物米碎花 *Eurya chinensis* R. Br. 的干燥茎叶	甘、淡、微涩，凉	用于预防流行感冒，外用治烧烫伤、脓疱疮	无毒
腐婢	臭茶	马鞭草科植物豆腐柴 *Premna microphlla* Turcz. 的干燥茎叶	苦、辛，寒	用于腰腿痛、酒醉头痛、风火牙痛、烧伤等	无毒
铁包金	细纹勾儿茶	鼠李科植物李鼠耳 *Berchemia lineata*（L.）DC. 的干燥茎和根	甘、淡、涩，平	用于劳伤咳血、风湿痹痛、偏正头痛、肺结核咳血、肝炎等	无毒
黄牛茶	黄牛茶	藤黄科植物黄牛木 *Cratoxylum cochinchinense*（Lour.）Bl. 的干燥嫩叶	甘、微苦，凉	用于感冒、中暑发热、食滞腹泻、湿热黄疸等	无毒
香茅草	茅草茶	禾本科植物柠檬草 *Cymbopogon citratus*（DC.）Stapf 的干燥地上部分	辛、甘，温	用于感冒发热头痛、牙痛、风湿痹痛、泄泻、跌打损伤	无毒
一朵云	山枝茶	海桐花科植物光叶海桐 *Pittosporum glabratum* Lindl. 的干燥根	苦、辛，微温	用于风湿痹痛、产后风瘫、跌打骨折、头痛眩晕、虚痨喘咳	无毒
龙脊茶	龙脊茶	待考证	—	—	—
红花茶	红花茶	待考证	—	—	—
洋花茶	洋花茶	待考证	—	—	—
路边茶	路边茶	待考证	—	—	—
鹧鸪茶	鹧鸪茶、山苦茶、禾姑茶、毛茶	大戟科植物鹧鸪茶 *Mallotus peltatus*（Geiseler）MÜll. Arg. 的干燥全草	甘，温	止咳嗽，理痰火治蛇咬伤	无毒

续表

中药名	茶药名	来源	性味	医疗用途	注意事项
钩吻	大王茶、大茶药、大茶根	马钱科植物钩吻 *Gelmium elegans*（Gardn. et Champ）Benth. 的干燥根	辛、苦，温	临床上用于抑制肿瘤细胞生长，治疗神经痛，局部用于扩瞳；作为兽药用于畜牧业；在国外制成格林制剂	大毒，不宜内服。应在医师指导下应用，及时观察用药后情况并配备急救用药。中毒救治：早期洗胃、催吐，给氧及中枢呼吸兴奋剂，保持水与电解质平衡，纠正酸中毒等
黑面神	夜兰茶	大戟科植物黑面神 *Breynia fruticosa*（L.）Hook. f. 的干燥嫩枝叶	微苦，凉	多为外用，治疗湿疹漆疮，两广地区用黑面神合剂治疗慢性支气管炎和毒蛇咬伤	有毒，茎枝叶外用，根可作内服。严格控制用量，孕妇忌服
仙茅	鹧鸪茶	石蒜科植物仙茅 *Curculigo orchioides* Gaertn. 的干燥根及根茎	辛，热	用于阳痿精冷、筋骨痿软、腰膝冷痹、不孕不育及更年期综合征、骨质疏松症、肾病综合征等	有毒，阴虚火旺者忌服
石蒲藤	青蒲卢茶	天南星科石柑子 *Pothos chinensis*（Raf.）Merr. 的干燥全草	辛、苦，平	用于晚期血吸虫病肝脾肿大、风湿骨痛、脚气肿痛、跌打损伤、鼻渊	有小毒，孕妇忌服

注："—"表示无记载。

由表 1-1 可以看出，广东地产药材"茶药"大多数为无毒，这类中药性味多甘、苦，平、寒或者微寒，为清热解毒类中药，现代多用于感冒发热头痛、风湿痹痛、止咳化痰等，也有用于肝炎、支气管疾病以及消化道疾病等。在分析有毒类"茶药"时发现，这类中药主要来源于马钱科、大戟科、天南星科等常见有毒中药的科属，且性味多属辛、苦，温、热，多为外用，民间一般用这类药治疗湿疹疮疡、跌打损伤等。现代研究表明，这类药应用前景广阔，在治疗肿瘤、免疫性疾病及炎症方面有显著的疗效。但是这类药应在医师指导下应用，并要与"凉茶"严格区分开，同时这类药药性迅猛，孕妇、老人、小孩以及体弱者应慎用或者禁用。

2. "茶药"按药性分类 中药药性有温、热、寒、凉四种，也有一些平性药，是指药性寒热之性不显著、作用较缓和的药物。据《中药学》记载"温热性质的药具有温里、散寒、助阳等作用，寒凉性质的药具有清热、泻火、解毒等作用"，药性与药物的功效主治之间关系密切。《神农本草经》曰"疗热以寒药，疗寒以热药"，在分析广东地产药材"茶药"时，17种无毒类"茶药"药性多平、凉，微寒或寒，4种毒性类"茶药"药性则多温、热，此外尚有一些无记载相关药性的药物，如出自《岭南采药录》中的龙脊茶、洋花茶、红花茶、路边茶等。结果见表1–2。

表1–2 "茶药"按药性分类

药性	数目	所占百分比（%）
温（微温）	4	16
寒（微寒）	4	16
热（大热）	1	4
平	7	28
凉	5	20
无记载	4	16

3. "茶药"按是否作凉茶煲制原料分类 广东地处南方，《素问·阴阳应象大论》中指出"南方生热，热生火"，因而广东人发病以火热、暑热为多见。所以人们在长期防治暑热湿病中，积累了丰富的经验，利用当地丰富的地产药材，制作了多种多样的凉茶。凉茶是中草药植物性饮料的通称，是指将药性寒凉和消解人体内热的中草药煎水做饮料喝，以消除夏季体内的暑气或治疗冬日干燥引起的咽喉疼痛等疾患。在分析探讨广东地产药材中以"某某茶"为名的药材时，有些中药可作煲制凉茶的原料，比如布渣叶、葫芦茶、苦丁茶等，并在制剂以及凉茶产业中有一定的应用。但是有些有毒类中药则应当慎用，且应该在医师的指导下应用，如果误用其为凉茶的原料则会引起中毒事故。结果见表1–3。

表1–3 "茶药"按是否作凉茶煲制原料分类

分类	中药	数目
可作为凉茶煲制原料	布渣叶、葫芦茶、苦丁茶、肿节风、番石榴叶、黄牛茶、鹧鸪茶、香茅茶	8
不作为凉茶煲制原料	扭肚藤、矮地茶、紫珠叶、粤蛇葡萄、冰糖草、米碎花、腐婢、铁包金、一朵云、龙脊茶、红花茶、洋花茶、路边茶	13
禁止作为凉茶煲制原料	钩吻、仙茅、黑面神、石蒲藤	4

卫生部 2010 年第 3 号公告允许夏枯草、布渣叶、鸡蛋花作为凉茶原料，表 1-3 中，可作为煲制凉茶的原料是指民间或者凉茶产业中比较常见的作为凉茶原料的药物，经民间经验常用，并且具有凉茶一般保健作用的中草药。布渣叶在岭南地区广泛应用，不仅是广东民间常用制作凉茶的原料中草药，而且是许多品牌凉茶如"王老吉""二十四味""邓老凉茶"等凉茶的主要成分之一。葫芦茶在夏季常用来煮水作茶饮用，能解暑清热止渴。苦丁茶则被誉为"美容茶""益寿茶""绿色黄金"，是很多广东凉茶的主要成分之一，如广东佛山市一种著名的凉茶——甘和茶，就是以苦丁茶作为主要原料。这类中药在凉茶产业具有巨大的潜力和良好前景，应进一步开发利用。

4. 广东地产药材中"茶药"在现代制剂中的应用 广东地产药材中名为"某某茶"的中药，多具有清热解毒、祛湿解表、健脾消滞等作用，以这类药研制的制剂种类繁多，市场广阔。如以布渣叶为主要原料的药物制剂，常见的有消滞宁泻片、六合茶、保和汤、布渣叶茶、五花茶加味等。以葫芦茶为主要原料的药物制剂，常见的有保儿安颗粒、保儿增食液、葫丹散、公英葫芦茶、复方葫芦茶注射液、健脾增食颗粒、小儿康冲剂、罗浮山凉茶颗粒等。2010 年版《中国药典》一部和《卫生部药品标准》收载的中药制剂中，有不少是以九节茶作为处方药物的，如复方草珊瑚含片、肿节风片、透骨消痛胶囊、复方肿节风Ⅰ号雾化剂、复方肿节风颗粒剂等。此外，还有草珊瑚口腔膏、肿节风注射液、复方草珊瑚含片、跌打生骨胶囊、抗癌平丸、草珊瑚鼻炎散、血康口服液、新癀片、万通炎康片、复方肿节风喷雾剂、肿节风含片、九龙胃药胶囊、胃圣颗粒、珊瑚根颗粒等。肿节风应用广泛，疗效确切，副作用小，对其进行进一步药理及药效成分的研究，将对医药领域有突出的经济效益与社会意义。苦丁茶一般在民间以生药直接泡水做茶饮或者煎水饮用。经过多年的研究和研发，苦丁茶的应用已从传统的煎剂到多种新剂型，如苦丁袋泡茶、苦丁含片、苦丁茶冲剂、银花苦丁茶饮料等，尚有苦丁茶保健冰激淋、浓缩型苦丁茶保健炼乳和保健苦丁茶乳粉、苦丁茶保健口香糖等新型保健品系列，受到消费者的青睐，经济效益良好。矮地茶是民间常用药，常单味入药，现代制剂以本品为主药开发了复方矮地茶颗粒、复方矮地茶片、抗痨胶囊、支气管炎片等多个中成药制剂。此外，还有以紫珠叶为主药制成的抗宫炎片、紫珠草溶液、裸花紫珠片、紫珠草注射液、紫珠胶囊等，以及以扭肚藤为主要处方药制成的复方扭肚藤片、复方扭肚藤胶囊、快硬茶等。

岭南地区是典型的亚热带气候，潮湿炎热的天气特点使人容易"上火"，因此在广东地区"凉茶"文化盛行。特别是近年来，以广东凉茶为代表的植物饮料市场正在飞速发展，而以"王老吉"为代表的广东凉茶入选国家高技术研究发展计划（简称 863 计划），体现了国家对凉茶产业的重视。广东地产药材在广东人民的医疗保健中有着重要地位，地产药材在治疗地方多发病、常见病方面也有其独特的疗效。传统凉茶就是用广东地产生草药制作，广东民间地区常把用中草药煲制而成的汤液称为"凉水""凉茶"，因此有时就产生一些误区，把某些本身并不是"茶"的中草药称为"茶药"，久而久之，就在民间流传下来。而这些"茶药"中，有些在凉茶产业方面有一定的应用，比如布渣叶、葫芦茶、苦丁茶、矮地茶、黄牛茶等，对其进行探讨分析，深入研究，使它们在凉茶产业有进一步发展，对于积极弘扬岭南传统文化，开发利用凉茶原料具有极其重要的现实意义和经济意义。另外，有一些有毒类"茶药"，如大王茶、黑面神、仙茅等，对它们进行研究，分析它们的毒性作用，避免因误食误用而造成中毒事件的发生，对保证人们生命安全等有重要的现实意义。在查阅文献的过程中发现，有些药物尚未被深入系统研究，如黑面神、紫珠叶等的急性毒性以及长期毒性都没有相关的实验研究，因此，在今后应重视这方面的工作。

二、广东地产药材中习用药膳食材的研究

中医药学对各种疾病的治疗具有卓越的疗效，但中医药学历来推崇"上工治未病"，主张"三分医药七分养""药补不如食补"。药膳既不同于一般的中药方剂，又有别于普通的饮食，是一种兼有药物功效和食品美味的特殊膳食。它可以使食用者在心理上感觉是一种享受，在享用中使身体得到滋补，疾病得到治疗。随着经济社会的发展，民众生活水平的提高，健康和长寿已成为人们普遍关注的问题。食疗与药膳在养生保健、防病治病、延年益寿方面正越来越受广大民众欢迎。本文就广东民间部分习用药膳食材的植物基原、药理研究及临床应用进展做一综述。

1. 甘薯　甘薯为旋花科植物 *Ipomoea batatas* Lam. 的块根，又名红薯、白薯、番薯、红苕、地瓜等，是世界上重要的粮食作物之一。甘薯营养丰富、养分平衡，营养价值优于米、面。甘薯还具颇高的药用价值。《本草纲目》记载"白薯蒸、切、晒、收充作粮食，使人长寿少病"。《本草纲目拾遗》中认为甘薯有"补中、和血、暖胃、肥五脏"之功效。在民间验方中，常用于治疗湿疹、毒虫蜇伤、夜盲症、疮疹、便秘等。现代医学研究认为，甘薯含有丰富的营养成分，如类胡萝卜素、膳食纤维素、维生素及一些矿物质，对于防治癌症及心血管疾病，都有独到之处。药理研究表明，甘薯多糖对 H22 荷瘤小鼠有明显的抗肿瘤作用，甘薯糖蛋白 SPG-1 对 H22 荷瘤小鼠具有明显的抗肿瘤作用且能明显增强 H22 荷瘤小鼠的免疫功能。李亚娜等研究发

现，甘薯糖蛋白能显著降低血清胆固醇的效应，并有降血脂作用。李明文等研究表明，甘薯叶多糖制剂Ⅲ具有明显的止血和增强血小板作用，而对正常动物没有任何影响。仇志华等报道，京引Ⅰ号、Ⅱ号甘薯对实验性615系小鼠L7811白血病有防治效果，主要抑制腹水产生、减少腹水例数、延长生活时间、改善血象状况。另有研究表明，人类多食甘薯能够保持人体心血管壁的弹性，防止动脉粥样硬化及肝脏、肾脏器官结缔组织的萎缩，同时还能保持消化道、呼吸道以及关节囊、血管腔的润滑作用。

2. 白萝卜 白萝卜为十字花科植物莱菔 *Raphanus Sativus* L. 的根，又名莱菔、太根、菜头、芦菔，既是人们喜食的蔬菜又是中医常用的药物。白萝卜有益胃降气、生津化痰功用。《本草纲目》记载：萝卜，气味辛、甘、温、无毒，有"大下气"之功用。临床饮用白萝卜汤，对腹式子宫切除术患者术后胃肠蠕动功能的恢复疗效好，且不良反应发生率低，患者易于接受。杨桂芹等对足月妊娠、硬膜外麻醉下行剖宫产手术的产妇以采用口服白萝卜汁的方法，促进排便、排气及肠鸣音恢复等，取得了满意疗效。药理实验表明，白萝卜粗提物对大鼠胃肠具促动力作用，并能够使大鼠胃排空加快，这种促进作用存在剂量效应关系。白萝卜提取物对胃有较为明显的动力作用。此外，许兆祥等报道，白萝卜提取物对受流行性乙型脑炎病毒感染的小鼠有很强的保护作用；白萝卜提取物在小鼠体内可抑制网状细胞肉瘤实体瘤的生长，并且可增强自然杀伤细胞的活性。

3. 绿豆 绿豆为豆科植物绿豆 *Phaseolus radiatus* L. 的成熟种子，又名青小豆。绿豆用途广泛，可药食兼用，既是饮食的佳品，又是食品工业的重要原料，亦是防病治病之良药。中医学认为，绿豆性味甘、寒，入心、胃经，内服有清热解暑、利尿消肿、润喉止渴、明目降压的作用。陈英以生绿豆粉为主，配以冰片涂抹患处，治疗烫伤有显著疗效。张宏以绿豆为主药，配以甘草煎煮代茶频服，治疗蕈中毒幻视获良效。药理研究表明，灌胃绿豆浆可以明显减轻长期摄入小剂量乐果对雄性大鼠的生殖毒性作用。绿豆提取物可以增加铅中毒大鼠的铅排出量，降低骨铅和肝铅，提示绿豆提取物具有促进铅的排出和减少体内铅蓄积的作用。此外，药理研究表明绿豆还具有抗菌、抑菌、降血脂及抗肿瘤等作用。

4. 花生 花生为豆科植物花生 *Arachis hypogaea* L. 的种子，又名落花生、落花参、长生果。其味甘、性平，具有补脾益气、润肺化痰等功效。花生富含人体需要的营养素——蛋白质和脂肪，不仅是一种优质的营养作物，还具较高的食疗保健功能。现代研究表明，花生可促进人体的生长发育，促进细胞发育，提高智力，抗老化，防早衰。花生中含有丰富的脂肪油，可以起到润肺止咳的作用，常用于久咳气喘、咯痰带血等病症。花生衣中含有油脂和多种维生素，并含有使凝血时间缩短的物质，对出血及出血引起的贫血有明显疗效。花生所含的脂肪绝大部分都是不饱和脂肪酸，并且不含胆固醇，能避免胆固醇在体内沉积，可以显著降低总胆固醇和有害胆固醇含量，对冠心病和动脉硬化等心血管疾病有很好的预防作用。此外，花生具养胃、滋血通乳作用，并可起预防肠癌作用。

5. 南瓜　南瓜为葫芦科植物南瓜 *Cncurbita moschata* Duch. 的果实，又名番瓜、倭瓜、伏瓜、金瓜、饭瓜等。南瓜味甘、性温，具补中益气、化痰排脓、驱蛔虫之功效。近代营养学和医学表明，正确食用南瓜可有效防治高血压、糖尿病及肝脏病变，还具有预防哮喘病、防癌、防便秘、预防和治疗动脉粥样硬化、提高人体免疫能力等多种功效。此外，常吃南瓜可使大便通畅，肌肤润泽，有美容作用。药理实验研究表明，南瓜蛋白对小鼠黑色素瘤 B16 细胞具有明显的增殖抑制作用。马洪波等报道超细南瓜粉具有极好的降低实验小鼠血糖和调节维持血糖稳定的作用。此外，有研究表明南瓜多糖能有效清除羟基自由基，并随着浓度的增加清除作用加强。

6. 苦瓜　苦瓜为葫芦科攀援植物苦瓜 *Momordica charantia* L. 的果实，又名凉瓜、锦荔枝、癞瓜。《本草纲目》记载，苦瓜具有"除邪热，解劳乏，清心明目"等功效，为民间食用蔬菜，果实药食兼用。临床应用苦瓜可防治肾结石、寄生虫病和热病；外敷可有效治疗湿疹、皮炎、痤疮感染、烫伤、毒虫咬伤；口服可治疗消化道溃疡。还具有清肝、抗衰老、护肤美容、减肥、清除口臭、抗青春痘及防治便秘的神奇功效。药理实验研究表明，苦瓜具广泛且显著的药理活性。其中，苦瓜的降血糖作用是其最重要的药理作用。苦瓜提取物还具抗艾滋病、抗肿瘤、体外抗病毒、抗生育、免疫调节、抑菌、抗炎、镇痛、降血脂及降血压等多种作用。

7. 荸荠　荸荠为莎草科水生植物荸荠 *Eleocharis dulcis*（Burm.f.）Trin.ex Henschel 的球茎，又名地栗、通天草、乌芋、马荠、黑三棱、凫茨、红慈菇等，民间习称马蹄。其皮呈赤褐色或黑褐色，形扁圆，皮薄，肉脆嫩而多汁，清香爽口。荸荠有很好的医疗保健效果，其苗秧、根、果实均可入药。据《中药大辞典》记载，荸荠性味甘、微寒、无毒，有温中益气、清热开胃、消食化痰之功效。中医学认为，荸荠性味甘寒，功效清热化痰、生津开胃、明目清音、消食醒酒。临床上可用于热病烦渴、痰热咳嗽、咽喉疼痛、小便不利、便血、痔疮出血等，对糖尿病患者有一定的辅助治疗作用。药理研究表明，荸荠具抗肿瘤、抗菌等作用。廖惠珍等以荸荠取汁加维生素 C 可促进镉中毒大鼠镉的排出。另外，有研究报道，荸荠皮提取物具有一定的清除 1,1–二苯基 –2– 三硝基苯肼（DPPH）自由基能力，且其清除能力与提取物浓度之间显示出良好的剂量—效应关系。

尽管历代有关药膳的学术思想、实践经验已很丰富，而在历代医家的医案、医籍、养生学专著中，仍蕴藏着大量的药膳内容，有待进一步挖掘、整理、研究，使其中有实用价值的内容能够应用于实践中，造福人类。因此药膳理论和实践的系统化、规范化还有待进一步完善，以期能成为中医药理论体系中相对独立的分支学科和形成较系统的科学体系。

第四节　广东地产药材中毒性中药归类分析研究

广东地产药材中还有一些毒性药材，使用不当会损伤人体的组织器官，严重者危及生命，为了能更安全有效地开发利用广东地产药材，笔者对《广东地产药材研究》《广东地产清热解毒药物大全》中收载的属于35个科的61种毒性中药进行归纳、总结、分析，并对出现的毒性危害、解救方法进行归类分析、总结。

一、广东地产药材中毒性中药分类、来源、性味、归经情况

梅全喜教授带领的技术团队开展了三角草、广东土牛膝、三丫苦、蛇鳞草、山芝麻、蛇泡簕、黑面神、叶下珠、水杨梅、水翁花、走马胎、金盏银盘、青天葵、岗梅根、救必应等多种广东地产清热解毒药研究，不仅对多种广东地产药材进行抑菌、解热、镇痛、抗炎、抗内毒素、抗EB病毒、急性毒性等方面进行系列研究，还在这些研究基础上编写了《广东地产清热解毒药物大全》（收载240余种广东地产清热解毒药）和《广东地产药材研究》二书，本节研究统计的内容主要是来源于此二书。

1. 广东地产药材按毒性分类　两书共收载了61种毒性药材，其中大毒4种，有毒20种，小毒37种。结果见表1-4。

2. 广东地产药材中毒性中药来源　毒性中药来源于大戟科等35个科，主要分布于大戟科、百合科、豆科。见表1-5。

3. 广东地产药材中毒性中药性味　毒性中药药性多寒、凉，其中三角草等12种属于微寒，金钮扣属于微凉。广东地产药材中毒性中药药味多苦、辛。见表1-6、表1-7。

4. 广东地产药材中毒性中药归经　61种毒性中药多归肝、肺、胃、脾经，多数药物有两种以上归经；樟柳头等4种药物只有一种归经；钩吻等6种未有归经记载。见表1-8。

表1-4　广东地产药材中毒性中药毒性分类

毒性	药物	数量	百分比（%）
大毒	广东狼毒、羊角拗、钩吻、博落回	4	6.56
有毒	了哥王、三角草、土荆芥、大风子、火秧笏、仙茅、白花丹、相思子、黑面神、樟柳头、山猫儿、广东万年青、五色梅、瓦松、水仙根、白薯莨、茅瓜、莲生桂子花、麻疯树、深山黄堇	20	32.79
小毒	丁公藤、八角枫、入地金牛、飞扬草、飞机草、无患子、牛耳枫、龙葵、算盘子、过岗龙、虎耳草、金耳环、金钮扣、鸦胆子、蒲葵子、一枝黄花、八角莲、山豆根、千里光、千层塔、无爷藤、玉簪花、石蟾蜍、白子菜、白饭树、白英、白药子、光慈姑、华山矾、含羞草、苦木、罗裙带、蚤休、黄药子、黄藤、蛇莓、望江南	37	60.65

表1-5　广东地产药材中毒性中药来源科属分类

科名	每个科含毒性中药数量
夹竹桃科、马钱科、瑞香科、黎科、大风子科、白花丹科、姜科、马鞭草科、景天科、葫芦科、萝藦科、旋花科、八角枫科、芸香科、无患子科、虎皮楠科、虎耳草科、马兜铃科、棕榈科、小檗科、蕨科、樟科、山矾科、蔷薇科	1
天南星科、罂粟科、薯蓣科、苦木科	2
石蒜科、茄科、防己科	3
菊科	4
百合科、豆科	5
大戟科	6
总计35科	总计61种药

表1-6　广东地产药材中毒性中药药性分类

药性	药物	数量	百分比（%）
寒	广东狼毒、羊角拗、博落回、了哥王、黄药子、黄藤、望江南、火秧笏、樟柳头、广东万年青、水仙根、茅瓜、莲生桂子花、无患子、龙葵、虎耳草、鸦胆子、山豆根、千里光、石蟾蜍、白子菜、白英、光慈姑、苦木（寒）；三角草、白薯莨、麻疯树、八角莲、千层塔、玉簪花、白药子、华山矾、含羞草、罗裙带、蚤休、蛇莓（微寒）	36	59.02
凉	黑面神、五色梅、瓦松、深山黄堇、飞扬草、牛耳枫、算盘子、过岗龙、一枝黄花、无爷藤、白饭树（凉）；金钮扣（微凉）	12	19.67
温	钩吻、土荆芥、白花丹、山猫儿、丁公藤、八角枫、入地金牛、飞机草、金耳环	9	14.75
平	相思子、蒲葵子	2	3.28
热	大风子、仙茅	2	3.28

表 1-7　广东地产药材中毒性中药药味分类

药性	药物	数目	百分比（%）
苦	羊角拗、钩吻、博落回、白花丹、相思子、了哥王、土荆芥、水仙根、茅瓜、火秧竻、白薯莨、五色梅、莲生桂子花、麻疯树、无患子、八角枫、入地金牛、瓦松、龙葵、算盘子、鸦胆子、虎耳草、蒲葵子、一枝黄花、八角莲、山豆根、千里光、千层塔、玉簪花、石蟾蜍、白饭树、白英、白药子、苦木、蚤休、黄药子、黄藤、蛇莓、望江南（苦）；三角草、黑面神、广东万年青、深山黄堇、过岗龙、金钮扣、无爷藤、华山矾、含羞草（微苦）	48	78.69
辛	广东狼毒、钩吻、博落回、土荆芥、大风子、仙茅、白花丹、相思子、樟柳头、白薯莨、山猫儿、广东万年青、丁公藤、虎耳草、金耳环、金钮扣、八角枫、牛耳枫、无患子、入地金牛、一枝黄花、八角莲、飞扬草、千层塔、石蟾蜍、白药子、罗裙带、水仙根（微辛）、飞机草（微辛）	29	47.54
甘	三角草、五色梅、茅瓜、牛耳枫、蒲葵子、无爷藤、玉簪花、白子菜、白英、含羞草、光慈姑、华山矾、黄藤、蛇莓、龙葵（微甘）、千层塔（微甘）	16	26.23
涩	白花丹、麻疯树、含羞草、过岗龙、茅瓜（微涩）、白饭树（微涩）	6	9.84
酸	瓦松、飞扬草	2	3.28
淡	白子菜	1	1.64

表 1-8　广东地产药材中毒性中药归经分类

归经	药物	数目	百分比（%）
肝	羊角拗、博落回、三角草、大风子、火秧竻、仙茅、白花丹、瓦松、白薯莨、茅瓜、莲生桂子花、深山黄堇、丁公藤、八角枫、入地金牛、过岗龙、金耳环、金钮扣、鸦胆子、一枝黄花、八角莲、千里光、千层塔、无爷藤、白子菜、白英、光慈姑、含羞草、罗裙带、蚤休、黄药子、黄藤、蛇莓、望江南	34	55.74
肺	了哥王、白花丹、相思子、广东万年青、瓦松、水仙根、白薯莨、茅瓜、麻疯树、深山黄堇、飞扬草、飞机草、龙葵、金耳环、金钮扣、八角莲、山豆根、千里光、千层塔、无爷藤、玉簪花、石蟾蜍、白饭树、白药子、光慈姑、苦木、黄药子	27	44.26
胃	广东狼毒、了哥王、三角草、火秧竻、黑面神、广东万年青、茅瓜、莲生桂子花、丁公藤、虎耳草、金耳环、金钮扣、山豆根、石蟾蜍、白子菜、白药子、华山矾、含羞草、罗裙带、黄藤、望江南	21	34.43
脾	广东狼毒、羊角拗、三角草、大风子、仙茅、白花丹、黑面神、麻疯树、丁公藤、龙葵、过岗龙、虎耳草、金耳环、一枝黄花、白饭树、白药子、黄藤、蛇莓	18	29.51
大肠	广东狼毒、博落回、火秧竻、五色梅、深山黄堇、飞扬草、虎耳草、鸦胆子、华山矾、含羞草、苦木、黄藤	12	19.67

续表

归经	药物	数目	百分比（%）
心	羊角拗、相思子、水仙根、入地金牛、飞机草、山豆根、含羞草	7	11.48
膀胱	飞扬草、无爷藤	2	3.28
肾	仙茅、樟柳头、广东万年青、八角枫、算盘子、无爷藤、白英、白药子	8	13.11
小肠	玉簪花	1	1.64
胆	白英	1	1.64
无记载	钩吻、土荆芥、山猫儿、无患子、牛耳枫、蒲葵子	6	9.84

二、广东地产药材中毒性中药用法用量、注意事项、中毒或不良反应症状及解救方法

1. 广东地产药材中毒性中药用法用量 61种毒性中药中有51种可以内服，也可以外用。羊角拗等10种药物禁止内服或不宜内服；了哥王等8种药物可以浸酒用；了哥王、白花丹、广东狼毒易久煎、需久煎；八角枫宜饭后服用；樟柳头等8种药物不宜过量、长期服用。广东地产药材中毒性中药用法中应注意：广东狼毒不宜生食，需切片大米同炒至米焦后加水煮至米烂，去渣用，或久煎2小时后用；火秧竻取鲜叶5～8片，炒至焦黄，水煎服；樟柳头、虎耳草外用适量煎水洗，鲜品捣敷，或捣汁滴耳；鸦胆子每次取种仁0.5～2g，用龙眼肉包裹或装入胶囊吞服；蒲葵子外用，适量干果煅存性研末撒患处；土荆芥对肝肾有毒，有蓄积性，2～3周内不宜重复应用。结果见表1–9。

表1–9　广东地产药材中毒性中药用法用量分类

用法用量	药物	数量
内服、外用	广东狼毒、了哥王、三角草、土荆芥、大风子、火秧竻、仙茅、黑面神、樟柳头、广东万年青、五色梅、瓦松、茅瓜、莲生桂子花、深山黄堇、丁公藤、八角枫、入地金牛、飞扬草、无患子、牛耳枫、龙葵、算盘子、过岗龙、虎耳草、金耳环、金钮扣、鸦胆子、蒲葵子、一枝黄花、八角莲、山豆根、千里光、千层塔、无爷藤、玉簪花、石蟾蜍、白子菜、白英、白药子、光慈姑、华山矾、含羞草、苦木、罗裙带、蚤休、黄药子、黄藤、蛇莓、望江南、白花丹	51
外用（不宜内服、禁内服）	羊角拗、钩吻、博落回、相思子、山猫儿、水仙根、白薯莨、麻疯树、飞机草、白饭树	10
浸酒用	了哥王、仙茅、丁公藤、八角枫、入地金牛、过岗龙、八角莲、黄药子	8

续表

用法用量	药物	数量
不宜过量、长期服用	樟柳头、八角枫、白英、光慈姑、含羞草、黄药子、土荆芥、大风子	8
醋调敷	山猫儿、八角莲、光慈菇	3
易久煎或需久煎	了哥王（4～6h）、白花丹（须久煎）、广东狼毒	3
滴耳用	樟柳头、虎耳草	2
油调敷	大风子	1
可炖肉服用	含羞草	1
宜饭后服	八角枫	1

2. 广东地产药材中毒性中药应用注意事项 广东狼毒等25种药物孕妇禁用或慎用；脾胃虚弱者禁服、慎服樟柳头等8种药物；体质虚弱者慎服广东狼毒等7种药物；心、肝、肾疾病或有消化道溃疡者禁用、慎用土荆芥、八角枫、鸦胆子；虚寒疾病患者禁服茅瓜、蚤休；阴疽、寒疽勿用深山黄堇、罗裙带；中寒泄泻者勿服千里光、白药子；阴虚火旺者忌服仙茅；气虚胃寒、无热毒虫积者忌用相思子；青光眼患者忌内服金钮扣；不宜空腹服用土荆芥；山豆根与神曲配伍出现心慌、恶心、乏力、出汗等症状。结果见表1-10。

表1-10 广东地产药材中毒性中药应用注意事项

注意事项	药物	数量（个）
孕妇慎服、禁用	广东狼毒、了哥王、火秧筋、白花丹、黑面神、樟柳头、茅瓜、飞扬草、入地金牛、八角枫、丁公藤、牛耳枫、算盘子、虎耳草、金耳环、一枝黄花、八角莲、山豆根、千层塔、无爷藤、石蟾蜍、含羞草、苦木、蚤休、蛇莓	25
脾胃虚弱者禁服、慎服	樟柳头、瓦松、飞扬草、龙葵、鸦胆子、山豆根、白药子、黄藤	8
体质虚弱者慎服	广东狼毒、了哥王、土荆芥、莲生桂子花、丁公藤、八角莲、望江南	7
心、肝、肾疾病或有消化道溃疡者禁用、慎用	土荆芥、八角枫、鸦胆子	3
虚寒疾病患者禁服	茅瓜、蚤休	2
阴疽、寒疽勿用	深山黄堇、罗裙带	2
中寒泄泻者勿服	千里光、白药子	2

续表

注意事项	药物	数量（个）
不宜空腹服用	土荆芥	1
阴虚火旺者忌服	仙茅	1
气虚胃寒、无热毒虫积者忌用	相思子	1
外敷，患处皮肤破溃者禁	虎耳草	1
禁食牛乳及黑牛肉；忌铁	仙茅	1
青光眼患者忌内服	金钮扣	1
配伍禁忌	山豆根不宜与神曲配伍	1

3. 广东地产药材中毒性中药引起的中毒或不良反应症状及解救方法　37 种药物引起中毒或不良反应症状，主要是全身性损害、呼吸系统损害、皮肤及其附件损害、中枢及外周神经系统损害。其中多数药物对多种系统有损害，如大风子对消化系统、血液系统、泌尿系统都有损害。八角枫、三角草、广东狼毒、羊角拗、钩吻、黑面神、八角莲、光慈姑、苦木、黄药子、望江南子、博落回、龙葵等 13 种药物有导致死亡的报道或记载。结果见表 1-11。

表 1-11　广东地产药材中毒性中药引起的中毒或不良反应症状及解救方法

中毒、不良反应症状	药物	药物中毒或不良反应采用的解救方法
皮肤及其附件损害（剥脱性皮炎、红斑疹、致眼角膜灼伤、皮肤红痒、发红等）	丁公藤、了哥王、广东狼毒、飞机草、火秧竻、鸦胆子、千里光	了哥王（民间吃冻冷白粥；如腹泻严重，用蓄稔干三钱、石榴皮三钱、土炒白术三钱、清水三碗煎服）；广东狼毒（可用醋或醋酸溶液外洗）
全身性损害（过敏:四肢麻痹、汗出不止、恶心、呕吐、血压升高；过敏性休克:恶心、呕吐、眩晕、瞳孔散大，出现惊厥性肌肉运动等；休克死亡:腹痛、心悸、呼吸困难，最后因呼吸循环衰竭而死。	丁公藤、入地金牛、蚤休、白英、八角枫、三角草、广东狼毒、羊角拗、钩吻、黑面神、八角莲、光慈姑、苦木、黄药子、望江南子、博落回、龙葵	丁公藤（大剂量甘草煎汤加蜂蜜调服）；八角枫（速用 1:2000 ～ 1:4000 高锰酸钾液洗胃，然后服用通用解毒剂）；三角草（温开水洗胃，后服常规解毒剂，或输液排毒；或对症治疗）；广东狼毒（可服蛋清、面粉、大量糖水或静滴葡萄糖水）；黄药子（服蛋清、葛粉糊或活性炭；饮糖水或静脉滴注葡萄糖盐水）

续表

中毒、不良反应症状	药物	药物中毒或不良反应采用的解救方法
消化系统损害（腹痛、腹泻、下痢、恶心、呕吐、便秘）	入地金牛、了哥王、土荆芥、大风子、飞扬草、飞机草、无患子、鸦胆子、樟柳头、千里光、一枝黄花、五色梅、水仙根、罗裙带、黄药子、蛇莓	入地金牛（口服白糖水 200mL）；飞扬草（甘草9g，金银花12g，水煎服）；无患子（洗胃，内服蛋清或面糊及活性炭等）；樟柳头（可给冷粥服）；或给甘草9~15g，水煎服）；罗裙带（服米醋合生姜汁解之）
血液系统损害（溶血等）	大风子、鸦胆子	大风子（如有溶血，可口服硫酸亚铁及注射复方卡古地铁，必要时输血）
中枢及外周神经系统损害（四肢软瘫、耳鸣、耳聋和视觉障碍、双眼急性球后视神经炎）	八角枫、土荆芥、金钮扣、樟柳头、算盘子	土荆芥（中毒急救可用泻剂、兴奋剂）；金钮扣（用水合氯醛、巴比妥类镇静剂，早期也可洗胃，导泻；绿豆皮、连翘、甘草水煎服；或鲜积雪草半斤捣汁服）
其他	白花丹致流产；千里光致畸胎；白饭树致脱发；黑面神、千里光、黄药子引起肝损害；大风子致泌尿系统损害（肾炎）；八角枫、博落回致心血管系统损害（房室传导阻滞）	麻疯树中毒解救方法：服蜜糖；服黄糖；甘草煎水内服；饮盐水

三、广东地产药材中毒性中药的药理作用（急性毒性）研究概况

广东地产药材中毒性中药有 34 种进行了相关的急性毒性实验研究，其中羊角拗等 19 种药物进行毒性研究并得出相关的半数致死量（LD_{50}）。广东地产药材中了哥王、土荆芥、大风子、火秧竻、山猫儿、广东万年青、水仙根、麻疯树、深山黄堇、飞扬草、牛耳枫、过岗龙、金耳环、金钮扣、蒲葵子、无爷藤、石蟾蜍、白子菜、白饭树、白药子、光慈姑、华山矾、含羞草、罗裙带、黄藤、蛇莓、望江南等 27 种药物未进行相关的急性毒性实验研究。结果见表 1–12。

表 1–12　广东地产药材中毒性中药的药理作用（急性毒性）研究

序号	药物名称	药理作用（急性毒性）研究
1	广东狼毒	给小鼠腹腔注射 10~20g/kg 广东狼毒块茎水提取液致惊厥而死亡
2	羊角拗	静注对小鼠和鸽的 LD_{50} 分别为 6.93、0.430mg/kg，猫的平均致死量为（0.3375 ± 0.0125）mg/kg

续表

序号	药物名称	药理作用（急性毒性）研究
3	钩吻	钩吻总碱小鼠静脉注射和腹腔注射的 LD_{50} 分别为 1.113、1.235mg/kg；大鼠腹腔注射的 LD_{50} 为 1.024mg/kg
4	博落回	大鼠的半数致死量（LD_{50}）为 19.5g/kg
5	三角草	乙醇、水提物提取液小鼠灌胃的 LD_{50} 分别为（156±9.5）、（87.7±5.9）g/kg
6	仙茅	小鼠 1 次灌胃最大容量的仙茅醇浸剂 150g 生药 /kg，7 天内无一死亡
7	白花丹	白花丹素给小鼠灌胃的 LD_{50} 为 164mg/kg，大鼠为 65mg/kg
8	相思子	相思子碱灌服对小鼠的 LD_{50}>5g/kg
9	黑面神	小鼠腹腔注射 5% 黑面神注射液，无死亡；家兔静脉注射未见异常
10	樟柳头	醇水（1:1）提取物小鼠腹腔注射的 LD_{50} 为 500mg/kg
11	五色梅	小鼠按 100g/kg 灌服五色梅 1 次无异常变化
12	瓦松	小鼠、豚鼠腹腔注射黄花瓦松流浸膏 50 ～ 100g（生药）/kg 可以致死
13	白薯莨	薯蓣碱小鼠腹腔注射的 LD_{50} 为 60mg/kg
14	茅瓜	块根水冷浸液小鼠灌胃 LD_{50} 为 10.8g（生药）/kg，加热后 LD_{50} 为 11.5g/kg
15	莲生桂子花	大鼠分别给予本品茎、叶的水、醇、石油醚提取物 2g（原生药）/d，连续 4 周，未引起死亡，且对体重及生殖功能也无明显影响
16	丁公藤	丁公藤总成分的毒性效应在小鼠体内的消除很慢，消除半衰期长
17	八角枫	小鼠腹腔注射须根煎剂的 LD_{50} 为 9.98g/kg；兔静注八角枫总苷最小致死量为（5.65±0.58）g/kg
18	入地金牛	两面针结晶 –8 给小鼠腹腔注射，半数致死量为（68.04±8.36）mg/kg
19	飞机草	飞机草小鼠灌胃的 LD_{50} 为 227091.04mg/kg
20	无患子	家兔静脉注射木患子皂苷，其致死量为 0.03 ～ 0.04g/kg
21	龙葵	小鼠腹腔注射龙葵碱 LD_{50} 为 42mg/kg，大鼠腹腔注射 LD_{50} 为 75mg/kg
22	虎耳草	家兔 35mL/kg 鲜汁灌胃，未见任何不良反应
23	鸦胆子	鸦胆子煎剂对雏鸡肌肉注射的 LD_{50} 为 0.25g/kg，口服为 0.4g/kg。鸦胆子全组分、水提组分、醇提组分小鼠口服，LD_{50} 分别为 3.14、4.023、3.320g/kg
24	一枝黄花	一枝黄花皂苷对小鼠腹腔注射半数致死量 LD_{50} 为 2.9g/kg
25	八角莲	六角莲的一种树脂，兔服后引起腹泻，猫用后致呕吐、腹泻及死亡
26	山豆根	山豆根煎剂小鼠腹腔注射的 LD_{50} 为 15.6g/kg，山豆根水提、醇提组分、总生物碱提取物小鼠口服，LD_{50} 分别为 17.469、27.135、13.399g/kg
27	千里光	煎剂小鼠腹腔注射的 LD_{50} 为（23±2.7）g/kg 体质量
28	千层塔	千层塔提取的石杉碱 A（Hup — A）的小鼠 LD_{50} 静脉注射为 10.2μmol/kg

续表

序号	药物名称	药理作用（急性毒性）研究
29	玉簪花	玉簪全株有毒，可损伤牙齿而致牙齿脱落
30	白英	白英果实能引起小猪先天颅面畸形，服用未成熟果实后会呈现毒性反应
31	苦木	苦木总生物碱给小鼠灌胃 LD_{50} 为 1.971g/kg
32	蚤休	重楼总皂苷灌胃 LD_{50} 为 2.68g/kg，腹腔注射 LD_{50} 为 0.144g/kg
33	黄药子	小鼠灌服 200% 黄药子水煎剂 LD_{50} 为 79.98g（生药）/kg
34	蛇莓	小鼠腹腔注射 450g（生药）/kg 未见死亡；小鼠灌服 50g/kg 未见异常

　　广东地处岭南，是典型的亚热带气候，冬暖夏热，多潮湿炎热天气，很容易"上火"，同时由于广东的饮食习惯，长期食用或一次性过多食用高肉类蛋白质和海产品等含嘌呤丰富的食物，导致泌尿系结石的形成和痛风的出现。无论过去还是现在，广东地产药材在广东人民的医疗保健中都占有重要地位，特别是在治疗地方多发病、常见病方面有其独特的疗效。因此，要充分发挥广东地产药材治疗广东地方性疾病的优势，保证广东地产药材的用药安全性。笔者对《广东地产药材研究》《广东地产清热解毒药物大全》中收载的属于 35个科的 61 种毒性中药进行归类分析，并对 61 种药物的用法、注意事项、中毒或不良反应症状、药物中毒或不良反应采用的解救方法等方面进行归类、分析、总结，为广东地产药材的临床安全使用提供依据。广东地产药材中了哥王、土荆芥、大风子等 27 种药物未进行相关的急性毒性实验研究，应尽量开展这方面研究，将广东地产药材中毒性中药的药效学研究向着全面系统、深层次方向开展，使广东地产药材中毒性中药的有效成分明确及毒理作用清楚、质量控制科学、临床应用定位准确，以实现广东地产药材中毒性中药的研究取得质的突破，最终实现提升广东地产药材的市场开发价值。

第五节　《岭南采药录》对广东地产药材应用、研究与发展的贡献

　　广东古为南粤辖地，故简称粤。明朝置广东省，省名由广南东路简化而来，是我国大陆沿海南端的一个省份。广东省地处热带、亚热带，气候温和，雨量充沛，地形复杂，地貌多样，海洋、陆地兼有，适合各种动植物生长繁育，因而中药资源具有品种多、分布广、产量大的特点。据统计，广东有维管植物 6000 多种，其中药用的就达 2645 种。这里面既包括不少驰名中

外，素有"广药"之称的广东道地药材，也包括了广东本地生产、民间应用广泛、疗效确切的广东地产药材。与之有关的广东本草古籍是广东地区劳动人民千百年来与疾病做斗争的经验总结，是我国古代医家，特别是广东地区医家智慧的结晶。遗憾的是有关这方面的古籍并不多，曾经面世的一些广东的本草古籍也因时间久远，或毁于战火，或亡于意外。据《中国分省医籍考》记载，目前广东省本省本草古籍仅存一二，其余大多亡佚，近现代的有关本草书籍也很少，《岭南采药录》算是一本重要的地方性本草书籍。梅全喜教授在研究广东地产药材时无数次参考了该书，为了进一步深入研究挖掘《岭南采药录》中的宝贵医药经验，现对该书在广东地产药材的推广应用和研究开发方面的贡献进行探讨如下。

一、《岭南采药录》基本情况介绍

《岭南采药录》为民国初年萧步丹编撰。萧步丹，广东南海人，出身医学世家。祖父萧绍端，清代南海名医，著有《妇科微旨》一书。父亲萧巽平，数十年采摘生草药为人治病，积累了丰富的使用生草药经验，并将所得传授予萧步丹。萧步丹在广州市下九路保昌里三号设诊所主治内科疮疡痘疹，一边为百姓诊治疾病，一边研究广东地产生草药，诊余致力于采集生草药。其采集范围遍及两广地带，经历十余年，搜集整理两粤出产之岭南草药480种，成书《岭南采药录》一册，于民国二十一年（1932年）正式刊行。在民国二十五年（1936年）再版时药味数增至576种，再版的内容比初刊本更加充实，正如萧步丹在他的第二版例言中指出的那样："初版搜集四百八十味，此次再版，共列五百七十六味，除归并寄生及其重复外，实增加二百余味，而叙述形态功用，均较初版为详。"该书编写体例为取药名第一字，按四声（平、上、去、入）来分类，并于书后列表以方便检索。

萧步丹对广东地产的生草药十分重视，他认为地产药材治病效果显著，应推广应用，正如他在序言中所云："南粤地濒热带，草木繁殖，中多可采以治病。乡居时，尝见野老村妪，遇人有疾苦，辄踄躞山野间，采撷盈掬，归而煎为汤液，或捣成薄贴，一经服用，即庆霍然，是生草药亦医者所不可轻视也。然其药品多为神农所未尝，本草所未录，不过故老相传，耳熟能详而已。"所以，他"历数十年收集采访，择其药品经验有得者，手录之……以为药物功用，得诸实验，其效尤确，不宜徒自珍秘，乃祥加编订，以广其传……聊为医家研究药性之一助耳"。萧步丹在《岭南采药录》中虽深受何克谏的《生草药性备要》影响，但他还旁通博引，参考近代植物学诸书，书中多数草药均列有药名、别名、植物形态、入药部位、性味、功能主治及详细的用法用量等。

《岭南采药录》所收载的药物，除转录自《生草药性备要》外，多为萧氏历年搜集采访之品，亦有少数选自明代李时珍《本草纲目》及清代赵学敏《本草纲目拾遗》中的药物，故萧氏所录亦有非岭南地区所出的品种。

二、《岭南采药录》对广东地产药材的推广应用和研究开发的贡献

本书对于推动广东地产药材的推广应用和研究开发做出了积极贡献，主要表现在以下几个方面：

1. 收载资料全面，为广东地产药材研究提供了丰富详实的参考资料 本书对广东常见中草药的种类搜集较全面，广东地区通用的或常见的草药基本上都已列入，且对每味药物的描述十分简洁但详实，包括药物别名、植物形态、药物性味功效、用法用量、治疗疾病及疗效等都有细致的描述。如水翁花是本书首载的药物，对它的记载虽然简单，但内容全面："木本，高约丈余，叶长卵形，其花将开，作小园粒，成球。摘取晒干，入药用，以旧为佳。其花，味苦，性寒。清热，散毒，消食滞。其树皮及叶洗疥癞杀虫，能行气……凡患囊疮，取其皮之二层，煎水洗之，十余次即愈。"对不少广东地产著名的药物还记载了其道地产地、质量评价、民间传说、谚语等。如化州橘红："产于旧化州境，皮薄纹细，多筋脉，色红润，入口芳香，煎之作香甜气，以汁入痰中，痰变成水为真。相传仙人罗辨种橘于石龙之腹，在苏泽堂者最佳，清风楼次之，红树又次之。"化州橘红与其他地产橘红相比"理气化痰，功力十倍"。又如破布叶："别名布渣叶，产于高要、阳江、阳春、恩平等处，叶掌状而色绿，味酸甘，性平，无毒，解一切蛊毒，消黄气，清热毒，做茶饮，去积食，一说醒迷解毒。岭南舟人多用香烟迷闷过客，以此煎服，其毒立解，故有身无破布叶，莫上萝香船之谚。"这些资料为后世研究广东地产药材提供了丰富而又有价值的学术资料和历史文化资料。

此外，《岭南采药录》还对一些药物的命名也做了十分生动形象的描述。如"半枫荷木本，同一株而叶有两种，一种似枫叶，一种似荷叶，故有此名"。该书还记载有不少带有典型的广东地方特色的药名，如金樱蔃、梧桐蔃、金刚头、樟柳头、蛇泡簕、老鼠簕、虎掌簕等。广东地区民间有将带刺的植物以"勒"或"簕"为名、将植物的地下部分（根及根状茎）以"蔃"或"头"命名的习俗。萧步丹在该书第二版的例言中还专门为此做了说明："编内根作蔃，子作仔，刺作笏等，本不甚典雅，但为吾粤通用已久，故仍之。"正是由于他的这些记载为现代的本草品种考证工作提供了丰富的参考资料。

2. 药物品种的细致描述对今天的药材鉴别具有重要的参考价值 为了防止后人在采集草药时出现偏差，《岭南采药录》对植物形态有着详细的描述，

已使用"托叶""雄蕊""总状花序""穗状花序"等现代规范的植物学名词，对药物的记载从形态方面做了详细的介绍。如木芙蓉："落叶灌木，高至丈许。叶心脏形，掌状浅裂，有叶柄，互生。秋冬之间，梢头开花，花大，有长柄生于叶腋。花冠呈带红色或白色等。或为单瓣，或为复瓣，颇美丽。雄蕊甚多，雌蕊一枚，柱头五裂。果实为蒴，种子有织毛，易飞散。"描述十分准确贴切，见文如睹物。又如蛇泡簕："落叶蔓状之匍匐植物，生于山野，茎长四五尺，叶为羽状复叶，小叶三片，叶面青，背白，有鞭刺，茎有钩刺。"这些描述在《岭南采药录》之前在广东地区的本草书籍中是没有的，这对广东地产药材的研究与推广应用具有积极的意义，可防止后人在采集使用生草药时出现偏差，也为广东地产生草药的鉴定提供了依据。

值得提出的是，《岭南采药录》对一些常用广东地产药材的伪品也有记载。如化州橘红"今多以沙田柚皮伪充"；尖尾风别名赶风柴"世人以野芋之叶尖者为尖尾风"；海桐皮"海桐生南海及雷州，近海州郡亦有之；叶如梧桐，花附干而生，皮有巨刺；药肆多以木棉皮伪充"。以沙田柚皮伪充化州橘红的情况在今天仍然是可见的；而以木棉皮混作海桐皮使用在广东有比较久的历史，有些地方长期以来习惯用木棉的皮做海桐皮使用。《岭南采药录》既把这种不正确的做法指出来，同时也把木棉皮作为另外一个药物单独收载了，说明二者是两种不同的药物。延至今天，木棉皮已成为一个较常用的广东地产药材，并被命名为"广东海桐皮"，但广东海桐皮与海桐皮的性味功效有所不同，应区别使用。总之，《岭南采药录》这些记载对广东地产药材的真伪鉴别与区分使用提供了重要的参考依据。

3. 药膳食疗的记载为推动广东地区中医药食疗文化的发展发挥了积极作用　在今天，广东民间对中医药食疗的重视程度很高，用名贵或地产药材煲汤饮用的习俗在全国是闻名的。《岭南采药录》中就记载了许多的药膳食疗及煲汤的药方。如鸡骨草"取其根约七八钱，和猪骨二两，煮四五点钟服之，三四次便愈"；无花果"将其果和猪肉煎汤服，能止痢，洗痔疮，并服之，解百毒"；乌榄叶"其蔃，治内伤吐血，色伤咳嗽，以之和猪精肉煎汤服之"；塘葛菜"采其根茎叶，和生鱼煎汤服之，能去骨中之热"；火炭母"以其叶和鸡蛋炒食，能止痢"；霸王花"理痰火咳嗽，和猪肉煎汤服之""出黄汗，用生茅根一把，猪肉一斤，和合煎汤服之"；木棉花"赤白泻痢，其花白者治白痢，红者治红痢，以之和猪肉煎汤食之，甚效"；金樱蔃（根）"凡内伤吐血，以其根和猪精肉煎服，数次便愈……妇人患白带，以根和海参猪精肉煎汤饮之"；龙利叶"治痰火咳嗽，以其叶和猪肉煎汤服之"，等等。这些记载药膳食疗煲汤的方法至今仍是广东地区的酒家食肆及老百姓家中常用的，可以说《岭南采药录》对于推动广东地区的中医药食疗文化的发展发挥了积极作用。

4. 凉茶应用的记载推动了今天广东地区凉茶文化的发展 广东凉茶是最具广东地方特色的一种功能性饮料，随着 2006 年国务院批准并公布了凉茶为首批国家级非物质文化遗产，广东凉茶已成为国字号饮料。广东凉茶所用的主要原料药材是广东地产药材，其在全国的热销极大地推动了广东地产药材的种植、采收和应用热潮，可以说，广东凉茶是推动广东地产药材应用的一个重要典范。而《岭南采药录》对于广东凉茶应用与推广发挥了重要作用。

《岭南采药录》中收载了大量用于制作广东凉茶的原材料药物，如岗梅根、鸡骨草、田基黄、火炭母、破布叶、狗肝菜、鸡蛋花、倒扣草、木棉花、鸭脚木皮、凉粉草、龙俐叶、白茅根、野菊花、崩大碗、车前草、地胆头、水翁花等，如岗梅根条下就有"味甘，清热散毒，煎凉茶多用之"的记载。这些为民间凉茶制作人士提供了重要的药物性味、功效、制作方法等方面的详细参考资料，也为凉茶制作的选料提供了药物学及治疗学基础。

同时，《岭南采药录》也记载了大量的凉茶实例，如葫芦茶"消食，杀虫，治五疳，作茶饮"；破布叶（布渣叶）"消黄气，清热毒，作茶饮，去食积"；白茅根"小便热淋涩痛，以白茅根半斤煎水，待冷饮之，又能退热"等。这些凉茶的制作与应用在今天的广东城乡地区仍然十分普遍。此外，该书对一些广东地区常见或特有的病症也介绍了用凉茶治疗，如治疗瘰疬，该书就介绍了金樱蔃（根）"凡患瘰疬，用金樱根一两，苦地胆一两，煎服二三次，奇效"，也记载了鸭脚木叶（皮）"治瘰疬毒，以之煎水服甚效"。据说在今天民间流传的各种治疗瘰疬凉茶的药物配伍中，大多都有金樱根和鸭脚木皮。由此可以看出，该书对推动广东凉茶在广东地区民间的广泛应用发挥了积极的作用。

此外，书中记载的一些草药至今在岭南民间仍有广泛的应用，书中所载草药多为单味药，极少多药配伍，使用方法简便，多为煎水、煮汤、泡酒、捣烂敷贴、汁液涂抹、泡茶饮等，并详细记录了一些民间的特殊使用方法。且书中所载草药药效涉及各个方面，其中也包括了众多与岭南特殊的自然环境具有密切联系的病症，如脚气、蛇伤、虫毒、食滞、中暑、上火、瘰疬、皮肤（疮、癫、疥、癣）病等。总之，《岭南采药录》对广东地产药材的研究与应用以及岭南医学的发展都起到积极的推动作用。

5.《岭南采药录》对现代本草研究的影响及现代对《岭南采药录》的研究现状 该书出版后，成为搜集和研究岭南地区生草药的主要参考资料，至今业界对该书评价仍然甚高，其实用性和学术性于此可见一斑。在华南从事植物分类学和中草药研究的人，都把《岭南采药录》作为考证药用植物名称的文献。侯宽昭教授在主编《广州药物志》时，对"每种植物尽可能采用古籍已有的名称，没有古名时则采用土名……并在名称之后标明出处，以备查考"。在多处沿用《岭南采药录》所记载的中草药名称，如狗肝菜、孩儿草、鬼灯笼、磨盘草、塘边藕、五指柑、透骨消等。此外，近代出版的《中国药典》、药物学及其他有关医药书刊，引用《岭南采药录》资料者亦属不少，如《中华本草》《中药大辞典》《中药志》《全国中草药汇编》等书均有引用。笔者编写的《广东地产药材研究》一书也是受到《岭南采药录》的启示和影响。

《岭南采药录》虽然是广东地区一本重要的本草著作，但对它的研究利用是远远不够的，至今仅有少数学者对其进行研究。20 世纪 50 年代，香港草药学家庄兆祥医生曾据本书第二版进行增订补充，并附部分插图，刊行《增订岭南采药录》，唯限于当时条件及参考资料的缺乏，书中对于物种的鉴定错漏繁多，且仍有 150 余种药物未能考证为何种植物。此后，香港学者关培生在《增订岭南采药录》的基础上参考原书的初版及再版，进行校勘及整理，并增加药物的植物学形态描述、拉丁学名、插图及其他资料等，修订出版《岭南采药录》(以下简称《关订本》)。但据统计，《关订本》中有 209 种的考证结果明显不符原文描述，而值得商榷，且该 209 种药物在现代中药学及民族医药学文献中均未见记载。可见，迄今对于《岭南采药录》的研究仅限于初步的本草研究阶段，而且已有的研究仍有较多错漏，这是《岭南采药录》研究中存在的主要问题。

《岭南采药录》系统总结自清代以来岭南医家和民间运用草药的经验，为目前所存岭南本草典籍中内容详细、描述严谨、影响深远的珍贵资料，具极高的学术价值和实用价值。该书的问世，不仅复兴了广东民间医药应用传统，进一步普及了民间应用地产药材防病治病的知识，也提高了老百姓自我保护、自我保健及抵抗疾病侵扰的能力，提高了劳动人民的健康水平，对广东地产药材及岭南本草学研究有着承前启后的重要意义。我们相信，随着对其研究的进一步深入开展，《岭南采药录》对推动广东中医药学及岭南医药学的发展，加快广东建设中医药强省都将产生积极而深远的影响。

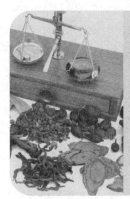

第二章
地产药材药效学研究进展

地产药材在很多常见病、多发病、疑难病的治疗上有显著疗效，近年来有不少的研究从药效学及药理作用角度验证了地产药材在多种疾病的治疗上的作用。梅全喜教授领导的团队对不少地产药材开展了药效学研究，包括自己开展的动物药理实验及收集整理他人开展的药效学研究成果，为中药防治疾病提供实验证据和技术支撑。本章主要介绍作者团队对地产药材抗 EB 病毒、抗肿瘤、防治鼻咽癌、防治脂肪肝研究，鲜药的成分与药理作用研究，广东地产清热解毒药物抗感染药理作用研究，以及越南地产传统药物的研究等方面的总结。

第一节　单味中药防治鼻咽癌研究进展

鼻咽癌（NPC）是中国南方地区高发的恶性肿瘤，与 EB 病毒的感染有关，并具有家族遗传倾向。其早期治疗主要是以放疗为主，但早期患者不易发现，而晚期患者的放疗效果不理想，但对化疗的敏感性较其他头颈癌高。因此，寻找价廉、安全、副作用小的治疗药物是临床所需。如今，许多对天然药物的研究显示其可通过影响细胞周期的某个环节来抑制肿瘤细胞增殖。我国传统医学采用天然药物治疗肿瘤有丰富的临床经验，中草药药性温和，毒副作用相对较少。现代实验研究发现，很多单味中药在控制鼻咽癌肿瘤细胞增殖、提高放化疗敏感性、抑制 EB 病毒感染等方面具有独特的优势，本文就单味中药在防治鼻咽癌方面的药理研究进展进行综述。

一、植物来源的单味中药和单体成分防治鼻咽癌作用

1. 黄连及小檗碱　黄连是常用的清热燥湿、泻火解毒中药，已证实其及其主要成分小檗碱可以抑制很多肿瘤细胞的增殖。田道法等研究发现黄连煎液可明显降低低分化鼻咽癌上皮细胞株 HNE3 的克隆形成率，减慢细胞增殖速度，这种作用不仅表现在长期培养的连续效应上，而且还表现在短期作用后的后续效应上。蔡于琛等研究发现，小檗碱体内外均能抑制人鼻咽癌 CNE-2 细胞的增殖，其抗肿瘤作用可能与其诱导 CNE-2 细胞发生明显的 G2/M 期阻滞和凋亡，以及下调细胞周期相关蛋白 cyclinB1、CDK1 和 cdc25c 的表达有关；同时该研究推翻了以前人们普遍认为小檗碱口服不易被吸收的观点，认为小檗碱口服也可以达到有效抑瘤的血药浓度。崔国辉等研究发现，黄连及其小檗碱能够抑制人鼻咽癌细胞 CNE-2Z 细胞增殖，且呈浓度依赖性和时间依赖性，两者均可使 CNE-2Z 细胞发生 S 期阻滞；可抑制鼻咽癌细胞接种的裸鼠肿瘤的增殖，可能就是通过阻滞 CNE-2Z 于 S 期而抑制其增殖的。罗彪等研究发现，小檗碱可通过上调鼻咽癌细胞 CNE-2 内 $IECa^{2+}$ 含量影响线粒体的功能，参与肿瘤细胞增殖、凋亡的过程。

2. 茶多酚　茶多酚（TP）是从绿茶叶中提纯的多酚类物质，是茶叶的主要活性成分，其中 80% 是儿茶素类，许多研究表明茶多酚和儿茶素有抑制肿瘤形成和生长的作用。谢冰芬等研究发现 TP 可引起 CNE-2 细胞 DNA 断裂，其断裂程度随剂量的增加和作用时间的延长而增强；可干扰 CNE-2 细胞周期中的进程，使 G1 期细胞明显增多，S 期细胞减少，细胞分裂增殖指数亦随之降低；还可诱导 CNE-2 细胞凋亡，其凋亡率随 TP 浓度的增加和作用时间的延长而逐渐增加。冯公侃等研究发现，TP 对体外培养的 7 种不同地区来源的人鼻咽癌细胞株（NPC/HK1、CNE-1、CNE-2、HNE1、HNE2、SUNE1 和 Fadu7 种细胞）有不同程度的抗增殖作用，对人鼻咽癌裸鼠移植瘤有抑制作用。该研究认为诱导细胞凋亡可能是 TP 抗癌的重要作用机制之一，而 TP 诱导人鼻咽癌（CNE-2、CNE-1）细胞凋亡的机制可能与 caspase-3 的活化相关。王驰等采用高能放射线照射 HNE1 细胞株而获得耐药细胞株 HNE-1（200），研究发现茶多酚对鼻咽癌耐药细胞株 HNE-1（200）和非耐药细胞株 HNE-1 均有相似而明显的增殖抑制作用，这为茶多酚的进一步研究和应用打下了基础。

3. 姜黄素　姜黄素（Cur）是从姜科姜黄属植物姜黄根茎中提取的一种酚性色素，化学名为阿魏酰甲烷姜黄素。目前，国内外众多学者对姜黄素的抗肿瘤作用及其机制进行了大量研究。杨甫文等研究发现姜黄素对鼻咽癌 NCE 细胞株有显著的杀伤效应，并呈剂量依赖性；其诱导肿瘤细胞发生凋

亡和抑制增殖的作用比其对正常细胞更为有效；认为姜黄素诱导鼻咽癌细胞凋亡可能与改变线粒体跨膜电位、释放细胞色素 c、上调 Fas 基因表达、激活 caspase-3 酶等有关。姚运红等研究发现姜黄素呈剂量依赖性抑制鼻咽癌 CNE-2Z-H5 细胞株的生长，并能抑制血管内皮生长因子（VEGF）mRNA 及 VEGF 蛋白在 CNE-2Z-H5 细胞中的表达，可能具有抑制鼻咽癌血管生成的作用。

4. 土贝母 土贝母是一种传统中药，可从其块茎中分离、纯化出抗癌活性成分皂苷。翁昔阳等研究发现土贝母皂苷能抑制人鼻咽癌细胞株 CNE-2Z 的生长，其效果与土贝母皂苷的浓度和作用时间相关；能诱导 CNE-2Z 细胞发生典型程序性死亡，其机制与凋亡抑制基因 bc1-2 表达下调及凋亡诱导基因 bax、caspase-3 表达上调有关。宋刚等研究发现土贝母皂苷可使 CNE-2Z 细胞丧失正常的微管网络，使 CNE-2Z 细胞未聚合的微管蛋白比例增加，且这一作用与剂量和时间呈正相关，表明土贝母皂苷是一种有效的抗微管剂。刘姬艳等分别采用放射自显影、液闪和蛋白质免疫印迹法三种实验方法检测经土贝母苷甲处理的 CNE-2Z 细胞丝裂原活化蛋白激酶（MAPK）的活性，结果显示，三者测得的结果一致，土贝母苷甲作用于 CNE-2Z 细胞后可通过 MAPK 信号转导通路异常激活 MAPK，引起靶基因的转录活化，抑制细胞增殖，进而诱发细胞凋亡。

5. 苦参碱与氧化苦参碱 苦参碱（MT）是苦参、苦豆子、广豆根等几种常用中草药中的主要有效生物碱混合成分，具有抗病原体、抗炎症、抗肿瘤、抗心律失常等生物活性。申志华等研究发现苦参碱对人鼻咽癌细胞系 CNE-1GL 的增殖及其对细胞外基质的黏附能力有明显的抑制作用，并呈浓度依赖性和时间依赖性；能抑制 CNE-1GL 细胞的增殖能力和转移能力，其抗肿瘤转移的机制与 EBV-LMP1 蛋白表达下调有关。张力等研究发现苦参碱对 CNE-2 细胞具有明显的抑制作用，并呈量效和时效关系。李海英等的研究进一步发现苦参碱可使 CNE-2 细胞 G0/G1 期比例明显增高，S 期、G2/M 期比例下降；能诱导 CNE-2 细胞的凋亡，其发生率随着药物浓度的增加而增加。黄宇贤等研究发现苦参碱通过诱导人耐药鼻咽癌细胞 CNE-2/DDP 高表达三磷酸腺苷（ATP）结合转运蛋白 G 超家族成员 2（ABCG2）人耐药鼻咽癌细胞 CNE-2/DDP（简写作 ABCG2 High CNE-2/DDP）NKG2D 配体（MICA/B、ULBP1-3）的表达而使肿瘤细胞对 NK 细胞的杀伤敏感性增强。氧化苦参碱属豆科槐属植物碱，对白血病及多种实体肿瘤具有抑制 P- 糖蛋白（P-gP）表达、逆转耐药的作用。王驰等研究发现氧化苦参碱对放射前后鼻咽癌 HNE-1 细胞有明显生长抑制作用，且低毒性浓度氧化苦参碱具有与维拉帕米相似的作用，能使经放射照射后的 HNE-1 细胞株 P-gP 的表达下降。进一步研究发现氧化苦参碱能通过下调 P-gP 表达而在一定程度上逆转鼻咽癌耐药细胞株 HNE-1（200）的耐药，但是多药耐药 1 基因（mdr1）的 mRNA 并无变化，说明鼻咽癌多药耐药所引起的 P-gP 表达上调受多种机制控制。

6. 肿节风 肿节风为金粟兰科草珊瑚属植物草珊瑚 *Sarcandra glabra* （Thunb.）Nakai 的全草，其提取物具有抗鼻咽癌细胞增殖的作用，是一种具有应用前景的诱导肿瘤细胞凋亡的天然药物。康敏等研究发现肿节风提取物药物血清可抑制体外培养的鼻咽癌细胞株 CNE-1、CNE-2、TWO3、C666-1 细胞的增殖，且呈时间和浓度依赖性；还可诱导细胞凋亡，改变细胞周期分布，多数细胞阻滞于 G1 期。进一步研究发现肿节风提取物在体内具有抑制裸鼠鼻咽癌 CNE-1、CNE-2 移植瘤生长的作用，其机制与下调 Bcl-2 蛋白、上调 Bax 蛋白的表达进而促进肿瘤细胞的凋亡有关，抑制端粒酶活性可能起部分作用。

7. 其他单味药及其成分 丹参酮 ⅡA 可明显抑制 CNE1 细胞增殖；大黄素联合放疗可增加鼻咽癌 CNE1 细胞的放射敏感性；田基黄、芒果苷、冬凌草甲素、金丝桃素、柞蚕抗菌肽可抑制鼻咽癌 CNE-2 细胞增殖；冬凌草甲素、白藜芦醇、银杏叶多糖、大黄素与放疗联合使用能增加鼻咽癌 CNE-2 细胞的放射敏感性；熊果酸、白藜芦醇、蝎毒抗癌多肽、高三尖杉酯碱可抑制鼻咽癌细胞 CNE-2Z 的增殖；蛇葡萄素对人鼻咽癌 HK-1 细胞株有较强的抑制作用；某些马钱子生物碱、香豆素化合物、生物碱类化合物、β-七叶皂苷钠、大黄酸衍生物 RH-01 有抑制人鼻咽癌细胞株 KB 生长的作用；牛蒡子乙醇提取液对 EB 病毒特异性 DNA 酶、DNA 多聚酶、早期抗原及壳抗原表达均有显著的抑制作用；石上柏能部分阻断促癌物正丁酸、巴豆油联合作用激活 EB 病毒，降低 EB 病毒 VCA、EB 的表达作用；板蓝根注射液和柴胡注射液均对体外培养的 B95-8 细胞的 EBV-VCA 的表达有一定抑制作用等。

二、动物来源的单味中药和单体成分防治鼻咽癌作用

1. 口虾蛄 口虾蛄（Oratosquilla）属节肢动物门，对体外人鼻咽癌细胞均有抑制作用，有较好的开发应用前景。孔霞等通过口虾蛄的石油醚、乙酸乙酯和正丁醇三种提取物中乙酸乙酯提取物抑制鼻咽癌 CNE-2Z 细胞活性的研究发现，口虾蛄抗鼻咽癌 CNE-2Z 细胞活性成分主要存在于乙酸乙酯提取物中，该活性成分可能是通过阻滞细胞周期于 S 期而起作用的，并能促进 CNE-2Z 细胞角蛋白的表达，可诱导 CNE-2Z 细胞的分化。孔霞等进一步研究发现口虾蛄乙酸乙酯提取物可抑制鼻咽癌 CNE-1 细胞的生长，且 CNE-1 细胞中角蛋白的表达随提取物浓度增高而增加，其可能促进 CNE-1 细胞分化。陈锦等研究发现，口虾蛄提取物能够抑制鼻咽癌 CNE-1 细胞生长的机制

可能与其引起细胞周期阻滞于 S 期有关。王槐高等研究发现口虾蛄正丁醇提取物中主要的抗鼻咽癌有效成分为生物碱类物质，口虾蛄乙酸乙酯提取物抗人鼻咽癌 CNE-2Z 细胞生长活性的主要有效成分可能是其所含有的甾体、萜类等物质。叶才果等研究发现，口虾蛄来源的生物碱分子量为 234.33，对鼻咽癌细胞的增殖具有明显的抑制作用，并呈时间 - 剂量关系。

2. 眼镜蛇毒 蛇毒的抗癌研究近 30 多年来均有文献报道，到目前为止，眼镜蛇毒细胞毒素被公认为是一类对肿瘤细胞具有很强杀伤作用的组分。杨惠玲等研究发现中华眼镜蛇毒（NNAV）对体外培养的 CNE-1 和 CNE-2 鼻咽癌细胞有明显的细胞毒作用，并呈时间依赖性；对荷瘤人 NPC 裸鼠有明显的抑瘤作用，并呈明显的剂量依赖性。蛇毒的抗肿瘤机理尚未清楚，目前认为可能是通过与细胞膜磷脂成分相互作用，干扰膜转运机制，与膜受体作用和免疫效应等机制而发挥抗癌作用。雷丹青等从广西眼镜蛇毒中分离出有效成分，发现其通过诱导 CNE-2 细胞凋亡，从而产生抗鼻咽癌活性。

3. 地龙蛋白组分Ⅲ 中药地龙为钜蚓科动物参环毛蚓、通俗环毛蚓、威廉环毛蚓或栉盲环毛蚓的干燥体，有清热息风、通络、平喘、利尿等作用，作为中医活血化瘀抗肿瘤药物历史悠久。陈学东等用地龙蛋白组分Ⅲ治疗鼻咽癌细胞 HNE-1 接种的荷瘤裸鼠，研究发现，经该组分治疗后的裸鼠的移植瘤瘤旁金属基质蛋白酶 9（MMP-9）的表达明显受抑制，瘤旁微血管生长明显减少，瘤体体积和重量均明显降低，说明该组分有可能通过抑制 MMP-9 的表达活性和肿瘤微血管生长而抑制鼻咽癌的转移潜能。陈学东等进一步研究发现，运用蛋白芯片技术可以较快地建立地龙水溶性蛋白 8000 ~ 14000Da 抗鼻咽癌组分的肽成分质量指纹图（PMF），为进一步分离、纯化中药地龙中抗鼻咽癌有效肽分子提供了实验依据。

4. 其他类 鲍鱼多糖可明显抑制荷人鼻咽癌 CNE-1 裸鼠的肿瘤生长。

NPC 是一种极具地区特殊性的恶性肿瘤，高发于我国南方各省尤其是华南地区，素有"广东瘤"之称。目前广东省每年鼻咽癌新发病例约 5000 例，在广东省鼻咽癌高发区的 20 多年长期动态观察中，这一发病情况十分稳定。放疗是 NPC 的首选治疗方法，但是由于 NPC 患病位置特殊，不易被及时发现且治疗不便，一般经放疗治疗的患者 5 年生存率约为 45%，放疗副作用明显。众多文献报道显示，某些中草药对于 NPC 治疗有一定的疗效。从中医的角度来看，NPC 主要是外因热邪犯肺、内因上焦积热所致，因此，目前相关研究多以清热解毒、益气养阴药物为主。广东作为 NPC 高发区，可利用其作为中医药大省所特有的深厚的传统中医药治疗的底蕴来开发可有效防治 NPC 的地产药材，降低治疗成本，提高疗效和安全性，造福广大患者。如梅全喜教授目前正试图从众多清热解毒、益气养阴的广东地产药材中筛选出无毒或低毒的抗 EBV 药物来有效预防和降低 NPC 发病率。相信随着众多研究者对 NPC 中医药治疗研究的深入开展，将有越来越多的中草药被有效地用于防治 NPC，降低其发病率，提高患者生存率。

第二节　中草药抗 EB 病毒研究进展

　　EB 病毒（EBV）是 1964 年 Epstein 和 Barr 最先从非洲儿童的恶性淋巴瘤组织培养中发现的一种嗜 B 细胞的人疱疹病毒，主要侵犯 B 细胞。它属于 DNA 病毒，其 DNA 呈线性双链排列，约 172kb，有 5 个单一序列，分别为 U1～U5。EBV 可分为 A 和 B 两个血清型，A 型在发展中国家多见，而 B 型在发达国家中较为常见。EBV 感染人类可以是潜伏感染和裂解感染两种状态，由此生发多种疾病。多年研究表明 EBV 感染与多种肿瘤有关，如鼻咽癌、霍奇金淋巴瘤、T 细胞淋巴瘤、免疫胎母淋巴瘤、非霍奇金淋巴瘤、涎腺癌、胸腺癌、肺癌、胃癌等。因而，EBV 被认为是一种致癌病毒。

　　鼻咽癌（NPC）为发生于鼻咽黏膜上皮的癌肿，为我国南方各省的高发肿瘤，其中尤以广东四会及中山地区发病率最高，甚至占全身恶性肿瘤发病的首位。国内外研究表明 NPC 的发生与 EBV 感染关系密切，在几乎所有的未分化 NPC 细胞中发现 EBV；NPC 细胞 DNA 中可以找到被整合的 EBV 特异性基因片断；EBV 致瘤动物实验得到佐证。因此研究中草药防治 EBV 的感染将对 NPC 的防治起到一定作用。近年来随着对 EBV 感染基础及临床研究的深入，中医药在抑制 EBV 的抗原表达、干预 EBV 的抗体产生、降解 EBV 的 DNA 增强放疗敏感性、影响 EBV 感染 B 淋巴细胞等方面均显示出一定作用，现综合近年来有关文献报道做一综述如下。

一、中草药抑制 EBV 的抗原表达，对抗 EBV 感染

　　B95-8 细胞为 EBV 转化的绒猴淋巴母细胞，能自发产生 EBV 并表达 EBV 壳抗原（VCA），按常规用含 10% 小牛血清的 RPMI-1640 培养液进行培养，通常只有少数细胞呈现 VCA 阳性反应，当促癌物巴豆油及正丁酸协同诱导激活 B95-8 细胞时，可促进 B95-8 细胞 VCA 表达。崔英等报道黄芪提取液对巴豆油、正丁酸联合激发的 B95-8 细胞壳抗原表达有明显抑制作用，抑制率随药物浓度增加而提高，提示黄芪抑制 VCA 表达效果好，有望在 NPC 预防方面起一定作用。该课题组还采用间接免疫酶法检测广西常见的 300 余种中草药对 B95-8 细胞壳抗原表达的抑制作用，结果发现其中黑墨草、野闹、石仙桃、肿节风、一点红、南蛇藤、胡萝卜、藕节、葛根等 20 种中草药有抑

制 EBV 抗原表达的作用，将对 NPC 的预防起一定作用。

Raji 细胞是携带 EB 病毒基因组的人 Burkitt's 淋巴瘤细胞株，只表达 EB 病毒核抗原（EBNA），在正丁酸钠和巴豆油的联合激发下可产生 EBV 早期抗原（EA）。刘宗潮等研究发现抗 EBV 口服液（处方由黄芪、败酱草、女贞子、夏枯草、山豆根等组成，含生药 1.63g/mL）在无毒浓度下能抑制 Raji 细胞 EBV-EA 的表达，亦能抑制 B95-8 细胞 EBV-VCA 的表达，在较高的浓度下对 NPC 细胞 CNE-2 具有细胞毒作用。另外，该课题组采用克隆形成法测定该口服液对 EBV 转化 B 淋巴细胞的作用，结果发现抗 EB 病毒口服液在无毒浓度下对 EBV 转化 B 淋巴细胞能力有抑制作用，表明抗 EB 病毒口服液对 EBV 有杀伤作用。

另有研究应用免疫酶法检测石上柏水提取液对促癌物正丁酸、巴豆油联合作用激活 EB 病毒 VCA、EA 抗原的表达，发现中草药石上柏药物浓度为 1mg/mL 时抑制 Raji 细胞表达 EA，抑制率为 51.98%；抑制 B95-8 细胞 VCA 表达，最高达 72.04%。表明石上柏水提取液有阻断 EBV 在细胞内抗原的表达作用。研究者发现，郁金、柴胡、板蓝根这三种抗病毒中药均对 EBV-VCA 的表达有一定抑制作用，其抑制效果与药物浓度成正相关关系，其中郁金和柴胡的抑制作用较弱，而板蓝根（10mg/mL）效果最好，抑制率达 57.89%。另有研究表明，富含有机硒的大米提取液对 EBV 转化脐血 B 淋巴细胞抑制率达 83.4%，对 Raji 细胞 EBV 早期抗原表达的抑制率为 20.75%，均提示对 EBV 有明显的抑制作用。

二、中草药干预 EBV 的抗体产生，抑制 EBV 感染

从 NPC 高危对象到 NPC 的形成，中间要经过一个癌前病变阶段。病毒学家指出，血清 EBV-VCA/IgA 抗体持续性高滴度出现者为 NPC 发生的风险对象，可认为是癌前病变。降低或逆转 EBV-VCA/IgA 抗体滴度，抑制 EBV 感染活力和复制，可阻断或逆转 NPC 的病理过程，从而预防 NPC 的发生。

流行病学调查显示，EBV 感染者多为气虚体质，结合岭南人群体质以气阴两虚及湿热较多的特征，以益气养阴、清热解毒法治疗 EBV 感染者。多项临床实验表明，益气解毒颗粒（主要由黄芪、黄连、白花蛇舌草等组成）可使 NPC 高危患者 EBV 的 VCA 和 EA 的抗体滴度降低 2 个滴度或以上，表现出对高危患者 EBV 感染活性有很强的抑制作用。该制剂还可降低 EBV 感染者的 TNF-α 水平，提高 IL-2 水平，由于低水平 TNF-α 在组织恢复、炎症应答中起作用，有利于对抗病原微生物的侵害，而大量的 TNF-α 释放可引起严重的组织损伤；另外，IL-2 通过与靶细胞上的 IL-2 受体结合，促进 T、B 细胞增殖生长，增强 CTL、NK 细胞及 LAK 细胞杀伤活性，诱导其他细胞

因子的产生，从而发挥宿主抗肿瘤的免疫作用。推测干预 TNF-α、IL-2 的水平为该制剂治疗 EBV 感染的疗效机制。田道法等以复方黄连汤治疗 EBV 抗体阳性患者 31 例，有效率达 83.87%，认为该方对于 EBV 感染活力有较强抑制作用。

临床报道，苏旭春等经临床观察发现普济煎液可明显降低 VCA-IgA 的阳性率，缩短肿瘤消退时间，提高细胞免疫功能，减轻放疗所致黏膜反应并可减少局部复发和远处转移。说明普济煎液有一定抗 EBV、抗肿瘤及提高免疫功能的作用，因而能在一定程度上提高感染 EBV 的鼻咽癌患者的近期疗效及减少局部复发和远处转移。另外，有报道，二黄冲剂（以黄连、黄芪为君药，辅以清热解毒、散结等药物）能显著降低或阴转血清 EBV-VCA/IgA 抗体滴度，可产生较好的 NPC 预防效应。临床实验显示，中药抗毒防癌胶囊 I 号（主含香薷、陈皮、甘草等）和中药抗毒防癌胶囊 II 号（主含黄芪、牛蒡子、紫草等）两种胶囊均显示对 EBV 在体内产生 VCA-IgA 抗体可能有一定干预作用。在 NPC 患者接受放疗治疗后，VCA-IgA 抗体的滴度水平也会影响疾病的发展和预后，通过药物降低放疗后患者 VCA-IgA 抗体水平将有助于降低肿瘤的复发率。有研究者发现，鼻咽清毒颗粒合用鼻渊舒口服液对 NPC 患者放疗后 EB 病毒 VCA-IgA 滴度水平有明显的抑制作用，并对其鼻咽部症状有较好的改善作用。

三、中草药对 EBV 的 DNA 降解作用

有研究报道，以 EBV 的 DNA 作为放射线的靶分子及中药的作用底物，用 PCR 法研究中药对 EBV 的 DNA 分子的作用及对放射线的影响，结果表明，所用的复方中药（主要有丹参、黄芪、桃仁、红花、芍药、枸杞子、甘草等）对 EBV 的 DNA 分子有明显的降解作用，同时尚有放射增敏作用。推测可能是由于中药直接作用于 DNA 分子的结合蛋白的结合链，使其发生断裂而降解。另外，由于中药降低了肿瘤患者的血液黏滞度，改善照射靶区的血液供应，减少了癌组织内乏氧细胞的数量，从而增加了放射敏感性。

四、中草药对 EBV 感染 B 淋巴细胞的影响

EBV 是一种嗜人类 B 淋巴细胞病毒，它与 NPC 发生关系极为密切。有研究结果表明，刺五加（AS）和海参（SVS）提取物在体外分别诱导和激活 T 淋巴细胞后，能使 EBV 感染 B 细胞的 ^{3}H-TdR 掺入量、EBNA（EBV 核抗原）阳性细胞百分率及三种 Ig（IgA、IgG、IgM）分泌量明显减少，提示自体 T 淋巴细胞经 AS 或 SVS 诱导后，可抑制 EBV 感染 B 细胞的活化、增殖与分化过程。这可能与 AS 和 SVS 具有增强 T 细胞功能有关，通过诱导 T 细

胞分泌某些可溶性生物分子，如 γ-INF、IL-2 等；或者激活其他杀伤细胞如 CTL、NK 细胞等，从而达到对 EBV 感染 B 细胞产生直接或间接的抑制或杀伤作用。

多项研究表明，EBV 在 NPC 的发生中起着关键的作用，因此，控制 EBV 在人群中的感染和激活，降低人群 EBV 各种抗体水平，有可能预防 NPC 或降低 NPC 的发病率。NPC 的放射治疗 5 年生存率一般在 45% 左右，而且放疗的副作用也很明显，还有少数患者对放疗很不敏感。为此，从中草药中寻找出无毒或低毒的抗 EBV 的药物是预防和降低 NPC 发病率的有效途径。上述研究资料已表明中药在拮抗 EBV 感染机体产生抗原、抗体，降解 EBV 的 DNA 分子，干预 EBV 感染 B 细胞等方面发挥了积极作用。相信随着医学科学研究的深入开展，中医药在抑制 EBV 感染方面将发挥越来越重要的作用。

第三节　单味中药防治脂肪肝研究进展

脂肪肝主要病理变化为肝脏内中性脂肪过度蓄积，发病机理至今尚未明确，流行病学调查表明，脂肪肝既可由饮酒、肥胖等引起，也可由妊娠、药物和毒物中毒、营养不良、糖尿病、肝炎病毒或其他病原体感染，以及先天代谢缺陷等引起。近年来，我国脂肪肝的发病率呈上升趋势，已远远超过病毒性肝炎而跃居第一位，其肝纤维化的发病率高达 25%，且 1.5% ～ 8.0% 的患者可发展为肝硬化，可以认为脂肪肝是肝纤维化及肝硬化的前期病变。采用中医药治疗脂肪肝已取得显著疗效，许多研究表明中药调脂及治疗脂肪肝的效果是肯定的，这些研究为指导临床合理应用中药防治脂肪肝提供了科学依据，现介绍如下。

一、单味中药和成分防治脂肪肝作用

1. 熊胆粉对豚鼠肝脂肪变性的预防作用　姜皓等采用高脂饮食建立雌性脂肪肝模型豚鼠，以熊去氧胆酸片（UDCA）为对照，观察熊胆粉对肝脂肪变性的预防作用。结果表明，喂养高脂饲料的豚鼠胆汁中胆红素浓度和胆固醇浓度均高于空白组，其中又以高脂组为最高；各组中胆汁的胆汁酸浓度以熊胆粉组最高，并与高脂组有显著差异（$P<0.01$）；病理结果显示，熊胆粉在改善豚鼠肝细胞脂肪变性方面优于 UDCA（$P<0.01$）。说明熊胆粉有预防脂肪肝的作用。

2. 垂盆草对小鼠和大鼠肝脏脂质过氧化损伤的防护作用　薛继艳等采用

灌服酒精建立小鼠肝损伤模型，观察垂盆草对酒精所致小鼠肝脏脂质过氧化损伤的防护作用，结果垂盆草对小鼠肝脏谷胱甘肽（CQE）的降低及肝脏丙二醛（RLM）的生成有明显抑制作用；将 NADPH-VitC 加入肝微粒体蛋白中，观察垂盆草对 NADPH-VitC 所致大鼠肝微粒体脂质过氧化的防护作用，结果垂盆草具有显著的抗脂质过氧化作用，垂盆草组的丙二醛（MDA）生成明显减少，且呈剂量效应关系；在大鼠肝细胞培养过程中加入 Fe^{2+}－半胱氨酸，观察垂盆草对 Fe^{2+}－半胱氨酸所致新鲜分离的大鼠肝细胞脂质过氧化损伤的防护作用，结果显示，若在 Fe^{2+}－半胱氨酸损伤前加垂盆草预培养 1 小时，则能明显抑制 Fe^{2+}－半胱氨酸所致大鼠肝细胞丙氨酸氨基转移酶（GPT）的释放及 MDA 的生成，且呈剂量效应关系，而垂盆草本身对正常大鼠肝细胞 GPT 和 MDA 基本上无影响。可见垂盆草有显著的防治脂肪肝作用。

3. 西洋参茎叶皂苷对急性乙醇中毒大鼠肝损害的影响　马春力等采用乙醇建立中毒大鼠模型，观察西洋参茎叶皂苷（PQS）对乙醇中毒大鼠血清 GPT 的影响，结果提示，用 PQS 预处理乙醇中毒大鼠可以抑制肝脏 GPT 的释放，保护谷胱甘肽还原酶（GSH-Px）活性，降低乙醇引起的膜脂质过氧化，从而对肝细胞起到保护作用，防止肝脏脂肪变性。

4. 人参对脂肪肝的改善作用　M. Yamaaota 等采用喂饲高胆固醇饲料的方法复制高脂血症性脂肪肝大鼠模型，观察红参粉对脂肪肝大鼠的血清高密度脂蛋白胆固醇（HDL-C）、脂质过氧化物（LPO）水平以及血小板黏附性的影响。结果人参给药组血清总胆固醇（TC）、甘油三酯（TG）和非酯化脂肪酸明显减少，血清 HDL-C 则明显升高，动脉粥样硬化指数明显降低，血清磷脂增加而血清 LPO 未发生变化。说明高胆固醇饮食可增加大鼠血小板的黏附性，而同时服用红参粉则明显降低血小板的黏附性。

5. 桃仁的抗肝脏脂质过氧化损伤作用　孙维强等采用灌服酒精建立脂肪肝小鼠模型，观察桃仁水提物对小鼠肝脏脂质过氧化损伤的作用，结果腹腔注射桃仁水提物的大剂量组能明显升高急性酒精中毒小鼠的肝脏谷胱甘肽（GSH）含量，并能抑制 MDA 含量的升高，小剂量组作用则不明显；他们还建立体外模型，观察桃仁对 Fe^{2+}－半胱氨酸所致大鼠新鲜分离肝细胞脂质过氧化损伤的作用，结果桃仁能有效抑制 GPT 和 MDA 的升高，对肝细胞脂质过氧化损伤有保护作用，可防止脂肪肝的形成。

6. 特种红曲对鹌鹑实验性脂肪肝的治疗作用　王银叶等采用高脂饮食建立脂肪肝鹌鹑模型，以东宝肝泰和洛伐他汀作对照，结果特种红曲可剂量依赖性地降低脂肪肝鹌鹑的有害血脂水平，可降低肝组织中 TC 和 TG 水平，同时可明显改善鹌鹑的脂肪肝，使胆固醇酯化率升高到接近正常水平。红曲的降脂作用目前已引起国外医药界的重视。

7. 牛磺酸和鸡冠花乙醇提取物对大鼠血脂及 LPO 的影响　李万里等采用高脂饮食建立高脂血症性脂肪肝大鼠模型，观察牛磺酸和鸡冠花乙醇提取物对血脂及脂质过氧化物的影响。结果鸡冠花乙醇提取物对肝组织脂肪性变具有一定程度的减轻作用，同时具有降低 TC、HDL-C 及冠心病指数（AI）值的作用；牛磺酸组和鸡冠花组血小板聚集率明显降低（$P<0.01$），且均具有调节血脂和降低肝脏脂质过氧化物含量的作用。

8. 月见草油对实验性高血脂及脂肪肝的影响　杜笑逸采用乙硫氨酸建立脂肪肝大鼠模型，以钠盐作对照，观察月见草油对脂肪肝大鼠肝组织 TG 的含量及肝脏病理学改变的影响，结果月见草油及其钠盐均可显著降低脂肪肝中的 TG 含量，抑制肝组织脂肪变性。

二、单味食疗品防治脂肪肝作用

1. 小麦胚制剂的抗脂肪肝作用　程连弟等采用高脂饮食建立脂肪肝大鼠模型，以月见草油作对照，观察小麦胚制剂抗脂肪肝的作用。结果小麦胚制剂可显著降低血清 TC、TG 及提高 HDL-C 水平；肝组织病理学检查显示小麦胚制剂组大鼠肝脏小叶结构正常，与正常组无明显差异，且优于阳性对照组（$P<0.01$）。表明小麦胚有显著的抗脂肪肝作用。

2. 玉米肽对动物实验性肝损伤的保护作用　孙红等分别采用四氯化碳和硫代乙酰胺建立实验性肝损伤小鼠模型，观察玉米肽对肝的保护作用。结果玉米肽对实验性肝损伤小鼠血清中 GPT 的升高具有明显的降低作用，同时使 MDA 含量降低并增加肝糖原含量；此外，玉米肽可降低乙硫氨酸引起的脂肪肝小鼠肝组织中 TG 含量和抑制 GPT 的活性，具有抗脂肪肝作用。

3. 天然无壳瓜子对鹌鹑实验性高脂血症和脂肪肝形成的影响　赵桂香等采用高脂饮食建立高脂血症脂肪肝鹌鹑模型，观察天然无壳瓜子对脂肪肝鹌鹑的血脂、肝体比、肝脏总胆固醇含量、肝脏病理改变等的影响。结果发现，天然无壳瓜子能明显降低脂肪肝鹌鹑血脂，减轻肝细胞脂肪变性程度，调整肝体比，与对照组比较有显著性差异（$P<0.01$）。

4. 绿茶预防大鼠脂肪肝的效果　胡同杰等采用复合方法建立脂肪肝大鼠模型，通过肉眼、血液生化、病理学检查，观察绿茶对脂肪肝大鼠的一般情况、血脂、肝酶、肝体比、病理改变等的影响。结果提示，绿茶能明显降低脂肪肝大鼠血脂，减轻肝脂变、肝细胞坏死程度，调整血脂蛋白比例和肝体比，与对照组比较有显著性差异（$P<0.01$）。茶色素是从绿茶中提取的天然有效成分，牟乃洲观察脂肪肝患者 156 例，试验组 100 例服用茶色素，对照组 56 例服用东宝肝泰，结果试验组临床总有效率为 68%，对照组为 45%，两组比较有显著性差异（$P<0.05$）。

5. 魔芋精粉的抗脂肪肝作用　张银柱等采用高脂饮食建立高脂血症脂肪肝大鼠模型，通过肉眼观察、光镜检查、血液生化检查，观察魔芋精粉对脂肪肝大鼠的肝组织病理改变、血清和肝组织胆固醇水平的影响，结果魔芋精粉能明显降低血清和肝组织胆固醇水平，减轻肝脂肪变性程度，并表现出一定的剂量–效应关系。

6. 大豆总黄酮对实验性大鼠高脂血症及脂肪肝的治疗作用　王继峰等采用高脂饮食建立高脂血症脂肪肝大鼠模型，以诺衡作对照，观察大豆总黄酮对肝组织脂质含量、肝功能的影响。结果大豆总黄酮能明显降低大鼠肝组织胆固醇、TG 水平，且高、中剂量大豆总黄酮降低 TG 作用强于阳性对照药诺衡（$P<0.05$）；与模型组比较，诺衡组及大豆总黄酮大、中剂量组均能明显增加高密度脂蛋白胆固醇（HDL–C），而明显降低 LDL–C（$P<0.05$），能明显降低血清和肝组织中脂质过氧化物 MDA 的含量（$P<0.05$）。

7. 麦饭石对小鼠酒精性肝损害的预防作用　任长庆等采用腹腔注射酒精建立肝损害小鼠模型，通过肝、肾的病理学检查，观察麦饭石对酒精性肝损伤小鼠的病理形态学的影响，结果麦饭石能明显降低肝细胞病理改变，预防肝脂肪变性以及对肾脏具有抗炎作用。表明麦饭石亦有抗脂肪肝作用。

8. 壳聚糖对大鼠实验性脂肪肝的防治作用　蒋莉等采用高脂饮食合并四氯化碳建立脂肪肝模型大鼠，观察壳聚糖对脂肪肝大鼠的一般情况、肝脂质含量以及肝脏组织病理学改变的影响。结果发现，壳聚糖能明显降低脂肪肝大鼠肝组织胆固醇、TG 水平，升高超氧化物歧化酶（SOD）活性，并能减轻肝细胞脂肪变性，有显著的抗脂肪肝作用。

三、其他单味中药及成分防治脂肪肝作用

王德山等发现枸杞子液能降低肝内脂质，认为其作用是多方面的，其中与其加速肝内脂质运转，抑制肝内脂质合成，从而改善肝内脂质代谢有关，对肝肾功能、血细胞无毒性。林秋实发现山楂及山楂黄酮能显著降低血清和肝脏 MDA 含量，增强红细胞和肝脏 SOD 的活性，同时增强全血 GSH-Px 活性，从而提高抗氧化能力，抑制脂质过氧化物，预防脂质代谢紊乱。还有人发现何首乌粉可使实验性高脂大鼠肝中的 TG 降低 50%，何首乌所含二苯烯成分对以过氧化玉米油所致大鼠脂肪肝和肝功能损害、肝中过氧化脂质含量升高均有明显对抗作用，何首乌所含的多量卵磷脂尚能阻止胆固醇在肝内的沉积。有研究证实，丹参煎剂对实验性动脉粥样硬化大鼠及家兔有降低肝脂质沉积，特别是降低 TG 的作用，其机理可能是丹参促进了脂肪在肝中的氧化作用，从而降低了肝脂质的含量。有人发现泽泻能改善肝脏脂肪代谢，具有抗脂肪肝作用。对于高胆固醇、高脂、低蛋白饮食所致的动物脂肪肝，泽

泻水提取物或苯提取物均能使肝内脂肪含量降低，对大鼠脂肪肝亦有疗效，其有效成分是胆碱、卵磷脂、不饱和脂肪酸。

吴志军等观察广昆布（孔石莼）热水提取多糖和乙醇提取物中的有效部位对小鼠实验性高脂血症水平的影响，发现孔石莼多糖 250、500、1000mg/（kg·d）3 个剂量组均具有降低小鼠血清 TC、TG 和 LDL–C 的作用，而高剂量组具有一定升高 HDL–C 的作用，其增加 HDL–C/TC 比值的作用显著（$P<0.05$）；孔石莼乙醇提取物中的有效部位也具有降低血清 TC、TG 和 LDL–C 的作用，其降 TC 的作用稍次于孔石莼多糖，但其降低 TG、升高 HDL–C/TC 比值的作用则优于孔石莼多糖。张信岳等发现海藻中所含的羊栖菜多糖对高脂血症动物模型有显著的调脂作用，作用机制是在肠道内吸水后形成胶体，阻止脂类物质向小肠壁扩散，从而减少了机体对脂肪的吸收。其实，广昆布、海藻防治脂肪肝作用不仅仅是体现在其调脂作用上，其软坚散结作用还能阻止脂肪肝向肝纤维化、肝硬化的发展。这样的双向治疗原则应受到研究开发和临床应用者的重视。

还有许多具有调节血脂作用的中药可以治疗脂肪肝，如当归、郁金、决明子、柴胡、黄精、陈皮、半夏、姜黄、虎杖、三七、莪术、菊花、荷叶、白芍、白术、菟丝子、赤芍、青皮等。这些药物能改善血液循环、抗氧化、抗自由基，从而有助于恢复脂质代谢平衡，是目前临床治疗脂肪肝较常用的中药。

对于脂肪肝的治疗，西医多应用调脂药物，但不少药物毒副作用大，不良反应多，疗程较长，效果不够理想，应用不当还会损伤肝脏，加重病情。以上资料表明，用中药治疗脂肪肝是有效的，且具有作用广泛、效果稳定、使用安全、副作用小、适宜长期服用的特点，治疗前景广阔，已逐渐受到人们的重视。近年来，应用中医中药治疗脂肪肝的实验研究取得了较大的进展，也筛选出了一批有效的抗脂肪肝中药，但也存在不少问题，如大多数研究只停留在药效学研究和小规模的临床试验上，且报道的多是中药汤剂，很难全面推广应用，其作用机制研究更是不够深入，在治疗机制和药理作用环节方面研究较少。中药调脂作用较复杂，通常是通过多成分、多途径、多靶点而起综合作用。今后应发挥中医药治疗多环节、多角度、多层次、多靶点的特点，加强实验和基础研究，对目前已明确证实具有调节血脂、抗脂质过氧化、清除自由基、改善肝功能、防止肝细胞坏死、抗肝纤维化等作用的中药做进一步研究和筛选，逐步阐明其改善肝脂质代谢紊乱所涉及的作用机制，在现有研究资料基础上筛选出 1～2 个有代表性的方药，确定合理剂型，严格按现代药剂学的理论和新药审批规定要求，对其进行制备工艺、质量标准、稳定性、药效学、药代动力学、毒理学等系列研究，按规范的临床研究方案进行临床疗效观察，从而取得全面的科研数据，使之符合科学化、规范化、标准化的要求，成为一个真正具有高效、长效、速效、能全面推广应用的治疗脂肪肝的理想新剂型。

第四节　抗肿瘤血清药理学研究进展

恶性肿瘤已成为严重威胁着人类健康的常见性疾病，积极寻找有效的抗肿瘤药及防治方法是当今医学界关注的课题及面临的难题，而中医药抗肿瘤的研究近年来获得了较大的进展。越来越多的临床及实验研究表明，单味中药及其复方制剂在抑制肿瘤细胞增殖、稳定瘤体生长、改善患者症状体征、减毒增效、预防复发、提高生存质量、延长生存期等方面具有独特的优势。但由于中药有效成分复杂，直接进行体外试验有许多干扰因素，科学性较差。

血清药理学克服了中药直接进行体外试验的不利因素，使反应体系更接近于体内环境，客观地模拟了药物与机体的相互作用过程，体现实验时药物与机体相互作用的真实过程，可更深入地揭示药物作用机制，使结果具有真实性和科学性，故血清药理学广泛应用于肿瘤、心血管、消化、免疫等方面的中药药效学研究中，特别是近年来在中药抗肿瘤药效评价中的广泛应用，取得了很大的进展。笔者以"中药""抗肿瘤""血清药理学""Chinese herbal medicine""Anti-tumor""Sero-pharmacological"为关键词，组合查阅2001～2014年在 PubMed、中国知网、万方、维普等数据库中有关血清药理学在抗肿瘤中药研究的药理实验相关文献，同时参考外文书籍《分子细胞生物学》（Molecular Cell Biology）第7章相关内容进行分析。结果，共查阅到相关文献356篇，其中有效文献27篇。现就近年来应用血清药理学方法，对单味中药及其复方制剂抗肿瘤作用机制的研究成果进行综述，以期为临床中药抗肿瘤治疗提供理论依据。

一、抑制肿瘤细胞增殖、直接杀伤及诱导凋亡作用

1. 抑制肿瘤细胞增殖　抑制细胞增殖是中药含药血清发挥抗肿瘤作用的重要途径之一。欧冰凝等观察发现，八角莲提取物含药血清体外有较强的抑制人肝癌 SMMC-7721 细胞增殖作用。丁丽等研究发现，三叶青水提物含药血清呈剂量依赖性地抑制人宫颈癌 Hela229 细胞和人恶性黑色素瘤 A375 细胞的体外增殖，并发现其水提物在体内对小鼠 S180 肉瘤的生长亦具有抑制作用，表明三叶青水提物在体内外均具有抗肿瘤作用。刘杰民等通过实验发现，自拟通降解毒方（由旋覆花、代赭石、火麻仁、蜈蚣、守宫、半枝莲等组方

而成）血清能抑制体外胃癌 MKN-45 细胞的增殖，从体外细胞实验证实该方能抑制肿瘤的生长而具有抗肿瘤的作用。杨军等观察发现，复方斑蝥胶囊含药血清对人肝癌 SMMC-7721 细胞增殖具有一定的抑制作用，并呈剂量依赖性。

2. 对肿瘤细胞的直接杀伤作用　抗肿瘤中药含药血清可作用于癌细胞生长的不同阶段，或作用于能量代谢的某一环节，或破坏癌细胞膜稳定性而引起细胞自溶死亡。Mg^{2+}-ATP 酶参与质膜上离子的主动转运，保持细胞膜内外渗透压平衡及参与保持细胞内外的化学梯度和跨膜电位，维持细胞内高钾低钠状态，从而保证细胞的活性。此外，葡萄糖 -6- 磷酸（G-6-P）酶在糖代谢、免疫球蛋白合成及其他蛋白质合成、浓缩、加工等方面发挥着重要作用，是细胞内糖原异生作用中的重要酶之一。刘海兴等观察补中益气汤含药血清对人胃腺癌 SGC-7901 细胞株的酶活性的改变，结果表明，补中益气汤含药血清抗肿瘤作用亦可能与其降低肿瘤细胞质膜标志酶 Mg^{2+}-ATP 酶和内质网标志酶 G-6-P 酶的活性相关。李东涛等研究表明，自拟益气活血软坚解毒方（由生黄芪、炒白术、田三七、白花舌蛇草、半枝莲等组方而成）含药血清有抑制人肝癌细胞系 Bel-7402 细胞生长并有诱导细胞凋亡的作用，其作用机制可能与其促进细胞内 Ca^{2+} 内流与降低线粒体膜电位的作用相关。

3. 诱导肿瘤细胞凋亡

（1）影响凋亡相关基因的调控　肿瘤细胞的凋亡是一个多基因参与的复杂调控过程，可通过调节癌基因和抑癌基因而诱导肿瘤细胞凋亡。张保静等观察发现，自拟清热化湿方（由藿香、川厚朴、姜半夏、赤茯苓、杏仁、生薏苡仁、白豆蔻等组方而成）含药血清可通过下调人胃腺癌 SGC-7901 细胞相关癌基因 CD14，干预肿瘤坏死因子 α（TNF-α）、白细胞介素 1β（IL-1β）蛋白及 mRNA 基因表达，干预细胞 S 期，诱导肿瘤细胞凋亡，从而发挥抗肿瘤作用。宋延平等研究表明，陕西产重楼提取物可引起肝癌 SMMC-7721 细胞的抑制细胞凋亡基因 Bcl-2 蛋白表达水平降低，促进细胞凋亡基因 Bax 蛋白的表达上调、Bcl-2/Bax 比值降低，从而诱导肿瘤细胞的凋亡。何峰等研究表明，皂角刺含药血清能抑制人直肠癌 SW-480 细胞生长和诱导其凋亡，Bcl-2 mRNA 基因表达减少与 Bax mRNA 基因表达增多可能是皂角刺诱导肠癌细胞凋亡的作用机制之一。刘杰民等通过进一步的实验研究表明，通降解毒方含药血清抗肿瘤作用机制之一可能是能增加胃癌 MKN-45 细胞 P16 基因 mRNA 表达，逆转抑癌基因 P16 基因甲基化。

（2）影响肿瘤细胞信号转导通路　Wnt/β-catenin 信号通路在调控细胞的生长、运动、分化，以及在胚胎发育和肿瘤发生及侵袭转移过程中起重要作用。研究表明，肝癌的转移侵袭与 Wnt/β-catenin 信号通路有密切的关系。贺松其等运用血清药理学方法，探讨鳖甲煎丸含药血清对肝癌细胞的影响，实验结果表明其抗肝癌细胞转移侵袭的作用机制与其降低肝癌细胞中β-catenin蛋白表达、下调 DKK-1 基因的表达，从而阻断 Wnt/β-catenin 信号通路相关。

二、抑制肿瘤细胞侵袭与转移及抗肿瘤血管生成作用

1. 抑制肿瘤细胞侵袭与转移 生长增殖速度快、转移和侵袭能力强是恶性肿瘤的基本特征，也是影响患者生命和治疗效果的重要原因。临床治疗中，治疗失败往往是由于肿瘤的转移复发。程旸等采用 MTT 比色法、细胞黏附试验和 Transwell 侵袭试验探讨了鳖甲煎丸含药血清的抗肿瘤作用。结果表明，鳖甲煎丸含药血清具有抑制肝癌 HepG2 细胞生长、黏附和侵袭的作用。刘碧清等采用血清药理学方法探讨肠复康含药血清对体外培养的人结肠癌 HT-29 细胞的抑制作用，其作用机制是通过抑制 Ki-67 的表达及影响基质金属蛋白酶 2（MMP-2）及其组织抑制物（TIMP-2）的相互平衡来影响结肠癌细胞的增殖及浸润转移。

2. 抗肿瘤血管生成作用 抑制肿瘤血管生成以切断肿瘤组织获得营养途径，已经成为新的肿瘤治疗靶点。经典方法的鸡胚尿囊膜（CAM）模型，被广泛地应用到血管生成实验的各领域。为深入探讨益气养阴方的抗肿瘤作用机制，李彦博等进一步研究发现，自拟益气养阴方（由黄芪、白花蛇舌草、小蓟、太子参、半枝莲、蒲公英等组方而成）含药血清抑制肿瘤细胞诱导 CAM 血管形成的机制之一，可能是与其降低血管内皮生长因子（VEGF）和 MMP-2 的表达相关。孙莉研究发现，六神丸含药血清对人乳腺癌 MCF-7 细胞 VEGF 及 MMP-9 荧光表达有明显抑制作用，且随含药血清浓度升高其抑制作用增强，提示其抗肿瘤作用是通过抗肿瘤新生血管生成途径实现的。

三、其他作用

1. 调节机体免疫功能 大量的实验研究表明，中医药抗肿瘤作用机制是通过激发或调动机体的免疫系统，增强机体抗肿瘤免疫功能，从而控制和杀伤肿瘤细胞。罗春丽等运用中药血清药理学方法，研究发现余甘子含药血清具有促进小鼠脾淋巴细胞增殖、促进小鼠腹腔巨噬细胞活化，以及降低小鼠 S180 腹水瘤细胞存活率的作用。高晓雯等研究发现，芫花根总黄酮含药血清是通过促进正常小鼠脾淋巴细胞增殖、增强自然杀伤细胞（NK 细胞）和淋巴因子活化的杀伤细胞（LAK 细胞）杀伤活性、增强腹腔巨噬细胞的吞噬能力来提高机体免疫功能的，为民间应用芫花根治疗多种癌症提供了实验

依据。

2. 增强化疗药物的抗肿瘤活性　中医药抗肿瘤是一种多途径、多靶点的整体治疗，在肿瘤综合治疗中有其独特的优势，在肿瘤临床治疗中经常配合辅助化疗药以发挥其减毒增效作用。刘利萍等制备清热解毒、活血化瘀、扶正固本、化痰祛湿、益气养血、软坚散结 6 种方剂的含药血清，探讨 6 种含药血清对人乳腺癌 MCF-7 细胞生长的影响以及其联合 5- 氟尿嘧啶（5-FU）的化疗作用。结果表明，6 种方剂含药血清均显示出对 5-FU 化疗不同的增效作用，其中以软坚散结方和化痰祛湿方效果较好，且软坚散结方体内实验亦表现出增效作用。蔡伟等采用血清药理学方法研究发现，虫草素含药血清对人结肠癌 SW1116 细胞株有显著的抑增殖、抗迁移和促凋亡作用，联合顺铂（DDP）可显著提高这一疗效，提示虫草素有一定的化疗辅助作用。

3. 逆转肿瘤细胞的多药耐药性　肿瘤的多药耐药性（MDR）是指肿瘤细胞对一种抗肿瘤药产生耐药后，对其他结构和作用机制不同的抗肿瘤药也产生了耐药性。MDR 是肿瘤细胞耐药的常见方式，也是肿瘤化疗失败的主要原因。实验研究表明，中药可通过不同途径抗 MDR 的产生而起到抗肿瘤的作用。马武开等观察发现，解毒化瘀方（由青黛、山慈菇、蚤休、虎杖、莪术、川芎、丹参、补骨脂等组方而成）含药血清可通过降低人白血病耐药细胞株 K562/A02 细胞核因子（NF）-κB/p65、NF-κB/p50、NF-κB 抑制蛋白表达水平，降低多药耐药基因的表达，从而进一步逆转耐药。孙玺媛等应用血清药理学方法，探讨益气养阴方（由黄芪、白术、北沙参、天冬等组方而成）逆转耐药人肺腺癌 A549DDP 细胞株多药耐药机制。结果表明，益气养阴方含药血清可协同增效提高 DDP 对 A549DDP 细胞的增殖抑制作用，且二者协同使细胞周期阻滞于 G0 期和 G1 期，逆转 A549DDP 细胞对 DDP 的凋亡抵抗，可能是益气养阴方逆转肿瘤多药耐药的机制之一。

中药含药血清药理学方法作为研究中药离体抗肿瘤实验的重要方法之一，在一定程度上揭示了抗肿瘤中药活性成分的体内转化过程，条件可控性强，可在细胞、分子水平上进行生化、受体、基因表达等多方面实验，为中药药理研究提供了崭新的思路，提高了体外实验的可信性与可靠性，并为肿瘤患者在临床应用中药的抗肿瘤治疗提供了科学的理论依据。

中药含药血清抗肿瘤作用的分子机制研究近年来有较大进展，但目前在动物选择、给药方法、采血时间、采血部位、血清处置等方面仍存有一定的争议，还需进行深入的研究与探索，从而使中药含药血清抗肿瘤药理研究方法渐趋规范。

第五节　鲜药的成分与药理作用研究进展

鲜药，是中药的一种原始状态，即新鲜采用的中药，主要以新鲜的植物药为主。一般是指在采收药用部位后，经净制即行使用的中草药，药材成分未发生改变或损失，是我国传统中医药学特色之一，疗效较好，特别是在某些急危重症、外感表证及内科、外科等方面具有独到之处。鲜药有着悠久的应用历史，对整个中医药学的起源与发展有着重大的影响。

2010年版《中国药典》中明确提到以前药典没有提及的"生"或"鲜"字的中药，有生姜、鲜地黄、鲜芦根、鲜石斛、鲜牡荆叶、鲜鱼腥草和鲜益母草7种。随着人们保健意识的逐渐提高，鲜药的研究得以逐步展开。因此，为深入开发鲜药的药用价值，进一步推动其在医药领域的应用，本文对近年有关鲜药化学成分及其药理作用的研究进行综述。

一、鲜药的古今应用

1. 历史沿革　中药鲜药的应用由来已久，最早要追溯到战国时期的《五十二病方》，其中记载着用山药茎干"治二升"，绞汁饮服治疗牝痔，是首个使用新鲜植物药汁来治疗疾病的例子。其后，《肘后备急方》《本草纲目》等都有鲜药应用的记载。随着温病学说的形成与发展，鲜药的应用得到了进一步重视和发展。

晋代葛洪的《肘后备急方》收载药物大约439种，其中应用鲜药多达198种，占总药物数的45%。该书常用鲜品中药植物药有生姜、生地黄、生芦根、生葛根、鲜柏叶、鲜菖蒲、生艾等，这些鲜药常用于治疗急症、中风、伤寒、疟疾、急喘咳嗽、反胃呕吐、食物中毒及外科、儿科等疾病。其中最著名的是用鲜品青蒿绞汁治疗疟疾，"青蒿一握，以水二升渍，绞取汁，尽服之"。

明代李时珍在《本草纲目》载有1100多条应用鲜药的附方，其中有提到将益母草捣汁服用可治疗浮肿；鱼腥草捣烂外敷可治疗恶疮、痔疮、脱肛等症；用鲜牛蒡根捣汁一升内服治疗热邪内攻，心烦恍惚；车前草捣汁服用治疗小便尿血；用菟丝子苗绞汁涂之可用于面部粉刺等。民国时期治疗疾病的处方中亦多应用鲜药，如医家丁甘仁常用鲜竹茹、鲜金斛治疗温病；用鲜苇茎、生薏苡仁治疗咳嗽；善用鲜药茅根、芦根，还有新鲜的藕汁等，治疗衄血；亦常用鲜荷梗治疗壮热、汗多不解；用鲜地黄、鲜沙参、鲜石斛清肺生津；用荷叶、薄荷、藕节等鲜品清解暑热。

受药材保鲜技术、贮藏和运输等诸多因素的影响，国内对鲜药研究和使用较少。中国中医科学院中药中心郝近大教授于 1984 年对鲜药进行研究和调查，于 1995 年编写了《鲜药的研究与应用》一书。全书系统地介绍了中医应用鲜药治病的历史，鲜药在临床应用的特殊作用，鲜药在中医临床的适应病症，鲜药临床传统应用方法，鲜药传统贮藏保鲜方法，鲜药保鲜技术及其工艺研究，鲜药化学成分、药理作用、临床应用研究以及对国内外鲜药制剂研究等方面，内容丰富，为后续鲜药的研究提供了参考。

梅全喜教授十分重视鲜药的研究与应用，他带领团队与吉林创岐生态农业技术开发有限公司联合开展鲜龙葵果的种植、采收、保鲜、有效成分、质量标准和药效学及临床应用研究，起草制定了广东省中药材标准 – 鲜龙葵果，发起成立了国家中药产业技术创新战略联盟鲜龙葵果产业联盟，举办了鲜龙葵果抗肿瘤作用临床应用学术研讨会，合作编写出版了《鲜龙葵果抗肿瘤作用研究与应用》，为推动鲜龙葵果的临床应用发挥了积极作用。同时梅全喜教授团队还与东阳光药物研究院中药研究所联合开展鲜冬虫夏草的研究工作，围绕人工繁育的鲜冬虫夏草与野生虫草开展了药用历史、服用方式、有效成分、药理作用、急性毒性及临床应用等多方面的比较研究，合作编写出版了《鲜冬虫夏草的研究与应用》专著，为推动鲜虫草的普及应用发挥了积极作用。

2. 现代鲜药制剂　近年，随着国内外众多中医药科研人士和临床单位对鲜药进行研究探索，中药鲜药制剂与应用的研究取得一定的成果，带动了整个中药行业及其相关行业的发展，也带来了相当的社会效益和经济效益。具有代表性的鲜药制剂有龙葵合剂、金龙胶囊、金水鲜胶囊、鲜益母草胶囊等。

龙葵合剂是由鲜龙葵果、党参、白术、法半夏、谷芽、甘草、茯苓、山药、陈皮 9 味组成，具有抗癌解毒、益气化痰的功效，对肺癌、肝癌等恶性肿瘤具有良好的治疗作用，可改善患者临床症状、肝功能，提高机体免疫功能，提高患者的生存质量。金龙胶囊是由鲜蕲蛇、鲜守宫、鲜金钱白花蛇三味动物药组成，具有解郁通络、滋阴破瘀散结的功效，能抑制血管的形成、调节免疫、诱导分化肿瘤细胞。金水鲜胶囊是由鲜活蛤蚧、鲜守宫、鲜西洋参、鲜金钱白花蛇、冬虫夏草五味药组成，具有补肺益肾、益气养阴的功效，能明显抑制肿瘤的生长、复发、转移，改善机体的物质和能量代谢。采用新鲜的花前期益母草制成的鲜益母草胶囊现已获得国家四类新药证书，与干益母草胶囊比较优点明显，盐酸水苏碱指标含量高，对大鼠离体子宫和在体子宫的收缩作用强，对促进产后子宫复旧临床疗效好，服用量少，生物利用度高。

二、鲜药的化学成分研究

随着人们对鲜药应用的日渐重视，中药鲜药的研究已成为热点之一。研究表明，药材的鲜品、干品在化学成分方面有一定的差异，鲜药在干燥等加工处理的过程中，化学成分种类或含量发生了明显的变化，有效成分有一定程度的损失，因此鲜药的活性成分含量比干品高，这可能是许多中药鲜用效果显著，而在加工后疗效降低甚至无效的原因之一。现将近年相关的研究报道综述如下。

1. 挥发油 挥发油在鲜药中的含量、成分种类等方面均优于干品，含有挥发油类成分的药材在干燥时除了挥发油含量会降低外，往往其主要成分也会发生变化，甚至失去活性。如含量方面，生姜的挥发油含量高于干姜，并且三环烯、α-蒎烯及莰烯的含量生姜均高于干姜；广西莪术鲜品挥发油得率为1.86%，高出干品0.44%；鲜佩兰经加工后其主要成分冰片烯由原来的63.65%减少到0.13%，挥发油总量鲜佩兰高于其干品近2倍。成分种类方面，研究表明鲜品和干品莪术挥发油分别鉴别出65和61个成分，仅24个为共有成分，其余近40个成分不同，萜品油烯、β-蒎烯、β-月桂烯、α-水芹烯和蒈烯等部分化合物在干品中未检出，表明干鲜品莪术挥发油成分种类有很大差别，两者功效必然有差异；生姜和干姜精油成分，共鉴定出60种化合物，其中有2种在干姜精油中特有，有12种是在生姜精油中特有；滁菊鲜品和干品挥发油分别鉴定出43和41个成分，鲜品中的雪松烯、顺式-α-反式-佛手柑油醇、环丙烷癸二烯檀香醇、9-棕榈油酸等8个成分在干品中未测到，可能是滁菊鲜品经干燥后成分发生了显著变化，由此可证明鲜药挥发油的含量与成分种类方面均有别于干品。

2. 酚类 酚类成分在鲜药中的含量方面要显著优于干品。新鲜迷迭香中的酚类抗氧化剂迷迭香酸和鼠尾草酸的含量要高于干品2%～8%；鱼腥草鲜品中的绿原酸、槲皮素-3-O-β-D-半乳糖-7-O-β-D-葡萄糖苷、槲皮素-3-O-α-D-鼠李糖-7-O-β-D-葡萄糖苷、芸香苷、金丝桃苷、槲皮苷6种成分的含量显著高于干品，基本为干品的4～6倍；从鲜姜、干姜、炒姜和姜炭4种姜样品提取物中鉴定出姜酮、6-姜醇、8-姜醇、6-姜烯酚和10-姜酚5种化合物，4种姜样品酚含量高低分别为鲜姜＞炒姜＞干姜＞姜炭，鲜姜酚类含量分别比干姜、炒姜和炭化姜高出5.2、1.1、2.4倍，因此鲜姜的抗氧化活性最高，其中姜酮的含量随着加工处理而降低，并且转化为姜烯酚。表明酚类成分在鲜药中含量丰富，并高于其干品，且鲜品、干品的成分亦有所不同，但关于鲜药酚类成分的研究较少，有待进一步加强。

3. 生物碱类 生物碱类成分具有抗肿瘤等多种药理作用，众多鲜药在生物碱含量方面明显优于其干品。如研究表明鲜马齿苋多巴胺和去甲肾上腺素含量分别为 0.50% 和 0.070%，显著优于干品的 0.20% 和 0.015%；澳洲茄碱和澳洲茄边碱是龙葵抗肿瘤的主要有效成分，研究表明 3 批不同龙葵鲜果澳洲茄碱和澳洲茄边碱的总含量分别为 6.3、6.1、5.8mg/g，对应的龙葵干果中澳洲茄碱和澳洲茄边碱的总含量分别为 3.1、3.9、2.1mg/g，提示龙葵果以鲜果入药为好，鲜龙葵果抗肿瘤有效成分生物碱的含量高于干品；蟾蜍二烯内酯类为蟾蜍的主要抗肿瘤成分，具有游离型和结合型 2 种结构，研究表明鲜品蟾蜍二烯内酯类中的 resibufogenin 和 cinobufagin 的含量均高于蟾酥干品，结合型蟾蜍甾烯主要存在于鲜品中，干品中含量很少，说明蟾蜍鲜品经干燥后成分含量发生显著变化；鲜益母草胶囊与原有的干益母草胶囊相比，益母草中含生物碱以盐酸水苏碱（$C_7H_{13}ClNO_2$）计，干品不少于 0.40%，鲜品不少于 1.0%，提示鲜益母草胶囊有效成分含量高，服用量小，生物利用度高。

4. 黄酮类 黄酮类成分的含量在鲜药材中要显著高于干品，两者成分亦有所不同。鱼腥草、垂盆草、马齿苋的鲜品、干品中化学成分含量均不同，如从鲜鱼腥草中分离出槲皮素 –3–O–β–D– 半乳糖 –7–O–β–D– 葡萄糖苷、槲皮素 –3–O–α–D– 鼠李糖 –7–O–β–D– 葡萄糖苷、芸香苷、金丝桃苷、槲皮苷 5 个黄酮类成分，为鱼腥草抗氧化活性的有效成分，在鲜品中的含量要高于干品；研究表明 10 个不同批次的 3 种垂盆草鲜品黄酮含量均高于其干品，垂盆草鲜品黄酮类成分总含量在 0.115%～0.949% 之间，其对应的干品黄酮类成分含量在 0.044%～0.473% 之间；马齿苋鲜品中平均总黄酮质量浓度为 0.075mg/mL，优于干品的 0.041mg/mL，且在薄层色谱鉴别中马齿苋干品、鲜品斑点不同，说明马齿苋鲜品、干品化学成分种类不同。

5. 多糖类 多糖类成分具有免疫调节、抗肿瘤、降血糖等作用，其鲜药材中多糖类活性成分含量要比干品高，鲜药与其加工后的干品比较，其成分常会发生明显变化。鲜地黄中还原糖和多糖的平均含量为 37.01% 和 9.44%，干地黄中还原糖和多糖的平均含量为 21.38% 和 4.09%，表明地黄鲜品与干品在化学成分含量方面有明显区别；用 HPLC–ELSD 对鲜地黄中的蔗糖、棉籽糖、水苏糖含量研究表明，3 种低聚糖含量为水苏糖＞棉籽糖＞蔗糖，且鲜地黄中水苏糖含量高于干地黄，而六碳糖、三糖及蔗糖含量低于干地黄。

6. 萜类和皂苷类 萜类和皂苷类等成分在鲜品中的含量、成分种类方面均优于干品。如含量方面，研究表明鲜三七皂苷含量高于干三七，在干燥过程中，由于受热影响，鲜三七中 3 个单体皂苷三七皂苷 R_1＋人参皂苷 Rg_1＋人参皂苷 Rb_1 的平均含量由 6.18% 降为 4.44%，降低程度依次为人参皂苷 Rg_1＞三七皂苷 R_1＞人参皂苷 Rb_1。亦有研究表明鲜地黄中的毛蕊花糖苷及环烯醚萜苷类成分梓醇加工过程中均发生破坏，鲜地黄中的毛蕊花糖苷为 0.243%，高于干地黄的 0.0257%，梓醇在鲜地黄中的含量为 4.07%，显著高于干地黄的 0.267%；在成分种类方面，从鲜地黄中获得环烯醚萜苷类化合物 24 个，由于鲜地黄在加工过程环烯醚萜苷类成分会发生不同程度的降解而不存在于干地黄中，三糖苷和二糖苷降解少，单糖苷如梓醇（鲜地黄中含量最高的环烯醚萜苷）则全部降解，表明鲜地黄、干地黄的含量和成分种类不同，功效亦有所不同。

7. 其他 柠檬香草、牛至和薄荷这 3 种鲜品中维生素 C 和类胡萝卜素含量明显高于干品，尤其是鲜品维生素 C 的含量要比干品高出 90% 以上；研究表明西洋参鲜品蛋白质含量高于干品，5 个批次的西洋参鲜品维生素 C 和维生素 E 含量分别在 0.1942% ～ 0.3049% 和 0.2987% ～ 0.4338% 之间，干品维生素 C 和维生素 E 含量分别在 0.1106% ～ 0.1796% 和 0.2142% ～ 0.3250% 之间，提示西洋参鲜品的蛋白质、维生素 C 和维生素 E 含量均显著优于干品。

三、鲜药的药理作用研究

多种鲜药具有提高人体免疫功能、降血糖、抗肿瘤、抑菌和抗血小板聚集活性等作用，同一药材的鲜品和干品，药理作用有所差异，鲜品治疗效果较干品更好。

1. 抑菌 众多研究表明鲜药在抑菌作用方面优于干品，如研究表明鲜鱼腥草挥发油和莪术鲜叶精油等对金黄色葡萄球菌、大肠杆菌和沙门菌的抑制作用均优于干品。鲜鱼腥草挥发油（2.0g/mL）对大肠杆菌、金黄色葡萄球菌、沙门菌的抑菌效果分别为 13.83、15.20、19.00d/mm，干鱼腥草的抑菌效果分别为 11.83、13.60、18.10d/mm；鲜鱼腥草挥发油（1.0g/mL）对大肠杆菌、金黄色葡萄球菌、沙门菌的抑菌效果分别为 12.83、14.20、18.00d/mm，显著优于干鱼腥草的 11.08、10.50、16.33d/mm，提示鱼腥草挥发油具有显著的抑菌作用，鲜鱼腥草抑菌效果优于其干品。蓬莪术鲜叶的精油对细菌的抑制效果呈现浓度依赖性，并高于其干品精油，抑菌作用的强弱为大肠杆菌 > 沙门菌 > 金黄色葡萄球菌。

2. 抗肿瘤 众多研究表明鲜药在抗肿瘤作用方面比干品具有更好的效果。研究表明新鲜冬虫夏草和烘干虫草水提物对白血病 HL-60 细胞的 IC_{50} 分别为 0.69、0.89mg/mL，说明鲜冬虫夏草对 HL-60 细胞的抗肿瘤活性强于烘干虫草；金丝桃体外抗恶性肿瘤研究表明由于金丝桃素有光毒性，其鲜品、干品的水、醇提取物在 K562、U937、LN229 白血病细胞系中均有诱导细胞凋亡和抑制肿瘤生长的作用，鲜品提取物对 K562、U937、LN229 白血病细胞系的 GI_{50} 值分别为 73%、77% 和 58%，显著优于干品；还有研究表明龙葵鲜药水煎液可以抑制鼻咽癌细胞增殖，加入龙葵鲜药水煎液 24、48 和 72 小时后的平均抑制率分别为 5.72%、19.13% 和 37.42%，呈时间依赖性，提示龙葵鲜药水煎液能有效抑制鼻咽癌细胞的增殖和促进鼻咽癌细胞凋亡，主要通过抑制肿瘤细胞增殖、诱导肿瘤细胞凋亡、降低细胞膜活性，致肿瘤细胞解体和死亡，从而发挥其抗肿瘤作用；研究证实鲜金龙胶囊能明显抑制人肺腺癌的生长（抑瘤率为 24.4%），同时能通过增加肿瘤细胞粘连受体的表达，限制肿瘤细胞向远处转移，抑制其对周围正常组织的侵袭。

3. 降血糖 现代药理学研究表明部分鲜药具有比干品更好的降血糖作用，如鲜马齿苋多糖、生物碱和多酚类组分这 3 类成分血糖平均下降率分别为 18.26%、20.58% 和 21.32%，整体给药降血糖效果（24.51%）高于单类组分给药；新鲜马齿苋汁能显著增加细胞外葡萄糖在胰岛素抵抗 HepG2 细胞中的消耗（$P<0.05$），多酚和生物碱类在新鲜马齿苋的相对量均较干马齿苋更加丰富，且鲜马齿苋的提取物降血糖活性比干品更强（$P<0.05$），提示鲜马齿苋提取物的降血糖作用优于干品；研究发现人参及其加工品中类胰岛素物质以鲜人参最高，干品次之，主要因为鲜人参在加工过程中会导致部分功效成分的损失。因此，在抗糖尿病活性方面，鲜人参比其干品更具有潜在的研究价值。

4. 增强免疫力 鲜药在增强免疫作用方面要优于干品，如鲜地黄汁对醋酸强的松龙诱导的免疫低下小鼠腹腔巨噬细胞吞噬功能优于鲜地黄水煎液和干地黄水煎液；鲜地黄汁及其水煎液增强类阴虚小鼠的脾脏淋巴细胞碱性磷酸酶的表达能力和 ConA 诱导的脾脏淋巴细胞转化功能显著强于干地黄水煎液；鲜地黄汁拮抗阿司匹林诱导的小鼠凝血时间延长的作用明显强于干地黄水煎液（$P<0.05$）。鲜芦根水提取物可增强绵羊红细胞诱导的小鼠迟发型变态反应，改善细胞免疫功能，提高淋巴细胞的转化程度，提高 T 细胞的免疫应答功能，表明鲜药材具有良好的增强免疫力作用。

5. 其他 鲜药除了在抑菌、抗肿瘤、降血糖和免疫力增强作用方面优于干药，在退热和抗血小板聚集等方面亦有显著作用。如研究表明鲜姜煎剂可显著抑制家鸽的呕吐次数，减少呕吐只数，且对致热大鼠有明显的退热作用，在相同剂量下，干姜煎剂作用则较弱，表明生姜在止呕、解热、解毒等方面的药效明显强于干姜，主要是由于干姜的挥发油大量损失所致；鲜甘菊、鲜苜蓿、鲜荨麻等的水提物对体外人血小板表现出最显著的抗血小板聚集活性（抑制率 ≥ 45%），它们的抑制作用是通过不同机制介导的；研究表明新鲜冬虫夏草、烘干虫草抑制羟自由基的 IC_{50} 分别为 0.263、0.357mg/mL，说明鲜冬虫夏草活性强于烘干虫草；同样剂量下，对大鼠离体子宫和在体子宫的收缩作用，鲜益母草胶囊均强于市售干燥益母草制剂，对小鼠耳郭和大鼠肠系膜微循环的改善作用，鲜益母草胶囊也明显优于传统益母草制剂。

目前，鲜药的研究取得了一定的进展，临床上常用于治疗皮肤病、呼吸系统疾病、乳腺炎、慢性结肠炎、肝炎和肿瘤等病证，但是鲜药的应用与发展仍然存在许多问题和困难。首先，鲜药来源匮乏，药材保鲜技术落后，难以贮藏保管，保存时间短，且运输成本高，因此，绝大部分鲜药品种均以干品代之。其次，大量医药工作者对中药鲜品仍缺乏足够的认识，不够重视，且对鲜药的应用经验不足，国家尚未制定出鲜药的明确条文，缺乏规范化的鲜药质量标准。因此提高中药鲜药保鲜、贮藏和运输技术以及提高对鲜药治疗疾病的认识和重视迫在眉睫。我们应该从以下三个方面来加强鲜药工作：第一，可将蔬菜、水果等的保鲜技术应用于鲜药的保鲜上；第二，扩大鲜品中药的种植基地，提高鲜药的保鲜及贮藏水平，加快绿色鲜活药材的市场流通；第三，提高医药工作者对鲜药中药配方治疗疾病的认识。作为中医药现代化的重要组成部分，鲜药的现代研究必将推动鲜药向产业化、标准化、现代化健康发展。

第六节　广东地产清热解毒药抗感染药理作用研究进展

广东地产清热解毒药是广东本地特产、民间应用广泛、具有清热解毒功效的药物。这类药物具有清热解毒或者去火毒的作用，可以治疗各种热毒证。现代药理研究表明，广东地产清热解毒药如三角草、布渣叶、黑面神、大叶蛇泡簕、山芝麻、蛇鳞草等具有广泛的药理活性，主要表现在抗感染作用方面，如抗菌、抗病毒等的抗病原微生物作用，抗内毒素作用，对机体免疫功能的影响，以及抗肿瘤作用、解热作用、抗炎作用、镇痛作用等。笔者对近年来发表的有关广东地产清热解毒药在抗感染药理等作用方面的研究文献作了综述，并对其疗效作了评价及展望，为临床应用和相关制剂的开发提供依据。

一、抗病原微生物的作用

广东地产清热解毒药大多具有广谱的抗病原微生物作用，同时又针对某一微生物具有较强的作用。钟希文等采用试管二倍稀释法测定蛇鳞草的最低抑菌浓度（MIC）和最低杀菌浓度（MBC），对蛇鳞草提取液体外抑菌作用进行初步研究。结果表明，蛇鳞草水提液对金黄色葡萄球菌的 MIC 为 63mg/mL，MBC 为 500mg/mL；对大肠杆菌的 MIC 为 250mg/mL。蛇鳞草醇提液对金黄色葡萄球菌的 MIC 为 125mg/mL，MBC 为 500mg/mL；对大肠杆菌的 MIC 为 250mg/mL，MBC 为 500mg/mL。两种提取液对绿脓杆菌均未呈现抑菌活性。研究表明，蛇鳞草提取液具有一定的抑菌和杀菌活性。广东土牛膝是广东地区著名的喉科要药，自 20 世纪 50 年代发现其防治白喉有效以来，被广东各地普遍应用于治疗咽喉疾病。梅全喜教授等研究发现，复方广东土牛膝糖浆在体外对柯萨奇病毒 B 组 4 型（CoxB4）、呼吸道合胞病毒（RSV 病毒）、单纯疱疹病毒 1 型（HSV-1）、副流感 -1 型病毒的致细胞病变有明显的抑制作用。在小鼠感染病毒 15 天内，复方土牛膝糖浆 5mL/（kg·d）剂量组动物的死亡率为 55%，死亡保护率为 38.39%，与感染对照组相比有显著差异（$P<0.05$）；复方土牛膝糖浆 10mL/（kg·d）、5mL/（kg·d）两个剂量组小鼠的存活天数较感染组明显延长，与对照组比较有明显差异，生命延长率分别为 17.67%、22.22%。结果表明，复方广东土牛膝糖浆剂无论是体内或是体外均有较明显的抗病毒作用。

二、抗炎、镇痛、解热及抗内毒素作用

1.抗炎作用　研究通过二甲苯致小鼠耳郭肿胀实验及腹腔注射醋酸致小鼠腹腔毛细血管通透性增高实验，观察黑面神水提物对炎症反应的影响。结果显示，黑面神水提物高、低剂量组对二甲苯引起的小鼠耳郭肿胀及由醋酸引起的组织毛细血管的通透性均具有极显著的抑制作用。结果表明，黑面神水提液具有明显的抗急性炎症的作用，与其临床上用于湿疹、皮肤瘙痒、漆过敏等皮肤病治疗相一致。实验通过对醋酸所致小鼠腹腔毛细血管通透性增高实验、小鼠耳郭肿胀实验、大鼠棉球肉芽肿实验，观察大叶蛇泡簕各提取部位对急慢性炎症的作用，结果表明，与正常组对照比较，大叶蛇泡簕的醇总提物及其萃取部位对炎症的抑制作用较好，特别是正丁醇部位对急慢性炎症均有显著的抑制作用。现代研究表明，广东地产清热解毒药如山芝麻、水杨梅、青天葵、火炭母、岗梅根、三角草、广东土牛膝、蛇鳞草、金盏银盘对变质性炎症有抗炎作用；山芝麻、水杨梅、青天葵、火炭母、岗梅根、三角草、三丫苦、救必应、蛇泡簕对浆液性炎症有抗炎作用。为探讨山芝麻水提物对大鼠溃疡性结肠炎的药效作用及机制，将 SD 大鼠随机分成 6 组（正常对照组、模型组、柳氮磺胺吡啶组，以及山芝麻高、中、低剂量组），采用三硝基苯磺酸（TNBS）灌肠法，制备溃疡性结肠炎大鼠模型。造模 7 天后给药，第三周处死动物，观察药物对大鼠血清中白细胞介素 -10（IL-10）、白细胞介素 -6（IL-6）、肿瘤因子 - α（TNF- α）表达水平以及结肠组织病理改变的影响。结果显示，山芝麻水提物能显著升高溃疡性结肠炎大鼠血清中抑炎因子 IL-10 水平，降低其促炎因子 IL-6、TNF- α 水平，并改善大鼠的组织学损伤和症状，表明山芝麻水提物能平衡提高溃疡性结肠炎大鼠血清中炎症因子水平，并改善其病理组织损伤和症状。

2.镇痛作用　高玉桥等采用热板法和扭体法研究山芝麻高剂量（31.2g 生

药/kg）、中剂量（15.6g生药/kg）、低剂量（7.8生药/kg）的镇痛效果，连续灌胃7天。结果表明，山芝麻对热板和醋酸引起的疼痛都有良好抑制作用。有实验用热板法和扭体法观察大叶蛇泡簕水提物、醇提物及石油醚、氯仿、乙酸乙酯、正丁醇部位的镇痛效果。结果显示，热板法实验中，大叶蛇泡簕氯仿组、乙酸乙酯组和正丁醇组均表现出良好的镇痛作用，可明显延长小鼠于热板的舔足时间，且氯仿部位和乙酸乙酯部位的镇痛作用较为持久；小鼠扭体法实验中，除大叶蛇泡簕水提物和醇提物外，其余各给药组与正常组相比均可有效降低小鼠扭体次数（$P<0.01$，$P<0.05$），初步判断大叶蛇泡簕的镇痛活性部位主要集中于醇提物的各萃取部分。药理研究表明，广东地产清热解毒药水翁花、蛇鳞草、广东土牛膝等也具有一定的镇痛作用。范文昌等采用醋酸扭体法和热板法观察12种广东地产清热解毒药水提物在同一剂量（16g/kg）的镇痛作用，发现三角草、青天葵、救必应、岗梅根、金盏银盘、火炭母对外周性疼痛有镇痛作用，三角草、青天葵、救必应、岗梅根、山芝麻、金盏银盘、火炭母对中枢性疼痛有镇痛作用。

3. 解热作用　醇提法提取大叶蛇泡簕提取物，并按极性大小依次用石油醚、氯仿、乙酸乙酯、正丁醇萃取后分别灌胃给药，用干酵母致热法观察其解热作用，实验中大叶蛇泡簕各提取部位灌胃后，体温于注射酵母混悬液8h后有所好转，其中石油醚部位组、氯仿部位组、乙酸乙酯部位组、正丁醇部位组和吲哚美辛对照组降温幅度较大，与正常对照组相比有极显著性差异（$P<0.05$）。表明大叶蛇泡簕解热作用的主要成分存在于石油醚、氯仿、乙酸乙酯、正丁醇这4种溶剂所萃取的部位。研究采用干酵母复制大鼠发热模型，观察布渣叶水提物的解热作用，结果显示，高、中剂量的布渣叶水提物对发热模型大鼠有显著降温作用，表明布渣叶水提物具有一定的解热作用。有研究表明，广东地产清热解毒药如水翁花、广东土牛膝等也具有一定的解热作用。

4. 抗内毒素作用　内毒素是革兰阴性细菌细胞壁外膜的组成成分，细菌死亡胞壁裂解后释放，是细菌致病的主要物质，可引起感染性休克、白细胞反应、多器官功能衰竭等危急重症。范文昌等对12种广东地产清热解毒药水提物在同一剂量的抗内毒素作用进行研究，实验连续7天对小鼠进行灌胃给药，剂量16g/（kg·d），7天后腹腔注射内毒素（LPS），观察小鼠生存率和肺、肝的病理变化。发现三丫苦、水杨梅能显著抑制内毒素致小鼠休克死亡（$P<0.05$），降低腹腔注射内毒素致小鼠休克死亡率。组织学观察显示三丫苦、水杨梅对动物肺、肝的病理变化明显减轻。提示部分广东清热解毒药能防治内毒素引起的多器官损伤，提高内毒素血症小鼠生存率。广东地产清热解毒药布渣叶也具有一定的抗内毒素作用，对内毒素引起的器官损伤有保护作用。

有研究发现，水翁花水提液可显著减少内毒素所致动物死亡数，表现出良好的抗内毒素休克死亡作用。

三、抗肿瘤作用及对免疫系统影响

1. 抗肿瘤作用　清热解毒法为中医临床治疗肿瘤的方法之一，研究发现，广东地产清热解毒药在抗肿瘤方面有独到的疗效。广东为鼻咽癌高发区，俗称"广东瘤"，以广东肇庆、四会及中山等地发病率最高。梅全喜教授自拟三个组方：处方Ⅰ：青天葵300g，白花蛇舌草300g，广东土牛膝240g，岗梅根240g，重楼300g，五指毛桃180g，黄芪180g，西洋参120g，玄参120g，生地黄120g，以益气养阴、清热解毒为主；处方Ⅱ：黄芪400g，黄连500g，黄芩400g，莪术500g，薏苡仁300g，西洋参200g，以清热解毒、益气祛湿为主；处方Ⅲ：三角草330g，蛇鳞草330g，救必应330g，山芝麻330g，金盏银盘330g，布渣叶330g，只选用了具有清热解毒作用的广东地产药材。结果表明，三个处方对人鼻咽癌CNE-2细胞均有抑制作用，成浓度依赖性，其中以广东地产清热解毒药为主的处方Ⅲ对CNE-2细胞的抑制作用最强，提示其在抗鼻咽癌方面具有一定的疗效。另有研究采用间接免疫酶法研究12种广东地产清热解毒药如蛇泡簕、三丫苦、岗梅根、山芝麻、蛇鳞草等对B95-8细胞壳抗原表达的抑制作用，采用台盼蓝拒染试验，观察中药对B95-8细胞在激发培养环境下的细胞毒作用。结果显示，除金盏银盘、青天葵和救必应中高浓度无剂量依赖性外，其他各组药不同浓度间，均呈明显的剂量依赖关系，尤其以蛇泡簕作用最为显著，火炭母、三角草等也有显著作用。

2. 对免疫系统的影响　广东地产清热解毒药在一定程度上能影响机体免疫功能，有些药物如黑面神、肿节风具有调节机体免疫功能的作用。胡莹等通过碳粒廓清实验观察大叶蛇泡簕水提物、醇提物，以及石油醚、氯仿、乙酸乙酯、正丁醇提取部位对正常小鼠多项免疫指标的影响，各部位均按浸膏浓度1.5g/kg，连续灌胃7d，1次/d，测定免疫器官指数级碳廓清率。结果显示，与正常对照组相比，大叶蛇泡簕各部位对脏器指数无显著性影响，对碳廓清率有显著降低的作用，对巨噬细胞的非特异性吞噬杀伤作用有显著的抑制作用。结果表明，大叶蛇泡簕对机体非特异性免疫功能有抑制作用，且对小鼠免疫器官无器官毒性作用，与临床上该药用于治疗肝脾肿大、风湿骨痛的作用相符合，说明大叶蛇泡簕有良好的免疫抑制作用，且毒副作用较小。彭伟文等采用碳廓清实验法测定小鼠网状内皮系统（RES）中巨噬细胞（MΦ）的吞噬功能，并且连续灌胃5天黑面神水提物，观察黑面神对正常小鼠免疫器官指数的影响。结果显示，与空白对照组相比，黑面神水提物各剂量组均能明显降低正常小鼠的脾脏及胸腺指数；显著降低小鼠RES中MΦ

吞噬碳粒的能力，差异有统计学意义（$P<0.05$ 或 0.01）。结果表明，黑面神水提物对正常小鼠的免疫器官重量有明显的抑制作用，对正常小鼠的单核巨噬细胞的吞噬功能有明显的抑制作用，对机体的免疫和非特异性均表现出较好的抑制作用。

四、保肝利胆及其他作用

1. 保肝利胆作用 实验采用 α–萘异硫氰酸酯诱导小鼠黄疸模型，观察布渣叶水提物的退黄作用，结果表明高、中、低剂量的布渣叶水提均能显著降低黄疸型小鼠血清中总胆红素（T–Bil）与直接胆红素（D–Bil）的含量，并能显著抑制丙氨酸氨基转移酶（ALT）、天冬氨酸氨基转移酶（AST）、碱性磷酸酶（ALP）活性，显示其具有良好的退黄与改善肝功能的作用。戴卫波等对布渣叶降酶退黄作用进行有效部位的筛选，将 KM 小鼠随机分为空白组、模型组、茵栀黄组、水提液组、石油醚部位组、乙酸乙酯部位组、正丁醇部位组、剩余水层部位组。各治疗组连续给药 12d 后，α–萘异硫氰酸酯（ANIT）诱发黄疸模型，48h 后取血分离血清，以血清肝功能指标和肝脏指数为观察指标。结果显示，与模型组比较，布渣叶正丁醇部位和剩余水层部位T–Bil、ALP、AST、ALT、肝脏指数均下降（$P<0.05$ 或 $P<0.01$），表明布渣叶具有降酶退黄作用的活性成分主要存在于极性比较大的正丁醇部位和水层部位。研究发现，广东地产清热药大叶蛇泡簕也具有一定的抗肝损伤作用。

2. 其他作用 广东地产清热解毒药三角草具有一定的抗蛇毒作用，将 SD大鼠随机分为蛇毒损伤组，三角草低、高剂量组，季德胜蛇药片组，正常对照组。各组给药 3d，1 次/d，末次给药后 1h 以五步蛇蛇毒皮下注射，各组动物进行中毒表现观察，计算动物死亡率、药物对蛇毒损伤动物的保护率并取血做凝血分析。研究发现，与蛇毒损伤组相比，除三角草高剂量组外，其余药物治疗组动物的局部和全身症状较轻，死亡率较低（$P<0.05$），纤维蛋白原（FIB）、血浆凝血酶原时间（PT）、血浆凝血酶时间（TT）无明显变化（$P>0.05$）。表明低剂量的三角草对五步蛇毒损伤大鼠具有一定的保护作用（$P<0.05$），能改善大鼠的蛇毒中毒表现，但高剂量三角草对大鼠有一定的毒副作用。药理研究发现，蛇鳞草具有明显的镇咳祛痰作用，临床上常用于治疗急性、慢性支气管炎。

3. 急性毒性研究 急性毒性实验表明，广东地产清热解毒药布渣叶水提物对小鼠半数致死量（LD_{50}）为 91.76g/kg，经解剖观察，死亡小鼠的心、肝、肾、脾等内脏器官肉眼观察未见病理变化，而部分死亡小鼠仅见胃有胀气现象。2010 年版《中国药典》载布渣叶用量为 15 ~ 30g，折算后该 LD_{50} 相当于临床剂量的 214 倍，因此可认为布渣叶在 2010 年版《中国药典》推荐下使用是安全的。三角草水提物小鼠灌胃的 LD_{50} 为 87.7g/kg。

岭南地区气候炎热，较多发热性、感染性疾病。广东地产清热解毒药材在治疗广东地方性常见疾病如流感、咽喉肿痛、鼻咽癌、肝炎、泌尿系结石及湿疹皮肤病等热性及感染性疾病方面有显著的疗效，药理作用明确，临床应用广泛。还有不少广东地产清热解毒药如布渣叶、鸡蛋花、鸡骨草、山芝麻、水翁花等可用作煲制凉茶，应用于防治一些常见的热性感染性疾病轻症，也取得较好效果。由此可知，广东地产清热解毒药材不仅具有广泛的抗感染作用，而且在防治感染性疾病方面也有显著的疗效。

今后应进一步对广东地产清热解毒药的抗感染药理作用及其物质基础进行系统深入的研究，使其有效活性成分明确、药理药效及毒理作用机制清楚，以期更好地发挥广东地产清热解毒药在抗感染方面的重要作用，不断丰富和发展岭南中医药学的现代内涵。

第七节　越南传统药物的研究与应用进展

近年来，随着中国推行"一带一路"倡议和"16+1合作"模式，中国与周边国家的经济贸易关系日益密切。越南作为中国–东盟地区交流的桥头堡，受中国儒教和传统中医药文化影响较深，两国在传统药物方面互补性较强。梅全喜教授2021年招收了越南中央针灸医院黄忠孝博士研究生，从此也开始关注了越南地产药材研究，本文介绍越南传统地产药物的研究与应用进展。

一、越南传统药物历史

越南先民在狩猎和采集可食植物过程中，逐步认识到有可以预防和治愈疾病的草药和矿物质，传统医学开始形成，如吃蒌叶预防疟疾等。越南最早的本草著作《龙畏秘书》就记录了使君子、葛根、莲等数百种药物。明清时期，随着中越传统医药交流规模越来越大，越南传统医学较前期获得了较大的发展，越南医圣黎有卓著《海上医宗心领全帙》收录的药方中一半为南药（越南地产中草药），一半为北药（中药）。

越南在法国殖民占领时期，全面否定传统药物，全面西化，但越南民间还是信任传统药物，传统药物在民间顽强生存。在这期间，《越南药学》《南药部》《医学学术》相继出版。

越南社会主义共和国成立后，胡志明主席倡导传统医药学和西方现代医药学相结合，逐步形成具有自己特色的医药学体系。

在越南，传统医学分为北医和南医，中国传统医学被认为是北医，越南本土传统医学为南医，由此越南传统医药的药物就有北药（thuoc bac）和南药（thuoc ham）之分。前者更多地是指遵循中医理论指导的一类草药；后者特指越南本地出产的草药，包括本地植物和引种的植物，它们的使用来源于民间习用经验。从药材命名可以看出是南药还是北药，如名称后加后缀"Nam"代表"南药"，而从中国进口的中药加后缀"Bac"，代表"北药"，以作区别。越南当地主要使用南药预防和治疗疾病，在越南传统医学院里，南药和北药的比重比较大，一般能达到80%。

二、越南传统医学概况

越南传统医学（Vietnamese traditional medicine，VTM）有着悠久的历史。在古代，越南人民便用各种各样的草药，通过适当的形式加工和服用，以预防和治疗疾病。它以东方哲学和治疗理论为基础，很大程度上也受到中医药的影响，但与中医药又不完全相同。越南传统医学认为人体的健康是基于 am 和 duong 两种基本对立元素处于平衡状态（这与中医学的阴阳相对应），人与自然的和谐关系亦依赖于此；am 和 duong 失衡是人体产生疾病的本因。风（phong 或 gio）是导致疾病发生的另一个因素，包括牛肉、水牛肉、海鲜、生食品、多叶蔬菜等食物，以及饥饿、酗酒、违反妊娠产后习俗等被认为是引起风的原因。风会引起多种疾病，包括荨麻疹、感冒、麻风病、疲劳、胃痛、风湿、关节炎和轻度发热等。

传统医学在越南医疗体系中扮演着重要角色。1961 年，越南确立了传统医药在医疗领域的作用和地位，并将传统医学写入该国宪法，为传统医药的发展提供了法律保障。根据越南卫生部的数据，越南大约30%的患者接受传统药物治疗，2009 年全国共有 58 家传统医学专科医院。在越南综合医院中，89.5%设有传统医学病房，79.3%的社区医院采用了传统医药治疗手段。2010 年，越南颁布了一项旨在推动越南传统医药现代化并在医疗保健上发挥更大作用的十年行动计划。

三、越南药物资源调查

越南独特的地理位置造就了其丰富的地产药材资源，其位于东南亚的中南半岛东部，大陆地带呈 S 形，地处北回归线以北，高温多雨，属热带季风气候。气候温暖，年平均气温 24℃左右，年平均降雨量丰富，多达1500 ～ 2000mm，非常适合药用植物的生长。

据越南全国资源普查发现，越南有 10650 种植物，其中有草药 4000 多种，传统药用植物 3000 多种，在越南市场上获准销售的 10000 多种医药产品中，2000 多种被列为草药。越南的地产野生药材可利用蕴藏量多达 12 万吨，

136 种地产药材可以通过人工种植，36 种国外引种的药材主要来自中国，如巴戟天、白芷、桔梗、当归等。Do Tat Loi 撰写的《越南植物和药材》（Những cây thuốc và vị thuốc Việt Nam）于 1962 年首次出版，记载有 700 药材。Le Tran Duc 撰写的《越南药用植物种植、收获、加工和治疗主要疾病》（Cây thuốc Việt Nam trồng hái chế biến trị bệnh ban đầu）于 1997 年出版，主要介绍 1983～1988 年间新增的 830 多种植物药材、70 多种动物药材和矿物质。Le Dinh Sang 撰写的《植物和草药手册》（Sổ tay cây thuốc và vị thuốc đông y）于 2010 年出版，介绍了 149 种植物药。越南国家药物研究所编著的英文版《越南药用植物选录》，收载 200 种药用植物，详细记载了药用植物的名称（学名、当地名、英文名和法文名）、植物形态、分布、栽培、药用部位、化学成分、药理作用、性味功效、临床用途和复方应用。《越南药典》（Vietnamese Pharmacopeia）由越南卫生部组织编写和颁布，在越南具有法律效力，其中就包括草药及其制剂。《越南药典》初版于 1984 年完成，收录植物药 244 种；2009 年版收载了 314 个草药和制剂标准（包括进口品种）。

四、越南传统药物人工种植

越南先民从公元前 1110 年认识到槟榔、蒌叶有预防疟疾的作用，榕根、五倍子可治疗牙病，逐步开始驯化和培育中药材。1261 年越南陈朝太医院到安子山、东潮、范五老、海兴省等地种药。近代以来，由于人们对健康问题和回归自然的重视，中药的需求量越来越大，在越南本土开展中药材的本土化种植很有必要，党参、丹参、三七、黄芪等药材被引种到越南，文献报道有 136 种药材可以进行人工种植。越南每年需要药材大约 6 万吨，只有 2.8 万吨自给，其余的都需要进口，主要来源于中国。越南在人工种植方面有很多优势，其药用植物资源丰富，气候温暖湿润，适合中药生产，且劳动力成本较低，政府支持中药种植产业的发展。这需要药用植物学、土壤环境学、基因工程学、临床药理学紧密合作，确定优势品种、濒危稀缺中药材，在特定区域进行种植，缓解自然生态压力，满足临床用药需求。

五、越南传统药物交流和贸易

从汉代起，我国与越南之间就有交往和商业往来，主要自欢州（今越南安省南部）渡湄公河，或经"马援故道"来往通商。此时已有与越南传统药物的交流和贸易。从东汉马援战胜交趾后带了一车薏苡仁回国时就开启了中越传统药物交流，随后有产自湄公河流域的胡椒、犀角、琥珀、珍珠等药材在永昌（相当于现代的我国云南省西部）交易，故有"永昌出异物"之说。这些往来贸易丰富了我国中医药的应用来源。《后汉书·南蛮西南夷列传》

有"逮王莽辅政，元始二年，日南之南黄支国来献犀牛"的记载，此处日南指越南，其所献的犀牛是中药犀角的重要来源。西晋时，曾任广州刺史的稽含，根据见闻写成《南方草木状》，记载了从扶南（今柬埔寨全部国土及老挝南部、越南南部和泰国东南部一带）来的山花、药酱、益智子等植物药材品种。唐宋时期，由越南传入我国的药物种类更加繁多，从此以后，沉香、郁金、苏合香、白花藤、苏方木、犀角、象牙、白豆蔻、槟榔、檀香、珍珠、龙脑等越南特产药材陆续出现在中原地区。据唐代苏敬《新修本草》和陈藏器《本草拾遗》记载，当时产于东南亚或南亚的药物有庵摩勒、毗梨勒、菌桂、厚朴、扁青、苏方木、槟榔、药酱、犀角、莎草根、沉香、诃梨勒等数十种。其中越南产的苏方木为大宗商品，在唐朝销售广泛。直到现在，越南已成为中国在海外第一大中药消费和集散市场，越南产的南药每年出口大约为 1 万吨，其巴戟天、槟榔、石斛、何首乌、丁香、胖大海、肉豆蔻、重楼、胡椒、鸡血藤、决明子、青蒿等主要销往中国市场。

六、越南传统药物制剂

越南传统药物研究发展迅速，许多制药公司通过技术革新，开发出许多新的药品。Trapaco 公司成立于 1972 年，是越南十大著名制药公司，其采用先进生产技术生产越南传统中药，如 Amphlop 主要用于胃十二指肠炎、溃疡的治疗；六味地黄丸用于肾衰、体瘦、头晕耳鸣、膝背虚弱、骨弱、遗精、盗汗、干渴者；姜茶治疗感冒引起的腹痛、腹胀、消化不良或呕吐、感冒腹泻、四肢冰凉、脉细、咳嗽。南河公司生产的止咳水有麻黄、薄荷、百部、茯苓等越南当地药材，专门治疗咳嗽、感冒、伤风、干咳、支气管炎，在越南很受欢迎。亚奥公司生产的娥妇康（Nga Phu Khang）主治卵巢囊肿、子宫肌瘤、宫颈癌、月经失调、前列腺等，有助于调节血气，增强身体免疫力。

七、越南传统药物类杂志

越南传统药物类杂志中卫生部下属的有《实用医学杂志》《社区医学杂志》。《实用医学杂志》（Tạp chí y học thực hành, Journal of Practical Medicine）于 1956 年创刊，至今已有 60 多年发展历程，杂志社注重发表文章的质量和规范化，按照国际标准制定文章结构、表述（表格、图像、字体大小）的标准，还出版越南语 – 英语双语专刊，在国际上介绍越南传统医药的最新研究进展。《社区医学杂志》（Y học cộng đồng, Juornal of Community Medicine）主要介绍农村地区的南药的功效，该杂志于 2013 年创刊，是采用双盲同行评审的开源性期刊，收载原创文章、综述、案例和短通讯文章，主要刊登越南文的文章，也收载英文研究文章，每年 6 期。

《越南传统医学杂志》（Tạp chí y dược cổ truyền Việt Nam, Journal of Traditional Vietnammese Medicine and Pharmacy）由越南传统医学和药学学院主办，主要刊登有关越南党和国家对越南传统医学政策、传统医学或传统医学与现代医学相结合的研究、传统医学理论研究等方面文章，每 3 个月一期。

《医学研究杂志》（Tạp chí nghiên cứu khoa học đại học y Hà Nội, Journal of Medical Research）是河内医科大学的科学期刊，每年以越南语和英语出版 12 期，该杂志关注基础医学、临床医学、预防医学、公共卫生和社会学领域的研究工作、评论。

《胡志明医学院杂志》（TẠP CHÍ Y HỌC THÀNH PHỐ HỒ CHÍ MINH.）由胡志明医学院于 1996 年创刊，是主要关注与越南相关疾病、医学科学进展等专栏性期刊，特别关注预防工作的研究，旨在提升医务人员的专业知识、职业生涯，贡献医疗信息，2～3 个月出版一期。

《医药杂志》（Tạp chí Y Dược học，Journal of Medicine and Pharmacy）由顺化医药大学主办，2010 年创刊，越南文版 6 次 / 年，英文版 2 次 / 年，主要为中西部和全国的医务人员提供医学领域的最新科学研究成果与进展。

越南的中央中医院和中央针灸医院也出版自己的传统医学杂志，有些省级传统医学杂志，每 3 个月一期。

八、越南部分常见药物研究

越南人参 *Panax vietnamensis* Ha et Grushv. 自 1978 年被发现以来，极具商业价值，每千克售价高达 1000～3000 美元。化学成分研究证明其至少含有 52 个皂苷类成分，如人参皂苷 Rb_1、人参皂苷 Rd、人参皂苷 Rg_1 等，其中 majonoside R_2 的含量超过 5%。越南人参具有抗炎、抗肿瘤、保肝、抗抑郁、保护肾功能的作用。Majonoside-R_2 通过阻止线粒体膜电位和心磷脂含量的丧失来保护 H9C2 细胞免受缺氧\复氧损伤。

麦冬 *Ophiopogon japonicus*（L.f）Ker-Gawl. 在东南亚和中国广泛分布，在越南被广泛用于治疗咳嗽、发热、炎症和呼吸系统疾病，含有甾体皂苷、异黄酮类、多糖、苯酚酸类、倍半萜烯，具有抗炎、抗肿瘤、抗氧化等作用。Nguyen 等从麦冬中分离出一个甾体皂苷（25R）–ruscogenin 1-O–（4-O-sulfo）–β–D–fucopyranoside，两个黄酮类成分，分别是 3,4′–dimethoxy–3′,5,5′,7–tetrahydroxy–8–methylflavone 和 3,4′–dimethoxy–3′,5,5′,7–tetrahydroxyflavone，发现越南麦冬的高异黄酮对人肺癌细胞系显示出强烈的细胞毒性。

八角 *Illicium verum* Hook.f 生长在越南北部，常被用来作为食物的香料，如 Pho Bo 汤，其八角精油常被添加到饼干和曲奇中，有其独特的风味。八角精油在临床上也被用于治疗风湿病、失眠、胃痛和肿瘤。Nam 等采用微波辅助索氏提取八角中挥发油，最大可达 8.3%，并对其进行气质联用分析出 24 个挥发油化学成分，主要为茴香脑、大茴香醛、β–石竹烯等，其中茴香脑相对含量为 92%。

肉桂 *Cinnamomum cassia* Presl 在越南是一种比较常见的香料树，常作为香料和食品调味剂。药理研究表明肉桂具有抗糖尿病、抗高脂血症、止痛、抗菌作用。Le 等对肉桂进行水蒸馏提取和微波辅助水蒸馏提取方法比较，微波辅助水蒸馏提取率为 2.3%，主要化学成分为芳香化合物，桂皮醛相对含量为 99.8%。Thi Vu 从肉桂分离出的卡伍尔链霉菌 YBQ59 的代谢产物单亚油酸甘油酯、巴佛洛霉素 D 和 3'–羟基大豆苷元对 A549 细胞有强效应。

黄连 *Coptidis rhizoma* 在越南常被用于细菌腹泻、急性结膜炎、糖尿病的治疗。有研究表明黄连也被用于糖尿病并发症的治疗。Le 等采用分子对接技术和药效分析研究黄连的 6 个异喹啉化合物对神经氨酸苷酶的作用，结果表明巴马汀、小檗碱、药根碱、表小檗碱、非洲防己碱、黄连碱与 6 个神经氨酸苷酶（PDB：3B7E、4B7R、4GZQ、4GZT、2HTY 和 3CKZ）都有较好的亲和性，可为抗流感 A 的候选药物。

九、展望

越南传统药物研究的投入和参与的广度不足，每年的中医药研究项目涉及药材的基源鉴定、药效评价、古方的临床运用等，政府财政经费的投入略显不足，需引入社会资本和开展国际间的合作。构建越南传统药物的国际标准体系，使国内标准向国际标准转化，使越南南药融入国际合作发展体系中；加强越南南药文化的国际传播，借助互联网等新兴媒体打造具有较强影响力和专业化的医药传播平台。越南和中国在地理位置相连，有共同的中医药文化渊源，经贸活动日益繁荣，应该加大和中国的中医药交流，扩大越南南药的影响。

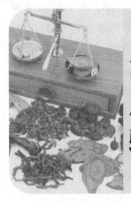

第三章
广东地产清热解毒药的实验研究及思路探讨

广东地产药材中应用最广泛的是清热解毒药，这主要是因为广东地处亚热带地区，气候炎热，各种热性疾病较多，所以，岭南医学中常用到广东地产清热解毒药物，梅全喜教授领导的团队开展了大量的清热解毒药的药效学研究工作，取得显著成绩。

第一节　12 种广东地产清热解毒药的实验研究

广东土牛膝、山芝麻、蛇鳞草、三丫苦、水杨梅、金银盘、青天葵、火炭母、岗梅根、救必应、蛇泡簕、三角草 12 种药材属于广东地产药材中的清热解毒药，大多味苦，性寒、凉，具有清热解毒的功效和显著的镇痛作用。梅全喜教授团队考察了这 12 种药物的抗炎等作用。

一、12 种广东地产清热解毒药的抗炎作用

1.试药　广东土牛膝为菊科植物华泽兰 *Eupatorium chinense* L. 的干燥根，三角草为百合科植物三角草 *Chlorophytum* laxum R.Br. 的干燥全草，三丫苦为芸香科植物三叉苦 *Melicope pteleifolia*（Champ ex Benth.）T.G.Hartley 的干燥茎及带叶嫩枝，火炭母为蓼科植物火炭母 *Polygonum chinense* L. 的干燥全草，岗梅根为冬青科植物梅叶冬青 *Ilex asprella*（Hook. Et Arn.）cham. ex Benth. 的干燥根，救必应为冬青科铁冬青 *Ilex rotunda* Thunb. 的干燥树皮，山

芝麻为梧桐科植物山芝麻 *Helicteres angustifolia* L. 的干燥根，金盏银盘为菊科植物金盏银盘 *Bidens biternata*（Lour.）Merr.et Sherff. 的干燥全草，水杨梅为茜草科植物细叶水团花 *Adina rubella* Hance 的干燥根，青天葵为兰科植物毛唇芋兰 *Emilia plicata*（Andr.）Schott 的干燥全草，蛇泡簕为蔷薇科植物茅莓 *Rubus parvifolius* Linn. 的干燥根，蛇鳞草为蕨类金星蕨科植物三羽新月蕨 *Abacopteris triphylla*（Sw.）Ching 的全草，均由广东广弘药材有限公司提供，均经广州中医药大学附属中山市中医院曾聪彦主任中药师鉴定。吲哚美辛肠溶片（消炎痛，上海辛帕斯制药有限公司，批号为 090301）；冰醋酸（分析纯，汕头市西陇化工厂有限公司，批号为 090606-7）；伊文思蓝（西德 serva 进口分装，批号为 871225）；二甲苯（分析纯，广州化学试剂厂，批号为 970302）。

2. 实验动物及实验环境 SPF 级昆明小鼠，体重（20±2）g，广东省医学实验动物中心提供，动物生产许可证号为 SCXK（粤）20080002；实验环境为中山市中医院 SPF 级动物实验室，环境温度（20±2）℃，相对湿度 60%～70%。

3. 主要仪器 YLS-Q4 型耳脚打孔器（山东省医学科学院设备站）；WKYV 型微量可调移液器（上海求精生化试剂仪器有限公司）；BS2248 型电子天平（北京赛多利斯仪器系统有限公司）；UV754 型紫外可见分光光度计（上海第三分析仪器厂）；800 型离心机（上海手术器械厂）

4. 药液制备 取生药 1.0kg，用 8 倍量水浸泡 2h，煎 2 次，每次 2h，合并煎液，静置过滤，浓缩至 1000mL（1mL 相当于生药 1.0g），加适量防腐剂，保存于冰箱中，临用前配成所需浓度。

5. 二甲苯致小鼠耳郭肿胀试验 选昆明种雄性小鼠 140 只，随机分为生理盐水（空白对照）组、12 种药物组和消炎痛（阳性对照）组，每组 10 只。12 种药物组分别给药 16g/kg（含生药量），空白对照组给予等体积的生理盐水，阳性对照组给予消炎痛 20mg/kg。各组均灌胃给药，12 种药物组和生理盐水组 1 次 / 天，连续 7 天，消炎痛组当日给药。末次给药后 1h 用微量可调移液器精确吸取 100% 甲苯 40μL，涂于各组小鼠右耳正反两面，每面 20μL，左耳作空白对照，致炎 45min 后颈脱处死小鼠。沿耳郭基线剪下两耳，用 8mm 直径打孔器分别在同一位置打下圆片，用电子天平称重，计算小鼠耳郭的肿胀度和肿胀制率。

$$肿胀度 = 右耳片重 - 左耳片重$$

$$肿胀抑制率 = （空白组肿胀度 - 药物组肿胀度）/ 空白组肿胀度 \times 100\%$$

取下小鼠耳片后，剖取小鼠的脾脏及胸腺，用滤纸吸去表面的残血液，称取质量，分别计算脾脏和胸腺的质量比，计算脏器指数（每 10g 体重的毫克数）。

6.醋酸致小鼠腹腔毛细血管通透性增高试验 选昆明种雄性小鼠140只，分组及给药方法同上。末次给药后1小时，鼠尾静脉注射0.5%伊文思蓝生理盐水溶液每10g体重0.1mL，随即腹腔注射0.6%冰醋酸生理盐水溶液每10g体重0.1mL，20min后脱颈椎处死，剪开腹部皮肤肌肉，用生理盐水冲洗并定容至10mL，以3000r/min转速离心处理15min，取上清液，于590nm波长处比色测定吸光度（生理盐水洗）。计算给药组与空白对照组的差异显著性。

抑制率=（空白对照组吸光度−药物组吸光度）/空白对照组吸光度×100%。

7.统计学处理 采用SPSS13.0 for Windows软件，数据用$\bar{x} \pm s$表示，采用单因素方差分析，进行Dunnet–t检验。

结果见表3–1和表3–2。结果表明，在此给药剂量下，与生理盐水组比较，山芝麻、水杨梅、广东土牛膝、蛇鳞草、金盏银盘均能显著抑制二甲苯所致的小鼠耳郭肿胀（$P<0.05$），青天葵、火炭母、岗梅根、三角草、蛇鳞草作用最显著（$P<0.01$）。这12种药物对胸腺和脾脏没有显著的影响。在此给药剂量下，与生理盐水组比较，山芝麻、水杨梅、青天葵、火炭母、岗梅根、三角草、三丫苦、救必应、蛇泡簕对醋酸所致小鼠腹腔毛细血管通透性增高均有显著的抑制作用（$P<0.05$）。

表3–1 二甲苯致小鼠耳郭肿胀试验结果（$\bar{x} \pm s$）

组别	剂量（g/kg）	动物数	肿胀度（mg）	肿胀抑制率（%）	脏器指数	
					胸腺指数	脾脏指数
生理盐水组	—	9	13.9±3.1##	—	21.86±5.80##	20.93±2.39
广东土牛膝组	16	9	9.1±3.2*	34.40	18.43±5.26	21.12±3.07
山芝麻组	16	10	9.8±3.0*	29.68	19.60±8.37	21.89±6.89
蛇鳞草组	16	9	9.0±2.2*	35.43	22.76±7.84	19.89±3.81
三丫苦组	16	9	10.1±5.9	27.05	21.69±5.59	20.08±2.98
水杨梅组	16	9	9.4±3.5*	32.80	19.17±4.98	22.27±6.46
金盏银盘组	16	9	9.3±5.0*	33.28	18.07±4.67	22.80±4.23
青天葵组	16	9	5.8±4.0**	58.02	22.75±8.21	20.65±2.35
火炭母组	16	9	7.1±3.9**	49.32	19.17±7.90	21.96±4.57
岗梅根组	16	9	8.3±4.2**	40.14	23.06±6.51	21.42±4.34
救必应组	16	9	10.3±3.3	25.78	19.27±2.70	19.76±4.29

组别	剂量（g/kg）	动物数	肿胀度（mg）	肿胀抑制率（%）	脏器指数	
					胸腺指数	脾脏指数
蛇泡簕组	16	10	12.2±7.1*	12.59	16.16±8.08#	22.00±6.88
三角草组	16	9	8.7±4.0**	37.27	22.59±8.87	18.34±2.27
消炎痛组	0.020	9	7.0±2.3**	47.88	21.86±5.80	20.00±2.76

注：与生理盐水组比较，*$P<0.05$，**$P<0.01$；与消炎痛组比较，#$P<0.05$，##$P<0.01$（下表同）。

表3-2　醋酸致小鼠腹腔毛细血管通透性增高试验结果（$\bar{x}\pm s$）

组别	剂量（g/kg）	动物数	吸光度（OD）	抑制率（%）
生理盐水组	—	10	0.31±0.18##	—
广东土牛膝组	16	10	0.26±0.13	16.72
山芝麻组	16	10	0.17±0.03*	44.05
蛇鳞草组	16	9	0.21±0.14	31.19
三丫苦组	16	10	0.19±0.09*	37.62
水杨梅组	16	10	0.20±0.12*	35.69
金盏银盘组	16	10	0.24±0.15	23.15
青天葵组	16	9	0.18±0.06*	43.09
火炭母组	16	10	0.19±0.13*	39.55
岗梅根组	16	10	0.19±0.10*	37.62
救必应组	16	10	0.19±0.12*	37.62
蛇泡簕组	16	10	0.20±0.12*	35.37
三角草组	16	8	0.20±0.13*	36.33
消炎痛组	0.020	10	0.169±0.111**	45.66

　　广东地产药材中的清热解毒药临床上用于治疗各种热毒症，相当于西医学多种化脓感染性疾病（如腮腺炎、扁桃体炎、咽喉炎等）。如以广东土牛膝为主药的跌打镇痛液有显著的抗炎作用，对急性上呼吸道感染、急慢性咽炎等疗效确切。由蛇鳞草、山芝麻、三角草等组成的蛇黄散，外敷可治疗毒蛇咬伤、疮疡或蚊虫叮咬引起的红肿疼痛。

　　大多数清热解毒药具有抗急性炎症作用。小鼠耳郭肿胀法间接反映了药物是否具有抗变质性炎症的作用，腹腔通透性法则反映了药物是否具有抗渗出性炎症（浆液性炎）的作用。本研究结果显示，山芝麻、水杨梅、青天葵、火炭母、岗梅根、三角草不仅对二甲苯所致小鼠耳郭肿胀有显著的抑制作用，还对醋酸所致小鼠腹腔毛细血管通透性增高有显著的抑制作用。广东土牛膝、蛇鳞草、金盏银盘对二甲苯所致的小鼠耳郭肿胀有显著的抑制作用，三丫苦、救必应、蛇泡簕对醋酸所致小鼠毛细血管通性增高有显著的抑制作用。这12种广东地产药材对胸腺和脾脏等免疫器官质量变化的影响没有统计学意义。山芝麻、水杨梅、广东土牛膝、蛇鳞草、金盏银盘、青天葵、火炭母、岗梅根、三角草对变质性炎症有抗炎作用，山芝麻、水杨梅、青天葵、火炭母、岗梅根、三角草、三丫苦、救必应、蛇泡簕对渗出性炎症（浆液性炎）有抗炎作用。这12种广东地产清热解毒药的抗炎机制及其量效关系还有待进一步研究。

二、12种广东地产清热解毒药的镇痛作用

1. 药物与试剂 12种药材均经过广州中医药大学附属中山市中医院曾聪彦主任中药师鉴定，其来源分别为:广东土牛膝为菊科植物华泽兰 *Eupatorium chinense* L. 的干燥根，三角草为百合科植物三角草 *Chlorophytum laxum* R.Br. 的干燥全草，三丫苦为芸香科植物三叉苦 *Melicope pteleifolia*（Champ ex Benth.）T.G.Hartley 的干燥茎及带叶嫩枝，火炭母为蓼科植物火炭母 *Polygonum chinense* L. 的干燥全草，岗梅根为冬青科植物梅叶冬青 *Ilex asprella*（Hook. Et Arn.）cham. ex Benth. 的干燥根，救必应为冬青科铁冬青 *Ilex rotunda* Thunb. 的干燥树皮，山芝麻为梧桐科植物山芝麻 *Helicteres angustifolia* L. 的干燥根，金盏银盘为菊科植物金盏银盘 *Bidens biternata*（Lour.）Merr. et Sherff. 的干燥全草，水杨梅为茜草科植物细叶水团花 *Adina rubella* Hance 的干燥根，青天葵为兰科植物毛唇芋兰 *Emilia plicata*（Andr.）Schott 的干燥全草，蛇泡簕为蔷薇科植物茅莓 *Rubus parvifolius* Linn. 的干燥根，蛇鳞草为蕨类金星蕨科植物三羽新月蕨 *Abacopteris triphylla*（Sw.）Ching 的全草，均产于广东，由广东广弘药材有限公司提供。吲哚美辛肠溶片（消炎痛，广东华南药业集团有限公司，批号080101）；冰醋酸（分析纯，汕头市西陇化工厂有限公司，批号：090606-7）。

2. 供试药液的制备 取生药1.0kg，加8倍量水浸泡生药2h后煎煮2次，时间分别为2h，合并煎液后，静置过滤，浓缩至1000mL（1mL相当于生药10g），加适量防腐剂，保存于冰箱中，临用前配成所需浓度。

3. 实验动物 SPF级昆明种小鼠，体重（20±2）g，广州中医药大学实验动物中心提供［动物合格证号:SCXK（粤）2008-0020，粤监证字2008A002］。实验环境为中山市中医院SPF级动物实验室，环境温度

（20±2）℃，相对湿度65%，动物购进后观察1周。

4. 主要仪器 恒温水浴箱（上海衡平仪器仪表厂）；天福牌电子秒表（深圳市惠波工贸有限公司）；BS224S电子天平（北京赛多利斯仪器系统有限公司）；RE-5299旋转蒸发仪（巩义市英峪高科仪器厂）。

5. 统计学处理方法 采用SPSS13.0 for Windows软件处理。数据用 $\bar{x} \pm s$ 表示，采用单因素方差分析，进行Dunnet-t检验。

6. 对热板致痛的镇痛作用 水温（55.0±0.5）℃，记录小鼠从放入金属盆至出现舔后足反应所需时间，<5s或者>30s或跳跃者弃之不用。取筛选合格的雌性小鼠168只，间隔5min再重新测定痛阈值1次，将2次痛阈值的平均值作为该鼠给药前痛阈值。将小鼠随机分为14组，每组12只。12个药物组分别给药16g/kg，生理盐水组给予等体积的生理盐水，阳性组给予消炎痛13mg/kg。各组均灌胃给药，12个药物组和生理盐水组每天一次，连续7d，消炎痛组当日给药。于末次给药后30、60、90、120、150min分别测定痛阈值。若在热板上60s仍无反应的立即取出，其痛阈值按60s计算。结果见表3-3。

表3-3 12种广东地产清热解毒药物水提液对热板法致痛小鼠的镇痛作用（$\bar{x} \pm s$, $n=10$）

组别	剂量（g/kg）	基础痛阈值（s）	给药后痛阈值				
			30min	60min	90min	120min	150min
空白组	—	16.88±3.17	11.73±5.22	5.03±6.11	11.10±3.23	12.88±4.09	11.92±5.46
广东土牛膝	16	16.68±5.33	17.83±6.62	18.66±12.45	16.99±8.30	16.05±9.35	19.40±15.15
山芝麻	16	16.94±4.20	16.79±5.24	15.90±6.99	25.39±15.07**	25.39±19.65*	19.45±8.35
蛇鳞草	16	15.03±4.04	15.41±5.16	13.51±6.54	15.80±4.82	16.98±7.77	19.42±8.61
三丫苦	16	15.85±4.48	14.46±4.96	15.58±6.15	14.61±5.50	20.60±8.80	18.92±9.33
水杨梅	16	14.28±4.28	13.12±2.12	11.80±2.89	14.06±10.40	12.64±3.93	16.81±9.72
金盏银盘	16	16.60±5.10	13.67±5.82	16.38±6.57	15.24±7.89	17.80±5.35	23.58±16.92*
青天葵	16	14.80±4.64	17.86±7.36*	18.65±10.67	25.84±18.62**	17.61±17.38	17.57±15.96

续表

组别	剂量 (g/kg)	基础痛阈值 (s)	给药后痛阈值				
			30min	60min	90min	120min	150min
火炭母	16	18.48± 4.81	19.08± 11.74	18.23± 4.51	18.71± 5.77	22.18± 13.55	23.40± 7.72*
岗梅根	16	15.72± 3.12	14.05± 4.20	14.13± 4.57	21.18± 10.73*	18.93± 11.88	20.15± 12.76
救必应	16	15.95± 4.65	18.05± 7.07*	14.52± 5.59	17.10± 3.89	15.93± 5.43	20.59± 8.81
蛇泡簕	16	15.88± 4.42	12.76± 5.04	12.50± 2.42	14.97± 5.44	14.88± 4.52	19.42± 11.42
三角草	16	14.57± 3.74	19.63± 10.39**	25.50± 13.89**	24.73± 14.66**	21.74± 14.89*	22.93± 14.45**
消炎痛组	0.013	15.49± 4.40	12.02± 4.04	17.95± 8.32	15.94± 5.50	22.31± 14.87*	21.60± 10.98*

注：与生理盐水比较，*$P<0.05$，**$P<0.01$。

实验结果表明，在此剂量下与空白组比较，用药0.5h后，青天葵和救必应（$P<0.05$）、三角草（$P<0.01$）的镇痛作用有统计学意义；用药后1h三角草（$P<0.01$）的镇痛作用有统计学意义；用药1.5h后，岗梅根（$P<0.05$）与救必应、青天葵、三角草（3个药$P<0.01$）的镇痛作用有统计学意义；用药2h后，山芝麻、三角草（$P<0.05$）的镇痛作用有统计学意义；用药2.5h后，金盏银盘和火炭母（$P<0.05$）、三角草（$P<0.01$）的镇痛作用有统计学意义。由上述5个时段结果可以得知，三角草给药后30min起效表现出快速而持久的作用。

7. 对醋酸致痛小鼠的镇痛作用 选用昆明种小鼠168只，雌雄各半。随机分为空白对照组、12个药物组、消炎痛组，每组12只。12个药物组分别给药16g/kg，生理盐水组给予等体积的生理盐水，阳性组给予消炎痛20mg/kg。各组均灌胃给药，12个药物组和生理盐水组每日一次，连续7d，消炎痛组当日给药。末次给药1.5h后每只小鼠腹腔注射0.6%冰醋酸0.1mL/10g，记录注射后小鼠出现第1次扭体反应的时间及20min内出现扭体的次数，整个实验室温控制于（20±1）℃。并计算抑制率:抑制率（％）=（对照组平均扭体次数－给药组平均扭体次数）/对照组平均扭体次数×100%。结果见表3-4。

表 3–4　12 种广东地产清热解毒药物水提液对醋酸致痛小鼠的镇痛作用

$(\bar{x} \pm s, \ n=10)$

组别	剂量（g/kg）	动物数（只）	扭体潜伏期（min）	扭体次数（次/20min）	抑制率（%）
空白组	—	12	4.40±1.27	49.9±24.5	—
广东土牛膝	16	11	5.02±2.06	43.3±20.2	13.30
山芝麻	16	12	4.26±1.22	29.8±14.8**	40.24
蛇鳞草	16	12	6.00±3.33	32.6±20.0*	34.74
三丫苦	16	11	4.50±1.46	28.5±7.8**	42.83
水杨梅	16	10	3.90±1.06	36.5±20.5	26.88
金盏银盘	16	12	4.60±1.42	38.8±15.1	22.22
青天葵	16	10	5.23±1.45	33.3±14.0*	33.29
火炭母	16	11	6.71±4.89	32.8±17.0	34.27
岗梅根	16	12	4.89±0.93	33.7±16.1*	32.55
救必应	16	10	7.71±5.30	13.8±10.6**	72.36
蛇泡簕	16	12	5.31±2.68	38.3±19.5	23.22
三角草	16	10	5.29±2.20	31.0±19.1*	37.90
消炎痛组	0.020	10	9.40±6.28**	7.5±7.5**	84.98

实验结果表明，在此剂量下与空白对照组比较，蛇鳞草、青天葵、火炭母、岗梅根、三角草均能显著降低醋酸所致小鼠扭体反应次数（$P<0.05$）；山芝麻、三丫苦、救必应作用最为显著（$P<0.01$），救必应能显著延长醋酸所致小鼠扭体反应的潜伏时间。

广东地产药材中的清热解毒药临床上常用于治疗各种热毒症，如温热病、痈疮、丹毒、瘰疬、咽喉肿痛及毒痢等。清热解毒药临床上也用于一些与疼痛有关的病症，如三角草常用于治疗跌打肿痛；三丫苦常用于治疗咽喉肿痛、风湿痹痛、湿火骨痛、胃脘痛、跌打肿痛；火炭母、山芝麻、岗梅根常用于治疗咽喉肿痛；救必应用于脘腹胀痛等。但目前对广东地产清热解毒药的药效学研究开展不多，为此，我们选择 12 种具有清热解毒作用的广东地产药材，对其开展了镇痛方面的药效学比较研究，验证了其在临床应用方面的镇痛作用。

热刺激模型（热板法）和化学刺激模型（醋酸扭体法）在本研究中被用于确定广东地产清热解毒药镇痛作用的类型，热板法间接反映了药物的镇痛作用是否具有一定的中枢抑制作用，扭体法反映了外周性作用的致痛程度。三角草、岗梅根、救必应、山芝麻、青天葵、火炭母6种药物不仅对小鼠舔足产生明显影响，还对化学刺激引起的疼痛效果明显；金盏银盘对热刺激引起的小鼠舔足作用明显；三丫苦、蛇鳞草对化学刺激引起的疼痛效果显著；在扭体反应实验中，救必应能显著延长醋酸所致小鼠扭体反应的潜伏时间。广东土牛膝、水杨梅、蛇泡簕3种药物虽然能延长小鼠舔足时间，减少醋酸所致小鼠扭体反应次数，但是对这两种刺激的效果均无统计学意义。实验结果表明，三角草、三丫苦、岗梅根、救必应、山芝麻、青天葵、蛇鳞草、火炭母对外周性疼痛有镇痛作用；三角草、青天葵、救必应、岗梅根、山芝麻、金盏银盘、火炭母对中枢性疼痛有镇痛作用，其中三角草起效快、持续久的镇痛作用尤为突出，曾以三角草为主药研制出跌打镇痛液并进行了药效学研究，发现其对外周疼痛和中枢疼痛也表现出显著的镇痛作用。

三、12种广东地产清热解毒药对 EB 病毒的抑制作用

国内外研究证明 Epstein-Barr 病毒（EBV）与鼻咽癌有密切关系。鼻咽癌患者体内出现高滴度 EBV 特异性抗体，特别是抗体滴度随病情发展而升高。故抑制 EBV 在细胞内复制，使 EBV 抗体阳性者转阴，有可能阻断鼻咽癌的癌变过程，从而达到预防控制鼻咽癌的目的。广东土牛膝、三角草、三丫苦、火炭母、岗梅根、救必应、山芝麻、金盏银盘、水杨梅、青天葵、蛇泡筋、蛇鳞草12种广东地产清热解毒药，大多性寒凉，味苦，具有清热泻火、凉血解毒作用和广泛的药理作用。梅全喜教授团队对这12种中药抑制 EB 病毒的作用进行了体外实验研究，现将结果报告如下。

1.细胞株 B_{95-8} 细胞株（由中山大学肿瘤研究所提供）。

2.药物 12种药材均经过广州中医药大学附属中山市中医院曾聪彦主任中药师鉴定，其来源分别为:广东土牛膝为菊科植物华泽兰 *Eupatorium chinense* L. 的干燥根，三角草为百合科植物三角草 *Chlorophytum* laxum R.Br. 的干燥全草，三丫苦为芸香科植物三叉苦 *Melicope pteleifolia*（Champ ex Benth.）T.G.Hartley 的干燥茎及带叶嫩枝，火炭母为蓼科植物火炭母 *Polygonum chinense* L. 的干燥全草，岗梅根为冬青科植物梅叶冬青 *Ilex asprella*（Hook. Et Arn.）cham. ex Benth. 的干燥根，救必应为冬青科铁冬青 *Ilex rotunda* Thunb. 的干燥树皮，山芝麻为梧桐科植物山芝麻 *Helicteres angustifolia* L. 的干燥根，金盏银盘为菊科植物金盏银盘 *Bidens biternata*（Lour.）Merr.et Sherff. 的干燥全草，水杨梅为茜草科植物细叶水团花 *Adina rubella* Hance 的干燥根，青天葵为兰科植物毛唇芋兰 *Emilia plicata*（Andr.）Schott 的干燥全草，蛇泡簕为蔷薇科植物茅莓 *Rubus parvifolius* Linn. 的干燥

根，蛇鳞草为蕨类金星蕨科植物三羽新月蕨 *Abacopteris triphylla*（Sw.）Ching 的全草（均产于广东，由广东广弘药材有限公司提供）。

3. 主要仪器　培养箱 HEPACLASS100（Thermo 公司）；倒置显微镜，OLYMPUSIX70（OLYMPUS 公司）。

4. 药物的提取　各药物取生药 100g，加 8 倍量双蒸水浸泡 1h，煮提 2 次，每次 40min，滤纸过滤，合并滤液，加 95% 乙醇至含醇量达 60%，静置沉淀，滤取上清液，回收乙醇，调整药液浓度为 100%（1mL 含生药 1g），置 4℃冰箱保存，使用时根据需要稀释。

5. 筛选分组　B_{95-8} 细胞用 RPMI-1640 培养液加 10%FBS 培养，试验前检查活细胞在 90% 以上，调细胞浓度 $1×10^6$/mL；细胞换液后分别培养于含 4mmol/L 正丁酸钠和 400μg/L 巴豆油的培养液中，然后移入 24 孔培养板进行培养。实验分组：对照组（不加任何药物），中药低浓度组（终浓度 10mg/L）、中浓度组（终浓度 20mg/L）、高浓度组（终浓度 50mg/L）；37℃培养 48h，收获细胞。

6. 台盼蓝拒染试验细胞分组培养　加入低、中、高浓度中药，37℃培养 48h，收获细胞，进行台盼蓝拒染试验。参照有关方法，显微镜下观察，死细胞染成蓝色，活细胞不着色，观察不同中药浓度对 B_{95-8} 细胞的细胞毒作用。

7. 细胞毒性试验细胞分组培养　加入以下不同浓度中药:10、20、50mg/L，37℃培养 48h，收获细胞，进行台盼蓝拒染试验，观察高浓度中药对 B_{95-8} 细胞在激发培养环境下的细胞毒作用。

8. B_{95-8} 细胞 VCA 检测细胞分组培养　加入低、中、高浓度中药，37℃培养 48h，收获细胞，应用免疫酶法检测 VCA 阳性细胞数，计数 300 个以上细胞，VCA 阳性细胞为深染的褐色细胞，算出 VCA 细胞的阳性率，并计算出相应的抑制率（IR）。

IR（抑制率）=（对照组阳性细胞百分率－药物处理组阳性细胞百分率）/对照组阳性细胞百分率 ×100%

9. 结果

（1）12 种广东地产清热解毒药在不同浓度下对 B_{95-8} 细胞的毒性作用结果如表 3-5 所示，培养 B_{95-8} 细胞在激发培养条件下，加入不同浓度的 12 种中药提取液，使终浓度达到 10、20、50mg/L，设空白对照组，37℃培养 48h，收获细胞，进行台盼蓝染色，结果显示 12 种中药的 3 种浓度对 B_{95-8} 细胞的生长无明显影响，即无细胞毒性作用。

表 3-5　12 种中药对 B_{95-8} 细胞毒性测定（ $n=6$ ）

分组	药物不同浓度下的细胞存活率 /%		
	10mg/L	20mg/L	50mg/L
空白对照组	99	98	98
广东土牛膝	94	94	94
山芝麻	95	98	91
蛇鳞草	99	94	92
三丫苦	98	98	94
水杨梅	96	97	91
金盏银盘	95	93	94
青天葵	96	95	90
火炭母	92	95	94
岗梅根	97	98	98
救必应	99	99	93
蛇泡筋	98	93	95
三角草	96	94	98

注： P 值均 > 0.05。

（2）12 种广东地产清热解毒药在高浓度下对 B_{95-8} 细胞的细胞毒性作用结果如表 3-6 所示。

表 3-6　12 种中药在不同浓度下对 B_{95-8} 细胞的细胞毒作用（ $n=12$ ）

分组	药物不同浓度下的细胞蓝染率 /%		
	10mg/L	20mg/L	50mg/L
空白对照组	0.58±0.67	0.58±0.67	0.58±0.67
广东土牛膝	1.58±1.16*	2.50±178*	41.00±16.11**
山芝麻	13.92±4.29**	19.08±6.57**	72.92±18.61**
蛇鳞草	3.92±3.18**	14.58±4.03**	44.83±12.72**
三丫苦	12.50±3.23**	16.92±4.83**	61.33±11.66**
水杨梅	15.33±4.38**	51.25±6.70**	95.92±3.26**
金盏银盘	1.17±0.83*	19.42±3.85**	96.25±3.079**
青天葵	1.50±1.00**	7.92±2.81**	11.67±3.65**

弗吉尼亚 有

分组	药物不同浓度下的细胞蓝染率 /%		
	10mg/L	20mg/L	50mg/L
火炭母	25.58±8.73**	53.17±9.79**	97.58±2.75**
岗梅根	2.42±1.98**	29.33±10.82**	98.75±1.29**
救必应	18.75±4.18**	37.5±13.67**	98.50±1.51**
蛇泡簕	38.75±9.04**	78.08±12.07**	98.92±1.38**
三角草	41.00±10.07**	46.33±13.63**	98.67±1.44**

注：与空白对照组比较，*$P < 0.05$，**$P < 0.01$。

各组与正常组比较，P 值均小于 0.05，表明各药在 10mg/L 浓度均有杀伤 B_{95-8} 细胞的作用；广东土牛膝、金盏银盘、青天葵、岗梅根作用最微弱；蛇鳞草作用稍强；山芝麻、三丫苦、水杨梅、救必应作用较强；火炭母、蛇泡簕、三角草作用最显著。20mg/L 浓度各组：广东土牛膝作用最弱，蛇泡簕作用最强，其他各药作用强度依次是火炭母、水杨梅、三角草、救必应、岗梅根、金盏银盘、山芝麻、三丫苦、蛇鳞草、青天葵。50mg/L 浓度各组：三角草、蛇泡簕、救必应、岗梅根、火炭母、金盏银盘、水杨梅几乎都是全部蓝染，表明细胞基本死亡；其他各组依次是山芝麻、三丫苦、蛇鳞草、广东土牛膝，青天葵作用相对较弱。各组浓度间：所有各组药不同浓度间，均呈明显的药物剂量依赖性，差异显著。

（3）12 种广东地产清热解毒药在不同浓度下对 B_{95-8} 细胞 VCA 表达的抑制作用　结果如表 3-7 所示。

表 3-7　12 种中药在不同浓度下 B_{95-8} 细胞 VCA 阳性细胞百分率（$n=6$）

分组	药物不同浓度下 VCA 阳性细胞百分率 /%					
	10mg/L		20mg/L		30mg/L	
	阳性率	抑制率	阳性率	抑制率	阳性率	抑制率
空白对照组	34.10±4.10	0	34.10±4.09	0	34.09±4.09	0
广东土牛膝	31.76±2.91	6.86	29.57±4.81*	13.28	26.68±3.68*	21.76
山芝麻	28.54±4.15	16.3	24.58±3.95**	27.92	21.81±6.08**	36.04
蛇鳞草	31.35±4.25	8.06	28.11±5.28	17.57	22.57±6.08*	33.81
三丫苦	29.99±5.55	12.05	25.28±6.44	25.87	21.42±5.55*	37.18
水杨梅	28.56±3.02*	16.25	24.05±5.54**	28.15	23.37±3.92*	31.47

| 分组 | 药物不同浓度下 VCA 阳性细胞百分率 /% | | | | | |
| | 10mg/L | | 20mg/L | | 30mg/L | |
	阳性率	抑制率	阳性率	抑制率	阳性率	抑制率
金盏银盘	33.47±3.99	1.85	25.23±7.63*	26.01	26.28±7.64	22.93
青天葵	32.68±4.42	4.16	24.00±4.86**	29.62	24.61±5.74*	27.83
火炭母	29.56±4.55	13.31	25.48±5.74	25.28	23.03±4.05**	32.46
岗梅根	30.97±1.66	9.18	26.31±5.82	22.84	21.68±5.69*	36.42
救必应	29.34±5.78	13.96	23.63±6.21*	30.70	23.33±3.80**	31.58
蛇泡簕	27.82±5.09	18.42	22.74±4.91**	33.31	20.15±6.21*	40.91
三角草	28.66±6.71	15.95	25.44±7.36	25.40	23.04±3.69*	32.43

注：与空白对照组比较，*$P < 0.05$，**$P < 0.01$。

如表 3-7 所示，低浓度组：VCA 阳性细胞数，除水杨梅与正常组存在差异外，其他各组均无明显差异；在抑制率上，蛇泡簕作用最显著，其他依次为山芝麻、水杨梅、三角草、救必应、火炭母、三丫苦，而金盏银盘抑制率最小。中浓度组：VCA 阳性细胞数，正常组与广东土牛膝、山芝麻、水杨梅、金盏银盘、青天葵、救必应、蛇泡簕各组均有明显差异；在抑制率上，12 种中药均对 B_{95-8} 细胞的 VCA 分泌具有明显的抑制作用，强度依次为蛇泡簕、救必应、青天葵、水杨梅、山芝麻、金盏银盘、三丫苦、三角草、火炭母、岗梅根、蛇鳞草、广东土牛膝。高浓度组：VCA 阳性细胞数，正常组与各药物组均有明显差异；在抑制率上，12 种中药均对 B_{95-8} 细胞的 VCA 分泌具有明显抑制作用，强度依次为蛇泡簕、三丫苦、岗梅根、山芝麻、蛇鳞草、火炭母、三角草、救必应、水杨梅、青天葵、金盏银盘、广东土牛膝。各组浓度间，除金盏银盘、青天葵和救必应中高浓度无剂量依赖关系外，其他各组药不同浓度间，均呈明显的药物剂量依赖关系。

EBV 与鼻咽癌的发生密切相关，EBV 感染后能长期隐伏于人体细胞中，在一定条件下被激活并不断复制，导致细胞逐步转化而癌变。故研究抗 EB 病毒药物，阻止其 VCA 表达，有可能阻断鼻咽癌的癌变过程；寻找出无毒或低毒的抗 EB 病毒的药物是预防和降低鼻咽癌发病率的有效途径。

近年来的研究表明，中医药在抑制 EBV 的抗原表达，干预 EBV 的抗体产生，降解 EBV 的 DNA 增强放疗敏感性，影响 EBV 感染 B 淋巴细胞等方面均显示出一定作用，笔者过去的研究也表明由广东地产药材三角草、蛇鳞草、救必应、山芝麻、金盏银盘、布渣叶等组成的复方对人鼻咽癌 CNE-2 细胞有显著的抑制作用。本文报道用 12 种广东地产清热解毒药在无细胞毒浓度下对激发条件下培养的 B_{95-8} 细胞具有明显的抑制其 VCA 表达的作用，大部分药物呈现出剂量依赖性；相应药物增加药量 1000 倍，12 种中药均对 B_{95-8} 细胞有明显的细胞毒性作用，呈显著的剂量依赖性。特别是蛇泡簕作用最为显著，火炭母、三角草等也有显著作用，若进一步证实其能有效阻止 EBV 转化细胞，将有可能成为阻断 EBV 感染、鼻咽癌及 EBV 相关疾病发生和发展的有效药物。

四、12 种广东地产清热解毒药的抗内毒素作用

1. 药物与试剂 12 种药材均经过广州中医药大学附属中山市中医院曾聪彦主任中药师鉴定，其来源分别为：广东土牛膝为菊科植物华泽兰 *Eupatorium chinense* L. 的干燥根，三角草为百合科植物三角草 *Chlorophytum laxum* R.Br. 的干燥全草，三丫苦为芸香科植物三叉苦 *Melicope pteleifolia*（Champ ex Benth.）T.G.Hartley 的干燥茎及带叶嫩枝，火炭母为蓼科植物火炭母 *Polygonum chinense* L. 的干燥全草，岗梅根为冬青科植物梅叶冬青 *Ilex asprella*（Hook. Et Arn.）cham. ex Benth. 的干燥根，救必应为冬青科铁冬青 *Ilex rotunda* Thunb. 的干燥树皮，山芝麻为梧桐科植物山芝麻 *Helicteres angustifolia* L. 的干燥根，金盏银盘为菊科植物金盏银盘 *Bidens biternata*（Lour.）Merr.et Sherff. 的干燥全草，水杨梅为茜草科植物细叶水团花 *Adina rubella* Hance 的干燥根，青天葵为兰科植物毛唇芋兰 *Emilia plicata*（Andr.）Schott 的干燥全草，蛇泡簕为蔷薇科植物茅莓 *Rubus parvifolius* Linn. 的干燥根，蛇鳞草为蕨类金星蕨科植物三羽新月蕨 *Abacopteris triphylla*（Sw.）Ching 的全草（均产于广东，由广东广弘药材有限公司提供）。脂多糖（LPS，O55B5，L2880-10MG，Sigma 分装，上海西唐生物科技有限公司提供）；地塞米松（天津药业集团新郑股份有限公司，产品批号：091024）。

2. 药物的制备 取生药 1.0kg，加 8 倍量水浸泡生药 2h，煎煮 2 次，时间分别为 2h，合并煎液后，静置过滤，浓缩至 1L（1L 相当于生药 1kg），保存于冰箱中，临用前配成所需浓度。

3. 实验动物 SPF 级昆明小鼠，体重（20±2）g，广东省医学实验动物中心提供，动物生产许可证号为 SCXK（粤）2008-0002。实验环境为中山市中医院 SPF 级动物实验室，环境温度（20±2）℃，相对湿度 60% ~ 70%。

4. 主要仪器 显微镜（Scope. A1，德国；BX51 OLYMPUS，日本）；脱水机（全自动 LEICA ASP300）；切片机（HM340E）；包埋机（Tissue-Tek）。

5. 统计学处理方法 采用 Stata11.1 软件，对数据进行方差分析。

6. 抗内毒素休克死亡作用 取体重 18～22g 的健康小鼠 150 只，雌雄各半，随机分为 15 组，即空白对照组（灌胃等容量生理盐水）、模型组（灌胃等容量生理盐水）、12 个药物组（灌胃给药，灌胃剂量为 16g/kg，浓度为 800g/L，连续 7d）、阳性组（灌地塞米松 0.02g/kg，实验当日）。于末次给药后 1.5h，除空白对照组腹腔注射等容量的生理盐水外，其余各组每只小鼠腹腔注射大肠杆菌 $O_{55}B_5$ 内毒素 60mg/kg，分别于 1、3、12、24、48、72h 观察小鼠的生存状况，及小鼠在注射内毒素后 5h 内的形态变化。注射大肠杆菌 $O_{55}B_5$ 内毒素 3d 后，处死各组存活小鼠，取肝、肺组织，立即放入 10% 福尔马林溶液中固定，制成石蜡切片，HE 染色，在光学显微镜下观察各脏器组织结构变化。

7. 结果

（1）小鼠一般状况改变 空白组一直活动自如。腹腔注射内毒素后 30min 内，所有组别的小鼠活动自如。腹腔注射内毒素后 12h 观察小鼠活动状况，发现有部分小鼠死亡，模型组（内毒素组）存活小鼠出现烦躁不安、耸毛、颤抖、蜷缩、眼睑充血现象，药物组小鼠均出现与模型组相同的症状，阳性组（地塞米松）多数症状较药物组及模型组轻。腹腔注射 3d 后药物组存活小鼠较第 1 天状态有所减轻，三丫苦、水杨梅组小鼠较其他药物组症状轻，阳性组小鼠活动自如。

（2）小鼠的生存状况 各组小鼠的生存状况见表 3-8。

表 3-8 12 种广东地产清热解毒药物抗内毒素作用结果（$n=10$）

组别	死亡数（只）							死亡率（%）
	1h	3h	12h	24h	48h	72h	总计	
模型组	0	0	2	5	1	0	8	80
广东土牛膝	0	0	2	1	2	0	5	50
山芝麻	0	0	2	4	1	1	8	80
蛇鳞草	0	0	2	3	3	0	8	80
三丫苦	0	0	1	1	0	0	2	20*
水杨梅	0	0	0	2	0	0	2	20*
金盏银盘	0	0	0	4	3	0	9	90
青天葵	0	0	1	3	4	0	8	80
火炭母	0	0	0	4	1	0	5	50
岗梅根	0	0	1	4	3	0	8	80

续表

组别	死亡数（只）							死亡率（％）
	1h	3h	12h	24h	48h	72h	总计	
救必应	0	0	1	4	2	0	7	70
蛇泡簕	0	0	0	4	1	0	5	50
三角草	0	0	0	2	1	0	3	30
地塞米松	0	0	0	0	0	0	0	0*
空白对照组	0	0	0	0	0	0	0	0*

注：与模型组（生理盐水组）比较，*P<0.05。

实验结果表明，在此剂量下与模型组比较，三丫苦、水杨梅能显著抑制内毒素致小鼠休克死亡（P<0.05），其死亡率分别为20%、20%；广东土牛膝、山芝麻、蛇鳞草、金盏银盘、青天葵、火炭母、岗梅根、救必应、蛇泡簕、三角草10种药物实验组在此剂量下与模型组比较，对内毒素致小鼠休克死亡无显著抑制作用（P>0.05）。

（3）脏器组织结构变化　对动物死亡率比较低的三丫苦、水杨梅、三角草以及阳性组（地塞米松）、模型组（内毒素组）、空白组的动物肝、肺组织进行切片观察，结果见图3-1、图3-2。

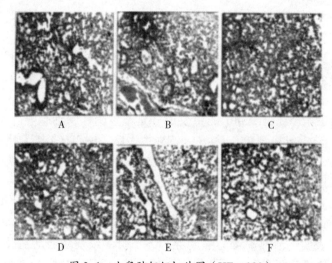

图3-1　小鼠肺组织切片图（HE×100）
A.三丫苦组；B.水杨梅组；C.三角草组；
D.阳性组（地塞米松）；E.模型组（内毒素组）；F.空白组

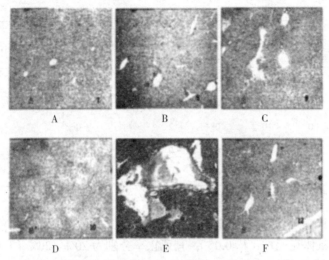

图 3-2　小鼠肝组织切片图（HE×100）
A. 三丫苦组；B. 水杨梅组；C. 三角草组；
D. 阳性组；E. 模型组；F. 空白组

　　肉眼观察模型组及药物组小鼠的肺脏，均可见肺组织有出血点，有瘀血现象。阳性组亦有模型组的上述症状，但程度较轻。空白对照组未见明显的病理变化。

　　图 3-1 为小鼠肺组织切片，可以看到图 3-1 A 三丫苦组小鼠肺组织，相对模型组和空白组病理变化较轻，肺间质轻度增生，血管扩张较轻，瘀血少。图 3-2 为小鼠肝组织切片，可以看到图 3-2 B 水杨梅组小鼠肝组织，相对模型组和空白组病理变化较轻，肝细胞局部轻度混浊。三角草组相对模型组病理变化不明显。

　　细菌内毒素（endotoxin）的主要成分是革兰阴性菌细胞壁外膜中的脂多糖（lipoply saccharide，LPS），由 O- 特异性多糖、核心寡聚糖及类脂 A 构成，其中类脂 A 是内毒素结构中最保守的部分，也是内毒素的"毒力中心"，在内毒素的生物活性中起关键作用。大剂量的内毒素可因导致循环衰竭而致实验动物死亡，休克死亡常作为检测内毒素强弱的重要指标。体内试验观察药物对内毒素所致休克死亡的影响，是检测抗内毒素作用最终效果的可靠方法。近年来研究表明，清热解毒力强的穿心莲、苦参以及功专活血化瘀的川芎、丹参组成兼具清热解毒和活血化瘀双重功效的中药复方对 LPS 诱导的大鼠急性肺损伤具有干预作用。笔者对 12 种广东地产清热解毒药进行抗内毒素试验研究表明，三丫苦、水杨梅在剂量为 16g/kg、浓度为 800g/L 灌胃给药，能显著抑制内毒素致小鼠休克死亡（$P<0.05$），降低腹腔注射内毒素致小鼠休克死

亡率；组织学观察显示三丫苦、水杨梅可使动物肺、肝的病理变化明显减轻。本研究发现山芝麻、蛇鳞草、青天葵、岗梅根、金盏银盘在此剂量及浓度下，并不能提高抗内毒素小鼠的生存率。

第二节　广东地产清热解毒药归类分析及研究中应注意的问题

为了深入探讨广东地产清热解毒药的来源、性味、归经及功效特点，我们对《广东省中药材标准》《广东中药志》《广东中药》《广东中草药》《岭南采药录》《南方草木状》《生草药性备要》《本草求原》《岭南道地药材研究》《广州常用草药增订本》等多种记载广东及岭南地区中药的书籍收载的属于101个科、241种地产清热解毒药（其中药用植物药234种，隶属95科；药用动物药6种；化石类药物1种）进行归纳、总结、分析，并对研究中应注意的问题提出探讨，为广东地产清热解毒药研究提供思路，为其临床应用及制剂开发研究提供依据。

一、广东地产清热解毒药的归类分析

1. 来源　见表3-9。

表3-9　广东地产清热解毒药原植（动）物来源科属分类

科名	每个科清热解毒药的数量
菊科	21
豆科	16
大戟科	11
爵床科、茜草科	8
唇形科、锦葵科、百合科、马鞭草科、玄参科	7
葫芦科、茄科	5
天南星科、凤尾蕨科、水龙骨科	4
蔷薇科、葡萄科、荨麻科、旋花科、防己科、鸭跖草科、景天科、石蒜科、蓼科、野牡丹科、冬青科	3
桃金娘科、樟科、西番莲科、薯蓣科、三白草科、罂粟科、伞形科、堇菜科、芸香科、五加科、小檗科、苦木科、牛科	2

续表

科名	每个科清热解毒药的数量
瑞香科、梧桐科、紫金牛科、兰科、桔梗科、金粟兰科、柳叶菜科、忍冬科、虎耳草科、仙人掌科、报春花科、萝藦科、无患子科、酢浆草科、竹芋科、紫草科、马齿苋科、落葵科、椴树科、夹竹桃科、鸢尾科、茅膏菜科、木犀科、山茶科、乌毛蕨科、杉藻科、铁线蕨科、紫茉莉科、苋科、陵齿蕨科、石杉科、龙胆科、小二仙草科、鼠李科、败酱科、禾本科、雨久花科、瓶尔小草科、桑科、卷柏科、藤黄科、毛茛科、山矾科、金缕海科、交让木科、同翅目胶蚧科、石莼科、多孔菌科、秋海棠科、石竹科、骨碎补科、海鱼科、橄榄科、弓蟹科、盔螺科、熊科	1
总计 101 个科	总计 241 种药

从表 3-9 可知，广东地产清热解毒药分布于 101 个科，主要分布于菊科、豆科、大戟科、爵床科、百合科、茜草科。

2. 性味及毒性 见表 3-10。

表 3-10 广东地产清热解毒药性味及毒性分类

性味及毒性	数量（种）
寒	180（其中包括 81 种微寒药物，1 种大寒药物）
凉	48（其中包括 3 种微凉药物）
平	13
苦	164（其中包括 42 种微苦药物）
甘	105（其中包括 10 种微甘药物）
辛	55（其中包括 5 种微辛药物）
淡	34
涩	19（其中包括 4 种微涩药物）
酸	17（其中包括 1 种微酸药物）
咸	10
毒性	43（小毒 29 种，有毒 12 种，大毒 2 种）

从表 3-10 可知，广东地产清热解毒药多是寒性或凉性，其中南天仙子属于大寒。

广东地产清热解毒药多具有苦味或甘味，其中 86 种药物只具有一种药味，其余 155 种药物至少具有两种及两种以上的药味，如其中同时具有甘、咸味的药物有角叉菜、广昆布、玄参、响螺厣；同时具有甘、苦味的药物有狗肝菜、黄藤、潺槁树根、广东土牛膝、菟丝子、三角草、龙珠果、鸡骨草、金钱草、翻白草、田基黄、无爷藤、落地金钱、水虾子草、鸭嘴癀、合萌根、木槿花、佛肚树、紫茉莉根、鳞衣草、金鸡脚、龙葵、千层塔、玉龙鞭、白英、牡蒿、蛇莓、葎草、筋骨草、华山矾、檵叶、玉簪花、牛黄、玄参、白花蛇舌草、岗梅根。

广东地产清热解毒药中有毒性药物43种，其中广东狼毒、博落回属于大毒。

3. 归经 见表3-11。

表3-11 广东地产清热解毒药归经分类

归经	数量（种）
肝	150
肺	122
胃	84
脾	68
大肠	59
心	42
肾	28
膀胱	25
小肠	9
胆	8
三焦	1

统计有归经记载的231种药物，可以看出广东地产清热解毒药多归肝、肺、胃、脾经，其中有9种药物只有一种归经，其余有记载的药物至少有两种以上的归经。未查到归经的10种药物有雾水葛、五色梅、粽粑叶、马耳草、落葵、野黄麻、狗牙花、合萌根、佛肚树、竹节草。

4. 功能主治及现代应用 广东地产清热解毒药以清热、解毒功效为主，但不同的药物各有侧重，故在临床应用上又各有不同。如常见的广东地产清热解毒药又分为以下多种。

（1）清热解毒、疏风解表药 主要有金银花、金盏银盘、广东土牛膝、射干、山豆根等。

（2）清热解毒、消肿散结药 主要有广东狼毒、白花蛇舌草等。

（3）清热解毒、利水消肿药 主要有冰糖草、马耳草、四方拳草等。

（4）清热解毒、利尿通淋药 主要有玉龙鞭、水虾子草、白薇、鱼腥草等。

（5）清热解毒、凉血止血药　主要有翻白草、菟丝子、粽粑叶、瓦韦、假蓝靛等。

（6）清热解毒、活血散瘀、舒筋活络、祛风除湿药　主要有金丝桃、鸡屎藤、白饭树等。

（7）清热解毒、清肺化痰、止咳平喘药　主要有山竹花根、卤地菊、望江南等。

（8）清热解毒、消积导滞、止泻痢药　主要有布渣叶、扭肚藤、黄连、火殃簕等。

（9）清热解毒、祛暑生津药　主要有水翁花、狗肝菜、苦瓜干、岗梅根等。

（10）清热解毒、消肿排脓、收湿敛疮药　主要有白蔹、瓦松、米碎花等。

（11）清热解毒、祛湿止带调经药　主要有小二仙草、苦地胆、酢浆草、紫茉莉根、鸭嘴癀等。

（12）清热解毒、息风定惊药　主要有红丝线、玳瑁、木蓝、水牛角等。

（13）清热解毒、利湿退黄、清肝明目药　主要有溪黄草、千里光、葫芦茶、鸡骨草、石蟹、丁葵草、叶下珠等。

（14）清热解毒、消肿止痛药　主要有三角草、蛇王藤、广东万年青、佛肚树、鳞衣草、倒盖菊等。

5. 药效学研究　对广东地产清热解毒药进行的现代药效学研究有以下方面:抗病原微生物、抗肿瘤、解热、抗炎、镇痛、抗细菌毒素、镇静、镇痉、降压、保肝、降血糖、降血脂、抗蛇毒、平喘、镇咳、镇吐、利尿、抗疟、抗氧化、止血、抗血栓、抗血小板聚集、抗脑缺血、抗溃疡、抗消化道溃疡、抗毒利胆、抗脑血栓再灌注、抗癫痫、解毒、抗生育、抗早孕、堕胎、抗病毒、抑制艾滋病毒、抗衰老、升高血钾、兴奋子宫、清除自由基、增强唾液分泌、抗应激、抑制癌基因表达、催吐、抑制诱变、解痉、溶解胆石、改善耳微循环、抗糖尿病等作用，对心血管、白细胞、平滑肌、脑缺血再灌注损伤、呼吸系统、再生障碍性贫血、脂肪肝变性等的作用，对免疫功能、骨骼肌、乳酸菌生长及保存能力、抗体形成细胞、离体蛙心收缩强度、实验性烫伤作用等的影响，以及对其急性毒性等方面的研究。全面检索医药报纸杂志、专业期刊网及谷歌、百度等搜索引擎，统计有192种药物进行了药效学研究；还有49种广东地产清热解毒药未进行相应的药效学研究。

6. 产品开发　广东地产清热解毒药制成的中成药品种繁多，剂型有别，功效各异，研制了相当数量的高效新品种，填补了中成药治疗某疾病的空白，开辟了新的治疗途径，进一步丰富了中成药的内容。查阅《广东中成药》《中成药不良反应与安全应用》《中国药物大全》等书籍并全面检索医药报纸杂志、专业期刊网及谷歌、百度等搜索引擎，搜集到130种广东地产清热解毒药开发的产品（验方制剂、中成药、医院制剂、凉茶等）共1200多种，其中医院制剂160多种。

广东地产清热解毒药广泛应用于临床、制剂研发及凉茶的开发，该地区人民在生活实践中积累了丰富的医疗知识，特别是各个医疗机构开发出了自己的制剂，并取得了显著疗效，如广东省中山市中医院开发的治疗急慢性软组织及关节损伤所致的肌肉筋脉瘀血肿痛的跌打镇痛液，治疗咽喉部急慢性疾病的复方土牛膝糖浆，及广东省珠海市慢性病防治站研制的用于治疗脂溢性皮炎、湿疹、皮炎等皮肤炎症疾病的复方桉叶洗剂等医院制剂。

7. 不良反应　清热解毒药单味药引起不良反应的有了哥王、山芝麻、肿节风、半枝莲、雾水葛、苦石莲子、千里光、五色梅、山猫儿、虎耳草、黄药子、金刚藤、一点红、仙人掌、金钱草、塘边藕、算盘子、马齿苋、穿心莲、水仙根、丝瓜、射干、臭草、朱砂根、半边莲、野菊花、地稔、过坛龙、龙葵、一枝黄花、风轮菜、白英、鸡儿肠、苦苣菜、绞股蓝、莲生桂子花、蛇莓、博落回、八角莲、山豆根、毛冬青、火殃簕、苦木、檵叶、鸡矢藤、广东狼毒、水牛角、苦瓜干、鸦胆子、石蟹、熊胆、火炭母、白花蛇舌草、望江南、罗裙带等。主要不良反应是药物本身的毒性作用引起，也有相当一部分是过敏反应。

二、广东地产清热解毒药研究应用应注意的问题

1. 品种及用药混乱

（1）同名异物和同物异名现象　青天葵与毛茛科天葵属植物天葵 *Semiaquilegia adoxoides*（DC.）Makino 同名异物，功效不同。还有报道青天葵出现多种常见伪品，近期在广州中药材市场的青天葵商品中发现混有一种伪品，经鉴定为马兜铃科植物华细辛 *Asarum sieboldii* Miq. 的地上部分，应注意区别。

（2）地方特有的用药习惯，与《中国药典》收载品种同名异物引起混乱　如《中国药典》中土荆皮为松科植物金钱松 *Pseudolarix kaempferi* Gord. 的根皮或近根树皮，广东无产销习惯，而广东使用的"土槿皮"为桃金娘科植物水翁 *Cleistocalyx operculatus* Roxb. 的树皮。两者功效主治不同，亦应区别使用。

（3）一药多源引起品种混乱　系指一种药物有多种动植物来源。如青黛，豆科植物木蓝 *Indigofera tinctoria* Linn. 的茎叶及同属植物野青树 *I. suffruticosa*

Mill.、爵床科植物马蓝 *Strobilanthes cusia*（Nees）O. Kuntze、蓼科植物蓼蓝 *Polygonum tinctorium* Ait.、十字花科植物菘蓝 *Isatis indigotica* Fort. 等的叶或茎叶，均可作为提取青黛的原料，其中前四种植物在我省均有分布。

（4）品种基原确定错误带来的品种混乱　广东土牛膝在20世纪50年代被发现治疗咽喉疾病有效后，最早对其鉴定的专家误将其确定为苋科的倒扣草，后经广州市药检所鉴定实为菊科植物华泽兰，这样的错误也导致了后来的一些专著资料出现错误。

2. 药效学研究存在的问题　241种广东地产清热解毒药中有49种未进行相应的药效学研究，还有多种清热解毒药药效学研究的深度不够。许多广东地产清热解毒药的药效学研究用一种方法就下定一种药具有某种药理作用的结论是不合理的，一种方法只能反映药理作用的某一侧面，例如具有镇痛作用的清热解毒药只采用热板法评价时可能出现假阳性结果，具有抗炎作用的清热解毒药只用二甲苯致小鼠耳郭肿胀法时也可能出现偏差，所以中药药理作用的评价应符合综合评价和重复性原则。根据上述原则，确定清热解毒药药理评定标准为：每种药理作用应采用3种以上（包括3种）不同实验方法，每种评价方法应进行不少于3次的重复性实验，结果均为有效时才可判断其药理作用。

3. 开发新药研究的问题　广东地产清热解毒药在广东地区民间得到了广泛的应用，其在临床方面的应用积累了许多宝贵的治疗经验，但多数清热解毒药医院制剂只是在很小的区域内使用，并没有大规模生产和流通，如广东土牛膝制剂仅在原佛山地区得到使用，使得很多确实是疗效显著的用药经验只是在小范围内使用，甚至失传，这从客观上制约了药学知识的传播、发展，不利于广东地产清热解毒药的有效利用。随着近几年医院制剂的整顿压缩，不少制剂室下马，因而很多医院已失去了使用这种广东地方特色的复方土牛膝制剂的资格。当务之急是按《药品注册管理办法》中药6类新药要求开展对复方土牛膝制剂的研制申报工作，使之成为国家新药，从而让这个疗效确切、极具广东特色的药物制剂为提高广东地方常见病多发病咽喉类疾病的治疗水平和疗效发挥更广泛、更积极和更重要的作用。

4. 资源供求问题　市场对独具特色的广东地产清热解毒药需求量也逐年剧增，但是对清热解毒药的过度开发加剧了中药资源的枯竭，个别清热解毒药已远远不能满足人类需求，导致某些广东地产清热解毒药供求矛盾日益突出。合理开展广东地产清热解毒药推广种植研究工作，可以解决上述问题。

广东地处岭南，是典型的亚热带气候，冬暖夏热，多潮湿炎热天气，很易引起"上火"。同时由于广东的饮食习惯，长期食用或一次性过多地食用高肉类蛋白质和海产品等含嘌呤丰富的食物，导致或加速泌尿系结石的形成和痛风的出现。进行广东地产清热解毒药研究，应在考虑广东地域、气候环境、饮食习惯等特殊条件下瞄准广东区域的地方性常见多发病，例如在鼻咽癌、泌尿系结石、上火（咽喉肿痛）、痛风等的治疗上广东地产清热解毒药所具有的优势，在防治 SARS 和小儿手足口病等疾病中广东地产清热解毒药也有不可替代的作用。因此，要充分发挥广东地产清热解毒药治疗广东地方性疾病的优势，将广东地产清热解毒药的药效学研究向着全面系统、深层次的方向发展，重点攻克广东地产清热解毒药药效学物质基础、质量控制等制约其产业发展的瓶颈，使广东地产清热解毒药的有效成分明确、药理药效及毒理作用清楚、质量控制科学、临床运用定位明确，以新药研究开发项目带动广东地产清热解毒药的基础研究，以重点实验室、中药基础与新药研究实验室为大本营，将高等院校、科研单位与企业进行强强联合，按现代企业模式运作现代地产药材的研究开发工作，以实现广东地产清热解毒药研究取得质的突破，最终实现提升广东地产清热解毒药的市场开发价值。

第三节　广东地产清热解毒药材药理研究及有关思路与方法探讨

一、广东地产清热解毒药材的药理作用研究

以梅全喜教授为主的科研团队对这些广东地产清热解毒药材的活性成分、药理活性、作用机理、制剂研发等都有一系列的研究。为了整理出广东地产清热解毒药材药理研究的思路与方法，本文首先就该科研团队对广东省地产清热解毒药材及其制剂的药理研究进行综述。

1. 抗病原微生物作用　病原微生物是引起传染、感染和感染变态反应的原因。实验研究发现许多广东地产清热解毒药对多种病毒、细菌等有不同程度的抑制作用，配伍或组成复方作用可以互补、扩大并协同增效。

以广东土牛膝为主药的复方土牛膝糖浆体外对柯萨奇病毒 4 型（CoxB4）、呼吸道合胞病毒（RSV）的致细胞病变作用有明显抑制作用，其半抑制浓度（IC_{50}）分别为 2.0、2.8mL/mL 糖浆，治疗指数（TI）分别为 5.6 和 4.0；对 HSV-1、副流感 -1 型病毒的致细胞病变有一定抑制作用，其 IC_{50} 为 4.0、5.0mL / mL 糖浆，TI 分别为 2.8 和 2.24。在小鼠感染病毒 15d 内，复方土牛膝糖浆 5mL /（kg·d）剂量组动物的死亡率为 55%，死亡保护率为 38.39%，与感染对照组相比有显著差异（$P<0.05$）；复方土牛膝糖浆 10、5mL/（kg·d）两个剂量组小鼠的存活天数较感染组明显延长，与对照组比较

有显著性差异（$P<0.05$），生命延长率分别为17.67%和22.22%。证明复方土牛膝糖浆剂无论在体内或是体外均有较明显的抗病毒作用。

蛇鳞草水提液对金黄色葡萄球菌的最低抑菌浓度（MIC）为63mg／mL，最小杀菌浓度（MBC）为500mg／mL；对大肠杆菌的MIC为250mg／mL。蛇鳞草醇提液对金黄色葡萄球菌的MIC为125mg／mL，MBC为500mg／mL；对大肠杆菌的MIC为250mg／mL，MBC为500mg／mL。

黑面神枝叶水提物对金黄色葡萄球菌的MIC和MBC分别为15.625mg／mL和125mg／mL，醇提物为31.25mg／mL和500mg／mL；枝叶水提物对铜绿假单胞菌的MIC和MBC均为125mg／mL，醇提物均为250mg／mL；而茎水提物对所有试验菌、茎醇提取物对白色念珠菌均无抑菌作用。认为黑面神枝叶提取物抑菌作用明显强于茎提取物，且水提物作用较醇提物强。黑面神枝叶水提物的乙酸乙酯部位对金黄色葡萄球菌、耐药金黄色葡萄球菌及铜绿假单胞菌的抑菌作用最强，其MIC均为62.5mg／mL，MBC均为250mg／mL；其次为水饱和的正丁醇部位和剩余水层部位，其对试验菌种的MIC分别为125mg／mL和62.5mg／mL；正丁醇部位的MBC分别为500、500、250mg／mL。认为黑面神枝叶水提物抑菌有效成分主要集中于乙酸乙酯部位和正丁醇部位。

选用狗肾细胞培养法考察青天葵不同极性部位对甲型（FM1）、乙型（昆40B）流感病毒的作用。结果青天葵水溶性部位对甲型流感病毒FM1有抑制作用。

按"细菌定量培养计算法"操作，以杀灭率（killing rata，KR）评价岗梅根、茎对细菌作用效果。结果显示岗梅根、茎对微生物均有杀灭作用；两者对金黄色葡萄球菌的杀灭作用明显强于大肠埃希菌；岗梅茎的杀菌能力略优于岗梅根。

三丫苦地上部分的石油醚、氯仿和乙酸乙酯提取物和地下部分的石油醚、氯仿提取物对乙型溶血性链球菌都有比较明显的效果。认为三丫苦抗乙型溶血性链球菌的活性成分集中在极性小的部位。

用肉汤稀释法测量水杨梅和水团花的各极性部位，以及水杨梅甾体混合物、水团花单体化合物对6种实验菌株的MIC。结果水杨梅各萃取部位及水团花醋酸乙酯萃取部位在实验质量浓度范围内分别对金黄色葡萄球菌、藤黄微球菌、铜绿假单胞杆菌、枯草芽孢杆菌或猪霍乱沙门菌显示出了不同程度的抑制活性；从水团花醋酸乙酯萃取部位分离出的化合物中，槲皮素–3–O–β–D–葡萄糖苷显示出了较好的抑菌作用。

采用试管稀释法对救必应的各个极性部分进行抑菌筛选。结果显示，救必应正丁醇提取部位对金黄色葡萄球菌、乙型溶血性链球菌、白色念珠菌均有较小的抑制作用。救必应乙醇提取部位和蒸馏水提取部位对金黄色葡萄球菌、乙型溶血性链球菌有较强的抑制作用。

对火炭母提取物的抑菌活性进行了研究。结果表明，不同溶剂提取物中，65% 乙醇提取物具有最佳抑菌效果；火炭母提取物对金黄色葡萄球菌、痢疾杆菌、枯草杆菌、藤黄球菌、白色念珠菌的 MIC 分别为 0.6、0.6、0.8、1.0、0.6g / mL，MBC 均为 1.0g / mL。

应用间接免疫酶法研究了广东土牛膝、三角草、三丫苦、火炭母、岗梅根、救必应、山芝麻、金盏银盘、水杨梅、青天葵、蛇泡筋、蛇鳞草共 12 种中药对 B_{95-8} 细胞壳抗原表达的抑制作用；采用台盼蓝拒染试验，观察中药对 B_{95-8} 细胞在激发培养环境下的细胞毒作用。结果显示，12 种广东地产清热解毒药在无细胞毒浓度下对激发条件下培养的 B_{95-8} 细胞具有明显的抑制其 VCA 表达的作用，大部分药物呈现出药量依赖性；相应药物增加药量 1000 倍，12 种中药均对 B_{95-8} 细胞有明显的细胞毒性作用，呈显著的剂量依赖性。12 种广东地产清热解毒药抑制 EBV 壳抗原表达效果较好，高浓度时均对 B_{95-8} 细胞具有细胞毒作用。

将鸭乙型肝炎病毒（DHBV）-DNA 阳性的麻鸭随机分组后，分别给予相应药物进行干预，并于用药前，用药第 7、14 天及停药后第 7 天取静脉血，检测血清中 DHBV-DNA 滴度和 DHBsAg 水平。结果，与模型组比较，山芝麻高剂量组、拉米夫定组用药后血清中 DHBV-DNA、DHBsAg 水平均明显降低（$P<0.01$，$P<0.05$），停药后 7 天，山芝麻高剂量组的 DHBV-DNA、DHBsAg 仍能维持在较低水平（$P<0.05$），而拉米夫定组则出现明显反跳现象；山芝麻中剂量组显示有一定的效果，小剂量组无明显抑制作用。山芝麻各剂量组血清中总胆红素（total bilirubin，TBiL）水平没有明显变化（$P>0.05$）。

2. 抗细菌毒素作用　病原微生物毒素是其致病力的重要组成部分，如内毒素是革兰阴性杆菌的主要致病因子。对于细菌内毒素，一些广东地产清热解毒药或能对抗其毒性作用，或能直接使内毒素生物活性降低，以致使内毒素结构崩解破坏，抗原性消失。

观察了广东土牛膝、山芝麻、蛇鳞草、三丫苦、水杨梅、金盏银盘、青天葵、火炭母、岗梅根、救必应、蛇泡筋、三角草共 12 种广东地产清热解毒药的水提取物在同一剂量（16g / kg）的抗内毒素作用。结果表明，三丫苦、水杨梅小鼠生存率明显较高（$P<0.05$），组织学观察显示三丫苦、水杨梅组小鼠肺、肝的病理变化明显减轻。采用内毒素致小鼠休克死亡法观察布渣叶的抗内毒素作用，实验结果显示，23.4g / kg、11.7g / kg 剂量下布渣叶能显著提高内毒素血症小鼠生存率（$P<0.05$）。

3. 解热作用 发热是热证的临床表现之一，许多广东地产清热解毒药都具有明显的解热作用，但很多解热的机理还不清晰。

采用干酵母复制大鼠发热模型，研究布渣叶的解热作用。实验表明，16.8g/kg、8.4g/kg 的布渣叶水提物有较好的解热作用，并能促使干酵母致大鼠体温波段变化维持在正常水平。大叶蛇泡簕醇提物的石油醚萃取物、氯仿萃取物、乙酸乙酯萃取物、正丁醇萃取物对干酵母致热大鼠有显著的解热作用，而大叶蛇泡簕的水提物和醇提物的水层物质均没有解热作用。10.8g/kg、21.6g/kg 的水翁花水提物对干酵母导致的大鼠发热反应有良好的解热作用。

以干酵母作为致热因子制成大鼠发热模型，观察复方土牛膝糖浆的解热作用。结果显示，33.12、16.56、8.28g/kg 的复方土牛膝糖浆均有显著的解热效果，且在给药 1h 后就显现较强的解热作用。

4. 抗炎作用 急性炎症是热证的主要表现和病理过程之一，许多清热解毒药具有显著的抗炎作用。其抗炎作用的主要特点是以抑制炎症早期的毛细血管通透性亢进、渗出、水肿作用较强，对炎症中期白细胞聚集及晚期的纤维组织增生作用较弱或无。

采用二甲苯造成小鼠耳郭炎症肿胀模型，用醋酸致小鼠腹腔毛细血管通透性增高炎症模型，对小鼠连续 7 天通过灌胃给予药物 16g 生药/kg，观察 12 种广东地产清热解毒药水提物同一剂量时的抗炎作用。结果表明，山芝麻、水杨梅、青天葵、火炭母、岗梅根、三角草均能明显抑制小鼠耳郭肿胀，并对小鼠毛细血管通透性增高具有显著的抑制作用；广东土牛膝、蛇鳞草、金盏银盘能明显抑制小鼠耳郭肿胀；三丫苦、救必应、蛇泡簕对小鼠毛细血管通透性增高具有显著的抑制作用。认为山芝麻、水杨梅、青天葵、火炭母、岗梅根、三角草、广东土牛膝、蛇鳞草、金盏银盘对变质性炎症有抗炎作用，山芝麻、水杨梅、青天葵、火炭母、岗梅根、三角草、三丫苦、救必应、蛇泡簕对浆液性炎症有抗炎作用。

100% 的三角草醇提液外涂，对于二甲苯引起的小鼠耳肿胀和蛋清引起的大鼠足跖肿胀均有显著的抑制作用。救必应的乙醇提取物能抑制二甲苯诱导的小鼠耳肿胀和棉球诱导的大鼠肉芽肿，蒸馏水提取部位则无显著抗炎效果。广东土牛膝乙醇提取物可显著抑制蛋清所致大鼠足跖肿胀和棉球肉芽组织的形成，抑制二甲苯引起的小鼠耳肿胀和小鼠腹腔毛细血管通透性增加。岗梅的乙醇提取物对大鼠角叉菜胶性关节炎、角叉菜胶致炎引起的白细胞游走和棉球肉芽肿都有明显的抑制作用，对组织胺引起的微血管通透性增加有明显对抗作用，而对 5-羟色胺引起的微血管通透性增加的对抗作用不明显。蛇鳞草水提物能显著降低小鼠腹腔毛细血管通透性，并能显著降低小鼠耳郭肿胀度，认为蛇鳞草有抗炎作用。16g 生药/kg 和 31g 生药/kg 的水翁花水提物能显著抑制腹腔毛细血管通透性的增高及二甲苯所致小鼠耳郭肿胀度。9g生药/kg和27g生药/kg黑面神水提物对二甲苯引起的小鼠耳郭肿胀及由醋酸引起的组织毛细血管通透性增高均具有极显著的抑制作用。31.2、15.6g生药/kg和7.8g生药/kg的山芝麻水提物，连续灌胃7天，能显著抑制二甲苯引起的小鼠耳郭肿胀和醋酸引起的小鼠腹腔毛细血管通透性增高。8、4g生药/kg和2g生药/kg的沉香叶70%醇提物对二甲苯引起的小鼠耳郭肿胀具有极显著的抑制作用，对醋酸引起的腹腔毛细血管通透性增高有明显抑制作用。通过醋酸所致小鼠腹腔毛细血管通透性增高实验、小鼠耳郭肿胀实验、大鼠棉球肉芽肿实验，观察大叶蛇泡簕各提取部位对急慢性炎症的作用。各给药组均按部位浸膏浓度1.5g/kg给药，连续灌胃7d，每日1次。结果显示，大叶蛇泡簕的醇总提物及正丁醇部位对炎症的抑制作用较显著。

5. 对免疫功能的影响　机体的免疫功能状态对感染过程有重要影响，尤其在感染发病及转归上起重要作用。炎症反应可认为是最原始的免疫反应，是免疫反应的起始和效应阶段的重要组成，免疫反应还是感染变态反应的病理学基础。许多研究表明，广东地产清热解毒药能增强机体抗感染免疫能力，抑制变态反应。

通过碳粒廓清实验观察大叶蛇泡簕各极性部位对正常小鼠多项免疫指标的影响。各部位均按浸膏浓度1.5g/kg，连续灌胃7d，每日1次，测定免疫器官指数及碳廓清率。结果表明，与正常对照组相比，大叶蛇泡簕各部位对胸腺指数、脾脏指数和肝脏指数均无显著性影响，对碳廓清率有显著降低的作用。连续5d灌胃给予小鼠黑面神水提物18g生药/kg、9g生药/kg和4.5g生药/kg，观察黑面神对正常小鼠免疫器官指数的影响；碳粒廓清法测定小鼠网状内皮系统（reticulo-endothelial system，RES）中巨噬细胞的吞噬功能。结果表明，与空白对照组相比，黑面神水提物各剂量组均能明显降低正常小鼠的脾脏及胸腺指数；显著降低小鼠RES中巨噬细胞吞噬碳粒的能力，差异有统计学意义，认为黑面神水提物对小鼠免疫功能有抑制作用。

采用静脉注射0.025%低分子右旋糖酐-40（1.25mg/kg）诱发小鼠阵发性皮肤瘙痒模型和外源性组胺所致毛细血管通透性增高模型，探讨了黑面神水提物抗皮肤I型超敏反应的药理作用。结果表明，与空白对照组比较，18、9、4.5g/kg黑面神水提物使小鼠30min内瘙痒发作次数显著减少，瘙痒持续时间显著缩短，毛细血管通透性显著降低。认为黑面神水提物可通过抑制组胺的释放发挥抗皮肤I型超敏反应作用。

6. 镇痛作用　广东地产清热解毒药都有一定的镇痛作用。大叶蛇泡簕醇提物的正丁醇部位、水翁花的水提物、复方土牛膝糖浆、100%三角草醇提物外涂、广东土牛膝的乙醇提取物、蛇鳞草水提物、山芝麻水提物、沉香叶的

70% 醇提物、布渣叶水提物均能提高小鼠热板痛阈值，降低醋酸引起的扭体反应次数，均有明显的镇痛作用。

7. 抗蛇毒作用　为了研究三角草抗蛇毒损伤的作用，将 SD 大鼠随机分为蛇毒损伤组，三角草低、高剂量组（分别以 13.5、27g 生药 / kg 灌胃，即分别相当于成人日服用量的 5 倍、10 倍），季德胜蛇药片组。各组动物均给药 3d，每日 1 次；末次给药后 1h 以五步蛇蛇毒液皮下注射。另设一正常对照组。各组动物进行中毒表现观察，计算动物死亡率和药物对蛇毒损伤动物的保护率以及取血作凝血分析。结果，与蛇毒损伤组相比，除三角草高剂量组外，其余药物治疗组动物的局部和全身症状较轻，死亡率较低（$P<0.05$）；但血浆凝血酶原时间、凝血酶时间、纤维蛋白原没有统计学意义的差异（$P>0.05$）。认为低剂量三角草对五步蛇毒中毒大鼠有保护作用。

8. 保肝、降脂、利胆和降酶作用　肝脏是多种病原体及其毒素的最重要清除场所，也是其攻击损伤的一个主要器官。肝脏损伤可大大增高机体对感染及内毒素的敏感性，并可能在多种温热病证候的发展和结局上有重要意义。另外，许多胆道疾病，如阻塞性黄疸等会呈典型的里热证候，利胆对其有缓解功效。研究表明，广东地产清热解毒药具有保肝、利胆作用。

采用高脂饲料及酒精复制脂肪肝模型，观察以广昆布、海藻为主药的昆藻调脂胶囊对血清脂质的含量、肝功能以及肝脏组织病理学的影响。结果表明，昆藻调脂胶囊能降低脂肪肝大鼠血清中总胆固醇、甘油三酯、低密度脂蛋白、谷丙转氨酶、谷草转氨酶的含量，升高高密度脂蛋白的含量，减轻肝脏的病理损害。认为昆藻调脂胶囊具有调节血脂、保护肝功能的作用。通过模型组与正常组结果的比较显示，抗氧化能力下降是高脂血症性脂肪肝的一个重要发病机制。实验结果表明，昆藻调脂胶囊能提高脂肪肝大鼠血清、肝组织谷胱甘肽过氧化物酶的活性，显著提高其超氧化物歧化酶活性和降低丙二醛含量。认为昆藻调脂胶囊具有清除机体自由基、增强机体抗氧化损伤能力的作用，可以调节和改善自由基代谢平衡，此为昆藻调脂胶囊治疗高脂血症性脂肪肝的作用机制之一。高脂饮食是促进肝脂肪变性、肝细胞增殖纤维化的重要因素，阻断肝纤维化发生和发展，有助于保护肝细胞。实验结果显示，昆藻调脂胶囊能阻止高血脂大鼠特别是对雌性大鼠肝细胞由 G_0/G_1 期进入 S 期及 G_2/M，从而抑制肝细胞的增殖，发挥抗肝纤维化作用，此可能为昆藻调脂胶囊治疗脂肪肝的另一个作用机制。

采用 α‑萘异硫氰酸酯（ANIT）中毒诱导小鼠黄疸模型，观察布渣叶水提物的退黄作用。布渣叶水提物能显著降低黄疸模型小鼠血清中 TBil 与直接胆红素的含量，并能显著抑制丙氨酸氨基转移酶（alanine transaminase，ALT）、天冬氨酸氨基转移酶（aspartate transaminase，AST）、碱性磷酸酶

（alkaline phosphatase，ALP）活性，认为布渣叶水提物有良好的退黄与改善肝功能的作用。对布渣叶水提物及 70% 醇提物的石油醚部位、乙酸乙酯部位、正丁醇部位、剩余水层部位的降酶退黄活性进行了筛选。结果表明，与模型组比较，布渣叶正丁醇部位和剩余水层部位能降低 ANIT 诱导的黄疸小鼠的 TBil、ALP、AST、ALT 和肝脏指数。认为布渣叶具有降酶退黄作用的活性成分主要存在于正丁醇部位和剩余水层部位。

9. 降血糖作用　少数的广东地产清热解毒药有降血糖作用。梅全喜等采用尾静脉注射四氧嘧啶（65mg / kg）造成小鼠糖尿病模型，用血糖仪测定小鼠空腹血糖值，选取血糖值 11.0 ～ 30.0mmol / L 为造模成功小鼠。将入选小鼠随机分成模型组，沉香叶低、中、高剂量组（2.0、4.0、8.0g / kg），沉香药材组（2g / kg）及二甲双胍组（1.0g / kg），灌胃每日 2 次，连续 15d，第 16d 用血糖仪（葡萄糖氧化酶法）测小鼠空腹血糖值。结果表明，沉香药材组及沉香叶 70% 醇提物高剂量组四氧嘧啶模型小鼠血糖值明显降低。认为沉香叶和沉香药材对四氧嘧啶所致糖尿病模型小鼠有降血糖作用。

10. 对胃肠道系统的影响　布渣叶水提物能显著降低胃液 pH 值，提高胃液胃蛋白酶活性。布渣叶的乙酸乙酯部位和剩余水层部位能促进小鼠胃排空和小肠推进。布渣叶正丁醇部位和剩余水层部位均能显著增加胃液分泌量；乙酸乙酯部位、正丁醇部位、剩余水层部位均能显著降低胃液 pH 值；正丁醇部位能显著提高胃蛋白酶活性。沉香叶 70% 醇提物能明显增加小鼠小肠碳末推进距离及推进率。

采用三硝基苯磺酸（TNBS）灌肠法制备溃疡性结肠炎大鼠模型，用以探讨山芝麻水提物对大鼠溃疡性结肠炎（ulcerative colitis，UC）的药效作用及其机制。结果表明，山芝麻水提物能显著升高溃疡性结肠炎大鼠血清中抑炎因子 IL-10 水平，降低其促炎因子 IL-6、TNF-α 水平，并改善大鼠的组织学损伤和症状。认为山芝麻水提物能平衡溃疡性结肠炎大鼠血清中炎症因子水平，并改善其病理组织损伤和症状。通过计算机模拟分子对接，探讨山芝麻中 15 种三萜化合物对 5 个 UC 靶蛋白的作用，从而阐释中药山芝麻抗 UC 的作用机制与分子基础。结果显示，山芝麻三萜类化合物对靶蛋白 PPAR-gamma、JAK、TNF-alpha、IKK-beta 和 IL-2 有抑制作用。

二、存在的问题与思路

中药药理研究是目前中医学、中西医结合医学、中药学领域运用最广泛的研究手段之一，广东地产清热解毒药的药理研究也是其中重要的部分。为了避免研究方向发生偏移，对广东地产清热解毒药的药理研究基本思路和方法认真总结与探讨就显得十分重要。在对广东地产清热解毒药进行药理作用研究的过程中，我们逐步形成了以下的方法和思路。

1.澄清广东地产清热解毒药材品种混乱情况　由于广东地产清热解毒药多有同名异物、同物异名、一药多源等，品种混乱、药用部位混乱情况较为常见，因此，澄清广东地产清热解毒药的混乱品种，明确其正确的药用部位，是目前开展广东地产清热解毒药物研究的首要环节，也是一个非常重要的环节。在过去的广东地产药材研究中也曾出现过用错品种、用错药用部位的情况，结果导致了错误性结论的出现，正如谢宗万研究员在论述中药品种鉴定的重要性时指出的那样："品种一错，全盘皆否。"在开展广东地产清热解毒药研究时有必要通过品种考证、品种鉴别、制定质量标准等解决品种混乱、药用部位不一致的问题。

（1）重视广东地产清热解毒药材的品种考证　若不在弄清品种基原的情况下贸然开展药理药化研究必将会出现错误的结论，临床使用时也会出现用错药的情况。因此，开展广东地产清热解毒药材研究应重视品种考证工作。品种考证不但对如实反映广东地区用药的历史事实，研究不同历史时期广东地区药物品种的变迁情况有所帮助，更重要的是能够为解决当前的广东地产药材品种混乱、质量低劣及不稳定的现状以及减少药理药化研究走弯路、出现错误结论等问题带来帮助，并为继承古人用药经验，合理开发利用广东药物资源，进一步研究广东地产药材，打下可靠的基础。

（2）加强对广东地产清热解毒药材的品种鉴别工作　广东地产清热解毒药的品种泛指物种，物种不同，成分不同，疗效不同。一定品种的广东地产清热解毒药，是临床安全有效用药的物质基础。由于历史、地域、民间用药习惯等的不同，造成广东地产清热解毒药存在品种混乱（伪品、混品或掺伪品）等问题，加强广东地产清热解毒药材品种鉴别的工作刻不容缓。目前，对广东地产清热解毒药品种的鉴别可采用传统的划分生物物种的形态学依据，必要时可引入新技术、新方法，如包括 DNA 分子鉴定、蛋白质标记等的分子鉴定技术，包括光谱法、色谱法、光谱－色谱联用等的化学鉴定技术，包括仿生识别鉴定、电子显微镜等的性状鉴别新技术、生物效应鉴定技术等，以便能准确地鉴别出供药理实验的正品。

（3）建立广东地产清热解毒药材的质量标准　广东地产清热解毒药材的品种明确后，必须注意明确其药用部位、检查其质量，如品种虽正确但药用部位不对或不符合药用质量要求时，同样不能入药。过去，广东地产清热解毒药材绝大部分都没有质量标准，无从辨别其质量优劣，使中药药理研究工作的开展受到制约。同时没有质量标准，很多地产药材也无法明确其具体的药用部位，因为民间应用地产药材往往是不同地方、不同的民间医师习惯使用不同的药用部位，这也给药理研究的取材带来难度。因而尽快建立广东地产清热解毒药材的质量标准是确保药理实验研究准确、可靠、可重复的重要途径。创建中药质量标准体系应遵循以下原则：应能体现中医药理论的特性；应能体现中药的物质基础是有效化合物群；要有利于中药专利的申请；应能体现与时俱进。

2. 多层次对广东地产清热解毒药的药理作用进行研究

（1）在广东地产清热解毒药研究中引入分子对接模拟研究　中药成分复杂，其药理作用呈现多靶点、多作用的特点。科学阐述中药药效物质基础和作用机理一直是中药研究的重要组成部分，中药作用的靶点分析又是中药物质基础的重点研究方向。分子对接技术从已知结构的受体和配体出发，按照几何互补、能量互补以及化学环境互补的原则，进行分子间相互作用的识别，并预测2个分子之间最佳的结合模式。在广东地产清热解毒药的研究中引入分子对接技术，一方面，针对广东常见病、多发病相关的靶标蛋白，对中药化学成分和天然产物数据库进行虚拟筛选，根据对接后的得分结果，寻找与靶标蛋白具有特异作用的候选化合物，然后进行生物活性检测，最终筛选出具有活性的先导化合物，从而提高化学活性评价的效率和先导化合物发现的导向性，为进一步挖掘广东地产清热解毒药资源提供新的方法。另一方面，将药理作用已知的广东地产清热解毒药化学成分与相关靶标进行分子对接，从分子水平阐释中药成分与靶标的作用机制，有利于解析广东地产清热解毒药发挥疾病治疗作用的机理。

（2）采用离体实验研究广东地产清热解毒药的药理作用　离体实验包括离体器官、组织、细胞等，在体外所进行的各种研究，可以从不同层次、不同深度对广东地产清热解毒药的药理作用，尤其是作用机理进行研究。离体实验可以排除体内各种复杂因素的干扰，进行直接观测，获得准确、精细的结果，尤其适用于对广东地产清热解毒药进行分析性研究。其中最为常用的是细胞培养技术。细胞作为生命活动的基本单位，是生命的缩影，不仅体现了生命的多样性和统一性，更体现了生命的复杂性。细胞培养技术应用于广东地产清热解毒药的药理研究，可短期或长期直接观察细胞活体静态和动态过程，直接观察到药物对生命体的效应，深入阐释广东地产清热解毒药的药理作用本质，及其对生命体各种变化的细节与内在规律。

但是，离体实验失去了机体完整统一的内环境和神经体液调控作用，失去了体内各种组织、细胞之间的正常比例和相互关系，与临床状态相距甚远，容易受到外环境各种因素的干扰，而一些须经体内代谢成活性物质才有药理作用的药物，在离体实验中有时得不到正确结果。因而，离体实验须与整体实验对比研究。

（3）采用整体动物实验研究广东地产清热解毒药的药理作用　中医药学

以整体思想体系为基础，重视宏观控制与调节，所以，在进行广东地产清热解毒药的药理研究时，应以整体动物实验为主。整体实验比较接近临床状态，适用于综合性研究，所得结果较为全面。在进行整体动物实验研究时，除了遵循中药药理实验设计的基本原则，还必须着重解决以下两个方面的问题：

①动物模型的选择：针对广东地产清热解毒药的具体功效，选择相应合适的动物模型，是进行广东地产清热解毒药药理研究的基础。动物模型是具有人类疾病模拟性表现的动物，既可以全面系统地反映疾病的发生、发展全过程，也可以体现某个系统或局部的特征变化。复制模型时，必须明确研究目的，清楚相应人类疾病的发生、临床症状和发病机制，熟悉致病因素使动物所产生的临床症状和发病情况，分析是否能得到预期的结果。尤其是复制中医"病""证"或病证结合的模型，更要注意模型动物上所测得的生理生化指标、组织形态变化和临床患者情况进行比较，获得充分的理论和临床依据，以寻求疾病－证候的一致性，从而获得药物对动物模型效应的准确数据，正确阐释广东地产清热解毒药的药理作用。

②评价指标的选择：进行广东地产清热解毒药药理作用研究时，应在以往中药药理研究的基础上，结合中药治疗疾病的临床表现和生理、生化等指标的变化，针对疾病的不同病理环节、不同靶点选择合适的中药药效评价指标。选择指标时遵循特异性强、敏感性高、重现性好、客观、定量或半定量的原则，将不同的实验指标进行综合考察、全面分析，采用综合评价方法，整合与广东地产清热解毒药功效相关的药效指标群，以便系统、充分地说明广东地产清热解毒药的药效。

在对广东地产清热解毒药的药理研究过程中，我们发现广东地产清热解毒药大多有明显的抗病原微生物、抗细菌内毒素、抗炎、解热作用，还有一些有明显的抗蛇毒、镇痛、保肝利胆、降血糖作用。这些都很好地阐释了这些广东地产清热解毒药临床广泛应用于广东常见、多发病，如流感、咽喉疾病、鼻咽癌、肝炎、湿疹等的药理作用，为临床应用广东地产清热解毒药治疗广东常见病、多发病提供了有力的支持。

在研究广东地产清热解毒药材药理作用的方法思路上，我们坚持以整体动物实验为主，配合离体实验、计算机分子对接模拟，相互补充。整体与局部，分析与综合，分子水平、生命体局部和整体，多层次、多角度的研究方法，是研究广东地产清热解毒药材药理作用的主要研究方法，也是阐释其药理作用的重要途径。

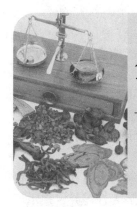

第四章
单味药材综合研究

梅全喜教授带领的团队对地产药材的研究是多方面的，包括资源调查、种植养殖、产地与采集期及药用部位、保鲜技术、品种鉴别、含量测定、指纹图谱、质量控制、化学成分、药理作用、机理机制及毒性等综合研究。本章介绍的就是已开展了多方面研究的地产药材，主要有三角草、山芝麻、广东土牛膝、龙葵果、冬虫夏草、走马胎、沉香、蛇泡簕、黑面神等。

第一节　三角草

三角草为百合科吊兰属植物三角草 *Chlorophytum laxum* R.Br 的全草，主要分布于广东、广西等地，广东省主产于中山、江门（恩平、台山、新会）等地，民间主要用于治疗跌打肿痛、毒蛇咬伤。吊兰属植物在我国分布仅有 4 种，主要在民间应用。目前，对包括三角草在内的吊兰属植物的化学和药理研究报道，国内外均很少。为此，该团队对广东中山地产的三角草进行了系统研究，并取得了可喜的成绩，现将结果报道如下。

一、研究进展

（一）化学成分研究

我们首次对三角草进行了化学成分研究，从三角草中分离的化学成分有 chlorophytoside A（三角草苷 A）、4′,5,7- 三 OH-6,8- 二甲基黄酮、海可皂苷元、β - 谷甾醇、棕榈酸、豆甾烯醇、胡萝卜苷，其中 4′,5,7- 三 OH-6,8- 二甲基黄酮、海可皂苷元、β - 谷甾醇、棕榈酸、豆甾烯醇、胡萝卜苷首次从三角草中分离出来，三角草苷 A 是首次发现的新化合物。

（二）药理作用研究

我们首次对三角草的镇痛抗炎、对家兔耳微循环的影响及抗蛇毒作用进行了系统研究。

1. 抗炎、镇痛作用 三角草乙醇提取液外用，对由蛋清所致的大鼠足跖肿胀和二甲苯所致的小鼠耳肿胀均有明显抑制作用，能明显提高小鼠的痛阈值，对冰醋酸引起的小鼠扭体反应有显著抑制作用，显示三角草有显著的抗炎、镇痛作用。

2. 对家兔耳微循环的影响 观察三角草单味药醇浸液对家兔耳微血管血流量变化的影响发现，三角草组用药前、后耳血流量有显著性差异，提示三角草有改善家兔微循环的作用。

3. 抗蛇毒作用 三角草低剂量组（13.5g 生药/kg）、高剂量组（27g 生药/kg）分别灌胃给药的抗蛇毒实验结果显示，低剂量组动物中毒的局部和全身症状较轻，死亡率较低，与对照组（蛇毒损伤组）比较有显著性差异（$P<0.05$），而高剂量组则无显著性差异（$P>0.05$）。表明低剂量三角草对五步蛇毒中毒大鼠有保护作用，而高剂量对蛇毒中毒大鼠无保护作用，相反还具有一定的毒性作用，这可能与三角草本身毒性引起的毒副反应有关。另外，三角草能改善大鼠的蛇毒中毒症状。

4. 急性毒性 急性毒性实验结果显示，三角草乙醇提取液小鼠灌胃的半数致死剂量（LD_{50}）为（156 ± 9.5）g/kg，三角草水提物小鼠灌胃的 LD_{50} 为（87.7 ± 5.9）g/kg。

（三）三角草制剂研究

我们以三角草为主药开发研制出复方三角草片、复方三角草注射液、跌打镇痛液等制剂，其中跌打镇痛液获国家发明专利。

1. 三角草制剂工艺及质量标准研究

（1）复方三角草注射液 处方由三角草、独行千里、抱树莲等组成。制备方法是将三角草水提浓缩至稠膏状，醇沉 3 次，每次含醇量分别为 75%、80%、90%，过滤，醇液用碱液调 pH=8，冷藏，静置过夜，过滤挥醇，加乙醚，冷藏过夜，挥去乙醚，转溶于水，水溶液抽滤至清，备用。独行千里及抱树莲以 30% 乙醇渗漉 2 次，合并漉液浓缩至稠黏状，醇沉 2 次，过滤，醇液用稀盐酸调 pH 为 2～3，冷藏过夜，上清液浓缩，醇沉，过滤，挥尽乙醇，转溶于水，用稀盐酸调 pH 值为 2～3，煮沸，抽滤，滤液用 NaOH 溶液调 pH=6.5，备用。将以上 2 液合并，按小针剂工艺配制，检验合格后分装，流通蒸汽灭菌 30min，灯检合格，即成。

（2）复方三角草片 处方由鲜三角草、独行千里、鲜抱树莲组成。制备方法是将三角草、抱树莲、独行千里水煮提 2 次，合并煎液，过滤，滤液在 80℃以下减压浓缩成稠膏状，加适量淀粉捏成小块，干燥，粉碎，过 80 目筛，加入干燥淀粉，95% 乙醇作湿润剂，制成软材。制粒机制成颗粒，过 16 目筛，于烘箱内 40 ～ 50℃烘焙干燥，压片，即成。

（3）跌打镇痛液　以三角草为主药，配以三丫苦、三七、血竭、红花、桃仁、乳香等，用 60% 乙醇浸泡制成。在质量标准方面，选择了三七、川乌、马钱子、川芎、当归（阿魏酸）进行薄层色谱定性鉴别实验，并对方中马钱子主要成分士的宁采用薄层色谱 – 紫外分光光度法进行含量测定研究。结果，三七、川芎及当归（阿魏酸）的薄层色谱稳定性和重现性均好，故将其作为定性鉴别标准。

2. 三角草制剂的药理作用研究

（1）复方三角草片抗蛇毒作用研究　抗蛇毒实验结果显示，复方三角草片低剂量组（5.4g/kg）和高剂量组（10.8g/kg）分别灌胃给药，均能减轻中毒动物的局部和全身症状，降低死亡率，与对照组（蛇毒损伤组）比较，均有显著性差异（$P<0.05$）。表明复方三角草片对五步蛇毒中毒大鼠有保护作用，且能改善大鼠的蛇毒中毒症状。

（2）跌打镇痛液的抗炎、镇痛作用研究　跌打镇痛液能明显抑制由 0.8% 冰醋酸引起的扭体反应，提高小鼠热板法的痛阈值，抑制由二甲苯引起的小鼠耳肿胀，抑制由蛋清引起的大鼠足跖肿胀等。提示跌打镇痛液有显著的抗炎、镇痛作用。

（3）跌打镇痛液对家兔耳微循环的影响　为了研究跌打镇痛液的活血化瘀作用，我们进行了跌打镇痛液对家兔耳郭微循环的影响实验。结果表明，跌打镇痛液能明显改变家兔耳微血管的血流量，对家兔耳微循环有明显的促进作用。

（4）家兔皮肤急性毒性及刺激性试验　跌打镇痛液在家兔完整皮肤毒性实验中，未见有任何异常症状；在家兔不完整皮肤毒性实验中仅有 1 只家兔泪腺分泌物增多，未见有其他任何异常；对家兔皮肤的刺激性为 2 级（表现为红斑、水肿勉强可见），较对照组正骨水（4 级）轻，表明跌打镇痛液的毒性及刺激性很小。

（四）三角草应用研究

1. 三角草的应用　三角草味甘、微苦，凉，有毒，有清热解毒、消肿止痛之功效，民间主要将其鲜品捣烂敷毒蛇咬伤患处及治疗跌打肿痛。据报道，三角草还具有排石功效。将三角草（全草干品或鲜品）50g 与一个红椰子同煎内服，1 次 /d，10d 为 1 个疗程，一般 2 个疗程就能排石。

2. 复方三角草片、复方三角草注射液的临床应用　将 160 例血循毒蛇咬伤患者（包括眼镜蛇伤 67 例、竹叶青蛇伤 62 例、眼镜王蛇伤 7 例、腹蛇伤 11 例、蝰蛇伤 9 例、五步蛇伤 4 例）随机均分为治疗组与对照组。对照组：采用常规的扩创冲洗排毒后，用胰蛋白酶及地塞米松、利多卡因做局部伤口封闭，并在伤口部位外敷硫酸镁，使用抗蛇毒血清，同时给予抗感染、预防破伤风及对症支持治疗，并积极预防并发症的发生。治疗组：在对照组治疗基础上，肌肉注射复方三角草注射液 4mL，2 次/d，最高剂量不超过 20mL/d；同时服用复方三角草片 5 片/次，4 次/d，并视伤口肿胀情况外用复方三角草片若干（加水研糊，外敷伤口肿胀范围处）。结果：2 组均痊愈，2 组比较无明显差异（$P>0.05$）。在并发症方面，治疗组并发症 7 例（中毒性心肌炎 4 例，弥漫性血管凝血 3 例），对照组并发症 18 例（中毒性心肌炎 8 例，弥漫性血管凝血 8 例，急性肾功能衰竭 2 例），2 组比较有显著性差异（$P<0.05$）；在症状改善方面，治疗组平均消肿时间为（4 ± 1）d，平均疼痛消失时间为（3 ± 1.2）d，对照组分别为（7 ± 1）d、（5 ± 1.5）d，2 组比较有显著性差异（$P<0.01$）；在后遗症方面，对照组 7 例发生溃疡、3 例致残，而治疗组无 1 例后遗症发生，2 组比较有极显著性差异（$P<0.01$）。

3. 跌打镇痛液的临床应用 选择四肢关节闭合损伤引起的局部疼痛、肿胀、瘀斑、关节功能障碍的患者 460 例，随机分为治疗组（跌打镇痛液）350 例与对照组（正骨水）110 例。2 组用药方法均为搽患处至发热，每次 5 ～ 10mL，或用纱块湿敷，3 次/d，连用 10d 为 1 个疗程。结果，治疗组与对照组总有效率分别为 96.86%、77.04%，2 组总有效率有非常显著性差异（$P<0.01$）；在不良反应方面，治疗组与对照组的不良反应发生率分别为 1.43%、3.6%。结果表明，跌打镇痛液的疗效明显优于正骨水，而不良反应则小于正骨水。将跌打镇痛液用于治疗 121 例软组织损伤患者，并与对照组（正骨水）61 例比较，结果治疗组临床治愈率、有效率分别为 45.5%、94.2%，对照组分别为 20.6%、79.4%，跌打镇痛液的疗效明显优于对照组。将跌打镇痛液离子导入法用于治疗肱骨外上髁炎，并与西药局部封闭疗法进行对照观察。结果，跌打镇痛液离子导入法治疗肱骨外上髁炎 55 例，痊愈 45 例，好转 10 例，总有效率 100%。而对照组系用 2% 利多卡因及强的松龙各 1mL 局部注射封闭治疗 40 例，痊愈 16 例，好转 19 例，无效 5 例，总有效率 87.5%。两组治愈率有明显的差异（$P<0.01$）。跌打镇痛液离子导入法治疗肱骨外上髁炎疗效确切，复发率低，无副作用。

（五）结语

从三角草中首次分离出 7 种成分，其中 chloroxum A 是首次发现的新化合物。研究还表明，三角草具有镇痛、抗炎、抗蛇毒及改善微循环等药理作用，制成的制剂应用于治疗跌打损伤、毒蛇咬伤有显著疗效。随着人们对三角草活性化学成分、药理作用与临床应用的深入研究，将会取得更重要的成果。

二、鉴别研究

1. 材料 样品由中山市中医院提供，采自中山市五桂山，经中山市中医院主任药师梅全喜鉴定为百合科吊兰属植物三角草 *Chlorphytum laxum* R.Br. 的干燥全草。

2. 药材性状 全草长 20～40cm，有一短的根状茎，须根纤细。叶基出，丛生，长条状三棱形或线形，基部稍肥厚，抱茎，长 15～30cm，宽约 4mm，有纵脉 11～15 条，稍明显。常见有比叶长的花草从叶腋中抽出，长 15～50cm，不分枝，少有 2～3 个分枝。可见白色或绿白色的干燥花，单生或 2 朵聚生于每一苞腋内，花梗长 2～4mm，或有扁球状三角形干燥蒴果，直径 4～6mm，具三棱，室背开裂，有种子 1～4 枚。气微。味淡。

3. 显微鉴别

（1）根茎横切面 表皮细胞 1 列，类长方形，外侧壁略增厚；皮层宽广，散有草酸钙针晶束，近内皮层的 3～5 列薄壁细胞较小而排列紧密；内皮层明显；散生中柱，维管束周木型，呈同心环状排列。见图 4-1。

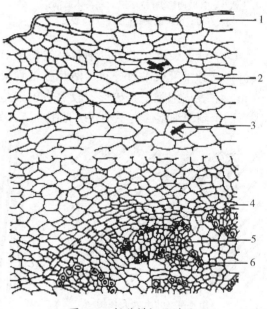

图 4-1 根茎横切面详图
1. 表皮；2. 皮层；3. 草酸钙针晶束；4. 内皮层；
5. 韧皮部；6. 木质部

（2）叶横切面 上、下表皮细胞各 1 列，类方形，外侧壁略增厚；叶肉未分化，有的叶肉细胞含草酸针晶束；叶脉维管束为双韧型，靠近表皮端有韧皮纤维束。见图 4-2。

（3）花茎横切面 表皮细胞 1 列，类方形，外壁增厚；皮层较窄，散有周木型花梗迹维管束；维管柱外围着 3～5 层排列紧密的纤维，呈椭圆形，形成柱鞘纤维环；环内薄壁细胞较大，有多个周木型维管束排列成环。见图 4-3。

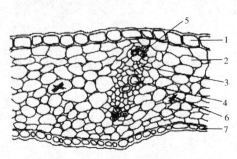

图 4-2 叶横切面详图
1.上表皮；2.叶肉组织；3.韧皮部；4.木质部；
5.韧皮纤维；6.草酸钙针晶束；7.下表皮

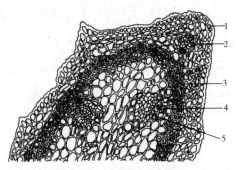

图 4-3 花葶横切面详图
1.表皮；2.花梗迹维管束；3.柱鞘纤维环；
4.木质部导管；5.韧皮部

（4）**叶表面观** 上表皮细胞呈类长条形，较大，可见草酸钙针晶束排列成行；叶脉维管束平行分布，两叶脉维管束之间有一连接导管，罕见有气孔分布。下表皮细胞呈长梭形，较上表皮细胞小，可见众多气孔分布，气孔周围有四个副卫细胞，类平轴式。见图 4-4、图 4-5。

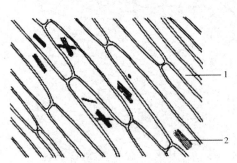

图 4-4 叶上表面详图
1.上表皮细胞；2.草酸钙针晶束

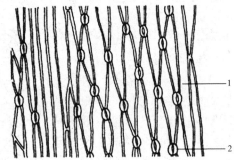

图 4-5 叶下表面详图
1.下表皮细胞；2.气孔

三角草的根茎有周木型维管束呈同心环状排列，叶脉维管束为双韧型，近表皮端有韧皮纤维束，叶上表皮表面观有草酸钙针晶束排列成行，花葶维管柱外具鞋状椭圆形的柱鞘纤维环，这些特征为三角草的鉴定提供了依据。

三、种植研究

三角草主要分布于中国南部，生于低海拔地区山坡荫蔽处或岩石边。自从中山市中医院梅全喜教授领导的课题组对三角草进行了化学成分及药理作用的研究，并研制开发出三角草跌打镇痛液、复方三角片等新制剂后，三角草的应用量大增。由于三角草野生资源量有限，已无法满足三角草为主药的复方三角草片、三角草跌打镇痛液等医院制剂的生产需求。因此，进行野生三角草的引种驯化，摸索三角草的人工栽培技术并大量种植以满足市场需求十分必要。本实验主要从三角草原生长地与试验田的生态环境、性状特征以及栽培质量等方面进行对比研究，为培育优质三角草奠定基础。

1. 材料与仪器

（1）材料 三角草种苗（经广东药科大学田素英副教授鉴定为 *Chlorophytum laxum* R.Br.，采自中山市南区及树木园地带）采集时间为春季，挖取完整存活的植株，挖取时忌伤根并带原土，防止植株水分散失，于当天及时栽种于试验地中；人工栽培三角草（广东药科大学中山校区药圃采挖）；芦丁对照品（中国生物制品检定所，批号：14072211）；槲皮素对照品（中国生物制品检定所，批号：130427）；纯水自制；其余所用试剂均为分析纯。

（2）仪器 紫外可见分光光度计（上海天美科学仪器有限公司，型号：UV1102）；万分之一电子天平（德国 sartorious 公司，型号：CP225D）；暗箱式紫外分析仪（上海顾材电光仪器厂，型号：ZF-20D）；海拔测量仪（泰雷兹导航公司）。

2. 方法与结果

（1）三角草的植物学特征 叶近两列着生，禾叶状，常弧曲，长10～20cm，宽3～5mm。花葶从叶腋抽出，常2～3个，直立或弯曲，纤细，有时分叉，长短变化较大；花梗长2～5mm，关节位于下部；花单生或成对着生，绿白色，很小；花被片长约2mm；雄蕊短于花被片；花药矩圆形，长约0.3mm；花丝比花药长2～3倍。蒴果三棱状扁球形，长约3mm，宽约5mm，每室通常具单颗种子。花果期10月至次年4月。

（2）选地整地 三角草生长地土壤检测。南区、树木园和校园药圃3块样地，各取3份土壤，均过2号筛，得细土粉；每份装300g细土粉作为样品土壤。从样品土壤中每份取25g，用来测量土壤pH值，取两次，测两次，第一次使用pH试剂显色，用pH值比色卡对比，大概得出每份土壤的pH范围；第二次使用pH值测量仪精密测量，得每份土壤的准确值。见表4-1。

表4-1 三角草生长地土壤 pH 粗测与精测结果

蒸馏水 pH：6.88～6.96（空白 pH 对照）								
地区	药圃土壤			南区土壤			树木园土壤		
编号	①	②	③	①	②	③	①	②	③
粗测	≈6.0	≈6.0	≈6.0	≈6.0	≈6.0	≈6.0	≈6.5	≈6.0	≈6.0
精测	=5.70	=5.70	=5.85	=5.74	=5.72	=5.37	=6.32	=5.64	=5.81

试验地选址为广东药科大学中山校区药圃处，该地段含两处对比地带，一处为小林子地段，遮阴度高，另一处为阳光暴露地带。该药圃地带位于中山市东区，位置为东经 113°38′，北纬 22°52′。土壤为砂质黑色土壤，土质疏松、肥沃，土层有机质含量高，土壤 pH 呈弱酸性，约 6.0。中山市气候特征为雨量较为充沛，属于丰水地区，年降雨量 1738mm，降水量共达 29.18 亿立方米，干湿分明，年平均气温 21.8℃，属于南亚热带季风气候，昼夜温差不太大，光热充足，历年太阳能总辐射量达 445155.4J/cm²，是省内太阳辐射资源比较丰富的地区之一。

选好试验地后，在枝繁叶茂的小林子（遮光率非常高，内部属于荫蔽地带）和小林子旁边阳光暴露地带开垦两块试验田，除草松土，划地规格为每块 140cm×140cm。编号：小林子处为 1 号田和 2 号田，阳光暴露地带设为 3 号田和 4 号田；其中，1 号田和 3 号田施加有机肥和无机肥适量作为底肥，2 号田和 4 号田不施加任何肥料；3 号田和 4 号田用黑色 2 针遮阴网搭建遮阴篷（图 4-6），备用。

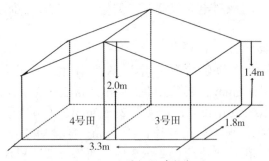

图 4-6　遮荫棚搭建构架图

（3）种植　挖取野生三角草种苗，于当天种到 1 到 4 号试验田中，每块试验田种 49 棵，行距 17cm，间距 17cm，种下后马上浇适量水，避免种苗失水死亡。接下来的 5 个月期间，根据田地旱湿情况浇水，进行中耕除草。

定期观察、记录所有三角草的生长情况和性状特征，每 10 天观察记录一次，期间不间断收集三角草种子，用于千粒重称量试验，3 个月后，对比总体长势（图 4-7～图 4-9）。

5 个月后，测其成活率（该期间均不喷洒农药；成活率＝成活数／栽植总数 ×100%），结果见表 4-2。

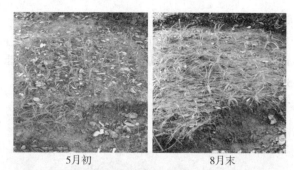

5月初　　　　　　　　　8月末

图 4-7　1 号田（小林子处）三角草 3 个月长势对比图

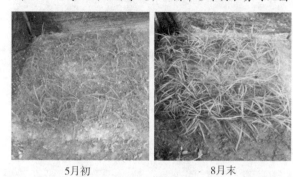

5月初　　　　　　　　　8月末

图 4-8　3 号田（遮荫网处）三角草 3 个月长势对比图

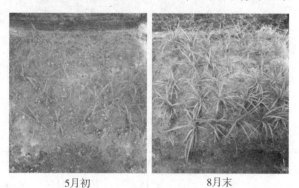

5月初　　　　　　　　　8月末

图 4-9　4 号田（遮荫网处）三角草 3 个月长势对比图

表 4-2　三角草成活率结果

	①号田	②号田	③号田	④号田
栽种总数（棵）	49	49	49	49
死亡数（棵）	25	32	1	3
成活数（棵）	24	17	48	46
成活率（％）	48.979%	34.693%	97.959%	93.877%

（4）野生品与栽培品比较

1）干重与鲜重对比：将新鲜采挖的人工栽培三角草与野生三角草进行新鲜称重（图4-10、图4-11），然后将其晒干，再进行干草称重，记录，对比结果，见表4-3、表4-4。

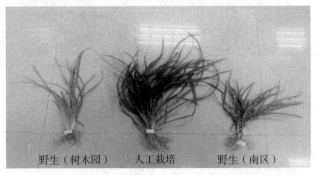

野生（树木园）　　人工栽培　　野生（南区）

图4-10　三角草野生与人工栽培单株对比图

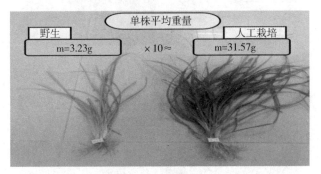

图4-11　三角草野生与人工栽培单株重量对比图

表4-3　三角草产量结果

	数量（棵）	重量（g）	结果对比
人工栽培三角草	49	1515.2	（1515.2/158.5）×100%＝95.596%
野生三角草	49	158.5	

附：各随机抽取49棵称总鲜重，人工栽培三角草的总鲜重约为野生三角草的10倍。

表4-4　三角草含水量（%）结果

地区	净湿重（g）	净干重（g）	含水量（%）
南区	154.7	17.1	88.946
树木园	113.3	15.4	86.407

地区	净湿重（g）	净干重（g）	含水量（%）
3 号田	238.9	51.2	78.568
4 号田	220.8	48.7	77.943

2）植物形态对比：将新鲜采挖的人工栽培三角草与野生三角草进行叶长、叶宽、花梗长、花穗轴长、根长等各器官特征观察并记录，见表 4-5。

表 4-5　三角草各器官特征对比

	相同点	不同点	
		野生三角草	人工栽培三角草
全草	多年生草本，有一短的根状茎	植株总体较小	植株总体较大
叶	丛生，二列式排生于茎基，线形，镰状外弯，有一条明显中脉，基部扩大抱茎	长 10 ～ 40cm，宽 0.4 ～ 0.8cm	长 20 ～ 45cm，宽 0.6 ～ 1.2cm
根	簇生，线状，肉质	根长 5 ～ 10cm	根长 8 ～ 25cm
花穗	无限花序纤细，由叶腋中抽出，少分枝，部分有 2 ～ 3 个分枝，近直立或斜弯，中部有关节	花穗轴长 15 ～ 50cm	花穗轴长 15 ～ 90cm
花与苞片	花小，直径约 0.4cm，白色或绿白色，单生于每一苞腋内，花梗长 0.2 ～ 0.4cm，花被片近相等，披针形，长 0.3cm；雄蕊稍短于花被，花药微小，子房三棱形，每室有胚珠 2 颗	无	无
果实	蒴果扁球形，直径 0.6cm，长 0.4cm，具三棱，深三裂，种子椭圆形	果实 3 室，每室 1 颗种子	果实 3 室，每室 1 ～ 2 颗种子

从植物形态上看，二者的表面特征和质地多数都一致，但在植株大小、叶片茂盛程度、叶片大小、根簇生密集情况、花穗轴数量大小等均有较明显的差异。从植株整体大小来看，野生三角草植株总体小于人工栽培三角草，而且二者大部分植株总体大小差别非常明显；从叶片茂盛程度来看，野生三角草叶片丛生茂盛程度远小于人工栽培三角草，二者差异明显；从叶片大小来看，野生的叶片长度与宽度均差于人工栽培三角草；从根部簇生密集情况来看，野生三角草根部簇生须根数量较少，总体较为疏松，而人工栽培三角草根部簇生须根数量多，总体较为密集；从花穗轴数量大小情况来看，野生的花穗轴数量均少于人工栽培三角草，其长度远短于人工栽培三角草；在开花结果方面，野生三角草的开花产果量远低于人工栽培三角草；从产量来看，相同数量的三角草，人工栽培的产量为野生的 10 倍左右；含水量方面，野生三角草的含水量略高于人工栽培三角草。以上各部分性状特征明显，可为今

后三角草产量化生产提供丰富的科学依据，为三角草的人工栽培种植奠定一定的基础。

3）三角草种子质量：千粒重是以克表示的一千粒种子的重量，它是体现种子大小与饱满程度的一项指标，是检验种子质量和作物的内容，也是田间预测产量时的重要依据。一般测定小种子千粒重是随机数出三个一千粒种子，分别称重，求其平均值，但由于本试验过程中所收集的种子有限，未能达三千粒种子以上，只能收集到一千五百粒左右，故只将所有收集到的种子进行千粒重的粗略称量。三角草种子特征的观察与记录见表4-6，并描绘出种子、果实特征图（图4-12）。

表4-6　三角草千粒重测试结果及种子特性描绘结果

名称	种子特征			千粒重（g）	来源	备注
	形状	大小：长（mm）×宽（mm）×厚（mm）	颜色			
三角草	椭圆形，表面略光滑，单面中间凹陷	长约1.1，宽约0.8，厚约0.4	黑色	3.78	三角草试验田	

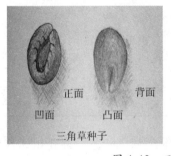
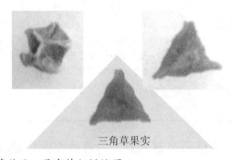

图4-12　三角草种子、果实特征描绘图

4）黄酮类成分含量测定：制备标准曲线：取芦丁对照品5mg，精密称定，置25mL量瓶中，加甲醇适量，置水浴上微热使溶解，放冷，加甲醇至刻度，摇匀，即得（每1mL中含芦丁0.2mg）。取芦丁对照品溶液1mL，置10mL量瓶中，加5%亚硝酸钠溶液1mL，混匀，放置6min，加10%硝酸铝溶液1mL，摇匀，放置6min，加4%氢氧化钠溶液10mL，再加甲醇至刻度，摇匀，放置15min，以相应的试剂为空白，在400～600nm波长范围内扫描。精密量取对照品溶液0.0mL、0.5mL、1.0mL、1.5mL、2.0mL、2.5mL与3.0mL，分别置10mL量瓶中，加5%亚硝酸钠溶液1mL，混匀，放置6min，加10%硝酸铝溶液1mL，摇匀，放置6min，加4%氢氧化钠溶液10mL，再加甲醇至刻度，摇匀，放置15min，以相应的试剂为空白，按紫外－可见分光光度法，在最大波长 506nm 处测定吸光度，以吸光度为纵坐标，浓度为横坐标，绘制标准曲线 $y=9.2925x+0.0450$，$R=0.9991$。经方法学考察精密度实验的 RSD 为 1.549%，稳定性实验 RSD 为 1.694%，且样品在 3h 内稳定，重复性试验的 RSD 为 2.155%，表明该测定方法稳定性良好，加样回收率为 100.478%，RSD 为 1.209%。

黄酮含量测定：精密称取根粗粉 2g，20mL 95% 乙醇水浴 70℃超声振荡提取 4 次，每次 40min，滤过，100mL 烧杯装液，连带 100mL 烧杯进行水浴 70℃蒸干，水浴 70℃超声振荡甲醇溶解，滤过，用甲醇清洗滤纸并定容于 25mL 容量瓶中，标记根的样品母液，待用。精密量取根与叶的母液各 1mL，置 10mL 量瓶中，按上法在 506nm 波长处测定吸光度，从标准曲线上读出供试品溶液中含芦丁的重量（μg）。结果见表 4-7、表 4-8。

表 4-7　三角草根总黄酮含量测定结果

	A_1	A_2	A_3	$\overline{A}$	平均总含量（%）
3 号田三角草（根）	0.275	0.257	0.306	0.279	0.315
4 号田三角草（根）	0.268	0.275	0.296	0.280	0.316
南区三角草（根）	0.327	0.310	0.334	0.323	0.374
树木园三角草（根）	0.244	0.299	0.328	0.290	0.330

表 4-8　三角草叶总黄酮含量测定结果

	A_1	A_2	A_3	$\overline{A}$	平均总含量（%）
3 号田三角草（叶）	0.283	0.338	0.166	0.263	0.293
4 号田三角草（叶）	0.206	0.156	0.161	0.175	0.174
南区三角草（叶）	0.364	0.317	0.373	0.351	0.412
树木园三角草（叶）	0.254	0.227	0.314	0.265	0.296

3. 讨论

（1）三角草对环境的适应能力较强，栽种存活率高，喜湿恶燥，可度过寒冷的冬天而保持叶片青翠色几乎不枯萎状态，为多年生草本植物。

（2）对三角草的繁殖方式多采取分株繁殖（本试验使用），对种子育苗繁殖、组织培养技术繁殖等繁殖方式有待进一步研究。

（3）根据资料显示，三角草为阴生植物，但根据实地观察其野生生长环境和试验田自助设计生长环境可知，其野生生长环境并非完全荫蔽条件，大部分透光率较高，完全不符合阴生植物生长环境条件；在实验田中，1 号田和 2 号田的环境透光率非常弱，较符合阴生植物生长环境条件，但该环境种植的三角草长势非常差，生长速度非常慢，分株能力弱，且植株死亡率较高，超过 50%，由此可知，几乎完全荫蔽生长环境不利于三角草生长；3 号田和 4 号田处于空阔地带，透光率几乎达 100%，在此地种植三角草，使用黑色 2 针遮阴网遮阴，降低光照的直射强度，但能够接受一定量的光照，该地段三角草长势非常可观，生长速度较快，分株能力强，且植株存活率非常高，达 95%，由此可见，半荫环境条件非常有利于三角草的生长（由于三角草种苗有限，故未进行完全曝光条件下的三角草种植试验）。

（4）由 3 号田和 4 号田三角草可知，3 号田（施加底肥）三角草长势、植株大小、叶片茂密程度均优于 4 号田（未施加底肥），但开花、结果与种子的数量 4 号田远多于 3 号田。由此可知，施加底肥有利于植株的旺盛生长，根深叶茂，利于产量化；不施加底肥，有利于花穗轴的花芽分化，提高三角草果实结实率，利于种子的收集。

（5）三角草适宜生长土壤环境为黑色砂质肥沃土壤，土壤呈弱酸性，氮、磷、钾含量适中，该环境中生长的三角草长势良好，根深叶茂，土壤砂质疏松，也方便三角草的全草采挖，减少根部成分的损失。由于三角草的根为肉质簇生根，故进行人工栽培时，宜优先选择肥沃、疏松、砂质化的土壤进行三角草种植，这样可以使采挖的三角草保持较为完整状态。在非砂质化土壤情况下，可以尝试自主创造砂质化土壤条件进行栽种三角草的尝试。

从产量上比较，同数量的三角草，人工栽培的产量为野生的 10 倍左右，可见，人工栽培三角草产量非常可观；从质量上比较，野生三角草根部所含总黄酮 0.336%，人工栽培三角草根部所含总黄酮 0.352%，野生三角草的有效成分含量略低于人工栽培，但差异不大。综合两个方面的比较，三角草可以进行人工栽培产量化生产。

在本次人工栽培的全过程中，可发现一些现象：第一，三角草的生长需要一定的光照量，但在完全曝光或完全遮阴的情况下，其长势很差；第二，三角草种子在试验田自然掉落后，几乎没有种子在掉落土地处生根发芽，故本人质疑三角草种子是否具有一定的休眠期或者种子本身难以发芽或者可以通过一定方法对种子进行处理，提高其发芽率；第三，在人工栽培后期（2014 年 11 月份左右），可发现部分花穗轴上长出新株苗的现象（图 4-13），且该新株苗压在土层下可成为单独的株苗。可否进行分株繁殖有待进一步研究。

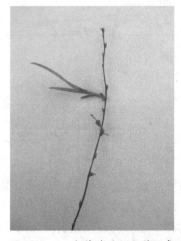

图 4-13 三角草花穗轴长芽现象

四、化学成分研究

我们首次对三角草进行了化学成分研究，从三角草中分离出的化学成分有 Chlorophytoside A、4′,5,7- 三 OH-6,8- 二甲基黄酮、海可皂苷元、β - 谷甾醇、棕榈酸、豆甾烯醇、胡萝卜苷，其中 4′,5,7- 三 OH-6,8- 二甲基黄酮、海可皂苷元、β - 谷甾醇、棕榈酸、豆甾烯醇、胡萝卜苷是首次从三角草中分离出来，Chlorophytoside A 是首次发现的新化合物。并进行了三角草苷 A 的含量测定。

1. 化学成分分离与鉴定

（1）仪器与药材

1）仪器：显微熔点测定仪（温度计未校正）、UV 测定仪（UV-2501PC型）、IR 测定仪（EQUINOXTM55-A590/3F 型）、MS 测定仪（AB-MS 型）、NMR 测定仪（INOVA500N 型）。

2）试剂：石油醚（60 ~ 90℃）、乙酸乙酯、乙醇（95%）、丙酮、苯、甲醇、氯仿（均为分析纯，广州化学试剂厂）。硅胶 G（160 ~ 200 目，青岛海洋化工厂）。

3）样品：三角草全草，2001 年秋季采自广东省中山地区，自然阴干后备用。原植物经广州中医药大学李薇副教授鉴定为百合科植物三角草 *Chlorophytum laxum* R. Br。

（2）提取与分离　取干燥三角草全草，加 95% 乙醇加热回流提取 2 次，合并提取液，回收溶剂至无醇味，得稠膏。乙醇总提物分别用石油醚、乙酸乙酯、正丁醇多次萃取。乙酸乙酯提取部分经反复硅胶柱层析后分别得到化合物 I ~ V。

（3）结构鉴定

1）化合物 I：白色粉末状结晶（丙酮），mp 49 ~ 51℃，易溶于甲醇、乙醇、氯仿等有机溶剂。无紫外吸收。FAB-MS m/z: 257 [M^++1]，239 [M^+-H_2O]；IR（KBr）cm^{-1}: 3400 ~ 3600（br，COOH 中的 OH 峰），2952、2918、2850、2675、1704（C=O）、1466、1295、1266；^{1}H-NMR（$CDCl_3$）：0.81（3H，s，J=7Hz），1.3-1.26（25H，m），1.56（2H，m），2.27（2H，t，J=8Hz）；^{13}C-NMR（$CDCl_3$）：14.1（q），22.6（t），24.6（t），29.0（t），29.2（t），29.3（t），29.4（t），29.5（t），29.6（1），31.9（t），33.8（t），178.8（s）。光谱数据与棕榈酸文献资料一致，可推知化合物 I 为棕榈酸。

2）化合物 II：白色针晶，mp153 ~ 153℃，Liebermann-Burchard 反应呈阳性。FAB-MS m/z 分子量为 412，结合 ^{1}H-NMR 和 ^{13}C-NMR 谱推定分子式为 $C_{29}H_{48}O$；MS（m/z）中 300 为 C_{22}-C_{23} 双键麦氏重排裂解物碎片离子；229

系具不饱和双键 B 环的 RDA 裂解所致。^{1}H–NMR δ：5.34（1H，d，J=5.5Hz），5.15（1H，dd，J=8.5，15Hz），5.02（1H，dd，J=8.5，15Hz），3.52（1H，m）和 ^{13}C–NMR δ：140.7（s），121.7（d），129.3（d），138.3（d），71.8（d）揭示化合物Ⅱ为具有 $\Delta^{5, 6, 22, 23}$ 不饱和双键的甾醇类，其光谱数据与豆甾烯醇（stimasta–5,22–dien–3β–ol）文献资料一致。FAB–MS m/z（%）：412（M^+），397，300，255，229，213，161，91（100），55；^{1}H–NMR（$CDCl_3$）δ：0.68，0.70，0.85，1.01，1.02（3H，s），3.52（1H，m），5.02（1H，dd，J=8.5，15Hz），5.15（1H，dd，J=8.5，15Hz），5.35（1H，D，J=5.5Hz）；^{13}C–NMR（$CDCl_3$）δ：11.9（q），21.1（t），23.1（t），24.3（t），28.2（t），31.6（t），31.7（d），31.9（t），31.9（d），36.1（s），37.3（d），39.8（t），42.2（d），42.3（t），50.1（d），50.1（s），50.1（d），56.9（d），71.8（d），121.7（d），129.3（d），138.3（d），140.7（s），可推知化合物Ⅱ为豆甾烯醇。

3）化合物Ⅲ：白色粉末状结晶，mp280～282℃，Liebermann–Burchard 反应呈污绿色，Salkowski 反应阳性，难溶于有机溶剂和水，可溶于热甲醇、氯仿–甲醇（9:1）混合溶剂中。硅胶 TLC 检识，展开剂 $CHCl_3$–MeOH（10:1），$CHCl_3$–EtOH（9:1），浓硫酸–香草醛显色，均显示与胡萝卜苷标准品有相同的 R_f 值斑点。IR（KBr）cm^{-1}：3400，2925，2860，1640，1440，1380，1370，1160，1075，1020，880，840，800。与文献报道的胡萝卜苷红外光谱相同。MS m/z：576（M^+），558（M^+–18），540（M^+–36），414（M^+–162），396，329，255，213，161。通过以上熔点测定、定性反应、TLC 鉴定及红外质谱数据，可推知化合物Ⅲ为胡萝卜苷。

4）化合物Ⅳ：黄色针状结晶，UVλ_{max}^{MeOH}（nm）：213，279.8，331.6；$C_{17}H_{14}O_5$。mp 213～215 ℃。IR ν_{max}^{KBr}（cm^{-1}）：3259，1692，1651，1612，1578，1549，1511，1480，1447，1351，1175，1035，954，836。^{1}H–NMR δ：13.95（OH），8.03（^{2}H，m，A′A′B′B′，H–2′，H–6′），7.31（^{2}H，m，A′A′B′B′，H–3′，H–5′），6.97（^{1}H，s，H–3），2.51（^{3}H，s，CH_3–8），2.51（^{3}H，s，CH_3–6）。^{13}C–NMR（400MHz）δ：164.2（d，C–2），103.6（t，C–3），183.3（s，C–4），157.8（s，C–5），102.8（s，C–6），161.3（s，C–7），108.6（s，C–8），153.6（s，C–9），104.9（s，C–10），122（s，C–1′），128.8（d，C–2′，C–6′），117.0（d，C–3′，C–5′），162.6（s，C–4′），8.8（q，CH_3–8），9.0（q，CH_3–8）。EI–MS m/z（rel.int）：300 [M]$^+$。上述数据与文献对照，鉴定为 4′,5,7– 三 OH–6,8– 二甲基黄酮。

5）化合物Ⅴ：无色针状结晶，mp253～253℃；UVλ_{max}^{MeOH}（nm）：285.0。IRν_{max}^{KBr}（cm^{-1}）：3529.3，3393.5，3270.0，1706.0，1661.2，1455.0，1372.0。^{1}H–NMR δ：0.91（s，^{3}H，18–Me），1.05（s，^{3}H，19–Me），1.06（d，J=7.1 Hz，21–Me），0.79（d，J=6.3Hz，^{3}H，27–Me），4.33～4.35（m，^{1}H，16–

H），3.35，3.48（s，^{2}H，26–H）；^{13}C–NMR δ：36.4，31.2，70.9，37.8，44.6，28.3，31.4，34.3，55.5，34.37，37.8，213.5，53.5，55.8，31.5，79.2，53.3，15.9，12.0，42.1，13.2，109，31.1，28.7，30.2，66.8，17.1。EI–MS m/z（100%）：430（[M]$^+$，15），55（78）。上述数据与文献对照，鉴定为（25R,5α）–螺甾烷 –3β– 羟基 –12– 酮，即海可皂苷元。

6）化合物Ⅵ：白色片状结晶（丙酮），mp137～140℃，红外光谱图、薄层层析结果与标准品一致，鉴定为 β– 谷甾醇（β–sitosterol）。

2. 三角草苷 A 的分离与鉴定　我们从三角草中分离鉴定出一个新的化学成分（10S）–6α–hydroxylabda–8,13–dien–15,16–olide 3R–O–β–D–glucopyranoside，将其命名为三角草苷 A，具体分离鉴定数据如下。

三角草 *Chlorophytum laxum* R.Br 主要分布于中国南方地区，民间常用其地上部分治疗外伤、毒蛇咬伤、肿胀和疼痛。为寻找其中的生物活性成分，我们从该植物的乙醇提取物中分离出一个新的半日花烷型二萜葡萄糖苷，命名为 chlorophytoside A(1)。本文叙述了化合物 1 的分离和结构鉴定。

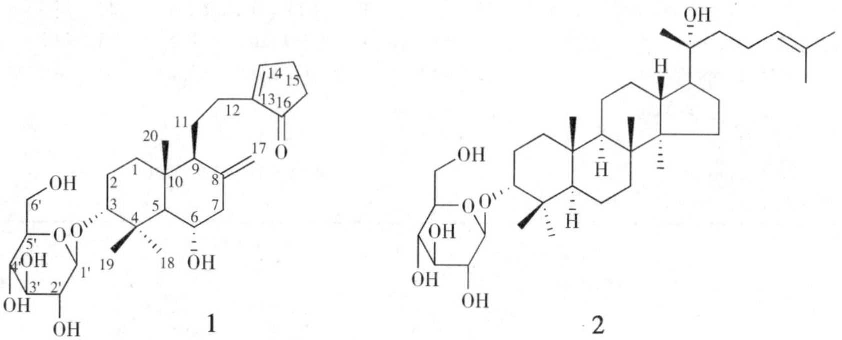

图 4–14　化合物 1 的化学结构

将植物地上部分的乙醇提取物中乙酸乙酯可溶性部分，分别通过硅胶层析和 Sephadex LH–20 层析，得到化合物 1。

化合物 1：粉末，FAB–MS 显示准离子峰 m/z：497[M+1]$^+$、519[M+Na]$^+$、535[M+K]$^+$ 为准分子离子峰。与 $C_{26}H_{40}O_9$ 的分子式一致，由分子式得知该分子具有 7 个不饱和度。化合物 1 因羟基（3381cm^{-1}）和 α、β– 不饱和内酯（1751 和 1645cm^{-1}）的存在，在红外光谱上表现出较强的吸收带。^{1}H–NMR 谱显示该化合物有三个甲基（δ 0.77，1.19，1.86）和一个糖基端质子（δ 4.90）。^{13}C–NMR 证明该化合物共有 26 个碳，包括一个二萜基团和一个吡喃葡萄糖基（δ 101.5，75.3，78.8，72.2，78.4，63.2），其糖苷键由异位质子信号的偶联常数（J=8.0Hz）显示为 β 构象。这些 H and ^{13}C–NMR 信号在 ^{1}H–^{1}Hcozy、

HMQC 和 HMBC 谱的辅助下进行了分配，如表4-9所示，并表明化合物1为半日花烷型二萜葡萄糖苷。葡萄糖单元的连接位置由 HMBC 谱确定，如图4-15所示。

表4-9　化合物1的 ^{1}H–NMR（500MHz）和 ^{13}C–NMR（125MHz）数据（吡啶 –d5，δppm）

H/C	δH（JHz）	C	H/C	δH（JHz）	C
1	1.44（1H,dd,13.0,3.5）2.06（1H,brs）	32.5（t）	13	7.11（1H,t,1.5）	134.1（s）
			14		145.1（d）
2	1.82（1H,m）	21.7（t）	15	4.72（2H,s）	70.6（t）
	2.08（1H,t,12.0）		16		174.6（s）
3	3.77（1H,brs）	82.7（d）	17	4.74（1H,s）	107.8（t）
4		38.4（s）		4.95（1H,s）	
5	1.96（1H,d,9.5）	55.5（d）	18	1.86（3H,s）	32.6（q）
6	4.02（1H,t,8.0）	70.2（d）	19	1.19（3H,s）	23.016.6（q）
7	2.28（1H,t,11.0）2.91（1H,dd,11.5,4.5）	49.9（t）	20	0.77（3H,s）	101.4（d）
			1'	4.90（1H,d,8.0）	
8		146.7（s）	2'	4.09（1H,d,t,10.5,6.0）	75.2（d）
9		55.7（d）	3'	4.24（1H,dd,8.5,8.5）4.20	78.8（d）
10	1.61（1H,s）	39.1（s）	4'	（1H,dd,8.5,8.5）3.95	72.2（d）
11	1.61（1H,brs）	22.1（t）	5'	（1H,ddd,9.0,5.5,2.5）	78.3（d）
			6'		63.2（t）
12	1.79（1H,m）	24.9		4.37（1H,dd,11.5,5.5）	
	1.90（1H,m）			4.55（1H,dd,11.5,3.0）	
	2.41（1H,t,12.5）				

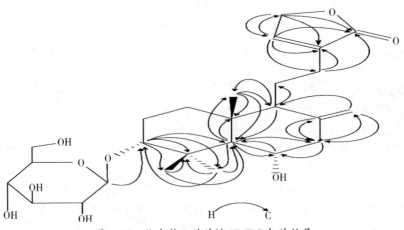

图4-15　化合物1的关键 HMBC 相关信号

化合物 1 酸水解得到葡萄糖，通过与纸层析正品样品的比较，检测出葡萄糖为 D- 葡萄糖。通过 NOESY 图谱分析得到化合物 1 苷元部分的相对构型，其相互关系如图 4-16 所示。通过化合物 1 和已知化合物达玛烯二醇 -I 3R-O-β-D- 吡喃葡萄糖苷 D 的 C-2、C-3、C-4 和 C-1′ 的化学位移的比较，确定 C-3 的绝对构型为 R，因为 β-D- 吡喃葡萄糖苷所附的仲醇 α-、β- 和 β′- 碳和末端氢的化学位移提示了醇羟基的绝对构型。

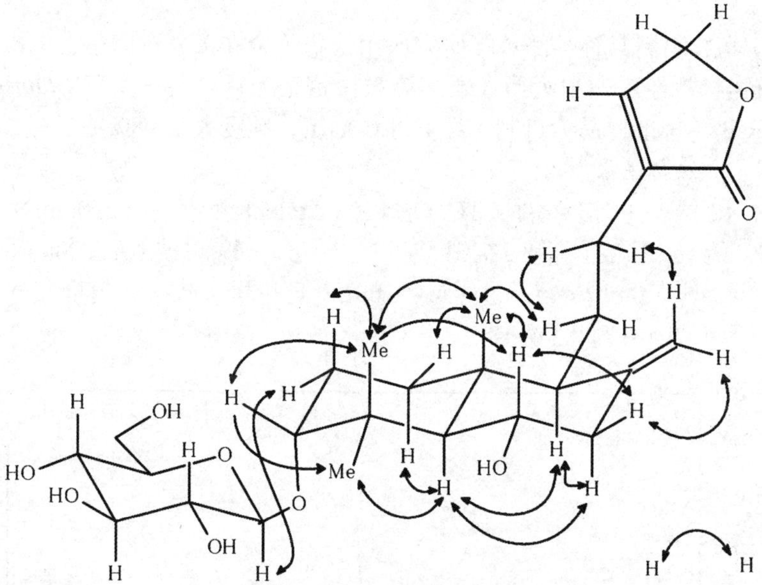

图 4-16　化合物 1 的关键 NOESY 相关信号

通过分析一维和二维核磁共振波谱分配化合物 1 的 C-2、C-3、C-4 和 C-1' 的化学位移与化合物 2 [δ 23.8（C-2）、84.8（C-3）、38.6（C-4）和 102.0（C-1'）] 的化学位移相似，而与达玛烯二醇 -I 3R-O-β-D- 吡喃葡萄糖苷 [δ 26.8（C-2）、88.8（C-3）、39.7（C-4）和 106.9（C-1'）3] 的化学位移不同。因此，1 的结构被确定为（10S）-6α- 羟化酶 -8,13- 二烯 -15,16- 内酯 3R-O-β-D- 吡喃葡萄糖苷。

3. 三角草苷 A 的含量测定　三角草主要分布在华南地区，植物的地上部分作为民间用药，用于治疗跌打损伤、毒蛇咬伤、肿痛等。在前期的研究中，为寻找活性成分，从该植物乙醇提取物中分离得到 7 个化合物，分别鉴定为三角草苷 A（chlorophytoside A）、海柯皂苷元、豆甾烯醇、胡萝卜苷、4',5,7- 三羟基 -6,8- 二 -C- 甲基黄酮、棕榈酸、β - 谷甾醇。三角草苷 A

为新化合物半日花烷型双环二萜糖苷。为了确定三角草的质量，我们建立了三角草中三角草苷A的HPLC含量测定方法。

（1）仪器与材料

1）仪器：HN1006超声波清洗器（华南超声仪器有限公司）、天美LC 2000 HPLC、DIKMA ODS－C_{18}（4.6mm×250mm）、Sartourius/bp 211b电子天平、SHB－Ⅳ双β真空泵循环水系统、HWS 26电热恒温水浴锅、中药粉碎机。

2）植物材料与标准品：本研究所用植物（全株）采自广东省中山市五桂山。植物材料经广州中医药大学李薇教授鉴定为百合科三角草 Chlorophytum laxum R.Br.。标准样品为自制（经HPLC标定，纯度大于98%）。

（2）方法与结果

1）仪器与色谱条件：TC-C_{18}（Z）Agilent色谱柱（250mm×4.6mm，10μm）；流动相：乙腈和1%磷酸（24：76）；检测波长：200nm；柱温：25℃；流速：1.0mL/min；进样量：10μL。理论塔板数按三角草苷A计算在3000以上（图4-17、图4-18）。

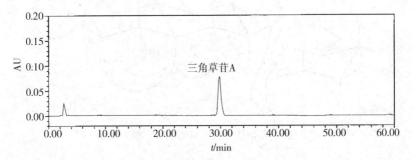

图4-17　三角草苷A标准溶液

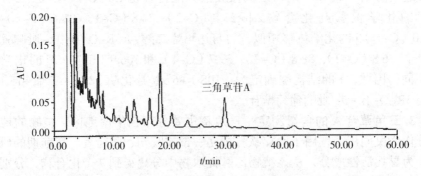

图4-18　三角草样品的HPLC图

2）标准溶液配制：精密称取三角草苷 A 6.0mg 溶于 25mL 甲醇中。

3）样品制备：分别称取 2.0g 叶、根、茎、全草粉末样品，用甲醇（25mL）超声提取 20 分钟，过滤，水浴蒸干，用甲醇溶解并转移至 25mL 容量瓶中，用甲醇定容至刻度，摇匀后过 0.45μm 滤膜。

4）标准曲线：分别吸取 2.0、5.0、10.0、15.0、20.0μL 标准溶液注入高效液相色谱仪。根据上述色谱条件测定三角草苷 A 峰面积积分。三角草苷 A 标准曲线：$y=1E+0.6x-28019$（x 为三角草苷 A 的浓度，y 为三角草苷 A 的峰面积积分值）。三角草苷 A 的线性范围为 0.48~4.8μg，平均相关系数 $r=0.9999$（表 4–10）。

表 4–10　标准溶液色谱图峰面积

含量	峰面积
0.48	569289
1.2	1426429
2.4	2953471
3.6	4432611
4.8	5949487

5）精密度：称取三角草叶片粉末 2.0g，按"3）"项下方法制备供试品溶液，并按上述色谱条件进行测定。样品重复检测 6 次，测定三角草苷 A 峰面积积分值。$RSD\%$ 为 1.22%。该结果表明所建立方法的精密度良好。

6）稳定性：取同一供试品溶液，分别于 0、1、2、4、8、16h 测定三角草苷 A 峰面积积分值。$RSD\%$ 为 1.69%。实验结果表明，样品在 16h 内稳定。

7）重复性：取三角草全草粉末 2.0g，按"3）"项下方法制备供试品溶液，并按上述色谱条件测定三角草苷 A 峰面积积分值。$RSD\%$ 为 2.48%。实验结果表明精度较好。

8）回收率：称取已知含量的三角草全草粉末各 1.00g，加入三角草苷 A 0.85mg，计算加样回收率。按以上方法操作，以标准曲线法计算含量，三角草苷 A 的平均回收率（$n=6$）为 99.02%（$RSD=0.81$）。结果见表 4–11。

三角草苷 A 的平均回收率为 99.02%，RSD 为 0.81%（$n=6$）。通过标准加样和回收率实验，确定本方法对样品中三角草苷 A 定量的准确性。

9）样品中三角草苷 A 的定量

①叶片：按照以上方法测定，进样 10μL，HPLC 色谱图见图 4–19，测定峰面积为 2037621μV。由标准曲线方程 $y=1E+0.6x-28019$ 计算，得出每 10μL 样品含三角草苷 A 1.7μg，即每克叶片含三角草苷 A 0.85mg/g。

表 4-11　三角草苷 A 的回收率

编号	取样量（g）	样品含量（mg）	加入量（mg）	测出量（mg）	回收率（%）	平均回收率（%）	*RSD*（%）
1	1.000	0.84	0.85	1.67	98.24		
2	1.000	0.85	0.85	1.70	100		
3	1.000	0.85	0.85	1.70	100	99.02	0.81
4	1.000	0.86	0.85	1.69	98.83		
5	1.000	0.87	0.85	1.69	98.26		
6	1.000	0.82	0.85	1.65	98.80		

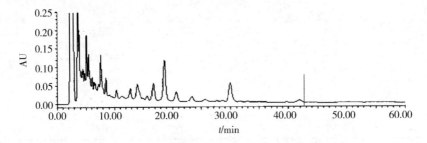

图 4-19　三角草叶片中三角草苷 A 的 HPLC 色谱图

②全株：按以上方法测定，进样 10μL，HPLC 色谱图见图 4-20，测定峰面积为 1172365μV。由标准曲线方程 $y=1E+0.6x-28019$ 计算，得出每 10μL 含三角草苷 A 0.986μg，即每 1g 整株含三角草苷 A 0.493mg/g（表 4-12）。三角草根和茎的 HPLC 色谱图见图 4-21 和图 4-22。

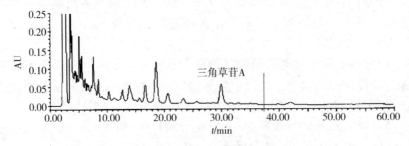

图 4-20　三角草全株中三角草苷 A 的 HPLC 色谱图

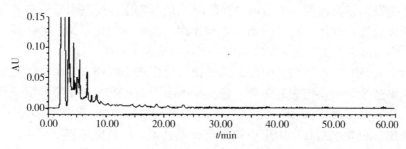

图 4-21　三角草根中三角草苷 A 的 HPLC 色谱图

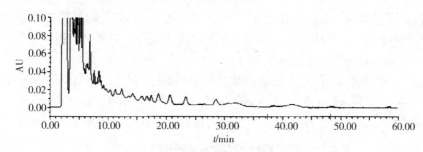

图 4-22　三角草茎中三角草苷 A 的 HPLC 色谱图

表 4-12　三角草不同部位的三角草苷 A 含量

药用部位	三角草苷 A 含量
叶片	0.85mg/g
全株	0.493mg/g
茎	0
根	0

（3）讨论　本文建立了三角草中三角草苷 A 的高效液相色谱分析方法，该方法灵敏度高，准确度和精密度好。三角草苷 A 保留时间短，且茎和根中不含三角草苷 A，因此可以通过测定三角草苷 A 的含量来控制三角草的质量。

从三角草中首次分离出 7 种成分，其中 chlorophytoside A 是首次发现的新化合物。研究还表明，三角草具有镇痛、抗炎、抗蛇毒及改善微循环等药理作用，制成的制剂应用于治疗跌打损伤、毒蛇咬伤有显著疗效。随着人们对三角草活性化学成分的深入研究，将会取得更重要的成果。

五、药理作用研究

我们首次对三角草的镇痛抗炎、抗蛇毒作用及安全性进行了系统研究。

1. 抗炎、镇痛作用 中山市中医院以三角草为主药研制出专治跌打损伤的跌打镇痛液，外用有较好的消肿止痛作用，为探讨三角草的药理作用，特对其镇痛和抗炎作用进行了初步研究，现将结果报道如下。

（1）药物 三角草采自中山市五桂山，经广州中医药大学中药学院鉴定教研室副教授李薇鉴定为三角草 *Chlorophytum laxum* R.Br 的全草。取三角草100g，用60%乙醇回流提取2次，每次1300mL，合并提取液浓缩至100%比例备用。正骨水购自中山市中智医药有限公司，广西玉林制药厂生产，批号99091804。

（2）动物与分组 普通级NIH小鼠，体重18～22g，雄性63只，雌性45只；普通级SD大鼠，体重150～180g，雄性35只（购自广东省医学实验动物中心）。三角草组（三角草乙醇提取液外涂）；阳性对照组（正骨水外涂）；空白对照组（生理盐水外涂）。

（3）对小鼠扭体反应的抑制作用 取NIH小鼠42只，体重18～22g，雌雄各半，随机分为三组：外涂给药后1h，腹腔注射0.8%冰醋酸0.1mL/10g，记录给予致痛剂后30min内各鼠扭体次数，结果见表4-13。

表4-13 三角草对小鼠扭体反应的影响（$\bar{x}\pm s$，$n=14$）

组别	动物个数	30min扭体次数
生理盐水组	14	64±27
三角草组	14	3±7***
正骨水组	14	15±22***

与对照组比较，***$P<0.001$。

结果表明，100%三角草醇提液及正骨水均能明显抑制由0.8%冰醋酸引起的扭体反应，三角草组出现扭体反应的动物数少于正骨水组，二者均有镇痛作用。

（4）对小鼠热板痛阈的影响 取NIH小鼠24只，雌性，随机分为三组。将恒温水浴调节至（55±1）℃，金属盘底部接触水面，加热后作为热刺激，用秒表记录小鼠自投入热板至出现舔后足的时间（s）作为该鼠的痛阈值。给药前先测定每只小鼠的痛阈值，共测2次，以平均值不超过30s者为合格。蹿跳、反应迟钝及痛阈值在10～30s范围以外者剔除不用。按组别分别在四肢足跖外涂生理盐水、正骨水、三角草乙醇提取液。记录给药后0.5、1、1.5、2、3、4h各鼠的痛阈值（超过60s按60s计算），计算各时相的痛阈增加差值，结果见表4-14。

表 4-14　三角草对小鼠热板痛阈的影响（$\bar{x} \pm s$, $n=8$）

组别	痛阈增加差值（秒）					
	0.5h	1h	1.5h	2h	3h	4h
生理盐水	0.1±4.8	−2.8±5.2	−3.6±5.7	−2.5±4.0	−1.0±4.6	3.1±3.1
三角草组	22.8±15.9**	19.5±15.6**	16.2±15.9**	34.9±18.3***	30.5±18.9***	41.8±6.5***
正骨水组	37.0±3.2***	30.6±21.2***	30.0±22.8**	20.6±24.0*	21.0±25.5*	0.6±5.4

与对照组比较，*$P<0.05$, **$P<0.01$, ***$P<0.001$。

结果表明，100% 三角草醇提液及正骨水均能明显提高小鼠的痛阈值，有止痛作用。三角草作用快，延续时间长；正骨水作用快，但维持时间短。

（5）对小鼠耳肿胀形成的抑制作用　取 18～22g 雄性 NIH 小鼠 42 只，分成 3 组，乙醚麻醉，依组别取各药液涂于小鼠右耳正反两面（不加摩擦），1h 后用微量吸管精确吸取 100% 二甲苯致炎液 100mL 涂于右耳正反两面，左耳作空白对照。致炎 1h 后将小鼠断颈处死，沿耳郭基线剪下两耳，用 9mm 直径打孔器分别在同一部位打下圆耳片，用千分之一电子天平称重，每鼠的右耳片重量减去左耳片重量即为肿胀程度，计算肿胀抑制率。结果见表 4-15。

表 4-15　三角草对小鼠耳肿胀形成的影响（$\bar{x} \pm s$, $n=14$）

组别	右耳重（mg）	左耳重（mg）	肿胀程度	肿胀抑制率 %
生理盐水	35.2±8.9	16.1±1.3	19.1±8.7	0
三角草组	28.7±7.6	16.1±1.6	12.6±6.9*	33.5
正骨水组	27.5±5.2	15.8±4.7	10.2±4.2***	46.6

与对照组比较，*$P<0.05$, ***$P<0.001$。

结果表明，三角草和正骨水均能明显抑制由二甲苯引起的小鼠耳肿胀，100% 三角草醇提液作用较正骨水略低。

（6）对大鼠足趾肿胀形成的抑制作用　选用 SD 大鼠 35 只，体重 150～180g，雄性，随机分成 3 组。外涂给药，1h 后，将 100% 蛋清（每只大鼠 0.1mL）注入大鼠右后足趾腱膜下致炎，每隔 1h 用毛细管放大测量装置测量足趾部体积变化，记录 1、2、3、4、5h 足肿胀程度，结果见表 4-16。

表 4-16　三角草对大鼠足趾蛋清性炎症的影响（$\bar{x} \pm s$, $n=15$）

组别	致炎后不同时间（h）的足趾肿胀程度（mL）				
	1	2	3	4	5
生理盐水	0.91±0.15	0.87±0.18	0.79±0.12	0.73±0.13	0.59±0.18

续表

组别	致炎后不同时间（h）的足趾肿胀程度（mL）				
	1	2	3	4	5
三角草组	0.62±0.13***	0.62±0.13***	0.58±0.09***	0.54±0.15**	0.40±0.10**
正骨水组	0.64±0.14***	0.65±0.16**	0.56±0.17***	0.58±0.20*	0.49±0.20

与对照组比较，*$P<0.05$，**$P<0.01$，***$P<0.001$。

结果表明，100%三角草醇提液及正骨水均能明显抑制由蛋清引起的大鼠足趾肿胀。

此实验为首次研究三角草的抗炎、镇痛作用。结果表明，三角草乙醇提取液外用对由蛋清所致的大鼠足趾肿胀和二甲苯所致小鼠耳肿胀均有明显抑制作用，提示三角草醇提液对早期急性炎症渗出过程有明显抑制作用；并能明显提高小鼠的痛阈值，显著抑制小鼠由冰醋酸引起的扭体反应，提示其有良好抗炎、镇痛作用。

2. 抗蛇毒作用　民间应用三角草治疗毒蛇咬伤有一定的效果，为了进一步验证三角草的抗蛇毒作用，我们开展了以下实验研究。

（1）动物　SPF级SD系大鼠，雌雄各半，体重（300±50）g，由广东省医学实验动物中心提供，动物合格证号：SCXK（粤）2003-0002，粤监证字：2004A021。

（2）药品及试剂　三角草全草采自广东省中山地区，自然阴干后备用。原植物经广州中医药大学李薇鉴定为百合科植物三角草 *Chlorophytum laxum* R.Br。称取三角草干品1kg，将药材切碎置烧杯中，加5～10倍水浸渍药材，以高出少许为度，浸泡30min，加热煮沸45min，过滤，滤渣再加5～6倍水量，加热煮沸30min，过滤，合并两次滤液，最后浓缩至500mL，即相当于每毫升药液含生药2g，放置冰箱保存备用，临用前以生理盐水稀释成所需浓度，根据临床用量，按体表面积换算成大鼠灌胃量为13.5mL/kg。季德胜蛇药片0.4g/片，批号：010905，江苏南通精华制药有限公司产。研磨成粉末，再加入0.5%的CMC-Na溶液，配制成0.36g/mL混悬液。五步蛇蛇毒（纯化干粉），广州蛇毒研究所惠赠（小鼠尾静脉注射LD_{50}为1.6mg/kg，大鼠皮下注射剂量系根据体表面积换算而成，经反复筛选，本实验将此蛇毒造模的最佳剂量定在1.0mL/kg），蛇毒临用时以无菌生理盐水配成蛇毒液供实验用。

（3）仪器　全自动血凝仪（法国STAUO公司）。

（4）动物分组及给药方法　大鼠在实验前称重，并按体重大小随机分为

5组，蛇毒损伤组15只，雌性7只，雄性8只；其余各组每组14只，雌雄各半。分为蛇毒损伤组（灌胃等量0.5%的CMC-Na混悬液）；三角草低、高剂量组（分别以13.5、27g生药/kg灌胃，即分别相当于成人日服用量的5倍、10倍）；季德胜蛇药片组（以5.4g/kg灌胃，即相当于成人日服用量的10倍）；另设正常对照组（灌胃等量0.5%的CMC-Na混悬液）。以上各组动物共给药3d，1次/d。末次给药后1h，除正常对照组外，其余各组均按1.0mL/kg于大鼠背部剪毛的消毒处皮下注射蛇毒液，注毒后用手压迫进针口约1min，以防蛇毒液从进针口流出。正常对照组皮下注射等量生理盐水。

（5）中毒表现的观察 注射蛇毒（或注射等量生理盐水）24h内均由专人定时观察并记录各组动物各个时间段内的局部症状，以及呼吸、食欲、活动等全身状况，以动物的死亡数累计各组的实验结果，计算各组动物死亡率和保护率（对照组死亡率－给药组死亡率＝保护率）。按死亡率的百分率显著性检测进行统计分析。

（6）实验室检查 各组动物均在注射蛇毒毒液（或注射等量生理盐水）后24h，以20%乌拉坦按0.7mL/100g体重腹腔注射麻醉动物，每只动物腹主动脉取血3mL，送检做血液凝血分析。主要指标有血浆凝血酶原时间（PT）、凝血酶时间（TT）、纤维蛋白原（FIB）、国际标准化比率（INR）。

（7）统计学处理 各组计量资料均以 $\bar{x} \pm s$ 表示，组间各项指标结果的比较采用SPSS10.0软件进行方差分析；计数资料以%表示。由于注毒后有一部分大鼠中毒死亡，且在取血过程中由于操作失误，造成实验标本例数的缺失，故最后纳入计量统计的各组数据不同。

（8）中毒表现 各组大鼠从注射蛇毒后3h，注射处局部皮肤均开始出现不同程度的紫绀、硬块，前肢肿胀，行动迟缓，并均有不同程度的嗜睡、懒动、全身无力、不吃饲料、不饮水和呼吸急促等中毒症状（死亡的除外）。这些症状在蛇毒损伤组动物中表现较为明显，该组死亡6只。其余给药组注毒后亦出现少数死亡，并出现嗜睡、懒动和呼吸急促症状，但症状比蛇毒损伤组轻一些，有些大鼠还稍有活动，或吃饲料或饮水。活着的大鼠其嗜睡、懒动和呼吸急促等症状约在24h后基本消失，但注毒局部皮肤均出现紫绀、溃烂或结痂。解剖可见大鼠背部注毒部位附近的肌肉有血肿块形成，肠脏颜色黯红，肝脏出现部分肉眼可见坏死，采血时可见血色较正常对照组黯红，血流缓慢、黏稠。正常对照组全部大鼠均无中毒症状，也无大鼠死亡。结果见表4-17。

表 4-17 各组药物对蛇毒损伤大鼠的保护作用

组别	动物数	死亡数	死亡率（%）	保护率（%）	P 值
蛇毒损伤	15	6	40		
三角草低剂量	14	1	7.1	32.9	<0.05
三角草高剂量	14	5	35.7	4.3	>0.05
季德胜蛇药片	15	1	7.1	32.9	<0.05

（9）死亡率及保护率 由表 4-17 可以看出除三角草高剂量组外，其余给药组的死亡率与对照组比较，经统计学处理，有显著性差异，表明三角草的低剂量及季德胜蛇药片均对五步蛇毒中毒大鼠有保护作用，但三角草的高剂量对蛇毒中毒大鼠无保护作用，相反具有一定的毒性作用，这可能是三角草的高剂量引起的毒副反应。为此，我们进行了三角草水提物的急性毒性实验。

（10）实验室检测指标 从表 4-18 可知各给药组蛇毒损伤大鼠的凝血检测指标与正常对照组比较，均无明显变化。这表明，反映血液高凝状态的实验室检测指标与大鼠的中毒表现不相符。

表 4-18 各给药组蛇毒损伤大鼠的凝血检测结果（$\bar{x} \pm s$, $n=9$）

组别	FIB（g/L）	PT（s）	TT（s）
正常对照	0.97±0.85	25.53±10.02	56.30±69.93
蛇毒损伤	1.08±0.96	62.97±54.32	124.39±109.82
三角草低剂量	1.49±0.73	38.92±46.03	71.41±95.85
三角草高剂量	1.13±0.58	33.17±42.60	58.78±89.01
季德胜蛇药片	1.16±0.99	44.43±48.62	101.16±110.09

与正常组比较，*P>0.05。

三角草为清热解毒、消肿止痛的中药，从本次实验结果可以看出，低剂量的三角草对五步蛇毒损伤大鼠具有一定的保护作用（P<0.01），能改善大鼠的蛇毒中毒表现，但高剂量三角草对大鼠有一定的毒副作用，这与我们得出的三角草水提物小鼠半数致死量（87.7g 生药/kg）结果相符（即相当于成人每日常用量 0.43g 生药/kg 的 204 倍），证明高剂量三角草具有一定的毒副作用。但实验检测指标均未能反映出其作用（P>0.05），尚有待进一步探讨。

3. 三角草水提物小鼠急性毒性实验

（1）药物样品 三角草干品加水浸泡 30min，水煎煮两次，1h/次，过滤，合并滤液，水浴浓缩至适当浓度。

（2）动物选择 昆明种小鼠共 40 只，体重（20±2）g，雌雄各半，由广东省医学实验动物中心提供，合格证号：SCXK（粤）2003-0002，粤监证字：2004A019。给药前禁食不禁水 6h，给药后继续禁食不禁水 4h。

（3）饲养条件　SPF 级动物实验室，温度 20～22℃，湿度 60%～80%。

（4）结果　用孙氏改良寇氏综合计算法算小鼠的 LD_{50}，结果三角草水提物小鼠 LD_{50} 为 87.7g/kg（生药）。LD_{50} 的95% 可信限：（82.0～93.8）g/kg，LD_{50} 的平均可信限：（87.7±5.9）g/kg。结果见表 4-19。

（5）动物给药后情况　动物给药后均静卧，死亡前多呼吸急促、抽搐；解剖见肠部充盈，其他脏器无异常。

表 4-19　三角草水提物小鼠经口 LD_{50} 测定结果（n=10）

组别	剂量 C（g/kg）	lg d/x	死亡数	死亡率 P	P^2
1	96.0	1.982（d_1, xm）	7	0.7	0.49
2	84.0	1.927（d_2）	2	0.2	0.04
3	74.5	1.872（d_3）	2	0.2	0.04
4	65.5	1.816（d_4）	1	0.1	0.01
				$\sum P$=1.2	$\sum P^2$=0.56

第二节　山芝麻

山芝麻系梧桐科山芝麻属植物山芝麻 *Helicteres angustifolia* L. 的干燥根，是广东民间常用的中草药。其具有解表清热、解毒消肿的作用，可用于治疗感冒发热、疟腮、乳蛾、麻疹、咳嗽、泄泻痢疾、痈肿等。山芝麻是广东凉茶的主要药料，也是多种中成药制剂如莲芝消炎片的主要原料。研究表明，山芝麻的三萜类成分具有抗炎镇痛、抗菌、抗病毒、抗肿瘤等活性。因此，分离和鉴定出山芝麻药材中的有效成分，可以为开展进一步的深入研究提供物质基础。

一、研究进展

1. 生药学研究

（1）植物来源　山芝麻来源于梧桐科植物山芝麻 *Helicteres angustifolia* L. 的干燥根，又名岗油麻、岗脂麻、山油麻、田油麻、仙桃草、野芝麻、假油麻。山芝麻生于山坡、路旁及丘陵地，主产于广东、广西、江西、福建、四川、贵州、云南、台湾等地。

（2）药材鉴别

1）性状鉴别：根呈圆柱形，略扭曲，多已切成长 2～3cm 的段块，根头部常带有结节状的茎枝残基。表面呈灰黄色、灰褐色或棕褐色，稍粗糙，有不规则纵向或斜向裂纹，偶见坚韧的侧根或点状突起皮孔样的侧根痕，老根栓皮易片状剥落。质坚硬，不易折断，断面皮部较厚，浅棕色、灰黄色或暗棕色，纤维性，易与木部分离。木部黄白色，具细密放射状纹理。气微香，味苦、微涩。

2）显微鉴别

①横切面：木栓层为 10 余列细胞，排列整齐，含有红棕色物。皮层窄。韧皮部宽广，纤维成束，黄色或棕黄色，壁厚，木化，纤维束与薄壁细胞呈明显的间隔排列，断续成环；分泌细胞多见，内含黄棕色分泌物。韧皮射线明显。形成层成环。薄壁细胞内含淀粉粒、草酸钙方晶或簇晶。

②粉末：呈灰白色。木栓细胞浅棕色，表面观多角形或不规则形，内含红棕色物。韧皮纤维众多，单个或成束，壁极厚。木纤维壁稍厚，直径 12～30μm。具缘纹孔导管较大，直径 20～90μm。薄壁细胞内含草酸钙方晶或簇晶。可见不规则棕色块状物散在。淀粉粒多为单粒，偶见 2～4 分粒组成的复粒，直径 4～8μm，脐点短缝状。

3）理化鉴别：取本品粗粉 5g，加水 50mL，煮沸，滤过。滤液加羟胺－三氯化铁试液，发生紫褐色沉淀（检查酯类）；滤液加 2,4－二硝基苯肼试液，发生黄棕色沉淀（检查羰基化合物）。

4）薄层层析鉴别

①溶剂萃取法：取山芝麻 10g，加甲醇 100mL，加热回流 1h，放冷，滤过，滤液蒸干，残渣加水 30mL 使溶解，用氯仿提取 2 次，每次 30mL，弃去氯仿液。再用醋酸乙酯提取 2 次，每次 30mL，合并醋酸乙酯液，蒸干，残渣加甲醇 1mL 使溶解，作为供试品溶液。照薄层色谱法试验，吸取供试品溶液 5μL，点于以羧甲基纤维素钠为黏合剂的硅胶 G 薄层板上。以氯仿:甲醇（5:1）为展开剂，展开，取出，晾干，喷以 1% 硫酸铈的硫酸乙醇溶液（1→10），置 105℃烘至斑点清晰，结果显 1 个黄色斑点和 1 个蓝色斑点；以氯仿－甲醇－水（7:3:1）的下层溶液为展开剂，展开，取出，晾干，喷以 1% 硫酸铈的硫酸乙醇溶液（1→10），置 105℃烘至斑点清晰，结果显 1 个褐色斑点和 1 个黄色斑点；以环己烷－醋酸乙酯－甲酸（10:10:0.5）为展开剂，展开，取出，晾干，置紫外光灯（365nm）下检视，结果显 3 个蓝色荧光斑点。

②酸水解法：取山芝麻 20g，加甲醇 100mL，加热回流 1h，滤过，滤液蒸干，残渣加 2mol/L 盐酸溶液 30mL 使溶解，水浴中回流 1h，放冷，用醋酸乙酯提取 2 次，每次 30mL，合并醋酸乙酯液，蒸干，残渣加甲醇 2mL 使溶

解，作为供试品溶液。照薄层色谱法试验，吸取供试品溶液 5μL，点于以羧甲基纤维素钠为黏合剂的硅胶 G 薄层板上。以氯仿 – 甲醇 – 甲酸（6∶1∶1）为展开剂，展开，取出，晾干，喷以 4% 三氯化铁乙醇溶液，置 105℃烘至斑点清晰，结果显 5 个蓝色斑点；以氯仿 – 甲醇（15∶1）为展开剂，展开，取出，晾干，喷以 1% 硫酸铈的硫酸乙醇溶液（1→10），置 105℃烘至斑点清晰，结果显 1 个紫色斑点和 1 个黄色斑点。

2. 药理作用　山芝麻对金黄色葡萄球菌具有杀灭作用，对绿脓杆菌具有抑制作用，其中山芝麻甲酯、山芝麻宁酸甲酯、山芝麻宁酸具有降低转氨酶的作用。在体外试验中，葫芦素 D 和葫芦素 J 对肝癌细胞 BEL–7402 和恶性黑色素细胞瘤 SK–MEL–28 有明显的抑制作用，而白桦脂酸和圆齿火棘酸对人类结肠癌细胞（COLO205）和人类胃癌细胞（AGS）有明显的细胞毒作用。

3. 临床应用

（1）感冒　潘英采用山芝麻、地胆草、三叉苦等制成复方感冒颗粒，用于治疗感冒初期患者 224 例，结果治疗 6d 后，患者病情有好转，肢体酸痛、咽痛、发热、腹泻等体征均有消退，有效率在 88% 以上。杨华萃采用黄芩、连翘、虎杖、山芝麻等制成的黄虎解热袋泡剂治疗小儿外感发热 60 例，结果平均退热时间为 35.93h；痊愈 14 例，显效 21 例，有效 24 例，无效 1 例，总有效率为 98.33%。

（2）咽喉炎、扁桃体炎　郭宏炳等采用岗梅、水杨梅和山芝麻制成复方岗梅冲剂，用于治疗急性咽喉炎 200 例、扁桃体炎 70 例，用法是温开水冲服，每次 15g，每日 3 次。结果该制剂对急性咽喉炎和急性扁桃体炎所致的发热和咽喉肿痛有明显疗效，总有效率分别达 94.4% 和 96.3%。孙一帆等采用广东土牛膝、山芝麻、一点红等制成复方土牛膝糖浆，用于治疗急慢性咽炎和扁桃体炎 122 例，用法是口服每次 30mL（儿童酌减），每日 3 次，急性咽炎、扁桃体炎患者连服 3d 为 1 个疗程，慢性咽炎、扁桃体炎患者连服 7d 为 1 个疗程。结果，应用复方土牛膝糖浆治疗急性咽炎、急性扁桃体炎患者的效果优于对照组（$P<0.05$），慢性咽炎、慢性扁桃体炎患者的效果与对照组比较无统计学意义。

（3）声带小结　梁秀平等采用牡丹皮、桃仁、山芝麻、茅根等组成的方剂结合西医疗法治疗声带小结 40 例，结果痊愈 31 例，显效 5 例，有效 2 例，无效 2 例，总有效率为 95%。

（4）非特异性结肠炎　张洪霞等采用远兴痔疮水（两面针、山芝麻、三七、九里香、五指毛桃等）稀释后灌肠治疗 40 例非特异性结肠炎，结果治愈 32 例，好转 7 例，无效 1 例，总有效率为 97.5%。

（5）内痔　张兆明等采用芝蕉枯痔液（山芝麻根、巴蕉灰、石灰水、氢氧化钠、植物油等）注射治疗内痔 6240 例，结果注射 5～8 天痔块均自行脱落，创面 16～28 天愈合，痊愈 5132 例，好转 958 例。

（6）湿疹、接触性皮炎　唐瑞国采用肤乐搽剂（黄芩、黄柏、鬼针草、山芝麻、枯矾）外搽治疗湿疹 56 例、接触性皮炎 36 例，结果总有效率分别为 85.7% 和 88.8%。

二、化学成分研究

1. 三萜类分离鉴定　本研究首次采用高速逆流色谱（high-speed countercurrent chromatography，HSCCC）法从山芝麻中分离制备出山芝麻酸、山芝麻酸甲酯、山芝麻宁酸、山芝麻宁酸甲酯、白桦脂酸和齐墩果酸 6 个三萜类化合物。

（1）山芝麻三萜类粗提物的制备　取山芝麻干燥根 5kg，粉碎后，过 40 目筛。将粉碎后的干燥山芝麻粗粉用 95% 乙醇在 70～80℃水浴中进行回流提取 3 次，每次 2h，合并 3 次提取滤液，减压回收溶剂，得提取物浸膏。将提取物浸膏用水混悬，以乙酸乙酯萃取，共萃取 3 次，合并 3 次萃取液，减压回收溶剂，得乙酸乙酯部位浸膏。取乙酸乙酯部位浸膏使用 Sephadex LH-20 凝胶柱，以齐墩果酸为对照，富集得到山芝麻三萜类成分粗提物。

（2）HSCCC 溶剂体系　依据文献研究，根据目标化合物的性质，确定试验的溶剂体系。按表 4-20 中各试验溶剂体系比例分别往分液漏斗中加入溶剂共 20mL，上下充分振摇，静置后分液，称取山芝麻三萜类粗提物约 2mg，置于具塞试管中，分别精确量取上相、下相溶液各 2mL 溶解样品，充分震荡溶解，待两相平衡后，分别精确量取上相、下相溶液各 1mL，挥干，再用 0.6mL 甲醇溶解，进行 HPLC 分析。计算不同溶剂系统中，目标化合物的分配系数 K 值（$K=$ 目标化合物在上相溶液中的浓度 / 目标化合物在下相溶液中的浓度），见表 4-20。

表 4-20　山芝麻三萜类化合物在不同溶剂系统中的分配系数

溶剂系统	K 值					
	化合物 1	化合物 2	化合物 3	化合物 4	化合物 5	化合物 6
正己烷 - 乙酸乙酯 - 甲醇 - 水（9:1:5:5）	0.44	0.32	1.11	1.07	1.67	1.15
正己烷 - 甲醇 - 水（10:5:5）	0.65	0.72	2.33	2.02	3.22	2.21
正己烷 - 乙酸乙酯 - 甲醇（9:1:8）	1.22	1.06	4.55	3.82	5.04	4.92
正己烷 - 乙酸乙酯 - 乙腈（9:1:8）	1.41	1.36	2.33	1.48	2.10	1.96
正己烷 - 乙酸乙酯 - 乙腈（9:1:6）	0.93	0.67	1.93	1.44	2.16	2.05
正己烷 - 乙酸乙酯 - 乙腈（9:1:4）	0.80	0.70	1.12	0.99	1.98	1.28

本研究在文献的基础上，参考了多个溶剂体系，在单一体系中，运用HSCCC法同时实现山芝麻多个三萜类成分的分离非常困难。因此，本实验采用了二步分离的方法，并最终筛选出正己烷-乙酸乙酯-甲醇-水（9∶1∶5∶5）、正己烷-乙酸乙酯-乙腈（9∶1∶8）和正己烷-乙酸乙酯-乙腈（9∶1∶6）作为第1步和第2步（组分Ⅱ、Ⅲ）分离的溶剂系统，各组分均可以实现基线分离。

（3）HSCCC分离制备过程　将选定的溶剂体系正己烷-乙酸乙酯-甲醇-水（9∶1∶5∶5）在分液漏斗中充分摇匀，静置分层，分别将上下两相超声脱气15min，上相为固定相，下相为流动相。将山芝麻三萜类粗提物104.0mg用20mL流动相溶解，用0.45μm微孔滤膜过滤。先将固定相泵入HSCCC，流速10mL/min，聚四氟乙烯线圈内充满固定相后，开动旋转，调转速至800r/min；再将流动相泵入HSCCC，流速为4.0mL/min，至流出流动相，上下相达到平衡后，将20mL样品溶液注入HSCCC，柱体积为125mL。色谱条件：转速：800r/min，流速：1.0mL/min，波长：220nm，固定相保留值：0.72。分别得到组分Ⅰ（化合物5）4.6mg，组分Ⅱ（混合物，化合物3、4、6）38.7mg，组分Ⅲ（混合物，化合物1、2）50.3mg，见图4-23。

将选定的溶剂体系正己烷-乙酸乙酯-乙腈（9∶1∶8）和正己烷-乙酸乙酯-乙腈（9∶1∶6）在分液漏斗中充分摇匀，静置分层，分别将上下两相超声脱气15min，上相为固定相，下相为流动相。分别将组分Ⅱ30.0mg用20mL流动相溶解，组分Ⅲ50.3mg用40mL流动相溶解，以0.45μm微孔滤膜过滤。色谱条件分别为：组分Ⅱ转速：820～830r/min；流速：1.0mL/min；波长：220nm；固定相保留值：0.75。组分Ⅲ转速：850r/min；流速：1.4mL/min；波长：220nm；固定相保留值：0.86。得到组分Ⅰ'（化合物1）26.8mg、Ⅱ'（化合物2）25.1mg、Ⅰ″（化合物3）12.1mg、Ⅱ″（化合物6）3.3mg、Ⅲ″（化合物4）12.3mg，见图4-23。

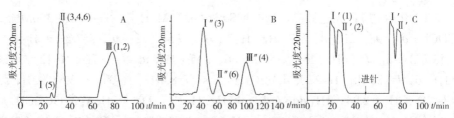

图4-23　山芝麻三萜类粗提物的HSCCC分离色谱图

A.第一步分离色谱图；B、C.第二步分离色谱图

注：罗马数字标记为HSCCC各分离组分；阿拉伯数字标记为各化合物

（4）HPLC检测分析　所得各组分经HPLC检测后，减压回收溶剂，真

空干燥得到粉末。取各组分粉末，分别加流动相溶解后进行 HPLC 分析，并采用峰面积归一化法计算其质量分数，质量分数均达到 95.0% 以上。分离制备的各化合物 HPLC 色谱见图 4-24。色谱条件：Waters Symmetry-C_{18} 柱（250mm×4.6mm，5μm）；流动相为乙腈 – 水（82：18）；流速为 1.5mL/min；检测波长为 230nm；柱温为 35℃；进样量为 25μL。

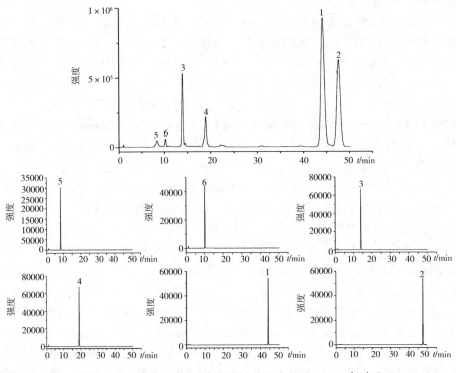

图 4-24　山芝麻三萜类粗提物与 6 个化合物的 HPLC 色谱图

（5）结构鉴定

1）化合物 1：无色针晶。ESI-MS m/z：632[M+H]$^+$。^{1}H-NMR（300MHz，$CDCl_3$）δ：7.98（2H，d，J=7.5Hz，H-2′，6′），7.57（1H，td，J=7.2Hz，H-4′），7.45（2H，m，J=7.6Hz，H-3′，5′），5.66、4.45（1H，td，J=3.1Hz，H-12），4.24（1H，d，J=12.9Hz，H-27），4.38（1H，br s，J=8.4Hz，H-3 α），3.65（3H，s，17-COOCH$_3$），2.94（1H，dd，J=4.1，4.5Hz，H-18），2.01（3H，s，3-OCOCH$_3$），0.94（3H，s，H-25），0.88（3H，s，H-30），0.83（3H，s，H-24），0.83（3H，s，H-29），0.76（3H，s，H-23），0.75（3H，s，H-26）。以上数据与文献报道对照基本一致，故鉴定该化合物为山芝麻宁酸甲酯。

2）化合物 2：无色针晶。ESI-MS m/z：632[M+H]$^+$。^{1}H-NMR（300MHz，

CDCl$_3$）δ：8.02（2H，d，J=7.5Hz，H–2′，6′），7.57（1H，td，J=7.5，1.8Hz，H–4′），7.47（2H，m，J=7.5Hz，H–3′，5′），4.76、4.63（each 1H，J=7.4，5.6Hz，H–29），4.76～4.54（2H，dd，J=12.9，7.4Hz，H–27），4.45（1H，dd，J=10.6，5.0Hz，H–3α），3.67（3H，s，17–COOCH$_3$），2.90～3.08（1H，m，H–19），2.02（3H，s，3–OCOCH$_3$），1.71（3H，s，H–30），1.01（3H，s，H–24），0.90（3H，s，H–25），0.79（3H，s，H–26），0.79（3H，s，H–23）。以上数据与文献报道对照基本一致，故鉴定该化合物为山芝麻酸甲酯。

3）化合物3：无色针晶。ESI–MS m/z：618[M+H]$^+$。^{1}H–NMR(300MHz，CDCl$_3$）δ：7.99（2H，d，J=7.6Hz，H–2′，6′），7.59（1H，td，J=7.5Hz，H–4′），7.46（2H，m，J=7.2Hz，H–3′，5′），5.67、4.46（1H，td，J=3.0Hz，H–12），4.40（1H，br s，J=8.6Hz，H–3α），4.26（1H，d，J=12.8Hz，H–27），2.95（1H，dd，J=4.0，4.6Hz，H–18），2.03（3H，s，3–OCOCH$_3$），0.95（3H，s，H–25），0.89（3H，s，H–30），0.85（3H，s，H–24），0.85（3H，s，H–29），0.77（3H，s，H–23），0.76（3H，s，H–26）。以上数据与文献报道对照基本一致，故鉴定该化合物为山芝麻宁酸。

4）化合物4：无色针晶。ESI–MS m/z：618[M+H]$^+$。^{1}H–NMR(300MHz，CDCl$_3$）δ：8.02（2H，d，J=7.5Hz，H–2′，6′），7.47（3H，m，H–3′～5′），4.77、64（each 1H，s，H–29），4.78～4.56（2H，m，H–27），4.44（1H，dd，J=10.8，5.2 Hz，H–3α），3.00～3.10（1H，m，H–19），2.00（3H，s，3–OCOCH$_3$），1.72（3H，s，H–30），1.03（3H，s，H–24），0.91（3H，s，H–25），0.83（3H，s，H–26），0.78（3H，s，H–23）。以上数据与文献报道对照基本一致，故鉴定该化合物为山芝麻酸。

5）化合物5、6：分别与白桦脂酸、齐墩果酸对照品进行红外光谱比对，相似度在99.8%以上，故鉴定化合物5、6分别为白桦脂酸和齐墩果酸。

因目标化合物为三萜类化合物，根据文献，本实验分别对溶剂系统:正己烷–乙酸乙酯–甲醇–水、正己烷–甲醇–水、正己烷–乙酸乙酯–甲醇、正己烷–乙酸乙酯–乙腈等多个体系进行了筛选。HSCCC 两相溶剂系统选择应符合以下原则：溶剂不应造成样品的分解和变性；逆流色谱的最合适 K 值范围是 0.5～2.5；上下两相体积比例在 1:1～1:5；采用挥发性溶剂系统，易于化合物纯化。在主要参考的不同溶剂系统中，两相溶液的平衡时间及目标化合物在上相、下相中的分配系数情况可见表4-20。正己烷–乙酸乙酯–甲醇–水四元体系中的化合物1（山芝麻宁酸甲酯）和化合物2（山芝麻酸甲酯）K 值十分接近，在此体系中进行了多次溶剂比例的改变都不能达到理想的分离效果。因此，本实验采用了二步分离的方法，并选用了极性较低的正己烷–乙酸乙酯–乙腈三元体系作为第二步分离的溶剂体系，得到了较好的分离效果。

2.挥发性成分研究 本品为广东地方特色中药材，研究水平较低，相关报道较少，严重制约了该药材的开发利用。气相色谱—质谱（GC-MS）联用法是分析中药挥发油成分最常用的方法，已成为对化学组成极其复杂的挥发油进行定性分析的一种有效手段。笔者采用 GC-MS 联用法对山芝麻挥发油成分进行了研究，现报道如下。

（1）挥发性成分的提取 将山芝麻药材粉碎至 50 目左右，用挥发油提取器水蒸气蒸馏法提取山芝麻的挥发性成分，所得的山芝麻挥发性成分得率为 0.02%，经无水硫酸钠干燥后作为供试品。

（2）GC-MS 分析条件 色谱柱：OV-1 弹性石英毛细管柱（25m×0.25mm×0.25μm）；柱温：90 ℃，保持 8min，再以 4 ℃/min 升温至 230℃，保持 10min；载气：N_2；柱前压：49kPa；分流比：1：50；进样口温度：250℃；离子源温度：260℃；电离电压：70eV；质量扫描范围：20～400nm；进样量：1μL。

（3）挥发性成分的 GC-MS 分析 取山芝麻挥发性成分 1μL，用环己烷溶解稀释溶液（0.1mL 的挥发油用 1mL 的环己烷溶解），GC-MS 联用仪分析鉴定，通过安捷伦 MSD 化学工作站检索 NIST2005/WILEY 7th MS 图库，并结合有关文献，确认山芝麻挥发油的各化学成分。通过 MSD 化学工作站数据处理系统，按峰面积归一化法计算求得各化学成分在挥发油中的百分含量。山芝麻挥发油中的各种化学成分及其在挥发油中的峰面积相对百分含量见表 4-21。

表 4-21 山芝麻挥发油的化学成分及其含量

序号	化合物名称	分子式	分子量	含量（%）
1	苯甲醛 benzaldehyde	$C_{10}H_{16}$	136	0.04
2	2-壬稀醛 2-nonenal	$C_9H_{16}O$	140	0.04
3	茴香烯 trans-anethole	$C_{10}H_{12}O$	148	0.11
4	正癸酸 n-decanoic acid	$C_{10}H_{20}O_2$	172	0.05
5	α-荜澄茄油萜 α-cubebene	$C_{15}H_{24}$	204	0.03
6	［1S-（1α,4α,7α）］-1,2,3,4,5,6,7,8-八氢-1,4,9,9-四甲基-环丙烷甘菊环 ［1S-（1α,4α,7α）］-1,2,3,4,5,6,7,8-octahydro-1,4,9,9-tetramethyl4,7-methanoazulene	$C_{15}H_{24}$	204	0.07
7	2,3-二甲基萘 2,3-dimethyl-naphthalene	$C_{12}H_{12}$	156	0.29
8	石竹烯 caryophyllene	$C_{15}H_{24}$	204	0.09

续表

序号	化合物名称	分子式	分子量	含量（%）
9	γ– 异松油烯 γ–terpinolene	$C_{10}H_{16}$	136	0.06
10	β– 绿叶烯 β–patchoulene	$C_{15}H_{24}$	204	0.48
11	5,6– 二甲基 –1,3– 环己二烯	C_8H_{12}	108	0.03
12	1,4– 二甲基萘 1,4–dimethyl–naphthalene	$C_{12}H_{12}$	156	1.13
13	α– 石竹烯 α–caryophyllene	$C_{15}H_{24}$	204	0.44
14	香树烯 alloaromadendrene	$C_{15}H_{24}$	204	0.05
15	α– 愈创木烯 α–guaiene	$C_{15}H_{24}$	204	0.03
16	脱氢香橙烯 dehydroaromadendrene	$C_{15}H_{24}$	202	0.34
17	GAMMA– 杜松萜烯 GAMMA–cadinene	$C_{15}H_{24}$	204	0.08
18	β– 杜松萜烯 β–cadinene	$C_{15}H_{24}$	204	0.22
19	二丁基羟基甲苯	$C_{13}H_{24}O$	220	0.20
20	杜松萜烯 cadinene	$C_{15}H_{24}$	204	0.12
21	ε– 杜松萜烯 ε–cadinene	$C_{15}H_{24}$	204	0.10
22	σ– 杜松萜烯 σ–cadinene	$C_{15}H_{24}$	204	0.18
23	γ– 古芸烯 γ–gurjunene	$C_{15}H_{24}$	204	0.29
24	α– 杜松萜烯 α–cadinene	$C_{15}H_{24}$	204	0.04
25	花侧柏烯 cuparene	$C_{15}H_{22}$	202	0.32
26	β– 红没药烯 β–bisabolene	$C_{15}H_{24}$	204	0.09
27	1,2,4a,5,6,8a– 六氢 –4,7– 二甲基 –1–（1– 甲基乙基）萘 1,2,4a,5,6,8a–hexyahydro–4,7–dimethyl–1–1–methylethyl）–naphthalene	$C_{15}H_{24}$	204	0.17
28	匙叶桉油烯醇 spathulenol	$C_{13}H_{24}O$	220	0.60
29	α– 衣兰烯 α–muurolene	$C_{15}H_{24}$	204	1.12
30	4,8a– 二甲基 –6– 异丙烯基 –1,2,3,5,6,7,8,8a– 八氢萘 –2– 醇 6–isopropenyl–4，8a–dimethyl–1,2,3,5,6,7,8,8a–octahydro–naphthalen–2–ol	$C_{13}H_{24}O$	220	0.07
31	（+）– 环异酒剔烯 （+）–cycloisosativene	$C_{15}H_{24}$	204	0.05
32	1,3,5,6– 四甲基金刚烷 1,3,5,6–tetramethyladamantane	$C_{14}H_{24}$	192	0.11
33	α– 白菖考烯 α–calacorene	$C_{15}H_{24}0$	200	0.99
34	香橙烯氧化物 –（1） aromadendrene oxide–（1）	$C_{13}H_{24}O$	220	0.12

续表

序号	化合物名称	分子式	分子量	含量（%）
35	1,6,7- 三甲基萘 1,6,7-trimethylnaphthalene	$C_{13}H_{14}$	170	0.08
36	1,2- 二氢 -1,1,6- 三甲基萘 1,2-dihydro-1,1,6-trimethyl-naphthalene	$C_{13}H_{16}$	172	0.53
37	十二烷酸 dodecanoic acid	$C_{12}H_{24}O_2$	200	0.70
38	9,10- 脱氢异长叶烯 9,10-dehydro-isolongifolene	$C_{15}H_{24}2$	202	1.35
39	香橙烯 aromadendrene	$C_{15}H_{24}$	204	1.76
40	β - 人参烯 β -panasinsene	$C_{15}H_{24}$	204	0.27
41	α - 古芸烯 α -gurjunene	$C_{15}H_{24}$	204	0.40
42	异喇叭茶烯 isoledene	$C_{15}H_{24}$	204	4.40
43	1,2,3,3a,4,5,6,7- 八氢化 -1,4- 二甲基 -7-（1- 异丙基）薁 1,2,3,3a,4,5,6,7-octahydro-1,4-dimethy1-7-（1-methyethyl）azulene	$C_{15}H_{24}$	204	0.75
44	异松油烯 terpinolene	$C_{10}H_{16}$	136	2.05
45	β - 蛇麻烯 β -humulene	$C_{15}H_{24}$	204	0.83
46	1,2,3,4- 四氢 -1,5,7- 三甲基萘 1,2,3,4-tetrahydro-1,5,7-trimethylnaphthalene	$C_{13}H_{18}$	174	0.55
47	佛术烯 eremophilene	$C_{15}H_{24}$	20	0.3
48	杜松二烯 cadina-1,4-diene	$C_{15}H_{24}$	204	0.77
49	β - 愈创木烯 β -guaiene	$C_{15}H_{24}$	204	1.03
50	γ - 衣兰烯 γ -muurolene	$C_{15}H_{24}$	222	1.41
51	δ - 荜澄茄醇 δ -cadinol	$C_{15}H_{26}O$	204	1.16
52	β - 芹子烯 β -selinene	$C_{15}H_{24}$	204	1.08
53	表姜烯 epizonaren	$C_{15}H_{24}$	204	3.27
54	α - 红没药烯 α -bisabolene	$C_{15}H_{24}$	204	4.42
55	愈创木二烯 guaia-3,9-diene	$C_{15}H_{24}$	198	4.03
56	4- 异丙基 -1,6 二甲基萘 4-isopropyl-1,6-dimethylnaphthalene	$C_{15}H_{18}$	220	1.97
57	环氧异香橙烯 isoaromadendrene epoxide	$C_{13}H_{24}O$	204	0.93
58	蛇麻烯 humulene	$C_{15}H_{24}$	202	0.34
59	8,9- 脱氢环状异长叶烯 8,9-dehydro-cycloisolongifolen	$C_{15}H_{24}$	190	1.32

续表

序号	化合物名称	分子式	分子量	含量（%）
60	巨豆三烯酮 megastigmatrienone	$C_{13}H_{18}O$	202	1.13
61	4,5- 脱氢异长叶烯 4,5–dehydro–isolongifolene	$C_{15}H_{24}$	220	5.37
62	桉叶 –4,11– 二烯 –2– 醇 eudesma–4,11–dien–2–ol	$C_{13}H_{24}O$	220	1.07
63	6- 异丙烯基 –4，8a– 二甲基 –1,2,3,5,6,7,8,8a– 八氢 – 萘 –2– 醇（为上者对映体）6–isopropenyl–4，8a–dimethyl–1,2,3,5,6,7,8, 8a–octahydro–nap–hthalen–2–ol	$C_{13}H_{24}O$	174	0.59
64	α – 紫罗兰烯 α –ionene	$C_{13}H_{18}$	204	0.94
65	异香树烯 isoalloaromadendrene	$C_{15}H_{24}$	36	0.37
66	2,3– 二甲基蒽醌 2,3–dimethyl–9,10–anthracenedione	$C_{16}H_{12}O_2$	166	0.39
67	2,6,6– 三 甲 基 –1– 环 己 烯 –1– 乙 醛 2,6,6–trimethyl–1–cyclohex–ene–1– acetaldehyde	$C_{11}H_{18}O$	256	4.54
68	1– 金 刚 烷 甲 酸 苯 酯 1–adamantane–1–carboxylicacid phenyl ester	$C_{17}H_{20}O2$	178	1.47
69	1– 金刚烷基 – 甲基甲酮 1–adamantyl methyl ketone	$C_{12}H_{18}O$	207	1.93
70	2,4– 二甲基苯并［h］喹啉 2,4–dimethyl benzo［h］quinoline	$C_{15}H_{13}N$	282	0.99
71	植烷 phytane	$C_{20}H_{42}$	228	0.98
72	十四烷酸 tetradecanoic acid	$C_{14}H_{28}O_2$	278	2.39
73	邻苯二甲酸二异丁酯 diisobutyl phthalate	$C_{16}H_{22}O_4$	228	0.41
74	双酚 A biphenol A	$C_{15}H_{16}O_2$	210	0.24
75	顺 –12– 十四烯醛 Z–12–tetradecenal	$C_{14}H_{26}O$	362	1.30
76	邻苯二甲酸癸丁酯 2–benzenedicarboxylic acid，butyl decyl ester	$C_{22}H_{34}O_4$	212	1.28
77	没食子酸三甲醚 eudesmic acid	$C_{10}H_{12}O_5$	214	0.69
78	十三烷酸 tridecanoic acid	$C_{13}H_{26}O_2$	278	4.84
79	邻苯二甲酸二丁酯 dibutyl phthalate	$C_{16}H_{22}O_4$	256	0.47
80	棕榈酸 hexadecanoic acid	$C_{16}H_{32}O_2$	28	0.66
81	油酸 oleic acid	$C_{18}H_{34}O_2$	36	0.37

（4）小结　在山芝麻挥发性成分中，分离出 109 个化合物，已鉴定出 81 个化合物，占挥发油总量的 76.52%。主要为单萜烯类、倍半萜烯类及其含氧衍生物和脂肪族化合物等。萜类化合物是存在于植物界的一类化合物，其生

物活性是多方面的，并且是某些中药的主要有效成分。如在山芝麻挥发成分中的主要萜类化合物有茴香烯、桉叶油烯、荜澄茄油、杜松萜烯、红没药烯、佛术烯、愈创木烯、香橙烯、紫罗兰烯等，分别具有镇痉、平喘、祛痰、止咳、抗菌、抗病毒、抗癌、驱虫等作用。

由于山芝麻的药用部位为地下根茎，在样品所提取的挥发性成分中亦检测出部分环境污染物及农药残留成分。所以，在山芝麻药材的采集、栽培、炮制和使用过程中，需要对这些有毒、有害成分加以控制，才能保证用药的安全性和有效性。对山芝麻挥发油含量及有效成分的分析评价，为建立和提高山芝麻药材的质量标准，开发利用山芝麻药材资源，创制中成药新品种以及综合利用等方面提供了科学的依据。

三、含量测定研究

1. 三萜类成分的含量测定 现有的药理学与植物化学的研究表明，山芝麻的主要有效部位为三萜类成分，其中如山芝麻酸（helicteric acid）及其甲酯（methylhelicterate）、山芝麻宁酸（helicterilic acid）及其甲酯（methyl helicterilate）（图 4-25）等具有明显的生物作用和药理活性。目前，对于山芝麻药材的质量控制主要以鉴别反应为主，缺少对其有效部位、有效成分或指标成分的含量测定研究。因此，本工作通过建立检测山芝麻中 6 种三萜类成分的 HPLC 方法和其总三萜含量的分光光度法，可以为合理评价山芝麻药材的质量，保证临床用药的有效性、安全性提供科学依据。

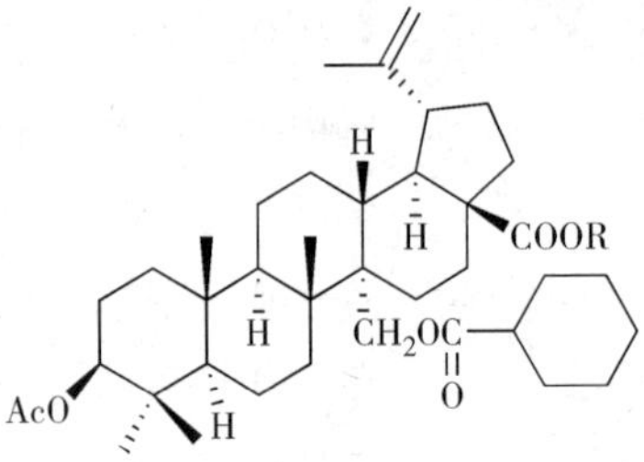

a

1 R=H
2 $R=CH_3$

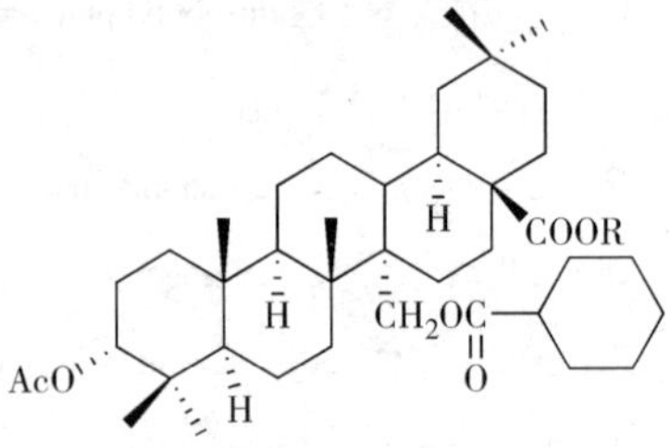

b

3 R=H
4 $R=CH_3$

图 4-25 山芝麻中的主要特征性三萜类成分

1. 山芝麻酸 [3-acetoxy-27-benzoyloxylup-20（29）-en-28-oic acid]；
2. 山芝麻酸甲酯；3. 山芝麻宁酸；4. 山芝麻宁酸甲酯

（1）药材 6 个产地的山芝麻药材分别产自广东中山（样品 S1）、广东湛江（S2）、广东汕头（S3）、广西玉林（S4）、福建厦门（S5）、云南昆明

（S6），经中山市中医院曾聪彦主任中药师鉴定为梧桐科植物山芝麻 *Helicteres angustifolia* L. 的干燥根。

（2）HPLC法测定山芝麻药材中6个三萜类成分的含量

1）色谱条件：色谱柱：Waters Symmetry-C_{18}柱（250mm×4.6mm，5μm）；流动相A：磷酸（0.2%）水溶液，流动相B：乙腈；梯度洗脱方式：0～60min，80%（B），60～75min，80%～100%（B）；流速：1.2mL/min；检测波长：230nm；柱温：35℃。

2）混合对照品溶液的制备：精密称取山芝麻酸3.0mg、山芝麻酸甲酯4.0mg、山芝麻宁酸5.0mg、山芝麻宁酸甲酯4.0mg、白桦脂酸与齐墩果酸各4.4mg，加乙腈溶解并定容至10mL容量瓶中，作为对照品储备液。在"1)"项色谱条件下，各对照品均得到较好的分离。见图4-26。

3）样品溶液的制备：精密称定山芝麻药材（粉碎后，80℃真空干燥，过40目筛）约2.5g，置具塞锥形瓶中，精密加入25mL甲醇，超声提取30min，提取两次，回收甲醇，用少许超纯水混悬干物质，精密加入25mL乙酸乙酯，称定重量，超声5min，用乙酸乙酯补重，静置分液，用0.22μm滤膜滤取上清液，精确量取续滤液10mL，水浴挥干，用乙腈定容至50mL容量瓶中，作为供试品溶液。

4）线性关系的考察：精密吸取混合对照品溶液适量，用乙腈逐级稀释配制成6个不同的浓度，以峰面积为纵坐标，对照品溶液的浓度为横坐标，得到6个组分的回归方程和相关系数，见表4-22。由表4-22可知，6个三萜成分在相应的浓度范围内线性关系良好。

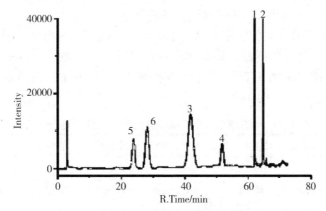

图4-26　山芝麻6个三萜类成分混合对照品的HPLC色谱图
1. 山芝麻宁酸甲酯；2. 山芝麻酸甲酯；3. 山芝麻宁酸；
4. 山芝麻酸；5. 白桦脂酸；6. 齐墩果酸

表 4-22 　山芝麻药材中 6 个三萜类成分的回归方程、线性范围和相关系数

组分	回归方程	线性范围（μg / mL）	相关系数（r）
山芝麻宁酸甲酯	$Y=31321.4X+32.1$	5.0 ～ 200.0	0.9994
山芝麻酸甲酯	$Y=28765.6X+24.6$	5.0 ～ 200.0	0.9994
山芝麻宁酸	$Y=24596.1X-41.5$	4.8 ～ 192.0	0.9996
山芝麻酸	$Y=23876.9X+12.8$	4.9 ～ 196.0	0.9995
白桦脂酸	$Y=7563.2X-9.6$	1.1 ～ 110.0	0.9991
齐墩果酸	$Y=8732.4X+10.3$	1.0 ～ 150.0	0.9993

5）精密度试验：取混合对照品溶液，连续进样 6 次，6 个三萜类成分的 *RSD* 分别是 0.55%、0.44%、0.73%、0.42%、0.27%、0.61%，表明仪器的精密度良好。

6）重复性试验：取广东中山产山芝麻药材（S1），平行制备 6 份样品溶液，6 个三萜类成分的 *RSD* 分别为 2.22%、2.75%、2.30%、2.83%、2.39%、2.58%。

7）稳定性试验：取广东中山产山芝麻药材（S1），平行制备 6 份样品溶液，分别在 0、2、4、8、12、24h 进行测定，6 个三萜类成分的 *RSD* 分别为 1.34%、1.89%、2.76%、2.67%、2.35%、2.39%，表明在 24h 内样品显色稳定。

8）加样回收率试验：取广东中山产山芝麻药材（S1）6 份，分别加入与供试品等量的 6 个三萜对照品，制备成 6 份样品溶液，按照标准曲线计算其加样回收率分别为（96.0±1.8）%（ *RSD*=1.82% ）、（96.5±2.0）%（ *RSD*=2.12% ）、（96.2±1.6）%（ *RSD*=1.65% ）、（96.3±1.3）%（ *RSD*=1.38% ）、（97.6±1.5）%（ *RSD*=1.49% ）、（96.8±1.5）%（ *RSD*=1.55% ）。

9）供试品溶液含量的测定：取 6 个不同产地的山芝麻药材分别制备供试品溶液，每个产地 3 份样品，根据回归方程计算各个产地山芝麻 6 个三萜类成分的含量，结果见表 4-23。在选定的色谱条件下，6 个三萜类成分可以达到较好的色谱分离，见图 4-27。

表 4-23 　山芝麻中 6 个三萜类分成分的含量（μg / g）

样品	山芝麻宁酸甲酯	山芝麻甲酯	山芝麻宁酸	山芝麻酸	白桦脂酸	齐墩果酸
S1	836.7±9.5	634.2±7.8	610.4±6.3	302.6±2.3	160.3±2.8	255.8±4.7
S2	1054.8±11.2	788.6±8.7	848.2±9.6	507.7±8.1	155.3±2.1	127.4±1.9
S3	735.1±8.9	601.5±7.1	352.7±5.5	341.7±4.7	108.8±1.6	114.2±2.5
S4	1345.8±15.6	1084.4±11.7	705.8±8.3	813.6±10.5	131.3±2.7	201.8±3.1
S5	638.7±9.1	604.8±5.9	413.7±4.9	198.3±2.2	99.8±1.5	107.5±1.2
S6	549.5±8.4	486.9±5.4	389.5±6.1	222.5±2.4	55.1±0.7	101.8±1.3

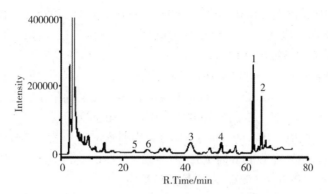

图 4-27　山芝麻药材中 6 个三萜类成分的 HPLC 色谱图

（3）小结　本实验使用 HPLC 法测定 6 个不同产地山芝麻药材中 6 种三萜类成分的含量，使用紫外可见分光光度法测定山芝麻药材的总三萜含量，结果表明不同产地的山芝麻药材中总三萜的含量和各成分的含量有一定差异，广东和广西产药材中的三萜类成分含量较高，福建和云南产药材的含量较低。

本实验分别用甲醇、乙醇、丙酮、乙酸乙酯等溶剂对山芝麻药材进行提取，结果表明用甲醇提取，HPLC 测定的峰面积最大，这与文献报道相一致。但甲醇提取液在 HPLC 色谱图上有较多的杂峰，影响了指标性成分的测定；使用乙酸乙酯进行超声萃取后，可以较好地减少杂质的干扰，各峰的分离较好。故本实验首先用甲醇作为提取溶剂，再使用乙酸乙酯进行超声萃取，既可以保证三萜类成分的提取效率，又可以达到较好的色谱分离。

2. 总三萜内酯类（香草醛 – 高氯酸显色法）的含量测定

（1）对照品溶液的制备　精密称取齐墩果酸对照品 5.0mg，加甲醇溶解并定容，配制成浓度为 0.1mg/mL 的对照品储备液。

（2）样品溶液的制备　精密称定山芝麻药材（粉碎后，80℃ 真空干燥，过 40 目筛）约 10g，置具塞锥形瓶中，加入 50mL 甲醇，超声提取 30min，提取两次，回收甲醇，用少许超纯水混悬干物质，精密加入 25mL 乙酸乙酯，称定重量，超声 5min，用乙酸乙酯补重，静置分层，精确量取上清液的续滤液 10mL，水浴挥干，用甲醇定容至 50mL 容量瓶中，作为供试品溶液。

（3）检测波长的选择　取对照品溶液和供试品溶液各 2mL，于 100℃水浴挥干，各加 5% 香草醛 – 冰醋酸溶液 0.4mL，高氯酸 1.8mL，摇匀，置 70℃ 水浴中加热 15min，取出，4℃ 冷却 5min，加冰醋酸 5mL，摇匀，使之反应，10min 后置比色皿中，以冰醋酸为空白溶液，在 190 ～ 700nm 扫描，结果在 552nm 处对照品与供试品的吸收均较大，故选用 552nm 作为检测波长。

（4）线性关系的考察　精密吸取齐墩果酸对照品适量，用甲醇溶解，定量稀释配制成浓度为 140.0、160.0、180.0、200.0、220.0、240.0mg/L 的标准溶液，在 552nm 下测定吸光度。以吸光度为纵坐标，浓度为横坐标，得齐墩果酸的回归方程为 $Y=20.792C+0.1233$，$r=0.9998$。

（5）精密度试验　取齐墩果酸对照品溶液，按"（4）"项下操作，连续重复测定 6 次，计算得 RSD 为 0.11%（$n=6$），表明仪器的精密度良好。

（6）稳定性试验　取制备好的广东中山产山芝麻药材（S1）供试品溶液，在 0、15、20、30、45、60、90、120min 分别测定吸光度，考察 100min 内显色的稳定性。结果在 60min 时 RSD 为 2.33%（$n=6$），120min 时 RSD 为 5.01%（$n=8$），则表明在 0 ～ 60min 内样品显色稳定。

（7）重复性试验　取广东中山产山芝麻药材（S1），平行制备 6 份供试品溶液，在 552nm 下测定吸光度，计算得 $RSD=2.08\%$（$n=6$）。

（8）加样回收率试验　取广东中山产山芝麻药材（S1）6 份，分别加入与供试品等量的齐墩果酸对照品，制备样品溶液，在 552nm 下测定样品的吸光度，计算其加样回收率为（99.3±1.9）%（$RSD=1.97\%$）。

（9）供试品溶液含量的测定　取 6 个不同产地的山芝麻药材分别制备供试品溶液，每个产地 4 份样品，在 552nm 下测定吸光度，根据回归方程计算得各个产地山芝麻总三萜的含量，S1 ～ S6 含量分别为 41.3、47.8、30.5、63.2、28.1、27.3mg/g。结果见图 4-28。

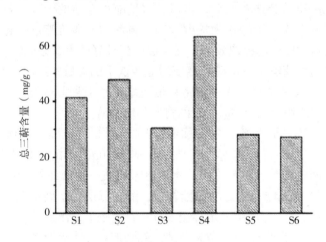

图 4-28　不同产地山芝麻药材中的总三萜含量

（10）小结　根据药理与植物化学的研究，山芝麻的主要有效成分为三萜类化合物。萜类化合物也称为"苦味素"，是许多清热解毒类中药的药效物质基础。山芝麻药材中的山芝麻宁酸及其甲酯、山芝麻酸及其甲酯等五环三萜类成分具有化学结构的独特性（其在 C-27 位上有苯甲酰基基团），且含量较高，是山芝麻的特征性化学成分。另外，上述三萜类成分还具有明确的药理活性，可以作为山芝麻药材的指标成分，用于山芝麻药材及其制剂的质量控制。

第三节　广东土牛膝

广东土牛膝是广东地产药材，它的广泛应用是自 20 世纪 50 年代发现其防治白喉有显著疗效开始的，今天广东各地普遍应用于治疗咽喉疾病，取得了较好的效果，现将广东土牛膝的现代研究概况阐述如下。

一、研究概况

广东土牛膝为菊科植物华泽兰 *Eupatorium chinense* Linn 的根，是广东地区著名的喉科要药，其药用历史最早记载见于清代何克谏所著的岭南本草书籍《生草药性备要》。

1. 临床应用　广东新会老中医黄华庭最早应用广东土牛膝治疗白喉，并于 1955 年在新会县（现江门市新会区）卫协会公开了他的防治白喉经验方，得到了佛山市第二人民医院和新会县人民医院的试用，均认为有显著疗效。《广东中医》1958 年第 1 期发表了黄华庭的《白喉疗治之秘要方法》一文。1958 年上半年，佛山专区（现已撤消，今广东省南部）召开了"土牛膝疗法治疗白喉经验交流会议"，会上黄华庭老中医作了"我对用土牛膝复方治疗白喉的经验和体会"的发言，详细介绍了土牛膝治疗白喉的发掘经过及治疗 78 例白喉的疗效情况。除 1 例因病情过重中途转入专区医院外，其余 77 例全部治愈，治愈率达 98.72%。佛山市第二人民医院对 148 例白喉患者进行治疗，结果 119 例治愈，治愈率达 80.27%。番禺县（现广州市番禺区）人民医院两年收治了白喉病例 243 例，全部使用土牛膝根加桑葛汤治疗，结果 188 例治愈，治愈率 77.4%。新会县人民医院用土牛膝合剂代替白喉抗毒血清治疗 40 例白喉患者，有 28 例治愈，治愈率达 70%。会议确认土牛膝对白喉的治疗是确切有效的，同时也确认了土牛膝对扁桃体炎、喉头炎、咽峡炎等咽喉疾病有明确的疗效，并在全区推广应用及深入研究。1958年，佛山市第二人民医院应用土牛膝根汤（每人每日用碎土牛膝根 36g，用水煎煮取汁 1 碗服用，每日 1 次连服 4 日，每个月依照此方法服用 4 剂，每 4 剂作为 1 个预防疗程）对白喉流行区的 242 名儿童进行预防白喉的疗效观察，结果服药的 150 名儿童中有 2 名患上白喉而住院，发生率为 1.33%，而未服药的 92 名儿童中有 4 人发生了白喉而住院，发生率达 4.44%，表明广东土牛膝对预防白喉有显著疗效。自此之后，广东土牛膝被广泛应用于治疗咽喉疾病，并被誉为喉科要药。至今江门、佛山、中山等地的许多医院制剂室用广东土牛膝为主药生产复方土牛膝冲剂、合剂、糖浆，应用于治疗咽喉疾病，深受广大患者的欢迎。如佛山市第二人民医院介绍用复方土牛膝合剂（广东土牛膝根、岗梅根、板蓝根）治疗咽喉疾病 100 例，在常规的抗感染为主的基础上加用复方土牛膝合剂内服，并与常规抗感染为主治疗的 100 例对照，结果加用复方土牛膝合剂的治疗组对感冒引起的咽喉不适、咽喉炎、急性扁桃体炎和慢性扁桃体炎的有效率分别为 97.7%、95.6%、100% 和 91.6%，总有效率 97%，而对照组的有效率分别为 88.6%、86.9%、85.7% 和 75%，总有效率 86%，二组疗效比较有显著性差异（$P<0.01$）。

2. 化学成分研究　对广东土牛膝的成分进行预试验，结果表明含有生物碱、胆甾醇等成分。此外，对广东土牛膝的化学成分进行了研究，结果表明还含有黄酮苷、氨基酸、有机酸、酚类、挥发油及生物碱等成分，并对总黄酮含量进行了测定。通过提取分离，以二氧化硅柱进行层析，得到三个单体化合物，给出了一种体内抑制人宫颈鳞癌（Hela）细胞的数据及三个化合物的红外光谱。

3. 药理研究

（1）抗菌作用　采用试管稀释法，广东土牛膝煎剂 1:8 ～ 1:16 浓度对豚鼠接种的白喉杆菌有抑制作用。将已灭菌之圆形小块滤纸在广东土牛膝原液中浸湿，置于已行划线接种白喉杆菌的血液平板培养基中，然后置于 37℃ 孵育 24h。次晨观察结果，可看出有狭窄的抑菌圈。100% 广东土牛膝酊剂 1mL 与白喉毒素 2 个最小致死量混合后给豚鼠皮下注射，有一定的保护作用，酊剂中和白喉毒素作用强于煎剂。酊剂 1:32 ～ 1:64 对白喉杆菌、1:32 对溶血性链球菌、1:16 对金黄色葡萄球菌具有抑制作用；酊剂抑菌作用强于煎剂。

（2）抗炎作用　实验结果表明广东土牛膝乙醇提取液 6、8、10g/kg 体重 3 个剂量组，对蛋清致大鼠足跖肿胀都有明显的抑制作用，其中低、中剂量组比高剂量组疗效好，也比阿司匹林的疗效好。对二甲苯致小鼠耳郭炎症的实验结果表明，广东土牛膝 6、8、10g/kg 体重 3 个剂量范围均有较强的抑制作用，其抑制强度比阿司匹林好。实验结果表明广东土牛膝 12、16g/kg 体重灌胃给药，对醋酸致小鼠腹腔毛细血管通透性增高有明显的抑制作用，但其抑制率较阿司匹林小。对大鼠棉球肉芽肿增生影响实验结果表明，广东土牛膝对大鼠肉芽组织增生有非常显著的抑制作用，其抑制作用较阿司匹林强。

（3）镇痛作用　对热板法小鼠痛阈影响实验结果表明，广东土牛膝有显著的镇痛作用，其镇痛效果与阿司匹林相似。对醋酸致小鼠扭体反应影响实验结果表明，广东土牛膝对醋酸致小鼠扭体反应有非常显著的抑制作用，其抑制强度与阿司匹林相似。

（4）抗癌活性　从广东土牛膝中分得的1种单体化合物具有体内抑制人宫颈鳞癌（Hela）细胞活性。

（5）急性毒性试验　小鼠试验用改进寇氏法计算，结果：LD_{50}为208.75，LD_{50}的95%平均可信度为183.36～234.14。

4. 生药学鉴别研究

（1）根横切面　表皮细胞1列，外壁常向外隆起，稍增厚，老根表皮脱落，最外侧为数列木栓化细胞；嫩根表皮着生许多根毛。皮层宽广，散有多数厚壁细胞，其周围的间隙中充满黑褐色物质。皮层内侧近内皮层处有5～10群分泌道环列，每群有1～5个分泌道，多呈长圆形。内皮层明显，凯氏点明显，嫩根则不明显。中柱鞘为1～2列切向延长的薄壁细胞，维管束外韧型，韧皮部窄；形成层不明显；木射线宽2～6列细胞，多径向延长。髓部大，细胞类圆形，壁稍增厚，具单纹孔。嫩根维管束较不发达，略成束状排列。

（2）粉末及组织解离　石细胞众多，成群或单个散在，淡黄色或黄绿色，多呈长条形、类圆形或不规则形。厚壁细胞多，单个散在或数个成群，淡黄绿色，呈长条形、类方形、不规则形。导管多为具缘纹孔导管。

（3）广东土牛膝的品种　广东土牛膝为菊科植物华泽兰 *Eupatorium chinense* Linn 的根，这在今天是不争的定论，但当年黄华庭医师公布用土牛膝治疗白喉取得显著疗效后，对其品种的鉴定也经历过波折。

黄华庭所用的土牛膝系广东地产中药材，其根如丛须状，又名多须公；其茎枝对生互排如罗伞，与相类的紫金牛科朱砂根为小，故又名小罗伞；其花类白色有茸毛，夏末随风飞舞散播种子，又名六月霜；土牛膝在广东多作跌打驳骨、壮筋活络之用，因而又名斑骨相思。可以肯定该品种就是《生草药性备要》《本草求原》和《岭南采药录》中所载的"斑骨相思""多须公"，但具体来源尚未确定。

1958年初，广州中医学院（现广州中医药大学）中药专家赵思兢教授对黄华庭所用的土牛膝进行了形态鉴定，认为是苋科牛膝属的多年生宿根草本。稍后陈普祺在发表《中药土牛膝根化学成分初步研究摘要》一文时就认定当时广泛应用于治疗白喉的土牛膝是苋科牛膝属的一种多年生宿根植物。1959年广州市药品检验所对黄华庭所用的土牛膝进行调查及品种鉴定，确认该植物不是苋科植物而是菊科植物华泽兰的根部，并将其命名为广东土牛膝。该文还指出在《广州植物志》中收载的倒扣草系苋科植物（*Achyranthes aspera*

Linn.），在广州地区亦称为土牛膝，但与广东土牛膝植物形态完全不同，应注意区别。其实，到今天为止，在广东潮汕一带仍以倒扣草的根作土牛膝入药，有些地方甚至出现与广东土牛膝混用的情况，二者作用不同，应注意区别。

其后，各种杂志专著均以菊科植物华泽兰的根为广东土牛膝的来源，但也有仍沿用苋科牛膝属的错误来源的。如陈庆全等编著的《实用临床草药》中收载的土牛膝，在介绍其药理作用、功效和临床应用中有许多是属于菊科植物广东土牛膝的，但却把其来源定为苋科植物，应予以纠正。

至此可以确定《岭南采药录》收载的"多须公"应为菊科植物华泽兰的根。而在 20 世纪 50 年代，香港草药学家庄兆祥医生曾对该书进行增订补充，刊行《增订岭南采药录》，对原书中的三百多味药考证了来源和学名，庄医生认为"多须公"为萝摩科植物多年生藤蔓草本 *Tylophora hispida* Decne，到 21 世纪初香港本草学家关培生教授再次校勘及增订《岭南采药录》时才予以纠正。

《岭南采药录》中还记载有"土牛膝"一药："别名：鱼鳞菜。……收敛药及利小便药，清血消毒。又散血止痛，理脚气，用其根煎酒服、凡病腿红肿放亮，其热如火。名流火丹，用此草捣烂，和马钱子及旧铁锈磨水，豆腐渣调匀，微温敷之。又治男妇诸淋，小便不通，用土牛膝连叶以酒煎服数次，血淋尤验。"《中药大辞典》的作者认为该"土牛膝"也是广东土牛膝，故将上述内容收录到《中药大辞典》的"广东土牛膝"项下。《中华本草》亦照搬《中药大辞典》内容，也认为《岭南采药录》中"土牛膝"一药即是广东土牛膝。

我们详细考查了《岭南采药录》中"土牛膝"的植物形态："高三四尺，茎方，有膨大之节，叶椭圆形或长卵形，对生。夏间开花，小苞细长，其状如针，绿色，花后结实，有刺。"其植物形态与广东土牛膝（华泽兰）不同，倒是其"茎方，有膨大之节"的特征与苋科牛膝属植物有相似之处。故可以肯定《岭南采药录》中"土牛膝"不是广东土牛膝，《中药大辞典》《中华本草》将其相关内容列入"广东土牛膝"项下是不妥的。

二、组培方法研究

广东土牛膝为菊科植物华泽兰 *Eupatorium chinense* Linn 的干燥根及根茎，性寒，味甘、苦，具有清热解毒、凉血利咽、抗炎镇痛等功效，临床上用于治疗白喉、蛾喉、咽喉红肿等症，有喉科圣药之称，民间应用广泛。现代药理研究表明，广东土牛膝具有抗菌、中和毒素和抗炎镇痛作用。目前，以广东土牛膝为主药的复方土牛膝制剂在珠三角地区各级医院普遍使用，如复方土牛膝合剂、复方土牛膝颗粒、复方土牛膝糖浆等。随着对广东土牛膝需求的不断增加，其野生资源面临枯竭。故本试验对广东土牛膝叶片和茎段组织培养进行研究，以选择最佳组织培养条件来满足规模化生产。

1. 材料与仪器 恒温恒湿箱（SPX–250C 型，上海博讯实业有限公司医疗设备厂），洁净工作台（SW–CT–1FD，上海博讯实业有限公司医疗设备厂），立式压力蒸汽灭菌器（LDZX–50FAS）。广东土牛膝植株（经田素英副教授鉴定为菊科植物华泽兰 *Eupatorium chinense* Linn。取广东土牛膝幼嫩叶及茎段，用吐温 –80 清洗 1 次，用自来水冲洗干净，再用蒸馏水清洗两遍，吸干水分，用 70% 酒精浸泡 10s，再用 0.1% 升汞浸泡 10min，然后用无菌水冲洗 5 ～ 6 次，剪切成小块或适合的大小，置于无菌滤纸上吸干水分后，作为外植体备用。

2. 方法与结果

（1）培养基配制 母液 1：取 33g NH_4NO_3、38g KNO_3、7.4g $MgSO_4 \cdot 7H_2O$，20 倍水溶解定容至 1000mL；母液 2：取 22.0g $CaCl_2$，100 倍水溶解定容至 500mL；母液 3：取 8.5g KH_2PO_4，用 100 倍水溶解定容至 500mL；母液 4：取 3.73g Na_2EDTA、2.78g $FeSO_4 \cdot 7H_2O$，100 倍水溶解定容至 500mL；母液 5：取 3.1g H_3BO_3、4.3g $ZnSO_4 \cdot 7H_2O$、11.15g $MnSO_4 \cdot 4H_2O$、0.415g KI、0.125g $NaMoO_4 \cdot 2H_2O$、0.0125g $CuSO_4 \cdot 5H_2O$、0.0125g $CoCl_2 \cdot 6H_2O$，1000 倍水溶解定容至 500mL；母液 6：取 5000mg 肌醇、100mg 甘氨酸、25mg 盐酸硫胺素（B1）、25mg 盐酸吡哆醇（B_6），50 倍水溶解定容至 500mL。上述母液按 1、3、2、5、4、6 的顺序分别吸取用量 50mL、10mL、10mL、1mL、10mL、10mL 加入 1000mL 烧杯中，加入 7g / L 的琼脂和 30g / L 的蔗糖，加水至 500mL，使蔗糖溶解，加热至沸腾，调节 pH（5.8 ～ 6.2），并加入一定浓度的 IBA 和 6–BA，分别装入培养瓶中，每瓶 50mL，标记培养基成分。在压力 0.1Mpa，121.5℃下灭菌 20min。将取出的灭菌培养基在室温下放置 24h，经检查没有杂菌生长，备用。

（2）外植体筛选 先以 MS+6–BA 2.0mg / L+IBA 0.1mg / L+30g / L 蔗糖 +7g / L 琼脂为培养基进行培养初试验。外植体材料包括叶片、节间、未长芽茎段、带芽茎段（芽长 2mm 以下）和带芽茎段（芽长 2mm 以上），每种材料接种 50 瓶，每瓶接种 3 个外植体，置于 25℃培养箱中避光培养 7d，待叶片愈伤组织或茎段腋芽出现生长现象时转为光照 8 ～ 10h/d。从结果可知，所选用培养基可诱导广东土牛膝叶片生成愈伤组织，对节间培养无明显现象，对所选的未长芽茎段、带芽茎段（2mm 以下，含 2mm）和带芽茎段（2mm 以上）组织培养不定芽诱导率有明显差异。未长芽茎段生长速度较慢，且不定芽较少；带芽茎段（2mm 以下，含 2mm）不定芽诱导率最高，且生长能力强，不定芽数较多，不定芽较粗壮，生长能力强，有继续分生的趋势；带芽茎段（2mm 以上）的分生能力强，生长速度最快，不定芽较长，但较前者细，且污染率为三者中最高，因此，带芽茎段（2mm 以下，含 2mm）为最适合的茎段培养部位。故选广东土牛膝叶片与带芽茎段（2mm以下，含2mm）为外植体。

（3）诱导叶片愈伤组织培养基筛选　以MS为基本培养基，每升加入蔗糖30g和琼脂7g，分别添加1.0、2.0、3.0mg/mL 6-BA与0.1、0.2mg/L IBA，组成6种培养基，每个组合接种50瓶，每瓶3个外植体，置于25℃培养箱中避光培养7d，待叶片愈伤组织或茎段腋芽出现生长现象时转为光照8～10h/d培养。结果在叶片愈伤组织生成中，诱导率最高的培养基是6-BA（2.0mg/L）+IBA（0.1mg/L），诱导率达到92.31%，诱导率最低的培养基是6-BA（1.0mg/L）+IBA（0.2mg/L），诱导率仅为8.33%。且愈伤组织的生长情况与生长调节素的浓度、比例有关，6-BA/IBA比例在20左右比较适合广东土牛膝叶片愈伤组织的诱导。

（4）诱导不定芽培养基筛选　采用"诱导叶片愈伤组织培养基筛选"项下叶片愈伤组织诱导所用的6种培养基和筛选标准进行诱导试验，在诱导不定芽生长试验中，诱导率最高的培养基同样是6-BA（2.0mg/L）+IBA（0.1mg/L），诱导率达到94.96%；诱导率最低的培养基是6-BA（1.0mg/L）+IBA（0.2mg/L），诱导率仅为7.63%。且不定芽的诱导率与生长调节素的浓度、比例也有关。在IBA低浓度比例培养基中，茎段直接生成芽的频率较高；而在IBA浓度比例较高时，茎段有形成愈伤组织的趋势。根据外植体的不定芽诱导率及其生长情况，可认为广东土牛膝茎段诱导直接生成芽最适宜的6-BA与IBA浓度分别为2.0mg/L和0.1mg/L。

（5）发芽试验　采用"诱导叶片愈伤组织培养基筛选"项下叶片愈伤组织诱导培养所用的6种培养基，分别将"诱导叶片愈伤组织培养基筛选"项形成的愈伤组织、"诱导不定芽培养基筛选"项形成的不定芽接种于培养基，置于25℃培养箱中光照8～10h/d培养。结果在培养基MS+6-BA（2.0mg/L）+IBA（0.1mg/L）+蔗糖（30g/L）+琼脂（7g/L）培养下，愈伤组织保持增殖生长，但无生成不定芽迹象，说明此培养基可用于广东土牛膝愈伤组织的增殖，但不适合用于诱导愈伤生成芽。在0.1mg/L IBA和2.0mg/L 6-BA组合的培养基中，不定芽有明显增殖或长高的趋势。

（6）生根试验　以1/2MS为基本培养基，每升加入蔗糖30g和琼脂7g，添加1.0～3.0mg/L梯度的IBA，组成3种培养基，每个组合接种约50瓶，每瓶接1个不定芽，培养30d。生长素IBA浓度为1.0～2.0mg/L时，生根效果不明显，生根率较低，且根较短；浓度为3.0mg/L时，生根率、根长度达到移栽的要求。

3. 讨论　本试验用IBA与6-BA搭配MS培养基使用，发现在培养温度为25℃时，2.0mg/L 6-BA与0.1mg/L IBA能导致广东土牛膝生成愈伤组织，且生成的愈伤组织颗粒大、发生早。带芽茎段（腋芽 2mm 以下）在同样的培养基和培养温度下可诱导生成不定芽、诱导不定芽增殖。1.0～2.0mg/L 的 IBA 对不定芽诱导生根结果不理想。茎段培养应在培养期的前 7d 进行避光培养，待长出不定芽后进行 8～10h/d 光照培养。广东土牛膝组织培养试验中，污染率较高。在材料表面、材料附近的培养基以及培养基的其他部位，表现为霉变，或混浊，或云雾状、黏液状、发酵泡沫状等不同形状、颜色和大小的污染痕迹。污染有可能是外植体带菌引起的，也有可能是接种或培养过程中染菌引起的，既有在当代培养期间就表现出来的，也有在材料培养到一定代数才表现出来的。因此，在试验中应对外植体进行彻底清洗和消毒，接种过程应严格按照无菌操作进行。其次，接种后部分外植体出现褐变现象，这与接种温度、光照条件、生长素浓度及外植体分泌液有关，因此本实验针对不同的褐变现象对培养基、培养条件进行调节，同时在培养基中添加适量的炭粉，以减少褐变。

三、药理作用研究

为了验证广东土牛膝治疗咽喉疾病的疗效，我们对其抗炎作用进行了研究，现报道如下。

1. 实验材料与方法

（1）材料　广东土牛膝为菊科植物华泽兰 *Eupatorium chinense* Linn 的干燥根，由广东广弘药材有限公司提供，经广州中医药大学附属中山中医院曾聪彦主任中药师鉴定为正品；吲哚美辛肠溶片（消炎痛，上海辛帕斯制药有限公司，批号为 090301）；冰醋酸（分析纯，汕头市西陇化工厂有限公司，批号为 090606-7），伊文思蓝（西德 serva 进口分装，批号为 871225），二甲苯（分析纯，广州化学试剂厂，批号为 970302）。

（2）实验动物及实验环境　SPF 级昆明小鼠，体重（20±2）g，广东省医学实验动物中心提供，动物生产许可证号为 SCXK（粤）2008－0002；实验环境为中山市中医院 SPF 级动物实验室，环境温度（20±2）℃，相对湿度 60%～70%。

（3）主要仪器　YLS-Q4 型耳肿打孔器（山东省医学科学院设备站）；WKY Ⅳ 型微量可调移液器（上海求精生化试剂仪器有限公司）；BS224S 型电子天平（北京赛多利斯仪器系统有限公司）；UV-754 型紫外可见分光光度计（上海第三分析仪器厂）；800 型离心机（上海手术器械厂）。

（4）方法

1）药液制备：取生药 1.0kg，用 8 倍量水浸泡 2h，煎煮 2 次，每次 2h，合并煎液，静置过滤，浓缩至 1000mL（1mL 相当于生药 1.0g），加适量防腐剂，保存于冰箱中，临用前配成所需浓度。

2）二甲苯致小鼠耳郭肿胀试验：选昆明种雄性小鼠 140 只，随机分为生理盐水（空白对照）组、广东土牛膝（药物）组和消炎痛（阳性对照）组，每组 10 只。广东土牛膝组给药 16g/kg（含生药量），空白对照组给予等体积的生理盐水，阳性对照组给予消炎痛 20mg/kg。各组均灌胃给药，广东土牛膝组和生理盐水组 1 次 /d，连续 7d，消炎痛组当日给药。末次给药后 1h，用微量可调移液器精确吸取 100% 二甲苯 40μL，涂于各组小鼠右耳正反两面，每面 20μL，左耳作空白对照，致炎 45min 后颈椎脱臼处死小鼠。沿耳郭基线剪下两耳，用 8mm 直径打孔器分别在同一位置打下圆片，用电子天平称重，计算小鼠耳郭的肿胀度和肿胀抑制率。肿胀度 = 右耳片重－左耳片重；肿胀抑制率 =（空白组肿胀度－药物组肿胀度）/ 空白组肿胀度 ×100%。取下小鼠耳片后，剖取小鼠的脾脏及胸腺，用滤纸吸去表面的残血液，称取质量，分别计算脾脏和胸腺的质量比，计算脏器指数（每 10g 体重的毫克数）。

3）醋酸致小鼠腹腔毛细血管通透性增高试验：选昆明种雄性小鼠 140 只，分组及给药方法同"二甲苯致小鼠耳郭肿胀试验"项下方法。末次给药后 1h，鼠尾静脉注射 0.5% 伊文思蓝生理盐水溶液，每 10g 体重 0.1mL，随即腹腔注射 0.6% 冰醋酸生理盐水溶液，每 10g 体重 0.1mL，20min 后脱颈椎处死，剪开腹部皮肤肌肉，用生理盐水冲洗并定容至 10mL，以 3000r/min 转速离心处理 15min，取上清液，于 590nm 波长处比色测定吸光度（生理盐水洗）。计算给药组与空白对照组的差异显著性抑制率。抑制率 =（空白对照组吸光度－药物组吸光度）/ 空白对照组吸光度 ×100%。

4）统计学处理：采用 SPSS 13.0 for Windows 软件，数据用 $\bar{x}\pm s$ 表示，采用单因素方差分析，进行 Dunnet–t 检验。

2. 实验结果 见表 4-24 和表 4-25。结果表明，在此给药剂量下，与生理盐水组比较，广东土牛膝能显著抑制二甲苯所致的小鼠耳郭肿胀（$P<0.05$），同时对胸腺和脾脏没有显著的影响。但在此给药剂量下，广东土牛膝对醋酸所致小鼠腹腔毛细血管通透性增高有一定的抑制作用，但与空白组比较没有显著性差异（$P>0.05$）。

表 4-24 二甲苯致小鼠耳郭肿胀试验结果（$\bar{x}\pm s$）

组别	剂量（g/kg）	动物数	肿胀度	肿胀抑制率（%）	脏器指数	
					胸腺指数	脾脏指数
生理盐水组	—	9	13.9±3.1##	—	21.86±5.80##	20.93±2.39
广东土牛膝组	16	9	9.1±3.2*	34.40	18.43±5.26	21.12±3.07
消炎痛组	0.020	9	7.0±2.3**	47.88	21.86±5.80	20.00±2.76

注：与生理盐水组比较，*$P<0.05$，**$P<0.01$；与消炎痛组比较，#$P<0.05$，##$P<0.01$（下表同）。

表 4-25　醋酸致小鼠腹腔毛细血管通透性增高试验结果（$\bar{x}\pm s$）

组别	剂量（g/kg）	动物数	吸光度（OD）	抑制率（%）
生理盐水组	—	10	$0.31\pm0.18^{\#\#}$	—
广东土牛膝组	16	10	0.26 ± 0.13	16.72
消炎痛组	0.020	10	$0.169\pm0.111^{**}$	45.66

3. 结论与讨论　广东地产药材中的清热解毒药临床上用于治疗各种热毒症，相当于西医学多种化脓性感染性疾病（如腮腺炎、扁桃体炎、咽喉炎等）。如以广东土牛膝草为主药的复方土牛膝制剂有显著的抗炎作用，对急性上呼吸道感染、急慢性咽炎等疗效确切。

大多数清热解毒药具有抗急性炎症作用。小鼠耳郭肿胀法间接反映了药物是否具有抗变质性炎症的作用，腹腔通透性法则反映了药物是否具有抗渗出性炎症（浆液性炎）的作用。本研究结果显示，广东土牛膝对二甲苯所致的小鼠耳郭肿胀有显著的抑制作用，而对胸腺和脾脏等免疫器官质量变化的影响没有统计学意义。广东土牛膝对变质性炎症有抗炎作用，其抗炎机制及其量效关系还有待进一步研究。

第四节　水翁花

水翁花始载于《岭南采药录》，之后大部分文献均沿用此名收载。水翁花为桃金娘科水翁属植物水翁 *Cleistocalyx operculatus*（Roxb.）Merr. et Perry 的干燥幼嫩花蕾，主分布于广东、海南、广西、福建等省区。水翁花具有清热解暑、生津止渴、祛湿消滞之功效，用于夏天暑湿食滞所致的发热、咽干、口渴腹胀或呕吐泄泻。干燥水翁花久贮后色泽加深，苦味浓，清热作用大，夏季常作凉茶以解暑，在民间使用非常广泛，是"清热凉茶"等中药复方的主要原料之一。

一、研究进展

目前对水翁花的生药鉴定、化学成分、药理作用及临床应用报道较少，现对其这方面的研究概述如下。

1. 生药鉴定　王其新取水翁花的粉末置显微镜下观察，花丝碎片众多，黄棕色或红棕色，直径 9 ～ 145μm，有的稍弯曲；花丝表皮细胞断面观呈类方形，表面观呈多角形，垂周壁波状弯曲，外平周壁可见波状角质状纹理。花粉囊呈蝶形，直径约至 350μm，多破碎，内壁细胞断面观呈窄长方形，壁具条状增厚；表面观呈多角形，垂周壁连珠状增厚，内含众多花粉粒及草酸钙簇晶，草酸钙簇晶众多，大多存在于较小的薄壁细胞中，有的数个连接成行，簇晶较小，直径 6～10μm，棱角大多尖锐，少数角较钝。花托表皮细胞断面观呈类圆形或类方形，外被淡黄色或无角质层；表面观呈多角形或类长方形，壁稍厚，常见气孔及油室。花粉粒无色或微黄色，极面观呈三角形，表面观呈卵圆形，直径 7～12μm，具 3 副合沟。油室呈类圆形或椭圆形，直径 97～145μm，多破碎，分泌细胞界限不明显，有的含黄棕色分泌物。导管细小，为螺纹，直径 5～7μm。其中的花丝碎片、草酸钙簇晶和花粉囊是水翁花的主要鉴别特征。《广东省中药材标准》鉴定水翁花粉未见分泌腔类圆形或椭圆形，直径 48～85μm，分泌细胞棕黄色，界限不明显，腔内可见黄棕色颗粒状分泌物或油滴。草酸钙簇晶多存在于薄壁组织中，成群或数个排列，直径 5～15μm，棱角锐尖。花冠表皮细胞浅黄色，形状不规则，垂周壁有时呈波状弯曲，表面有角质纹，气孔不定式，向外略突起。花萼表皮细胞黄棕色，外被浅黄绿色角质层，厚约 13μm，表面观细胞界限不甚明显，角质层有裂纹。花丝薄壁组织棕黄色，表皮细胞呈类方形或长方形，直径 13～25μm，垂周壁波状弯曲，表面有角质状纹理。

2. 化学成分　水翁花含黄酮类、酚类、氨基酸，其花显黄酮苷、酚类、氨基酸、糖类反应。花蕾含精油 0.18%，有 35 个成分，主要有 α-蒎烯、β-蒎烯、月桂烯、β-罗勒烯 -E、2,7-二甲基 -1,6-辛二烯、芳香醇、3,4-二甲基 -2,4,6-辛三烯、小茴香烯、水杨酸甲酯、乙酸香叶酯、乙酸松油酯等。张凤仙等从花蕾中分离得到没食子酸乙酯、没食子酸、熊果酸、桂皮酸、β-谷甾醇、5,7-二甲基黄烷酮（去甲氧基荚果蕨醇）、7-羟基 -5-甲氧基 -6,8-二甲基黄烷酮和 2',4'-二羟基 -6'-甲氧基 -3',5'-二甲基查耳酮。陈健等用水蒸气蒸馏和超临界 CO_2 萃取技术提取水翁花挥发油，然后运用 GC-MS 法分析，两种方法分别分离出的成分均为 39 种，其中 17 个组分在两种方法中均检测出，含量较高的有 2-甲氧基 -5-异亚丙基环庚三烯酚酮（22.8%）、2,3-二氢 -5,7-二氢基 -6,8-二甲基 -2-苯基 -4H-1-苯并吡喃 -4-酮、丁香烯环氧化物、十六烷酸、9,12-十八二烯酸甲酯。超临界 CO_2 萃取已鉴定出 33 种，主要的成分有 2,3-二氢 -5,7-二氢基 -6,8-二甲基 -2-苯基 -4H-1-苯并吡喃 -4-酮（20.19%）、2-甲氧基 -5-异亚丙基环庚三烯酚酮（22.83%）、4,4,8-三甲基 -环 [6.3.1.0 (1,5)] 十二碳烷基 -2,9-二羟基醇（6.22%）、1,1-二氯代 -2,2,3,3-四甲基环丙烷（4.60%）、邻苯二甲酸二异辛酯（3.34%）等。水蒸气蒸馏已鉴定出 34 种，主要的成分有 2,3-二氢 -5,7-二氢基 -6,8-二甲基 -2-苯基 -4H-1-苯并吡喃 -4-酮（26.26%）、2-甲氧基 -5-异亚丙基环庚三烯酚酮（30.85%）、丁香烯环氧化物（8.85%）、2,6,6- 三甲基 – 双环 ［3.1.1］–3 庚醇（6.72%）、1,2- 二氢 –8- 羟基芳樟醇（3.57%）等。

3. 药理作用

（1）抑菌作用　本品对常见的化脓性球菌和肠道致病菌均有较强的抑制作用。

（2）对膜脂氧化和神经细胞氧化损伤的保护作用　卢艳花等研究发现水翁花水提取物不仅对小鼠肝微粒体膜脂氧化有很强的抑制作用，而且对 H_2O_2 诱导的 PC_{12} 神经细胞的氧化损伤亦有很强的保护作用，显示出较强的抗氧化特性。其不仅能作用于细胞外，而且能够较好地进入细胞，在细胞内发挥氧化作用，提示水翁花有可能用于治疗与氧化有关的脑疾。

（3）强心作用　在小鼠心脏灌注系统中，水翁花提取物能抑制 Na^+/K^+– ATP 酶的活性，加强心脏的收缩功能，同时降低心脏的收缩频率。

4. 临床应用

（1）临床应用情况　《全国中草药汇编》记载水翁花主治感冒发热、细菌性痢疾、急性胃肠炎、消化不良。《海南岛常用中草药手册》载其解表清热、生津止渴，用治湿热下痢。《中华本草》报道水翁花 15 ~ 30g 水煎服治感冒发热、细菌性痢疾、急性胃肠炎、消化不良；用干水翁花 15g、岗梅根 9g、地胆头 9g、胡芦茶 9g 水煎服治感冒；干水翁花 15g、狗肝菜 15g 水煎服治瘰疬发热；用水翁花 6 ~ 9g 水煎服治痢疾、肠炎；以干水翁花 15g 或加布渣叶水煎服治食滞腹泻；用干水翁花 30g 水煎服治消化不良、腹部闷胀。临床亦常用于制作凉茶。《广西药植名录》载其主治头痛，跌打损伤，蛇伤。

（2）制剂研究　以水翁花为主药制成的制剂目前未见报道，我院以水翁花为主要原料制成悦康外感凉茶，具有疏风解表、清热解毒之功效，经多年临床验证，其对外感风热感冒、发热头痛、咽喉肿痛、上呼吸道炎、扁桃体炎有较好的疗效，远销全国各地及香港、澳门等地区。处方：滑石 10kg、水翁花 5kg、连翘 10kg、芦根 10kg、板蓝根 10kg、淡竹叶 5kg、薄荷 3kg、大青叶 5kg、甘草 1kg 等。制备方法为薄荷、大青叶、水翁花、甘草洗净，晾干，粉碎备用，其余诸药用水煎煮提取两次，每次 1.5h，合并煎液。煎液浓缩至约 40L。将药粉与浓缩液于混合机中混合，过筛制粒，60℃左右干燥，用热封茶叶滤纸包成 2g/ 包的袋泡茶。用法为开水泡服，3 次 /d，每次 1 ~ 2 包。

（3）水翁叶的临床应用　水翁叶系水翁的叶，《中药大辞典》《广东中药志》《中华本草》都将其收录其中。水翁叶含有与花蕾相同的成分，味苦、涩，性寒，有小毒，有清热消滞、解毒杀虫、燥湿止痒之功，主治湿热泻痢、食积腹胀、乳痈、湿疮、脚气、疥癣、皮肤瘙痒、刀枪伤。附方有：干水翁叶 15～30g，水煎服，小儿减半，治肠胃炎、小儿食滞；鲜水翁叶 120g，捣烂用酒煮，热敷患处治乳痈；水翁叶、马樱丹叶各适量，水煎洗患处治年久烂疮；治枪刀伤，为鲜水翁叶适量，捣烂敷患处。

（4）水翁皮的临床应用　水翁皮系水翁的皮，广东省习称"土槿皮"。《中药大辞典》《广东中药志》《中华本草》将其收录入药，味苦、辛，性凉，功能清热解毒、燥湿、杀虫，主治脚气湿烂、湿疹、疥癣、痔疮、肾囊痈、烧烫伤。附方有：水翁皮约 500g，洗净置锅内煎数沸，待水适合皮肤感受温度时，洗患部；治肾囊痈，用水翁皮之二层皮，煎水洗 10 余次，如痈已穿，加甘草节 15g 同煎；治烧伤，水翁皮适量，在水中搓 20～30min，使皮汁充分挤出，过滤，取汁液澄清，取底层浓液，消毒后用鸭毛或棉花蘸浓液涂患处。

（5）水翁根的临床应用　水翁根系水翁的根，味苦，性凉。功能清热利湿、行气止痛，主治湿热黄疸、疝气腹痛。《中华本草》记载治黄疸型传染性肝炎，方法为用水翁根适量，洗净切片，水煎 3 次，浓缩成膏状，低温干燥成固体，研成粉末，每服 0.5g，加白糖适量冲服，每日 3 次。

二、鉴别研究

关于水翁花的生药鉴定有一些报道，但不够详尽，不方便实际鉴定工作。为此，本文对其药材性状、显微特征、理化等进行研究，为水翁花的药材鉴定提供切实可行的参考依据。

1. 性状鉴别　本品呈卵形或纺锤形，长 3～6mm，直径 2～5mm，花蕾卵形，花萼棕色至棕黑色，表面皱缩，4 枚合生成筒状，呈半球形或杯形，萼片连成帽状体，花瓣 4，常附于帽状萼上，花萼、花瓣上均见多个黄色小点（油室），雄蕊多数，分离，花丝棕黑色，花药卵形；子房下位，2 室，中央有一锥形花柱，胚珠多数。质干硬。气微香，味苦。

2. 显微鉴别　本品粉末棕色或黄棕色，花丝碎片众多，黄棕色或红棕色，直径 90～140μm，花冠表皮细胞表面观呈多角形，垂周壁较平直，外平周壁可见波状角质纹理。花粉囊呈蚌形对开，直径 320～360μm，时破碎，内壁细胞剖面观呈狭长方形，壁略呈条状增厚，表面观呈不规则多角形，垂周壁略连珠状增厚，内含众多花粉粒及草酸钙簇晶。草酸钙簇晶众多，常存在于薄壁细胞中，时数个连接成行，直径 4～12μm；棱角大多尖锐。花粉粒无色或微黄色，呈三角形或卵圆形，直径 5～15μm，有 3～4 个萌发孔，萌发孔沟明显。油室呈类圆形或椭圆形，直径 100～150μm，分泌细胞 8～12 个，时可见黄棕色分泌物。时见单细胞非腺毛。

　　撕取本品花萼内外表皮，可见其内表皮细胞呈不规则多角形，壁较平直，时见小簇晶；外表皮细胞呈不规则多角形，壁较平直，不定式气孔多见。花冠内外表皮细胞呈不规则多角形，壁较平直，外表皮可见不定式气孔和腺头类球形多细胞的腺毛，内含黄棕色分泌物（图4-29、图4-30）。

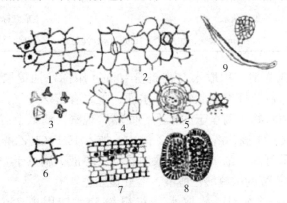

图4-29　水翁花粉末及表面制片特征图
1. 花萼内表皮（含簇晶）; 2. 花萼外表皮（含不定式气孔）; 3. 花粉粒;
4. 花冠表皮细胞（含角质层纹）; 5. 油室（溶生式）; 6. 花粉囊内壁细胞;
7. 花丝细胞（含簇晶）; 8. 花粉囊剖面（含花粉粒与簇晶）; 9. 腺毛

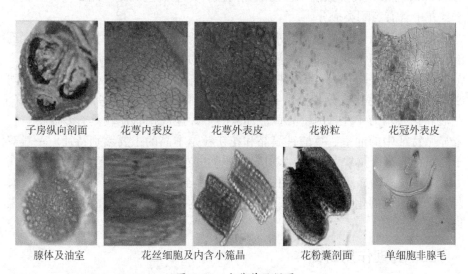

| 子房纵向剖面 | 花萼内表皮 | 花萼外表皮 | 花粉粒 | 花冠外表皮 |

| 腺体及油室 | 花丝细胞及内含小簇晶 | 花粉囊剖面 | 单细胞非腺毛 |

图4-30　水翁花显微图

3.理化预试验

　　（1）鞣质成分预试验　称取水翁花粗粉2g，置于锥形瓶中，加50mL蒸馏水，超声提取30min，取滤液进行以下实验（表4-26）。

表 4–26　水翁花鞣质成分预试验表

实验名称	加入试剂	实验结果
三氯化铁沉淀反应	滴加 1～2 滴三氯化铁	生成蓝黑色沉淀
明胶沉淀反应	滴加数滴明胶溶液	液体变混浊且显浅棕黄色
石灰水沉淀反应	滴加石灰水	生成红棕色沉淀
鞣红反应	加入 0.5mL 盐酸，加热煮沸 10min，放冷静置	有红色沉淀生成

（2）挥发油鉴别　称取水翁花粗粉 100g，用挥发油提取器提取其挥发油，可见有浅棕黄色挥发油状物浮于水面；嗅之有特殊香气，尝之有辛辣烧灼味感。取该油状物 1 滴点于滤纸上，微热后观察，滤纸上有清晰的挥发后的油斑。取油状物 1 滴，溶于 1mL 乙醇中，加入 1%$FeCl_3$ 乙醇溶液 1～2 滴，显蓝紫色，提示可能有酚类成分。取油状物乙醇液 1 滴点于滤纸上，滴以新配制的 0.5% 香草醛的浓硫酸乙醇液，溶液显蓝色。

（3）黄酮成分鉴别　称取水翁花粗粉 5g，加甲醇 25mL，超声提取 30min，滤过，残渣再加甲醇 25mL，超声 30min，滤过，合并滤液。取滤液 2mL，滴加浓硫酸，溶液由浅黄色变为橙红色，加热后由橙红色变为紫红色。另取 2mL 滤液，滴加数滴中性醋酸铅溶液，产生黄色沉淀。此 2 项实验提示水瓮花中含有黄酮类成分。

由水翁花的生长习性知，水翁花蕾期较长，根据药材性状特征看，入药的花蕾应处于初蕾期，而有关著作上只说其为花蕾入药不够严格，因在整个蕾期花蕾大小差距很大，根据植物生理特点，植物有效成分积累与采收时间密切相关，因此其成分种类及含量可能有所不同，故应注明蕾龄几周为好。花冠和花萼均为 4 片、内壁有黄色油点、萼片连成帽状体较具有专属性。粉末显微特征中的油室、草酸钙簇晶和花粉粒是本品的主要鉴别特征。一般双子叶植物的花粉粒常为 3 个萌发孔，而本品的花粉粒不少具有 4 个萌发孔。

理化预试验显示水翁花的主要成分可能为鞣质、挥发油、黄酮类化合物，与其文献记载的化学成分相符。但不同蕾期的水翁花，这些成分有何异同未见研究。

三、药理作用研究

有关水翁花镇痛和抗内毒素作用的研究尚未见报道，为此笔者对这两方面进行了研究。

1. 统计学处理方法　镇痛实验采用 SPSS 13.0 for Windows 软件处理，数据用 $\bar{x}\pm s$ 表示，采用单因素方差分析，进行 Dunnet-t 检验；抗内毒素实验采用 Stata11.1 软件，对数据进行方差分析。

2. 镇痛作用：对醋酸致小鼠扭体反应的影响　取昆明种小鼠 50 只，雌雄各半。随机分为 5 组，每组 10 只，灌胃给药，正常对照组给等容量生理盐水；水翁花高、中、低剂量组分别给予（16、8、4g 生药 /kg）药物，连续7d；消炎痛（阳性对照）组（0.02g/kg）当日给药。末次给药 1.5h 后每只腹腔注射 0.6% 冰醋酸 0.1mL/10g，记录注射后小鼠 20min 内出现的扭体次数，室温控制在（20.0±1）℃，并计算抑制率：抑制率（%）=（对照组平均扭体次数－给药组平均扭体次数）/ 对照组平均扭体次数 ×100%，结果见表 4-27。

表 4-27　水翁花水提液对醋酸致小鼠的镇痛作用（$\bar{x}\pm s$，n=10）

组别	剂量（g 生药 /kg）	动物数（只）	扭体次数（次 /20min）	抑制率（%）
空白组	—	10	47.2±14.3	—
低剂量组	4	10	29.2±21.8*	42.4
中剂量组	8	10	29.3±17.2*	42.2
高剂量组	16	10	26.0±15.7**	44.9
消炎痛组	0.020	10	13.5±10.0**	71.4

注：与空白组比较，*P<0.05，**P<0.01。

从表 4-27 可知，水翁花水提液低、中、高 3 个剂量组及消炎痛组对0.6% 冰醋酸 20min 内致小鼠扭体次数的抑制作用，与空白组比较有显著性意义（P<0.05 或 0.01），抑制率分别为 42.4%、42.2%、44.9%、71.4%。结果表明，水翁花水提液能显著降低醋酸所致小鼠扭体反应次数，有显著的镇痛作用。

3. 抗内毒素休克死亡作用　取昆明种小鼠 60 只，雌雄各半。随机分为6 组，每组 10 只，灌胃给药，水翁花水提液高、中、低 3 个剂量组分别给予16、8、4g 生药 /kg 的药物，空白对照组、模型组给等容量生理盐水，连续 7天，地塞米松组（阳性对照，0.02g / kg）当日给药。于末次给药后 1.5h，空白组注射生理盐水，其余各组小鼠均腹腔注射大肠杆菌 $O_{55}B_5$ 内毒素 60mg/kg，观察并记录各组小鼠在注射内毒素或生理盐水后 3h 内的形态变化和 72h内的生存状况。实验结果：空白组、药物组、模型组、阳性组 1h 内，小鼠均活动自如。12h 后药物低剂量组、模型组有部分小鼠死亡，模型组、药物组、阳性组小鼠均出现耸毛、烦躁不安、颤抖、蜷缩及眼睑充血等现象，其中地塞米松组多数小鼠症状较药物组及模型组轻。注射后的第 3 天，药物组存活小鼠状态均有好转，模型组小鼠还是烦躁不安、颤抖、蜷缩等，阳性组小鼠活动自如，结果见表 4-28。

表 4-28　水翁花水提液抗内毒素休克死亡作用

组别	n	死亡数（只）	死亡率（%）
模型组（生理盐水）	10	8	80
高剂量组	10	2*	20
中剂量组	10	2*	20
低剂量组	10	3	30
空白组	10	0**	0
阳性组	10	0**	0

注：与模型组比较，*$P<0.05$，**$P<0.01$。

由表 4-28 可知，空白组与模型组比较，对减少给药组注射内毒素所致动物死亡数有非常显著性意义（$P<0.01$），提示此模型可用于考察水翁花水提液抗内毒素作用。水翁花水提液高、中剂量组和阳性组与模型组比较，对减少灌胃注射内毒素所致动物死亡数有显著性意义（$P<0.05$ 或 0.01），其死亡率分别为 20%、20%、0%。由此可知，水翁花水提液具有抗内毒素休克死亡作用。

内毒素（endotoxin，ET）是革兰阴性细菌细胞壁外膜的组成成分，细菌死亡胞壁裂解后释放出来。内毒素主要成分为脂多糖（1ipopolysaccharide，LPS），是细菌致病的主要物质，在多种危急重症中起着重要作用，如发热反应、感染性休克、白细胞反应、多器官功能衰竭、弥漫性血管内凝血等。内毒素还有免疫激活作用，可引起免疫损伤。近年来，已经发现许多中药具有抗内毒素作用。其作用机制有：清除或灭活内毒素，减弱或消除内毒素诱发的活性因子的损伤，以及对脏器组织细胞的保护作用。本实验研究表明，水翁花水提液可显著减少内毒素所致动物死亡数，表现出良好的抗内毒素休克死亡作用。另有研究表明，本品水提物对膜脂氧化和神经细胞氧化损伤有较好的保护作用。由此提示，本品抗内毒素作用机制可能与减弱或消除内毒素诱发的活性因子的损伤及对脏器组织细胞的保护作用有关，有待于进一步研究。

第五节　布渣叶

布渣叶为椴树科破布叶属植物破布叶 Microcos paniculata L. 的干燥叶，亦称蓑衣子、破布叶、麻布叶、烂布渣、布包木、破布树、薢宝叶，具有清热解毒、消滞、健胃、祛湿退黄之功效。主要用于清暑，消食，黄疸。民间用于治疗感冒食滞、食欲不振、消化不良、黄疸型肝炎等，也是著名成药"广东凉茶""甘和茶""六和茶""十味溪黄草颗粒""王老吉"和"仙草爽凉茶"等的主要组成药物之一。主产于广东、广西等地。布渣叶在广东应用较为广泛，为广东地区著名的地产中草药，对其研究报道也较多，现对其研究情况进行归纳整理，以期对其开发利用有所帮助。

一、研究进展

1. 化学成分 布渣叶化学成分较为复杂，目前研究发现其含有生物碱、黄酮、挥发油、有机酸、鞣质、酚类等，但不同部位成分含量也不相同。

（1）生物碱 石玲艳用碘化铋钾、碘化汞钾和硅钨酸试剂沉淀法及薄层层析法检验布渣叶中的生物碱。取粗粉 5g，用乙醇回流 3 次，得提取液（I）约 50mL，加适量水至含乙醇 70% 浓度，用石油醚去除叶绿素后，蒸干，用 2% HCl 酸化，取滤液各 1mL，分别滴加碘化铋钾、碘化汞钾、硅钨酸试液各 1 滴，依次产生橘红色、淡黄色、灰白色沉淀，证明其含生物碱，分别用氯仿:甲醇（9:1）和氯仿:丙酮（6:4）展开，展开距离 10cm，用碘蒸气熏蒸显色，结果显示布渣叶的生物碱薄层层析有 3 ～ 4 个斑点，其中有 1 个斑点在紫外下显亮蓝色。罗集鹏还从布渣叶中分离出 3 种生物碱，但对生物碱的具体种类未做研究。

（2）黄酮类 罗集鹏从布渣叶中提取分离了 11 个黄酮及其苷类成分，并对其中 5 个黄酮类成分经过 UV、MS、NMR 和酸水解鉴定为异鼠李黄素、山奈黄素、槲皮黄素、5,6,4′- 三羟基 –3′- 甲氧基黄酮 –7–O– 鼠李糖基葡萄糖苷和 5,6,8,4′- 四羟基黄酮 –7–O– 鼠李糖苷。

1）总黄酮的含量测定：毕和平等还用分光光度法测定布渣叶各部位的总黄酮的含量，结果表明，布渣叶的叶、茎、果中总黄酮平均质量分数分别为 16.94%、5.15%、1.52%，叶片中总黄酮含量最高，这也是首选布渣叶入药的依据。潘天玲等用 $Al(NO_3)_3$–$NaNO_2$–$NaOH$ 体系比色法测定 13 个不同产地布渣叶样品中总黄酮含量，结果各产地总黄酮含量差异较大，其中以广西来宾样品含量最高，达到了 55.22mg/g，平均为 27.06mg/g。

2）山奈素的含量测定：曾聪彦等采用 Agilent–1200 型安捷伦高效液相色谱仪，色谱柱为 Diamonsil（钻石）C_{18}（250mm×4.6mm，5μL），流动相为甲醇 –0.4% 磷酸溶液（52:48），检测波长为 367nm。以山奈素作对照品，结果布渣叶中山奈素含量达 0.06%，山奈素进样量在 0.01021 ～ 0.2042μg 范围内与峰面积呈良好的线性关系（r=0.9999），平均加样回收率为 99.13%，RSD 为 1.05%（n=6）。表明所建立的山奈素的含量测定方法简便、快捷，重现性好，可用于该药材的质量评价。

3）槲皮素的含量测定：曾聪彦等采用 Agilent–1200 型安捷伦高效液相色谱仪，色谱柱为 Diamonsil（钻石）C_{18}（250mm×4.6mm，5μL），流动相为甲

醇 –0.4% 磷酸溶液（52∶48），检测波长为 360nm。以槲皮素作对照品，结果布渣叶中槲皮素含量达 0.012%，槲皮素进样量在 0.01903 ～ 0.3806μg 范围内与峰面积呈良好的线性关系（r=0.9999），平均加样回收率为 99.15%，RSD 为 0.93%（n=6）。表明所建立的槲皮素的含量测定方法简便、快捷，重现性好，同样可用于该药材的质量评价。

4）牡荆苷的含量测定：《中国药典》（2010 年版）一部建立了高效液相色谱法对布渣叶中牡荆苷的含量测定方法，其色谱条件为以十八烷基键合硅胶为填充剂；以甲醇 –0.4% 磷酸溶液（30∶70）为流动相；检测波长为 339nm。理论塔板数按牡荆苷峰计算应不低于 3000。测定时，分别精密吸取牡荆苷对照品溶液与布渣叶供试品溶液注入液相色谱仪，测定，即得。结果本品按干燥品计算，含牡荆苷（$C_{21}H_{20}O_{10}$）不得少于 0.040%。

（3）挥发油　毕和平等用水蒸气蒸馏法提取布渣叶叶片中的挥发油，得油率为 0.63%，采用 GC–MS 进行化学成分分析，计算机质谱数据系统检索（DA TABSE/NIS T98 1），首次鉴定出 15 种化合物，占总离子流出峰面积的 99.99%，总离子流图上用面积归一化法确定了各成分的相对百分含量。布渣叶叶片中挥发油主要成分为烃类和脂肪酸类物质，主要有 2- 甲氧基 -4- 乙烯基苯酚（18.12%）、二十八烷（11.77%）、十六烷酸（11.29%）、二十五烷（10.32%）、二十七烷（8.61%）、2,3- 二氢苯并呋喃（6.29%）、四十四烷（5.99%）和三十六烷（5.51%）。这 8 种成分共占挥发油总量的 77.90%。在鉴定出的 15 种化合物中，其含量均在 1.5% 以上，鉴出率占挥发油总量的 99.99%。

（4）三萜类　冯世秀等从布渣叶中用柱色谱分离出 2 个三萜和 8 个黄酮类成分。通过光谱和波谱对布渣叶中含有的三萜类化合物进行分析鉴定，结果表明布渣叶中含有无羁萜和阿江榄仁树葡糖苷，且含量很低。黄酮类成分分别为山奈酚 –3–O– β –D–［3,6– 二 –（对羟基桂皮酰）］– 葡萄糖苷、山奈酚 –3–O– β –D– 葡萄糖苷、异鼠李素 3–O– β –D– 葡萄糖苷、异鼠李素 3–O– β –D– 芸香糖苷、牡荆苷、佛来心苷、异佛来心苷、异牡荆苷。

（5）其他　石玲艳还用三氯化铁检验酚类、用氯化钠明胶试液检验鞣质、用溴酚蓝试液检查有机酸、α – 萘酚试验和费林氏液检查糖类，这些反应均为阳性，说明其还含有这些成分。

2. 药理研究　近年来对其药理作用及其作用机制的研究也越来越引起相关医药学者的极大兴趣，已取得一些新进展。布渣叶的主要药理作用如下。

（1）解热作用　布渣叶作为广东地产的凉茶原料药之一，其清热解毒功效已早为广大群众所认知，但其解热的有关药效实验一直未见报道，曾聪彦领导的课题组为此开展了此项工作。他们采用干酵母致大鼠发热模型观察布渣叶水提物解热作用，结果发现皮下注射20%酵母混悬液8mL/kg体重的剂量7h后，大鼠体温变化升到最大值，而此时布渣叶水提物高剂量组（16.8g/kg）、中剂量组（8.4g/kg）的降温效果与空白组比较，有显著性差异（P<0.05），且温度变化（Δ℃）接近正常基础体温水平；在5h段，空白组大鼠体温变化（Δ℃）降低到比较低的水平，而低剂量组（4.2g/kg）与空白组比较，亦有显著性差异（P<0.05），且体温变化（Δ℃）接近正常基础体温水平。实验结果提示，布渣叶水提物有比较好的解热作用，并能使干酵母致大鼠体温波段变化维持在接近正常水平。

（2）对消化系统的作用 以布渣叶水提物高剂量（23.4g/kg）、中剂量（11.7g/kg）及低剂量（5.85g/kg）灌胃，通过墨水推进运动实验观察小鼠小肠推进情况；通过大鼠胃液分泌影响实验，观察灌胃给药布渣叶水提物高剂量（16.8g/kg）、中剂量（8.4g/kg）及低剂量（4.2g/kg）对大鼠胃液量、pH和胃蛋白酶活性情况的影响。结果表明，布渣叶水提液各剂量组均对大鼠胃液量无显著影响（P>0.05）；高、中剂量组可提高小鼠小肠的推进率，但也无显著性差异（P>0.05）；低剂量组能显著提高大鼠胃蛋白酶活性（P<0.05）；高、中剂量组能显著降低大鼠胃液pH值（P<0.05）。提示布渣叶水提物有一定的促进小肠蠕动及显著促消化作用。为进一步观察布渣叶水提物中不同极性溶剂萃取分离部位对消化系统的作用，以便找出药理活性明显的有效部位，曾聪彦等通过灌予营养性黑色半固体糊观察布渣叶不同提取部位及水提物对小鼠的胃排空及小肠推进作用的影响；通过大鼠胃液分泌影响实验观察布渣叶不同提取部位对大鼠胃液量、pH值和胃蛋白酶活性的影响。实验结果表明，与空白组比较，香砂养胃丸组、布渣叶水提物组、乙酸乙酯部位组及剩余水层部位组均能显著减少小鼠胃内残留率，对小肠推进也有显著促进作用（P<0.05或0.01）。而香砂养胃丸组、正丁醇部位组及剩余水层部位组均能显著增加大鼠胃液量（P<0.05）；香砂养胃丸组、乙酸乙酯组、正丁醇组及剩余水层组均能显著降低胃液pH值（P<0.05或0.01）；各组中仅正丁醇组能显著提高大鼠胃蛋白酶活性（P<0.01）。实验结果提示，布渣叶可通过降低胃排空率、促进小肠推进、增加胃液分泌量、降低胃液酸度及提高胃蛋白酶活性达到促消化作用。布渣叶水提物、乙酸乙酯部位、正丁醇部位和剩余水层部位均含有药效成分。

（3）退黄作用 布渣叶水提物具有良好的退黄与改善肝功能的作用。为进一步确定布渣叶的活性部位，为降酶退黄活性组分的筛选提供线索和依据。戴卫波等采用α–萘异硫氰酸酯（ANIT）致小鼠胆汁瘀积肝损伤模型，观察布渣叶不同提取部位及水提物对模型小鼠血清T–Bil含量、ALP活性、AST活性、ALT活性的影响。结果表明，各给药组与模型对照组比较，茵栀黄组和剩余水层部位组能显著降低 ANIT 致胆汁瘀积模型小鼠血清中 T–Bil 的含量、ALP 活性、AST 活性、ALT 活性及肝脏指数（$P<0.05$ 或 0.01）；布渣叶水提物组和正丁醇部位组能显著降低血清中 T–Bil 的含量、AST 活性、ALT 活性及肝脏脏器指数（$P<0.05$ 或 0.01）；石油醚部位组和乙酸乙酯部位组对血清 T–Bil 的含量、ALP 活性、AST 活性、ALT 活性及肝脏指数在统计学上均无明显差异（$P>0.05$）。表明布渣叶水提物、正丁醇部位及各有机溶剂萃取后的剩余水层部位具有明显的降酶退黄作用，而其他部位如石油醚部位、乙酸乙酯部位则无降酶退黄作用。实验结果提示，布渣叶可通过降低胆汁瘀积模型小鼠 T–Bil 含量，抑制 ALP、AST、ALT 酶活性发挥退黄保肝作用，其药效部位主要存在于正丁醇部位和剩余水层部位。

（4）镇痛作用　曾聪彦等人采用小鼠热板法和冰醋酸致小鼠扭体反应，观察布渣叶水提物高剂量组（23.4g/kg）、中剂量组（11.7g/kg）、低剂量组（5.85g/kg）对疼痛的抑制作用，并设对照组比较。结果表明，布渣叶水提物各剂量组均能抑制小鼠因热刺激所引起的疼痛反应；而高、低剂量组能抑制小鼠因化学刺激所引起的疼痛反应，与对照组比较差异有显著性。提示布渣叶水提物具有较好的镇痛作用。

（5）抗炎作用　通过二甲苯致小鼠耳郭肿胀实验及腹腔注射醋酸致小鼠腹腔毛细血管通透性增高实验，观察布渣叶水提物高剂量组（23.4g/kg）、中剂量组（11.7g/kg）、低剂量组（5.85g/kg）对炎症反应的影响。实验结果表明，布渣叶水提物高、中剂量组对二甲苯引起的小鼠耳郭肿胀有明显抑制作用（$P<0.05$ 或 0.01）；布渣叶水提物高、中、低剂量组均能显著抑制由醋酸引起的组织毛细血管的通透性增加（$P<0.05$）。实验结果提示，布渣叶水提物具有显著的抗急性炎症作用。

（6）心血管作用　罗集鹏等在寻找抗心血管疾病有效药物的过程中，发现布渣叶亦有显著的增加离体豚鼠心冠脉流量的作用，并对其心血管药理作用做了进一步的实验研究。实验结果表明，布渣叶水提液能增加离体豚鼠的心冠脉血流量，显著提高小鼠耐缺氧能力，延长缺氧鼠的存活时间，对垂体后叶素引起的大鼠急性心肌缺血亦有保护作用。改善心肌血的供求平衡，这对于防治冠心病，缓解心绞痛的发作是有益的。布渣叶的水提液静注后能明显增加麻醉兔的脑血流量，降低血压与脑血管阻力，提示该药对脑血管有一定的扩张作用，这对促进脑循环、调整脑血管的机能、防治脑血管疾病将有一定的作用，本实验还观察到该药对大鼠实验性血栓形成有一定的抑制作用，但无统计学意义。

（7）降血脂作用　陈淑英等通过给小鼠灌胃布渣叶水提取液与空白组对照，通过测定灌喂 ^{3}H– 胆固醇 5h 后小鼠的 ^{3}H– 胆固醇吸收量，以及肝组织中胆固醇的量以证明布渣叶降血脂的作用，实验结果表明布渣叶水提物能显著降低小肠对胆固醇的吸收，但肝组织胆固醇与空白组无差异。制成布渣叶Ⅰ号饲料［每只0.7g生药/d，加入高脂饲料（普通饲料93.5g再加胆固醇1.5g、猪油3g、甲基硫氧嘧啶0.2g）中，制成20g饲料］、布渣叶Ⅱ号饲料（每只1.4g生药/d，加入普通饲料中制成20g饲料），把大白鼠分成空白对照组（普通饲料组）、高脂造型Ⅰ组（每只先喂20g生药/d高脂饲料，再喂普通饲料）、高脂造型Ⅱ组（高脂后加普通饲料）、高脂造型Ⅲ组（高脂后加布渣叶Ⅱ号饲料）、布渣叶加高脂组（布渣叶Ⅰ号饲料），喂养大白鼠20d后心脏取血，测总胆固醇（TC）、甘油三酯（TG）、高密度脂蛋白（HDL）。实验结果显示高脂造型组的TC、TG均明显高于空白组，HDL无明显升高，HDL/TC明显低于空白组（$P<0.01$），显示高脂造型组的大鼠高血脂已形成；布渣叶加高脂组的TC、TG接近正常水平，且明显低于高脂造型组（$P<0.01$），而HDL/TC明显高于高脂造型组。可见布渣叶既能防止高脂膳食所导致的高TC、TG，也能提高HDL/TC的作用，而在已形成高血脂的动物中又有降低TC、TG，显著提高HDL、HDL/TC比值的效果。因而可认为布渣叶在防治高脂血症及由此所引起的冠心病或动脉粥样硬化等具有良好的作用。

（8）抗衰老作用　国外有人研究发现，以布渣叶提取物作为活性成分的成纤维细胞助长剂，可作为皮肤美容剂、食品、饮料等添加剂，用于防止皮肤老化。

（9）杀虫作用　Bandara KA等对布渣叶树皮进行研究，试验结果表明其氯仿和甲醇提取物均对伊蚊属蚊子的幼卵表现出了毒性及生长抑制作用，并且这两个提取部分24h的半数致死浓度分别为47.5ppm和47.0ppm。因生物活性相当，合并这两个部分，得到有效成分为N–methyl–6α–（deca–1′,3′,5′–trienyl）–3β–methoxy–2β–methylpiperidine，此生物碱对此种蚊子的24h半数致死浓度为2.1ppm。

总体来看，虽然目前对布渣叶药理作用研究较全面，已取得相当大进展，但还存在开展布渣叶药理作用研究单位较少，许多研究还仅停留在药效学方面，未对药效部位物质基础及作用机理进行研究等问题。因此，笔者建议加强对布渣叶的药效部位物质基础及作用机制的研究，同时进一步挖掘和发现布渣叶的新药理作用，以便使布渣叶这一广东凉茶瑰宝得到更好、更广泛的应用，可使其更好开发成布渣叶系列药物制剂或保健凉茶，为我国中药防治疾病发挥积极作用。

3. 临床应用

（1）解表化气消滞　治疗外感风寒，湿滞胃肠所致的头痛头胀，微恶寒无热，腹胀隐痛，便稀，伴疲乏，纳差，舌淡苔白腻，脉浮缓，用藿香正气丸加减（藿香、紫苏、白芷、法半夏、大腹皮、茯苓各 10g，川厚朴 12g，陈皮 5g，布渣叶 15g，防风 8g），午晚餐后各服一剂，次日上午再服一剂，症消而愈。

（2）消食化气导滞　治疗饮食不洁，宿食内停，阻滞肠胃所致的上腹饱胀隐痛，作呕嗳气，便烂腐臭，便后胀减，纳差，舌淡红苔厚腻，脉弦滑，用保和丸加减（神曲 10g，布渣叶 12g，鸡内金、山楂、莱菔子各 8g，茯苓、连翘、川厚朴、陈皮各 6g），连用 4 剂痊愈。奥福得口服液是由白芍、布渣叶、大枣、麦芽等中药组成，具有补中益气、健脾开胃的作用，亦可应用。

王霞以布渣叶配方用来治疗因脾胃气（阳）虚，湿阻中焦、食积痰阻、脾胃湿热、阴伤液乏、脾胃阴损、惊惧抑郁、脾胃失和、虫踞肠腑、损伤脾胃所致的小儿厌食症取得较好疗效。

李蓄华等以保儿增食液（含太子参、白术、茯苓、葫芦茶、布渣叶、山楂、连翘、莱菔子、谷芽、麦芽、白芍、甘草等）治疗小儿厌食症，1 月为 1 疗程，治疗 3 疗程。对照组 24 例口服儿康宁，疗程同治疗组。对治疗前后患儿的主、次要症状进行分级量化并进行疗效评定，观察治疗前后身高、体重、血红蛋白的变化。结果表明总有效率治疗组为 95.6%，对照组为 87.5%，2 组比较，差异有显著性意义（$P<0.05$）；治疗组体重、血红蛋白含量与治疗前比较，差异有非常显著性意义（$P<0.01$）。

郝小萍用自拟麻桑莱石汤（麻黄 3g、桑白皮 10g、地骨皮 10g、黄芩 10g、白前 7g、紫菀 7g、玄参 15g、浮海石 12g、莱菔子 15g、布渣叶 10g、瓜蒌仁 10g、糯稻根 10g、云苓 12g），采用宣肺泄热化痰消食法治疗小儿久咳。热偏重去白前、紫菀，加牛蒡子、大青叶、前胡；寒偏重去地骨皮、玄参，加荆芥、防风；气粗、口渴去白前、紫菀，加生石膏、北杏、知母。腹痛作呕去玄参、紫菀，加神曲、法半夏。每天 1 剂，先用 3 碗水浸泡药 15 分钟，煎 20 ～ 30 分钟，煮至大半碗；另用一碗半热水再煎药渣 5 ～ 10 分钟，煮至大半碗，2 次药液混合后分 2 ～ 3 次服。服药期间禁生冷、煎炸油腻及鱼腥食物，总有效率 93.6%。

（3）清热利湿，行滞退黄　治疗黄疸（热重于湿），用茵陈蒿汤加味（茵陈 30g，金钱草 25g，板蓝根、布渣叶各 20g，溪黄草、虎杖各 15g，栀子、大黄、枳实各 10g），连服 5 剂，黄疸改善，腹胀消失，胃纳好转。续上方服 5 剂，黄疸明显消退，胃纳、大小便正常。复查肝功能：SGPT 833.5nmol /（s·L），黄疸指数 6u，后继以中医辨证施治而愈。

（4）治疗糖尿病　张志忠在西医常规治疗的基础上，加用健脾舒肾汤加减治疗。处方:淫羊藿、黄芪、布渣叶、益母草各 30g，茯苓 20g，山茱萸、杜仲、怀牛膝、丹参各 15g。兼湿热者加白花蛇舌草、蒲公英、黄连；水肿明显者加车前子、猪苓；兼痰浊者加制半夏、葶苈子、桑白皮；伴有血尿者加白茅根、仙鹤草。每天1剂，水煎服，1个月为1个疗程，治疗3个疗程后观察疗效。总有效率治疗组为86.7%，对照组65.0%。

（5）治疗小儿急性呼吸道感染　周思琼用自拟透卫清气汤，基本方组成：生石膏12g，桑叶、冬瓜子各8g，金银花、菊花、连翘、苦杏仁各6g，布渣叶10g，桔梗3g，薄荷（后下）2.5g，甘草3g。咽喉红肿者加板蓝根、岗梅根、牛蒡子；咳重者加枇杷叶、前胡；痰多者加川贝母；喘急者加麻黄；烦躁、夜睡不宁者加钩藤、蝉蜕、灯心草。上为3岁小儿药量，小于或等于3岁者适量加减，每日1剂，用清水2碗先将药浸泡半小时，煎15分钟，取汁分2～4次服。用药6天为1疗程。治疗105例，痊愈90例，好转12例，无效3例，总有效率为97.1%。

（6）广东凉茶的应用　布渣叶现在多用于广东凉茶，如广东著名凉茶"王老吉凉茶"和"仙草爽凉茶"等。仙草爽凉茶除了用仙草外，同时还配以菊花、金银花、甘草、夏枯草、布渣叶、鸡蛋花等药食同源的中草药，这样能增强凉茶的清凉解毒、生津止渴、祛暑利湿、养肝护肝的保健功能。

二、鉴别及质量控制研究

布渣叶的质量标准最早收载于《中国药典》（1977年版）一部，此后各版《中国药典》均无收载，2004年出版的《广东省中药材标准》收载有布渣叶，该标准与《中国药典》（1977年版）一部一样，仅有性状和显微鉴别项，无薄层鉴别和含量测定项，标准过于简单。近年来，随着人们对布渣叶各项研究的深入，有关布渣叶定性薄层鉴别和有效成分含量测定研究取得很大进展，《中国药典》（2010年版）一部再次将其收载，并对其制定了薄层鉴别项和含量测定项。现将近年来对布渣叶的质量标准研究情况逐条列出。

1. 性状鉴别　文献描述：叶多皱缩、破碎。完整者呈卵状或卵圆形，长8～18cm，宽4～8cm，黄绿色或黄棕色，先端尖，基部钝圆，叶的边缘有细齿。基出脉3条，羽状网脉。叶脉及叶柄有毛茸，叶柄长7～12mm。质脆、易碎、气微、味淡。

《中国药典》（2010年版）一部及《广东省中药材标准》对布渣叶的性状描述与文献描述基本一致，描述语言较完整，但未对叶柄长度做规定，具体描述如下：本品多皱缩或破碎。完整叶展平后呈卵状长圆形或卵状矩圆形，长8～18cm，宽4～8cm，表面黄绿色、绿褐色或黄棕色，先端尖，基部钝圆，稍偏斜，边缘具细齿。基出脉3条，侧脉羽状，小脉网状。具短柄，叶脉及叶柄被柔毛。纸质，易破碎。气微、味淡，微酸涩。

2. 显微鉴别

（1）叶表面特征　上表皮细胞呈多角形，垂周壁平直，气孔少见，非腺毛有两种，一种为星状毛，有 2～15 个细胞，有的细胞具分隔，直径 210～350μm，较多；另一种非腺毛较少，单细胞。下表皮细胞均呈多角形，垂周壁略呈波状，气孔较多，多为不定式，副卫细胞 3～5（～6）个，少数为平轴式，腺毛长 30～58μm，柄单细胞，头部有 4～10 余个细胞，橄榄球形，淡棕黄色。叶脉有非腺毛和腺毛。《中国药典》（2010 年版）一部及《广东省中药材标准》对布渣叶表面特征无描述。

（2）叶横切面特征　上下表皮细胞各一列，附有腺毛和非腺毛，腺毛的柄单细胞，头部有 4～8 个细胞，橄榄球形，淡棕黄色；非腺毛为星状毛，有 2～15 个细胞，有的细胞具分隔。栅栏细胞 1～2 列，细胞短柱形，海绵组织中可见方晶和红棕色分泌腔。布渣叶的中脉明显向下突出，维管束外韧型，木质部槽状，韧皮部包围木质部的大部分，韧皮薄壁细胞中含草酸钙簇晶，维管束鞘纤维几乎排列呈环状。中脉下方的表皮细胞外壁呈乳头状突起。

（3）粉末特征　有关文献、《中国药典》（2010 年版）一部及《广东省中药材标准》均对布渣叶的粉末特征有描述，它们描述的内容大体相同，但也存在一定差异，有关描述内容详见表 4-29。

表 4-29　文献、《中国药典》及《广东省中药材标准》对布渣叶粉末特征描述

来源	文献	《广东省中药材标准》	《中国药典》（2010 年版）
布渣叶粉末特征	粉末中非腺毛较常见，星状非腺毛多为 2～15 个细胞组成；单细胞非腺毛较少、壁薄、平直；腺毛多为 4～10 个细胞组成；导管多为螺纹导管，较为常见；晶体多为草酸钙方晶，草酸钙簇晶较少；上表皮细胞呈多角形，垂周壁平直，气孔少见；下表皮细胞均呈多角形，垂周壁略呈波状，气孔较多，多为不定式，副卫细胞 3～5（～6）个	粉末淡黄绿色。表皮细胞类多角形，气孔不定式，副卫细胞 3～5。分泌细胞类圆形，含黄棕色分泌物。非腺毛两种：一种为单细胞，另一种为多细胞星状毛，细胞均有横隔。腺毛少见。纤维细长，成束，壁较厚，有的成连珠状，纹孔较清晰。草酸钙方晶散在，直径 10～26μm；簇晶较少见，直径 5～15μm	粉末淡黄绿色。表皮细胞类多角形或类圆形。气孔不定式。分泌细胞类圆形，含黄棕色分泌物。非腺毛两种：一种星状毛，分枝多数，每分枝有数个分隔；另一种非腺毛单细胞。腺毛头部多细胞，柄单细胞，偶见。纤维细长，成束，壁稍厚，纹孔较清晰。草酸钙方晶多见；草酸钙簇晶直径 5～20μm

3. 理化鉴别

（1）检查生物碱　布渣叶粗粉用乙醇回流，得提取液加适量水至统一浓度，用石油醚除去叶绿素后，蒸干，用 2% HCl 酸化，取滤液各 1mL，分别

滴加碘化铋钾、碘化汞钾、硅钨酸试液各 1 滴，依次产生橘红色、淡黄色、灰白色沉淀。

（2）检查总黄酮　布渣叶的理化鉴别方法在《广东省中药材标准》中有记载，其方法如下：取本品加乙醇加热回流，趁热滤过。滤液加入少许镁粉及盐酸数滴，水浴加热，溶液显樱红色；另取滤液滴于滤纸上，晾干，氨熏，斑点变黄色，置紫外光灯（365nm）下检视，斑点显黄色荧光。

（3）薄层色谱鉴别　布渣叶用乙醇回流，加适量水，后用石油醚除去叶绿素，蒸干，用盐酸酸化，分别用氯仿:甲醇（9:1）和氯仿:丙酮（6:4）展开，展开距离 10cm，用碘蒸气熏蒸显色，结果显示布渣叶的生物碱薄层层析有 3～4 个斑点，其中有一个斑点在紫外光灯下显亮蓝色。

我们针对布渣叶的主要有效成分——黄酮和生物碱类，分别建立了薄层色谱鉴别方法，具体如下：①布渣叶加甲醇超声，滤过，水浴蒸干，用丙酮溶解，滤过，弃去滤液，残渣以甲醇溶解，滤过，滤液作为供试品溶液，并用芦丁作对照品。吸取上述两种溶液，分别点于同一硅胶 G 薄层板上，以乙酸乙酯—甲酸—水（8:1:1）为展开剂，展开，晾干，喷以三氯化铝试液，置紫外光灯下（356nm）检视。供试品色谱中，在与对照品色谱相应位置上，显相同颜色的荧光斑点。②布渣叶加水煎煮，滤过，滤液用氨试液调至碱性，用氯仿萃取，萃取物水浴浓缩至 1mL。吸取上述溶液，点于同一硅胶 G 薄层板上，以氯仿—甲醇—浓氨（9:1:1）为展开剂，展开，置紫外光灯下（356nm）检视。再喷以改良碘化铋钾试液，即显 3～4 个棕色斑点。

《中国药典》（2010 年版）方法：取布渣叶粉末加水加热回流，滤过，滤液浓缩，用乙酸乙酯提取 2 次滤液，合并乙酸乙酯液，蒸干，残渣加无水乙醇溶解，作为供试品溶液。另取布渣叶对照药材同法制成对照药材溶液。吸取上述两种溶液，分别点于同一硅胶 G 薄层板上，以二氯甲烷－丁酮－甲酸－水（10:1:0.1:0.1）为展开剂，展开，取出，晾干，置紫外光灯（365nm）下检视。供试品色谱中，在与对照药材色谱相应的位置上，显相同颜色的荧光斑点。

4. 含量测定

（1）槲皮素的含量测定　布渣叶中富含黄酮类和生物碱类化合物，如从布渣叶中分离出槲皮素、山柰酚（山柰素）、异鼠李素和生物碱等成分，目前有用分光光度法测定布渣叶各部位的总黄酮的报道，但尚未有用高效液相色谱法（HPLC）测定布渣叶中有效成分的报道。《广东省中药材标准》对布渣叶的质量控制也仅限于简单的性状鉴别等，无含量测定项。为提高布渣叶的质量标准，更好地控制药材质量，我们建立了布渣叶中槲皮素的高效液相色谱含量测定方法，以期快速、全面、有效地评价布渣叶的内在质量。

1）仪器与试药：Agilent-1200 型安捷伦高效液相色谱仪。天平为梅特勒－托利多AG135型天平。槲皮素对照品（供含量测定用，中国药品生物制品检定所，批号为100081-200406）；布渣叶购于广东省中山市香山药业有限公司，经广东省中山市药检所鉴定为正品；甲醇为色谱纯，水为超纯水，其余试剂为分析纯。

2）方法与结果：

①色谱条件：色谱柱：Diamonsil（钻石）C_{18}（250mm×4.6mm，5μm）；流动相：甲醇－0.4%磷酸溶液（52：48）；流速：1.0mL/min；进样量为10μL；柱温：30℃；检测波长：360nm；理论塔板数按槲皮素峰计算应不<3000。在上述条件下，供试品溶液中槲皮素色谱峰与其他峰分离良好，峰形对称，色谱图见图4-31。

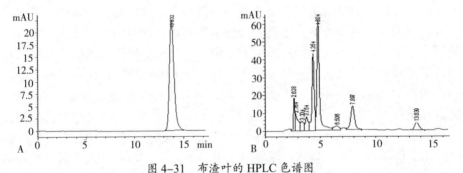

图4-31　布渣叶的HPLC色谱图
注：A.槲皮素对照品；B.布渣叶样品

②对照品溶液的制备：精密称取槲皮素对照品适量，加甲醇制成每1mL含20μg的溶液，即得（实际浓度为19.03μg/mL）。

③样品溶液的制备：取布渣叶粉末（过三号筛）约1.0g，精密称定，置100mL具塞锥形瓶中，精密加入甲醇25mL，称定重量，加热回流30min，放冷，再称定重量，用甲醇补足减失的重量，摇匀，滤过；精密量取续滤液15mL，置平底烧瓶中，加盐酸溶液（3→8）5mL，摇匀，置水浴中加热水解30min，立即冷却，转移至25mL量瓶中，用甲醇稀释至刻度，摇匀，滤过，取续滤液，即得。

④线性关系的考察：精密吸取槲皮素对照品溶液（浓度为19.03μg/mL）1、3、5、10、15、20μL，分别注入液相色谱仪，记录色谱图。以槲皮素对照品进样量X（μg）为横坐标，对照品峰面积Y为纵坐标，绘制标准曲线，得回归方程：$Y=79.84X－7.528$（$r=0.9999$）。结果表明，槲皮素进样量在0.01903～0.3806μg范围内与峰面积有良好的线性关系。

⑤精密度试验：在上述色谱条件下，精密吸取对照品溶液10μL注入高效液相色谱仪，重复进样6次，分别测定峰面积，结果平均峰面积为785.3，RSD为0.85%，表明仪器精密度良好。

⑥稳定性试验：精密吸取同一批号供试品溶液 20μL，按上述色谱条件，分别于第 0、2、4、8、16、24h 时测定。以峰面积计算，RSD 为 1.24%。结果表明测定液室温放置 24h 内稳定。

⑦重复性试验：取 6 份同一批次布渣叶药材各 1.0g，按供试品溶液制备方法处理，测得槲皮素的含量分别为 0.1219、0.1201、0.1257、0.1235、0.1214、0.1208mg/g，平均含量为 0.1222mg/g，RSD 为 1.68%，表明重复性良好。

⑧加样回收率试验：精密称取 6 份已知含量（0.1227mg/g）的布渣叶药材粉末各 1g，精密称定后，分别精密加入与样品中槲皮素含量相近的槲皮素对照品，按供试品溶液的制备方法操作。按上述色谱条件进样分析，测槲皮素含量，计算回收率，得平均回收率为 99.15%，RSD 为 0.93%。结果见表 4-30。

表 4-30　槲皮素的加样回收率（$n = 6$）

取样量（g）	样品含量（mg）	加入量（mg）	测出量（mg）	回收率（%）	平均回收率（%）	RSD（%）
1.0027	0.1230	0.1225	0.2442	98.94		
0.9987	0.1225	0.1225	0.2435	98.78		
1.0057	0.1234	0.1225	0.2462	100.24	99.15	0.93
1.0009	0.1228	0.1225	0.2451	99.84		
0.9981	0.1225	0.1225	0.2421	97.63		
0.9988	0.1226	0.1225	0.2445	99.51		

⑨样品含量测定：取布渣叶药材粉末样品 3 批，按"样品溶液的制备"项下制备供试品溶液，进样测定，并按外标法计算槲皮素的含量，测得 3 批样品中槲皮素的含量，结果见表 4-31。

表 4-31　布渣叶中槲皮素的含量测定结果（$n = 3$）

序号	槲皮素（mg/g）
1	0.1219±0.0012
2	0.1227±0.0010
3	0.1235±0.0013

3）小结：槲皮素是一种天然黄酮类化合物，其化学名为 3,3',4',5,7- 五羟基黄酮，多以苷的形式存在于植物的花、叶、果实中，如芦丁（芸香苷）、槲皮苷、金丝桃苷等，是布渣叶中主要成分之一。现代药理研究表明，槲皮素具有抗菌、抗病毒、抗炎、抗肿瘤、抗氧化、镇痛、强心、降血压、抗血小板聚集和清除自由基等多种生物活性，这与布渣叶的解热、抗炎、镇痛药

理作用相吻合，应为其作用的主要物质基础。因此，本文选择槲皮素作为布渣叶的含量测定指标成分。

试验中曾采用三氯甲烷超声去除布渣叶中叶绿素等极性小的成分后，再加甲醇提取布渣叶中槲皮素等黄酮类成分的方法制备供试品溶液，结果测得槲皮素含量比不经过三氯甲烷处理降低 1/3 左右，故本文采用直接用甲醇提取的方法来制备供试品溶液，取得良好效果。选定提取溶剂后，在相同水解条件下，分别用水浴回流提取与超声提取处理样品，结果发现槲皮素总含量，水浴回流法比超声提取法高近一倍，说明回流更有利于黄酮类物质的水解，因此选定水浴回流提取的方法。

黄酮类成分在测定中易出现拖尾现象，在流动相中可加入磷酸，抑制其拖尾，提高其峰形对称性。通过对不同比例的流动相及磷酸浓度的实验选择，结果发现甲醇 – 水系统比乙腈 – 水系统分离效果好；甲醇增加可改善峰形，减少拖尾，但甲醇比例过高，分离效果下降，而以甲醇 – 水（52∶48）为流动相，分析时间适中；磷酸的比例在 0.1% ～ 0.4% 之间，都能保证样品的分离，本文比较了甲醇 –0.4% 磷酸不同比例，结果发现对布渣叶而言，选择上述所用流动相，待测成分分离较好且峰形最佳。

上述方法学试验结果表明，采用 HPLC 法检测布渣叶中的槲皮素含量，其操作简便可行，重现性好，可作为该药材的质控方法。

（2）山柰素的含量测定 为提高布渣叶的质量标准，更好地控制药材质量，我们建立了布渣叶中山柰素的高效液相色谱含量测定方法，以期快速、全面、有效地评价布渣叶的内在质量。

1）仪器与试药：Agilent–1200 型安捷伦高效液相色谱仪。天平为梅特勒 – 托利多 AG135 型天平。山柰素对照品（供含量测定用，中国药品生物制品检定所，批号为 110861—200808）；布渣叶购于广东省中山市香山药业有限公司，经广东省中山市药检所鉴定为正品；甲醇为色谱纯，水为超纯水，其余试剂为分析纯。

2）方法与结果：

①色谱条件：色谱柱：Diamonsil（钻石）C_{18}（250mm×4.6mm，5μm）；流动相：甲醇 –0.4% 磷酸溶液（52∶48）；流速：1.0mL / min；进样量为 10μL；柱温：30℃；检测波长：367nm；理论塔板数按山柰素峰计算应不低于 3000。在上述条件下，供试品溶液中山柰素色谱峰与其他峰分离良好，峰形对称，色谱图见图 4–32。

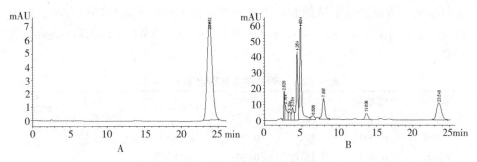

图 4-32　布渣叶的 HPLC 色谱图
注：A. 山柰素对照品；B. 布渣叶样品

②标准品溶液的制备：精密称取山柰素对照品适量，加甲醇制成每 1mL 含 10μg 的溶液，即得（实际浓度为 10.21μg/mL）。

③样品溶液的制备：取布渣叶粉末（过三号筛）约 1.0g，精密称定，置 100mL 具塞锥形瓶中，精密加入甲醇 25mL，称定重量，加热回流 30min，放冷，再称定重量，用甲醇补足减失的重量，摇匀，滤过；精密量取续滤液 15mL，置平底烧瓶中，加盐酸溶液（3→8）5mL，摇匀，置水浴中加热水解 30min，立即冷却，转移至 25mL 量瓶中，用甲醇稀释至刻度，摇匀，滤过，取续滤液，即得。

④线性关系的考察：精密吸取山柰素对照品溶液（浓度为 10.21μg/mL）1、2、7、10、15、20μL，分别注入液相色谱仪，记录色谱图。以山柰素对照品进样量 X（μg）为横坐标，对照品峰面积 Y 为纵坐标，绘制标准曲线，得回归方程：$Y=36.066X-2.3097$（$r=0.9999$）。结果表明，山柰素进样量在 0.01021～0.2042μg 范围内与峰面积有良好的线性关系。

⑤精密度试验：在上述色谱条件下，精密吸取标准品溶液 10μL 注入高效液相色谱仪，重复进样 6 次，分别测定峰面积，结果平均峰面积为 722.1，RSD 为 0.68%，表明仪器精密度良好。

⑥稳定性试验：精密吸取同一批号供试品溶液 20μL，按上述色谱条件，分别于第 0、2、4、8、16、24h 时测定。以峰面积计算，RSD 为 0.93%。结果表明测定液室温放置 24h 内稳定。

⑦重现性试验：取 6 份同一批次布渣叶药材各 1.0g，按供试品溶液制备方法处理，测定，测得山柰素的含量分别为 0.6072、0.5928、0.6025、0.5975、0.6051、0.6109mg/g，平均含量为 0.6030mg/g，RSD 为 1.07%，表明重现性良好。

⑧加样回收率试验：精密称取 6 份已知含量（0.5990mg/g）的布渣叶药材粉末各 0.5g，精密称定后，分别精密加入与样品中山柰素含量相近的山柰

素对照品，按供试品溶液的制备方法操作。按上述色谱条件进样分析，测山奈素含量，计算回收率，得平均回收率为99.13%，*RSD*为1.05%。结果见表4-32。

表4-32　山奈素的加样回收率（*n* = 6）

取样量（g）	样品含量（mg）	加入量（mg）	测出量（mg）	回收率（%）	平均回收率（%）	*RSD*（%）
0.4998	0.2994	0.3011	0.5961	98.53		
0.5011	0.3002	0.3011	0.6003	99.67		
0.5021	0.3008	0.3011	0.5989	99.00	99.13	1.05
0.4989	0.2988	0.3011	0.5997	99.93		
0.5014	0.3003	0.3011	0.6021	100.23		
0.5005	0.2998	0.3011	0.5932	97.43		

⑨样品含量测定：取布渣叶药材粉末样品3批，按"样品溶液的制备"项下制备供试品溶液，进样测定，并按外标法计算山奈素的含量，测得3批样品中山奈素的含量，结果见表4-33。

表4-33　布渣叶中山奈素的含量测定结果（*n* = 3）

序号	山奈素（mg/g）
1	0.5990±0.0017
2	0.6009±0.0016
3	0.5997±0.0011

3）小结：山奈素又称山奈酚、山奈黄素或猫眼草素，为黄酮类化合物，是布渣叶中主要成分之一。山奈素具有抗菌、消炎、止咳及增强免疫功能的作用，这与布渣叶的解热、抗炎药理作用相吻合，应为其作用的主要物质基础。因此，本文选择山奈素作为布渣叶的含量测定指标成分。试验中曾采用三氯甲烷超声去除布渣叶中叶绿素等极性小的成分后，再加甲醇提取布渣叶中山奈素等黄酮类成分的方法制备供试品溶液，结果测得山奈素含量比不经过三氯甲烷处理降低三分之一左右，故本文采用直接用甲醇提取的方法来制备供试品溶液，取得良好效果。

上述方法学试验结果表明，采用HPLC法检测布渣叶中的山奈素含量，其操作简便可行，重现性好，可作为该药材的质控方法。

5. 其他质量控制方法　《中国药典》（2010年版）一部建立了布渣叶的检查项，要求布渣叶杂质不得过2%；水分不得过12.0%；总灰分不得过8.0%。同时对布渣叶的浸出物也做了要求，具体方法和规定如下：布渣叶照醇溶性浸出物测定法项下的热浸法测定，用稀乙醇作溶剂，不得少于 17.0%。

通过上述文献整理可以发现，对于布渣叶的质量研究近年来取得突破性进展。从布渣叶的性状、显微、理化、薄层等鉴别方面，有关文献及最近出版的《广东省中药材标准》和《中国药典》均有报道和记载，而在布渣叶有效成分定量研究方面，最近有关学者也对布渣叶中山奈素、槲皮素、牡荆苷等成分分别建立了高效液相色谱测定方法。虽然现已建立布渣叶多种成分的定量控制方法，但其量化的指标特别是指标性成分的确定还有赖于药理、药化、临床的验证，而其他的指标也应定为量化指标为妥，如酸不溶性灰分、农药残留量与重金属含量等。特别是布渣叶作为保健凉茶的原料来使用，更应加强毒理研究。此外，鉴于布渣叶成分复杂，若能结合多成分含量测定与指纹图谱技术，应能更有效地对布渣叶药材的质量进行控制。

三、药理作用研究

布渣叶是椴树科植物破布叶的干燥叶。夏秋季采叶，晒干。具有清暑、消食、化痰功效。用于治疗感冒、中暑、消化不良、腹泻等症，广东经常用来配凉茶用。我们对其药理作用做了如下研究。

1. 镇痛作用研究 近年来对布渣叶的研究多集中在化学成分分离鉴定和质量分析等方面，除有关其对血脂影响的研究文献报道之外，未发现对布渣叶的其他药理作用研究。因此，笔者根据布渣叶的功能主治对其进行镇痛药效学研究，为更好开发应用布渣叶提供科学实验依据，现将实验结果报道如下。

（1）实验材料

1）药品与试剂：布渣叶（购于广东广弘药材有限公司，经广东省中山市药检所鉴定为正品）。吲哚美辛片（消炎痛）（上海信宜九福药业有限公司，批号：070302）；用生理盐水配成 0.87g/L 的混悬液供实验用；冰醋酸（分析纯，广州化学试剂厂）；生理盐水、蒸馏水（本院制剂室自制）。

2）实验动物：SPF 级昆明种小鼠（20±2）g，由广东省医学实验动物中心提供［动物合格证号：SCXK（粤）2003-0002，粤监证字 2007A006］。根据实验性质和性别分笼喂养，自由采食饮水。

3）实验仪器：BS224S 电子天平（北京赛多利斯仪器系统有限公司）、恒温水浴箱（上海衡平仪器仪表厂）、机械秒表（上海星钻秒表有限公司）、灌胃针、注射器、量筒、热板。

4）实验环境：中山市中医院 SPF 级动物实验室［实验动物使用许可证号：SYXK（粤）2004-0046，粤监证字 2006C046］，环境温度（20±2）℃，相对湿度 70%。

5）布渣叶水提物的制备：取药材 2.34kg，加水，煎煮 2 次，合并滤液，浓缩成 1500mL，加适量防腐剂，放冷，保存于冰箱中，临用前配制成所需浓度。

6）实验动物分组及给药方法：动物购进后观察 1 周，均无异常，依体重、性别均衡分组，每组 10 只，每个实验分别设立 5 个实验组：布渣叶水提物高剂量组（1.56g 生药 /mL）、中剂量组（0.78g 生药 /mL）、低剂量组（0.39g 生药 /mL），连续灌胃 5 天，第 5 天造模；消炎痛组（0.013g/kg）；空白对照组（生理盐水 10mL/kg）。

7）统计学处理方法：采用 SPSS10.0 for Windows 软件处理。数据用 $\bar{x} \pm s$ 表示，采用单因素方差分析，进行 Dunnet–t 检验。

（2）方法和结果

1）对热板致痛小鼠的镇痛作用：选用 18～22g 的昆明种小鼠 60 只，雌性，称重。用秒表记录小鼠自投入至出现舔足的时间（s），作为该小鼠的痛阈值。凡小于 5s 出现或大于 30s（一般为 10～25s）不出现舔后足或跳跃的小鼠，弃之不用。依次测定各小鼠的痛阈值，取预选合格雌性小鼠 50 只，间隔 5min 再重新测定痛阈值一次，将两次痛阈值的平均值作为该鼠的给药前痛阈值。将痛阈值合格的小鼠随机分为 5 组，每组 10 只。按表 4–34 剂量灌胃给药，每日一次，体积均为 15mL/kg；空白组给 10mL/kg 生理盐水，每日一次，连续 5d，于末次给药 30、60、90、120min 分别测定痛阈值。若在热板上 60s 仍无反应的立即取出，其痛阈值按 60s 计算。结果见表 4–34。

表 4–34　布渣叶水提液对热板法致小鼠的镇痛作用（$\bar{x} \pm s$）

组别	剂量（g/kg）	给药前痛阈值（s）	给药后痛阈值（s）			
			30min	60min	90min	120min
空白对照组	—	19.6±6.2	17.5±6.0	19.2±7.9	22.3±6.3	22.8±9.3
消炎痛组	0.013	24.8±4.4	33.8±6.3[#]	25.6±6.6	32.2±7.9[#]	40.7±14.4[#]
高剂量组	23.4	18.8±6.4	29.6±7.0[#]	32.0±5.9[#]	31.7±6.4[#]	33.3±4.5[*]
中剂量组	11.7	20.3±5.6	28.4±17.3[*]	27.8±9.6[*]	29.7±11.1[*]	35.0±11.0[*]
低剂量组	5.85	25.0±5.2	22.7±7.8	36.7±13.2[#]	17.5±5.5	33.6±11.3[*]

注：与生理盐水组比较，[*]$P<0.05$，[#]$P<0.01$。

实验结果表明，与空白组比较，布渣叶高、中剂量组在给药后 30、60、90、120min 均能显著提高小鼠对热反应的痛阈值（$P<0.05$），且高剂量组在药后 30、60、90min 时间段对小鼠热反应的痛阈值有更显著的提高（$P<0.01$）；低剂量组在药后 60、120min 时间段均显著提高小鼠对热反应的痛阈值

（$P<0.05$），在60min时间段表现最大痛阈值（$P<0.01$）。结果提示布渣叶水提物能能对抗热刺激所致小鼠的疼痛性反应。

2）对醋酸致痛小鼠的镇痛作用：选用18～22g的昆明种小鼠60只，雌雄各半。选出10只做预试验，观察冰醋酸致小鼠扭体时间段。将余下的昆明种小鼠50只称重，随机分为5组，每组10只。按表4-35剂量灌胃给药，每日一次，体积均为15mL/kg；空白组给10mL/kg生理盐水，每日一次，连续5d，末次给药60min后每只鼠腹腔注射0.8%冰醋酸0.1mL/10g，记录注射后15min内出现扭体的次数。并计算抑制率：抑制率（%）=（对照组平均扭体次数 - 给药组平均扭体次数）/ 对照组平均扭体次数×100%。结果见表4-35。

表4-35　布渣叶水提液对醋酸致痛小鼠的镇痛作用（$\bar{x} \pm s$）

组别	剂量（g/kg）	n	扭体次数	抑制率（%）
空白对照组	—	10	44.0±19.3	—
消炎痛组	0.013	10	15.4±14.8[#]	65.0%
高剂量组	23.4	9	27.6±6.3[*]	37.3%
中剂量组	11.7	10	34.6±21.5	21.4%
低剂量组	5.85	10	22.7±19.1[#]	48.4%

注：与空白对照组比较，[*]$P<0.05$，[#]$P<0.01$。

实验结果表明，与空白组比较，布渣叶水提物高、低剂量组均能显著抑制醋酸所致小鼠扭体反应（$P<0.05$），且低剂量组抑制率更为显著（$P<0.01$），抑制率为48.4%。结果提示布渣叶水提物能对抗冰醋酸所致小鼠的疼痛性反应。

（3）讨论　在扭体实验中，布渣叶高、低剂量组对醋酸所致的小鼠腹腔疼痛有显著抑制作用，但中剂量的作用无统计学意义，具体原因应做进一步研究；在热板法实验中，布渣叶高、中剂量组在药后30、60、90min和120min，以及低剂量组在药后60min和120min均可明显降低热板刺激致痛阈值升高。实验表明，布渣叶对物理性及化学性刺激小鼠疼痛均有明显抑制作用。

布渣叶在民间用于因小儿食积导致腹部胀满、腹痛的保健治疗尤为广泛，为更好印证其临床效果，笔者采用上述热板法和扭体试验来评估布渣叶水提物的镇痛作用，结果表明，布渣叶水提物能显著提高小鼠对热刺激的痛阈值和抑制醋酸所致小鼠扭体反应，有良好的镇痛效果。药理实验结果为布渣叶的临床推广使用和新药开发研究提供了药效学方面的依据。

2.解热退黄作用研究　针对布渣叶具有清热消滞、利湿退黄功能的药效学研究未见有报道。因此，笔者根据布渣叶的功能主治对其进行解热退黄药效学研究，为以后更好开发应用布渣叶提供科学实验依据，现将实验结果报道如下。

（1）材料

1）仪器：TD25-WS 型 48 孔多管架自动平衡离心机（长沙湘仪离心机仪器有限公司）；S648 型三用水浴箱（汕头市第二医疗器械厂）；7170A 型全自动生化分析仪（日本日立公司）；微量移液器（上海求精生化试剂仪器有限公司）；BS224S 型电子天平（北京赛多利斯仪器有限公司）；肛温计；灌胃针；注射器；剪刀。

2）试药：布渣叶（购于广东省中山市香山药业有限公司，经广东省中山市药检所鉴定为正品）；吲哚美辛片（消炎痛）（上海信宜九福药业有限公司，批号：070302）；α-萘异硫氰酸萘脂（ANIT，北京恒业精细化学品有限公司）；干酵母（深圳稻香村食品有限公司，QB1501）；生理盐水、蒸馏水（中山市中医院制剂室自制）。

3）动物：SD 大鼠，体重 180～220g；SPF 级昆明种小鼠（20±2）g。所有动物均由广东省医学实验动物中心提供［动物合格证号：SCXK（粤）2003-0002，粤监证字 2007A006］。根据实验性质和性别分笼喂养，自由采食饮水。

（2）方法

1）布渣叶水提物的制备：取布渣叶药材 2.34kg，加水，煎煮 2 次，合并滤液，浓缩成 1500mL，加适量防腐剂，放冷，保存于冰箱中，临用前配制成所需浓度。

2）布渣叶水提物的解热作用：选用 SD 大鼠 60 只，雌雄各半，测量其基础肛温。选出 9 只做预试验，观察酵母混悬液致大鼠发热时间段以及选择酵母的剂量。将余下的 SD 大鼠 51 只称重，随机分为 5 组，每组 10 只。实验分组及给药剂量见表 4-36，其中空白组给予 10mL/kg 的生理盐水。各给药组大鼠连续灌胃 3d，第 3d 灌胃后，立即背部皮下注射 20% 酵母混悬液 0.8mL/100g。测定其注射酵母混悬液后 4、5、6、7、8、9h 的肛温，记录体温变化，比较组间差异。

3）布渣叶水提物的退黄作用：取昆明小鼠雄性 30 只，雌性 35 只，随机分成 5 组。分组及给药剂量见表 4-37，其中空白组和模型组均给予 10mL/kg 的生理盐水。各组均每天给药一次，连续给药 15d。除空白组外，其余各组分别于第 13d 给药后 2h 灌胃 ANIT 花生油溶液 60mg/kg。所有动物处死前禁食 12h，第 15d 断头取血，以 3500r/min 离心 10min，分离血清，测总胆红素（T-Bil）、直接胆红素（D-Bil）含量及碱性磷酸酶（ALP）、天冬氨酸转氨酶

（AST）、丙氨酸转氨酶（ALT）活性。

4）统计学处理：采用 SPSS 10.0 for Windows 软件处理。数据用 $\bar{x} \pm s$ 表示，采用单因素方差分析，进行 Dunnet-t 检验。

（3）结果

1）布渣叶水提物的解热作用：注射酵母后 7h，空白组大鼠体温变化升到最大值，而此时高、中剂量组与空白组比较，有显著性差异（$P<0.05$），且温度变化（Δ℃）接近正常基础体温水平；在 5h 段，空白组大鼠体温变化（Δ℃）降低到比较低的水平，而中、低剂量组与空白组比较，有显著性差异（$P<0.05$），且体温变化（Δ℃）接近正常基础体温水平。实验结果提示，布渣叶水提物有比较好的解热作用，并能促使干酵母致大鼠体温波段变化维持在正常水平。结果见表 4-36。

表 4-36　布渣叶水提物对发热大鼠解热作用的影响

组别	剂量（g /kg）	n	基础体温（℃）	注射酵母后不同时间大鼠体温变化（Δ℃）					
				4h	5h	6h	7h	8h	9h
空白组	—	10	37.2±0.35	−0.34±0.42	−0.28±0.33	0.32±0.62	1.14±0.48	0.68±0.65	0.41±0.91
吲哚美辛组	0.00225	10	36.9±0.40	0.24±0.54*	0.33±0.71*	0.2±0.85	0.40±0.52*	0.01±0.49*	−0.32±0.91*
高剂量组	16.8	10	37.3±0.66	−0.63±0.70	−0.35±0.66	0.53±0.55	0.51±0.66*	0.43±0.83	−0.03±0.69
中剂量组	8.4	10	37.3±0.44	−0.38±0.83	0.44±0.39*	0.55±0.34	0.44±0.30*	0.43±0.48	−0.01±0.79
低剂量组	4.2	10	37.0±0.54	0.02±0.53	0.43±0.75*	0.66±0.72	0.84±0.68	0.90±0.71	1.28±0.52*

注：与空白组比较，*$P<0.05$。

2）布渣叶水提物的退黄作用：与模型组比较，布渣叶各剂量组能显著降低 ANIT 所致黄疸模型小鼠血清中 T-Bil 与 D-Bil 的含量，降低程度基本接近空白组，并能显著抑制 ALP、AST 和 ALT 的酶活性，说明布渣叶水提物有明显的退黄与改善肝功能的作用。结果见表 4-37。

表 4-37　布渣叶水提物对小鼠血清 T-Bil、D-Bil、ALP、AST 和 ALT 活性变化影响

组别	剂量（g /kg）	n	T-Bil（μmol/L）	D-Bil（μmol/L）	ALP（U/L）	AST（U/L）	ALT（U/L）
模型组	—	13	58.58±49.36	43.41±37.09	670.1±648.6	1321.4±706.6	640.2±461.6
空白组	—	13	1.17±0.26[#]	0.12±0.06[#]	204.9±40.1[#]	313.3±145.1[#]	40.6±8.5[#]

续表

组别	剂量（g/kg）	n	T–Bil（μmol/L）	D–Bil（μmol/L）	ALP（U/L）	AST（U/L）	ALT（U/L）
高剂量组	23.4	10	$9.61\pm23.41^{\#}$	$6.69\pm17.34^{\#}$	$240.6\pm209.6^{\#}$	$438.1\pm523.4^{\#}$	$175.1\pm340.4^{\#}$
中剂量组	11.7	10	$12.62\pm24.24^{\#}$	$9.00\pm18.76^{\#}$	$229.4\pm129.3^{\#}$	$567.9\pm574.4^{\#}$	$133.6\pm176.6^{\#}$
低剂量组	5.85	13	$1.38\pm1.38^{\#}$	$0.11\pm0.04^{\#}$	$209.2\pm65.5^{\#}$	$291.4\pm115.1^{\#}$	$64.6\pm59.3^{\#}$

注：与模型组比较，$^{\#}P<0.01$。

（4）讨论　为更好印证布渣叶清热退黄的临床效果，本文采用酵母致大鼠发热的影响实验和 ANIT 致黄疸型小鼠血清学指标变化实验，观察布渣叶水提物解热、退黄药理作用。

解热实验是用 20% 酵母液皮下注射大鼠体内，通过机体生成及释放内致热原（EP），最终导致体温调节中枢的体温调节点上移，从而使机体产热加强，散热降低，体温升高。在解热实验的预试验中发现，大鼠皮下注射酵母混悬液后，体温是先降后升，约在第 4h 后，出现较明显的体温升高现象，于第 9h 后，体温曲线平缓并呈回落趋势，故本实验选取 4～9h 作为观察大鼠体温变化的时间段。实验表明，布渣叶有比较好的解热作用，并能促使干酵母致大鼠体温波段变化维持在正常水平。布渣叶水提物对 ANIT 所致黄疸模型小鼠血清中 T–Bil 与 D–Bil 的含量有非常明显的降低作用，同时能显著抑制 ALP、AST 和 ALT 的酶活性，说明布渣叶水提物的退黄与改善肝功能作用非常明显。

本实验初步证实布渣叶水提物具有较好的解热和非常明显的退黄作用，但其有关作用机理有待进一步研究。我们下一步将对其水提物的不同极性溶剂萃取分离部位做进一步药效学研究，以便找出药理活性明显的有效部位，从而可望获得活性更强的有效成分。

3. 不同提取部位降酶退黄作用研究　我们对布渣叶不同提取部位进行了对由 α–萘异硫氰酸酯（ANIT）诱发黄疸模型大鼠影响的比较，以期为进一步对布渣叶的化学成分及药理活性进行深入研究提供实验依据。

（1）材料

1）仪器：7170A 型全自动生化分析仪（日本日立公司）；微量移液器（上海求精生化试剂仪器有限公司）；TD25–WS 型 48 孔多管架自动平衡离心机（长沙湘仪离心机仪器有限公司）；KQ3200E 医用超声波清洗器（昆山市超声仪器有限公司）；S648 型三用水浴箱（汕头市第二医疗器械厂）；BS224S 型电子天平（北京赛多利斯仪器公司）；UV–754 型紫外可见分光光度计（上海第三分析仪器厂）；分液漏斗。

2）试药：布渣叶（广东广宏药材有限公司，经广东省中山市药检所鉴定为正品）；茵栀黄颗粒（鲁南厚普制药有限公司，批号0806728）；α-萘异硫氰酸酯（ANIT）（CP，北京恒业精细化学品有限公司，用花生油溶解）；生理盐水（中山市中医院制剂室提供）。

3）动物：SPF级KM小鼠，体重（20±2）g，雌雄各半，购自广东省医学实验动物中心，动物生产许可证号：SCXK（粤）2003-0002，粤监证字2008A020。

（2）方法

1）剂量设计：根据药材的临床用药剂量，由剂量换算公式折算成小鼠剂量，取其6倍量作为小鼠的给药剂量（经过预试验），即23.4g/kg，再由各部分得率换算成各部分的实际给药量。

2）布渣叶不同部位的制备：布渣叶粗粉500g，70%乙醇以固液体积比1∶30浸泡48h，超声30min后过滤，重复操作2次；合并滤液，回收溶剂至无醇味得布渣叶浸膏；浸膏依次加石油醚、乙酸乙酯、正丁醇萃取，分别回收溶剂，得到石油醚部位1.8g、乙酸乙酯部位浸膏14.8g、正丁醇部位23.6g及剩余水层部位41g。

3）布渣叶水提液的制备：布渣叶粗粉256g，按固液比1∶10，超声30℃提取30min，提取4次；过滤，滤液浓缩成100mL药液，加入泥铂金钠0.05g，冷藏备用。

4）小鼠退黄实验：取昆明小鼠80只，随机分为石油醚部位组、乙酸乙酯部位组、正丁醇部位组、剩余水层部位组、水提液组、茵栀黄颗粒组、空白组、模型组，每组10只，雌雄各半。除模型组和空白组给予生理盐水外，其他各组分别给予各自药物连续15d，灌胃给药1次/d（0.15mL/10g小鼠重量）。第13d给药后1h，除空白组给予等量的花生油外，其余各组均灌予ANIT花生油溶液0.1mL/10g体重，进行造模。第14d当晚所有动物禁食不禁水约12h，第15d给药后断头取血，以3500r/min离心5min，分离血清，用全自动生化分析仪测总胆红素（T-Bil）、碱性磷酸酶（ALP）、天冬氨酸转氨酶（AST）、丙氨酸转氨酶（ALT）的含量；并迅速取出肝脏称量肝重，肝重与动物体重之百分比即为肝脏指数。

5）统计学处理：采用SPSS 13.0 for Windows软件处理。数据用$\bar{x}\pm s$表示，采用单因素方差分析，进行Dunnet-t检验。

（3）结果

1）一般情况：造模前，小鼠的一般情况良好，尿液为浅黄色；造模后，除空白组外，其余各组小鼠的活动明显下降，饮水、进食明显减少，毛色缺乏光泽，尿液为深黄色，茵栀黄组、水提液组、正丁醇组和剩余水层组小鼠一般状况较模型组稍好，尿色较模型组略淡。

2）各组小鼠的血清指标结果：如表4-38所示，与模型组比较，茵栀黄组、水提液组及剩余水层部位组均能显著降低ANIT致胆汁淤积模型小鼠血清T-Bil的含量、ALP活性、AST活性、ALT活性及肝脏指数（$P<0.05$或$P<0.01$）；正丁醇组能显著降低血清中T-Bil的含量、AST活性、ALT活性及肝脏指数（$P<0.05$或$P<0.01$），但对ALP活性仅有降低趋势，没有显著性差异；石油醚组和乙酸乙酯组对血清T-Bil的含量、ALP活性、AST活性、ALT活性及肝脏指数均无明显降低（$P>0.05$）。表明布渣叶水提液、正丁醇部位及各有机溶剂萃取后的剩余水层部位具有明显的降酶退黄作用，而其他部位如石油醚部位、乙酸乙酯部位则无降酶退黄作用。

表 4-38　对 ANIT 致黄疸型小鼠血清学指标变化（$\bar{x} \pm s$, $n = 10$）

组别	剂量 （g 生药/kg）	T-Bil （μmol/L）	ALP （μmol/L）	AST （μmol/L）	ALT （μmol/L）	肝脏指数 （g/10g 体重）
空白组	—	1.25± 0.71**	232.00± 57.50**	235.50± 75.70**	39.50± 11.65**	4.19± 0.40**
模型组	—	98.83± 91.76##	587.22± 284.38##	1224.44± 528.27##	567.78± 225.74##	6.14± 0.54##
茵栀黄组	3.6	4.77± 7.05**	225.50± 170.25**	235.60± 199.42**	81.00± 95.39**	5.54± 0.73*
水提液组	23.4	39.38± 30.67*	765.63± 298.85	811.88± 695.40*	372.91± 160.81**	5.36± 0.53**
石油醚组	23.4	91.05± 46.21	841.11± 291.20	932.78± 250.56	505.56± 140.79	6.53± 0.44
乙酸乙酯组	23.4	75.58± 118.92	610.45± 192.54	862.53± 593.85	546.50± 265.59	5.86± 0.50
正丁醇组	23.4	40.53± 28.91*	498.00± 284.51△	485.00± 329.82**	323.0± 180.34**	5.28± 0.73**
剩余水层组	23.4	10.54± 15.28**	357.50± 131.50*△△	561.11± 368.15**	328.89± 183.06**	5.45± 0.49**

注：与正常对照组比较，##$P<0.01$；与模型组比较，*$P<0.05$，**$P<0.01$；与水提液组比较，△$P<0.05$，△△$P<0.01$。

（4）讨论　黄疸是由于胆色素代谢障碍，血浆中胆红素含量增高，使皮肤、巩膜、黏膜等被染成黄色的一种病理变化和临床表现。按病因学分为溶血性、肝细胞性、胆汁淤积性和先天性非溶血性黄疸。胆汁淤积性黄疸又分为肝内胆汁淤积性黄疸和肝外胆汁淤积性黄疸。黄疸可引起机体多系统的改变，包括中枢神经系统功能障碍、继发性胆汁性肝硬化、肝损伤、肝细胞凋亡、脂肪泻、内毒素血症、心动过缓、心肌收缩力下降、血压下降、肾功能不全、免疫功能失调等，因此积极治疗黄疸有重要意义。目前治疗黄疸的西药主要着眼于改善肝功能，增加胆红素代谢和排泄，增加胆汁分泌；而中医药多以清热解毒、利湿退黄为主要治疗方法，兼顾活血、化瘀等。

ANIT 既损伤肝细胞，又损害肝胆管，能诱发小鼠肝脏特别是胆管上皮细胞损害，引起血液中胆红素和转氨酶急剧升高，胆汁流量减少，炎性细胞增加以及肝细胞坏死，能相似于人类肝内胆汁淤积的病理改变，可作为退黄药物研究模型。本实验模型组与空白组比较，小鼠血清 T-Bil、ALT、AST、ALP 和肝脏指数均升高（$P<0.01$），提示造模成功。

T-Bil 是判断黄疸程度的主要指标。ALT 与 AST 主要分布在肝细胞内，如果肝细胞坏死，ALT 和 AST 就会升高，升高的程度与肝细胞受损程度相一致，是最常用的肝功能指标。ALP 则是诊断胆道系统疾病常用的指标，ALP 几乎存在与机体的各个组织，在肝主要分布在肝细胞的血窦侧和毛细胆管侧的微绒毛上，正常情况下血清中的 ALP 经血液到肝脏，从胆道系统排泄，当胆汁排出不畅、毛细胆管内压亢进时，可诱发产生大量 ALP。正常情况下，胆红素组成胆汁，排入胆道，再经大便排出；当肝细胞发生病变、肝细胞肿胀、肝小胆管管腔闭塞，排泄胆汁受阻，则血中胆红素升高，就发生了肝细胞性黄疸。与模型组比较，正丁醇部位和剩余水层部位均能显著降低 T-Bil 的含量，提示有明显退黄作用；正丁醇部位能降低 AST、ALT 的含量，剩余水层部位能降低 ALP、ALT 和 AST 的含量，提示均有一定的降酶作用，且正丁醇部位和剩余水层部位与水提液比较，对 ALP 的降低程度均有显著性差异；正丁醇部位和剩余水层部位均能显著降低肝脏指数，提示有护肝作用（$P<0.05$ 或 $P<0.01$）。可知正丁醇部位和剩余水层部位均为布渣叶降酶退黄作用的有效药效部位。

本实验筛选出正丁醇部位和剩余水层部位为布渣叶的降酶退黄作用的有效部位，为布渣叶用于黄疸的治疗及布渣叶新制剂研究与开发提供了药理实验数据，但其作用机制及物质基础尚需进一步研究。

4. 不同提取部位对胃肠运动的影响 笔者曾对布渣叶水提物进行药效研究，表明本品有一定的改善胃肠功能及明显的促消化作用。为深入研究布渣叶不同提取部位的药理活性差异，本文对布渣叶不同提取部位进行了对小鼠胃肠运动影响的比较，以期为进一步对布渣叶的化学成分及药理活性进行深入研究提供实验依据。

（1）材料

1）仪器：KQ3200E 医用超声波清洗器（昆山市超声仪器有限公司）；

S648 型三用水浴箱（汕头市第二医疗器械厂）；BS224S 型电子天平（北京赛多利斯仪器公司）；分液漏斗，刻度尺。

2）试药：布渣叶（广东省中山市香山药业提供，经广东省中山市药检所鉴定为正品）；香砂养胃丸（太极集团重庆中药二厂，批号 1608014）；生理盐水（中山市中医院制剂室提供）；营养性半固体糊（羧甲基纤维素钠 10g、奶粉 16g、糖 8g、淀粉 8g，用水配成 1mL 约 1g 的糊状物，加入炭糊 2g）。

3）动物：SPF 级 KM 小鼠，体重（20±2）g，雌雄各半，购自广东省医学实验动物中心，动物生产许可证号：SCXK（粤）2003-0002，粤监证字 2008A020。

（2）方法

1）剂量设计：根据药材的临床用药剂量，由剂量换算公式折算成小鼠剂量，取其 6 倍量作为小鼠的给药剂量（经过预试验），即 23.4g/kg，再由各部分得率换算成各部分的实际给药量。

2）布渣叶不同部位的制备：布渣叶粗粉 500g，70% 乙醇以固液体积比 1∶30 浸泡 48h，超声 30min 后过滤，重复操作 2 次；合并滤液，回收溶剂至无醇味；后依次加石油醚、乙酸乙酯、正丁醇萃取，分别回收溶剂，得到石油醚部位浸膏 1.8g、乙酸乙酯部位浸膏 14.8g、正丁醇部位浸膏 23.6g 及剩余水层部位浸膏 41g。

3）布渣叶水提液的制备：布渣叶粗粉 256g，按固液比 1∶10，超声波 30℃提取 30min，提取 4 次；过滤，滤液浓缩成 100mL 药液，加入泥铂金钠 0.05g，冷藏备用。

4）小鼠胃排空、肠推进实验：KM 小鼠 70 只，随机分为空白组、香砂养胃丸组、水提液组、石油醚部位组、乙酸乙酯部位组、正丁醇部位组、剩余水层部位组，每组 10 只，雌雄各半。除空白组给予生理盐水外，其余各组给予相应的药物，1 次 /d（0.15mL/10g 小鼠重量），连续给药 6d，第 5d 下午开始禁食不禁水约 18h。第 6d 给药或生理盐水后 1h 灌胃给予半固体黑色糊 0.8mL/ 只。20min 后脱颈椎处死，开腹，结扎贲门和幽门，取胃，用滤纸拭干后称全重，然后沿胃大弯剪开胃体，洗去胃内容物后拭干，称净重。计算胃内容物残留率（%）=［（胃全重 – 胃净重）/ 半固体糊重］×100%。同时迅速取出小肠，不加牵引铺平于白纸上，分别量取自幽门括约肌至炭糊最前端及至盲肠的距离。计算小肠推进率（%）=（炭糊移动距离 / 幽 – 盲全长）×100%。

5）统计学处理：采用 SPSS 13.0 for Windows 软件处理。数据用 $\bar{x}\pm s$ 表示，采用单因素方差分析，进行 Dunnet–t 检验。

（3）结果　如表 4-39 所示，与空白组比较，香砂养胃丸组、水提液组、乙酸乙酯组、剩余水层组的小鼠胃内残留率有明显降低，而小肠推进率又有明显增强（$P<0.05$ 或 $P<0.01$）。表明香砂养胃丸、布渣叶水提液、布渣叶乙酸乙酯及剩余水层部位均能显著减少半固体黑色糊在小鼠的胃内残留和显著提高炭糊在小鼠小肠的推进，有明显促进胃肠运动的作用；石油醚组和正丁醇组对小鼠的胃内残留率和小肠推进率无显著影响，与空白组比较无显著性差异（$P>0.05$），表明布渣叶的石油醚和正丁醇提取部位对小鼠胃肠运动无明显促进作用。

表 4-39　小鼠胃肠运动的影响（$\bar{x}\pm s$，$n=10$）

组别	剂量（g 生药 /kg）	胃内残留率（%）	小肠推进率（%）
空白组	—	54.43±8.37	49.43±8.08
香砂养胃丸组	6	42.01±4.75**	60.13±11.27*
水提液组	23.4	43.49±10.81**	68.56±12.64**
石油醚组	23.4	59.65±12.01	48.90±10.78
乙酸乙酯组	23.4	46.15±6.32*	61.90±9.34**
正丁醇组	23.4	52.91±8.45	50.29±9.06
剩余水层组	23.4	44.54±6.61*	66.46±10.45**

注：与空白组比较 *$P<0.05$，**$P<0.01$。

（4）讨论　目前国内外测定胃排空时多采用大鼠，应用小鼠较少，且只采用非营养食料灌胃的方法进行。胃排空能力受胃内容物成分及生理状态的影响，用半固体营养食料研究较用非营养食料更符合生理状况。在胃排空的测定方法上，按食物类型分为固体胃排空和液体胃排空，常用的液体食物有0.05% 酚红溶液、1% 的苋紫素和10% 的活性炭等；固体食物有酚红糊剂、固体小球和湿饲料等。然而，由于不同的胃排空机制，使固体食物和液体食物的胃排空不可同一而论。Francis 等认为食物不同成分的配比会产生不同程度的胃排空，对不含糖、蛋白、脂肪的食物与富含营养成分的食物相比，胃排空一般较快。本实验采用营养性半固体糊食物，其营养结构更接近日常食物。因此，能更接近反映药物对胃排空生理机能的影响。本试验方法在营养性半固体糊中加入炭末，同时可观察药物对胃肠运动功能的影响，节省动物，并且用本法来测定胃排空率，可避免采用比色法测定时药物自身颜色对测定结果的影响。用营养性半固体黑色糊比溶液性标示物更能反映药物对小肠推进生理机能的影响，进而表明本试验方法合理、可行。

从本实验结果来看，布渣叶水提液、乙酸乙酯部位及剩余水层部位均能显著减少半固体黑色糊在小鼠的胃内残留率和显著提高炭糊在小鼠小肠的推进百分率（*P*<0.05 或 *P*<0.01），进一步验证了布渣叶有消滞的功能，为临床应用布渣叶治疗小儿厌食症、小儿积滞等胃肠疾病提供了可靠的理论依据。与此同时，可知乙酸乙酯及剩余水层提取部位为其治疗胃肠疾病的有效部位，可为布渣叶今后开发肠胃新药指明研究方向。

5. 抗炎作用研究

（1）材料与方法

1）药品与试剂：布渣叶（广东广弘药材有限公司，经广东省中山市药检所检验为正品）；伊文思兰（中国医药公司，批号：871225）；消炎痛（吲哚美辛肠溶片，广东华南药业股份有限公司，批号：080101）；冰醋酸（广东光华化学厂，批号：20070105）；二甲苯（广州化学试剂厂，批号：970302-2）。

2）实验动物：昆明小鼠，（20±1）g，雌雄各半，均购于广东省医学实验动物中心［动物生产许可证号：SCXK（粤）2003-0002，粤监证字2007A006］。

3）实验仪器：TD25-WS 型 48 孔多管架自动平衡离心机（长沙湘仪离心机仪器有限公司）；UV-754 型紫外可见分光光度计（上海第三分析仪器厂）；微量移液器（上海求精生化试剂仪器有限公司）；BS224S 型电子天平（北京赛多利斯仪器有限公司）；YLS-Q4 型耳肿打耳器（直径 8mm，山东省医学科学院设备站）。

4）布渣叶水提物的制备：取布渣叶 1kg，加水浸泡 0.5h，煎提 2 次，过滤，合并滤液，浓缩成 500mL，即 2g 生药/mL。加防腐剂，保存于冰箱中，临用前配成所需浓度。

5）实验方法：

①二甲苯致炎方法：取体重（20±1）g 小鼠 50 只，按体重随机分为空白对照组、消炎痛对照组和布渣叶水提物高、中、低剂量组各 10 只，雌雄各半。空白对照组：按体重灌予生理盐水 20mL/kg；消炎痛对照组灌予消炎痛 0.013g/kg；布渣叶水提物分别为高剂量组 23.4g 生药/kg、中剂量组 11.7g 生药/kg、低剂量组 5.85g 生药/kg。灌胃体积均为 20mL/kg 体重。空白对照组和给药组均为每天给药 1 次，共给药 8d。末次给药 90min 后，各组小鼠右耳用精密移液器均匀涂以二甲苯 30μL/只双面致炎，以左耳为对照。20min 后脱颈椎处死动物，沿耳郭基线剪下两耳，去毛，叠加完整，用直径为 8mm 打孔器在同一部位取下两圆耳片，精确称重。以左右耳片重量之差为肿胀度，肿胀抑制率（%）=［（空白对照组平均肿胀度－给药组平均肿胀度）/空白对照组平均肿胀度］×100%。

②醋酸致炎方法：取体重（20±1）g 小鼠 50 只，按体重随机分为空白对照组、消炎痛对照组和布渣叶水提物高、中、低剂量组各 10 只，雌

雄各半。空白对照组灌予生理盐水 20mL/kg 体重。给药组分别灌予消炎痛 0.013g/kg 及布渣叶水提物 23.4g 生药 /kg、11.7g 生药 /kg、5.85g 生药 /kg 体重，灌胃体积均为 20mL/kg 体重。空白对照组和给药组均每天给药 1 次，共给药 9d。末次给药后 90min，尾静脉注射 0.5% 伊文思兰溶液 0.1mL/10g，随即腹腔注射 0.6% 冰醋酸溶液 0.1mL/10g 致炎，20min 后脱颈椎处死小鼠，腹腔注射生理盐水 5mL，轻柔腹部，在腹下部开一小口，用吸管吸取 3～4mL 洗液于试管中，3000rpm 离心 10min，取上清液，在紫外可见分光光度计 590nm 波长处测吸光度（OD）值，以 OD 值表示腹腔液中的伊文思兰含量。计算抑制率（%）＝［（空白对照组平均光密度－给药组平均光密度）/ 空白对照组平均光密度］×100%。

6）统计学处理方法：采用 SPSS 13.0 for Windows 软件处理。数据用（$\bar{x} \pm s$）表示，采用单因素方差分析，进行 Dunnet-t 检验。

（2）结果

1）布渣叶水提物对二甲苯致小鼠耳郭肿胀的影响：布渣叶水提物对二甲苯致小鼠耳肿胀都有明显抑制作用，并呈剂量依赖关系。消炎痛对照组、布渣叶水提物大剂量组肿胀度下降明显，与空白对照组比较，有非常显著性差异（$P<0.01$）；中剂量组较空白对照组有显著性差异（$P<0.05$）；低剂量组较空白对照组无显著性差异（$P>0.05$），见表 4-40。提示布渣叶水提取物对急性炎性肿胀有抑制作用。

表 4-40　布渣叶水提物对小鼠二甲苯耳郭肿胀的影响（$\bar{x} \pm s$, $n = 10$）

组别	剂量（g/kg）	肿胀度（g）	肿胀抑制率（%）
空白对照组	——	0.0158±0.0059	——
消炎痛对照组	0.013	0.0086±0.0023[b]	45.57
布渣叶水提物高剂量组	23.4	0.0094±0.0041[b]	40.51
布渣叶水提物中剂量组	11.7	0.0112±0.0062[a]	29.11
布渣叶水提物低剂量组	5.85	0.0121±0.0038	23.42
F		3.620	

注：与空白对照组比较，[a]$P<0.05$，[b]$P<0.01$。

2）布渣叶水提物对醋酸致小鼠腹腔毛细血管通透性的影响：消炎痛对照组与布渣叶水提物高、中、低剂量组腹腔洗液的 OD 值与空白对照组比较，差异均有显著性（$P<0.05$）。表明布渣叶水提物组能明显抑制醋酸致小鼠毛细血管通透性增高，提示布渣叶水提取物对炎性过程中毛细血管通透性增高具有一定抑制作用，见表 4-41。

表 4-41　布渣叶水提物对小鼠腹腔毛细血管通透性的影响（$\bar{x} \pm s$，$n = 10$）

组别	剂量（g 生药 /kg）	OD 值	抑制率（%）
空白对照组	——	0.569±0.404	——
消炎痛对照组	0.013	0.307±0.120[a]	46.05
布渣叶水提物高剂量组	23.4	0.342±0.141[a]	39.89
布渣叶水提物中剂量组	11.7	0.316±0.194[a]	44.46
布渣叶水提物低剂量组	5.85	0.350±0.134[a]	38.49
F		2.232	

注：与空白对照组比较，[a]$P<0.05$。

（3）讨论　炎症是机体对损伤所产生的防御反应。这种反应主要由血管与细胞的应答构成，其本质是清除引起损伤的各种致炎因子和促进损伤的修复。二甲苯使组织中肥大细胞释放组胺、5- 羟色胺等血管活性胺类，引起局部组织中微血管扩张和通透性升高，使其他细胞和血浆中的炎症介质（如白细胞三烯、激肽、前列腺素、补体成分等）继续维持或强化对血管的活性作用，使组织液外渗，引起水肿；另外，炎症过程中血管内皮细胞自身的损伤引起组织液和部分血液的外渗等。给小鼠腹腔注射醋酸溶液，在 H^+ 的刺激下，腹腔内毛细血管通透性增高，血液内体液成分从血管内向腹腔渗出，当静脉内注射伊文思兰，该染料可与血浆蛋白瞬间结合，而随体液成分渗入腹腔，测量腹腔内的染料量，即代表炎性渗出的多少。

本实验通过建立二甲苯致小鼠耳郭肿胀和醋酸致小鼠毛细血管通透性增高两种实验性炎症模型，观察了布渣叶水提物的抗炎作用。结果表明，布渣叶水提物对炎症早期的毛细血管扩张、通透性亢进、渗出和水肿等有抑制作用，表现出明显抗炎作用，其强度弱于消炎痛。至于其何种成分通过何种途径发挥抗炎作用，尚有待于进一步研究。

6. 抗内毒素实验

（1）统计学方法　抗内毒素实验数据用 Fisher's exact test 取双侧检验值，急性毒性实验数据用 SPSS 13.0 概率单位法统计分析（Probit Analysis）。

（2）布渣叶水提物的制备　取布渣叶粗粉 1kg，加水浸泡 1h，煎提 2 次，过滤，合并滤液，浓缩成 500mL，即 2g（生药）/ mL。加防腐剂，贮藏于冰箱中，临用前配制成所需浓度。

（3）实验方法　取小鼠 60 只，雌雄兼半。随机均分为 6 组，即空白对照（等容量生理盐水）、模型组（等容量生理盐水）和布渣叶水提物高、中、低剂量（23.4、11.7、5.58g / kg）组，灌胃给药，连续 7d；地塞米松（0.02g / kg）组于给药末次当日肌肉注射给药。于末次给药后 1.5h，除空白对照组腹腔注射等容量的生理盐水外，其余各组小鼠均腹腔注射大肠杆菌 $O_{55}B_5$ 内毒素 60mg /kg，观察并记录各组小鼠在注射内毒素或生理盐水后 3h 内的形态变化（是否出现耸毛、发抖、蜷缩、拒食、睑膜充血、舌质偏出，耳缘及皮下是否出现出血、斑点）和 72h 内的生存状况。布渣叶水提物抗内毒素作用见表 4-42。

表 4-42 布渣叶水提物抗内毒素作用

组别	剂量（g/kg）	n	动物死亡数（只）	死亡率（%）	双尾 P 值
空白对照组.	—	10	0	0	0.001
模型组	—	10	8	80	
布渣叶水提物高剂量组	23.40	10	2*	20	0.023
布渣叶水提物中剂量组	11.70	10	2#	20	0.023
布渣叶水提物低剂量组	5.58	10	3	30	0.070
地塞米松组	0.02	10	0##	0	0.001

注：与空白对照组比较，*$P<0.01$；与模型组比较，#$P<0.05$，##$P<0.01$。

（4）结果 空白对照组小鼠活动自如，模型和各用药组腹腔注射大肠杆菌 $O_{55}B_5$ 内毒素 1h 内，各组小鼠均活动自如。12h 后布渣叶水提物低剂量组、模型组有部分小鼠死亡，模型组、地塞米松组及布渣叶水提物高、中、低剂量组小鼠均出现耸毛、烦躁不安、颤抖、蜷缩及眼睑充血等现象。注射后的第 3d，布渣叶水提物低剂量组存活小鼠状态均有好转，模型组小鼠还是出现烦躁不安、颤抖、蜷缩等症状，地塞米松组小鼠活动自如。布渣叶水提物高、中剂量组与模型组比较，对减少腹腔注射大肠杆菌 $O_{55}B_5$ 内毒素所致小鼠死亡数有显著性意义（$P<0.05$），其死亡率分别为 20%、20%。结果表明，布渣叶水提液具有抗内毒素休克死亡作用。

（5）小结 内毒素是革兰阴性细菌细胞壁外膜的组成成分，由细菌死亡后细胞壁裂解释放。内毒素主要成分为脂多糖（lipopolysaccharide，LPS），是细菌致病的主要物质，在多种危急重症中起着重要作用，如发热反应、感染性休克、白细胞反应、多器官功能衰竭及弥散性血管内凝血等。内毒素还有免疫激活作用，可引起机体免疫损伤。近年来已经发现许多中药具有抗内毒素作用，如大青叶、甘草、金银花、连翘等。其作用机制有清除或灭活内毒素，减弱或消除内毒素诱发活性因子的损伤及对脏器组织细胞的保护作用。本研究结果表明，布渣叶水提物可显著减少内毒素所致动物死亡数，表现出良好的抗内毒素休克死亡作用，这正与布渣叶自古以来就当作清热解毒良药相印证。另有研究表明，本品有清除自由基、抗衰老和延长缺氧鼠存活时间等作用。由此提示，本品抗内毒素作用机制可能与减弱或消除内毒素诱发的活性因子的损伤及对脏器组织细胞的保护作用有关，具体有待于进一步研究。

7. 急性毒性实验

（1）药物的制备　布渣叶粗粉1350g，布口袋包扎后用冷水浸泡1h，水量以浸没药材为度。放入提取罐中煎煮3次，每次1h。合并提取液，4℃冰箱中冷藏24h，过滤。滤液浓缩至220mL，即6.136g／mL，冷藏，备用，用时稀释至所需浓度。

（2）预实验　小鼠每组4只，雌雄兼半，以药物的最大灌胃浓度（药物能顺利通过灌胃针头的最大药物浓度）为起始浓度，以1∶0.5浓度梯度往下稀释，灌胃体积均为35mL／kg，灌胃给药前禁食不禁水约12h，药后正常饲养，密切观察动物状况，摸索出药物最大致死量（Dm）和药物最小致死量（Dn）。经实验表明，布渣叶水提物最大灌胃浓度为214.76g／kg，Dm=150.33g／kg，Dn=47.25g／kg。

（3）正式实验　在Dm和Dn间以1∶0.75梯度稀释，将小鼠分为5组，每组10只，雌雄兼半，灌胃体积均为35mL／kg，灌胃给药前禁食不禁水约12h，药后正常饲养，连续7d密切观察小鼠状况并纪录。布渣叶水提物急性毒性实验结果见表4-43。经SPSS 13.0概率单位法统计分析（Probit Analysis），布渣叶小鼠半数致死量（LD_{50}）=91.76g／kg，此LD_{50}的95%可信区间为77.28～108.85g／kg。经解剖观察，死亡小鼠的心、肝、肾、脾等内脏器官肉眼观察未见病理变化，而部分死亡小鼠仅见胃有胀气现象。

表4-43　布渣叶水提物急性毒性实验结果

组别	剂量（g／kg）	n	动物死亡数（只）
1	150.33	10	10
2	113.82	10	7
3	85.90	10	4
4	64.43	10	2
5	47.25	10	1

（4）小结　布渣叶毒性方面，自《生草药性备要》最早载其"无毒"以来，之后书籍也均载其"无毒"或未提及，文献中也未见有关其毒性或不良反应的报道。布渣叶也是王老吉等多个凉茶配方的组成药味，相关评价报告中报道了布渣叶提取液和布渣叶浸膏的小鼠急性毒性LD_{50}>21.5g／kg，进行小鼠骨髓微核实验、小鼠精子畸形实验和Ames实验结果均为阴性，进行的大鼠致畸实验结果也为阴性，进行的大鼠90d急性毒性实验结果也表明各项指标正常。本研究中，布渣叶水提物小鼠的急性毒性LD_{50}为91.76g／kg，

2010年版《中国药典》载布渣叶用量为15～30g，如以成人体重70kg、日服用剂量30g计算，则此 LD_{50} 值相当于临床剂量的214倍。有文献认为，LD_{50}>1000g／kg则可确认为实际无毒物。由此可认为布渣叶在2010年版《中国药典》推荐剂量下使用是安全的。而对死亡和存活小鼠的心、肝、肾、脾等内脏器官解剖，肉眼观察未见病理变化，仅部分死亡动物胃有胀气现象。本实验由于受经费限制未能从病理方面对死亡原因进行探讨。

第六节　龙葵果

　　龙葵为茄科植物龙葵 *Soluuum nigrum* Linn 或少花龙葵 *S.photeiuocurpum* Nakamura et Odashima 的干燥全草，分布于我国南北各省（区），广东省各地均有出产。《中国药典》（1977年版）收载龙葵药材来源为前者（龙葵），《云南省中药材标准》只收载少花龙葵，梅全喜教授主编的《广东地产药材研究》收载的来源包括龙葵和少花龙葵两个品种。少花龙葵在越南民间有用，主要用于腹泻、清肝排毒、抗菌消炎。近年来梅全喜教授带教的越南博士黄忠孝就是在做少花龙葵的化学成分及药理作用研究。龙葵果为其未成熟或近成熟果实，又名野葡萄、苦菜、苦葵、天茄子、天天等。龙葵可鲜用（鲜品多用未成熟果实）或晒干用，具有清热解毒、消肿散结、消炎利尿、生津止渴作用。研究表明，龙葵及其活性成分对多种不同疾病均有疗效，其多种组分单独或与常规药物组合施用的疗效已经受到了研究者的广泛关注。

　　目前龙葵鲜果入药标准已被《广东省中药材标准》收载（该鲜龙葵果标准为梅全喜教授团队负责起草制定的），其来源为龙葵（*S. nigrum*）的新鲜未成熟果实。鲜龙葵果其实是以东北地区产量较大，质量较好，其中尤以吉林四平梨树的黑土地上所产的鲜龙葵果产量、质量为好。不仅其抗肿瘤主要成分龙葵碱的含量高，而且也被推广应用于治疗肝癌、肺癌、宫颈癌、食管癌、乳腺癌、鼻咽癌等多种恶性肿瘤，取得较好疗效，引起了国内外学者的广泛关注。近年来梅全喜教授团队与吉林省鲜龙葵果种植及加工工程研究中心、吉林创岐生态农业技术开发有限公司等单位合作开展了鲜龙葵果的研究开发工作，取得显著成绩。本文对鲜龙葵果治疗肿瘤的基础与临床研究进行综述，为龙葵鲜果的合理利用和进一步开发研究提供依据。

　　龙葵植物全株含有澳洲茄碱、澳洲茄边碱等配糖生物碱（glycoalkaloids），但以新鲜未成熟的果实中含量高。生物碱存在于多种植物中，具有天然毒性，是许多药用植物的有效活性成分。现有研究已发现多种生物碱对肿瘤生长具有较强的抑制作用。例如，从成熟水果中提取的生物碱对乳腺癌细胞有促凋亡效应。天然生物碱的活性受机械损坏、温度或光线等储存条件的影响比较大。

龙葵碱又名茄碱，由于最初从龙葵的浆果中分离得到而得名。龙葵碱含有多种配糖生物碱，均由 β−D− 葡萄糖、D− 半乳糖和 L− 鼠李糖组成的茄三糖与茄啶连接而成。龙葵碱中的 α− 茄碱是其主要生物活性成分，已被证明在多项肿瘤治疗实验中表现出抗肿瘤细胞转移活性，并在乳腺癌动物模型的化疗实验中展示出了辅助治疗效果。近年来，关于 α− 茄碱对人类各种肿瘤细胞体外抗增殖作用的研究逐渐增多，且有报道 α− 茄碱在荷瘤小鼠模型试验中显示出良好疗效。本文总结了关于 α− 茄碱的抗肿瘤机制及其临床疗效的最新研究进展，希望能为相关药物的研发工作提供参考。

一、研究进展

1. 化学成分　龙葵全草及其果实含有多种活性成分，大体可以分为生物碱类成分、皂苷类成分及非皂苷成分三大类。

（1）生物碱类成分　龙葵全草中含有多种抗肿瘤成分，其中主要为生物碱。研究表明龙葵中主要的生物碱类成分有茄碱（solanine）、茄解碱（solsonine）；还含有澳洲茄碱（solaonine）、澳洲茄边碱（solamargine）、13−澳洲茄边碱（13−solamargine）、生物碱苷（glycoalkaloid）等。澳洲茄碱与澳洲茄边碱水解后的苷元是澳洲茄胺（solasodine）。生物碱含量以未成熟果实最多，澳洲茄胺在未成熟果实中含量最高，在果实成熟后则减少或者消失。李明慧等采用柱层析方法分离出化学成分，然后利用光谱法进行结构鉴定，用高效液相色谱法测定其在龙葵药材不同部位的含量。结果从龙葵药材中分离并鉴定了 2 个含量较高的苷类甾体类生物碱——澳洲茄碱和澳洲茄边碱。龙葵药材不同部位中澳洲茄碱、澳洲茄边碱的含量差异比较大，其中果实含量最高，而茎、叶及果柄中的含量较低。

（2）皂苷类成分　周新兰等采用硅胶及反相 ODS 柱色谱及反相 HPLC 方法分离出化学成分，利用波谱法进行结构鉴定，得到 8 种化合物，uttroside A（Ⅰ）、uttroside B（Ⅱ）、22α,25R−26−O−p−D− 吡喃葡萄糖基 −22− 羟基 − 呋甾 −Δ5−3β,26− 二醇 −3−O−β−D− 吡喃葡萄糖基 −（1→2）−O−［β−D− 吡喃木糖基 −（1→3）］−O−β−D− 吡喃葡萄糖基 −（1→4）−O−β−D− 吡喃半乳糖苷（Ⅲ）、22α,25R−26−O−β−D− 吡喃葡萄糖基 −22− 甲氧基 − 呋甾 −Δ5−3β,26− 二醇 −3−O−β−D− 吡喃葡萄糖基 −（1→2）−O−［β−D− 吡喃木糖基 −（1→3）］−O−β−D− 吡喃葡萄糖基 −（1→4）−O−β−D− 吡喃半乳糖苷（Ⅳ）、5α,22α,25R−26−O−β−D− 吡喃葡萄糖基 −22− 羟基 − 呋甾 −3β,26− 二醇 −3−O−β−D− 吡喃葡萄糖基 −（1→2）−O−［β−D− 吡喃葡萄糖基 −（1→3）］−O−β−D− 吡喃葡萄糖基 −（1→4）−O−β−D− 吡喃

半乳糖苷（Ⅴ）、5α,22α,25R-26-O-β-D-吡喃葡萄糖基-22-甲氧基-呋甾-3β,26-二醇-3-O-β-D-吡喃葡萄糖基-（1→2）-O-［β-D-吡喃葡萄糖基-（1→3）］-O-β-D-吡喃葡萄糖基-（1→4）-O-β-D-吡喃半乳糖苷（Ⅵ）、dumoside（Ⅶ）、5α,20S-3β,16β-二醇-孕甾-22-羧酸-（22,16）-内酯-3-O-β-D-吡喃葡萄糖基-（1→2）-O-［β-D-吡喃木糖基-（1→3）］-O-β-D-吡喃葡萄糖基（Ⅷ）。并且这些化合物与 Liebermann-urchard 和 Mulish 试剂反应呈阳性，遇 E 试剂（Ehrlish）显粉红色，提示这 8 种化合物均为呋甾皂苷类化合物。

（3）非皂苷成分 王立业等采用硅胶柱色谱、Sephadex-LH20 柱色谱及反相 HPLC 方法分离化学成分，利用波谱法进行结构鉴定，得到 7 种化合物，经鉴定均为非皂苷类，分别为 6-甲氧基-7羟基香豆素、丁香脂素-4-O-β-D 葡萄糖苷、松脂素-4-O-β-D 葡萄糖苷、3,4-二羟基苯甲酸、对羟基苯甲酸、3-甲氧基-4-羟基苯甲酸、腺苷。

此外龙葵中还含多糖、维生素 A 类、维生素 C、色素、树脂，龙葵浆果提出物中还含有酯、羧基化合物、甾醇、酚性化合物。少花龙葵的水提物中还含有氨基酸和蛋白质成分。

2. 药理作用

（1）抗肿瘤作用 鲜龙葵果含有丰富的龙葵生物碱和龙葵多糖，这些都是其发挥抗肿瘤作用的主要有效成分，其中龙葵果所含的抗肿瘤有效成分澳洲茄边碱、澳洲茄碱等龙葵生物碱的含量高于全草 8～10 倍，而鲜龙葵果中的有效成分含量比干果更高，因此，将鲜龙葵果应用于治疗多种肿瘤，均取得了显著疗效，其防治肿瘤的主要药理作用及作用机制如下。

1）抑制肿瘤细胞增殖：贾艳菊等研究了龙葵生物碱的体外抗肿瘤作用，结果显示龙葵生物碱对人宫颈癌 HeLa 细胞的生长表现出抑制作用。免疫细胞化学分析结果显示，400μg/mL 的龙葵生物碱处理 HeLa 细胞 48h 后，会使细胞中增殖细胞核抗原（PCNA）蛋白和突变型核内磷酸化蛋白表达显著下调，表明龙葵生物碱具有显著抗宫颈癌活性。龙葵生物碱对人肺癌 A549 细胞具有显著的细胞增殖抑制作用，且呈剂量依赖关系，可使 A549 细胞形态发生显著变化，从而推测龙葵生物碱对肺癌细胞具有抑制作用。有人采用激光共聚焦扫描显微镜测定法研究了龙葵碱抗肿瘤作用的机制，研究结果表明龙葵碱能降低肉瘤（S180）和 H22 小鼠肿瘤细胞 RNA 和 DNA 的比值，阻滞肿瘤细胞内蛋白合成，从而抑制肿瘤细胞的生长。而 Li J 等通过体内药理实验考察了龙葵生物碱对人宫颈癌 HeLa 细胞的增殖抑制作用，实验结果提示，龙葵中的生物碱类成分是其抗宫颈癌的药效物质之一。聂巧珍等通过建立荷肝癌小鼠皮下种植瘤模型，探讨低能量激光照射联合龙葵多糖灌胃给药的抗肿瘤作用，结果表明两者联合能抑制瘤组织血管内皮生长因子（VEGF）mRNA 表达，显著下调细胞增殖抗原 Ki67 的表达，从而减少肿瘤血管生成，抑制肿瘤细胞的增殖。

癌症是由于机体细胞失去正常调控，过度增殖而引起的疾病。因此研究 α-茄碱对肿瘤细胞增殖的影响可以反映出茄碱治疗癌症的效果。α-茄碱能够改变细胞的形态。未用 α-茄碱处理过的细胞的细胞膜光滑，形态偏长；而经处理过的细胞呈圆形，收缩状。随着 α-茄碱浓度的不断增大，细胞形态变化越发显著。使用 CCK-8 进行细胞增殖的检测结果表明，α-茄碱对人胰腺癌（PANC-1）细胞增殖的抑制作用与处理时间和处理浓度成正比。这些实验提示 α-茄碱具有抗腺癌的潜力。同时，使用 α-茄碱处理过的 PANC-1 肿瘤细胞的血管形成受到抑制，且其抑制程度与茄碱的浓度正相关。血管内皮生长因子（VEGF）能促进血管的形成，α-茄碱通过抑制 PANC-1 细胞中 VEGF 的 mRNA 及其蛋白的表达，从而抑制血管生成。

2）细胞毒性作用：在体内和体外的抗肿瘤实验中，α-茄碱均展示出了细胞毒性作用。使用较低浓度（3、6、9μg/L）的茄碱处理 PANC-1 细胞 48h 后，细胞在体外培养中未发现活力变化。当 α-茄碱浓度升高至 12μg/μL 时，PANC-1 细胞的活力显著下降。同时，相比没有用 α-茄碱处理的 PANC-1 细胞，处理过的细胞生成的集落数量明显减少且形态变小。表明 α-茄碱对细胞活力及其集落的形成具有抑制作用，且抑制程度与其浓度相关。α-茄碱对其他一些肿瘤细胞系也展示出了抑制作用。在使用 α-茄碱处理人食道癌细胞 EC9706、KYES30 和 Het-1A 的研究中，高浓度 α-茄碱处理后的细胞活力明显降低，低于 12μmol/L 时则没有明显的细胞毒性。

Heo KS 等用龙葵糖蛋白对人乳腺癌细胞 MCF-7 进行抑瘤试验，发现其具有细胞毒作用。李明慧等通过实验发现龙葵甾体类生物碱对 S180 荷瘤小鼠及对 Lewis、肺癌移植瘤小鼠具有较强的抗肿瘤作用，具体表现为可明显抑制瘤体的增长，增加免疫器官脾、胸腺的重量，并显著提高荷瘤小鼠血清中 TNF-α 的水平。TNF-α 能特异性地杀伤肿瘤细胞，提示龙葵甾体类生物碱抗肿瘤作用机制之一可能与其具有调节肿瘤相关细胞因子水平作用相关。

3）诱导肿瘤细胞凋亡作用：诱导肿瘤细胞凋亡是龙葵抗肿瘤的主要机制之一。研究结果表明，EC9706 细胞的凋亡率与 α-茄碱的浓度有关，并且当 α-茄碱浓度增大时，EC9706 细胞的凋亡率显著上升。当使用流式细胞术分析茄碱对人肝癌细胞 HepG2 的凋亡率和细胞周期的影响时，对照组中细胞存在 G0/G1、S 和 G2/M 相的峰，而用 α-茄碱处理过的 HepG2 细胞 G2/M 峰消失，并且在 G0/G1 期之前出现凋亡的 G0 副峰。通过对细胞周期的分析表明，用 α-茄碱处理过的 HepG2，G2/M 相消失，同时 S 相的比例增加，这

意味着 α–茄碱阻断了肿瘤细胞细胞周期中的细胞分裂阶段。该实验还用蛋白免疫印迹技术分析了 α–茄碱对 Bcl–2 蛋白表达的影响，结果显示，随着给予 α–茄碱剂量的增加，HepG2 细胞中 Bcl–2 蛋白的含量逐渐降低。

张新红等发现龙葵碱可以诱导人乳腺癌 MCF–7 细胞凋亡，其诱导凋亡的机制可能与细胞内 Ca^{2+} 浓度升高、线粒体膜电位降低和半胱氨酸天冬氨酸蛋白酶 3（Caspase–3）、Caspase–8 活化有关。这提示龙葵碱诱导 MCF–7 细胞发生凋亡的机制与线粒体途径相关。有人采用激光共聚焦扫描显微术和 Western blot 法考察龙葵碱的抗肿瘤机制，结果提示其抗癌作用机制可能是通过抑制 Bcl–2 的活性，激活 caspase 蛋白，从而诱导肿瘤细胞的凋亡。季宇彬等通过体外实验探讨龙葵碱诱导 HepG2 细胞凋亡与线粒体通路的关系，结果表明，龙葵碱是通过开放细胞膜 PT 通路，造成细胞内 Ca^{2+} 升高，提示其诱导 HepG2 细胞凋亡的线粒体机制是启动细胞凋亡的发生。李敏等发现龙葵正丁醇部位能够诱导 SMMC–7721 细胞凋亡，推测这可能与上调 Caspase–3 的表达、改变细胞周期分布有关。其后又从正丁醇部位分离出生物碱和皂苷后进行抑瘤实验，结果这两种成分对 SMMC–7721 细胞均有明显的增殖抑制作用，且呈剂量依赖性，并可使 SMMC–7721 细胞株的细胞形态发生显著变化，引起细胞株的凋亡或坏死。聂巧珍等探讨了低能量激光照射联合龙葵多糖灌胃对荷瘤小鼠肿瘤细胞凋亡的影响，结果显示，联合疗法可通过显著下调肿瘤组织中凋亡抑制因子 Survivin 蛋白的表达而增加凋亡细胞数，提示该作用可能是其抗肿瘤的机制之一。

4）对细胞膜的影响：季宇彬等通过测定 H22 荷瘤小鼠细胞膜唾液酸（SA）水平来研究龙葵碱的抗肿瘤作用，结果提示龙葵碱可呈量效性地降低荷瘤小鼠肿瘤细胞膜 SA 水平和肿瘤细胞膜封闭度，从而降低细胞膜活性，导致肿瘤细胞的解体和死亡。有研究报道，采用荧光探针 DPH 标记法观察龙葵碱的抗癌作用机制，结果显示龙葵碱可通过显著降低 H22 荷瘤小鼠肿瘤细胞膜的流动性和降低膜上的蛋白水平，影响肿瘤细胞的正常生理活性从而达到抗肿瘤作用。龙葵碱还能显著升高 S180 小鼠红细胞膜表面的 SA 水平和增加红细胞的封闭度，增加红细胞的稳定性，从而提高红细胞的免疫力，起到抗肿瘤的作用。亦有研究表明，龙葵总碱对 S180 小鼠及 H22 小鼠肿瘤细胞膜 Na^+–K^+–ATPase 及 Ca^{2+}–Mg^{2+}–ATPase 活性均呈量效正相关性的抑制作用，提示该作用可能是其抗肿瘤作用的机理之一。

5）抑制癌细胞转移及侵入组织作用：在龙葵抗肿瘤过程中，其抑制癌细胞转移和侵入的功效起到了关键作用。为了探索茄碱对人肺癌细胞 A549 和 H1299 细胞转移和侵入组织能力的影响，研究者用不同浓度的 α–茄碱对其进行处理。与 α–茄碱共培养 48h 后，肿瘤细胞转移数和侵入组织数比对照组明显减少。这些结果都揭示了 α-茄碱对 A549 和 H1299 细胞的转移和侵入组织能力的抑制作用。

此外还有一些关于 α-茄碱对黑色素瘤细胞转移和侵入组织能力的影响的研究，由于 MMPs 是癌细胞转移所必需的蛋白，因此通过探究茄碱对 MMPs 的影响可以得知 α-茄碱对癌细胞转移的影响。使用不同浓度的 α-茄碱处理人皮肤癌 A2058 细胞后，均观测到肿瘤细胞内 MMP-2 和 MMP-9 的活力明显降低。这些结果表明，茄碱是通过抑制 MMP-2 和 MMP-9 的活力来抑制黑色素瘤细胞的转移和侵入组织能力的。

6）增强肿瘤细胞对放化疗的敏感度：α-茄碱能够提高肿瘤细胞对放化疗的敏感度。使用不同浓度的 α-茄碱（0、3、6μmol/L）和顺铂（0、4、8、12、16、20μmol/L）处理肿瘤细胞后，可以通过 MTT 实验分析细胞活力，研究 α-茄碱对人肺癌细胞 A549 和 H1299 顺铂治疗敏感性的影响。单独使用时，16μmol/L 顺铂能引起近 50% 肿瘤细胞凋亡，即顺铂的 LC_{50}（半数致死浓度）为 16μg/mL；当向细胞中加入 3μmol/L α-茄碱时，顺铂的 LC_{50} 降低至约 9μmol/L；当向细胞中加入 6μmol/L α-茄碱时，LC_{50} 进一步降至 7μmol/L。在 H1299 细胞中，顺铂的 LC_{50} 约为 15μmol/L，当添加 3μmol/L 和 6μmol/L α-茄碱时，LC_{50} 分别降至 10 和 9μmol/L。同时，α-茄碱也能增强 A549 和 H1299 细胞的放射敏感性。使用不同浓度的 α-茄碱（0、3、6μmol/L）处理细胞48h后，暴露于不同剂量的辐射（0、2、4、6、8、10Gy）下，结果显示出与化学敏感性试验相似的趋势。在 A549 细胞中，没有 α-茄碱处理的放射 LC_{50} 为 7Gy，分别用 3 和 6μmol/L α-茄碱处理过的，LC_{50} 降低至 5 和 4Gy。在 H1299 细胞中，辐射 LC_{50} 为 5Gy，当 3 或 6μmol/L α-茄碱处理后，LC_{50} 降至 3Gy。这些结果表明，α-茄碱有成为放化疗增敏剂的潜力，这一点还需要动物实验的进一步验证。

7）免疫增强作用：有研究表明，龙葵总碱可以显著提高荷瘤小鼠血清 IL-2、IL-6、IL-8 的水平，具有增强免疫功能的作用，这也是龙葵发挥抗肿瘤作用的机理之一。有研究表明龙葵多糖 1a 部位对 U14 细胞具有显著的抑制效应，免疫组化法检测发现该部位能够促进胸腺淋巴细胞的增殖、调节荷瘤小鼠的免疫功能。龙葵多糖高、中、低剂量组（125、62.50、31.25mg/kg）可使 S180 荷瘤小鼠红细胞膜 SOD、CAT 量升高（中剂量组效果最好），阻止过氧化脂质（LPO）合成，抑制黄素血红蛋白（HMP）的生成，提高 Na^+,K^+-ATPase 活性，使红细胞膜的封闭度恢复，从而使 S180 荷瘤小鼠红细胞免疫功能重新恢复正常。聂巧珍等通过实验探讨低能量激光照射联合龙葵多糖对荷肝癌小鼠免疫细胞的影响，结果表明，两者联用能抑制小鼠移植肿瘤瘤体重量，并能显著增加外周血免疫细胞 T 细胞亚群活性，提示其是通过提高机体免疫功能而实现抗肿瘤作用的。赖亚辉等采用 S180 荷瘤细胞移植建立小鼠肿瘤模型，探讨龙葵浓缩果汁对小鼠免疫器官及其抗癌作用，结果表明，龙葵浓缩果汁呈量效性地明显提高小鼠脾及胸腺重量，减轻小鼠体内肿瘤的重量而起到抗肿瘤作用。

8）其他作用：有研究表明，龙葵总碱具有较强的抑制基质金属蛋白酶 –9（MMP–9）基因 mRNA 的表达作用，显示其具有一定的抗肿瘤转移作用，这也是其治疗恶性肿瘤的作用机制之一。

龙葵提取物含有多种抗肿瘤有效成分，主要为生物碱，具有明显的细胞毒作用和抗核分裂作用。龙葵干燥绿果（未成熟）中提取的龙葵总碱对动物移植性肿瘤 S180、U14、艾氏腹水癌等的抑制率为 40%～50%。组织培养实验中，龙葵总碱浓度为 50～500μg/mL，24h 可抑制脑膜瘤细胞生长。从龙葵总碱中分离的碱 II 成分抗癌活性最强，有明显细胞毒作用和抗核分裂作用，浓度为 10μg/mL，15h 可使 Hela 细胞解体。

龙葵提取物高浓度组 800mg/L 对人类多发性骨髓瘤 U266 细胞株的体外抑制率达 90% 以上；90% 龙葵醇提取物能有效延长荷瘤小鼠生存时间，最大生命延长率为 83.46%，且中剂量与高剂量组可明显延长荷瘤 H22 小鼠的生存时间；对 S180 的最大抑制率为 50.47%。高剂量组（37.50mg/kg）龙葵碱可使 S180（小鼠肉瘤 180 腹水型）细胞和小鼠肝 H22 肿瘤细胞 RNA 水平明显降低，DNA 水平明显增高，即降低 S180 小鼠肿瘤细胞 RNA 和 DNA 的比值。说明肿瘤细胞内 DNA 转录形成 RNA 的代谢受到抑制，即肿瘤细胞内基因产物——蛋白质的合成受阻，从而抑制肿瘤细胞的生长。

（2）抑菌、抗病毒作用　古丽扎尔·阿布都克依木等利用红果龙葵茎和叶的水和乙醇提取液进行抑菌试验，结果表明，其对大肠杆菌、金黄色葡萄球菌、枯草芽孢杆菌、短小芽孢杆菌和产气肠杆菌均有不同程度的抑制作用，并且乙醇提取液的抑菌效果更为明显。朱明等利用龙葵果提取物进行抑菌实验，结果显示龙葵果水提取物和乙醇提取物对绿脓杆菌、大肠杆菌、金黄色葡萄球菌和白色念珠菌均有一定的抑菌作用，提示龙葵果提取物在体外对这四种菌均有一定程度的抑制作用。国外学者通过大量实验发现龙葵多糖具有一定的抑制乙肝病毒作用，龙葵碱也有较强的抗真菌作用。

（3）肾脏保护作用　吴军等采用对照试验，造成大鼠肾炎模型，再给予不同剂量的龙葵提取物，结果龙葵提取物可使给药组动物 24h 尿蛋白排出量明显减少，血清肌酐及血清尿素氮显著降低，大鼠肾小管内的蛋白管型大小和数量明显减少，灶性出血明显少于模型组。提示龙葵提取物对小牛血清白蛋白所致大鼠实验性肾炎有明显的防治作用。

（4）肝脏保护作用　高世勇等观察不同质量浓度、不同时间龙葵碱对完整 HepG2 细胞和细胞质内 NAT1 酶活性的影响。结果显示龙葵碱能显著降低 HepG2 完整细胞和细胞质内 NAT1 酶的活性，且作用具有剂量依赖性。龙葵碱抑制 HepG2 细胞中 NAT1 的活性，是龙葵碱抑制人肝癌细胞 HepG2 增殖的作用机制之一。龙葵醇提取物可明显增加肝药酶的活性，澳洲茄胺、澳洲茄边碱和澳洲茄碱对四氯化碳肝损伤小鼠有显著保护作用。

（5）解热、镇痛作用　澳洲茄胺 0.5mg/kg 给予大鼠或家兔能降低实验动物对疼痛刺激的敏感性，其水杨酸盐及乌头酸盐有较强的镇痛作用。澳洲茄胺对静脉注射菌苗或腹腔注射 2,4– 二硝基酚致热小鼠，有解热作用；对正常体温有降温作用，皮下注射澳洲茄胺 3mg/kg，可使大鼠与小鼠正常体温分别下降（1.5±0.3）℃和（2.0±0.2）℃，此作用可持续 24h。慢性实验表明，此作用无蓄积性或耐受性。

（6）抗炎与抗休克作用　研究显示 α– 茄碱能减少 LPS 诱导的 RAW264.7 巨噬细胞中 NO 的产生。在 LPS 诱导的 RAW264.7 巨噬细胞和脓毒症小鼠模型中，α– 茄碱显示出了抗炎作用。实验结果表明，α– 茄碱通过调节促炎细胞因子，在 RAW264.7 巨噬细胞和 LPS 诱导的全炎症小鼠模型中具有抗炎活性。α– 茄碱还可以预防小鼠在 LPS 诱导和多微生物诱导的败血症中的致死性内毒素休克。目前还没有相关分子机制和动物模型测试的进一步研究报道。这些研究提示，α– 茄碱在炎症相关疾病中也具有潜在药用价值。

澳洲茄胺 5～10mg/kg 可抑制兔耳烫伤或大鼠实验性足肿的发展，对豚鼠过敏性、组胺性、小鼠烧伤性和胰岛素性休克均有保护作用，可减轻休克的损害，延长生存时间和增加其存活率。大鼠与豚鼠长期喂澳洲茄胺，可见肾上腺重量减轻，肾上腺中维生素 C 和胆固醇含量增加，肾上腺皮质功能下降，表明澳洲茄胺有可的松样作用，能降低血管通透性及透明质酸酶的活性，对动物过敏性、烧伤性、组织胺性休克有保护作用。但与可的松不同，澳洲茄胺并不抑制抗体生成，反而有促进作用。

（7）镇静作用　小鼠腹腔内注射龙葵醇提取物能增强戊巴比妥诱导的催眠作用，并呈剂量相关性。在自发活动实验中，提取物 50mg/kg 可明显降低小鼠自发活动，127.5～255mg/kg 时呈最大抑制，表明龙葵醇提取物具有潜在的神经系统镇静作用。

（8）祛痰止咳作用　龙葵果浸膏、三氯甲烷提取物、石油醚提取物及水溶部分灌服小鼠有明显的祛痰作用，龙葵果 60% 乙醇提取物有显著的镇咳作用。

（9）其他作用　据文献报道，龙葵还具有降压、抗过敏作用，在农业上可作杀虫剂，其果实汁液具有除草活性。

（10）毒副作用　龙葵碱有类似皂苷的作用，能溶解血细胞；澳洲茄碱作用类似龙葵碱，亦能溶血，毒性较大。小鼠腹腔注射龙葵碱的半数致死量为 42mg/kg，大鼠腹腔注射的半数致死量为 75mg/kg。内服常用量（龙葵 30～60g）临床少见毒副反应，过量可致中毒，引起头痛、腹痛、呕吐、腹泻、瞳孔扩大、心跳先快后慢、精神错乱、昏迷等症。龙葵碱对胃肠道黏膜有强烈的刺激性。龙葵的叶、茎、未成熟果实、成熟果实提取物都有细胞毒性，未成熟果实的提取物毒性最大，且龙葵提取物不但没有诱变性还有很强的抗诱变性。曾有报道小孩含服未成熟的龙葵果实而死亡。亦有报道本品服用剂量过大，会引起白细胞下降。

3. 临床应用

（1）龙葵治疗肿瘤的临床观察　目前龙葵在治疗肿瘤等方面已经取得了一定的临床疗效，以下是其在治疗肺癌、肝癌及胃癌等方面的一些临床应用实例。

1）肺癌：龙葵合剂用于治疗中晚期肺癌患者有较好的临床疗效。药方以鲜龙葵果为主药，配伍党参、白术、茯苓、陈皮等。实验中，将处于中晚期的非小细胞肺癌患者分成治疗组 31 例及对照组 23 例，两组患者在病理分型、治疗前卡氏评分、TNM 分期几方面均无明显差异，并且他们的血常规、肝肾功能、心电图基本正常，无常规化疗的禁忌证等。联合化疗组口服龙葵合剂并配合化疗方案，治疗周期为 21d/ 疗程，治疗 4 个周期；对照组只采用化疗方案，周期与治疗组相同，且治疗过程中不给予任何中药治疗。分别在治疗 2 个疗程和 4 个疗程后评价疗效。结果表明，联合治疗组的疗效低于对照组，但其病情进展速度比对照组慢；同时，对照组出现了化疗相关性骨髓抑制及胃肠道的不良反应等，而联合治疗组并未出现这些反应。通过此次研究可以看出，从短期疗效看，对照组方案存在一定的优势，但远期生存方面，龙葵合剂联合化疗方案能够减轻副作用，减少化疗给患者带来的痛苦。

2）肝癌：龙葵合剂在治疗肝癌方面也取得了显著的疗效。龙葵合剂有助于改善晚期肝癌患者的生存质量并提高其免疫功能。实验将晚期肝癌患者随机分为联合治疗组和对照组，联合治疗组在对照组治疗方案的基础上加用龙葵合剂，通过分析两组患者治疗前后的临床症状、肝功能、体力状况（KPS）等，以及评估血清 T 淋巴亚群（CD4[+]/CD8[+]）、NK 细胞等来探究龙葵合剂的治疗效果。结果发现，在最佳支持治疗基础上，联合使用龙葵合剂能够明显改善患者病情，并提高患者的免疫功能，对其远期生存具有积极意义。黄东彬等将晚期肝癌患者 40 例随机分为 2 组，各 20 例，对照组给予护肝、纠正电解质等常规治疗，以及止吐、止痛等对症处理，观察组则在此基础上加用抗癌解毒、健脾益气和胃的龙葵合剂（鲜龙葵果 30g，党参、白术各 20g，茯苓、怀山药、陈皮各 15g，谷芽、甘草各 10g），治疗周期均为 21 日，共治疗

3个周期。结果发现，与对照组相比，龙葵合剂联合常规治疗可明显减轻患者的恶心、纳差、腹胀、疲乏、肝区疼痛、发热等临床症状，降低其临床症状评分，改善肝功能分级；观察组患者的 NK 细胞、CD4$^+$/CD8$^+$ 比值亦有提高；KPS 评分为 76.63±6.69，优于对照组的 72.24±5.52（均 $P<0.05$）。提示在常规治疗的基础上加用以鲜龙葵果为主药的龙葵合剂，可减轻患者的临床症状、提高其肝功能和免疫功能，进而提高其生活质量。

为探究肝癌介入治疗后的疼痛缓解方法，黄东彬等将 49 例肝癌介入治疗患者随机分为 2 组，对照组 24 例，治疗组 25 例，对照组仅进行常规介入治疗，治疗组加用龙葵承气汤（鲜龙葵果合小承气汤化裁而成，基本方为鲜龙葵果 30g，厚朴、枳实、白芍、柴胡各 12g，大黄 10g，甘草 8g）并配合心理干预，通过 SAS、SDS 评分评估两组患者的疼痛缓解程度及焦虑程度。结果显示，治疗组的 SAS、SDS 评分为 45.26±4.56、42.86±7.58，对照组的评分分别为 53.31±5.53、57.33±4.53，两者比较，差异有统计学意义（均 $P<0.05$），提示以鲜龙葵果为主药的龙葵承气汤联合心理干预可明显缓解患者的疼痛及焦虑抑郁等负面情绪。

徐振杰等将 71 例原发性肝癌患者随机分为 2 组，研究龙葵承气汤对肝癌介入术后患者并发症及肝功能的影响。对照组 34 例进行常规治疗，观察组 37 例加用龙葵承气汤（基本方为鲜龙葵果 30g，厚朴、枳实、白芍、柴胡各 12g，大黄 10g，甘草 8g），每日 1 剂，用药至术后 7 日。结果发现，与常规治疗组相比，患者的 ALT、AST、ALP、TBil、TBA 水平等肝功能指标得到明显降低，恶心、呕吐、腹胀、发热、便秘等不良反应的发生减少；观察组的总有效率为 86.5%，优于对照组的 58.8%（均 $P<0.05$），说明以鲜龙葵果为主药的龙葵承气汤能减轻化疗的并发症，并有一定的保肝作用。

3）胃癌：刘凤春等将以鲜龙葵果为主药的龙葵合剂应用于中晚期胃癌患者治疗，取得较好的疗效。40 例患者经采用 FOLFOX6 化疗方案，同时加用龙葵合剂（基本方为鲜龙葵果 30g，党参、白术各 20g，茯苓、怀山药、陈皮各 15g，谷芽、甘草各 10g），每日 1 剂，服药 20 日停药 10 日，连续服药两个月。结果发现，患者经过联合治疗后，KPS 评分为 77.46±8.02，与治疗前的 72.35±5.58 相比稍有提高（$P>0.05$），QOL 评分中症状 / 副作用部分评分有所增加（$P<0.05$），CD3$^+$、CD4$^+$、CD4$^+$/CD8$^+$ 等免疫功能指标升高（$P<0.05$），表明以鲜龙葵果为主药的龙葵合剂联合化疗可有效改善化疗的毒副作用，提高免疫功能，维持患者较好的生活质量。

4）大肠癌：黄东彬等采用自身对照的方法，观察了龙葵合剂联合化疗对 47 例中晚期大肠癌患者生活质量和免疫功能的影响。根据中晚期大肠癌病机多为脾胃虚弱、癌毒淤积的特点，所有患者在给予常规化疗的基础上，加用龙葵合剂（基本方为鲜龙葵果 30g，党参、白术各 20g，茯苓、怀山药、陈皮各 15g，谷芽、甘草各 10g），每日 1 剂，服 20 日后停服 10 日，共服用 60 日。结果发现，虽然治疗后患者的 KPS 评分、QOL 评分与治疗前并无显著差异（均 $P>0.05$），但 QOL 评分中的症状／副作用部分治疗后为 36.8 ± 8.9，优于治疗前的 33.8 ± 7.3（$P<0.05$），治疗后 T 细胞亚群 $CD3^+$、$CD4^+$、$CD4^+/CD8^+$ 等指标增加（$P<0.05$），说明以鲜龙葵果为主药的龙葵合剂联合化疗可显著减轻化疗的毒副作用，增强患者的免疫功能，改善其生活质量。

　　5）鼻咽癌：邹晓东等将 168 例鼻咽癌患者随机分为 2 组，探讨了龙葵合剂联合放疗对鼻咽癌的临床疗效。对照组 33 例进行常规放射治疗，治疗组 35 例加用龙葵合剂（基本方为鲜龙葵果 10g，黄芪 30g，生晒参 10g，槲寄生 20g，玄参、麦冬、沙参各 15g），治疗期间每周服药 7 日；放疗结束半年内每周服药 6 日，停药 1 日；放疗结束半年后每周服药 3 日，坚持 2 年以上。结果发现，治疗组的完全缓解率为 91.4%，3 年生存率为 94.3%，临床证候改善率为 88.6%，显著优于对照组的 78.8%、87.9%、69.7%（均 $P<0.05$）；两组的副作用均为恶心呕吐、口腔黏膜反应和口干，但治疗组的程度明显较轻，表明龙葵合剂辅助鼻咽癌放疗能提高疗效、减轻其副作用。

　　刘方颖等报道，在放疗的基础上加用龙葵汤可起到减毒增效的作用。将 118 例患者随机分为 2 组，对照组 58 例常规放疗，治疗组 60 例加用龙葵汤（鲜龙葵果 5g，生晒参、槲寄生各 10g，黄芪 30g），每日 1 剂，加适量水浓煎至 150mL，连续服药 20 日。结果发现，两组肿瘤灶完全消除率虽无显著性差异，但治疗组的放疗完成率为 96.6%，优于对照组的 79.3%；治疗组的口咽黏膜放射副反应中Ⅰ、Ⅳ发生率分别为 41.7%、10.0%，而对照组的分别为 20.7%、25.9%，差异有统计学意义；治疗组的血白蛋白、白细胞、血小板等外周血象情况均优于对照组（均 $P<0.05$），表明龙葵汤联合放疗可提高疗效，减轻放疗的不良反应，并能对骨髓功能起到一定的保护作用。

　　6）乳腺癌：付春利等将鲜龙葵果用于乳腺癌患者化疗时的辅助治疗，取得了较好的临床效果。对照组 30 例患者采取 CAF 化疗方案，治疗组同时给予龙葵汤（鲜龙葵果 30g，黄芪 50g，石斛、桑寄生、生晒参各 10g），每日 1 剂，3 周为 1 疗程，共治疗 4 疗程。结果发现，与对照组相比，治疗组的近期疗效虽无显著提高，但治疗组患者白细胞减少、血小板减少、恶心呕吐、肝功能异常等毒副作用的发生率分别为 36.7%、26.7%、33.3%、0.07%，明显低于对照组的 73.3%、46.7%、66.6%、40.0%（均 $P<0.05$），说明以鲜龙葵果为主药的龙葵汤辅助化疗可有效降低化疗产生的毒副作用，改善患者的生活质量。

7）其他肿瘤：管静等将 145 例晚期肿瘤患者（支气管肺癌、胃肠道癌、原发性肝癌、乳腺癌及其他肿瘤）随机分为 2 组，对照组 74 例进行常规治疗和对症处理，治疗组 71 例加用龙葵合剂（基本方为鲜龙葵果 30g，党参、白术各 20g，茯苓、怀山药、陈皮各 15g，谷芽、甘草各 10g）。结果发现，治疗组生存质量好转率、KPS 评分总提高率分别为 25.4%、49.3%，优于对照组的 12.2%、29.7%；体质量增加、稳定、下降的比例分别为 32.4%、42.3%、25.4%，而对照组的分别为 14.9%、36.5%、48.6%，差异有统计学意义；总生存期也由（106.91±16.53）日增加到（182.60±19.84）日（均 $P<0.05$），表明以鲜龙葵果为主药的龙葵合剂联合常规治疗可显著改善患者的生活质量，延长其生存期。

（2）慢性乙型病毒性肝炎　除了在治疗肺癌及肝癌方面，龙葵配合干扰素、拉米夫定被用于治疗慢性乙型病毒性肝炎。实验中，已确诊为慢性乙型病毒性肝炎的住院患者被随机分为联合治疗组和对照组。对照组用干扰素、拉米夫定治疗；联合治疗组在对照组治疗的基础上，加用龙葵清肝汤治疗，观察两组的疗效。结果发现，联合治疗组的临床疗效明显优于对照组，且患者治疗后病毒标志物及肝功能情况明显改善。这些结果表明，龙葵清肝汤对慢性乙型病毒性肝炎有一定的辅助治疗效果。

龙葵为广东省地产药材，其化学成分复杂，主要含有生物碱和多糖。国内外众多学者在对其化学成分研究的基础上，已经探索出龙葵的各种药理活性，其中研究最多最热的是抗肿瘤作用。但是一些化学成分的药理作用尚不明确，有待对龙葵进行更深入的研究和开发利用，同时重视龙葵的毒理试验情况，这对于防治岭南疾病及威胁人类健康的重大疾患均具有极其重要的意义。

龙葵应用于防治肿瘤的主要有效成分是龙葵生物碱，其中龙葵果中的生物碱含量比龙葵全草中含量要高出 8 ～ 10 倍，但龙葵鲜果在干燥过程中其生物碱的含量会有明显下降，因此，我们经过反复研究，发明了龙葵鲜果的保鲜技术，并以龙葵鲜果的形式应用于临床，保持了抗肿瘤有效成分龙葵生物碱的高浓度状态，有利于发挥更好的抗肿瘤作用。

现代药理研究结果表明，龙葵鲜果防治肿瘤的作用机理主要是通过抑制肿瘤细胞增殖、诱导肿瘤细胞凋亡、降低细胞膜活性致肿瘤细胞的解体和死亡以及细胞毒作用和增强机体免疫功能等作用而发挥其抗肿瘤作用的。此外，龙葵鲜果还有抑制基质金属蛋白酶基因 mRNA 表达的作用，显示其具有一定的抗肿瘤转移作用。

临床应用研究表明，以鲜龙葵果为主药，配以黄芪、槲寄生、生晒参以及参苓白术散、小承气汤等组成的处方，具有扶正祛邪、生津益气、健脾和胃、清热解毒等功效，配合放疗、化疗等应用于肺癌、肝癌、胃癌、大肠癌、鼻咽癌、乳腺癌等多种恶性肿瘤，均取得显著疗效。其疗效表现在三个方面：一是鲜龙葵果本身对肿瘤的治疗作用；二是鲜龙葵果对放疗和化疗的增效作用；三是鲜龙葵果对放疗和化疗的减毒作用（能明显降低放疗和化疗副作用的发生率）。综上所述，鲜龙葵果具有抗肿瘤、减毒增效作用，可提高机体免疫功能，有效地减轻肿瘤患者的各种症状，增加患者的体重，改善患者的生存质量，并对患者的远期生存也有一定意义。鲜龙葵果的抗肿瘤作用值得深入研究以进一步推广应用。

二、保鲜技术研究

成熟的龙葵果酸甜可口，还可作为水果食用。龙葵果富含生物碱、果胶、氨基酸、维生素、微量元素等多种生物活性成分和营养成分。研究表明龙葵果的生物碱含量要高于全草，鲜果的生物碱含量高于干果。为了更好地提高龙葵药材的质量与疗效，我们设计研究出了龙葵果的保鲜技术（国家发明专利20131011440.8），以制备龙葵鲜果。现对该保鲜技术处理的龙葵鲜果与龙葵干果中的澳洲茄碱、澳洲茄边碱含量进行测定，以判断龙葵果保鲜技术保护有效成分的效果。

1. 实验材料与方法

（1）仪器与试药　Agilent1100型高效液相色谱仪（美国安捷伦公司）；BS224S型电子天平（德国赛多利斯公司）。澳洲茄碱、澳洲茄边碱对照品（实验室自制，质量分数>98%）。龙葵保鲜果和龙葵干果均由吉林四平创岐中草药纳米科技开发有限公司提供，经中山市中医院药学部曾聪彦教授鉴定为茄科植物少花龙葵 *Solauum photeiuocarpum* Nakamura et S. Odashima 的果实。乙腈为色谱纯，水为超纯水，其余试剂为分析纯。

（2）样品处理　龙葵鲜果的保鲜方法：采摘鲜果洗净，阴干3～5d，按鲜果的保鲜技术（专利技术）进行炮制，在阴凉处放置7～10d，晾晒至干，分装成每袋5g和10g，室温保存。龙葵干果：采摘鲜果洗净，先阴干3～5d后，再晾晒至干，分装成每袋5g和10g，室温保存。

（3）色谱条件　色谱柱: Venusil XBP C$_{18}$（250mm×4.6mm，5μm）；流动相: 乙腈–2mmol/L Na$_2$HPO$_4$溶液（39:61）；流速: 1.0mL/min；进样量: 20μL；柱温: 30℃；检测波长: 203nm。理论板数按澳洲茄碱峰计算应不低于3000。在上述条件下，供试品溶液中澳洲茄碱、澳洲茄边碱色谱峰与其他峰分离良好，峰形对称，色谱图见图4-33。

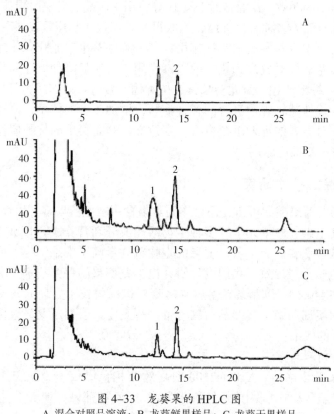

图 4-33 龙葵果的 HPLC 图
A. 混合对照品溶液；B. 龙葵鲜果样品；C. 龙葵干果样品
1. 澳洲茄碱；2. 澳洲茄边碱

（4）对照品溶液的制备 精密称取澳洲茄碱、澳洲茄边碱对照品适量，加甲醇制成每 1mL 各含 0.1mg 的混合对照品溶液。

（5）供试品溶液的制备 取研碎后的龙葵保鲜果约 10g，干果约 2.0g，精密称定，置 30mL 锥形瓶中，加 80% 乙醇 10mL，称定重量，加热回流 1h，放冷，再称定重量，加 80% 乙醇补足减失的重量，摇匀，滤过，取续滤液，即得。

（6）线性关系考察 精密称取澳洲茄碱对照品 0.0054g、澳洲茄边碱对照品 0.0051g，置 5mL 量瓶中，加甲醇溶解并稀释至刻度，摇匀即得含澳洲茄碱 1.08mg/mL 和澳洲茄边碱 1.02mg/mL 的混合储备液。精密吸取上述混合对照品储备液 0.5、1.0、2.0、3.0、4.0、5.0mL 分别置 10mL 量瓶中，用甲醇稀释至刻度，摇匀，精密吸取 20μL，注入高效液相色谱仪，记录色谱图。以澳洲茄碱对照品进样量 X_1（μg）为横坐标，对照品峰面积 Y_1 为纵坐标，绘制标准曲线，得回归方程：$Y_1=326.98X_1-9.3609$（$r_1=0.9999$）。以澳洲茄边碱对照品

进样量 X_2（μg）为横坐标，对照品峰面积 Y_2 为纵坐标，绘制标准曲线，得回归方程：$Y_2=275.56X_2-1.0413$（$r_2=0.9999$）。结果表明，澳洲茄碱、澳洲茄边碱进样量分别在 1.08 ～ 10.8μg、1.02 ～ 10.2μg 范围内与峰面积有良好的线性关系。

（7）精密度试验　在"（3）"项色谱条件下，精密吸取对照品溶液 20μL 注入高效液相色谱仪，重复进样 6 次，分别测定峰面积，结果澳洲茄碱和澳洲茄边碱峰面积的 *RSD* 分别为 0.18%、0.22%。表明仪器精密度良好。

（8）稳定性试验　精密吸取同一供试品溶液 20μL，按"（3）"项色谱条件，分别于 0、2、4、8、16、24h 时测定澳洲茄碱、澳洲茄边碱峰面积，结果 *RSD* 分别为 0.24%、0.19%。表明供试品溶液室温放置 24h 内稳定。

（9）重复性试验　取 6 份同一批次龙葵保鲜果各 1.0g，按"（5）"项下方法制备供试品溶液，测定澳洲茄碱、澳洲茄边碱含量，结果 *RSD* 分别为 1.21%、0.88%，表明重复性良好。

（10）加样回收率试验　精密称取 6 份已知含量（澳洲茄碱 2.8mg/g、澳洲茄边碱 3.5mg/g）的龙葵保鲜果 0.5g，分别精密加入与样品中澳洲茄碱、澳洲茄边碱含量相近的澳洲茄碱、澳洲茄边碱对照品，按"（5）"项下方法制备供试品溶液，在"（3）"项下色谱条件进样分析，测定澳洲茄碱、澳洲茄边碱含量，计算加样回收率。结果澳洲茄碱平均加样回收率为 99.01%，*RSD* 为 0.71%；澳洲茄边碱平均加样回收率为 98.83%，*RSD* 为 0.65%。

2. 样品含量测定结果　取不同批次的龙葵果样品，按"（5）"项下制备供试品溶液，进样测定，并按外标法计算澳洲茄碱、澳洲茄边碱的总含量，结果见表 4-44。

表 4-44　龙葵保鲜果和干果中澳洲茄碱、澳洲茄边碱的含量（mg/g）

样品	澳洲茄碱	澳洲茄边碱	总含量
龙葵保鲜果 1	2.8	3.5	6.3
龙葵保鲜果 2	2.7	3.4	6.1
龙葵保鲜果 3	2.5	3.3	5.8
龙葵干果 1	1.2	1.9	3.1
龙葵干果 2	1.8	2.1	3.9
龙葵干果 3	1.0	1.1	2.1

3. 讨论　鲜品中药在中医临床中的应用是中医传统用药的一大特色，具有悠久的历史。鲜药治病的关键在于"鲜"，即在植物精华最丰富的时节，当日采摘，当日加工使用，或取其鲜汁。鲜品中药具有药鲜、汁醇、气味俱纯

的特点，能保证有效活性成分不被破坏，最能保持药品的天然性能，使药物中有效活性成分含量较高。但如何对鲜品中药保鲜，保证临床应用不受季节限制是一个难点。目前，在借鉴农业及食品加工业保鲜方法的基础上，针对不同药材也可采用不同的保鲜方法，如沙埋贮藏法、辐照灭菌、冷冻干燥、冷冻或冷藏、真空包装、保鲜液浸渍等，或将上述方法搭配组合，依据外观性状、理化指标、有效成分含量和药效学比较，优选出既保证药效，又便于贮存、运输并适于工业化生产的保鲜技术。本文即采用自制专利保鲜技术对龙葵果进行保鲜处理，并采用高效液相色谱法测定保鲜处理后的龙葵鲜果和自然晒干的龙葵干果中抗肿瘤有效成分澳洲茄碱、澳洲茄边碱的含量，比较分析保鲜技术对其含量的影响。

实验结果显示，不同批次龙葵干果样品中澳洲茄碱、澳洲茄边碱含量波动较大，保鲜果中澳洲茄碱、澳洲茄边碱含量波动则较小，且 3 个批次龙葵鲜果中澳洲茄碱和澳洲茄边碱的总含量平均为 6.1mg/g，而 3 个批次龙葵干果中澳洲茄碱和澳洲茄边碱的总含量则平均为 3.0mg/g，经保鲜技术处理的龙葵鲜果中澳洲茄碱和澳洲茄边碱的含量要比龙葵干果的含量高 80% 以上。提示龙葵果入药应以鲜果为好，且文中龙葵果保鲜技术可以明显提高龙葵药材抗肿瘤有效成分的含量，值得推广使用。

三、产地质量研究

前期对龙葵全草中不同部位澳洲茄碱以及澳洲茄边碱含量的测定表明在该种植物的果实中这两种生物碱的含量最高。而各地出产的龙葵中所含的澳洲茄碱与澳洲茄边碱的含量又参差不齐。因此本文针对不同产地的龙葵干果与龙葵保鲜果中的澳洲茄碱、澳洲茄边碱的含量进行测定，旨在对比各地所产龙葵的药用价值并为其质量标准的建立提供参考依据。

1. 实验材料与方法

（1）仪器　Agilent1200 型高效液相色谱仪（美国安捷伦公司），包括真空脱气机、四元泵、自动进样器、柱温箱、DAD 检测器及 Aglient ChemStation；BS224S 型电子天平（德国赛多利斯公司）；JP-300A 型高速多功能粉碎机（永康市久品工贸有限公司）；KQ5200E 型超声波清洗器（昆山市超声仪器有限公司）。

（2）试药　澳洲茄碱、澳洲茄边碱对照品。龙葵保鲜果及龙葵干果 2 批（吉林四平创岐中草药纳米科技开发有限公司提供），产地与采收时间见表 4-45，以下样品都经过广东药科大学田素英副教授鉴定为茄科植物龙葵 *Solauum nigrum* Linn. 的果实。乙腈（色谱级），甲醇（色谱级），其余试剂均为分析纯。

表 4–45　龙葵果产地及采集时间表

编号	样品名称	产地	采收时间
1	龙葵果	安微	2015.12
2	龙葵果	江苏	2015.12
3	龙葵果	吉林	2015.12
4	龙葵果（鲜）	吉林	2015.12
5	龙葵果	新疆	2015.12
6	龙葵果	河北	2015.12
7	龙葵果	河北	2016.01
8	龙葵果	广西	2016.01
9	龙葵果	湖南	2016.01
10	龙葵果	辽宁	2016.01

（3）色谱条件　色谱柱 ZORBAXSB–C$_{18}$（4.6mm×150mm，5μm）；流动相：乙腈 –2mmol/L Na$_2$HPO$_4$ 溶液（35∶65）。

（4）对照品溶液的制备　精密称取澳洲茄碱 6.4mg、澳洲茄边碱 6.3mg，置于 10mL 容量瓶中，甲醇定容至刻度，得澳洲茄碱、澳洲茄边碱浓度分别为 0.64mg/mL、0.63mg/mL 的混合对照品溶液 Ⅰ。

（5）供试品溶液的制备　取龙葵果样品（1 号样），粉碎。取粗粉约 2g，精密称定，精密加入 80% 的甲醇溶液 20mL，称定质量，75℃ 条件下回流提取 1h。自然冷却后称量，之后采用 80% 甲醇补足实验过程中损失的样品的质量，将其摇匀后抽滤，之后继续用 0.45μm 微孔滤膜对滤液进行再次过滤，即得供试品溶液。

（6）线性关系考察　精密量取对照品溶液 Ⅰ 1mL 置于 2mL 容量瓶中，用甲醇定容至刻度，摇匀，得澳洲茄碱、澳洲茄边碱浓度分别为 0.32、0.315mg/mL 的对照品溶液 Ⅱ；分别取对照品溶液 Ⅰ 2.5mL、1.5mL、0.5mL 置于 10mL 容量瓶中，用甲醇定容至标准刻度，将其摇匀，获得对照品溶液 Ⅲ、Ⅳ、Ⅴ。用移液器分别向对照品溶液中移取溶液 20μL，将其注入 HPLC 中，生成各个样品的色谱图。色谱图横坐标为澳洲茄碱对照品的进样量，纵坐标为对照品峰面积，由此可得出两者之间的关系式为 $Y=316.1900X+6.7923$。按照上述方法得出澳洲茄边碱和对照品峰面积的关系式为 $Y=318.0200X+10.9250$。结果表明，当澳洲茄碱的进样量为 0.64 ～ 12.80μg、澳洲茄边碱的进样量为 0.63 ～ 12.63μg 时，样品的进样量和峰面积存在良好的线性关系。结果见图 4–34、图 4–35。

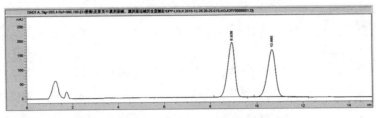

图 4-34　澳洲茄碱、澳洲茄边碱对照品

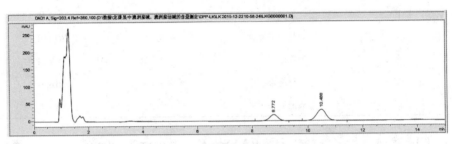

图 4-35　龙葵果供试品

（7）精密度　在上述色谱条件下，用移液器分别向标准品溶液中移取溶液 20μL，将其注入 HPLC 中，重复进样 6 次，生成各个样品的色谱图。之后计算图谱的峰面积，结果显示澳洲茄碱的平均峰面积为 4038.2，*RSD* 为 0.12%；澳洲茄边碱的平均峰面积为 4038.2，*RSD* 为 0.54%，表明该仪器有着良好的精密度。

（8）稳定性　用移液器吸取同一供试品溶液 20μL，在色谱条件固定的情况下，分别设置 6 个时间梯度，测定澳洲茄碱、澳洲茄边碱的峰面积值，结果显示两种生物碱的 *RSD* 分别为 0.71% 和 0.35%。该结果表明当供试品溶液在室温下放置 24h 后依然稳定。

（9）重复性实验　选取同一批次的龙葵样品 6 份，每份约 1g（0.001g），参照"（3）色谱条件"的方法进行澳洲茄碱和澳洲茄边碱峰面积值的测定，结果显示两种生物碱的 *RSD* 分别为 0.40% 和 0.92%。该结果表明样品的重复性良好。

（10）加样回收率实验　精密称取已知含量（澳洲茄碱 3.72mg/g、澳洲茄边碱 3.80mg/g）的龙葵样品 6 份，每份约 0.5g（0.001g），依次向里面加入澳洲茄碱和澳洲茄边碱的对照品，依照"（3）色谱条件"的操作方法，固定色谱条件，依次测定样品中澳洲茄碱和澳洲茄边碱的含量，计算回收率。结果表明澳洲茄碱和澳洲茄边碱的平均回收率依次是 98.2%（*RSD*=2.0%）和 100.2%（*RSD*=2.3%）。该结果表明本次实验采用的方法具有良好的回收率。

2. 实验结果与讨论

（1）样品含量测定　选取不同采收时期的龙葵新鲜果和龙葵干果，依照
"（3）色谱条件"的操作方法进行供试品溶液的制备，采用 HPLC 法测定两种
生物碱的含量。结果如表 4–46 所示。

表 4–46　干鲜龙葵果中澳洲茄碱和澳洲茄边碱的含量对比

编号	样品名称	澳洲茄碱含量（mg/g）	澳洲茄边碱含量（mg/g）
1	龙葵果	4.1368	4.2133
2	龙葵果	0.2762	0.2978
3	龙葵果	5.0812	5.1146
3	龙葵果（鲜）	7.0806	7.7705
4	龙葵果	2.8827	2.0185
5	龙葵果	3.3190	3.6484
6	龙葵果	3.3841	3.5252
7	龙葵果	2.0952	2.4399
8	龙葵果	2.2479	2.8610
9	龙葵果	3.7721	3.8497

（2）结果　本研究对提取溶剂（水、60% 甲醇、80% 甲醇、60% 乙醇、
80% 乙醇）、提取方法（超声法、回流法）进行了考察。结果发现，不同提
取溶剂所得的色谱峰数目基本相同，但是 80% 甲醇提取的溶液色谱峰面积较
大，各色谱峰分离度相对较好，且容易过滤，滤液澄清，故选用 80% 甲醇为
提取溶剂；超声法、回流法提取的溶液色谱峰数目及峰面积大小基本相同，
故选用操作相对简便快捷的超声法作为提取方法。

（3）讨论　龙葵无论是古代的应用还是现代的药理研究都表明其有较好的
抗肿瘤作用，近年来的临床应用表明鲜龙葵果治疗肿瘤的效果更好，本研究对
我国南北各地龙葵干果与鲜果中澳洲茄碱、澳洲茄边碱的含量进行测量。结果
表明，不同产地的龙葵果鲜果与干果里面所含有澳洲茄碱以及澳洲茄边碱的含
量存在显著性差异，其中龙葵果鲜果中两种生物碱的含量要远高于龙葵干果中
生物碱的含量，从这一点来说也可以从化学成分角度解释鲜龙葵果的临床疗效
较好的原因。

而干果中北部省份所出产的龙葵果中含量比南方要高；其中干果以吉林、

安徽、沈阳、河北等地的含量较高，可能与当地的雨水较少，四季分明，昼夜温差较大等环境因素有关。广西、湖南、江苏等地的含量低可能与气温较高，雨水较为丰富等原因有关。由于鲜果中所含生物碱的含量最高，所以鲜果保存技术在龙葵果上的应用会使龙葵果药用价值有大幅度的提升，让龙葵果的品质和疗效有较大保证。

由于龙葵果的质量良莠不齐，所以十分有必要建立完善的龙葵质量标准，本实验通过高效液相色谱法对龙葵果中生物碱的含量测定，也为质量标准的建立提供了可靠的依据。

四、采收期及药用部位研究

本实验采用高效液相色谱法对不同采收期及不同部位龙葵中澳洲茄碱、澳洲茄边碱的含量进行比较，为龙葵选择合理采收时间和科学使用龙葵不同药用部位提供可靠依据，也为龙葵进一步研究和开发奠定基础。

1. 仪器与试药　Agilent–1100 型安捷伦高效液相色谱仪；BS224S 型电子天平（梅特勒托利多集团）。澳洲茄碱、澳洲茄边碱对照品（自提，含量大于98%，供含量测定用，批号分别为 20120320、20120315）；龙葵药材均由吉林四平创岐中草药纳米科技开发有限公司提供，经广东药科大学田素英副教授鉴定为茄科植物龙葵 Solanum nigrum Linn. 的全草；乙腈为色谱纯，水为超纯水，其余试剂为分析纯。

2. 方法与结果

（1）色谱条件　色谱柱：Venusil XBP C_{18}（250mm×4.6mm，5μm）；流动相：乙腈 –2mmol/L Na_2HPO_4 溶液（39∶61）；流速：1.0mL / min；进样量为20μL；柱温：30℃；检测波长：203nm；理论塔板数按澳洲茄碱峰计算应不低于3000。在上述条件下，供试品溶液中澳洲茄碱、澳洲茄边碱色谱峰与其他峰分离良好，峰型对称，色谱图见图 4-36。

（2）标准品溶液及样品溶液的制备

1）标准品溶液的制备：精密称取澳洲茄碱、澳洲茄边碱对照品适量，加甲醇制成每 1mL 各含 0.1mg 的混合溶液，即得。

2）样品溶液的制备：分别取龙葵果粗粉约 0.3g，龙葵全草粗粉约 1g，龙葵茎粗粉约 1g，龙葵叶粗粉约 1g，龙葵果柄粗粉约 2g，精密称定，至30mL 锥形瓶中，加 80% 乙醇 10mL，称定重量，加热回流 1h，放冷，再称定重量，加 80% 乙醇补足减失的重量，摇匀，滤过，取续滤液，即得。

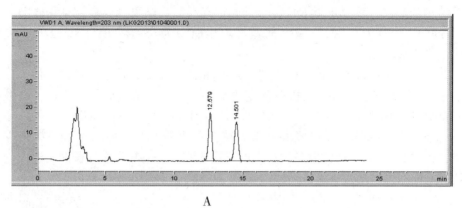

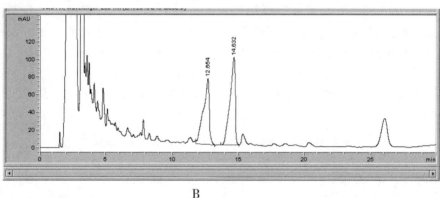

图 4-36　龙葵的 HPLC 色谱图

注：A. 澳洲茄碱、澳洲茄边碱对照品；B. 龙葵样品

（3）线性关系的考察　精密称取澳洲茄碱对照品 0.0054g、澳洲茄边碱对照品 0.0051g，置 5mL 容量瓶中，加甲醇溶解并稀释至刻度，摇匀即得澳洲茄碱 1.08mg/mL 和澳洲茄边碱 1.02mg/mL 的混合储备溶液。精密吸取上述混合储备溶液 0.5、1、2、3、4、5mL 分别对应置于 10mL 量瓶中，用甲醇稀释至刻度，摇匀，精密吸取 20μL，分别注入液相色谱仪，记录色谱图。以澳洲茄碱对照品进样量 X_1（μg）为横坐标，对照品峰面积 Y_1 为纵坐标，绘制标准曲线，得回归方程：$Y_1=326.98X_1-9.3609$（$r = 0.9999$）；以澳洲茄边碱对照品进样量 X_2（μg）为横坐标，对照品峰面积 Y_2 为纵坐标，绘制标准曲线，得回归方程：$Y_2=275.56X_2-1.0413$（$r = 0.9999$）；结果表明，澳洲茄碱进样量在 1.08 ～ 10.8μg 范围内、澳洲茄边碱进样量在 1.02 ～ 10.2μg 范围内与峰面积有良好的线性关系。

（4）精密度试验　在上述色谱条件下，精密吸取标准品溶液 20μL 注入高效液相色谱仪，重复进样 6 次，分别测定峰面积。结果澳洲茄碱平均峰面积为 690.5，*RSD* 为 0.18%；澳洲茄碱平均峰面积为 559.9，*RSD* 为 0.22%，表明仪器精密度良好。

（5）稳定性试验　精密吸取同一供试品溶液 20μL，按上述色谱条件，分别于第 0、2、4、8、16、24h 时测定澳洲茄碱、澳洲茄边碱峰面积值，结果 *RSD* 分别为 0.33%、0.47%，表明供试品溶液室温放置 24h 内稳定。

（6）重现性试验　取同一批次龙葵全草粗粉 6 份，每份约 1g，精密称定，照 "2）样品溶液的制备" 项下的方法依法制备，测定澳洲茄碱、澳洲茄边碱峰面积值，结果 *RSD* 分别为 1.21%、0.88%，表明重现性良好。

（7）加样回收率试验　精密称取已知含量（澳洲茄碱 2.28mg/g、澳洲茄边碱 2.20mg/g）的龙葵全草粗粉 6 份，每份约 1g，精密称定，分别精密加入澳洲茄碱对照品、澳洲茄边碱对照品，按供试品溶液的制备方法操作。按上述色谱条件进样分析，测澳洲茄碱、澳洲茄边碱含量，计算回收率，得澳洲茄碱平均回收率为 98.95%，*RSD* 为 0.75%，澳洲茄边碱平均回收率为 98.72%，*RSD* 为 1.19%，说明本法具有良好的回收率。结果见表4-47。

表 4-47　澳洲茄碱、澳洲茄边碱的回收率（ *n* = 6 ）

取样量 /g	样品含量 /mg 澳洲茄碱、 澳洲茄边碱	加入量 /mg 澳洲茄碱、 澳洲茄边碱	测出量 /mg 澳洲茄碱、 澳洲茄边碱	回收率 /% 澳洲茄碱、 澳洲茄边碱
1.0290	2.3461、2.2638	1.0800、1.0200	3.4255、3.2820	99.94、99.82
0.9993	2.2784、2.1985	1.0800、1.0200	3.3541、3.2102	99.60、99.19
0.9986	2.2768、2.1969	1.0800、1.0200	3.3402、3.1901	98.46、97.37
1.0021	2.2848、2.2046	1.0800、1.0200	3.3425、3.2021	97.94、97.79
1.0103	2.3035、2.2227	1.0800、1.0200	3.3691、3.2218	98.67、97.95
0.9988	2.2773、2.1974	1.0800、1.0200	3.3471、3.2194	99.06、100.20

（8）结果　取不同采收期的龙葵果粗粉、龙葵全草粗粉、龙葵茎粗粉、龙葵叶粗粉、龙葵果柄粗粉，按 "2）样品溶液的制备" 项下制备供试品溶液，进样测定，并按外标法计算澳洲茄碱、澳洲茄边碱的总含量，结果见表4-48。

表 4-48 不同采收期、不同部位样品澳洲茄碱、澳洲茄边碱测定结果

样品名称	澳洲茄碱（mg/g）			澳洲茄边碱（mg/g）		
	6月	7月	8月	6月	7月	8月
全草	1.24	2.28	1.89	1.08	2.20	1.74
果实	–	9.78	5.16	–	13.19	6.15
茎	1.03	1.84	1.75	0.91	1.39	1.28
叶	2.71	4.37	3.89	1.37	1.86	1.87
果柄	–	1.34	1.05	–	0.93	0.51

3.讨论 实验结果表明，不同采收期、不同部位龙葵中澳洲茄碱、澳洲茄边碱的含量差异较大。从不同采收季节来看，7月份龙葵生长旺盛期的澳洲茄碱、澳洲茄边碱含量均为最高，8月份之后降低，提示7月份为龙葵采收的最佳季节；从龙葵不同用药部位来看，龙葵的茎、叶、果实、果柄等部位均含有澳洲茄碱、澳洲茄边碱，因此这些部位均可考虑作为龙葵药材来用，有利于植物资源的充分利用。同时，实验结果也显示果实中澳洲茄碱、澳洲茄边碱含量最高，其次为叶和全草，茎和果柄含量最低，提示龙葵入药还是应以带果者为好，这与1977年版《中国药典》规定的以带果者为佳一致。此外，根据龙葵果中澳洲茄碱、澳洲茄边碱含量为其他部位数倍的实验结果，说明也可以单独以龙葵果入药，有利于在龙葵植株免于破坏的前提下研发高品质龙葵药材。同时综合前期研究结果，我们提倡用龙葵果入药，采集期以7月青果期为好，这个时间的有效成分含量最高，待果实成熟后采收的生物碱含量明显降低。

本文实验结果为指导龙葵合理采收期和资源合理利用提供了科学依据，也为龙葵及其制剂的研制开发奠定了坚实基础。结果提示我们在用药时应注意采收季节、药用部位与药材质量关系，在进行龙葵及其制剂的有关研究时，应注意采收季节、药用部位对药材质量的影响。

五、指纹图谱研究

现有的研究发现不同产地的龙葵果中澳洲茄碱、澳洲茄边碱的含量差异较大，故采用HPLC法建立龙葵果药材的指纹图谱，针对不同产地的龙葵干果与龙葵保鲜果中的澳洲茄碱、澳洲茄边碱的含量进行测定，旨在为该药材的鉴别及质量评价提供方法和依据。

1.实验材料与方法

（1）仪器 Aglient 1260型高效液相色谱仪，包括真空脱气机、四元泵、

自动进样器、柱温箱、DAD 检测器及 Aglient ChemStation（美国安捷伦科技有限公司）；BS224S 型电子天平（德国赛多利斯公司）；JP-300A 型高速多功能粉碎机（永康市久品工贸有限公司）；KQ5200E 型超声波清洗器（昆山市超声仪器有限公司）。

（2）材料　澳洲茄碱、澳洲茄边碱对照品，本课题组自制，经 HPLC 面积归一化法测定，质量分数均大于 98%；12 批龙葵果药材样品由吉林四平创岐中草药纳米科技开发有限公司提供，经广东药科大学田素英副教授鉴定为茄科植物龙葵 *Solanum nigrum* Linn. 的果实（表 4-49）；乙腈为色谱纯，甲醇、磷酸为分析纯，水为屈臣氏蒸馏水。

表 4-49　12 批龙葵果样品来源信息

样品编号	产地	采收时间
S1	安徽	2015.12
S2	安徽	2015.12
S3	河南郑州	2016.01
S4	河北保定	2015.12
S5	河北安国	2015.12
S6	广西	2015.12
S7	湖南	2015.12
S8	辽宁沈阳	2015.12
S9	辽宁营口	2016.01
S10	黑龙江齐齐哈尔	2015.12
S11	江苏	2015.12
S12	吉林	2015.12

注：S12 样品为采用保鲜技术处理后的龙葵鲜果，简称龙葵保鲜果，其余为龙葵干果

（3）**色谱条件**　Agilent ZORBAX SB-C$_{18}$ 色谱柱（150mm×4.6mm，5μm），柱温：25℃；流动相：乙腈（A）-0.3% 磷酸溶液（B），梯度洗脱（0～27min，5%～33%A；27～35min，33%～65%A；35～65min，65%～100%A；65～70min，100%～5%A）；流速：1.0mL /min；进样量：10μL；检测波长：205nm。

（4）**对照品溶液的制备**　分别取干燥至恒重的澳洲茄碱、澳洲茄边碱对照品适量，精密称定，置容量瓶中，加甲醇溶解，制成质量浓度分别为 160、157.5μg/mL 的混合对照品溶液，进样前经 0.22μm 微孔滤膜过滤，即得。

（5）供试品溶液的制备　将龙葵果粉碎得龙葵果粗粉，取龙葵果粗粉2.0g，精密称定，置150mL具塞锥形瓶中，精密加入80%的甲醇20mL，称定重量，超声处理（功率200W，频率40kHz）40min，放冷，再称定重量，用80%甲醇补足减失的重量，摇匀，过滤，取续滤液，进样前经0.22μm微孔滤膜过滤，即得。

（6）精密度实验　取龙葵果样品（S1），按"（5）"项下方法制备供试品溶液，按"（3）"项下色谱条件连续进样6次，记录色谱图，以澳洲茄碱峰（7号峰）为参照峰，考察各共有峰的相对保留时间和相对峰面积的 *RSD*。结果各共有峰相对保留时间的 *RSD*<0.6%，相对峰面积的 *RSD*<2.6%，表明仪器精密度良好，符合指纹图谱要求。

（7）重复性实验　取同一批龙葵果样品（S1）6份，按"（5）"项下方法制备供试品溶液，按"（3）"项下色谱条件进样，记录色谱图，以澳洲茄碱峰（7号峰）为参照峰，考察各共有峰的相对保留时间和相对峰面积的 *RSD*。结果各共有峰相对保留时间的 *RSD*<1.0%，相对峰面积的 *RSD*<2.5%，表明方法重复性良好，符合指纹图谱要求。

（8）稳定性实验　取龙葵果样品（S1），按"（5）"项下方法制备供试品溶液，按"（3）"项下色谱条件分别于0、2、4、8、12、24h进样，记录色谱图，以澳洲茄碱峰（7号峰）为参照峰，考察各共有峰相对保留时间和相对峰面积的 *RSD*。结果各共有峰相对保留时间的 *RSD*<1.1%，相对峰面积的 *RSD*<2.5%，表明供试品溶液在24h内稳定性良好，符合指纹图谱要求。

（9）加样回收率实验　精密称取已知含量（澳洲茄碱3.72mg/g、澳洲茄边碱3.80mg/g）的龙葵样品6份，每份约0.5g（0.001g），依次加入澳洲茄碱和澳洲茄边碱的对照品，依照"（3）"项下色谱条件进样，依次测定样品中澳洲茄碱和澳洲茄边碱的含量，计算回收率。结果表明澳洲茄碱和澳洲茄边碱的平均回收率依次是97.2%（*RSD*=2.1%）和100.2%（*RSD*=2.2%）。该结果表明本次实验采用的方法具有良好的回收率。

2. 实验结果

（1）龙葵果样品的分析　分别取龙葵果S1–S12样品，按照"（5）"项下方法制备供试品溶液，按"（3）"项下色谱条件进样，得到12批不同产地龙葵果药材的HPLC色谱图。

（2）龙葵果特征指纹图谱的建立

1）对照指纹图谱的建立：本实验收集到12批龙葵果样品，但由于样本S11质量相对较差，S12采用了不同的保存方法，二者与其他样品的色谱图差异较大，故建立指纹图谱时将其剔除。将其余的10批龙葵果样品的HPLC图谱导入"中药色谱指纹图谱相似度评价系统"（2004A版），设样品S1的图谱为参照图谱，图谱生成方法为平均数法，时间窗设为 0.5min，经数据剪切、多点校正、自动匹配后生成龙葵果药材指纹图谱的共有模式 R，10 批样品有 12 个共有峰，结果见图 4-37。各共有峰的相对保留时间和相对峰面积见表 4-50、表 4-51。

表 4-50　12 批龙葵果样品各共有峰的相对保留时间

	S1	S2	S3	S4	S5	S6	S7	S8	S9	S10
1	0.24	0.24	0.24	0.24	0.24	0.24	0.23	0.24	0.24	0.24
2	0.41	0.40	0.40	0.40	0.40	0.40	0.39	0.40	0.40	0.40
3	0.45	0.44	0.44	0.44	0.44	0.44	0.44	0.44	0.44	0.44
4	0.63	0.63	0.63	0.63	0.63	0.63	0.63	0.63	0.63	0.63
5	0.64	0.64	0.63	0.64	0.64	0.64	0.64	0.64	0.64	0.64
6	0.73	0.73	0.73	0.73	0.73	0.73	0.73	0.73	0.73	0.73
7	1.00	1.00	1.00	1.11	1.11	1.11	1.00	1.00	1.00	1.00
8	1.03	1.03	1.03	1.03	1.03	1.03	1.03	1.03	1.03	1.03
9	1.13	1.14	1.13	1.14	1.14	1.14	1.14	1.14	1.14	1.14
10	1.75	1.76	1.74	1.76	1.76	1.76	1.76	1.76	1.76	1.76
11	2.12	2.13	2.11	2.13	2.13	2.13	2.13	2.13	2.13	2.13
12	2.14	2.15	2.13	2.15	2.15	2.15	2.16	2.15	2.16	2.16

表 4-51　12 批龙葵果样品各共有峰的相对峰面积

	S1	S2	S3	S4	S5	S6	S7	S8	S9	S10
1	0.30	0.32	0.62	0.79	0.61	0.79	0.86	0.35	0.30	0.64
2	0.23	0.19	0.58	0.19	0.17	0.25	0.35	0.23	0.19	0.22
3	0.27	0.25	0.10	0.89	0.27	0.35	0.38	0.20	0.17	0.25
4	0.19	0.16	0.44	0.21	0.30	0.41	0.49	0.19	0.15	0.31
5	0.20	0.18	0.43	1.09	0.47	1.10	1.20	0.21	0.16	0.46
6	0.21	0.19	0.51	0.28	0.29	0.32	0.37	0.18	0.15	0.26
7	1.00	1.00	1.00	1.00	1.00	1.00	1.00	1.00	1.00	1.00
8	0.85	0.84	0.48	1.99	1.12	1.15	1.30	0.90	0.84	1.01
9	1.13	0.97	1.26	0.37	0.96	0.93	0.87	1.02	1.17	1.01
10	1.13	0.69	0.67	0.51	1.61	1.60	0.93	1.29	0.76	0.74
11	0.85	0.23	0.41	0.53	1.06	1.36	1.35	2.01	0.27	0.33
12	2.40	2.00	3.02	1.20	2.94	2.51	2.88	5.30	2.24	1.58

2）色谱峰的指认：通过将混合对照品的图谱与共有模式图谱进行比较，根据保留时间指认出共有模式图谱中的 2 个色谱峰，分别为澳洲茄碱（7 号峰，保留时间为 22.72min）、澳洲茄边碱（8 号峰，保留时间为 23.41min）。

3）相似度评价：采用"中药色谱指纹图谱相似度评价系统"（2004A 版）对 10 批龙葵果样品的 HPLC 图谱和对照品图谱的相似度进行评价，结果见图 4-37，10 批龙葵果药材的相似度在 0.803 ～ 0.988 之间。将保存的共有模式图谱导入"中药色谱指纹图谱相似度评价系统"（2004A 版），评价样品 S11、S12 的相似度，结果分别为 0.753、0.595。

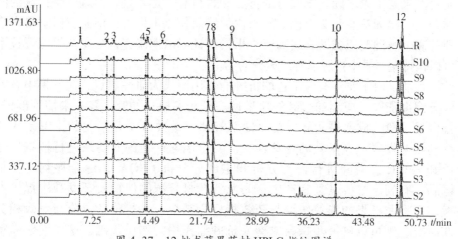

图 4-37　12 批龙葵果药材 HPLC 指纹图谱

3. 讨论　本研究对提取溶剂（水、60% 甲醇、80% 甲醇、60% 乙醇、80% 乙醇）、提取方法（超声法、回流法）进行了考察。结果发现：不同的提取溶剂所得的色谱峰数目基本相同，但是 80% 甲醇提取的溶液色谱峰面积较大，各色谱峰分离度相对较好，且容易过滤，滤液澄清，故选用 80% 甲醇为提取溶剂；超声法、回流法提取的溶液色谱峰数目及峰面积大小基本相同，故选用操作相对简便快捷的超声法作为提取方法。本实验对甲醇 – 水、甲醇 –0.3% 磷酸水溶液、甲醇 –0.2% 醋酸水溶液、乙腈 – 水、乙腈 –0.3% 磷酸水溶液、乙腈 –0.2% 醋酸水溶液等流动相体系进行了系统的考察，结果表明乙腈（A）–0.3% 磷酸水溶液（B）体系分离得到的色谱峰较多，分离效果较好。由于龙葵果样品中成分的保留范围较宽，分析时采用梯度洗脱，经优选梯度洗脱条件，确定洗脱程序为：0 ～ 27min，5% ～ 33%A；27 ～ 35min，33% ～ 65%A；35 ～ 65min，65% ～ 100%A；65 ～ 70min，100% ～ 5%A。

本研究对 12 批龙葵果样品进行了 HPLC 指纹图谱分析，从中筛选出 10 批龙葵果样品建立了龙葵果的 HPLC 指纹图谱，确定 12 个共有峰，并指认出澳洲茄碱、澳洲茄边碱 2 个主要的色谱峰，为龙葵果药材的鉴别和质量评价提供了依据。11 批龙葵干果经相似度评价计算得到的相似度在 0.753～0.988 之间，结合色谱图的直观分析，发现不同产地的龙葵干果之间的同一化学成分含量存在较大差异，龙葵干果的质量良莠不齐，这可能与龙葵果的产地、生长环境、采收时间、贮藏方式有关。而龙葵保鲜果的图谱与干果之间也有一定差别，与干果共有模式的相似度只有 0.595，说明采用保鲜技术处理后的龙葵鲜果与干果之间化学成分的种类和含量有一定差别，但就已经指认的澳洲茄碱、澳洲茄边碱 2 个色谱峰来说，峰面积比干果大，即龙葵保鲜果中澳洲茄碱、澳洲茄边碱的含量高于干果，印证了前期研究认为龙葵果保鲜技术可以保持龙葵果中抗肿瘤有效成分的结论。

目前，由于龙葵有着出色的抗肿瘤作用而成为研究热点，龙葵果中有效成分澳洲茄碱、澳洲茄边碱的含量远高于龙葵植株的叶、茎、果柄等部位，且含量一般为成熟果实＜青果＜幼果规律，单独以龙葵果尤其是鲜果入药有利于开发优质、高效的龙葵药材。对全国各产地的龙葵果进行搜集、分析其 HPLC 图谱并进行聚类分析和主成分分析（PCA），综合评判龙葵果样品，有利于寻找其适宜产区，为龙葵药材资源的保护及开发利用提供参考；而将龙葵果的指纹图谱与药效指标相结合，进行化学成分与疗效相关性研究，则可以进一步探究龙葵果抗肿瘤作用的物质基础，这些课题尚待进一步研究。

第七节　冬虫夏草

冬虫夏草是中医临床常用的中药，为麦角菌科植物冬虫夏草菌 *Cordyceps sinensis*（Berk.）Sacc. 寄生在蝙蝠蛾科昆虫幼虫上的子座及幼虫的尸体的复合体。具有补肾益肺、止血化痰的功效，主治阳痿遗精、腰膝酸痛、久咳虚喘、劳嗽痰血。因资源枯竭导致价格不断上涨，现已成为重要的名贵中药材。近年来，虫草已被东阳光药业集团人工种植成功，梅全喜教授带领团队与东阳光药物研究院中药研究所在鲜冬虫夏草研究方面开展合作，取得了较好的成绩。

一、研究进展

1. 文献研究与临床疗效　藏医最早发现与应用虫草，关于虫草的记载最早见于藏医《月王药诊》，后来《藏本草》中也记载了冬虫夏草"补肾，润肺"的功能。虫草的大范围应用大概在明代，明代龚廷贤《寿世保元》就载有"冬虫夏草，味甘性温，虚劳咯血，阳痿遗精"。清代汪昂的《本草备要》载其"保肺益肾，止血化痰，止劳咳"。而《本草纲目拾遗》记载"冬虫夏草，羌俗采为上药。功与人参同，能治诸虚百损"。历版《中国药典》对冬虫夏草也有记载，2015 年版《中国药典》记载："甘，平。归肺、肾经。补肾益肺，止血化痰。用于肾虚精亏，阳痿遗精，腰膝酸痛，久咳虚喘，劳嗽咯血。"

几百年来的临床应用均表明冬虫夏草的疗效是确切的，现代大量临床研究也进一步证明了虫草在肺肾疾病方面的显著疗效。冬虫夏草对弥漫性肺泡炎和肺泡结构紊乱导致的肺间质纤维化具有很好的辅助治疗及稳定效果。通过冬虫夏草提取物与甲泼尼龙联合治疗特发性肺纤维化研究证明，其疗效理想，值得临床上推广应用。并且，在临床上其他肺部疾病多以冬虫夏草复方进行给药治疗。亦有研究观察了冬虫夏草软胶囊对支气管哮喘患者气道炎症的改善作用，发现冬虫夏草软胶囊能减轻气道炎症，缓解哮喘症状，而且可能具有一定的改善气道重构作用。

冬虫夏草在治疗急性、慢性肾衰竭方面也具有较好临床疗效，有人应用冬虫夏草治疗 20 例慢性肾功能不全患者，发现其血肌酐、尿素氮、胆固醇、甘油三酯均有明显的下降，疗效显著。将冬虫夏草应用于急性肾功能衰竭的治疗，发现其对急性肾功能衰竭患者的肾小管上皮细胞有良好修复作用。冬虫夏草可以修复肾功能损害，给 21 例采用顺铂化疗方案的肿瘤患者口服，发现其对顺铂引起的肾损伤有明显保护作用。上述临床研究均验证了古籍文献中所记载的冬虫夏草具有"保肺""益肾"的效果。

2. 药理作用 现代进行的更多的药理实验研究表明，虫草不仅在肺、肾及心血管疾病方面有较好的治疗作用，还确有显著的抗肿瘤作用。中国医学科学院药用植物研究所及多家科研机构的共同研究表明，冬虫夏草的醇提物能剂量依赖性地抑制多种肿瘤细胞的生长，如肺癌细胞、淋巴癌细胞、肝癌细胞、宫颈癌细胞、结直肠癌细胞、黑色素癌细胞等，其中对黑色素癌细胞的抑制作用最强。有人研究发现冬虫夏草乙醇提取物对多种肿瘤细胞的生长和繁殖具有抑制作用，体内实验发现其对小鼠接种的 B16 黑色素瘤的生长有显著抑制作用；冬虫夏草醇提取物能够抑制动物肺部肿瘤的生长和转移，进而抑制肿瘤导致的肺部增重。冬虫夏草子实体的甲醇提取物对人肺癌细胞（Calu-1 细胞）的生长和增殖有抑制作用。国外学者 Koteswara 等也报道了冬虫夏草甲醇提取物中氯仿和正丁醇馏分对人肝癌 HepG2 细胞的生长和增殖均具有抑制作用。国内外多项研究表明冬虫夏草水提物对乳腺癌肺转移有抑制作用，对 B16 黑色素瘤细胞具有显著的抑制作用，可明显抑制肺癌细胞的原发灶生长和自发肺部转移，对肺癌 Lewis 细胞的生长与肝转移有显著抑制作用，可显著抑制雌性小鼠腹水型肝癌皮下移植瘤的生长，等等。还有人发现，通过水提－醇沉方式得到的冬虫夏草提取物能够抑制肺癌 NCI-H460 细胞的增殖，并诱导肺癌细胞凋亡。有研究发现冬虫夏草多糖对 B16 黑色素瘤荷瘤小鼠体内的肿瘤具有显著抑制作用；冬虫夏草多糖能够显著抑制 H22 肿瘤在小鼠体内的生长。冬虫夏草多糖类成分能促进免疫细胞的增殖、分泌，增强免疫细胞的功能，通过宿主介导而发挥抗肿瘤作用。冬虫夏草子实体的甲醇提取物对人慢性髓原白血病 K562 细胞、急性 T 细胞白血病 Jurkat 细胞的抑制作用显著。亦有研究证明冬虫夏草乙醇提取物对人白血病 HL-60 细胞增殖有显著的抑制作用。

无论是中医的传统应用历史，还是现代的临床和实验研究，均表明冬虫夏草抗肿瘤的临床疗效是确切的。虽然冬虫夏草中不含有所谓的抗癌成分虫草菌素和喷司他丁，但现代进行的众多药理实验均证明其抗肿瘤作用是十分明确的。

虫草所含重金属砷超标的问题，不是虫草本身的问题，因为并不是所有的虫草都有含砷的问题。虫草的含砷问题主要有两个方面：一是野生虫草的生长地土质有问题；二是在销售过程中人为（如为了增重而为虫草涂铅粉、铁粉）引起的。食用受到污染的虫草当然会给人体带来不利的影响，就像是三七的农药残留超标、远志的黄曲霉毒素超标一样，这些只能说明这一批药材是不合格的，不能因为这个批次不合格而认为所有的三七和远志都是不能用的。

近年来，冬虫夏草人工种植的难关已被攻克了，经过多方面的研究证明，人工种植的冬虫夏草与野生的品种（菌种及虫体）、外观形态、成分及含量、药理作用与临床疗效都是一致的，而且人工种植的是不含有重金属砷的，可以放心使用。相信随着人工种植规模的扩大、虫草来源的增加，虫草的价格也将会越来越低，未来普通的老百姓也能用得起冬虫夏草这种名贵中药材了。

3. 培育及保鲜技术 由于冬虫夏草良好的药用功效和稀缺的资源，造成其野生产量及市场需求的不平衡，因此实现冬虫夏草的产业化培育刻不容缓。国家从"七五"到"十二五"一直对冬虫夏草的培育技术大力扶持，投入大量的研发资金。近年来《中药材保护和发展规划（2015-2020）》与中医药发展"十三五"规划也提出"加强濒危稀缺中药材种植养殖基地建设，重点建设麝香、人参、羚羊角、川贝母、穿山甲、冬虫夏草等濒危稀缺中药材基地"战略规划。经过多年的努力，国内的科研院所及民营机构在冬虫夏草的培育上取得了一定的成果。本文对此进行梳理和分析，为后期研究提供参考。

（1）冬虫夏草的生长环境　天然冬虫夏草的生长对生态地理环境的要求异常苛刻，只能在海拔3000m以上的高寒草甸地带生长。在全球范围内，我国是冬虫夏草的主要产地，另外在不丹、印度和尼泊尔也有分布。据报道，冬虫夏草在我国的分布北起祁连山，南至滇西北高山，东自川西高原山地，西达喜马拉雅山脉的大部分地区，包括西藏、青海、四川、云南、甘肃5个省区。

（2）冬虫夏草的寄主昆虫　冬虫夏草的寄主昆虫主要为蝙蝠蛾科昆虫，属于鳞翅目（Lepidoptera）有喙亚目（Glossata）外孔次亚目（Exoporia）蝙蝠蛾总科（Hepialoidae）。到目前为止，研究发现了60余种冬虫夏草寄主昆虫。冬虫夏草寄主蝙蛾为完全变态昆虫，众多寄主蝙蛾虽不同种类，但生物学特性差异较小，它们完成一个世代所经历的虫态与时间是基本一致的。在原产地自然条件下，生活周期大概3～5年，分卵、幼虫、蛹、成虫4个发育虫态，幼虫期为最长，且世代重叠。

前期，各科研机构在寄主昆虫的生物学特性与饲养繁殖方面也取得了较多的成绩。20世纪90年代，四川省中药研究所（现重庆市中药研究院）开始进行冬虫夏草寄主昆虫饲养及繁殖的研究工作，其在半野生环境下人工饲养蝙蝠蛾幼虫方面取得了较大进步，饲养出一定规模幼虫。在同一时期，浙江农业大学在室内饲养斜脉蝙蛾幼虫也获得良好的效果。另外，青海省畜牧兽医科学院草原研究所对幼虫的饲养、侵染等进行了探索，完成了虫草蝙蛾1个世代的饲养。

（3）冬虫夏草的菌种　冬虫夏草为麦角菌科真菌冬虫夏草菌 Cordyceps sinensis（Berk.）Sacc. 寄生在蝙蝠蛾科昆虫幼虫上的子座和幼虫尸体的干燥复合体。目前，经过研究证实中国被毛孢为冬虫夏草的无性型真菌。

国内对冬虫夏草菌分离培养的研究始于20世纪70年代末。青海省畜牧兽医科学院沈南英教授研究组在1980年从僵虫体和子座的菌丝体及子囊孢子分离出中国被毛孢，并证明其是唯一的中国冬虫夏草菌种。两年后，该项目组在试管中培养出"子座芽"（即子座幼体或原基），并申请了专利技术，于1989年获得国家授权。其后，刘锡琎等在四川康定分离得到冬虫夏草菌，并正式发表新种中国被毛孢 Hirsutella sinensis X. J. Liu, Y. L. Guo, Y. X. Yu & W. Zeng。2004年，俞永信从天然虫草中分离得到冬虫夏草菌，并在人工培养基上进行培养生长，使其进行无性和有性繁殖，取其孢子接种于寄主昆虫，在模拟天然环境的条件下长出子座，培养出与天然虫草相似的冬虫夏草。

（4）冬虫夏草的侵染　目前，各机构研究者已对冬虫夏草的侵染途径进行了大量的研究，主要的侵染途径有通过昆虫体壁或表皮、口器或气孔等自然孔口或肠道等消化道侵染，但具体到每一种虫生真菌，各自都有自己主要的侵入特征。并根据主要的侵染途径分别发明了针刺、拌入饲料喂食、表皮涂抹、浸泡及喷雾等接种方法，都取得了较好的效果。在冬虫夏草菌接种寄主昆虫完成后，控制冬虫夏草子实体的发育便成为关键。影响子实体发育的因素很多，主要集中在温度、土壤 pH 值及光照等几方面。温度一般选择为 15 ～ 20℃；土壤 pH 最好控制为 5.0 ～ 5.5；光照 3400 ～ 5500Lx 之间的短期短光波照射较适合子实体发育。

（5）冬虫夏草的培育 现阶段，除了野外自然生长的冬虫夏草外，也存在培育的冬虫夏草，主要分为半野生培育及生态培育。生态培育冬虫夏草的思路主要是从高原草甸采挖幼虫、蛹或收集虫卵，再对虫种和菌种进行室内生态培育，之后进行接种，最后将感染菌的幼虫在生态培育室内进行饲养，从而培育出冬虫夏草。半野生培育冬虫夏草主要是在高海拔地区培育冬虫夏草，充分利用高原生态环境的温度、湿度、气压等条件，降低了培育的成本。据报道，国内多家科研机构及企业进行了冬虫夏草生态培育或半野生培育的相关研究，并取得了一定的进展。

重庆中药研究所在四川康定高原建立基地，并进行了蝙蝠蛾的研究，成功地在室内完成了蝙蝠蛾的世代繁衍，在幼虫发育期、成活率和侵染率等方面都有一定的提高，并有半野生培育冬虫夏草成功的报道；另外，在西藏藏北高原地区，国家"九五"重点科技攻关项目"西藏那曲冬虫夏草野生抚育及开发研究"课题组也成功培育出了少许半野生冬虫夏草；中山大学在半野生培育方面也取得了一定的进展，但也还停留在研发阶段；高祖绶等在 1991 年将海拔 3500m 以上高原的斜脉蝙蝠蛾引种到杭州低海拔实验室，用人工饲料获得良好效果，但未见其产业化的报道。以上研究均处于小试阶段，均未突破产业化瓶颈。

近年来，已有科研单位经历近 10 年的科研攻坚，突破了多项关键技术，首次实现了冬虫夏草规模化繁育技术并成功将其产业化。

（6）野生冬虫夏草与培育冬虫夏草的比较 培育冬虫夏草与野生冬虫夏草的品质比较研究，一直都是冬虫夏草产业化过程中的关键问题。据报道，中国食品药品检定研究院和广东省食品药品检验所等单位从红外、甾醇特征指纹图谱、腺苷含量、重金属及有害元素含量等方面对野生冬虫夏草和培育冬虫夏草进行了系统的比较分析。结果显示，培育冬虫夏草与野生冬虫夏草具有高度的一致性，且由于培育冬虫夏草的生存环境相对野生冬虫夏草可控性高，其安全性更容易控制。

（7）鲜冬虫夏草的保鲜技术研究 由于先前冬虫夏草培育未成功产业化，

所以冬虫夏草资源主要以野生为主，受采挖期的限制，食用方法多为传统的炖煮。且冬虫夏草产品形式单一，缺乏多样性，不能满足人们对其产品形式的需求。随着冬虫夏草生态培育的产业化，以及人们对品质的追求，鲜冬虫夏草成为消费者关注的重点。

鲜药的特点：鲜药用药应用广泛，历史悠久，功效显著，我国古代医家对鲜药的临床应用有着宝贵和丰富的经验。研究表明，中药鲜药在化学成分和药理作用上具有独特之处，且有着干品不可替代的效果。干燥药材由于高温干燥等过程，可能使有效成分损失或破坏，有时甚至会丧失活性。鲜药具有活性成分含量高、药理活性强、临床疗效好、服用量少等优点。现代研究表明，新鲜的冬虫夏草在免疫调节、抗肿瘤、抗氧化等药理作用方面均具有较好的效果。且新鲜的冬虫夏草直接咀嚼，无臭、无味，早晨起来空腹细细咀嚼、慢慢咽服，环保、有效、方便，利用率高，是值得推崇的服用方法。

鲜冬虫夏草的保鲜方法：鲜冬虫夏草的保鲜是全链条的保鲜，从采挖、清洗、灭菌、运输、储存等都在严格条件下进行，保持其鲜度和细胞活力。目前，对于冬虫夏草保鲜加工的研究主要集中在低温保鲜、速冻保鲜、气调保鲜等。冬虫夏草低温保鲜的原理主要是抑制活细胞的呼吸作用、降低细胞的新陈代谢，低温保存冬虫夏草的温度通常控制在 $-10 \sim -3℃$。速冻保鲜通过一定的低温环境，使冬虫夏草组织内形成大量分布均匀、颗粒细小的冰晶体，使其细胞内外的压力保持均衡，是对细胞膜和原生质损害极小的一种保鲜方法。研究表明冬虫夏草速冻保鲜的温度通常应控制在 $-80℃$。气调保鲜的原理是在一定的封闭体系内，通过各种调节方式得到不同于正常大气组分的调节气体，抑制导致腐败生理生化过程及微生物的活动。另外，随着鲜冬虫夏草保鲜研究的不断深入，目前已经有报道鲜冬虫夏草智能保鲜系统被研发出并应用到实践中，主要是通过智能程序化调控冷藏保鲜温度、时间、湿度等参数，从细胞层面保持鲜冬虫夏草的新鲜生命力和营养成分。

生态培育冬虫夏草的产业化成功，既有利于解决资源严重短缺、生产难以为继的问题，也利于提高冬虫夏草的质量、规范冬虫夏草市场、保护高原生态环境和资源。未来要进一步推动冬虫夏草的产业升级，应该重点做到以下几个方面：优化生态培育冬虫夏草的工艺，加强冬虫夏草菌种的强野性，提高冬虫夏草寄主昆虫的存活率，增强生态培育的成草率；研发配套的自动化设备是冬虫夏草产业化发展的助推器，加快冬虫夏草产业化配套设施的研发；新鲜冬虫夏草开创了一种产品新品类，相较于干燥的冬虫夏草，其能够更好地保留活性成分，且质脆味甘、气味鲜香，未来需要进一步加强鲜冬虫夏草产品保鲜技术和物流技术的研发，使高品质的鲜冬虫夏草产品更好地满足消费者的需求。

二、品种鉴别研究

《云南省中药饮片炮制规范》（1986 年版）就记载冬虫夏草可生用;《四川省中药饮片炮制规范》（2015 年版）将鲜冬虫夏草记录入册。冬虫夏草作为中国的十大名贵中药材之一，由于其资源紧缺、价格昂贵、需求量大，市场上冬虫夏草掺杂品、混淆品、伪品现象频出，目前冬虫夏草市场上的伪品、混淆品主要有发酵冬虫夏草菌粉、发酵虫草菌粉、蛹虫草、蝉花、凉山虫草、亚香棒虫草、戴氏虫草、新疆虫草等。中药材的真伪鉴别常采用性状鉴别、显微鉴别和理化鉴别。理化鉴别是对生药所含特定成分进行鉴别，既具有真伪鉴别的作用又可在一定程度上体现生药的质量情况。然而目前冬虫夏草相关标准中只有性状鉴别，缺少理化鉴别项；文献研究主要集中于干冬虫夏草，鲜冬虫夏草的鉴别研究目前尚未有报道。本研究采用显色法、聚合酶链式反应法、蛋白质电泳法、TLC 法、HPLC 法对鲜冬虫夏草及其伪品、混淆品进行系统的鉴别研究，为鲜冬虫夏草的药材鉴定和质量标准制定提供参考。

具体样品来源信息见表 4-52，所有样本均经广东东阳光药业有限公司高级制药工程师钱正明博士鉴定。

表 4-52　样本来源信息表

样品编号	样品名称	拉丁名	样品来源
S1	鲜冬虫夏草	*Cordyceps sinensis*	湖北
S2	蝉花	*Cordyceps ciecadae*	江西
S3	蛹虫草	*Cordyceps militaris*	广东
S4	发酵冬虫夏草菌粉	*Hirsutella sinensis*	浙江
S5	发酵虫草菌粉	*Paecilomyces hepiali*	江西
S6	凉山虫草	*Cordyceps liangshanensis*	四川
S7	戴氏虫草	*Cordyceps tasi*	湖南
S8	新疆虫草	*Cordyceps gracilis*	新疆
S9	亚香棒虫草	*Cordyceps hawkesii*	湖北

1. 聚合酶链式反应法

（1）DNA 提取　用 70% 乙醇擦洗样品表面后，加液氮研磨使成粉末，取0.1g，按植物基因组 DNA 提取试剂盒说明进行 DNA 提取。

（2）PCR反应　鉴别引物：正向5′-AGTTACCACTC-CCAAACC-3′和反向5′-TGCTTGCTTCTTGACTGA-3′。反应体系：总体积为25μL，包括10×PCR缓冲液2.5μL，d NTP（2.5mmol／L）2μL，Mg₂Cl（25mmol／L）2μL，引物（10μmol／L）各1μL，高保真Taq DNA聚合酶（5U／μL）0.2μL，模板DNA 2μL，无菌双蒸水14.3μL。扩增程序：94℃预变性5min，循环反应30次（94℃30s，64℃30s，72℃30s），延伸（72℃）5min。

（3）电泳检测　照琼脂糖凝胶电泳法（《中国药典》2015年版四部通则0541），胶浓度为1%，胶中加入核酸凝胶染色剂Gel Red；供试品上样量为8μL，DNA分子量标记上样量为2μL（0.5μg／μL）。电泳结束后，取凝胶片在凝胶成像仪上检视。

（4）检测结果　鲜冬虫夏草在100～250bp之间有单一的DNA条带；8种常见混淆品中，除发酵冬虫夏草菌粉外，其他混淆品均未出现相应的DNA条带。见图4-38。

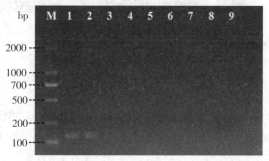

图4-38　鲜冬虫夏草及其混淆品DNA电泳图
1. 鲜冬虫夏草；2. 发酵冬虫夏草菌粉；3. 蝉花；4. 蛹虫草；5. 发酵虫草菌粉；
6. 凉山虫草；7. 戴氏虫草；8. 新疆虫草；9. 亚香棒虫草；M.DNA分子量标准品

2. 蛋白质电泳法

（1）提取蛋白质　取鲜冬虫夏草粉1.0g，其余样品粉末0.3g，加0.02mol／L的PBS缓冲液（pH=7.4）10mL，20℃超声（430W，50Hz）处理30min，再置于4℃冰箱内浸提4h，离心（4℃，11950×g）15min，弃去上层脂层，移取上清液4mL，加入预冷的丙酮16mL，混匀，-20℃冰箱放置过夜，离心（4℃，11950×g），沉淀用氮气吹干，用PBS缓冲液1mL溶解，即得。

（2）蛋白含量测定　照考马斯亮蓝法（Bradford法）（《中国药典》2015年版四部通则0731），测定上述蛋白质提取液中蛋白质浓度，然后用PBS缓冲液稀释各样品，使蛋白浓度保持一致。

（3）电泳检测　照SDS-聚丙烯酰胺凝胶电泳法（《中国药典》2015年

版四部通则0541），浓缩胶浓度为5%，分离胶浓度为12%，供试品上样量为40μL，蛋白分子量标记上样量为3μL，电泳试验结束后，将凝胶片置于凝胶成像仪上进行检视。

（4）检测结果　鲜冬虫夏草的蛋白条带数量、大小、颜色深浅均与其他8种常见混淆品明显不同。见图4-39。

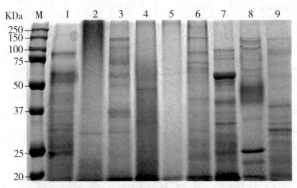

图4-39　鲜冬虫夏草及其混淆品蛋白质电泳图

M. 蛋白质分子量标准品；1.鲜冬虫夏草；2.蝉花；3.蛹虫草；4.发酵冬虫夏草菌粉；
5.发酵虫草菌粉；6.凉山虫草；7.戴氏虫草；8.新疆虫草；9.亚香棒虫草

3.TLC法

（1）供试品溶液　取干燥后的各样品粉末1.0g，加90%乙醇20mL，超声处理30min，滤过，滤液蒸干，残渣加50%乙醇1mL使溶解，作为供试品溶液。

（2）对照品溶液　取腺苷对照品和尿苷对照品，加50%乙醇制成每1mL各含0.5mg的对照品溶液。

（3）测定法　取对照品溶液和供试品溶液，条带状点于同一采用4%磷酸氢二钠溶液浸渍处理后的硅胶GF254薄层板上，以异丙醇－乙酸乙酯－甲醇－水－浓氨试液（5:3:1:1:0.1）为展开剂，展开，取出，晾干，置紫外光灯（254nm）下检视。

（4）方法学考察　对不同的温湿度条件（室温高湿、室温低湿、室温室湿、低温高湿）及不同的薄层板（自制硅胶GF254薄层板、烟台产硅胶GF254预制板和Merck硅胶GF_{254}预制板）的层析效果进行比较，结果表明，该薄层条件重视性较好。

（5）检测结果　见图4-40。除蝉花、戴氏虫草外，鲜冬虫夏草与其他6种常见混淆品的斑点个数和颜色明显不同。

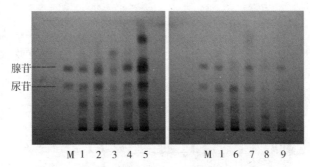

图 4-40　鲜冬虫夏草及其混淆品 TLC 色谱图

M. 混合对照品；1. 鲜冬虫夏草；2. 蝉花；3. 蛹虫草；4. 发酵冬虫夏草菌粉；
5. 发酵虫草菌粉；6. 凉山虫草；7. 戴氏虫草；8. 新疆虫草；9. 亚香棒虫草

4.HPLC 法

（1）供试品溶液　取干燥后的各样品粉末（过三号筛）0.5g，加入 90%
甲醇 10mL，加热回流 30min，摇匀，滤过，取续滤液作为供试品溶液。

（2）参照物溶液　取尿苷对照品和腺苷对照品适量，加 90% 甲醇制成每
1mL 含尿苷 20μg 和腺苷 20μg 的溶液，作为参照物溶液。

（3）测定法　色谱柱 WelchUltimate AQ-C18（4.6mm×150mm，5μm）；
以 0.04mol/L 磷酸二氢钾溶液为流动相 A，甲醇为流动相 B，梯度洗
脱（0 ～ 10min，0%B；10 ～ 20min，0% ～ 2%B；20 ～ 30min，2%B；
30 ～ 40min，2% ～ 15%B；40 ～ 60min，15% ～ 50%B）；柱温为 30℃；流
速为 1mL / min；检测波长为 260nm。分别精密吸取参照物溶液与供试品溶液
各 1μL，注入液相色谱仪，测定。鲜冬虫夏草供试品特征图谱中呈现 6 个特
征峰，其中 2 个峰分别与相应的参照物峰保留时间一致，与腺苷参照物峰相
应的峰为 S 峰，特征峰 1、3、4、5 的相对保留时间为 0.20（峰 1）、0.58（峰 3）、
0.60（峰 4）、0.67（峰 5）。

（4）方法学考察　专属性试验: 空白溶液在 6 个特征峰的保留时间处无
干扰；重复性实验: 各峰的相对保留时间均在规定值 ⊥5.0% 以内，相对保留
时间 *RSD* 均低于 1.0%（*n*=6）；耐用性试验: 参照物溶液和供试品溶液在 24h
内稳定，在不同厂家色谱柱（Welch，Ultimate AQ-C18，YMC PackODS-AQ
和 Shimadzu GL Sciences InertSustain AQ-C18）、不同的柱温（28℃、30℃、
32℃）及不同设备、试剂的小范围变动情况下均具有耐用性。

（5）检测结果　见图 4-41。鲜冬虫夏草具有 6 个特征峰，除蝉花外，其
他混淆品均出现特征峰缺失的现象。

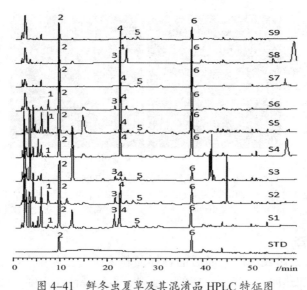

图 4-41　鲜冬虫夏草及其混淆品 HPLC 特征图
STD. 对照品；S1. 鲜冬虫夏草；S2. 蝉花；S3. 蛹虫草；S4. 发酵冬虫夏草菌粉；
S5. 发酵虫草菌粉；S6. 凉山虫草；S7. 戴氏虫草；S8. 新疆虫草；S9. 亚香棒虫草

5. 讨论　采用鲜冬虫夏草为研究对象，对其和 8 种常见的混淆品进行了系统的理化鉴别研究。

聚合酶链式反应法：除发酵冬虫夏草菌粉外，其他 7 种混淆品在 100～250bp 之间未出现鲜冬虫夏草应有的单一 DNA 条带。发酵冬虫夏草菌粉的菌为中华被毛孢菌，与冬虫夏草菌一致，因此此法无法将二者区分开来。

蛋白质电泳法：生物蛋白质谱带具有种间特异性和稳定性，其蛋白质谱带系列可显示种间的不同。从蛋白电泳结果来看，鲜冬虫夏草与其他 8 种常见混淆品蛋白图谱差异较大，结合蛋白条带数量、大小、颜色深浅可进行有效鉴别。鲜冬虫夏草中出现了 15 个左右的主蛋白条带，主要位于 75～100kDa、50～75kDa 及 25kDa 附近；蛹虫草、凉山虫草、新疆虫草、亚香棒虫草均出现大于 100kDa 的条带；蝉花仅出现 1 个清晰的蛋白条带；发酵冬虫夏草菌粉中出现 3 个主蛋白条带；发酵虫草菌粉中未出现蛋白条带；戴氏虫草与鲜冬虫夏草蛋白条带分布较类似，但戴氏虫草在 50～75kDa 之间出现一条很浓的蛋白条带，鲜冬虫夏草则较弱。

TLC 法及 HPLC 法：核苷类成分为冬虫夏草的主要活性成分，本研究的 TLC 和 HPLC 法均基于核苷类成分进行相关鉴别方法的开发。由 TLC 色谱结果可知，若仅以腺苷对照品和尿苷对照品作对照，仅能区分凉山虫草和新疆虫草，若加以鲜冬虫夏草作对照品则可鉴别除蝉花、戴氏虫草外的 6 种常见混淆品。蛹虫草和发酵虫草菌粉在尿苷上方多出一个主斑点；发酵冬虫夏草菌粉在腺苷下方多了一个主斑点；凉山虫草缺尿苷斑点；新疆虫草缺尿苷、腺苷斑点；亚香棒虫草缺腺苷斑点。

HPLC 法是中药理化鉴别的一种重要技术手段，本文建立了鲜冬虫夏草的特征图谱，由样品特征图谱结果可知，鲜冬虫夏草供试品特征图谱中呈现 6 个特征峰，发酵冬虫夏草菌粉缺 3、5 号峰，发酵虫草菌粉缺 3 号峰，蛹虫草缺 1 号峰，亚香棒虫草缺 1、3 号峰，新疆虫草缺 1、5 号峰，凉山虫草缺 5 号峰，戴氏虫草缺 1、3 号峰。蝉花 6 个峰均有，不能被有效鉴别。因此该法可有效鉴别除蝉花外的 7 种常见混淆品。TLC 和 HPLC 法均可以较好地鉴别鲜冬虫夏草及相关混淆品，但 HPLC 法相对来说特异性更强，可以更好地鉴别戴氏虫草。

聚合酶链式反应法、蛋白质电泳法、TLC 法、HPLC 法 4 种方法基本可以将鲜冬虫夏草与混淆品区分开来，但每种方法均存在各自的优缺点，必要时需不同方法联合使用鉴别。本研究建立了 4 种鲜冬虫夏草的理化鉴别方法，为其产品的质量标准建立提供了技术支持。

三、含量测定与分析

1. 甾醇类成分含量测定与分析

（1）含量测定

1）对照品溶液制备：分别精密称取对照品麦角甾醇、胆甾醇和谷甾醇适量，置于 200mL 棕色容量瓶中，加 0.5mol / L 氢氧化钾 – 乙醇溶液超声 5min 使其溶解，用 0.5mol / L 氢氧化钾 – 乙醇溶液稀释至 200mL，摇匀，置于 4℃ 下保存，备用。

2）供试品溶液制备：精密称取冬虫夏草粉末样品 0.5g（过三号筛），加入氢氧化钾 – 乙醇溶液 10mL（0.5mol / L）于 50mL 茄形瓶中，在 85℃下热回流提取，提取时间 30min，采用高速离心机离心（15min，5000r/min），得上清液，经 0.45μm 有机滤膜过滤，得到冬虫夏草供试品溶液。

3）色谱条件：色谱柱：Waters Xbridge C_{18}（4.6mm×250mm，5μm），柱温 30℃；流动相 A 为水，流动相 B 为 0.005% 甲酸甲醇溶液，梯度洗脱：0 ～ 10min，97% ～ 100% B；10 ～ 25min，100% B；流速 1.0mL / min；ELSD 参数：增益值 6，雾化压力 3.5bar，漂移管温度 35℃，噪音过滤 5s，进样体积 25μL。

4）方法学确认：采用了课题组前期发表文献《HPLC-ELSD 法同时测定冬虫夏草中 3 个甾醇的含量》的分析方法对样本进行含量测定。本实验从专属性、重复性、线性范围三个方面对前期开发的色谱分析方法进行了方法学确认。

①专属性试验：精密吸取 0.5mol／L 氢氧化钾 – 乙醇溶液空白溶液、甾醇混合对照品溶液和冬虫夏草供试品溶液各 25μL，按"3）"项下色谱条件依次进行分析，记录色谱图见图 4–42。结果表明空白溶液在冬虫夏草目标峰位置无干扰，3 种甾醇成分与相邻峰的分离度均大于 1.5，符合定量分析要求。

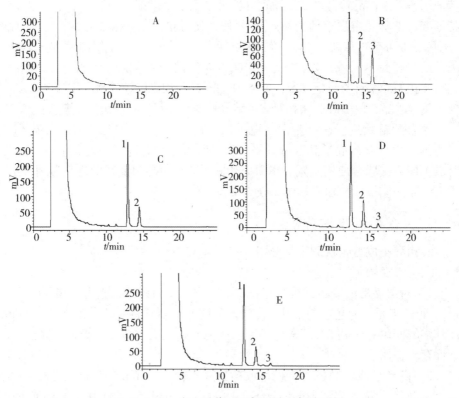

图 4–42　冬虫夏草不同部位样品色谱图
A.空白溶液色谱图；B.对照品色谱图；C.冬虫夏草子座色谱图；
D.冬虫夏草虫体色谱图；E.冬虫夏草全草色谱图；1.麦角甾醇；2.胆甾醇；3.谷甾醇

②重复性试验：精密称取 6 份冬虫夏草药材粉末 0.5g，按"2）"项下方法进行供试样品制备，按"3）"项下色谱条件进行样品分析，对 6 份样品中目标化合物含量计算 *RSD*。结果麦角甾醇为 3.84%，胆甾醇为 3.43%，谷甾醇为 3.49%，表明该方法重复性良好。

③标准曲线试验：取对照品溶液，用 0.5mol／L 氢氧化钾 – 乙醇溶液稀释配成系列浓度溶液，按"3）"项下色谱条件进行分析，以峰面积对数值（Y）为纵坐标，溶液质量对数值（X）为横坐标进行回归计算。麦角甾醇线性方程为 $Y=1.1750X+3.0982$，$r=0.9999$；胆甾醇线性方程为 $Y=1.3097X+3.1024$，

$r=0.9992$；谷甾醇线性方程为 $Y=1.3049X+3.1299$，$r=0.9994$。结果表明麦角甾醇、胆甾醇和谷甾醇分别在 $0.35 \sim 6.95\mu g/mL$、$0.20 \sim 3.98\mu g/mL$ 和 $0.18 \sim 3.60\mu g/mL$ 之间线性关系良好。

5）样品测定：取冬虫夏草不同部位样品（子座样本 6 批、虫体样本 6 批、全草样本 6 批），按照"2）"项下方法制备供试品溶液，按"3）"项下色谱条件进行分析检测。典型样品色谱图见图 4–42，样本中麦角甾醇、胆甾醇和谷甾醇的含量见表 4–53。

表 4–53 冬虫夏草不同产地及不同部位样品甾醇含量（mg / g）

样品	子座				虫体				全草			
	麦角甾醇	胆甾醇	谷甾醇	总甾醇	麦角甾醇	胆甾醇	谷甾醇	总甾醇	麦角甾醇	胆甾醇	谷甾醇	总甾醇
青海果洛	2.33	0.50	0.00	2.83	3.06	1.74	0.61	5.41	2.99	1.16	0.35	4.50
西藏那曲	2.93	0.47	0.00	3.40	2.88	1.64	0.60	5.12	2.80	1.23	0.42	4.45
四川康定	2.46	0.47	0.00	2.93	4.17	2.41	0.95	7.53	3.60	1.65	0.61	5.86
湖北宜昌	3.49	0.72	0.00	4.21	4.80	1.50	0.56	6.86	4.10	1.12	0.35	5.57
湖北宜昌	3.17	0.75	0.00	3.92	3.73	1.78	0.51	6.02	3.50	1.36	0.33	5.19
湖北宜昌	3.02	0.74	0.00	3.76	3.45	1.59	0.50	5.54	3.20	1.14	0.29	4.63
平均值	2.90	0.61	0.00	3.51	3.68	1.78	0.62	6.08	3.37	1.28	0.39	5.03

（2）成分分析　甾醇类化合物是冬虫夏草中的重要活性成分，前期研究表明麦角甾醇、胆甾醇和谷甾醇为其主要甾醇类成分。本文采用高效液相色谱的方法对 6 批冬虫夏草子座、虫体和全草样本中的麦角甾醇、胆甾醇及谷甾醇的含量进行了比较分析，冬虫夏草不同部位样本甾醇平均含量情况见图 4–43。

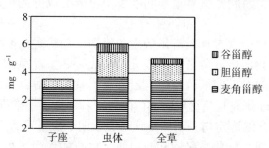

图 4–43　冬虫夏草不同部位样品甾醇平均含量柱状图

麦角甾醇为真菌细胞膜的重要组成成分，是真菌类药材比较典型的特征化合物，也是人体中重要的脂溶性维生素 D_2 源。麦角甾醇在冬虫夏草子座、虫体和全草中均有发现，是 3 个甾醇中占比最大的化合物，其在虫体中含量最高（2.88～4.80mg/g，均值3.68mg/g），全草中次之（2.80～4.10mg/g，均值3.37mg/g），在子座中最低（2.33～3.49mg/g，均值2.90mg/g）。该结果与前期文献报道结果一致，推测是由于冬虫夏草真菌在子座和虫体中所处的真菌形态不一样所引起。

胆甾醇是动物组织细胞中不可缺少的物质，不仅参与细胞膜的形成，而且是合成胆汁酸和甾体激素的原料，同时也是真菌中主要的甾体类化合物之一。本实验研究结果显示，胆甾醇在虫体、子座和全草中均有存在，其含量在虫体中最高（1.50～2.41mg/g，均值1.78mg/g），全草中次之（1.12～1.65mg/g，均值1.28mg/g），在子座中最低（0.47～0.75mg/g，均值0.61mg/g），平均含量还不到虫体的一半。该结果可能是由于虫体中的胆甾醇为蝙蝠蛾幼虫和冬虫夏草真菌胆甾醇的加合，子座中的胆甾醇仅来源于冬虫夏草真菌。

谷甾醇是一种常见的植物甾醇类化合物，具有抗炎、降胆固醇和抗癌等作用。样品检测结果显示谷甾醇仅在虫体（0.50～0.95mg/g，均值0.62mg/g）和全草样品（0.29～0.61mg/g，均值0.39mg/g）中被检测到，未在子座中发现。前期文献研究报道，昆虫不能自主以简单前体化合物从头合成胆甾醇类化合物，需要从植物中吸收植物甾醇如谷甾醇，来转化为胆甾醇，满足自身生长的需求。因此推测冬虫夏草中的谷甾醇主要来源于蝙蝠蛾幼虫取食植物甾醇后，储存在体内用于自身胆甾醇的合成，所以谷甾醇仅存在于冬虫夏草虫体和全草中。

通过对冬虫夏草不同部位中3个甾醇类成分的总和进行比较发现，虫体含有3种甾醇，总含量最高（均值6.08mg/g）；全草中也含有3种甾醇，总含量其次（均值5.03mg/g）；子座中仅含麦角甾醇和胆甾醇，总甾醇含量最低（均值3.51mg/g）。因此冬虫夏草不同部位中甾醇类成分的组成和含量均存在差异。

冬虫夏草药材中含有真菌类甾醇麦角甾醇、动物类甾醇胆甾醇和植物类甾醇谷甾醇，因此冬虫夏草甾醇类成分的构成是冬虫夏草菌和蝙蝠蛾幼虫共同作用的结果。同时不同部位甾醇含量和种类均有差异，该结果将为冬虫夏草的药效物质基础研究及药材不同部位的合理利用提供了依据。

2. 虫草酸的含量测定与分析　现代研究表明冬虫夏草含有多类化学成分，包括虫草酸、甾醇、核苷、多糖和蛋白等。虫草酸作为冬虫夏草中的重要活性成分之一，具有抗肿瘤、降压和利尿等药理作用，经常被用作冬虫夏草质量评价指标。前期文献报道了分光光度法、薄层色谱法和高效液相色谱法对不同产地冬虫夏草和不同品种虫草样品中的虫草酸进行了比较分析，但对于冬虫夏草不同生长阶段样品中虫草酸含量的研究尚未见报道。本研究采用高效液相色谱—蒸发光散射检测器联用的方法对冬虫夏草6个主要不同生长阶段（冬虫夏草发酵菌丝体、蝙蝠蛾幼虫、僵虫、1cm子座冬虫夏草、4～6cm子座冬虫夏草和孢子弹射冬虫夏草）中虫草酸含量进行了比较研究，为冬虫夏草采收期的合理选择及科学评价质量提供了参考数据。

（1）测定方法

1）对照品溶液制备：称取虫草酸对照品20mg，精密称定，于10mL容量瓶中，加超纯水溶解并定容至刻度线，制成2.00mg/mL对照品储备溶液，放置4℃冰箱中，备用。

2）供试品溶液制备：取供试品粉末（过3号筛）0.5g，精密称定，置锥形瓶中，精密加入超纯水25mL，密塞，摇匀，超声提取5min，离心（12000r/min）5min，滤过，取续滤液用纯水稀释4倍，即得。

3）色谱条件：色谱柱：ShodexAsahipakNH2P — 504E（4.6mm×250mm，5μm），柱温30℃；流动相为乙腈－水（82.5∶17.5）等度洗脱；流速1.0mL/min；ELSD参数:雾化压力3.5bar，漂移管温度40℃，增益值6，噪音过滤5s；进样体积10μL。

4）方法确认：采用了课题组前期开发的冬虫夏草虫草酸测定的分析方法对样本进行含量测定。本实验从系统适用性、专属性、重复性、线性范围四个方面对前期分析方法进行方法学确认。

①系统适用性试验：精密吸取对照品溶液10μL，重复进样6针，按"3）"项下色谱条件依次进行分析。结果显示，虫草酸6针峰面积 RSD 值为1.00%，对称因子为1.06，理论塔板数为8943。系统适用性符合要求。

②专属性试验：精密吸取空白溶液、对照品溶液和供试品溶液各10μL，按"3）"项下色谱条件依次进行分析，记录色谱图（图4-44）。结果表明空白溶液在供试品溶液目标峰位置无干扰，供试品与对照品液中的虫草酸色谱峰保留时间一致，供试品溶液中虫草酸分离度大于1.5，专属性符合要求，可用于冬虫夏草样品分析。

③重复性试验：精密称取6份供试品粉末，按"2）"项下方法进行供试样品制备，按"3）"项下色谱条件进行样品分析，计算6份样品中虫草酸含量 RSD 值。6份供试品溶液中虫草酸含量 RSD 值为2.01%，表明该方法重复性良好。

④线性范围试验：取对照品储备液，用纯水稀释配制系列浓度，按"3）"项下色谱条件进行分析，以虫草酸峰面积对数值（Y）为纵坐标，虫草酸质量对数值（X）为横坐标进行回归计算。虫草酸线性方程为 $Y=1.3310X+2.6899$，相关系数 r 为0.9988。结果表明虫草酸在0.005～1.00mg/mL范围内具有良好的线性关系。

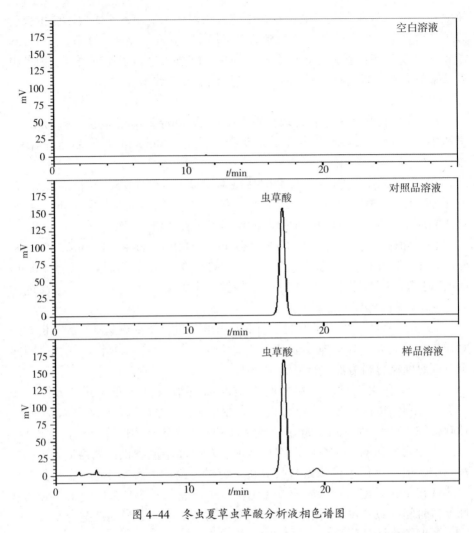

图 4-44　冬虫夏草虫草酸分析液相色谱图

（2）测定结果与分析　取冬虫夏草不同阶段样品（冬虫夏草发酵菌丝体、蝙蝠蛾幼虫、僵虫、1cm 子座冬虫夏草、4～6cm 子座冬虫夏草和孢子弹射冬虫夏草），按照"2）"项下方法制备供试品溶液，按"3）"项下色谱条件进行色谱分析，样本中虫草酸的含量见表 4-54。分别对冬虫夏草不同生长阶段的 3 个分析样品中虫草酸含量均值做曲线图，结果见图 4-45。

表 4-54　冬虫夏草不同生长阶段样品虫草酸含量（%）

样品信息	样品 1	样品 2	样品 3
冬虫夏草发酵菌丝体	3.52	5.13	4.95
蝙蝠蛾幼虫	0.15	0.10	0.14

续表

样品信息	样品 1	样品 2	样品 3
僵虫	3.80	4.29	3.50
1cm 子座冬虫夏草	9.68	10.34	7.56
4～6cm 子座冬虫夏草	12.70	12.67	12.33
孢子弹射冬虫夏草	10.03	11.68	10.99

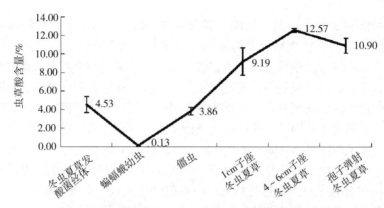

图 4-45　不同生长阶段冬虫夏草样品虫草酸含量变化图

　　虫草酸为冬虫夏草的主要药效成分之一，具有利尿和降压等功效，其在冬虫夏草药材中含量高达 6.1% ～ 14.2%。本文采用高效液相色谱-蒸发光散射检测器联用技术对 6 个不同生长阶段的冬虫夏草样品（冬虫夏草发酵菌丝体、蝙蝠蛾幼虫、僵虫、1cm 子座冬虫夏草、4～6cm 子座冬虫夏草和孢子弹射冬虫夏草）中虫草酸的含量进行了比较分析，通过观察不同阶段样品虫草酸含量变化曲线，可知虫草酸随冬虫夏草真菌的不断生长和发育其含量不断增加。幼虫阶段虫草酸含量最低，均值仅为 0.13%，当子座生长到 4～6cm 时虫草酸含量达到高峰（均值 12.57%），孢子弹射后虫草酸含量有所降低（均值 10.90%）。通过以上实验结果可以得到以下推论：首先从虫草酸含量方面考虑，冬虫夏草子座 4～6cm 是一个合理采收期；其次冬虫夏草中虫草酸来源包括蝙蝠蛾幼虫部分和冬虫夏草真菌部分，其中冬虫夏草真菌利用蝙蝠蛾幼虫营养物质合成虫草酸为主要来源。本文从虫草酸含量角度分析论证了冬虫夏草的合理采收期，未来还需对冬虫夏草其他类成分进行比较分析，进一步为冬虫夏草的合理采收提供依据。

　　本实验结果显示冬虫夏子座长度为 4～6cm 虫草酸含量最优，孢子弹射后虫草酸含量有所下降，该结果与《中国药典》冬虫夏草质量标准规定子座长度（4～7cm）基本一致；同时也为行业中认为冬虫夏草孢子弹射后药材品质下降提供了科学数据支持。本研究结果有助于冬虫夏草采收期的合理选择和质量评价水平的提升。

3. 多糖的含量测定与分析　目前，冬虫夏草中多糖类物质的提取分离研究较多，如采用响应面法优化了冬虫夏草中多糖成分的超声波提取工艺，得最佳工艺参数；还有采用正交试验法对冬虫夏草多糖水煎提取工艺进行优化，得到最优提取条件。但是，采用内部沸腾法提取冬虫夏草多糖的研究，未见文献报道。

内部沸腾法是一种利用低沸点溶剂浸润物料，然后加入高于浸润溶剂沸点温度的提取液，使物料内部的低沸点溶剂发生内部沸腾，引起细胞内外对流扩散，从而快速提取活性成分的方法。文献报道采用内部沸腾法提取真菌中多糖类成分，取得良好效果，发现此法具有高效、快速、操作简便、提取物杂质少等优点。前期研究发现，对影响内部沸腾法提取效率的提取时间和提取剂用量等，采用常规单因子试验设计法进行考察，存在试验次数多、优化效率低的问题。本实验采用 Minitab 软件中提供的部分因子试验法对多个影响因素进行研究，确定对结果影响显著的因子，进而采用基于中心复合实验设计原理的响应面法对显著影响因素进行优化，以期得到冬虫夏草多糖提取率≥2.4% 的工艺参数设计空间，为冬虫夏草多糖提取物规模化生产提供数据支持。

（1）方法与结果

1）工艺流程：取冬虫夏草粉碎，过 6 号筛，准确称取冬虫夏草粉 1.0g，加入乙醇溶液 2.0mL，室温下解析，待解析剂充分浸润后，加入一定量的热水，立即将烧杯放入与热水等温的水浴锅中，提取一段时间后，离心，取上清液，得供试品溶液。试验重复 2 次。

2）多糖含量的测定：采用苯酚－硫酸法测定提取液中多糖的含量。取冬虫夏草提取液 5.0mL 于 50mL 离心管中，加无水乙醇 20mL，混匀，4℃静置过夜，5000r/min 离心 15min，弃去上清，沉淀加热水溶解，定容至 5mL，得供试品溶液。取供试品溶液 2.0mL 于 10mL 具塞比色管中，加入 5% 苯酚 1.0mL，硫酸 5.0mL，静置 30min，于 490nm 波长测定吸光度值。根据标准回归方程计算多糖质量浓度，按下列方程式计算多糖提取率。多糖提取率（%）$=(C×V/W)×100\%$。式中，C 为供试品中多糖浓度；V 为提取液体积；W 为冬虫夏草样品重量。

3）部分因子试验法优化提取工艺：前期研究发现当解析剂用量达 2.0mL 后，对多糖提取率影响较小，因此仅针对因素 A：解析剂浓度（70%、90%）、B：解析时间（1min、3min）、C：提取剂用量（40mL、60mL）、D：提取时间（4min、8min）和 E：提取温度（80℃、100℃）进行优化，以多糖提取率为考察指标，应用 Minitab 软件设计 5 因素部分因子试验，筛选显著影响因素。试验设计及结果见表 4-55，中心点试验响应值相近，说明本试验所得结果正常，影响因素标准化的 Pareto 图见图 4-46。

表 4-55　部分因子试验设计及结果

标准序	运行序	中心点	A 解析剂浓度 /%	B 解析时间 /min	C 提取剂用量 /mL	D 提取时间 /min	E 提取剂温度 /℃	糖提取率 /%
14	1	1	90	1	60	8	80	2.17
6	2	1	90	1	60	4	100	2.37
10	3	1	90	1	40	8	100	2.32
18	4	0	80	2	50	6	90	2.23
5	5	1	70	1	60	4	80	1.98
15	6	1	70	3	60	8	80	1.82
19	7	0	80	2	50	6	90	2.28
3	8	1	70	3	40	4	80	1.89
1	9	1	70	1	40	4	100	2.16
8	10	1	90	3	60	4	80	2.14
2	11	1	90	1	40	4	80	2.01
12	12	1	90	3	40	8	80	2.05
13	13	1	70	1	60	8	100	2.21

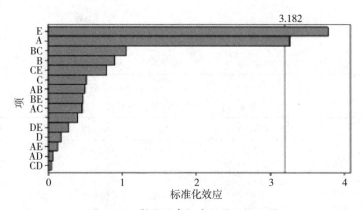

图 4-46　影响因素标准化的 Pareto 图

对试验结果进行方差分析可知，弯曲项对应 P 值 <0.05，表明模型中有平方项对结果影响显著，因此需进一步应用响应面进行分析。由 Pareto 图可以

看出，5 个因素对检测指标影响次序为: E>A>B>C>D，因素 E 和 A 对结果影响显著，因此采用响应面实验优化因素 E 和 A 的参数。因素 B、C 和 D 对结果影响不显著，在后续研究中将其设定为中间水平，即解析时间 2min，提取剂用量 50mL，提取时间 6min，不再对其进行优化研究。

4）响应面法优化提取工艺：在部分因子试验结果基础上，选择对多糖提取率影响显著的 A:解析剂浓度和 E:提取温度为自变量，以多糖提取率为考察指标，应用 Minitab 软件设计 2 因素 3 水平响应面试验，优化提取工艺。响应面实验设计及结果见表 4-56，方差分析结果见表 4-57，残差诊断见图 4-47。

表 4-56　响应面实验设计及结果

标准序	运行序	点类型	解析剂浓度 /%	提取剂温度 /℃	多糖提取率 /%
5	1	-1	70	90	2.24
10	2	0	80	90	2.41
1	3	1	70	80	2.21
11	4	0	80	90	2.44
4	5	1	90	100	2.35
13	6	0	80	90	2.40
12	7	0	80	90	2.40
7	8	-1	80	80	2.34
9	9	0	80	90	2.34
2	10	1	90	80	2.25
6	11	-1	80	90	2.31
8	12	-1	80	100	2.29
3	13	1	70	100	2.01

表 4-57　响应面实验方差分析

来源	自由度	Sep SS	Adj SS	Adj MS	F	P
回归	5	0.142661	0.142661	0.028532	22.21	0.000
线性	2	0.035405	0.035405	0.017703	13.78	0.004
A	1	0.013901	0.013901	0.031901	24.83	0.043
E	1	0.003504	0.003504	0.003504	2.73	0.002
平方	2	0.085130	0.085130	0.042565	33.13	0.000

续表

来源	自由度	Sep SS	Adj SS	Adj MS	F	P
A×A	1	0.067983	0.036554	0.036554	28.45	0.001
E×E	1	0.017147	0.017147	0.017147	13.34	0.008
交互作用	1	0.022127	0.022127	0.022127	17.22	0.004
A×E	1	0.022127	0.022127	0.022127	17.22	0.004
残差误差	7	0.008994	0.008994	0.001285		
失拟项	3	0.004437	0.004437	0.001479	1.30	0.390
纯误差	4	0.004557	0.004557	0.001139		
合计	12	0.151656				

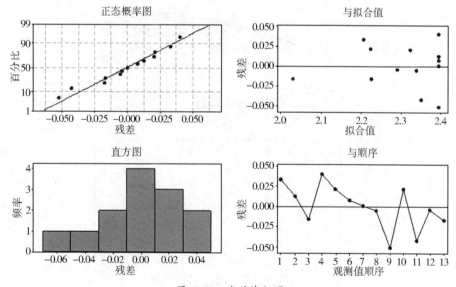

图 4-47　残差诊断图

由表 4-57 结果可知，对应回归项 $P<0.05$，表明本模型总体来说是有效的，但是单纯从方差分析表来分析整个结果是不完整的，因此需要进行残差诊断分析，由图 4-47 可知，残差诊断是正常的，说明本模型与数据拟合较好；失拟项的 $P>0.05$，所以本模型无失拟，回归方程对各因素与响应值之间的真实关系描述良好；线性项 $P<0.05$，提取剂温度（E）和解析剂浓度（A）对响应值均有显著性影响；模型中平方项的 $P<0.05$，表明模型中至少有一项平方项显著，进一步说明应用响应面的必要性；交互项

$P<0.05$，表明两因素之间有显著的交互影响，各试验因素的水平变化与响应值不是简单的线性关系，二次项（A×A，E×E）和交互项（A×E）对响应值均具有显著性影响。综述，本试验建立的模型合理，可用回归方程代替试验对结果进行分析，利用Minitab软件对结果进行多元回归分析，得二次回归方程：

$$y=-6.3612+0.1244A+0.08E-0.0012A2-0.0008E2+0.0007AE$$

因素A与因素E交互响应曲面和等高线图见图4-48，由响应曲面图可知，因素A和因素E具有显著性的交互作用。由等高线图可以得到多糖提取率大于2.4%时的提取参数空间，解析剂浓度取值范围为80%～86%，且提取剂温度取值范围为87～92℃。

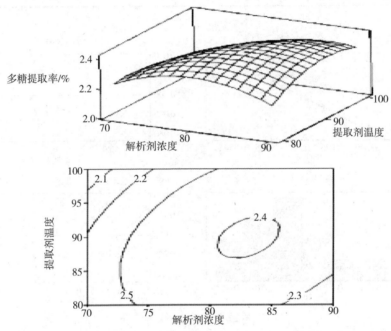

图4-48　解析剂浓度和提取剂温度交互作用的响应曲面图和等高线图

5）验证试验：为了验证该模型的准确性，在响应面试验结果所得的提取参数设计空间内外各选3个点进行验证，测定冬虫夏草多糖提取率。结果见表4-58，在所选参数空间范围内的3个验证试验，多糖提取率均大于2.4%；在所选参数空间范围外的3个验证试验，其多糖提取率范围在2.3%～2.4%，与响应面试验预测结果一致。

表 4-58 验证试验结果

验证序号	是否在设计空间内	解析剂浓度 /%	提取剂温度 /℃	多糖提取率 /%
1	是	84	90	2.58
2	是	82	87	2.42
3	是	85	91	2.49
4	否	75	85	2.36
5	否	88	90	2.31
6	否	80	95	2.38

（2）讨论 目前，冬虫夏草多糖的提取研究多为加热回流提取法和超声辅助提取法，但是上述方法均对设备要求较高，提取时间较长。本试验采用内部沸腾法提取冬虫夏草多糖，并利用 Minitab 软件中提供的部分因子试验和中心复合试验设计对提取工艺进行优化，得到最佳提取工艺参数空间，与常规提取方法比较，具有工艺时间短、提取效率高和操作简便的特点。

预实验结果显示，解析剂浓度、解析时间、提取剂用量、提取时间和提取剂温度均对冬虫夏草多糖提取率有影响，首先采用部分因子试验，对 5 个因素进行筛选，结果发现，因素解析剂浓度和提取剂温度是影响多糖得率的关键因素，因素解析时间、提取剂用量和提取时间对响应值影响不显著，因此选定中间水平开展后续研究，即解析时间 2min，提取剂用量 50mL，提取时间 6min。此外，部分因子试验方差分析中弯曲项对应 $P<0.05$，表明模型中有平方项对结果影响显著，因此我们采用响应面试验对工艺进一步优化，获得冬虫夏草多糖提取率 ≥ 2.4% 的工艺参数空间，即解析剂浓度范围为 80% ～ 86%，且提取剂温度范围为 87 ～ 92℃。在验证空间内外各任意取 3 点进行验证，结果发现与响应面试验预测结果一致，说明该工艺稳定、可行，可用于冬虫夏草多糖的提取。

4. 鲜冬虫夏草中游离糖醇的分析 前期对冬虫夏草的化学成分研究主要集中于干品，对鲜品仅有核苷类成分的分析报道。为了推动鲜冬虫夏草产业的全面发展，有必要阐明其主要化学成分。现采用多种色谱技术对鲜冬虫夏草中的主要化学成分进行分离鉴定研究，结果如下。

（1）糖醇对照品及供试品溶液的制备 称取甘露醇、葡萄糖、海藻糖对照品适量，用 70% 乙醇溶解定容，即得。取鲜虫草样品适量，用剪刀剪碎置于球磨罐中，用混合型球磨仪粉碎（25Hz，1min）。精密称取样 0.3g，置于 50mL 圆底烧瓶中，加入 70% 乙醇 20mL，称重，水浴回流提取 1h，放至室温后用 70% 乙醇补足减失的重量，0.45μm 有机滤膜滤过，即得。

（2）色谱条件 色谱柱为 Shodex Asahipak NH2P-50 4E 柱（250mm×4.6mm，

5μm）；流动相为水（A）–乙腈（B），梯度洗脱（0～20min，80%B；20～30min，80%～60%B）；流速为1.0mL/min；柱温为30℃；进样体积为10μL。ELSD检测器：漂移管温度40℃；雾化气压力为3.5bar；增益值为6；噪音过滤为5s。

（3）结果分析·鲜冬虫夏草糖醇HPLC图谱见图4–49，结果显示鲜冬虫夏草中含糖醇类成分主要有甘露醇、葡萄糖和海藻糖，其中甘露醇为主要色谱峰。

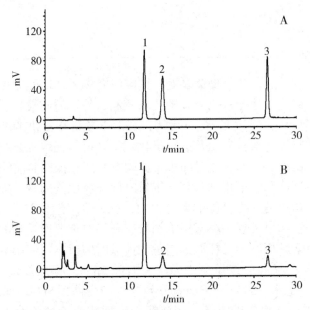

图4–49　混合对照品（A）–鲜冬虫夏草糖醇（B）HPLC图谱
1. 甘露醇；2. 葡萄糖；3. 海藻糖

5. 鲜冬虫夏草的氨基酸分析

（1）氨基酸对照品及供试品溶液的制备　取20个氨基酸对照品，用0.1mol/L盐酸溶液溶解定容，即得氨基酸对照品溶液。称取正缬氨酸适量，用1mol/L盐酸溶液稀释，混匀作为内标溶液。取鲜冬虫夏草样品0.3g，置于20mL西林瓶中，加入6mol/L盐酸溶液5mL，密封，于（110±1）℃烘箱消解24h，待冷却后，摇匀，过滤，取滤液，用水稀释100倍，作为供试品溶液。取氨基酸混合对照品溶液、供试品溶液各200μL，加入内标溶液20μL，混匀；加入1.0mol/L三乙胺–乙腈溶液100μL和0.3mol/L异硫氰酸苯酯乙腈溶液100μL，混匀，室温反应1h后，加入正己烷400μL，剧烈振荡1min，静置10min，待溶液分层，取下层溶液200μL，加入超纯水800μL，混合，过滤，即得。

（2）色谱条件　采用本课题组前期发表的氨基酸色谱条件进行分析检测。

（3）结果分析　鲜冬虫夏草氨基酸液相色谱图见图4–50，分析结果表明鲜冬虫夏草中含有天冬氨酸、谷氨酸、丝氨酸、甘氨酸、组氨酸、精氨酸、

苏氨酸、丙氨酸、脯氨酸、酪氨酸、缬氨酸、异亮氨酸、亮氨酸、苯丙氨酸
和赖氨酸15种氨基酸，其中赖氨酸、苯丙氨酸、苏氨酸、异亮氨酸、亮氨
酸、缬氨酸为必需氨基酸。

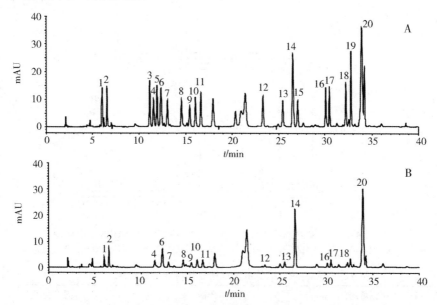

图4-50　混合对照品（A）与鲜冬虫夏草氨基酸（B）HPLC图谱

1.天冬氨酸；2.谷氨酸；3.天冬酰胺；4.丝氨酸；5.谷氨酰胺；6.甘氨酸；7.组氨酸；
8.精氨酸；9.苏氨酸；10.丙氨酸；11.脯氨酸；12.酪氨酸；13.缬氨酸；14.正缬氨酸（内标）；
15.甲硫氨酸；16.异亮氨酸；17.亮氨酸；18.苯丙氨酸；19.色氨酸；20.赖氨酸

6.鲜冬虫夏草的核苷分析

（1）核苷类对照品及供试品溶液的制备　精密称取尿苷、肌苷、鸟苷
和腺苷对照品适量，用纯水溶解定容，即得各对照品溶液。取鲜冬虫夏草约
0.5g，置10mL离心管中，加入超纯水5mL，室温超声30min，摇匀，离心
（5000r/min）10min，过滤，即得。

（2）液质分析　色谱条件：Agilent Zorbax SB Aq柱（150mm×4.6mm，5μm）；
流动相为5mmol/L乙酸铵溶液（A）和乙腈（B），梯度洗脱（0～7min，0%B；
7～25min，0%～18%B）；流速0.8mL/min；检测波长：260nm；柱温：25℃；
进样量20μL。质谱条件：正离子模式，离子扫描范围m/z：50～1000，ESI离子
源，干燥气（氮气）流速9L/min，干燥气温度350℃，雾化气压力45psi。

（3）结果分析　鲜冬虫夏草核苷HPLC图谱见图4-51，各色谱峰通过与
对照品或文献核对质谱数据的方法，从鲜冬虫夏草中鉴定了尿嘧啶、尿苷、
肌苷、鸟嘌呤、鸟苷、胸苷、脱氧鸟苷、腺苷、腺嘌呤和2'-脱氧腺苷10种
核苷类成分（表4-59）。

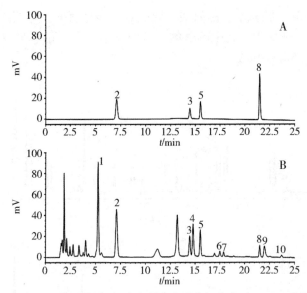

图 4-51　混合对照品（A）与鲜冬虫夏草核苷（B）HPLC 图谱
1. 尿嘧啶；2. 尿苷；3. 肌苷；4. 鸟嘌呤；5. 鸟苷；6. 胸苷；7. 脱氧鸟苷；8. 腺苷；9. 腺嘌呤；10. 2'-脱氧腺苷

表 4-59　鲜冬虫夏草核苷化合物鉴定结果

色谱峰序号	出峰时间（min）	质谱数据（m/z）	鉴定结果
1	5.2	113 [M+H]$^+$	尿嘧啶
2	7.0	267 [M+Na]$^+$，245 [M+H]$^+$，113	尿苷
3	14.4	291 [M+Na]$^+$，269 [M+H]$^+$，137	肌苷
4	14.8	174 [M+Na]$^+$，152 [M+H]$^+$	鸟嘌呤
5	15.5	306 [M+Na]$^+$，284 [M+H]$^+$，152	鸟苷
6	17.5	243 [M+H]$^+$，127	胸苷
7	17.9	268 [M+H]$^+$，152	脱氧鸟苷
8	21.5	290 [M+Na]$^+$，268 [M+H]$^+$，136	腺苷
9	22.0	136 [M+H]$^+$	腺嘌呤
10	23.7	252 [M+Na]$^+$，136	2'-脱氧腺苷

7. 鲜冬虫夏草的甾醇分析

（1）甾醇对照品及供试品溶液的制备　精密称取胆甾醇、麦角甾醇、豆甾醇和谷甾醇对照品适量，用吡啶溶解定容，制成混合对照品溶液。取混合对照品溶液 500μL 至 10mL 气相瓶中，加入 BSTFA 500μL，于 70℃下衍生 30min，过滤，即得。鲜冬虫夏草 60℃烘干，粉碎。称取供试品粉末约 1.5g 于 50mL 的离心管中，其余步骤采用课题组前期发表方法操作。

（2）气相色谱-质谱分析　气相色谱条件: Agilent DB-5MS 毛细管柱

（30m×250μm，0.25μm）；进样温度为330℃；载气为氦气；流速为1.0mL/min；进样量为1μL，分流比为2∶1；升温程序:初始温度260℃，保持45min。质谱条件:电子轰击离子源（EI）；电子能量70eV；离子源温度230℃；传输线温度300℃；四级杆温度150℃；离子扫描范围 *m/z* 15～750，全扫描方式。

（3）结果分析　鲜冬虫夏草中甾醇气相色谱见图4-52，各组分通过与对照品或标准谱库检索（NIST）核对质谱数据的方法，从鲜冬虫夏草中发现7种成分（表4-60），包括胆甾醇、麦角甾醇、菜油甾醇、豆甾醇、真菌甾醇、谷甾醇，另一成分根据甾醇裂解规律，推测为甾醇类化合物。主要的甾醇为麦角甾醇、胆甾醇和谷甾醇。

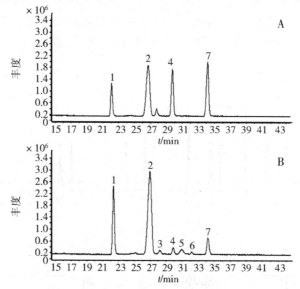

图4-52　混合对照品（A）与鲜冬虫夏草甾醇（B）气相色谱图
1.胆甾醇；2.麦角甾醇；3.菜油甾醇；4.豆甾醇；5.未知甾醇；6.真菌甾醇；7.谷甾醇

表4-60　鲜冬虫夏草甾醇化合物鉴定结果

色谱峰序号	出峰时间（min）	质谱数据（*m/z*）		鉴定结果
		M⁺	碎片离子	
1	22.3	458	368, 353, 329, 129, 73, 43	胆甾醇
2	26.9	468	378, 363, 337, 253, 69, 55	麦角甾醇
3	28.2	472	382, 367, 343, 129, 73, 43	菜油甾醇
4	29.9	484	394, 379, 255, 129, 83, 55	豆甾醇
5	30.9	470	380, 365, 339, 253, 73, 43	未知甾醇
6	32.2	472	457, 382, 367, 255, 75, 55	真菌甾醇
7	34.2	486	398, 381, 357, 129, 73, 43	谷甾醇

8. 鲜冬虫夏草的脂肪酸分析

（1）脂肪酸甲酯对照品和供试品溶液的制备　精密称取肉豆蔻酸甲酯、十五烷酸甲酯、十六烷酸甲酯、棕榈油酸甲酯、十七烷酸甲酯、硬脂酸甲酯、油酸甲酯、亚油酸甲酯、二十烷酸甲酯、顺11-二十烯酸甲酯和二十二烷酸甲酯对照品适量，用异辛烷溶解定容，制成混合对照品溶液。鲜冬虫夏草60℃烘干，粉碎。称取供试品粉末（过二号筛）约4g，其余步骤采用课题组前期发表方法进行操作。

（2）气相-质谱分析　样品分流比为80:1，其余条件同本课题组前期发表的脂肪酸气相-质谱条件进行分析检测。

（3）结果分析　鲜冬虫夏草脂肪酸气相色谱（图4-53）中各成分，通过与对照品或标准谱库检索（NIST）核对质谱数据的方法，鉴定了17种脂肪酸（表4-61）。其中油酸、亚油酸和十六烷酸为主要色谱峰。

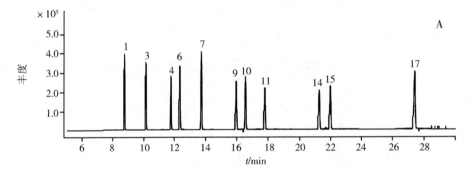

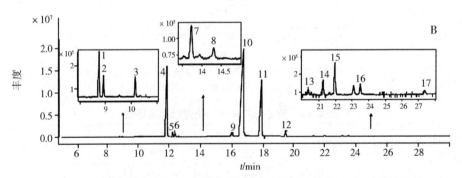

图4-53　混合对照品溶液（A）与鲜冬虫夏草脂肪酸（B）气相色谱图
1.肉豆蔻酸；2.9-十四碳烯酸；3.十五烷酸；4.十六烷酸；5.7-棕榈油酸；
6.9-棕榈油酸；7.十七烷酸；8.10-十七碳烯酸；9.硬脂酸；10.油酸；
11.亚油酸；12.亚麻酸；13.9,11-十八碳二烯酸；14.花生酸；
15.11-二十烯酸；16.11,14-二十二烯酸；17.二十烷酸

表 4-61　鲜冬虫夏草脂肪酸化合物鉴定结果

色谱峰序号	出峰时间（min）	质谱数据（m/z）		鉴定结果
		M$^+$	碎片离子	
1	8.8	242	211，199，143，87，74，55	肉豆蔻酸
2	8.9	240	208，166，124，74，55，41	9-十四碳烯酸
3	10.2	256	225，213，143，87，74，55	十五烷酸
4	11.9	270	239，227，143，87，74，55	十六烷酸
5	12.2	268	236，194，152，74，55，41	7-棕榈油酸
6	12.4	268	236，194，152，83，69，55	9-棕榈油酸
7	13.7	284	253，241，143，87，74，43	十七烷酸
8	14.3	282	250，208，166，97，69，55	10-十七碳烯酸
9	16.1	298	255，199，143，87，74，43	硬脂酸
10	16.8	296	264，246，222，180，69，55	油酸
11	17.9	294	263，150，109，81，67，55	亚油酸
12	19.5	292	236，191，108，79，67，55	亚麻酸
13	20.4	294	262，220，150，95，81，67，	9,11-十八碳二烯酸
14	21.3	326	295，283，143，87，74，43	花生酸
15	22.0	324	292，250，208，97，69，55	11-二十烯酸
16	23.5	322	291，150，109，95，81，67	11,14-二十二烯酸
17	27.4	354	323，311，143，87，73，43	二十二烷酸

9. 鲜冬虫夏草的挥发性成分分析

（1）对照品及供试品溶液的制备　精密吸取 2- 丁酮、2- 甲基丁醛、正戊醛、正己醛、正庚醛、1- 辛烯 -3 醇、苯甲醛、苯乙醛、壬醛适量，加入二甲基亚砜配制成合适浓度的混合对照品溶液。参考文献报道方法，取鲜冬虫夏草约 2g，剪成约 2mm 的碎片，加饱和氯化钠 4mL，研磨成匀浆，转移至 20mL 顶空瓶中，用饱和氯化钠 6mL 将残渣洗入同一顶空瓶中，压盖密封，待测。

（2）气相 - 质谱分析　色谱条件：DB-Select 624 Ultra Inert 色谱柱（30m×0.32mm，1.8μm）；载气为 He；载气流速 2mL/min；进样口温度 250℃；分流比 5∶1；升温程序为 40℃保持 5min，20℃/min 升温至 150℃，再以 5℃/min 升温至 200℃；采用气密针模式的顶空进样，气密针温度为 110℃，顶空瓶的平衡温度为100℃，平衡时间为40min。质谱条件:电子轰击离子源（EI）；电子能量7eV；传输线温度280℃；离子源温度230℃；四级杆温度150℃；离子扫描范围 m/z 20～400。

（3）结果分析　鲜冬虫夏草中挥发性成分气相色谱图（图4-54），通过和对照品或标准谱库检索（NIST）核对质谱数据的方法，从鲜冬虫夏草样本中鉴定了15种主要成分（表4-62），包括异丁醛、2-丁酮、异戊醛、2-甲基丁醛、正戊醛、正己醛、正庚醛、2-戊基呋喃、2-庚烯醛、1-辛烯-3-醇、苯甲醛、正辛醛、5-乙基环戊烯-1-甲醛、苯乙醛、壬醛。

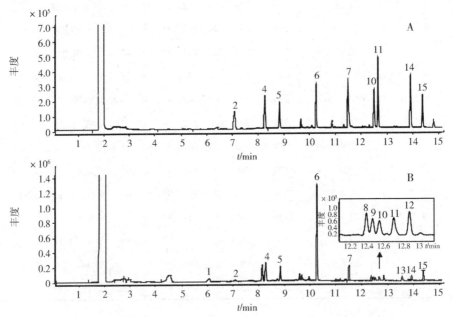

图4-54　混合对照品（A）与鲜冬虫夏草挥发性成分（B）气相色谱图
1.异丁醛；2.2-丁酮；3.异戊醛；4.2-甲基丁醛；5.正戊醛；6.正己醛；
7.正庚醛；8.2-戊基呋喃；9.2-庚烯醛；10.1-辛烯-3-醇；11.苯甲醛；
12.正辛醛；13.5-乙基环戊烯-1-甲醛；14.苯乙醛；15.壬醛

表4-62　鲜冬虫夏草挥发性成分鉴定结果

色谱峰号	出峰时间（min）	质谱数据（m/z）		鉴定结果
		M⁺	碎片离子	
1	6.1	72	43.42.41.39.29.27	异丁醛
2	7.1	72	57.43.42.39.29.27	2-丁酮
3	8.2	86	71.58.44.43.39.29	异戊醛

续表

色谱峰号	出峰时间（min）	质谱数据（*m/z*）		鉴定结果
		M$^+$	碎片离子	
4	8.3	86	58.57.43.41.39.29	2-甲基丁醛
5	8.9	86	58.57.45.41.39.29	正戊醛
6	10.3	100	72.57.56.44.39.29	正己醛
7	11.5	114	70.57.55.44.39.29	正庚醛
8	12.4	138	95.82.81.53.41.39	2-戊基呋喃
9	12.4	112	83.57.55.43.41.27	2-庚烯醛
10	12.5	128	72.57.55.43.41.29	1-辛烯-3-醇
11	12.7	106	105.78.77.51.50.39	苯甲醛
12	12.8	128	84.69.56.44.43.41	正辛醛
13	13.6	124	109.96.95.67.41.39	5-乙基环戊烯-1-甲醛
14	13.9	120	92.91.65.63.51.39	苯乙醛
15	14.4	142	57.56.55.44.43.41	壬醛

采用多种色谱技术对鲜冬虫夏草中的6类化学成分进行了分析，结果从鲜冬虫夏草中鉴定了67个成分，包括3个糖醇、15个氨基酸、10个核苷、7个甾醇、17个脂肪酸、15个挥发性成分，其中5-乙基环戊烯-1-甲醛为首次报道。实验结果揭示了鲜冬虫夏草的主要化学成分，同时也为鲜冬虫夏草的药效物质基础研究和质量控制研究提供了科学依据。

10. 蛹虫草的甾醇类成分分析 蛹虫草（Cordycepsmilitaris）又名北冬虫夏草、北虫草等，研究发现其可以寄生在鳞翅目昆虫12个科、鞘翅目昆虫3个科、膜翅目昆虫1个科和双翅目昆虫1个科的幼虫、蛹和成虫上，但以蛹上寄生最为常见。由于消费者对蛹虫草的市场需求远大于其野生资源，因此，人们对蛹虫草的培植技术进行了广泛而深入的研究。目前，培植蛹虫草的工艺主要采用蚕蛹培养基法和米饭培养基法。我国是首个实现用昆虫蛹（家桑蚕或柞蚕蛹）人工大批量培养蛹虫草的国家。由于寄主昆虫的培养和繁殖成本高、周期长，且受季节和气候影响较大，所以科研工作者研究开发了采用米饭作为固体培养基培养蛹虫草子实体的工艺。《新华本草纲要》记载蛹虫草"味甘，性平，益肺肾，补精髓，止血化痰"。现代药理研究发现，蛹虫草具有抑制肿瘤细胞生长繁殖、调节免疫力、延缓衰老等多种功效。目前，已从蛹虫草中分离并鉴定了十余个甾体类化合物，包括麦角甾醇、麦角甾醇过氧化物、菜油甾醇、胆甾醇、β-谷甾醇和二氢菜籽甾醇等，但是对不同培养基得到的蛹虫草中甾醇类成分的比较分析未见报道。因此，本试验采用高效液相色谱-蒸发光散射检测器联用技术对桑蚕蛹虫草、柞蚕蛹虫草和蛹虫草子实体中的3个甾醇类成分进行比较分析，为不同来源蛹虫草的质量控制和合理开发利用提供依据。

（1）样本 本次实验共有样本7批，桑蚕蛹虫草2批（S1和S2，购自吉林省），柞蚕蛹虫草2批（S3和S4，分别购自吉林省和浙江省），蛹虫草子实体3批（S5-S7，分别购自浙江省、江苏省和广东省），经作者鉴定为蛹虫草，见图4-55。

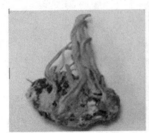 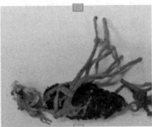 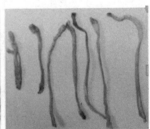

A.桑蚕蛹虫草（S1） B.柞蚕蛹虫草（S3） C.蛹虫草子实体（S5）

图4-55 不同培养基蛹虫草样品

（2）对照品溶液的制备 精密称取对照品麦角甾醇、胆甾醇和谷甾醇适量，置于50mL棕色容量瓶中，加无水乙醇溶解并定容，备用。

（3）供试品溶液的制备 精密称取蛹虫草粉末（过三号筛）0.5g，加入氢氧化钾-乙醇溶液（0.5mol/L）10mL置于50mL圆底烧瓶中，加热回流提取30min，离心（15min，5000r/min），取上清液，过0.45μm有机滤膜，得供试品溶液。

（4）色谱条件 色谱柱：Agilent SB C_{18}（4.6mm×150.mm，5μm）；流动相A为水，流动相B为0.005%甲酸-甲醇溶液，梯度洗脱：0～5min，97%B，5～15min，97%～100%B，15～25min，100%B；柱温30℃；流速1.0mL/min；进样体积为25μL。ELSD参数：雾化压力为3.5bar，噪音过滤为5s，增益值为6，漂移管温度为35℃。

（5）方法学考察

1）标准曲线：取混合对照品溶液，用无水乙醇稀释配成系列浓度梯度，按"（4）"项下色谱条件进行分析，以峰面积为纵坐标（Y），溶液浓度为横坐标（X）进行回归计算。麦角甾醇线性方程为$Y=38.091X-1095.7$，

r=0.9994，在 51.67 ～ 430.6μg/mL 之间线性关系良好；胆甾醇线性方程为 Y=35.483X–196.91，r=0.9992，在 8.6 ～ 71.9μg/mL 之间线性关系良好；谷甾醇线性方程为 Y=40.966X–145.12，r=0.9998，在 4.12 ～ 34.30μg/mL 之间线性关系良好。

2）精密度试验：按"（4）"项下色谱条件，对照品溶液连续进样 6 次，记录峰面积。结果显示，麦角甾醇、胆甾醇和谷甾醇峰面积的 RSD 值分别为 0.54%、0.28% 及 0.62%。表明仪器精密度良好。

3）重复性试验：取同一批桑蚕蛹虫草（S1）样品 6 份，按"（3）"项下方法制备供试品溶液，按"（4）"项下色谱条件检测，分别测定麦角甾醇、胆甾醇和谷甾醇峰面积的 RSD 值分别为 2.85%、3.47% 及 2.13%。结果表明本方法重复性好。

4）稳定性试验：取"（3）"项下制备的桑蚕蛹虫草供试品溶液 1 份，按"（4）"项下色谱条件操作，分别在 0、2、4、6、8、12h 进样，测定麦角甾醇、胆甾醇和谷甾醇的峰面积，其 RSD 值分别为 3.04%、2.15% 和 2.62%。结果表明供试品溶液在室温下 12h 内稳定。

5）加样回收率试验：取已知含量的桑蚕蛹虫草（S1）粉末 6 份，每份 0.25g，精密称定，分别精密加入一定量的麦角甾醇、胆甾醇和谷甾醇对照品溶液。按"（3）"项下操作制备供试品溶液，按"（4）"项下色谱条件进行分析，结果见表 4-63，其回收率在 95.28% ～ 108.02% 之间，均符合要求。

表 4-63　加样回收率试验结果

化合物	样品中的量 /mg	加入量 /mg	测定量 /mg	回收率 /%	平均回收率 /%	RSD/%
麦角甾醇	1.8675	1.9960	3.8981	100.88	100.06	2.39
	1.8675	1.9960	4.0052	103.65		
	1.8675	1.9960	3.8602	99.90		
	1.8675	1.9960	3.7234	96.35		
	1.8675	1.9960	3.8862	100.57		
	1.8675	1.9960	3.8253	98.99		
胆甾醇	0.1150	0.1091	0.2415	107.59	102.23	4.18
	0.1150	0.1091	0.2391	106.70		
	0.1150	0.1091	0.2213	98.66		
	0.1150	0.1091	0.1084	97.32		
	0.1150	0.1091	0.2242	100.00		
	0.1150	0.1091	0.2415	103.13		

续表

化合物	样品中的量 /mg	加入量 /mg	测定量 /mg	回收率 /%	平均回收率 /%	RSD/%
谷甾醇	0.1000	0.1123	0.2212	104.25	103.22	4.42
	0.1000	0.1123	0.2185	102.83		
	0.1000	0.1123	0.2021	95.28		
	0.1000	0.1123	0.2294	108.02		
	0.1000	0.1123	0.2274	107.08		
	0.1000	0.1123	0.2162	101.89		

（6）样品测定　精密称定药材粉末0.5g，按"（3）"项下制备供试品溶液，按"（4）"项下色谱条件进样分析，见图4-56，计算供试品中麦角甾醇、胆甾醇和谷甾醇含量，结果见表4-64。

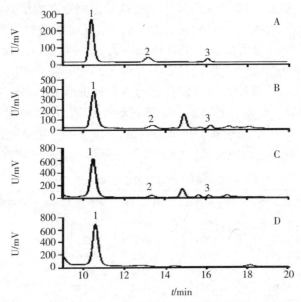

图 4-56　蛹虫草样品及对照品 HPLC 图
注：A. 混合对照品；B. 桑蚕蛹虫草（S1）；C. 柞蚕蛹虫草（S3）；D. 蛹虫草子实体（S5）；1. 麦角甾醇；2. 胆甾醇；3. 谷甾醇

表 4-64　样品甾醇类成分测定结果（mg/g）

样本种类	编号	麦角甾醇	胆甾醇	谷甾醇	总甾醇
桑蚕蛹虫草	S1	7.47	0.46	0.40	8.33
	S2	7.82	0.62	0.55	8.99

样本种类	编号	麦角甾醇	胆甾醇	谷甾醇	总甾醇
柞蚕蛹虫草	S3	5.69	0.18	0.51	6.38
	S4	4.69	0.39	0.17	5.25
蛹虫草子实体	S5	8.19	—	—	8.19
	S6	7.83	—	—	7.83
	S7	7.12	—	—	7.12

（7）讨论　本研究采用HPLC-ELSD的方法对2批桑蚕蛹虫草、2批柞蚕蛹虫草和3批蛹虫草子实体中的麦角甾醇、胆甾醇和谷甾醇的含量进行了比较分析。麦角甾醇主要存在于真菌和某些植物中，具有抑菌和抗肿瘤作用，是真菌细胞膜的重要成分。检测结果发现桑蚕蛹虫草、柞蚕蛹虫草和蛹虫草子实体中均含有麦角甾醇，其含量在蛹虫草子实体中最高，在桑蚕蛹虫草中次之，柞蚕蛹虫草中含量最低。麦角甾醇在蛹虫草中含量范围为0.469～0.819mg/g，与前期文献报道结果一致（0.390～0.820mg/g），可作为蛹虫草质量评价指标。

胆甾醇参与动物细胞膜、胆汁酸、维生素D以及多种激素的生物合成，同时也是真菌中主要的甾体类化合物之一。谷甾醇是常见的植物甾醇类化合物，具有降低胆固醇、抗炎、抗肿瘤、抗氧化等多种药理活性。本研究检测结果显示，胆甾醇和谷甾醇在桑蚕蛹虫草和柞蚕蛹虫草中被检测到，在蛹虫草子实体中未检测到，分析原因可能是蛹虫草菌自身不能合成胆甾醇和谷甾醇，在蚕蛹虫草中检测到的胆甾醇和谷甾醇可能来源于寄主昆虫。通过对3种不同培养基得到的蛹虫草中3个甾醇类成分的检测，结果发现桑蚕蛹和柞蚕蛹培养基得到的蛹虫草可检测到麦角甾醇、胆甾醇和谷甾醇，米饭培养基得到的蛹虫草子实体仅能检测到麦角甾醇，不同培养基得到的蛹虫草中甾醇类成分具有显著性差异，对不同来源蛹虫草的质量控制、合理用药和深加工产品的开发具有一定借鉴意义。

四、药理作用研究

在国家对包括冬虫夏草等在内的濒危中药材的大力扶持背景下，"东阳光"研究团队攻破技术壁垒，成功实现冬虫夏草的生态抚育，并对其进行了大量药理实验，结果表明生态抚育冬虫夏草在双向免疫调节、抗肿瘤、抗氧化、防衰老、治疗肺部疾病、抗疲劳等药理作用方面有显著效果。

1.双向免疫调节作用　众所周知，免疫是人体的一种生理功能，人体依靠这种功能识别"非己"成分，从而破坏和排斥进入人体的抗原物质，或人体本身所产生的损伤细胞和肿瘤细胞等，以维持人体的健康。机体免疫应答功能的重要细胞成分是免疫细胞，主要包括T淋巴细胞、B淋巴细胞、NK淋巴细胞、巨噬细胞、中性粒细胞等。免疫力主要是以维持人体机体的平衡状态而发挥作用，若人体免疫力过低，则很难抵御外界细菌、病毒的侵害，最典型的比如艾滋病；但若免疫力过强，则可能错杀自身的组织或细胞，产生各种自身免疫病，例如类风湿关节炎、强直性脊柱炎、红斑狼疮、皮肌炎等。

前期本课题组对鲜冬虫夏草在免疫力方面进行多个代表性药理试验，试验结果显示鲜冬虫夏草既有增强免疫力的作用，又有免疫抑制的作用。增强免疫力方面，表现在鲜冬虫夏草能够使免疫低下斑马鱼中性粒细胞增加；抑制免疫力方面，表现在鲜冬虫夏草能够抑制刀豆蛋白A诱导的T脾淋巴细胞向T细胞转化，抑制免疫力。

（1）增强免疫力　长春瑞滨具有较强的骨髓抑制作用，能够降低机体的免疫，主要表现为白细胞、中性粒细胞减少等。研究者Xiao wei huo等通过向转基因中性粒细胞绿色荧光斑马鱼静脉注射酒石酸长春瑞滨，建立斑马鱼中性粒细胞减少症模型，然后进行分组，不同组别分别进行不同的受试物处理。处理结束后，对每组斑马鱼在显微镜下观察、拍照，并进行图像分析，统计中性粒细胞数目，定量评价鲜冬虫夏草提取物对化疗药引起的中性粒细胞减少症的改善作用。结果见表4-65和图4-57。

表4-65　鲜冬虫夏草提取物对化疗药引起中性粒细胞减少症的改善作用（$n=10$）

组别	浓度（μg/mL）	中性粒细胞数目（mean±sem）	中性粒细胞增加作用（%）
正常对照组	–	164±15	–
模型对照组	–	90±7	–
盐酸小檗胺	17.0	135±4***	49***
	55.6	94±3	4
鲜冬虫夏草提取物	166.7	125±6***	39***
	500	120±7**	33**

注：与模型对照组比较，**$P<0.01$，***$P<0.001$。

实验结果显示，与正常组相比，模型组中性粒细胞下降；与模型组相比，阳性对照药物盐酸小檗胺能显著增加中性粒细胞的数量，表明模型成功。与模型组相比，166.7μg/mL和500μg/mL浓度组斑马鱼的中性粒细胞数显著升高，表明鲜冬虫夏草能增强免疫低下状态的中性粒细胞数量，增强免疫力。

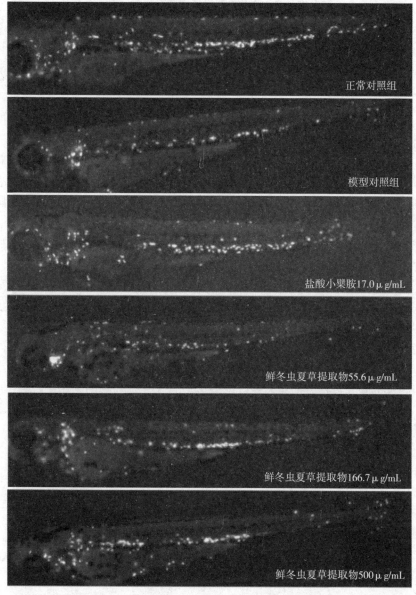

图 4-57　鲜冬虫夏草提取物对化疗药引起中性粒细胞减少症的改善作用表型图

（2）抑制免疫力　取小鼠的脾脏，制成单细胞悬液，然后向细胞悬液里加入刀豆素使细胞悬液中的淋巴细胞向 T 细胞转化作用增强。采用不同浓度的鲜冬虫夏草与上述溶液进行孵育，观察鲜冬虫夏草提取液对 T 淋巴细胞转化的影响，结果见表 4-66。

表 4-66　鲜冬虫夏草对淋巴细胞转化的抑制作用

序号	1	2	3	4	5	6	7	8	9
鲜虫草浓度（mg/mL）	6.000	3.000	1.500	0.750	0.375	0.188	0.038	0.008	0.002
抑制率（%）	85.4	90.3	90.1	89.2	88.8	89.3	80.2	74.2	68.3

试验结果显示，鲜冬虫夏草对刀豆蛋白 A 诱导的淋巴细胞的转化有明显抑制作用，表明鲜冬虫夏草对免疫过强的脾淋巴状态有抑制作用。

2. 抗肿瘤试验　肿瘤是威胁人类健康和生命的常见疾病，其发病率和死亡率也呈现逐年上升的趋势。国际癌症研究中心预测未来 20 年全球新增癌症病例会上升到每年 2200 万，死亡病例将上升到每年 1300 万。当前，我国的肿瘤发病率和死亡率都非常之高，陈万青等根据 2016 年全国肿瘤登记中心收集的全国各登记处恶性肿瘤登记资料，统计了我国 2013 年恶性肿瘤的发病与死亡情况，全国恶性肿瘤发病率为 270.59/10 万，死亡率为 163.83/10 万，致死率超过 60%，形势非常严峻。患者因肿瘤本身或治疗的副反应、并发症等导致功能异常、躯体残疾及心理障碍等，从而给自身、家庭及社会带来了巨大的负担。化疗手段及药物是目前治疗肿瘤及某些自身免疫性疾病的主要手段之一，但是化疗在杀伤肿瘤细胞的同时，也将正常细胞和免疫细胞一同杀灭，减弱了人体免疫力。本研究团队发现冬虫夏草，特别是鲜冬虫夏草在肿瘤抑制及抗肿瘤转移方面具有良好的效果，且无化疗药物的副作用。

（1）体外肿瘤抑制实验　在前期的研究基础上，作者进一步探索了干冬虫夏草醇提上清液和热提醇沉液对多株肿瘤细胞的抑制作用，并比较分析不同提取方式所得冬虫夏草提取物对肿瘤细胞的抑制作用，以 IC_{50}（mg/mL）为评价指标，结果见表 4-67。

表 4-67　不同提取方式冬虫夏草对肿瘤生长的抑制作用

肿瘤株名称	细胞名称	IC_{50}（mg/mL）				
		干冬虫夏草醇提上清液	干冬虫夏草热提醇沉物	干冬虫夏草热提物	干冬虫夏草冷提物	鲜冬虫夏草冷提物
黑色素	SK-MEL-28	1.52	4.60	1.37	0.50	0.54
	B16-F10	2.63	1.80	2.64	0.01	0.02
	A549	3.17	4.19	3.17	0.72	0.72
肺癌	NCI-H460	1.32	4.74	1.68	0.68	0.95
	lewis	1.48	5.62	1.52	1.53	1.46
肝癌	Hep3B2.1-7	1.73	2.95	4.08	0.62	0.57

肿瘤株名称	细胞名称	IC$_{50}$（mg/mL）				
		干冬虫夏草醇提上清液	干冬虫夏草热提醇沉物	干冬虫夏草热提物	干冬虫夏草冷提物	鲜冬虫夏草冷提物
结肠癌	HCT-116	2.28	>6	3.05	0.82	2.46
	COLO205	1.95	0.18	2.83	2.18	1.71
血癌	K-562	1.33	1.00	1.19	0.87	0.91
	MDA-MB-13453	0.63	0.18	0.31	0.44	0.55
宫颈癌	Hela	4.00	>6	3.57	3.75	3.20
淋巴瘤癌	Raji	1.26	0.12	0.53	0.11	0.16

以上实验结果表明，不同提取方式的鲜/干冬虫夏草提取物均可以不同程度地对多种肿瘤细胞产生抑制作用，其中鲜冬虫夏草冷提取的 IC$_{50}$ 值最低，表明其对多种肿瘤细胞的抑制作用最强。

（2）抗肿瘤转移试验　使用活细胞染色剂标记人皮肤黑色素肿瘤 A375 细胞，以显微注射的方式将 A375 细胞移植到斑马鱼卵黄囊内，每尾移植约 800 个肿瘤细胞，建立斑马鱼 A375 细胞移植瘤模型，通过转移部位的荧光强度进行观察处理计算，最后，分析比较模型组和不同浓度鲜冬虫夏草处理组斑马鱼中 A375 细胞在体内转移的情况。结果表明，与模型组相比，鲜冬虫夏草能剂量依赖性地抑制 A375 细胞在斑马鱼体内的转移，其中 10μg/mL 浓度的鲜冬虫夏草能抑制约 50% 的 A375 肿瘤细胞的转移。

3. 抗氧化、防衰老　《中药大辞典》中记载，冬虫夏草具有抗自由基、延缓衰老的作用。主要是因为冬虫夏草中含有超氧化物歧化酶（SOD），能抑制自由基的产生和清除自由基。通过如下几个实验证实鲜冬虫夏草在抗氧化方面的功效，主要包括通过精密的仪器分析方法检测出鲜冬虫夏草含有丰富的SOD，还包括鲜冬虫夏草 SOD 活性的检测，鲜冬虫夏草对羟自由基、有机自由基 DPPH 和超氧阴离子的清除实验。羟自由基、有机自由基 DPPH 和超氧阴离子均是氧化性很强的物质。SOD 属于抗氧化酶，是一种能够催化超氧化物阴离子自由基通过歧化反应转化为氧气和过氧化氢的酶，因而可以降低自由基的生成和氧化应激。

此外，还有研究表明冬虫夏草的其他成分还可以提高抗氧化酶活性及减少过氧化脂质的生成。总体上，冬虫夏草可以从多方面降低自由基的产生、清除自由基，从而起到抗氧化、防衰老的作用。

（1）超氧化物歧化酶（SOD）实验　钱正明等通过 WST-1 法的检测方

式，比较了不同工艺的冬虫夏草中 SOD 酶的活性，该实验结果表明，鲜冬虫夏草中的 SOD 活性最高，大约是 60℃烘干冬虫夏草 SOD 活性的 3 倍，详见图 4-58。

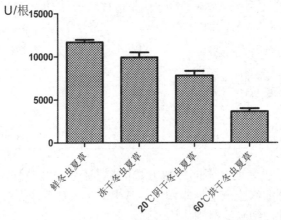

图 4-58　鲜冬虫夏草与不同干燥方式冬虫夏草的 SOD 活性比较

（2）羟自由基清除实验　通过羟自由基测定试剂盒进行检测，发现鲜冬虫夏草水提物对羟自由基具有较好的清除作用，其中在 0.09 ～ 1.50mg/mL 的浓度范围内，鲜冬虫夏草能浓度依赖性地增强自由基清除；在 1.50 ～ 6.00mg/mL 的浓度范围内，鲜冬虫夏草水提物对羟自由基的清除率达到 98.6% ～ 100.5%，详见图 4-59。

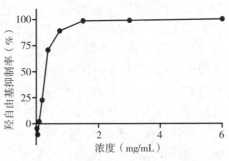

图 4-59　鲜冬虫夏草水提物对羟自由基的抑制作用

（3）DPPH 自由基清除实验　鲜冬虫夏草水提物对 DPPH 自由基具有一定的消除能力，在 0.31 ～ 1.25mg/mL 的浓度范围内，鲜冬虫夏草水提物能浓度依赖性地增强 DPPH 自由基清除；在 1.25 ～ 5.00mg/mL 的浓度范围内，鲜冬虫夏草水提物对 DPPH 自由基的清除率达到 79.1% ～ 92.9%，详见图 4-60。

（4）超氧阴离子清除实验　鲜冬虫夏草水提物对超氧阴离子的产生具有一定的抑制作用，在测试浓度范围内，鲜冬虫夏草水提物能浓度依赖性地增强超氧阴离子清除；在浓度为 6.00mg/mL 时，其抑制率达到 62.3%，详见图 4-61。

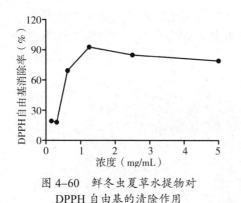

图 4-60　鲜冬虫夏草水提物对
DPPH 自由基的清除作用

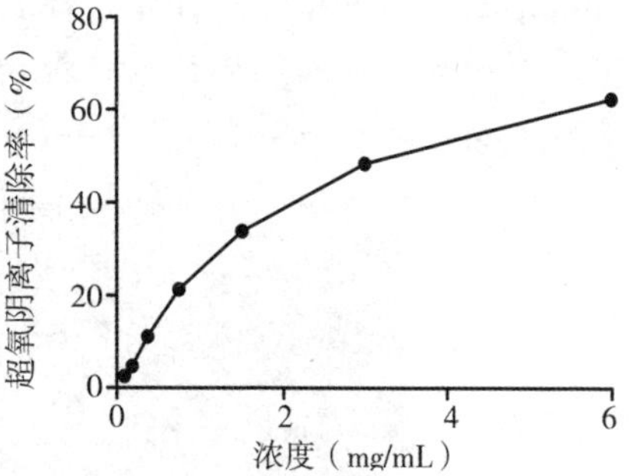

图 4-61　鲜冬虫夏草水提物对
超氧阴离子的清除作用

由（1）的实验结果可知，鲜冬虫夏草中含有丰富的超氧化物歧化酶，该物质能清除机体代谢过程中的有害物质，包括羟自由基、有机自由基 DPPH、超氧阴离子等，从而起到很好的抗氧化作用，而（2）～（4）的实验结果也进一步证明鲜冬虫夏草的抗氧化作用，而抗氧化作用在抗衰老、抗疲劳、免受炎症和肿瘤侵犯等方面也发挥着重要的作用。

4. 抗急性肺损伤作用　"东阳光"研究团队利用脂多糖（LPS）雾化吸入的方式，造成小鼠急性肺损伤模型，通过比较模型组和鲜冬虫夏草水提物组的小鼠肺泡灌洗液中中性粒细胞数和白细胞数的方法，探索鲜冬虫夏草对小鼠急性肺损伤的保护作用。结果显示，与模型组相比，100mg/kg 鲜冬虫夏草水提物组小鼠的中性粒细胞数量和白细胞数量有极显著性下降，说明鲜冬虫夏草能通过降低炎症的方式保护小鼠的急性肺损伤。

5. 抗 PM2.5 试验　雾霾可诱发和加重呼吸系统疾病。其中，可吸入颗粒物 PM2.5 是加重雾霾天气污染及危害人体的罪魁祸首。PM2.5 即直径 ≤ 2.5μm 的颗粒物，称为细颗粒物，能够在大气中停留很长时间，并可随呼吸进入体内，积聚在气管或肺中，影响身体健康。《美国医学会杂志》的一项研究表明，PM2.5 会导致动脉斑块沉积，引发血管炎症和动脉粥样硬化，最终导致心脏病或其他心血管问题。目前的防治措施主要是佩戴口罩及利用空气净化器净化，没有特别好的治疗方案。

本研究团队进行了鲜冬虫夏草对 PM 2.5 分泌和巨噬细胞吞噬功能是否具有促进作用的研究。具体方案为向斑马鱼的卵黄囊中注射给予纳米活性炭，以模拟吸入 PM2.5。试验用的斑马鱼身体透明，方便观察 PM2.5 在体内的活动方向。

（1）对 PM2.5 分泌的促进作用研究　肌肉注射给予纳米活性炭（PM 2.5）建立 PM 2.5 分泌模型，水溶方式给不同浓度的鲜冬虫夏草进行处理，同时设置正常对照组和模型对照组。统计体内纳米活性炭分泌进入肠道的斑马鱼数量，通过与模型对照组比较，评价鲜冬虫夏草对纳米活性炭分泌进入肠道功能的影响，详见图4-62和表4-68。

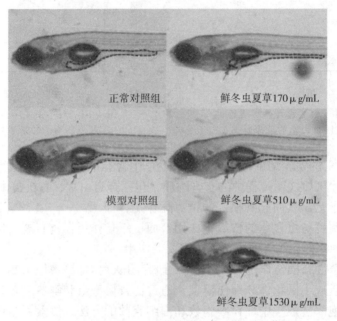

正常对照组　　　　　鲜冬虫夏草170μg/mL

模型对照组　　　　　鲜冬虫夏草510μg/mL

鲜冬虫夏草1530μg/mL

图4-62　各实验组斑马鱼肠道分泌纳米活性炭表型图
注：虚线所圈范围为斑马鱼肠道；前面箭头所指为肠道外的纳米活性炭，
后面箭头所指为肠道内的纳米活性炭

表4-68　各实验组斑马鱼体内纳米活性炭分泌发生率

实验组别	实验浓度	已分泌数/总数	纳米活性炭分泌发生率（%）
正常对照组	—	0/30	–
模型对照组		11/30	37
鲜冬虫夏草	170μg/mL	21/30*	70*
	510 μg/mL	24/30**	80**
	1530 μg/mL	26/30***	87***

注：与模型对照组比较，*$P<0.05$，**$P<0.01$，***$P<0.001$。

结果表明，鲜冬虫夏草在该实验浓度条件下具有促进斑马鱼纳米活性炭分泌进入肠道的作用。

（2）对斑马鱼巨噬细胞吞噬功能的促进作用研究　将2.3mg/mL纳米活性炭（PM2.5）作为纳米颗粒，静脉注射给予纳米活性炭（PM2.5）建立PM2.5

吞噬模型，水溶方式给予不同浓度的鲜冬虫夏草进行处理，同时设置正常对照组和模型对照组。2 天后，加入中性红溶液对斑马鱼进行活体染色 6h，在解剖显微镜下统计吞噬了纳米活性炭的巨噬细胞数量，通过与模型对照组比较，评价鲜冬虫夏草对体内巨噬细胞吞噬 PM 2.5 功能的作用，详见图 4-63 和表 4-69。

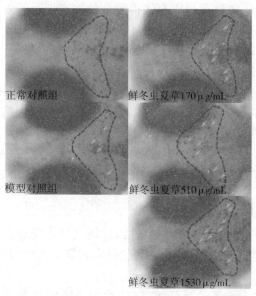

正常对照组　　　　鲜冬虫夏草170μg/mL

模型对照组　　　　鲜冬虫夏草510μg/mL

鲜冬虫夏草1530μg/mL

图 4-63　斑马鱼脑部巨噬细胞吞噬纳米活性炭表型图

注：虚线圈中部位为斑马鱼脑部巨噬细胞，其中箭头所指为吞噬了纳米活性炭的巨噬细胞，
由于其吞噬了纳米活性炭，颜色比正常的巨噬细胞要深

表 4-69　各实验组斑马鱼巨噬细胞吞噬功能定量结果（n=30）

实验组别	实验浓度（μg/mL）	吞噬了纳米活性炭的巨噬细胞数量（Mean ± SD）	巨噬细胞吞噬促进率（%）
正常对照组	—	0	
模型对照组	—	9±3	–
鲜冬虫夏草	170μg/mL	14±4[***]	56[***]
	510μg/mL	16±3[***]	78[***]
	1530μg/mL	17±3[***]	89[***]

注：与模型对照组比较，[***]P<0.001。

结果表明，鲜冬虫夏草在本实验浓度条件下具有促进斑马鱼巨噬细胞吞噬纳米活性炭的作用。

6. 结语 综合上述内容，鲜冬虫夏草有多种药理功效，总结如下：

（1）双向调节免疫力 在免疫力低下状态下的斑马鱼实验中，鲜冬虫夏草能够提高斑马鱼的中性粒细胞水平，提高免疫力状态。此外，在刀豆素诱导的淋巴细胞转化的高免疫状态下，鲜冬虫夏草能够抑制脾淋巴细胞转化，降低免疫水平。因此，鲜冬虫夏草具有双向调节免疫力的作用。

（2）抗肿瘤 冬虫夏草可以直接抑制多种肿瘤细胞的生长，其中冷提取液对肿瘤的抑制作用最佳。此外，鲜冬虫夏草对黑色素肿瘤细胞的转移有显著抑制作用。因此，鲜冬虫夏草具有抑制肿瘤和肿瘤转移的作用。

（3）抗氧化、防衰老 鲜冬虫夏草含有丰富的超氧化物歧化酶，同时对各种自由基具有很好的抑制作用，提示鲜冬虫夏草有抗氧化和防衰老作用。

（4）抗肺部疾病 鲜冬虫夏草可以通过降低中性粒细胞的方式，降低炎症反应，起到对肺损伤的保护作用。

（5）抗 PM2.5 鲜冬虫夏草能通过促进斑马鱼体内的 PM2.5 分泌进入肠道和促进斑马鱼巨噬细胞吞噬 PM2.5 的途径，起到抗 PM2.5 的作用。

五、急性毒性实验

本研究依据《中药、天然药物急性毒性研究技术指导原则》进行了小鼠灌胃给药急性毒性实验，为其安全性评价研究和临床实验提供参考依据。

1. 实验材料

（1）药物配制 鲜冬虫夏草 40.5g 用剪刀剪碎后放置研钵研细，少量去离子水冲洗合并至离心管中，冰浴条件下用组织匀浆器 15000r/min 匀浆，匀浆至肉眼未见粗颗粒，1mL 注射器连接小鼠灌胃针头抽吸顺畅未见堵塞，并以药物混悬物能顺利通过针头的最大浓度进行定容，最终定容体积为 135mL，药物浓度为 0.3g/mL。

（2）实验分组 实验按体重随机分为空白对照组 40 只、鲜冬虫夏草组 40 只，均雌雄各半。空白对照组灌予去离子水，鲜冬虫夏草组给予鲜冬虫夏草。

2. 方法与结果

（1）实验给药 根据《中药、天然药物急性毒性研究技术指导原则》（编号：[Z] GPT2－1）要求，采用最大给药浓度、最大给药体积 24h 内 3 次灌胃给药。为提高给药剂量，以小鼠最大给药体积 0.4mL/10g，给药 3 次，每次间隔 3h，给药前 4h 及给药期间禁食不禁水。

（2）观察检测

1）一般观察：3 次给药后，均密切观察给药后 1h 情况，之后每天观察记录 1 次，共观察 14d。观察内容包括动物运动情况、眼睑指征、呼吸、皮毛、排泄物和分泌物等。记录动物中毒症状及中毒反应的起始时间、严重程度、持续时间等。

结果：对照组、鲜冬虫夏草组在给药当天及给药后 14 天观察期内动物运动情况、眼睑指征、呼吸、皮毛、排泄物及分泌物等均未见任何异常。

2）死亡情况：观察并记录实验期间各组动物的死亡情况，详细登记，出现死亡或濒死动物及时进行解剖检查。

结果：试验期间无动物死亡。

3）体重检查：在给药前和给药后的 1d、2d、4d、7d 和 14d 称重。

结果：d0-1 为各组动物给药前的体重，雌雄性别的对照组和鲜冬虫夏草组体重统计学比较均未有差异（$P>0.05$）；d0-2、d0-3 为第 2、3 次给药前体重，雌性鲜冬虫夏草组较雄性对照组动物体重显著升高（$P<0.05$）；给药后第 2d 鲜冬虫夏草雌雄两组均较对照组体重显著增长（$P<0.05$ 或 $P<0.01$）；给药后 4～14d，各组动物体重恢复正常增长，体重检查均未见明显异常。见表 4-70。

表 4-70　给药后 2d 对小鼠体重的影响（$\bar{x}\pm s$，$n=10$）

	组别	d0-1	d0-2	d0-3	d1	d2	d4	d7	d14
雌性	对照组	19.46± 1.03	19.31± 0.96	18.79± 0.99	21.93± 1.27	22.56± 1.28	26.84± 1.58	29.23± 1.69	33.95± 2.52
	鲜冬虫夏草组	20.00± 0.78	19.93± 0.78*	19.49± 0.73*	22.10± 0.95*	23.51± 1.26*	26.01± 1.76	28.23± 1.81	32.25± 2.12
雄性	对照组	19.34± 0.68	19.09± 0.62	18.51± 0.62	21.76± 0.85	21.86± 0.87	27.79± 1.80	31.36± 2.23	38.44± 2.47
	鲜冬虫夏草组	19.14± 0.57	19.07± 0.57	18.73± 0.67	21.50± 0.67	22.82± 0.78**	27.28± 1.22	30.83± 1.85	37.81± 2.39

注：与空白对照组比较，*$P<0.05$，**$P<0.01$；d0-1～d2，$n=20$；d4～d14，$n=10$。

4）血液检查：各组给药后 2d 随机取一半动物（雌雄各半），及 14d 剩余的全部动物，摘眼球取血。肝肾功能检测：测血清中谷草转氨酶（AST）、谷丙转氨酶（ALT）、尿素氮（BUN）、肌酐（CRE）。血浆血常规检测：WBC（白细胞计数）、Neu#（中性粒细胞绝对值）、Lymph#（淋巴细胞数）、Mon#（单核细胞数）、Eos#（嗜酸性粒细胞数）、Bas#（嗜碱性粒细胞计数）、Neu%（中性粒细胞百分比）、Lymph%（淋巴细胞百分比）、Mon%（单核细胞百分比）、Eos%（嗜酸性粒细胞百分比）、Bas%（嗜碱性粒细胞百分比）、RBC（红细胞计数）、HGB（血红蛋白量）、HCT（红细胞压积）、MCV（平均红细胞体积）、MCH（平均红细胞血红蛋白量）、MCHC（红细胞平均血

红蛋白浓度)、RDW — CV (红细胞分布宽度变异系数)、PLT (血小板计数)、MPV (平均血小板体积)、PDW (血小板分布宽度)、PCT (血小板压积) 等 22 项。

结果:

①对肝肾功能的影响:与对照组比较,鲜冬虫夏草雄性组给药后第 2d CRE 值降低有统计学差异 ($P<0.05$);其余各组小鼠血浆 ALT、AST、CRE、BUN 值均未见统计学差异。见表 4–71。

表 4–71　给药后对小鼠血浆 ALT、AST、CRE、BUN 的影响 ($\bar{x} \pm s$, n=10)

组别		2d				14d			
		ALT（U/L）	AST（U/L）	CRE（μmol/L）	BUN（mmol/L）	ALT（U/L）	AST（U/L）	CRE（μmol/L）	BUN（mmol/L）
雌性	对照组	42.00± 5.87	193.30± 49.95	9.43± 2.15	8.20± 1.34	41.40± 9.38	151.90± 36.0	6.78± 1.52	7.42± 0.74
	鲜冬虫夏草组	46.80± 19.71	186.80± 85.97	8.03± 1.85	8.08± 1.11	35.50± 8.96	138.00± 27.66	7.36± 1.91	7.52± 1.06
雄性	对照组	48.50± 18.03	189.80± 146.76	8.72± 1.04	6.25± 1.17	38.20± 7.28	131.10± 15.99	5.09± 1.192	7.16± 0.40
	鲜冬虫夏草组	41.00± 6.24	169.80± 48.52	6.79± 2.01*	6.76± 1.09	34.30± 4.79	127.60± 23.31	4.81± 1.84	7.40± 0.85

注:与对照组比较, *$P<0.05$。

②对血常规的影响:与空白对照组比较,鲜冬虫夏草雌性组给药后第 2d RBC 值和 HGB 值降低有统计学差异 ($P<0.05$),MCV 值和 RDW — CV 值升高有统计学差异 ($P<0.05$ 或 $P<0.01$);鲜冬虫夏草雄性组给药后第 2d Bas# 值、Bas% 值和 PDW 值有统计学差异 ($P<0.05$ 或 $P<0.01$)。给药后 14d,鲜冬虫夏草组与空白对照组比较,血常规 22 项均未见统计学差异。见表 4–72、表 4–73。

5) 解剖检查:

①脏器观察:给药后 2d 和 14d 分别对对照组和鲜冬虫夏草组存活的雌雄 80 只小鼠进行解剖。各只小鼠头部、体表、皮下及颈部检查均未见异常,胸腔、腹腔浆膜光滑无积液,心、肺、脑、肝、肾、脾、胃、肠、胸腺、胰腺、性腺及膀胱等脏器色泽、体积和质地正常,未见异常改变。

表 4-72　给药后 2d 对小鼠血常规的影响（$\bar{x} \pm s$，$n=10$）

	组别	WBC （10^9/L）	Neu# （10^9/L）	Lymph# （10^9/L）	Mon# （10^9/L）	Eos# （10^9/L）	Bas# （10^9/L）
雌性	对照组	3.45±1.07	0.28±0.23	3.15±1.05	0.003±0.007	0.01±0.012	0.010±0.011
	鲜冬虫夏草组	2.91±0.94	0.22±0.18	2.65±0.83	0.026±0.072	0.005±0.009	0.006±0.007
雄性	对照组	3.40±1.13	0.31±0.23	3.08±1.01	0.00±0.00	0.004±0.007	0.005±0.005
	鲜冬虫夏草组	3.37±0.75	0.27±0.12	3.08±0.64	0.00±0.00	0.012±0.015	0.015±0.011*

	组别	Neu% （%）	Lymph% （%）	Mon% （%）	Eos% （%）	Bas% （%）	RBC （10^{12}/L）	HGB （g/L）	HCT （%）
雌性	对照组	8.26±6.01	90.91±6.51	0.15±0.23	0.35±0.30	0.33±0.20	7.90±0.48	123.60±7.24	44.66±2.47
	鲜冬虫夏草组	7.21±5.28	91.37±5.44	0.82±2.08	0.27±0.38	0.33±0.26	6.85±1.26*	109.90±18.97*	40.38±7.29
雄性	对照组	8.99±5.76	90.54±5.84	0.04±0.07	0.24±0.38	0.19±0.19	6.93±1.31	113.60±18.08	40.65±7.23
	鲜冬虫夏草组	7.55±5.30	91.49±5.29	0.02±0.04	0.43±0.44	0.51±0.26**	7.12±0.89	115.70±9.37	42.90±5.25

	组别	MCV （fL）	MCH （pg）	MCHC （g/L）	RDW-CV （%）	PLT （10^9/L）	MPV （fL）	PDW	PCT （%）
雌性	对照组	56.54±1.83	15.67±0.68	276.90±8.41	15.53±1.29	519.90±138.35	5.94±0.28	15.32±0.23	0.31±0.08
	鲜冬虫夏草组	59.07±2.94*	16.14±0.85	273.30±14.44	17.31±1.38**	503.40±217.52	6.06±0.33	15.41±0.37	0.31±0.13
雄性	对照组	58.85±3.06	16.54±1.06	281.10±13.54	16.67±1.174	474.10±203.78	5.84±0.26	15.22±0.31	0.27±0.11
	鲜冬虫夏草组	60.29±1.84	16.33±0.92	270.90±12.78	17.91±1.82	535.50±262.89	6.19±0.46	15.59±0.28*	0.30±0.15

注：与空白对照组比较，*$P<0.05$。

表 4-73　给药后 14d 对小鼠血常规的影响（$\bar{x} \pm s$，$n=10$）

	组别	WBC （10^9/L）	Neu# （10^9/L）	Lymph# （10^9/L）	Mon# （10^9/L）	Eos# （10^9/L）	Bas# （10^9/L）
雌性	对照组	6.11±1.85	0.81±0.50	5.28±1.47	0.01±0.01	0.005±0.01	0.01±0.01
	鲜冬虫夏草组	5.83±1.33	0.88±0.31	4.92±1.45	0.01±0.01	0.004±0.01	0.01±0.01
雄性	对照组	7.41±1.51	0.87±0.73	6.51±1.00	0.006±0.013	0.011±0.02	0.01±0.01
	鲜冬虫夏草组	6.58±1.95	0.68±0.42	5.88±1.68	0.001±0.003	0.004±0.01	0.01±0.01

续表

组别		Neu% (%)	Lymph% (%)	Mon% (%)	Eos% (%)	Bas% (%)	RBC (10^{12}/L)	HGB (g/L)	HCT (%)
雌性	对照组	12.31±6.10	87.22±6.02	0.17±0.12	0.11±0.25	0.19±0.11	8.68±1.58	138.20±24.90	47.54±8.41
	鲜冬虫夏草组	15.97±6.25	83.54±6.25	0.17±0.18	0.10±0.16	0.22±0.15	9.28±0.45	148.10±7.55	51.16±2.07
雄性	对照组	10.69±7.07	88.91±7.01	0.09±0.17	0.19±0.35	0.12±0.09	8.59±0.62	134.50±9.54	47.90±4.06
	鲜冬虫夏草组	9.99±5.52	89.67±5.43	0.03±0.07	0.08±0.13	0.23±0.16	8.81±0.60	137.20±7.89	48.94±3.53

组别		MCV (fL)	MCH (pg)	MCHC (g/L)	RDW-CV (%)	PLT (10^9/L)	MPV (fL)	PDW	PCT (%)
雌性	对照组	54.87±1.33	15.95±0.79	290.60±10.37	15.93±1.07	582.30±98.57	5.80±0.19	15.40±0.29	0.34±0.059
	鲜冬虫夏草组	55.21±2.51	15.99±0.66	289.80±9.15	15.81±1.116	662.30±117.84	5.78±0.29	15.49±0.20	0.38±0.070
雄性	对照组	55.77±2.36	15.65±0.41	281.30±7.79	15.66±0.33	746.70±147.13	5.810±0.28	15.54±0.26	0.43±0.09
	鲜冬虫夏草组	55.58±1.86	15.60±0.52	280.40±5.21	16.00±0.81	703.50±230.26	5.80±0.36	15.42±0.17	0.41±0.13

②脏器系数比较：给药后 2d 和 14d 分别对鲜冬虫夏草组和对照组胸腺系数、脾脏系数及肝脏系数进行比较，均未见统计学差异（$P>0.05$）。见表 4-74。

表 4-74　给药后对小鼠脏器系数的比较（$\bar{x}\pm s$，$n=10$，%）

分组		2d			14d		
		胸腺系数	脾脏系数	肝脏系数	胸腺系数	脾脏系数	肝脏系数
雌性	空白对照组	0.53±0.11	0.37±0.08	5.82±0.36	0.41±0.11	0.35±0.07	5.45±0.96
	鲜冬虫夏草组	0.46±0.12	0.39±0.07	5.51±0.63	0.47±0.12	0.40±0.17	4.98±0.40
雄性	空白对照组	0.48±0.08	0.43±0.07	5.64±0.60	0.29±0.09	0.30±0.08	4.73±0.68
	鲜冬虫夏草组	0.44±0.09	0.49±0.09	5.52±0.75	0.35±0.08	0.33±0.06	4.84±0.48

③脏器病理检查：各组给药后 2d 随机取一半动物（雌雄各半），及 14d 全部动物，处死后解剖，观察各脏器（胸腔、腹腔有无积液，心、肺、脑、

肝、肾、脾、胃、肠、胸腺、胰腺、性腺及膀胱等）色泽、体积和质地的变化；取胸腺、脾脏、肝脏称重，计算脏器系数。胸腺、脾、肝、肺、心、脑、肾甲醛固定、修块、流水冲洗、脱水、透明、浸蜡、石蜡包埋后，石蜡切片，HE 染色、封片，显微镜观察各个组织器官的组织结构及细胞形态。

脏器系数计算:脏器系数 = 脏器重量（g）/动物体重（g）×100%

6）病理观察：病理组织学检查发现，空白对照组及鲜冬虫夏草组胸腺未见异常变化，皮质髓质比例正常，皮质淋巴细胞分布均匀，髓质未见出血、萎缩等变化。

①空白对照组及鲜冬虫夏草组脾脏组织结构未见异常变化，被膜完整，未见增厚，脾窦未见扩张，脾小体大小未见异常变化，红白髓比例未见异常。

②空白对照组及鲜冬虫夏草组肝脏组织结构未见与药物相关的异常变化，肝小叶轮廓清楚完整，肝细胞索排列整齐，肝窦清晰可见；汇管区小叶间动脉、静脉和小叶间胆管未见扩张、增生，亦未见管腔狭窄、纤维组织增生。

③空白对照组及鲜冬虫夏草组动物肺脏组织结构未见异常，各级支气管结构正常，肺泡腔无扩张或缩小，未见炎细胞，间质血管未见扩张或狭窄。

④空白对照组及鲜冬虫夏草组动物心脏组织结构未见与药物相关的异常变化，心肌纤维排列整齐，染色均匀，核呈卵圆形居中，间质内血管未见扩张或狭窄，亦未见炎细胞浸润。

⑤空白对照组及鲜冬虫夏草组脑组织学检查未见异常变化。神经细胞形态正常、间质均匀、未见血管扩张或小胶质细胞增生等变化。

⑥空白对照组及鲜冬虫夏草组动物肾脏组织结构未见与药物相关的异常变化，被膜完整，肾小球未见增大或缩小及渗出等变化，肾小管上皮细胞未见水肿性变化，管腔内未见渗出物及管型，肾间质血管未见扩张及炎细胞浸润。

（3）数据统计　体重、各血液指标采用 SPSS 19.0 组间 t 检验（雌雄分开统计）。

3.讨论　小鼠 24h 内 3 次灌胃给予鲜冬虫夏草后（36g/kg），14 天内观察动物未见异常，未见死亡。第 2、3 次给药，鲜冬虫夏草组动物体重与空白对照组比较有显著增加，可能是由对照组长时间禁食、药液黏稠、肠蠕动较慢造成。给药后第 2d，鲜冬虫夏草组雌雄小鼠体重均显著高于空白对照组雌雄小鼠，表明鲜冬虫夏草对正常小鼠体重增加短期内有一定促进作用，给药后第 4～14d 体重恢复。

在肝肾生化指标方面，给药后第 2d 鲜冬虫夏草雄性组 CRE 值与空白对照组比较降低，有统计学差异；在血常规方面，鲜冬虫夏草雌性组给药后第 2d RBC 值和 HGB 值降低，有统计学差异，MCV 值和 RDW — CV 值升高，有统计学差异。上述生化指标及血液学指标变化幅度较小或相关指标未见改变，认为无实际临床意义，为该种属背景数据范围内的正常波动。给药后第14d，各组 ALT、AST、CRE、BUN 值和血常规 22 项值均未见明显差异，鲜冬虫夏草对小鼠肝肾功能生化指标（ALT、AST、CRE、BUN）和血常规 22 项值恢复或未见影响。

小鼠体表、腔道、黏膜及脏器色泽、体积、质地等方面均未见异常。胸腺系数、脾脏系数及肝脏系数统计比较未见异常。

胸腺、脾、肝、肺、心、脑、肾病理观察显示，胸腺、脑未见异常；肝脏、肺、心、肾病理未见与药物相关的异常变化。

因此，鲜冬虫夏草 KM 小鼠 24h 内 3 次灌胃给药的最大给药量为 36g/kg。以上研究结果显示，鲜冬虫夏草对人体肝肾功能、血象及各脏器组织无明显影响，临床应用比较安全。

第八节　走马胎

走马胎为紫金牛科植物大叶紫金牛 *Ardisia gigantifolia* Stapf 的干燥根，早在清代岭南医家何克谏所著《生草药性备要》中就有收载，曰："走马胎，味劫（涩）辛，性温，祛风痰，除酒病，治走马风。"在广东、广西、四川、江西等省区均有分布，为民间常用的跌打药，两广有"两脚行不开，不离走马胎"之说，指该药具有很好的活血、行血、消除疲劳的功效。目前《广西中药材标准》和《广东省中药材标准》中都有收载，载其具有祛风除湿、活血化瘀的功效，可用于跌打损伤、风湿痹痛等。

近年来人们对走马胎的开发利用不仅仅局限于临床药用，其食疗和保健等方面的价值也在被逐渐挖掘，市场需求量的增加直接造成走马胎植物过度采挖，野生资源几近枯竭。药用资源紧缺，市场上出现多种植物的根或茎加工成饮片混充的现象，已报道的如杜鹃花科植物羊踯躅 *Rhododendron molle*（Blume）G.Don 的根，马鞭草科路边青 *Clerodendrum cyrtophylllum* Turcz. 的茎，茱萸科植物定心藤 *Mappianthus iodoides* Hand. –Mazz. 的根等。

一、研究进展

现对近年来走马胎化学成分、药理作用等国内外研究文献进行综述，对走马胎药理作用的开拓和机制研究具有指导意义，同时也为走马胎资源的进一步开发利用提供参考。

1. 化学成分　走马胎主要含有酚类、醌类、香豆素类、三萜类、挥发油类及多糖类等化学成分。

（1）酚类　目前从走马胎中分离得到酚酸、酚苷等 9 个酚类成分。其中，卢文杰等从走马胎根茎醇提物中分离得到一个具有顺式取代的十六碳直链烯烃的间苯二酚衍生物，是一种新化合物，定名为大叶紫金牛酚。杨竹从 7.5kg 大叶紫金牛根茎 60% 醇提物中，得到 84g 乙酸乙酯层浸膏，从中分离得到 1 个小分子酚酸化合物 2（801mg），2 个酚类化合物 3（9mg）和 4（6mg），4 个酚苷类化合物 5（12mg）、6（10mg）、7（12mg）、8（28mg）。LiuH 等从 2.5kg 走马胎根茎醇提物中，得到 100g 乙酸乙酯部位，得到 1 个新的间苯二酚衍生物化合物 9（100.6mg）。见表 4-75。

表 4-75　走马胎中酚类成分

No.	化合物名称	分子式
1	gigantifolinol	
2	gallic acid	$C_7H_6O_5$
3	(+)-5-(1,2-dihydroxypentyl)-benzene-1,3-diol	$C_{11}H_{16}O_4$
4	(−)-5-(1,2-dihydroxypentyl)-benzene-1,3-diol	$C_{11}H_{16}O_4$
5	(−)-4′-hydroxy-3′,5′-dimethoxyphenyl-β-D-［6-O-(4″-hydroxy-3″,5″-dimethoxybenzoyl)］-glucopyranoside	$C_{23}H_{28}O_{13}$
6	(−)-4′-hydroxy-3′-methoxyphenyl-β-D-［6-O-(4″-hydroxy-3″,5″-dimethoxybenzoyl)］-glucopyranoside	$C_{22}H_{26}O_{12}$
7	(−)-4′-hydroxy-2′,6′-dimethoxyphenyl-β-D-［6-O-(4″-hydroxy-3″-methoxybenzoyl)］-glucopyranoside	$C_{22}H_{26}O_{12}$
8	(−)-3′-hydroxy-4′-methoxyphenyl-β-D-［6-O-(4″-hydroxy-3″,5″-dimethoxybenzoyl)］-glucopyranoside	$C_{22}H_{26}O_{12}$
9	2-methyl-5-(8Z-heptadecenyl)resorcinol	$C_{24}H_{40}O_2$

（2）醌类　Liu H 等从走马胎甲醇提取物 100g 乙酸乙酯层浸膏中分离得到 8 个新的二聚 1,4- 苯醌衍生物，化合物 10 ～ 17，含量分别为 40.6mg、5.8mg、8.1mg、7.5mg、5.6mg、3.1mg、4.5mg、3.5mg。见表 4-76。

表 4-76　走马胎中醌类成分

No.	化合物名称	分子式
10	belamcandaquinones F	$C_{48}H_{76}O_5$
11	belamcandaquinones G	$C_{48}H_{76}O_5$
12	belamcandaquinones H	$C_{47}H_{74}O_5$
13	belamcandaquinones I	$C_{47}H_{74}O_5$

续表

No.	化合物名称	分子式
14	2-{2,4-dihydroxy-6-［(8Z)-pentadec-8-en-1-yl］phenyl}-3-［(8Z)-heptadec-8-en-1-yl］-5-hydroxy-6-methylcyclohexa-2,5-diene-1,4-dione（belamcandaquinones J）	$C_{45}H_{70}O_5$
15	2-{2,4-dihydroxy-6-［(8Z)-pentadec-8-en-1-yl］phenyl}-3-［(8Z)-heptadec-8-en-1-yl］-5-methoxycyclohexa-2,5-diene-1,4-dione（belamcandaquinones K）	$C_{45}H_{70}O_5$
16	2-(2,4-dihydroxy-6-pentadecylphenyl)-3-［(8Z)-heptadec-8-en-1-yl］-5-methoxycyclohexa-2,5-diene-1,4-dione（belamcandaquinones L）	$C_{45}H_{72}O_5$
17	2-(2,4-dihydroxy-6-tridecylphenyl)-3-［(8Z)-heptadec-8-en-1-yl］-5-methoxycyclohexa-2,5-diene-1,4-dione（belamcandaquinones M）	$C_{43}H_{68}O_5$

（3）甾醇类 目前报道从走马胎中分离得到4个甾醇类成分。其中，杨竹从84.0g乙酸乙酯部位分离出甾醇类化合物18（120.0mg）；张晓明从55.0g乙酸乙酯部位分离到2个甾醇类化合物18（35.0mg）和19（32.5mg）；卢文杰等分离得到1个甾醇类化合物20；封聚强等从150g乙酸乙酯提取物中分离得到2个甾醇类物质——化合物18（10.0mg）和21（1.0g）。见表4-77。

表4-77 走马胎中甾醇类成分

No.	化合物名称	分子式
18	β-sitosterol	$C_{29}H_{50}O$
19	stigmasterol	$C_{29}H_{48}O$
20	spinasterol	$C_{29}H_{48}O$
21	stigmasterol-3-O-β-D-glucopyranoside	$C_{35}H_{58}O_6$

（4）香豆素类 从走马胎中分离得到12个香豆素类成分，多具有抗肿瘤、抗炎、抗氧化等活性。张晓明从215.0g正丁醇部位分离到岩白菜素（化合物22，5.3g）；杨竹从84g乙酸乙酯部位中分离到3个香豆素类成分——化合物23（5.3g）、24（18.0mg）、25（6.0mg）；封聚强等从150g乙酸乙酯提取物中分离得到5个香豆素类成分——化合物26（25.0mg）、27（30.0mg）、28（14.0mg）、29（12.0mg）、30（10.0mg）；穆丽华等从150g乙酸乙酯提取物中分离得到3个香豆素类成分化合物——22（2.0g）和31（20.0mg）、32（25.0mg）；Liu H等从走马胎甲醇提取物100.0g乙酸乙酯层浸膏中分离得化合物33。见表4-78。

表 4-78　走马胎中香豆素类成分

No.	化合物名称	分子式
22	bergenin	$C_{14}H_{16}O_9$
23	(2R,3S,4S,4aR,10bS)–(–)–bergenin	$C_{14}H_{16}O_9$
24	(2R,3S,4S,4aR,10bS)–(+)–3,4,10–trihydroxy–2–(hydroxymethyl)–9–methoxy–6–oxo–2,3,4,4a,6,10b–hexahydropyrano［3,2–c］isochromen–8–yl4–hydroxy–3,5–dimethoxybenzoate	$C_{23}H_{24}O_{13}$
25	(–)–3,4,8,10,I0b–pentahydroxy–2–(hydroxymethyl)–9–methoxy–2,3,4,4a–tetrahydropyrano［3,2–c)isochromen–6(I0bH)–one	$C_{14}H_{16}O_{10}$
26	11–O–galloylbergenin	$C_{21}H_{20}O_{13}$
27	11–O–syringylbergenin	$C_{23}H_{24}O_{13}$
28	11–O–protocatechuoylbergenin	$C_{21}H_{20}O_{12}$
29	4–O–galloylbergenin	$C_{21}H_{20}O_{13}$
30	11–O–vanilloylbergenin	$C_{22}H_{22}O_{12}$
31	11–O–veratroylbergenin	$C_{23}H_{23}O_{12}$
32	11–O–（3′–O–methygalloyl）bergenin	$C_{22}H_{22}O_{13}$
33	5–［(8Z)–heptadec–8–en–1–yl］–7–hydroxy–8–methyl–2H–1–benzopyran–2–one	$C_{27}H_{40}O_3$

（5）三萜类　目前从走马胎中分离得到的 20 个三萜类化合物多为齐墩果烷型五环三萜类结构，多从提取物正丁醇部位中分离得到，多具有很好的抗肿瘤活性。杨竹从 100g 走马胎正丁醇部位中分离得到 5 个三萜皂苷类成分，化合物 34（14.0mg）、35（90.0mg）、36（6.0mg）、38（12.0mg）、44（140.0mg）；张晓明从 215g 走马胎正丁醇部位分离到 11 个三萜皂苷类成分，化合物 34（75.0mg）、35（1.25g）、36（60.5mg）、37（35.0mg）、38（32.0mg）、39（30.0mg）、40（60.0mg）、41（47.0mg）、42（40.2mg）、43（17.3mg）、51（27.0mg）；穆丽华等从走马胎 620.0g 正丁醇提取物中分离得到 7 个三萜皂苷，分别为化合物 39（12.0mg）、45（10.0mg）、49（7.3mg）、50（84.0mg）、51（20.0mg）、52（15.0mg）、53（71.0mg）；谷永杰将 20kg 走马胎药材用 60% 乙醇渗漉提取，经 D101 大孔树脂吸附，乙醇梯度洗脱，取 50% 和 70% 乙醇馏分，并从中分离得到 6 个三萜皂苷，分别为化合物 35（16.3g）、45（28.4mg）、46（31.2mg）、47（33.8mg）、48（37.5mg）、51（47.1mg）。见表 4-79。

表4-79　走马胎中三萜类成分

No.	化合物名称	分子式
34	3β–O–{α–L–rhamnopyranosyl–(1→3)–［β–D–xylopyranosyl–(I→2)］–［β–D–galactopyranosyl–(1→4)–［β–D–glucopyranosyl–(1→2)］–α–L–arabinopyranoside}–16α–hydroxy–13,28–epoxy–oleanane	$C_{58}H_{96}O_{25}$
35	cyclamiretinA3β–O–α–L–rhamnopyranosyl–(1→3)–［β–D–xylopyranosyl–(I→2)］–β–D–galactopyranosyl–(I→4)–［β–D–glucopyranosyl–(1→2)］–α–L–arabinopyranoside	$C_{58}H_{94}O_{26}$
36	3β–O–{α–L–rhamnopyranosyl–(1→3)–［β–D–xylopyranosyl–(I→2)］–β–D–galactopyranosyl–(1→4)–［β–D–glucopyranosyl–(1→2)］–α–L–arabinopyranoside}–16α–hydroxy–13,28–epoxy–30–acetoxyoleane	$C_{60}H_{98}O_{27}$
37	cyclamiretinA3β–O–α–L–rhamnopyranosyl–(1→3)–［β–D–glucopyranosyl–(1→4)–β–D–xylopyranosyl–(1→2)］–β–D–galactopyranosyl–(1→4)–［β–D–glucopyanosyl–(1→2)–α–L–arabinopyranoside	$C_{64}H_{104}O_{31}$
38	3β–O–{α–L–rhamnopyranosyl–(1→3)–［β–D–glucopyranosyl–(1→4)–β–D–xylopyranosyl–(1→2)］–β–D–galactopyranosyl–(1→4)–［β–D–glucopyranosyl–(1→2)］–α–L–arabinopyranoside }–16α–hydroxy–13,28–epoxy–oleanane	$C_{64}H_{106}O_{30}$
39	Ardisiacrispin A	$C_{52}H_{84}O_{22}$
40	cyclamiretinA3β–O–α–L–rhamnopyranosyl–(1→3)–［β–D–xylopyranosyl–(1→2)］–β–D–galactopyranosy–(1→4)–［β–D–6–O–acetylglucopyranosyl–(1→2)］–α–L–arabinopyranoside	$C_{60}H_{96}O_{27}$
41	3β–O–{α–L–rhamnopyranosyl–(1→3)–［β–D–xylopyranosyl–(I→2)］–β–D–galactopyranosyl–(1→4)–［β–D–6–O–acetylglucopyranosyl–(1→2)］–α–L–arabinopyranoside}–16α–hydroxy–13,28–epoxy–30–acetoxyoleane	$C_{60}H_{96}O_{27}$
42	3β–O–{α–L–rhamnopyranosyl–(1→3)–［β–D–xylopyranosyl–(I→2)］–β–D–galactopyranosyl–(1→4)–［β–D–6–O–acetylglucopyranosyl–(1→2)］–α–L–arabinopyranoside}–16α–hydroxy–13,28–epoxy–oleanane	$C_{60}H_{98}O_{26}$
43	3β–O–{α–L–rhamnopyranosyl–(1→3)–［β–D–xylopyranosyl–(1→2)–β–D–galactopyranosyl–(1→4)–［β–D–glucopyranosyl–(1→2)］–α–L–arabinopyranoside}–16α,28–dihydroxy–30acetoxy–oleana–12–en	$C_{60}H_{98}O_{27}$
44	3β–O–α–L–rhamnopyranosyl–(1→3)–［β–D–glucopyranosyl–(1→3)–β–D–xylopyranosyl–(1→2)］–β–D–galactopyranosyl–(1→4)］–［β–D–glucopyranosyl–(1→2)–α–L–arabinopyranoside–cyclamiretin A	$C_{64}H_{104}O_{31}$
45	cyclamiretinA3β–O–{a–L–rhamnopyranosyl–(1→3)–［β–D–glucopyranosyl–(1→3)–β–D–xylopyranosyl–(1→2)］–β–D–glucopyranosyl–(1→4)–［β–D–glucopyranosyl–(1→2)］–α–L–arabinopyranoside}	$C_{64}H_{104}O_{31}$

续表

No.	化合物名称	分子式
46	3β–O–{α–L–rhamnopyranosyl–(1→3)–[β–D–glucopyranosyl–(I→3)–β–D–xylopyranosyl–(1→2)]–β–D–glucopyranosyl–(I→4)–[β–D–glucopyranosyl–(1→2)]–α–L–arabinopyranoside}–16α–hydroxy–13β,28–epoxy–oleanane	$C_{64}H_{106}O_{30}$
47	3β–O–{α–L–rhamnopyranosyl–(1→3)–[β–D–xylopyranosyl–(I→2)]–[β–D–glucopyranosyl–(1→4)–[β–D–glucopyranosyl–(1→2)–α–L–arabinopyranoside}–16α–hydroxy–13,28–epoxy–oleanane	$C_{58}H_{96}O_{25}$
48	3β–O–{α–L–rhamnopyranosyl–(1→3)–[β–D–glucopyranosyl–(I→3)–β–D–xylopyranosyl–(1→2)]–β–D–glucopyranosyl–(I→4)–[β–D–glucopyranosyl–(1→2)–α–L–arabinopyranoside}–16α–hydroxy–30–acetoxy–13,28–epoxy–oleanane	$C_{66}H_{108}O_{32}$
49	cyclamiretinA3 β–O–β–D–xylopyranosyl–(1→2)–β–D–glucopyranosyl–(I→4)–α–L–arabinopyranosy	$C_{46}H_{74}O_{17}$
50	cyclamiretinA3 β–O–α–L–rhamnopyranosyl–(1→3)–[β–D–xylopyranosyl–(I→2)]–β–D–glucopyranosyl(I→4)–[β–D–glucopyranosyl–(1→2)–α–L–arabinopyranoside	$C_{58}H_{94}O_{26}$
51	lysikoianoside	$C_{52}H_{86}O_{21}$
52	cyclamiretinA3 β–O–α–L–rhamnopyranosyl–(1→3)–[β–D–xylopyranosyl–(1→2)]–β–D–glucopyranosyl–(1→4)–[β–D–6–O–acetylglucopyranosyl–(1→2)]–α–L–arabinopyranoside	$C_{60}H_{96}O_{27}$
53	3β–O–{α–L–rhamnopyranosyl–(1→3)–[β–D–xylopyranose–(1→2)]–β–D–glucopyranosyl–(1→4)–α–L–arabinopyranosyl}–3β–hydroxy–13β,28–epoxy–oleanane–16–oxo–30–al	$C_{52}H_{86}O_{21}$

（6）黄酮类　梁威等从走马胎中检测到槲皮素、山奈素、儿茶素等黄酮类成分。张传耀等以料液比1∶10（g∶mL），60%乙醇超声提取1h，该工艺下用紫外分光光度法检测到三份走马胎中槲皮素平均含量为1.38%。

2. 药理作用　走马胎具有多种药理作用，如抗炎、抗氧化、抗血栓、抗肿瘤等。

（1）抗炎作用　走马胎可通过降低炎症因子水平、改善炎性肿胀等方面发挥对抗类风湿关节炎的作用。戴卫波等通过弗氏完全佐剂（complete freund's adjuvant，CFA）诱导建立佐剂性关节炎（adjuvant–induced arthritis，AA）大鼠模型，观察走马胎醇提物对模型动物的改善作用，结果显示，走马胎醇提物可显著降低AA大鼠全身和关节炎症肿胀评分，显著减少AA模型大鼠关节肿胀个数，显著降低模型动物全身炎症评分，显著降低模型动物致炎侧和继发侧足肿胀度，显著降低血清中 IL-6、TNF-α、IL-1β 的水平，并显著抑制踝关节组织炎症细胞的浸润、滑膜增生及血管翳的形成，减轻软骨及骨质损伤程度。表明走马胎可较好地改善 AA 模型炎症状态，降低炎症因子的水平，改善踝关节的炎症病变，具有较好的抗类风湿关节炎作用。

（2）抗氧化作用　走马胎的抗氧化作用主要表现为体内可降低 NO 和丙二醛（malonaldehyde，MDA）含量，提高过氧化氢酶（catalase，CAT）和超氧化物歧化酶（superoxide dismutase，SOD）活性；体外多个化合物可抑制 NO 释放，提升 1,1- 二苯基 -2- 苦基肼基自由基（1,1-diphenyl-2-picrylhydrazyl radical，DPPH）清除率。如沈诗军等通过建立大鼠、家兔血栓模型，发现走马胎 60% 醇提液能降低模型动物体内 NO 含量，提高 CAT 和 SOD 活性，降低 MDA 含量，抑制脂质过氧化反应，发挥抗氧化作用。杨竹等对走马胎 60% 醇提液乙酸乙酯部位分离化合物进行大鼠巨噬细胞 NO 释放活性测试，结果显示没食子酸、岩白菜素、（-）- 表儿茶素在测试浓度下具有较弱的抑制作用，四个酚苷类化合物中，化合物（-）-4'- 羟基 -3',5'- 二甲氧基苯基 -β-D-6-O-（4"- 羟基 -3",5"- 二甲氧基苯甲酰基）]- 葡萄糖苷和（-）-4'- 羟基 -2',6'- 甲氧基苯基 -β-D-6-O-（4"- 羟基 -3"- 甲氧基苯甲酰基）]- 葡萄糖苷抑制 NO 释放作用最强，化合物（-）-4'- 羟基 -3'- 甲氧基苯基 -β-D-［6-O-（4"- 羟基 -3",5"- 二甲氧基苯甲酰基）]- 葡萄糖苷和（-）-3'- 羟基 -4'- 甲氧基苯基 -β-D-6-O-（4"- 羟基 -3",5"- 二甲氧基苯甲酰基）- 葡萄糖苷活性较弱；进行体外 DPPH 清除活性测试实验，结果显示在 $100\mu M$ 浓度下，化合物没食子酸、（+）-5-（1,2- 二羟戊基）- 苯 -1,3- 二醇、（-）- 表儿茶素、（-）-4'- 羟基 -3',5'- 二甲氧基苯基 -β-D-［6-O-（4"- 羟基 -3",5"- 二甲氧基苯甲酰基）]- 葡萄糖苷、（-）-3'- 羟基 -4'- 甲氧基苯基 -β-D-6-O-（4"- 羟基 -3",5"- 二甲氧基苯甲酰基）]- 葡萄糖苷均表现出很好的清除自由基作用，清除率高于 80%。穆丽华等从走马胎根茎中分离得到的 3 个岩白菜素衍生物 11-O-（3'-O-methylgalloyl）bergenin、11-O-galloylbergenin、4-O-galloylbergenin 具有显著的 DPPH 清除活性，其半数效应浓度（EC_{50}）分别为 9.7、9.0、$7.8\mu mol/L$。

（3）抗血栓作用　走马胎的抗血栓作用主要通过改善体内血栓形成、调节脂质代谢及改善微循环实现。如沈诗军等研究走马胎醇提液的抗血栓作用，表明主要通过延长动物体内凝血酶原时间（prothrombin time，PT）、凝血酶时间（thrombin time，TT）和活化部分凝血活酶时间（activated partial thromboplastin time，APTT），降低凝血因子 V 和Ⅵ活性、全血黏度及血浆纤维蛋白原（Fg）含量，抑制机体内、外源性凝血过程，从而阻止血栓形成和减轻肺组织损伤；并且走马胎提取液能够降低体内 MDA 含量，升高 NO 含量，增强 CAT 和 SOD 活性，抑制脂质过氧化，发挥抗氧化作用，从而稳定血管内皮细胞和调节脂质代谢；走马胎提取液还能扩张毛细血管，增加毛细血管开放数量，加快红细胞流速和流态，改善机体微循环，从而抑制体内血栓形成。刘艳方等研究表明，走马胎多糖可通过延长动物体内 PT、APTT、TT 和血浆复钙时间（recalcification time，RT），降低血浆纤维蛋白原（fibrinogen，Fg）含量和血红蛋白的浓度，减小红细胞压积，抑制机体内、外源性凝血过程，改善血液黏度，从而阻止血栓形成和减轻肺组织损伤。

（4）抗肿瘤作用　三萜皂苷类成分是走马胎抗肿瘤作用的药效物质，已研究发现十余个三萜类化合物具有很好的抗肿瘤活性。如张晓明通过 MTT 法以 Hela 细胞筛选广西 218 种药用植物的抗肿瘤活性，发现走马胎 60% 乙醇提取物在浓度为 200μg/mL 时对 Hela 细胞的抑制率为 81.4%，对走马胎进行抗肿瘤活血追踪分离，得到 11 个三萜皂苷类化合物，利用 NCI–H 460、SF–268、MCF–7、HepG2 4 种细胞系对其抗肿瘤活性进行测试，发现其中化合物 34 ～ 39 及化合物 51，7 个三萜皂苷类化合物有较好的抗肿瘤活性，并认为抗肿瘤活性与结构中葡萄糖 6 位上酯的形成有关，同时 12,13 位形成双键对活性影响可能起到主要作用。穆丽华等将走马胎 60% 醇提取物上 D101 大孔树脂，从 70% 乙醇洗脱部分分离得到 5 个三萜皂苷类化合物，其中化合物 3β–O–{α–L–吡喃鼠李糖基–（1→3）–β–D–吡喃木糖基–（1→2）]–β–D–吡喃葡萄糖基–（1→4）–［β–D–吡喃葡萄糖基–（1→2）]–α–L–吡喃阿拉伯糖基}–西克拉敏 A（AG4）对肿瘤细胞 BCG–823、EJ 和 HepG2 的半数抑制浓度（IC_{50}）分别为 0.29、9.99 和 2.03μg/mL，化合物 lysikoianoside 对肿瘤细胞 EJ 的 IC_{50} 为 7.20μg/mL，化合物 3β–O–{α–L–rhamnopyranosyl–（1→3）–β–D–xylopyranose–（1→2）]–β–D–glucop–yranosyl–（1→4）–α–L–arabino–pyranosyl}–3β–hydroxy–13β,28–epox–yoleanan–16–oxo–30–a 对 HepG2 的 IC_{50} 为 8.53μg/mL。谷永杰研究发现，AG4 对肿瘤细胞 Bel–7402、HepG2、SMMC–7721 亦有较强的抑制作用，并发现三萜皂苷类化合物 3β–O–{α–L–吡喃鼠李糖基–（1→3）–［β–D–吡喃葡萄糖基–（1→3）–β–D–吡喃木糖基–（1→2）]–β–D–吡喃葡萄糖基（1→4）–［β–D–吡喃葡萄糖基–（1→2）]–α–L–吡喃阿拉伯糖基 }–16,28,30– 三羟基 – 齐墩果烷 –12– 烯，对肺癌细胞 A 549 细胞较为敏感，24h 的 IC_{50} 为 4.55μmol/L，其诱导 A549 凋亡的机制与阻滞细胞于 G2 期、增加 S 期有关。陈超等研究 AG4 对 CNE 裸鼠移植瘤的影响，发现 AG4 能显著抑制移植瘤的瘤重和瘤体积，抑制其生长，作用机制与激活线粒体途径诱导肿瘤细胞凋亡、促进 Bax 和 Bad 基因表达、抑制 Bcl–2 基因表达有关。郑小丽等研究表明 AG4 对人乳腺癌细胞 MCF–7 有较强的抑制作用，24h IC_{50} 为 3.67μmol/L；AG4 能增加 S

期细胞，减少 G2/M 期细胞，有周期阻滞作用；AG4 能降低 MCF-7 细胞内的 SOD 活性及 GSH 含量，增加 MDA 含量，干扰 MCF-7 细胞内的氧化还原系统。

3. 小结　近年研究逐渐深入，取得了一定的进展。化学成分研究方面，已从走马胎中分离得到酚类、醌类、香豆素类、三萜类及其他等共计 50 多个成分，挥发油类共计有 60 余种成分。成分含量检测表明，走马胎中含有多糖约 2.30%，总皂苷类约为 1.01%，生物碱约 0.28%，槲皮素约 1.38%，而成分分离目前未见生物碱、黄酮类的报道，值得进一步研究。从走马胎中所分离的成分多具有药理活性，如酚类和香豆素类多具有抗炎、抗氧化作用，多糖类具有活血、抗血栓作用，三萜皂苷类多具有抗肿瘤作用，醇提物还有抗类风湿关节炎作用，这些药理作用与走马胎在跌打损伤、活血止痛及类风湿关节炎等疾病的应用相验证。而从走马胎中分离到的 10 余种三萜类成分对近 10 种肿瘤细胞均表现出较好的抑制作用，具有很好的抗肿瘤活性，尤其化合物 AG4、AG3 抗肿瘤活性更强，已有研究利用生物转化法，提高该类成分得率，并得到了比 AG3 底物活性更优的新成分，由此表明走马胎在抗肿瘤方面具有很好的开发应用前景。本文所述文献缺乏植物代谢组学方面研究，缺乏功效物质群之间作用机制的系统研究。因此，对走马胎应保持持续性开发研究，分析具体有效成分结构、合成机制和作用机制，并探讨新的药理作用，为走马胎资源的充分开发利用提供理论依据。

二、生药鉴别研究

1. 性状与显微鉴别

（1）性状鉴别　走马胎为不规则长椭圆形，直径 4.3 ～ 4.5cm，表面灰褐色或暗紫色，具纵粗皱纹，皮部较厚，有紫色小窝点，断面白色，射线细密。质地坚硬，不易折断。气清香，味淡。红马胎饮片为长椭圆形，直径 0.8 ～ 5.2cm，表面为棕红色，具纵皱纹，断面棕黄色至棕褐色，皮部较厚，中部具菊花心状放射纹理。质地坚硬，不易折断。气微，味淡。见图 4-64。

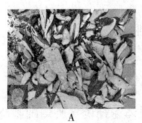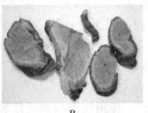

A　　　　　　　　　　　B

图 4-64　走马胎和红马胎饮片图
A. 走马胎；B. 红马胎

（2）显微鉴别

1）横切面：走马胎和红马胎根、茎、叶横切面显微鉴别特征见表4-80和图4-65～图4-70。

表4-80 走马胎和红马胎根、茎、叶横切面显微鉴别特征

部位	走马胎	红马胎
根	木栓层扁平长方形细胞数列，皮层细胞类圆形或扁圆形，分泌腔散在，呈不规则形或椭圆形，含有棕黄色分泌物质，韧皮部狭窄，凯氏带明显，木质部约占2/3，导管单行径向放射状排列	表皮细胞排列紧密，木栓层细胞数列，类圆形或多角形，轻微木栓化，皮层窄，韧皮部宽广，外侧常现裂隙，乳管群散在，内含黄棕色物，木质部导管多而密集
茎	木栓层扁平长方形细胞数列，皮层细胞类圆形或扁圆形，分泌腔呈椭圆形，散在，含有棕黄色分泌物质，韧皮部狭窄，凯氏带明显，木质部约占2/3，导管放射状排列，髓部宽广	木栓层为数列扁平细胞，皮层窄，韧皮部宽广，外侧常现裂隙，木质部由导管、木纤维及薄壁细胞组成，木质部导管单个散在或数个相聚，呈放射状排列
叶	叶上下表皮均含腺毛，中脉形状不规则，韧皮部狭窄，木质部导管1～5个单行径向排列	叶两面无毛，中脉成类圆形，表皮细胞壁增厚，细胞角质化，叶肉栅栏组织细胞1～2列，维管束外韧型，呈椭圆形，韧皮部较宽，木质部导管1～6个径向排列成2～8束

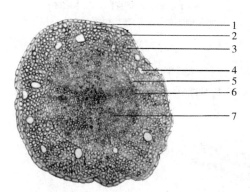

图4-65 走马胎根横切面详图
1. 表皮；2. 木栓层；3. 皮层；4. 分泌腔；
5. 内皮层；6. 韧皮部；7. 木质部

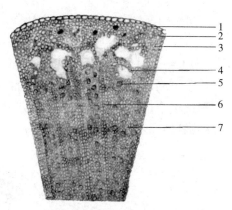

图4-66 红马胎根横切面详图
1. 表皮；2. 木栓层；3. 皮层；4. 韧皮部；
5. 导管；6. 射线；7. 木质部

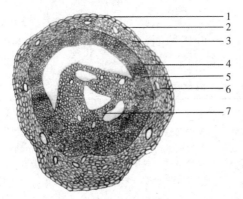

图 4-67　走马胎茎横切面详图
1.表皮；2.木栓层；3.皮层；4.韧皮部；
5.导管；6.射线；7.木质部

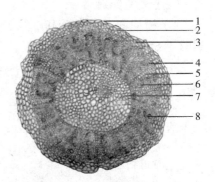

图 4-68　红马胎茎横切面详图
1.表皮；2.木栓层；3.皮层；4.韧皮部；
5.射线；6.导管；7.髓；8.木质部

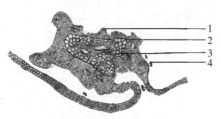

图 4-69　走马胎叶横切面详图
1.表皮；2.韧皮部；3.木质部；4.腺毛

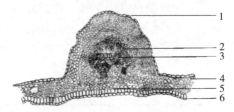

图 4-70　红马胎叶横切面详图
1.下表皮；2.韧皮部；3.木质部；
4.海绵组织；5.栅栏组织；6.上皮层

2）粉末：

①走马胎粉末：棕黄色。淀粉粒呈圆形、类圆形或鸟嘴型。石细胞几个相聚或单个散在，棕黄色，呈类方形或不规则形。导管以具缘纹孔较多。木栓细胞扁方形，淡黄色。见图 4-71。

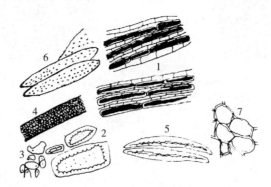

图 4-71　走马胎粉末图
1.分泌管；2.石细胞；3.淀粉粒；4.具缘纹孔导管；5.木纤维；6.韧皮纤维；7.木栓细胞

②红马胎粉末：棕红色。淀粉粒呈类球形，单粒或复粒散在。石细胞淡黄色，类圆形、长方形、多角形。导管以网纹居多，亦有具缘纹孔导管。木栓细胞淡黄棕色，表面观呈类多角形，排列不整齐，垂周壁有波状弯曲。见图4-72。

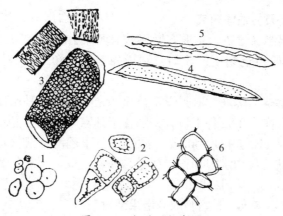

图4-72　红马胎粉末图
1.淀粉粒；2.石细胞；3.具缘纹孔和网纹导管；4.韧皮纤维；5.木纤维；6.木栓细胞

2. 薄层色谱鉴别

（1）对照品溶液的制备　取齐墩果酸对照品10mg，加甲醇制成每1mL含0.1mg齐墩果酸的溶液。

（2）供试品溶液的制备　取供试品粉末1.0g，加甲醇10mL，超声（250W，40kHz）处理20min，滤过，取续滤液，分别用石油醚、水饱和正丁醇萃取，浓缩，加甲醇适量，即得。

（3）薄层色谱条件　分别精密吸取对照品溶液2μL和供试品溶液15μL，点样于同一薄层板上，正丁醇-乙酸-水（4:1:5，上层）为展开剂，展开，取出，晾干，用10%硫酸乙醇作为显色剂，在显色加热器上110℃加热10min显色，置于紫外灯下观察。

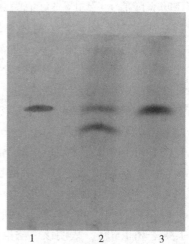

图4-73　走马胎和红马胎供试品、对照品薄层色谱图
1.齐墩果酸对照品；2.红马胎供试品；3.走马胎供试品

（4）结果　供试品色谱中，正丁醇-乙酸-水（4:1:5，上层）为展开体系，与齐墩果酸对照品色谱相应的位置上，显示1排紫色斑点，表明走马胎和红马胎中均含有三萜皂苷。该展开体系下，红马胎有2个清晰

斑点，走马胎只有 1 个，表明两者所含成分有明显差异，该展开体系能较好地区分两者，可用于两者薄层色谱快速鉴别。见图 4-73。

三、含量测定研究

1. 样品制备及方法学研究

（1）制备对照品溶液 称取齐墩果酸对照品 10mg，置于 100mL 量瓶中，加甲醇溶解并稀释至刻度，摇匀，制成每 1mL 含 0.1mg 齐墩果酸的溶液，即得。

（2）制备供试品溶液 取干燥至恒重的走马胎和红马胎饮片，粉碎过筛（三号筛），精密称定 2.0g 各 1 份，分别置于具塞三角锥形瓶中，加 60% 乙醇超声（250W，40kHz）提取 40min，滤过，蒸干乙醇，滤液加石油醚萃取 3 次，取下层溶液，再用水饱和正丁醇萃取 2 次，取上清液，蒸干，用甲醇溶解并定容至 100mL，摇匀，即得。

（3）线性关系考察 精密吸取齐墩果酸对照品溶液 2、2.5、3、3.5、4、4.5、5mL，定容至 10mL 量瓶，对齐墩果酸对照品溶液进行全波长扫描，以甲醇为空白，扫描后在 213nm 处有最大吸收，以该波长测吸光度，以对照品浓度为横坐标，吸光度为纵坐标做回归方程。得方程 $y=4.2831x+0.0299$，$r=0.9995$（$n=7$），表明在 $0.022 \sim 0.055mg/mL$ 的范围内，浓度与吸光度具有良好的线性关系。

（4）精密度试验 用同一浓度的对照品溶液在 213nm 平行测定 6 次，记录吸光度值。平均吸光度值为 0.163，RSD 为 0.95%，表明仪器精密度良好。

（5）重复性试验 精密称取药材粉末 6 份，按照"（2）"项下方法制备 6 份供试品溶液，在 213nm 处测定供试品的吸光度，记录吸光度。走马胎和红马胎的三萜皂苷平均含量分别为 122.9、146.9mg/g，RSD 分别为 1.51% 和 1.43%，表明该方法重复性良好。

（6）稳定性试验 取按"（2）"项下方法制备的供试品溶液 1 份，6h 内在 213nm 处测定吸光度，记录。走马胎和红马胎 6h 内的吸光度 RSD 值分别为 1.32% 和 1.45%，表明供试品溶液在 6h 内稳定。

（7）加样回收率试验 取已知三萜皂苷含量的供试品溶液 9 份，分别精密加入 80%、100%、120% 的对照品溶液，在 213nm 处测定吸光度。走马胎和红马胎对照品的加样平均回收率分别为 99.75% 和 100.21%，RSD 值分别为 1.58% 和 1.50%，表明该方法准确可靠。见表 4-81。

表 4–81　加样回收率试验

样品	编号	样品含量 （mg/mL）	加入量 （mg/mL）	测得量 （mg/mL）	回收率 （%）	平均回 收率（%）	*RSD* （%）
走马胎	A1	0.023	0.019	0.0416	97.89	99.75	1.58
	A2	0.023	0.019	0.042	100		
	A3	0.023	0.019	0.0426	103.16		
	B1	0.023	0.024	0.0469	99.58		
	B2	0.023	0.024	0.0466	98.33		
	B3	0.023	0.024	0.0472	100.83		
	C1	0.023	0.029	0.052	100		
	C2	0.023	0.029	0.0518	99.31		
	C3	0.023	0.029	0.0516	98.62		
红马胎	A1	0.0238	0.019	0.0429	100.53	100.21	1.5
	A2	0.0238	0.019	0.0432	102.11		
	A3	0.0238	0.019	0.043	101.05		
	B1	0.0238	0.024	0.048	100.83		
	B2	0.0238	0.024	0.047	96.67		
	B3	0.0238	0.024	0.0478	100		
	C1	0.0238	0.029	0.0529	100.34		
	C2	0.0238	0.029	0.053	100.69		
	C3	0.0238	0.029	0.0527	99.66		

2. 测定结果与讨论　按"（2）"项下方法制备供试品溶液，分别对 2 种走马胎药材样品进行含量测定。分别测定走马胎和红马胎溶液吸光度，代入回归方程，计算总三萜皂苷含量，得走马胎样品含量为 122.90mg/g，红马胎样品含量为 147.05mg/g。

本研究通过性状、显微和薄层色谱鉴别对比，发现走马胎和红马胎有很大的差异，均可作为鉴别红马胎的依据。

走马胎具有很好的祛风湿、壮筋骨、活血祛瘀的功效，在风湿筋骨疼痛、跌打损伤、产后血瘀、痈疽溃疡等方面具有较好的疗效，广东龙门县将本品作为跌打及疮疡的要药，有用其研粉外敷治疗痈疽溃烂的习用方法。现代临床用于痛风性关节炎、类风湿关节炎、骨质增生症、骨伤骨折等疾病的治疗。课题研究表明，走马胎可显著改善类风湿关节炎模型大鼠炎症状态和踝关节组织病变，降低血清炎性因子 IL–6、TNF–α、IL–1β 的含量，显示出较好的抗类风湿关节炎作用。红马胎为同科植物瘤皮孔酸藤子 *Embelia scandens*（Lour.）Mez 的干燥根，具有舒筋活络、敛肺止咳的功效，主治痹症筋挛骨痛，《全国中草药汇编》载其可治疗风湿痹痛，《广西民族药简编》载其浸酒服治风湿骨痛。课题前期研究也表明，红马胎对类风湿关节炎模型的炎症症状和炎症因子水平方面均有较好的改善，也具有较好的抗类风湿关节炎的作用。可能两药因在祛风湿、治疗类风湿关节炎等方面具有相同的疗效而混用，但功效主治方面还是有差异，临床应用时应注意区别。

三萜类为走马胎的主要药效成分之一，目前已分离鉴定出 20 多个成分，多为齐墩果烷型，并多具有抗肿瘤的活性。本研究采用紫外分光光度法检测发现红马胎中也含有较多的总三萜皂苷，走马胎样品含量为 122.90mg/g，红马胎样品含量为 147.05mg/g，该类成分是否为走马胎和红马胎治疗类风湿关节炎的药效成分，值得进一步研究。

四、产地质量研究

通过对广西不同产地走马胎的总三萜含量测定，比较其不同产地中草药走马胎的质量。

1. 供试品制备及方法学研究　　三萜类成分是走马胎的药效物质群，有必要对该类成分含量进行测定。笔者测定广西 6 个地区走马胎中总三萜的含量，并进行方法学考察，为走马胎质量评价提供参考。本实验所用样本来源见表 4-82。

表 4-82　不同产地走马胎样品来源表

样品编号	产地	来源	采购时间
1	广西玉林市	购买自玉林药材市场	2016 年 4 月 29 日
2	广西百色市	购买自百色中药阁养生居	2016 年 5 月 8 日
3	广西桂林市	购买自桂林市瑶家生草药店	2016 年 5 月 6 日
4	广西桂平市	采自桂平市紫荆镇紫荆山	2016 年 4 月 25 日
5	广西桂平市	采自桂平市紫荆镇白马山	2016 年 6 月 25 日
6	广西桂平市	购买自桂平市正山佬特产店	2016 年 6 月 26 日

（1）供试品溶液的制备　　取各个产地走马胎药材粗粉 1g，精密称定，置于 100mL 具塞锥形瓶中，加 70% 乙醇按料液比 1:20 于 85℃回流提取 1h，放冷，用 70% 乙醇补足减失的重量，过滤，滤液转移至 50mL 容量瓶，70% 乙醇定容，摇匀即得。

（2）对照品溶液的制备　　取齐墩果酸对照品约 2mg，精密称定，加甲醇溶解并定容于 10mL 容量瓶, 摇匀, 即得浓度为 200.0μg/mL 的齐墩果酸对照品溶液。

（3）检测波长的确定　分别精密吸取供试品、对照品溶液 0.2mL, 置于 10mL 具塞试管中, 70℃水浴挥干溶剂, 依次加入新配制的 5% 香草醛 – 冰醋酸溶液 0.2mL, 高氯酸 0.8mL, 混匀, 密塞, 于 60℃水浴中加热 15min, 取出, 冰水浴 2min, 加入冰醋酸 5mL, 混匀, 静置 1h, 用紫外 – 可见分光光度计在 800 ～ 200nm 进行全波段扫描, 结果供试品及对照品均在 540nm 处有最大吸收, 因此确定检测波长为 540nm。

（4）标准曲线的建立　精密吸取齐墩果酸对照品溶液 0、0.1、0.2、0.3、0.35、0.4、0.45、0.5mL, 按照"（3）"项下显色后于紫外 – 可见分光光度计测定吸光度, 其中 0mL 对照品作为空白对照。以齐墩果酸对照品浓度（C, μg/mL）为横坐标, 吸光度（A）为纵坐标, 进行线性回归, 得到回归方程为: $A=0.0654C - 0.1114$, $R^2=0.9995$, 样品浓度在 3.333 ～ 16.667μg/mL 范围内与吸光度呈良好的线性关系。

（5）精密度考察　精密吸取齐墩果酸对照品溶液 0.2mL, 按照"（3）"项下方法显色后于紫外 – 可见分光光度计测定吸光度, 连续测定 6 次。结果齐墩果酸对照品吸光度的 RSD 为 0.84%, 说明仪器精密度良好。

（6）稳定性考察　取同一批走马胎药材粗粉约 1g, 精密称定, 按"（1）"项下方法制备供试品溶液, 按照"（3）"项下方法显色后于 0 ～ 130min 内每隔 10min 测定吸光度。结果走马胎供试品显色后在 60 ～ 120min 内吸光度的 RSD 为 2.62%, 说明供试品显色后在 60 ～ 120min 内保持稳定, 因此, 测定吸光度的时间为显色后 1h。

（7）重复性考察　取同一批走马胎药材粗粉约 1g, 精密称定, 按"（1）"项下方法制备供试品溶液, 平行制备 6 份, 按照"（3）"项下方法显色 1h 后测定吸光度, 计算总三萜含量。结果走马胎总三萜含量的 RSD 为 1.43%, 说明此方法重复性良好。

（8）加样回收率试验　取同一批已知总三萜含量的走马胎药材粗粉约 0.5g, 精密称定, 加入和走马胎药材中总三萜含量相当的齐墩果酸对照品溶液, 按"（1）"项下方法制备供试品溶液, 平行制备 6 份, 按照"（3）"项下方法显色 1h 后测定吸光度, 计算加样回收率。结果齐墩果酸的平均加样回收率为 97.64%, 加样回收率的 RSD 为 1.29%, 说明此方法测定结果准确可靠。结果见表 4–83。

表4-83　加样回收率试验结果

取样量	总三萜含量（mg）	齐墩果酸加入量（mg）	吸光度	总三萜测定量（mg）	回收率（%）	平均回收率（%）	RSD（%）
0.4993	11.76	9.7	0.809	21.11	96.33		
0.5010	11.8	9.7	0.812	21.18	96.63		
0.5007	11.8	9.7	0.815	21.25	97.41	97.64	1.29
0.5083	11.98	9.7	0.824	21.45	97.69		
0.4997	11.77	9.7	0.816	21.27	97.89		
0.5002	11.78	9.7	0.825	21.47	99.9		

（9）含量测定　取6份走马胎药材粗粉各约1g，精密称定，按"（1）"项下方法制备供试品溶液，按照"（3）"项下方法显色1h后测定吸光度，计算总三萜含量。表明总三萜含量在2.31% ～ 2.36%，即含量在23.1 ～ 23.6mg/g，平均含量为23.33mg/g，组间含量差异很小。结果见表4-84。

表4-84　不同产地走马胎药材中总三萜含量测定结果

样品编号	取样量（g）	吸光度	浓度（μg/mL）	1g样品中总三萜含量（%）
1	0.9991	0.893	15.36	2.31
2	1.0008	0.912	15.65	2.35
3	1.0007	0.902	15.50	2.32
4	1.0011	0.917	15.72.	2.36
5	0.9995	0.902	15.5	2.33
6	1.0006.	0.905	15.54	2.33

2.讨论　走马胎在苗、瑶、黎族等少数民族均作药用，在两广地区均有分布，目前广西已有规范栽培，市售走马胎多为广西产。《广西中药材标准》（1990年版）记载用药部位为走马胎的根及根茎，《广东省中药材标准》（2004年版）用药部位为走马胎根，功效与用法用量基本相同，均载祛风湿、活血化瘀的功效。本草考证发现，《本草纲目拾遗》最早载走马胎产于"粤东龙门县南困山"，即今广东惠州南昆山，书中未有药用部位的明确描述，仅有外形描述为"形如柴根"。1970年版的《龙门民间草药》中明确记载了走马胎"用根冲酒服治疗风湿痹痛，舒筋活络"，表明走马胎的根入药更符合传统的用药习惯。而广西载走马胎根茎入药，可能因走马胎药源匮乏，为充分利用该药用资源而增加的药用部位。本课题为了切合传统用药习惯，在广西桂林、玉林、桂平、百色4区采挖和购买了6批次走马胎，并对走马胎根中主要药效成分总三萜的含量进行测定，考察其质量。广西6个不同地区的走马胎总

三萜含量在 23.1 ～ 23.6mg/g，该 6 个产地的走马胎总三萜含量差异较小，平均含量为 23.33mg/g，质量相当。

五、药理作用研究

1. 走马胎（醇提物）对类风湿关节炎模型大鼠踝关节组织病理学的影响

类风湿关节炎（rheumatoid arthritis，RA）是一种以累及周围关节为主的多因素慢性炎症性疾病，主要表现为持续反复的关节疼痛、红肿、变形、活动功能障碍等，目前尚无特效药物，临床上以非甾体抗炎药和免疫抑制药缓解临床症状和控制病情为主，但这些药物均有导致胃肠道反应和肝肾功能损伤的毒副反应，因而毒副作用相对较低的中药治疗 RA 逐渐引起重视。走马胎为紫金牛科植物大叶紫金牛 *Ardisia gigantifolia* Stapf. 的干燥根，具有祛风除湿、活血化瘀的功效，用于风湿痹痛、跌打损伤、产后血瘀腹痛、痈疽疮疡，是我国民间治疗 RA 的常用药物之一。多项临床报道也显示单味走马胎及复方对 RA 均有良好的治疗作用，且副作用小，值得开发研究，但未见有关其对 RA 影响的实验研究报道。本文通过建立弗氏完全佐剂（CFA）诱导的 AA 大鼠模型，观察走马胎对 AA 大鼠踝关节组织病理改变的影响，探讨走马胎抗 RA 的作用机理，为其临床治疗 RA 提供实验依据。

（1）实验材料与方法

1）受试药物的制备：走马胎药材粉碎成粗粉 400g，加 5 倍量 70% 乙醇水浴回流提取 2 次，每次 1h。过滤混合提取液，旋转蒸发仪（65℃）回收乙醇至无醇味，加蒸馏水配制成含走马胎生药量浓度高剂量为 0.6g/mL、低剂量为 0.3g/mL 的药液，置于 4℃冰箱中冷藏备用。

2）CFA 的制备：液体石蜡用 100mL 小蓝盖广口瓶盛，按液体程序灭菌处理。研钵用报纸包裹，高压灭菌。卡介苗（BCG）带包装置于恒温水浴箱中 80℃ 1h 进行灭活处理。将灭菌及灭活后的液体石蜡、研钵及 BCG 于洁净工作台上配制 CFA。用无菌注射器抽取 10mL 液体石蜡加入研钵中，倒入 100mg BCG，顺时针方向研磨，研磨至乳化状态，用 10μL 的无菌枪头吸取 CFA，滴入玻璃杯盛放的清水里出现滴水成珠现象为止，即乳液滴漂浮于水面不扩散。制成 CFA 中的 BCG 含量为 10mg/mL。共研磨 3.5h。

3）AA 模型建立：62 只 SD 大鼠适应性饲养 1w 后，随机留取 10 只作为正常对照组，其余 52 只接受 CFA 造模，即在酒精擦拭大鼠左后足跖部位消毒后，于左侧足跖肉垫处皮内注射 100μL CFA/ 只。至造模 15d，对侧关节（右足）出现炎性肿胀，视为造模成功。正常对照组大鼠以同样方式注射 0.9% 氯化钠注射液 100μL/ 只。

4）动物分组及给药：留取的 10 只继续作为正常对照组，从 44 只造模成功的动物中选取 40 只随机分成模型组、甲氨蝶呤（0.5mg/kg）阳性组及走马胎高（6g/kg）、低（3g/kg）剂量组共 4 组，每组 10 只。走马胎剂量组灌胃 1 次 /d，甲氨蝶呤组则每隔 2d 灌胃 1 次，正常对照组和模型组灌胃相应体积生理盐水（10mL/kg），连续灌胃 20d。

5）观察指标：

①一般状态观察：每天观察并记录动物的体征状态，包括关节、毛色光泽、活动状态、精神状态、饮食状态等方面变化。

②关节肿胀的个数：从注射造模剂后的第 15d，每隔 5d 进行四肢关节肿胀个数统计，每只足爪记 1 个踝关节（或腕关节）和 5 个指（趾）关节，每只大鼠最多计 24 个关节肿胀。

③全身炎症状态：从 AA 大鼠炎症出现后，每隔 5d 进行 1 次全身表现评分，评分标准见表 4-85，每只大鼠最高评分 8 分。

表 4-85　AA 大鼠全身表现评分标准

评分	0 分	1 分	2 分
鼻	无结缔组织肿胀	有结缔组织肿胀	有明显结缔组织肿服
耳	无结节和发红表现	1 只耳朵出现结节和发红症状	2 只耳朵出现结节和发红症状
尾	无结节	有结节出现	有结节出现
前足爪	无肿胀	1 个前足爪肿胀	2 个前足爪肿胀
后足爪	无肿胀	1 个后足爪肿胀	2 个后足爪肿胀

④足爪肿胀度：致炎前用足容积测量仪测量每只大鼠左右两后足的体积（测到踝关节以下部位），左足为致炎侧，右足为继发侧。从致炎后第 15d 起，每隔 5d 测量 1 次（第 15、20、25、30、35d）左右两后足的肿胀体积，计算大鼠足肿胀度 ΔV。

$$\Delta V = 致炎后的足体积 - 致炎前的足体积$$

⑤组织病理学检查：于末次给药 1h 后，颈椎脱臼处死大鼠，取大鼠踝关节，10% 甲醛溶液固定，纵向沿中间切开成两半，放入脱钙剂中。脱钙后常规石蜡包埋，切片厚 5μm，经 HE 染色后，用常规显微光镜检查大鼠踝关节组织病理切片，从滑膜细胞增殖、炎性细胞浸润、细胞侵蚀、骨质侵蚀、血管翳形成进行分项评分，分值越高表示损伤越严重，反之表示损伤轻。各项评分细则见表 4-86。

表 4-86 大鼠踝关节组织病理学评分细则

评分项目	评分 / 分	评分细则
滑膜组织细胞增殖	0	无滑膜细胞增殖
	1	2～4 层滑膜细胞，轻微增殖
	2	4 层以上滑膜细胞，中度增殖
	3	滑膜细胞过度增殖，侵蚀软骨和骨，关节间隙消失
炎性细胞浸润	0	正常
	1	轻度炎性细胞浸润，可见少数分散的白细胞浸润
	2	中度炎性细胞浸润，可见 2 个或 2 个以上的白细胞聚集物
	3	重度炎性细胞浸润，可见白细胞融合、分散浸润明显
血管翳形成	0	无血管翳生成
	1	有两个部位出现血管翳
	2	四个部位出现血管翳
	3	四个以上部位出现血管翳
骨质侵蚀	0	正常
	1	有少量骨质侵蚀，可见到 1～2 个小的浅部位凹陷
	2	有少量骨质侵蚀，可见到 1～4 个中等大小和深度部位凹陷
	3	有中等骨质侵蚀，可见到 5 个以上部位局部侵蚀到骨的皮质
	4	有重度骨质侵蚀，可见局部或者完全侵蚀到骨的皮质

6）统计学处理：使用 SPSS 19.0 软件对实验结果进行统计分析，数据以 $\bar{x} \pm s$ 表示，组间比较采用方差分析，以 $P<0.05$ 为差异有统计学意义。

（2）结果

1）AA 大鼠一般状态：注射 CFA 后，前 3d 为大鼠急性炎症期，注射 CFA 侧的大鼠足跖部位第 2d 肿胀达高峰，肿胀持续 3～5d，到第 5～8d 期间大部分大鼠致炎侧逐渐消肿。第 11～15d 部分致炎大鼠出现继发侧四肢全身的局部炎症。第 15d 时，严重的 AA 大鼠表现出四肢关节炎症，个别关节坚硬，尾部及耳部出现红点结节，个别大鼠生殖器也出现炎症，AA 大鼠整体毛色枯燥黯淡，跛足行动障碍，体质量相对正常对照组减轻。本次实验模型成功率为 83.3%。

2）走马胎对 AA 大鼠四肢关节肿胀个数的影响：结果如表 4-87 所示，与模型组比较，走马胎高、低剂量组在第 20～35d 关节肿胀个数显著减少

（ $P<0.05$ 或 $P<0.01$ ）。

表 4-87　走马胎对 AA 大鼠四肢关节肿胀个数的影响（个，$\bar{x}\pm s$，$n=10$）

组别	第 15d	第 20d	第 25d	第 30d	第 35d
模型组	10.00±4.90	16.00±6.00	11.20±5.75	8.50±5.28	6.80±3.71
甲氨蝶呤组	8.00±4.817.	60±4.27**	7.50±4.844.	40±3.24*	2.80±2.30*
走马胎高剂量组	6.60±5.04	9.10±6.62**	6.20±4.29*	4.40±3.20*	2.30±2.16**
走马胎低剂量组	6.70±4.06	10.00±4.97*	5.80±4.00*	4.30±3.74*	2.60±2.76**

注:与模型组比较，*$P<0.05$，**$P<0.01$，以下同。

3）走马胎对 AA 大鼠全身炎症状态评分的影响：结果如表 4-88 所示，与模型组比较，各给药组大鼠第 20～35d 全身炎症状态评分显著降低（ $P<0.05$ 或 $P<0.01$ ）。

表 4-88　走马胎对 AA 大鼠全身炎症状态评分的影响（$\bar{x}\pm s$，$n=10$）

组别	第 15d	第 20d	第 25d	第 30d	第 35d
模型组	3.80±1.40	5.90±1.29	5.10±1.29	5.20±0.79	4.10±0.99
甲氨蝶呤组	3.50±1.27	4.10±1.29**	3.40±1.58**	2.50±1.27**	2.50±1.08*
走马胎高剂量组	3.40±1.84	4.20±1.40**	2.70±1.16**	2.80±1.40**	1.60±1.43**
走马胎低剂量组	3.60±1.43	4.0±1.25**	3.10±1.37**	2.80±1.62**	2.20±1.81**

4）走马胎对 AA 大鼠致炎侧关节肿胀度的影响：结果如表 4-89 所示，与模型组比较，走马胎高剂量组大鼠第 20～35d 致炎侧关节肿胀度显著降低，走马胎低剂量组大鼠第 25～35d 致炎侧关节肿胀度显著降低（ $P<0.05$ 或 $P<0.01$ ）。

表 4-89　走马胎对 AA 大鼠致炎侧关节肿胀度的影响（mL，$\bar{x}\pm s$，$n=10$）

组别	第 15d	第 20d	第 25d	第 30d	第 35d
模型组	1.30±0.34	1.40±0.48	1.24±0.38	0.99±0.45	0.96±0.33
甲氨蝶呤组	1.24±0.45	1.24±0.55	0.73±0.30**	0.71±0.43	0.69±0.30*
走马胎高剂量组	1.31±0.38	0.98±0.43*	0.68±0.43**	0.56±0.33*	0.52±0.19**
走马胎低剂量组	1.19±0.36	1.01±0.32	0.77±0.44*	0.54±0.28*	0.58±0.29**

5）走马胎对 AA 大鼠继发侧关节肿胀度的影响：结果如表 4-90 所示，与模型组比较，走马胎高剂量组大鼠第 25、30d 继发侧关节肿胀度显著降低，走马胎低剂量组大鼠第 20、30d 继发侧关节肿胀度显著降低（ $P<0.05$ 或

P<0.01）。

表4-90　走马胎对AA大鼠继发侧关节肿胀度的影响（mL，$\bar{x}\pm s$，*n*=10）

组别	第15d	第20d	第25d	第30d	第35d
模型组	0.52±0.38	0.88±0.46	0.87±0.49	0.71±0.28	0.54±0.29
甲氨蝶呤组	0.41±0.30	0.67±0.50	0.46±0.32*	0.27±0.31**	0.38±0.29
走马胎高剂量组	0.57±0.31	0.49±0.47	0.40±0.37*	0.30±0.36**	0.40±0.26
走马胎低剂量组	0.39±0.16	0.43±0.27*	0.58±0.37	0.37±0.37*	0.36±0.27

6）走马胎对AA大鼠踝关节组织病理学的影响：结果如图4-74所示，正常对照组大鼠关节纤维性滑膜上皮细胞排列整齐，滑膜上皮细胞脂肪性细胞（1～2层）排列整齐；模型组大鼠关节滑膜上皮复层增生，间质水肿，炎性细胞浸润，滑膜上皮复层上皮绒毛状增生，伴炎细胞浸润；严重者关节软骨层破坏，血管翳形成侵蚀软骨层组织，且破骨细胞增多，侵蚀、溶解全层骨组织；各给药组大鼠的病理状况较模型组有所减轻。

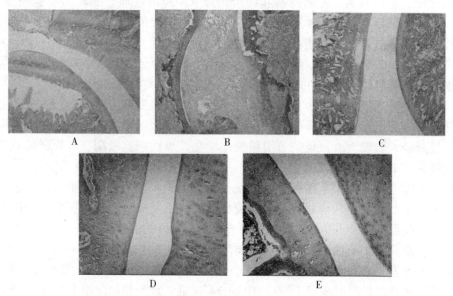

图4-74　走马胎对RA大鼠踝关节组织病理学的影响（HE，×100）
A.正常对照组；B.模型组；C.甲氨蝶呤组；D.走马胎高剂量组；E.走马胎低剂量组

7）走马胎对AA大鼠踝关节组织病理改变程度评分的影响：结果如表4-91所示，与模型组比较，走马胎高剂量组大鼠细胞侵蚀、血管翳形成、炎性细胞浸润、骨侵蚀评分显著降低，走马胎低剂量组大鼠血管翳形成、炎性细胞浸润评分显著降低（$P<0.05$ 或 $P<0.01$）。

表4-91　走马胎对 AA 大鼠踝关节组织病理改变程度评分的影响（分，$\bar{x}\pm s$，$n=10$）

组别	滑膜细胞增殖	细胞侵蚀	血管翳形成	炎性细胞浸润	骨侵蚀
模型组	1.50±0.841	0.33±0.82	1.50±0.841	1.84±0.75	0.83±0.75
甲氨蝶呤组	0.67±0.52	0.67±0.52	0.57±0.54*	0.71±0.49**	0.57±0.79*
走马胎高剂量组	0.67±1.03	0.33±0.52*	0.33±0.52**	0.33±0.52**	0.67±1.03*
走马胎低剂量组	0.67±0.86	0.67±0.82	0.67±0.82*	0.83±0.75*	1.17±0.75

注:与模型组比较，*$P<0.05$，**$P<0.01$。

（3）讨论　西医学认为 RA 的主要发病机制为免疫紊乱，是一种损害滑膜、软骨和骨的慢性、炎症性自身免疫疾病，以侵犯全身各处关节为主，先期表现为关节疼痛、明显肿胀、屈伸不利，后期可引起软骨坏死、脱落，造成关节破坏、畸形和功能丧失。本研究采用 CFA 诱导 AA 大鼠模型，在临床表现、病理学、血清学、免疫学改变和病理机制等方面与人类 AA 有许多相似特征，是研究 AA 发病机制和评价治疗 RA 药物较理想的动物实验模型。本研究结果显示，与正常对照组比较，模型组病变最重，多数动物显现不同程度的关节肿胀和全身炎症状态，而不同剂量的走马胎醇提物则能减少 AA 模型大鼠关节肿胀个数，降低模型动物全身炎症评分及致炎侧和继发侧足肿胀度，表明走马胎醇提物能有效缓解 AA 模型大鼠关节炎的症状。

本实验病理结果显示，与正常对照组比较，模型组病变最重，多数大鼠踝关节有程度不等的病理改变，走马胎各剂量组大鼠踝关节组织病理改变则明显减轻，表现为大鼠踝关节滑膜细胞增生、炎性细胞浸润、血管翳形成均较轻，关节软骨破坏较轻、纤维化不严重，周围软组织炎症反应较少，提示走马胎能有效抑制关节滑膜细胞增殖、滑膜组织水肿、炎性细胞浸润、血管翳形成及骨侵蚀，从而减轻关节滑膜炎症反应以及关节软骨的损伤，保护关节。由此可看出，走马胎对类风湿关节炎具有良好的治疗作用。

2.走马胎（石油醚提取物）抗类风湿关节炎的作用机制　通过 AA 大鼠模型对走马胎石油醚提取物从模型动物症状改善（全身评分、关节炎指数、关节肿胀数、足爪肿胀度）、血清中 MDA 含量、致炎侧足组织中 PGE_2 含量，以及肝、脾脏器指数与踝关节组织病理学观察等方面进行药效评价，为其临床治疗 RA 提供科学实验依据。

（1）实验材料与方法

1）药物的制备：取走马胎药材 3kg，粉碎，加 70% 乙醇回流提取 3 次，3 次的料液比分别为 1:8、1:6、1:4，每次提取的时间为 2h。合并 3 次提取液，用旋转蒸发仪浓缩成黏稠浸膏，于冷冻干燥机中冷冻干燥，得到走马胎 70%

乙醇提取物干浸膏粉338.5g，浸膏得率为11.28%。取干浸膏330g加少量蒸馏水复溶，加入适量的硅藻土拌匀，于温度设定为70℃的自动程控烘箱中烘干，取出并研磨成细粉，用石油醚进行固液萃取，萃取3～4次，以萃取液基本无色为止，萃取完成后分别合并萃取液，用旋转蒸发仪浓缩至黏稠浸膏，取出，水浴挥干溶剂，于真空冷冻干燥机中冷冻干燥，最终得到走马胎石油醚提取物127.5g，每1g生药与42.5mg石油醚提取物相当，于–20℃冰箱保存备用。

2）动物造模、分组及给药：将卡介苗投入80℃水浴中灭活1h，取出100mg置于研钵中，加入8mL灭菌液体石蜡充分研磨，混匀，于超声波细胞粉碎机中超声20min，混匀，即得CFA。将CFA注射于64只SD大鼠的右后足足跖，皮内注射，每只0.1mL；将等体积生理盐水注射于8只SD大鼠的右后足足跖。17d后筛选出现继发侧关节炎的SD大鼠40只，综合全身评分、关节炎指数、关节肿胀数、足爪肿胀度，随机分为5组，设为模型组、甲氨蝶呤（0.5mg/kg）阳性对照组及石油醚提取物高（531.3mg/kg）、中（265.6mg/kg）、低（132.8mg/kg）剂量组，每组8只；将注射生理盐水的8只SD大鼠作为正常对照组。走马胎石油醚提取物临用前加少量吐温–80充分研磨，再加0.5%CMC研磨成混悬液。正常对照组、模型组给予0.5%CMC。甲氨蝶呤临用前加0.5%CMC研磨成混悬液。甲氨蝶呤组每3d给药1次，其他各组灌胃1次/d，各组给药体积为10mL/kg；共给药20d。

3）全身评分：造模后每4d进行1次全身评分，评分标准为，耳：无结节和发红为0分，1只耳结节和发红为1分，2只耳结节和发红为2分。鼻：无结缔组织肿胀为0分，结缔组织肿胀为1分；尾：无结节为0分，有结节为1分；前足爪：无肿胀为0分，1个足爪肿胀为1分，2个足爪肿胀为2分；后足爪：无肿胀为0分，1个足爪肿胀为1分，2个足爪肿胀为2分。每只大鼠评分为0～8分。

4）关节炎指数评分：造模后每4d进行1次继发侧关节炎指数评分，评分标准为，正常为0分；踝关节红斑、轻微肿胀为1分；踝关节到跖关节或掌关节红斑、轻微肿胀为2分；踝关节到跖关节或掌关节红斑、中度肿胀为3分；踝关节到跖关节或掌关节红斑、重度肿胀为4分。每只大鼠评分为0～12分。

5）关节肿胀个数：造模后每4d进行关节肿胀个数统计1次，每只足爪计1个踝关节或腕关节，5个指关节或趾关节，每只大鼠最多计24个肿胀关节。

6）足爪肿胀度的测定：每4d用爪肿测定仪测定各组大鼠继发侧左后足足容积，并计算肿胀度。

肿胀度（mL）=造模后足爪容积−造模前足爪容积

7）大鼠血清中 MDA 含量测定：末次给药 1h 后，按 3mL/kg 剂量注射 10% 水合氯醛麻醉大鼠，腹主动脉取血，3500r/min 离心 15min，取血清，–20℃冻存。按照 MDA 试剂盒操作说明测定血清中 MDA 含量。

8）致炎侧足组织中 PGE_2 含量测定：末次给药 1h 后采血，处死大鼠，取下致炎侧足（右腿），充分剪碎，加入 50mL 生理盐水浸泡 12h，取 10mL 组织浸液，3000r/min 离心 10min。取 0.1mL 上清液，加入 0.5mol/L 的 KOH–CH_3OH 溶液 2mL，50℃水浴中异构化 20min，甲醇稀释至 4mL，于紫外 – 可见分光光度计下测定光密度，检测波长为 278nm，以每 1g 炎症组织的光密度代表 PGE_2 的含量。

9）脏器指数测定：采血后，处死大鼠，剖取胸腺、肝脏、脾脏，滤纸擦去血迹后称量质量，计算各脏器指数。

脏器指数（mg/g）= 脏器质量（mg）/ 大鼠体质量（g）

10）踝关节组织病理学：观察处死大鼠后，取下继发侧踝关节（左腿），10% 福尔马林固定，经脱钙、脱水、石蜡包埋、切片、HE 染色后，于显微镜下观察踝关节组织病理学变化。

11）统计学处理：采用 SPSS19.0 进行数据处理，数据以 $\bar{x}\pm s$ 表示，计量资料的组间比较采用单因素方差分析（one–way ANOVA），方差齐时采用 F 检验比较总体均值，采用 SNK 法两两比较组间均值；方差不齐时采用 Welch 检验比较总体均值，采用 Dunnett'sT3 法两两比较组间均值；重复测量计量资料采用重复测定方差分析，球形检验方差齐时采用单变量二因素方差分析，球形检验方差不齐时采用多变量单因素方差分析，以 $P<0.05$ 为差异有统计学意义。

（2）结果

1）走马胎石油醚提取物对 AA 大鼠一般状态的影响：正常对照组大鼠关节无肿胀、活动正常，被毛光泽，摄食正常，二便正常，体质量增加正常，精神状态良好。AA 模型大鼠的原发病变主要表现为致炎侧的早期局部炎症反应，在注射 CFA 1d 后，右后足明显肿胀，持续 3d，之后炎症反应逐渐减轻，注射 CFA 9d 后再度肿胀加重；注射 CFA 14d 后 AA 大鼠开始出现继发性炎症肿胀（对侧足），17d 时 AA 大鼠普遍出现四肢肿胀、双耳及尾部的关节炎结节、鼻结缔组织肿胀等继发病变，21 ~ 29d 达到高峰。AA 大鼠发病最初活动迟缓、困难，被毛干枯，摄食减少，大便稀软，体质量增加较慢，经过治疗之后以上情况逐渐好转。

2）走马胎石油醚提取物对 AA 大鼠全身评分的影响：结果如表 4–92 所示，与模型组比较，各给药组在第 21、29、33、37d 全身评分均显著降低（$P<0.05$ 或 $P<0.01$）。

表 4-92　走马胎石油醚提取物对 AA 大鼠全身评分的影响（$\bar{x} \pm s$，$n=8$）

组别	剂量（mg/kg）	第 17d	第 21d	第 25d	第 29d	第 33d	第 37d
模型组	—	7.0±0.76	7.63±0.74	6.62±1.06	6.75±1.04	6.00±0.76	5.25±0.46
甲氨蝶呤组	0.5	6.3±0.74	5.88±0.64**	5.00±0.76*	4.50±0.54**	4.13±0.35**	3.38±0.92**
走马胎石油醚部位组	531.3	6.6±0.52	6.00±0.54**	5.38±0.52	4.75±0.46**	4.00±0.54**	3.00±0.93**
	265.6	6.5±0.54	6.13±0.99*	5.75±0.55	5.25±0.46*	4.25±0.89*	3.63±0.20*
	132.8	6.8±0.64	6.25±0.71*	5.75±0.71	5.13±0.64*	4.25±1.17*	3.50±0.93*

注：与模型组比较，*$P<0.05$，**$P<0.01$。

3）走马胎石油醚提取物对 AA 大鼠关节炎指数评分的影响：结果如表 4-93 所示，与模型组比较，各给药组在第 33、37d 关节炎指数评分均显著降低（$P<0.05$）。

表 4-93　走马胎石油醚提取物对 AA 大鼠关节炎指数评分的影响（$\bar{x} \pm s$，$n=8$）

组别	剂量（mg/kg）	第 17d	第 21d	第 25d	第 29d	第 33d	第 37d
模型组	—	8.63±1.51	9.88±1.36	9.00±0.93	7.88±1.13	6.88±0.84	6.00±0.76
甲氨蝶呤组	0.5	8.00±1.07	8.62±1.41	7.88±1.73	6.00±1.69*	4.63±1.06	3.5±1.41*
走马胎石油醚部位组	531.3	8.38±1.69	9.00±1.076	7.63±1.69	6.25±0.71	4.75±1.04*	3.0±0.93*
	265.6	8.50±1.77	9.13±1.13	7.88±0.84	6.63±0.74	5.00±0.93*	4.0±1.20*
	132.8	8.50±1.77	8.88±1.55	7.50±1.31	6.50±1.51	5.13±1.13*	4.2±1.28*

注：与模型组比较，*$P<0.05$。

4）走马胎石油醚提取物对 AA 大鼠关节肿胀个数的影响：结果如表 4-94 所示，与模型组比较，各给药组在第 21、25、29、33、37d 关节肿胀个数均显著减少（$P<0.05$）。

表 4-94　走马胎石油醚部位对 AA 大鼠关节肿胀个数的影响（$\bar{x} \pm s$，$n=8$）

组别	剂量（mg/kg）	第 17d	第 21d	第 25d	第 29d	第 33d	第 37d
模型组	—	13.50±0.93	17.50±1.41	15.88±1.55	13.88±1.81	11.25±1.28	8.63±1.06
甲氨蝶呤组	0.5	12.00±1.20	13.00±1.31*	11.75±1.28*	9.38±1.06*	7.50±1.41*	4.88±1.36*
走马胎石油醚部位组	531.3	12.13±0.84	13.13±0.84*	11.00±0.93*	9.13±1.37*	7.25±1.49*	4.63±1.41*
	265.6	13.13±1.37	14.25±1.58*	12.38±2.00*	10.50±1.41*	8.50±1.41*	5.88±1.13*
	132.8	12.25±1.28	14.13±1.37*	12.13±0.99*	10.00±1.07*	8.00±0.93*	5.25±0.71*

注：与模型组比较，*$P<0.05$。

5）走马胎石油醚提取物对 AA 大鼠继发侧足爪肿胀度的影响：结果如表 4-95 所示，与模型组比较，除走马胎石油醚提取物低剂量组外，各给药组在第 25、29、33、37d 继发侧足爪肿胀度均显著降低（$P<0.05$ 或 $P<0.01$）。

表 4-95　走马胎石油醚提取物对 AA 大鼠继发侧关节肿胀度的影响（$\bar{x}\pm s$, $n=8$）

组别	剂量（mg/kg）	第 17d	第 21d	第 25d	第 29d	第 33d	第 37d
模型组	—	2.10±0.46	2.57±0.37	2.54±0.19	2.34±0.13	2.11±0.11	1.90±0.18
甲氨蝶呤组	0.5	1.88±0.39	2.23±0.35	1.76±0.13**	1.57±0.19**	1.31±0.12**	1.19±0.15**
走马胎石油醚部位组	531.3	1.82±0.57	2.26±0.33*	1.90±0.25**	1.66±0.28**	1.48±0.33**	1.23±0.39*
	265.6	1.90±0.29	2.42±0.26	2.17±0.11**	1.78±0.38*	1.61±0.34*	1.37±0.30*
	132.8	1.91±0.56	2.49±0.52	2.13±0.47	1.88±0.36	1.55±0.27**	1.26±0.26**

注：与模型组比较，*$P<0.05$，**$P<0.01$。

6）走马胎石油醚提取物对 AA 大鼠血清 MDA 和致炎足组织中 PGE_2 含量的影响：结果如表 4-96 所示，与模型组比较，各给药组血清 MDA 含量和致炎足组织中 PGE_2 含量均显著降低（$P<0.05$ 或 $P<0.01$）。

表 4-96　走马胎石油醚提取物对 AA 大鼠血清 MDA 和致炎足组织中 PGE_2 含量的影响（$\bar{x}\pm s$, $n=8$）

组别	剂量（mg/kg）	MDA（μmol/L）	PGE_2/$[D(\lambda\times10^{-2})]$
正常组	—	3.37±0.39**	0.241±0.012**
模型组	—	12.06±1.23	0.413±0.016
甲氨蝶呤组	0.5	9.07±0.61**	0.348±0.021*
走马胎石油醚部位组	531.3	7.17±0.72**	0.344±0.046*
	265.6	7.22±0.75**	0.341±0.020*
	132.8	7.90±0.46**	0.373±0.037*

注：与模型组比较，*$P<0.05$，**$P<0.01$。

7）走马胎石油醚提取物对 AA 大鼠脏器指数的影响：结果如表 4-97 所示，与模型组比较，走马胎石油醚提取物高剂量组胸腺指数显著降低，走马胎石油醚提取物中、低剂量组脾脏指数显著降低，各给药组肝脏指数均显著降低（$P<0.05$）。

表 4-97　走马胎石油醚提取物对 AA 大鼠脏器指数的影响（$\bar{x}\pm s$, $n=8$）

组别	剂量（mg/kg）	胸腺指数（mg/kg）	脾脏指数（mg/kg）	肝脏指数（mg/kg）
正常组	—	1 083±0.093*	1.746±0.218*	33.793±1.333*

续表

组别	剂量（mg/kg）	胸腺指数（mg/kg）	脾脏指数（mg/kg）	肝脏指数（mg/kg）
模型组	—	1.298±0.141	3.299±0.466	40.303±2.744
甲氨蝶呤组	0.5	1.194±0.094	3.023±0.541	34.979±2.081*
走马胎石油醚部位组	531.3	1.134±0.067*	2.756±0.092	36.340±0.788*
	265.6	1.190±0.124	2.461±0.367*	34.804±1.951*
	132.8	1.214±0.088	2.550±0.324*	33.260±2.727*

注：与模型组比较，*P<0.05。

8）走马胎石油醚提取物 AA 大鼠踝关节组织病理学的影响：结果如图 4-75 所示，正常对照组大鼠关节滑膜组织为 1～2 层细胞，排列整齐，未见炎症细胞浸润；模型组大鼠滑膜组织明显增生，排列散乱，呈乳头状或毛绒状增生，有大量炎性细胞浸润并侵蚀骨和软骨，血管翳新生；甲氨蝶呤组和走马胎石油醚提取物各剂量组中滑膜组织增生程度较低，炎性细胞浸润明显减轻，血管翳较少。

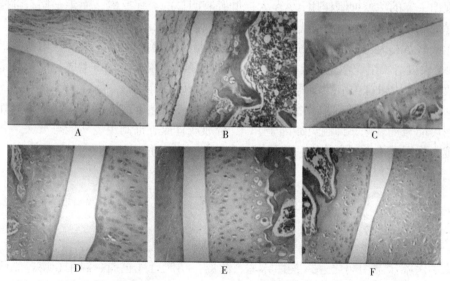

图 4-75　走马胎提取物对 AA 大鼠踝关节组织病理学的影响（HE，×100）
A. 正常对照组；B. 模型组；C. 甲氨蝶呤组；D. 走马胎石油醚部位高剂量组；
E. 走马胎石油醚部位中剂量组；F. 走马胎石油醚部位低剂量组

（3）讨论　AA 大鼠的 RA 临床表现、病理学改变、免疫学改变均与人类相似，是公认的筛选抗 RA 药物较为理想的动物模型。本实验以 SD 大鼠右后足皮内注射 CFA 建立佐剂性关节炎大鼠模型，通过 AA 大鼠的全身评分、关节炎指数评分、关节肿胀数、继发侧关节肿胀度、血清 MDA 含量、致炎侧足组织中 PGE$_2$ 含量、脏器指数来评价走马胎石油醚提取物对佐剂性关节炎的疗效。

实验结果表明，走马胎石油醚提取物对 CFA 诱导的 AA 大鼠疗效确切，与其用于 RA 治疗的文献记载相符。走马胎石油醚提取物各剂量组 AA 大鼠的全身评分均低于模型组，说明走马胎石油醚提取物能有效改善 AA 大鼠的全身炎症症状；走马胎石油醚提取物各剂量组能减少 AA 大鼠的关节炎指数评分、关节肿胀数及继发侧关节肿胀度，具有显著的抗炎、消肿作用；AA 大鼠血清中 MDA 含量显著高于正常大鼠，说明 AA 大鼠体内出现氧化应激，处于高氧化状态，而走马胎石油醚提取物各剂量组 AA 大鼠血清中 MDA 含量均低于模型组，说明走马胎石油醚提取物能抑制脂质过氧化反应，有一定抗氧化作用；走马胎石油醚提取物各剂量组 AA 大鼠的致炎侧足组织中 PGE$_2$ 含量均低于模型组，说明走马胎有一定的抗炎作用，抗炎作用与抑制 PGE$_2$ 合成或释放有关；AA 大鼠因免疫功能亢进，胸腺指数、脾脏指数均有不同程度的升高，而走马胎石油醚提取物能降低 AA 大鼠的胸腺指数、脾脏指数，表现出一定的免疫抑制作用；AA 大鼠肝脏有明显的炎症反应，而走马胎石油醚提取物能减轻 AA 大鼠肝脏的水肿程度，降低 AA 大鼠的肝脏指数，说明其能减轻 AA 大鼠肝脏的炎症程度。且走马胎石油醚提取物各剂量组均能降低 AA 大鼠滑膜组织增生程度，减轻炎性细胞浸润，减少血管翳生成，能较好地改善 AA 大鼠踝关节组织病理状态。

走马胎石油醚提取物能显著改善 AA 大鼠的全身症状和关节症状，其作用可能与抗氧化、抑制炎症因子 PGE$_2$ 合成或释放、抑制免疫功能等有关，其抗炎作用具体机制有待进一步研究。

第九节 沉 香

沉香为瑞香科植物白木香 *Aquilaria sinensis*（Lour.）Gilg 含树脂的木材，为中医临床常用药之一，其性味辛、微温，功能行气止痛、温中止呕、纳气平喘。主治胸腹胀闷疼痛、胃寒呕吐呃逆、肾虚气逆喘急等症，有较好的效果。沉香是著名的岭南道地药材，2017 年 3 月 1 日开始正式实施的《广东省岭南中药材保护条例》中公布了 8 种广东著名的道地药材，沉香就是其中之一。梅全喜教授带领的团队在沉香研究上做了大量工作，发表相关研究论文 20 多篇，出版专著 2 本，获中山市科技进步一等奖 1 项。

一、研究进展

1. 化学成分 主要应用高效液相色谱、气相色谱–质谱联用技术、核磁共振等方法对沉香的倍半萜类、芳香族、2–（2–苯乙基）色酮衍生物等成分进行研究。

运用核磁共振和质谱法，从国产沉香中分离鉴定出沉香螺旋醇、B–沉香呋喃、白木香醇、去氢白木香醇、白木香醛、羟基何帕酮等三萜类成分，其中羟基何帕酮为首次分离得到。采用高效液相色谱法测定沉香叶中芫花素的含量。沉香具有纳气平喘的功效，而芫花素、木犀草素等具有祛痰平喘等作用，属于黄酮类化合物。因此，利用疗效与化学成分的关系，测定芫花素的含量多少及有无，可以验证沉香中是否含有黄酮类成分。试验结果表明，芫花素在沉香叶中含量较高，故沉香中含有黄酮类成分。利用柱色谱法进行洗脱和提取分离，运用超导核磁共振谱仪、傅里叶变换红外光谱仪以及气相色谱–质谱联用仪鉴定出 2 个色原酮类成分，分别为 6,8– 二羟基 –2–［2–（3′– 甲氧基 –4′– 羟基苯乙基）］色原酮和 6– 甲氧基 –2–［2–（3′– 甲氧基 –4′–羟基苯乙基）］色原酮，这 2 个化合物均属于 2（–2– 苯乙基）色原酮类。

运用水蒸气蒸馏法提取沉香树脂中挥发油，利用气相色谱–质谱联用仪，从沉香挥发油中分离得到 20 多个峰，鉴定出 6 个峰。其中 12 个组分含量较高，占总挥发油相对含量的 68.1%；苄基丙酮具有止咳作用，是芳香族成分。采用与上述相同的方法对沉香叶中挥发油进行了分析，检出 154 个色谱峰，鉴定出 41 个化合物，占总挥发油相对含量的 89.9%；其中，十六碳烷酸（48.86%）、6,10,14– 三甲基 –2– 十五碳酮（8.22%）、十四碳烷酸（7.22%）、反式 –9– 十八碳烯酸（6.04%）、十五碳烷酸（2.58%）、4,8,12,16– 四甲基十七碳烷酸内酯（2.31%）、叶绿醇（1.91%）、壬酸（1.73%）、异叶绿醇（1.38%）、十八碳烷酸（1.31%）为主要成分。试验结果表明，挥发油为白木香的主要有效成分，但是白木香含树脂的木材和叶中的挥发油组成区别很大。

2. 药理作用 对沉香药理作用的研究不太多，主要集中在研究其对消化系统、循环系统、呼吸系统及中枢神经系统的作用上。

（1）对胃肠蠕动的作用 沉香的水煎液对离体豚鼠回肠的自主收缩有抑制作用，并能对抗组胺、乙酰胆碱引起的痉挛性收缩，给小鼠腹腔注射，能使新斯的明引起的小鼠推进运动减慢，呈现肠平滑肌解痉作用，此作用可能为沉香对胃肠平滑肌的直接作用。本研究探索了沉香对小鼠胃肠蠕动的影响，方法是将健康小鼠随机分成 2 组，每组 20 只，实验前 24h 禁食，一组腹腔注射生理盐水，另外一组腹腔注射沉香水煮酒沉液 0.2mL，15min 后予小鼠灌胃墨汁，每只 0.2mL，同时腹腔注射新斯的明 0.1mL，15min 后处死小鼠，打开腹腔剪下幽门至回盲部小肠，用尺量出墨汁的长度，计算墨汁在肠管内移动的距离占小肠总长度的百分率。通过多次实验进行组间比较，墨汁在肠道中移动的速度减慢，表明沉香能降低新斯的明引起的肠痉挛，此作用可能为沉香对胃肠平滑肌的直接作用。

（2）对肠管平滑肌收缩的抑制作用　沉香的水煎液 1.0×10^{-2}g/mL 对体外豚鼠回肠的自主收缩有抑制作用，并能对抗组胺、乙酰胆碱引起的痉挛性收缩。具体方法是，根据肠管对组胺或乙酰胆碱的反应，选择合适的剂量使回肠收缩高度与组胺或乙酰胆碱成正比关系，向适应好的豚鼠离体肠管中加入一定量的沉香水煎液和组胺或乙酰胆碱，记录收缩高度，计算抑制百分率。结果表明，抑制强度随沉香样品剂量的增加而增强，呈正比关系。因此，沉香具有抑制组胺和乙酰胆碱对肠管的收缩作用。

（3）对循环系统的作用　通过心肌缺血动物模型观察了以沉香为主药的八味沉香散抗心肌缺血作用。给大鼠舌下静脉注射垂体后叶素构建心肌缺血的动物模型，立刻观察并连续记录 30s 的心电图，以注射后 30s 内心电图 ST 段升高最高段与注射前正常 ST 段的差值来评价其抗心肌缺血作用。实验结果证实，沉香八味散对抗垂体后叶素引起的大鼠心肌缺血有显著作用。通过对氯化钡致心律失常的预防作用观察，以及对乌头碱所致心脏停搏的作用和氯仿诱发小鼠室颤等实验，考察了八味沉香口服液的抗心律失常作用。实验表明，其剂型由散剂改为口服液后具有良好的疗效。沉香水煎剂给麻醉猫静注，血压明显下降，维持 4 ～ 11min 后恢复正常，且不能阻断乙酰胆碱的降压作用。

（4）对呼吸系统的作用　沉香含有苄基丙酮，此成分是止咳的有效成分。沉香醇提取物 1.0×10^{-4}g/mL 浓度能促进体外豚鼠气管抗组胺作用，从而发挥止喘效果。

（5）对中枢神经系统的作用　沉香苯提取物可降低环戊巴比妥睡眠小鼠直肠温度，能使小鼠睡眠时间延长；沉香螺旋醇也一样具有氯丙嗪样的安定作用；沉香药材中所含的白木香酸对小鼠有一定的麻醉作用，热板法实验对小鼠有良好的镇痛作用，这些作用可能与中枢抑制有关。

（6）抗菌作用　有实验研究表明，沉香煎剂对结核杆菌、伤寒杆菌、福氏痢疾杆菌均有较强的抗菌作用。

3. 沉香叶的研究进展　沉香的野生资源已遭到严重破坏，被列为国家二级重点保护植物，是《濒危野生动植物种国际贸易公约》中的保护树种，具有较高的经济价值，是我国特有而珍贵的药用植物。白木香叶为白木香的非药用部位，其相关研究还很少，为综合利用白木香资源，现对沉香叶的化学成分、药理作用及开发利用做如下综述，以供参考。

（1）化学成分　对云南产沉香叶中所含的化学成分进行研究发现，白木香叶中含有多糖、氨基酸、黄酮及其苷类、酚类，这些化学成分具有多种生理活性，例如，多糖具有抗癌、增强免疫、抗病毒等作用，为新药开发和实现沉香综合应用奠定了物质基础。

采用柱色谱和重结晶等方法对沉香叶提取物进行分离纯化，运用 NMR、MS 等方法从白木香叶中鉴定了 13 个化合物，分别为 7- 羟基 -5,4′- 二甲氧基 - 黄酮、洋芹素 -7,4′- 二甲醚、木犀草素 -7,3′,4′- 三甲醚、异紫堇啡碱、对羟基苯甲酸、正三十二（烷）醇、正三十一烷、α- 豆甾醇、表木栓醇、木栓烷、木栓酮、芫花素、5,4′- 二羟基 -7,3′- 二甲氧基黄酮。并首次从沉香属植物中分离得到对羟基苯甲酸。

有人对沉香叶的抗肿瘤活性部位进行筛选，利用多种色谱柱对沉香叶进行化学成分的分离，然后用波谱分析鉴定了 10 个化合物，分别为洋芹素 -7,4- 二甲醚、木犀草素 -7,3,4- 三甲醚、木犀草素 -7,4- 二甲醚、芫花素、木犀草素、羟基芫花素、2-O-α-L- 鼠李糖 -4,6,4- 三羟基二苯甲酮、对羟基苯甲酸、β- 胡萝卜苷、7α- 羟基 -β- 谷甾醇。

另有人从白木香叶中分离出 6 种黄酮类成分，分别为洋芹素 -7,4′- 二甲醚、5- 羟基 -7,3,4- 三甲氧基黄酮、木犀草素 -7,4′- 二甲醚、芫花素、木犀草素、羟基芫花素。并研究了 6 种黄酮类化合物的抗氧化作用，结果表明均有良好的清除自由基活性。

（2）药理作用　运用渗漉或回流提取，浓缩后可得到沉香叶提取物，并利用得到的沉香叶提取物进行药理实验研究，相关的实验表明沉香叶醇提物具有镇痛、抗炎、促进小肠运动、泻下、止血、抗脑缺血缺氧、降血糖、抗肿瘤等活性。

1）镇痛作用：沉香叶水提取物、沉香叶 50% 乙醇提取物、沉香叶 70% 乙醇提取物，对醋酸所致小鼠扭体反应显示不同的效果。水提取物和 50% 乙醇提取物镇痛效果较好，分别为 57.7% 和 56.9%，并且沉香叶乙醇提取物 5、2.5g/kg 剂量可以明显减少醋酸致小鼠扭体反应。热板法所致小鼠疼痛反应实验，沉香叶醇提取物 5、2.5g/kg 剂量给药后，可以延长热板刺激小鼠的痛阈值，显示出明显的中枢镇痛作用。

2）抗炎作用：不同的沉香叶提取物对小鼠进行实验，结果表明，沉香叶醇提取物 5g/kg 时可明显降低角叉菜胶所致小鼠足跖肿胀的肿胀率；沉香叶醇提取物 5、2.5g/kg 剂量给药后，明显降低二甲苯致小鼠耳郭肿胀，显示出显著的抗炎作用。

3）推进小肠运动：小鼠灌胃给药后测小肠推进率，沉香叶醇提取物5、2.5g/kg剂量给药，对正常小鼠小肠运动具有明显的促进作用，并且推进作用与剂量呈正相关。

4）泻下作用：小鼠灌服炭末混悬药液，观察记录排便时间、数量、性状，结果表明沉香叶醇提取物可使小鼠排便时间提前，排黑便数量增加，使粪便软化。

5）止血作用：小鼠给药后眼眶取血，记录首次出现凝血的时间，结果表明，沉香叶醇提取物5、2.5、1.25g/kg剂量组可以显著缩短小鼠凝血时间，可见其具有明显的止血作用。

6）抗肿瘤作用：有研究已证明沉香叶有抗肿瘤活性。将沉香叶总提取物按极性大小分为石油醚、乙酸乙酯、正丁醇、水层4个部位进行抗肿瘤活性筛选，发现乙酸乙酯部位是白木香叶抑制肿瘤细胞生长的有效部位；动物实验研究发现，该部位对小鼠H22肝癌的肿瘤生长有一定抑制作用。

7）抗氧化作用：通过研究白木香叶中黄酮类成分的抗氧化作用，结果发现白木香叶中的黄酮类成分具有明显的清除自由基活性，可能为白木香叶的主要抗氧化活性成分。

沉香作为香料和药材的需求量逐渐增加，随着长期的大量砍伐，白木香的野生资源已濒临枯竭。且白木香只有含树脂的木材可作为药用，其他部位如叶、种子、树枝、不含树脂的木材均被作为废物处理，造成资源的大量浪费。特别是白木香叶，资源十分丰富，每年可采摘两季。因此，积极开展白木香的综合利用研究，特别是开展白木香叶的利用研究，积极探讨白木香叶代替沉香药材的可行性是沉香研究开发中的一个重要的研究方向。本文对沉香叶的化学成分、药理作用以及开发应用进行总结，为人们更多更深入地研究沉香叶提供依据，对于实现白木香资源的综合利用、提高白木香的经济价值具有积极的现实意义。

二、资源调查与开发利用

长期以来由于森林资源、生态环境遭受自然灾害和人为破坏，白木香野生资源量在不断减少，被列为国家二级保护野生植物，已载入《中国植物红皮书》和《广东省珍稀濒危植物图谱》。中山与沉香有着深厚的历史渊源，中山市过去名为香山，是因沉香之多之最而得名。目前尚未见关于白木香的中山详尽资源调查报告。为了能更好地对白木香开展保护和开发利用的研究，本课题对中山市现存野生沉香资源及栽培种植现状展开调查，并对沉香的开发利用提出建议。

1. 中山沉香资源调查　中山历史上的沉香资源曾十分丰富，但后来由于人为的、长期的毁灭性采挖，野生土沉香越来越少，仅零星分布在村后林，或低山谷里面，但基本上保存下来的都有被破坏过，完整的不多，目前中山全市沉香大树的总数估计在 50 株。近年来在中山偷采偷伐沉香被抓的案例已有多起了。在中山三乡、五桂山等镇的一些村如古鹤村、圹墩村、五桂山南桥、银坑等地，都可见到粗如合抱白木香大树被偷采，树身经历年无序采割，自树头以上至两米多，树身被砍削，状如狗牙，大树岌岌可危，惨不忍睹。中山市林业部门对沉香的普查结果也是如此，中山部分地区遗留下来的沉香树已被盗采者采挖的"伤痕累累"。据一位药农介绍，20 世纪 80 年代在中山月环村发现的胸径约为 60cm 的巨大沉香，可谓"王者"，但近年再访已经不见踪影。目前中山

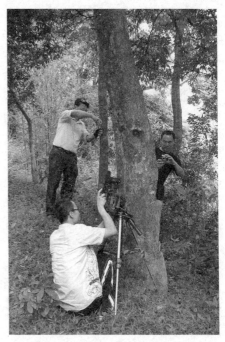

图 4-76　资源调查人员在为沉香古树拍照编号建档

只剩下为数不多的几株大树，胸径在 30 ～ 40cm 之间，分布在南区、三乡和五桂山等地，其中最著名的是五桂山逍遥谷中的一株大树和山坡上的一丛萌芽条。前者亭亭玉立，高达 12m；后者成丛萌生，成为供万千游人观赏的景物。所以，我们决定采取实地调查的方法，对中山现存的沉香资源进行调查（图 4-76），为重点沉香树建立了影像档案，制定可行性措施去保护野生沉香，并且根据实际情况创造一个良好的环境去栽培沉香，让久违的沉香重新香遍香山大地。

根据调查，自然生的土沉香主要分布在中山市南半部湿润、肥沃的低矮山地，尤其是五桂山、三乡、南朗等镇区各保护小区中，其中又以五桂山桂南、三乡三合村、乌石村分布最为丰富。中山市各乡镇沉香资源经调查，数据如下：

（1）五桂山镇五桂山　五桂山古称"香山"，雄踞珠江口，俯视南海。五桂山是中山野生沉香树木最多、最聚集，也是植株保持最完好的地方。五桂山大多山坡坡度约为 20°，灌木层和小乔木层发达，草本、藤本植物也较为茂密，主要树种为乌榄、山乌桕、荷木、假萍婆、鸭脚木、相思子等。在桂南村村后山林里植株完好、胸径 15cm 以上高达 10 多米的沉香大树有 20 棵，植

株受破坏严重的有4棵大树,大多数还没采香。其中一棵百年沉香胸径达25cm,高达27m,虽已取香多次,而长势很好(图4-77)。在五桂山某坑边有密集生长的200～300棵较粗的沉香树,高达10m以上,几年前已遭人偷香,被砍的惨不忍睹(图4-78)。现在五桂山已被确立为自然保护区,这些沉香大树将被就地保护起来,然后再加以合理的开发应用。在后林比较深入的地方,零零散散地分布着许多的沉香小树(图4-79),但由于过于零散,难以查实实际数量,根据我们设计的样方调查估计有上万株。它们也将被就地保护起来,以保证能茁壮成长,成为天然形成的沉香树群。

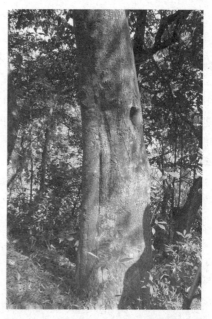

图4-77 五桂山桂南村百年古沉香树

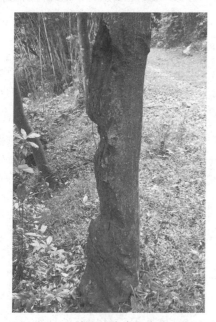

图4-78 五桂山被盗采取香的沉香树

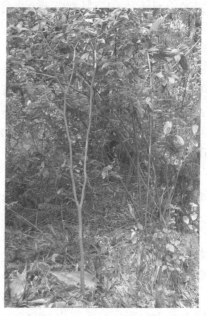

图4-79 五桂山上野生的小沉香树

(2)南朗镇翠亨村 沉香树生长环境属村前屋后的风水林,植被茂密,较阴湿,乔木层,主要为假萍婆、鸭脚木、相思子等。在南朗这些沉香径基

部都有砍伐痕迹（图4-80），都受到一
定程度的破坏，但较轻微，其中较大的
沉香胸径也有20cm，最大的一棵胸径
有22cm，高达十几米，生势良好。其
他胸径10cm以上的沉香有40株植株完
好的，1棵破坏轻微的，破坏严重的有
6棵左右。其他还有一些零零散散的小
树，但数量不多。

（3）三乡镇三合村、乌石村及外圹
墩村　沉香树生长环境属于较为完整的
村后林，植被茂密，乔木林发达，主要
树种有荔枝、龙眼、柞木、楠树、假萍
婆及荷木等树种，属典型的南亚热带
常绿阔叶林。在三合村一民居旁边我
们找到了中山目前最大的1棵沉香树，
接近根部的主干2个成人都不能完全
合抱，1m之上分为2个分支，每个
支干1个成人都不能合抱（图4-81）。
在我们调查的3个主要地方，三乡的
沉香大树受破坏程度最严重。胸径达
10cm以上的66棵较粗的沉香树中，
植株保存完好的有43棵，破坏轻微的
有3棵（图4-82），而破坏严重的数
量有20棵，植株遭受破坏的占总数的
34.8%，可见三乡沉香的保护现状不容
乐观。

（4）南区梅坪大街后山　这里也有
分布野生沉香资源，有2棵较大，其中
一棵是老沉香，胸径达30cm，一些较
小，胸径只有几厘米。我们第1次去的
时候，那颗大树长得还不错，第2次再
去看的时候它已惨遭砍伐，只留下一个
树头（图4-83），可见保护沉香的任务
刻不容缓。

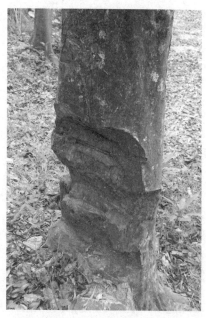

图4-80　南朗翠亨村被盗采取香
的沉香树

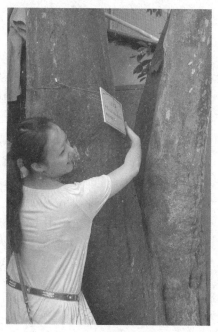

图4-81　三乡镇三合村最粗的
野生沉香树

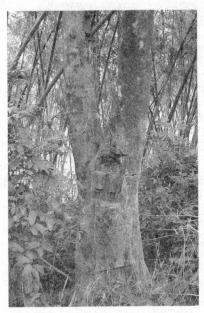

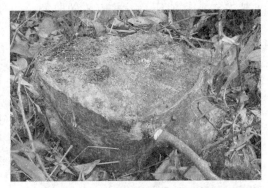

图 4-82　三乡镇三合村被盗采取香　　　图 4-83　南区梅坪大街后山被盗伐过后
　　　　的野生沉香树　　　　　　　　　　　　　遗留的沉香树根

　　2. 中山沉香种植现状调查　据有关资料介绍，沉香喜生于土壤肥沃深厚的山地、丘陵地的雨林或季雨林，以及台地平原的村边风水林中。栽培主要采用种子繁殖方法。6～8 月间采摘成熟的果实，经 2～3d 果壳裂开取出种子，即播于苗床上。根据沉香的生活习性，应选择地势平坦、肥沃疏松、排水良好、交通方便且靠近造林地的圃地进行播种。土壤最好选择酸性砂质壤、红壤或黄壤。自 2002 年开始，中山市林业科学研究所开始生产土沉香苗木，进行土沉香（白木香）繁育试验，通过在本地自采树种、自己繁育，经过不断攻关，终于成功，所繁育出的 1.5 万多株土沉香已移种全市多个山头。至 2006 年，供给林业改造及义务植树 4 万株。现在，中山市林业科学研究所还育有土沉香幼苗 5 万株，为土沉香的进一步推广种植做好了充足的苗木准备。据调查这些苗木上山造林生长状况良好，土沉香前 3 年树高年均生长约为 0.7m，地径年均生长约为 2cm，冠幅年均生长约为 0.5m，有些种植几年后就开始结果实（图 4-84）。结果表明土沉香在中山的生长是十分适合的。

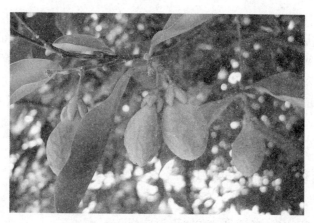

图 4-84　中山近年种植沉香所结的果实

　　在五桂山山脚，药农古先生栽培的 5000 棵沉香，生长得也很好，据古先生介绍，从他爷爷代开始就种植沉香，所以已养成了一套自己栽培沉香的技巧。其中有棵百年沉香就为其爷爷所种，但由于取香很多次，在年前那场冷冻灾害中折断了。那 5000 棵沉香是古先生自己繁育的，现在种在黄泥土上，有些小的还用花盘栽培着（图 4-85）。他说，沉香幼苗期要适量淋水与遮阴，保证其生长发育所需的水分与适量的阳光；每 20d 施肥 1 次，次年 4 月及时将袋苗摆疏，密度为原来的 1/2，以保证壮苗的培育；至第 3 年 3 ～ 4 月苗高普遍达到 60cm 后才出圃，在出圃前进行苗木分级，并采用全部一级苗上山造林。土沉香的病害较少，但需做好种子和播种地的消毒。嫩枝、嫩叶易受蚜虫危害，可用 90% 敌百虫或 80% 敌敌畏乳剂 500 ～ 600 倍液喷杀。

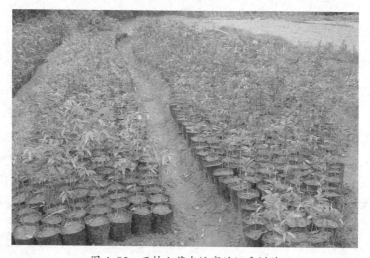

图 4-85　五桂山药农培育的沉香树苗

而今，中山人民对于沉香树这个在一千多年前就已成为中山特产的名树有了更深的认识，不仅对自然遗留下来的野生沉香树进行了保护，而且还积极开展人工种植工作，每年的植树节有不少单位和群众都选择种植沉香树。在火炬开发区、南朗、板芙、神湾、港口等地建有种植沉香树达数万颗的沉香园。中山市首个以沉香为主题的生态博物园在港口镇建成，沉香园占地600亩，已成功培育出10万株沉香种苗。据中山市林业科学研究所统计，中山目前种植沉香树大约已超过50万棵。

三、南药沉香的发展构想

国产沉香过去主要来源是海南沉香和莞香，事实上，莞香真正的主产地是中山。现对中山沉香产业的发展提出构想。

1. 药用价值和开发前景　目前的中药所用沉香大多进口，价格很贵；岭南所产沉香都是天然采割，由于滥采滥伐，再加上白木香被列为"国家二级保护植物"，各地加强保护，实际产量不多；市场上药店的药用沉香饮片，假货充斥，以有香味的树材如柏木等充代，严重影响医疗效果。

在中医的临床实践中，沉香的用途很广，临证作用有：①行气止痛：对饮食不节、外感寒邪所致腹痛，以及跌打损伤、经脉阻塞、血液瘀滞所致疼痛，均有理想效果。②降逆调中：对胃寒呕吐、阳虚便秘和治疗霍乱有很好效果。③交通心肾：对由于心肾水火不能相济而失眠、头晕耳鸣、潮热盗汗、五心烦热、健忘多梦、腰膝酸软、遗精滑精有很好疗效。④温肾纳气：是肾虚喘咳、久病成虚喘的良药。⑤温肾暖精：对男子精冷，或先天不足、久病伤肾，或手淫恶习伤及本元以及阳痿都有良效。⑥壮阳除痹：对肾阳虚之风湿痹痛亦有疗效。

现代研究证明，沉香在药理上的作用是多方面的：①国产沉香煎剂对人型结核杆菌有完全抑制作用，对伤寒和福氏痢疾杆菌亦有强烈抗菌作用。②沉香挥发油成分有麻醉、止痛、松肌作用。③沉香有镇静、止喘作用。④沉香对中枢神经系统有抑制作用。⑤沉香有降压作用。⑥沉香有抗心律失常和抗心肌缺血作用。⑦最新研究发现，沉香还有明显的抗癌作用。

在历代医家的医案记载中，对沉香与其他药物的配伍积累了丰富的经验，治疗范围扩展到多种疾病。现代研究也表明，沉香在治疗消化系统疾病、呼吸系统疾病、心脑血管疾病、神经系统疾病，以及外科、妇科、儿科、五官科和皮肤科疾病等方面都有显著疗效，在抗肿瘤、抗风湿病以及美容等方面也有较好的作用。

可见，沉香的药理作用和临床应用范围是十分广泛的，其开发应用前景是十分广阔的。

2. 沉香在中山民间的使用 中山民间对沉香的认识已近模糊，只能从民间传说中体现出来。

中山沙田区民间流传一句嘲讽语，讽人靠不住或中看不中用称为"白木香"。白木香是生成沉香的母树，未能凝结树脂的白木香木质色白，质软，纤维松散，不能成材或造家具。"白木香"这一比喻恰当的形容词在中山民间还在流传，可推知古代香山白木香种植是很广泛的。

古籍中记载的"女儿香"，在中山民间老一辈中也有流传。据屈大均《广东新语》载："凡种香家，其妇女辄于香之棱角，潜割少许藏之，名'女儿香'，是多黑润、脂凝、铁格、角沉之类，好事者争以重价购之。""女儿香"的来历在多种史、志之中各有说法，《广东新语》是表达最清楚的。在古代香山民间中女儿出嫁，娘家会将一片沉香放在嫁妆的箱底，以备女儿为人母时生产疼痛之用。当妇女生产时，将小片沉香磨粉泡水冲服，可活血止痛；再将小片沉香点燃，有催产作用，所以称为"女儿香"，是代表父母对出嫁女儿的一片爱心。

虽然至今在中山都有这些与沉香相关的民俗，但现代中山人对沉香的认识还是十分模糊的，古香山区域下的五桂山、凤凰山、黄杨山以及澳门的自然生态林，至今还有香树——白木香的踪迹，时隔几百年本土居民对沉香采割及价值还未有认识，对采割沉香有经验的大都是粤西山民，他们的踪迹遍及岭南各地，以至偷采偷伐。

香山香树虽然被冷落千年，历经千年天灾人祸的破坏仍顽强地延生着它们的苗裔，并寄望着今后的发展、壮大，不能不佩服香树的生命力和精神，香山文化源头的发端是那么源远流长。而今，中山人民对于沉香树这个在一千多年前就已成为中山特产的名树有了更深的认识，不仅对自然遗留下来的野生沉香树进行了保护，而且还积极开展人工种植工作。

中山地区所产的白木香植物有多种用途，除了所产的沉香作为名贵药材被广泛应用于医药行业外，沉香还被用来制作高级香水、香皂、香精和化妆品。中山生产的沉香蜡烛已行销海外，颇受欢迎。其树叶已被制作成具有助睡眠、养颜美容、消胀气、排宿便、去油脂作用的沉香茶，出口日本。花可浸膏作香料，种子可榨油，树皮可造纸，木可粉碎作燃香的原料。沉香碎料可压制成香熏片，香气改善居室环境，对呼吸道疾病和心脏病、心绞痛有很好的缓解、治疗作用。

3. 发展中山沉香产业的构想与建议 古香山地区的原产香木——白木香采割沉香的产业虽然湮没千年，随着国家立项建设的"华南中医药城"以及对香山文化的深度发掘，恢复和发展白木香种植，推广人工采割沉香技术，使之成为新兴的林、药、轻工、旅游及香山文化结合的新型产业，这不仅是拯救濒于绝种的国家二级保护植物物种的举措，还是在当前经济发展需要转型，开创利国利民新型产业的最好时机。为此，我们建议：

（1）保护好中山五桂山及附近原生态白木香植物群落，禁止乱挖乱采，制订可行措施建立和保护白木香种源基地。

（2）政府设立专门发展机构，制订规划和政策，划拨专项基金，聘请专门技术人员指导种植、开香、割香等技术，帮助山区人民发展沉香种植业，提高山区种植林木的经济效益。

（3）划出专项山林用地，鼓励民营企业投资立项建立沉香种植基地，引导企业采取"公司加农户"或有利于发展的白木香种植的多种方式，发动民间种植。

（4）规范白木香种苗、大树交易及沉香原料交易管理，建议在中山市火炬区国家健康科技产业基地设立"香市"，创立中国第一个"香"原料交易市场。

（5）鼓励引进开发沉香作原料的工业项目，扩大沉香的药用、食用、家用及旅游观光等用途。

（6）鼓励开展中山沉香资源普查、种植方法、药用质量及药用价值开发研究工作，为进一步确证中山是沉香主产地，甚至是"道地产地"提供科学依据。

我们相信，通过对香山文化的深度挖掘，借华南中医药城项目建设的契机，在政府的引导和鼓励下，"香山沉香"会成为地域性的产品标志，会成为中国南药的"道地药材"，也会为中山经济的发展作出重要贡献。

四、种植栽培、结香与鉴别

近年来，沉香资源缺乏，市场上出现了一些伪品沉香，为了更深入地了解沉香的资源现状、种植栽培及鉴别方法，现做如下探讨，以供参考。

1. 资源与分类

（1）资源现状　沉香分为进口沉香和国产沉香。进口沉香主产于印度、马来西亚和越南；国产沉香（白木香）主产于台湾、海南岛及广东、广西。据考证，唐、宋朝年间，东莞地区已经盛产土沉香，并成为当地特产，所以沉香又被称为"莞香"。当时的莞香主产于东莞所辖的香山岛（即过去之香山县，今天之中山市），南宋绍兴二十二年（1152年）建县的香山县即是以沉香命名的。1992年，《中国植物红皮书》指出，白木香受到人们的任意采伐，资源已经在剧烈缩减。1999年，白木香被列入《国家重点保护野生植物名录》，成为国家二级重点保护植物。2003年，《广东珍稀濒危植物》报告，广东省的大型白木香由于砍伐过度，濒临绝种，目前所有沉香均受到《濒危野生动植物种国际贸易公约》的规管，2005 年 1 月 12 日起，所有瑞香科沉香成为修订后的《濒危野生动物种国际贸易公约》附录列明的保护物种，成为国家二级保护珍濒危树。近年来，在广东的茂名和中山等地正在大力发展种植沉香，已取得显著成绩。

（2）植物的分类　正品沉香按来源分为进口和国产。进口沉香（部颁品）药材为瑞香科植物沉香 *Aquilaria agallocha* Roxb. 含树脂的木材。国产沉香（药典品）药材为瑞香科植物白木香 *Aquilaria riasinensis*（lour）Gilg 含树脂的木材。根据沉香是否沉水分为沉水香、弄水香和黄熟香。沉水香入水则沉，弄水香半浮半沉，黄熟香入水漂于水面。

2. 栽培与结香

（1）生物学习性　沉香大部分生于海拔 400m 以下，主要分布区位于我国北纬 24° 以南，属高温多雨、湿润的热带和南亚热带季风气候。沉香喜高温，在年平均气温 20℃ 以上、最高气温约 37℃ 以下才能生长发育良好，能耐受低温和霜冻，但其幼苗耐荫，不耐高温，荫蔽的最适范围是 40% ～ 50%。沉香偏爱湿润的环境，年降水量 1500 ～ 2000mm 较为适宜，须排水良好，忌积水，相对湿度为 80% ～ 88%。土沉香对土壤要求不高，在酸性（pH 值 5 ～ 6.5）的红壤、砖红壤、山地黄棕壤、石砾土上都能生长。

（2）栽培　沉香是热带树种，性喜温暖湿润和土壤肥沃的环境，多野生于山地丘陵的杂木林中，人工栽培的大都植于屋前房后。播种时将种子轻压使其与土面贴合，并在畦上插芒箕荫蔽。苗期加强除草和水肥管理，第 3 年苗高 50 ～ 80cm 时，于 3 ～ 4 月气温回升的雨天移植。用营养袋育的苗，撕裂塑料袋，带土种植于穴内。生长期间，每年除草、施肥 2 次，并且注重病虫的防治。

1）虫害：有人研究了为害白木香的重要虫害之一黄野螟 *Heortia vitessoides* Moore。该虫以幼虫咬食叶片，被害株率达 30%，严重发生时全部植株被害，影响结香和产量。常采取的措施是浅翻土，烧毁枯枝杂叶，除去冬蛹；也可以在其幼虫期，人为将幼虫摇落坠地后踩死。喷洒 50% 的敌敌畏或马拉硫磷 1000 倍液，幼虫死亡率显著提高，可达 95%。沉香常见病害还有炭疽病、枯萎病、天牛、金龟子、卷叶蛾。炭疽病防治方法：喷洒 75% 百菌清 400 ～ 600 倍液 2 次，每次间隔 7 天；枯萎病防治方法：50% 多菌灵 600 ～ 800 倍液淋土壤 2 ～ 3 次，每次间隔 7 天；天牛、金龟子、卷叶蛾：多喷 80% 敌敌畏 600 ～ 1000 倍液防治。

2）结香：沉香的结香是沉香种植过程中的一个难点问题，很多沉香树种植 8 年、10 年甚至 10 多年都没有结香，以致大面积种植无法产生经济效益。沉香结香必须具备一定的外因和内因，白木香的茎干一般情况下不会结香，只有经过虫蛀、刀砍、病腐后，被一种真菌感染，可能是在菌丝所分泌的酶类作用下，致使木材的一些薄壁细胞里贮藏的淀粉，或其他有机物质，产生一系列的变化，最后形成香脂。根据沉香形成的原因，把结香主要分成四类：第一类是"熟结"，这种沉香是沉香树内自然形成的沉香油脂；第二类称为"脱落"，这种沉香是沉香树枯死后才形成的沉香油脂；第三类称为"生结"，这种沉香是沉香树经人工凿刻出来的伤口周围凝聚而形成的沉香油脂；第四类称为"蛊漏"，这种沉香是一种寄生于沉香树的昆虫在树表面造成伤口后，树脂凝聚于伤口周围形成的沉香油脂。因此，人为干预可促使沉香结香。结香最常见的方法有以下几种。

①砍伤法：一般选择9年左右生、树干直径30cm左右的立木，在距地面1.5～2m处顺砍几刀，深3～4cm，刀与刀间隔30～40cm。伤口周围的木质过段时间后会分泌油脂类物质，几年之后颜色慢慢变深直至成棕黑色，这便是沉香。取香后留下的伤口还有可能继续结香。

②半断干法（开香门）：在距离地面1～2m处的树干上，同一方向不同高度锯几个伤口，间隔为30～40cm，宽3～4cm，呈"匸"状。伤口处慢慢结香，取香在数年后便可进行。

③凿洞法：在距树干基部1～3m的树干上，凿数个宽、高6～8cm和深均为3～4cm的圆形小洞，亦叫开香门。然后用泥巴封闭，小洞孔附近的木质部会逐渐地分泌树脂，经数年后便有可能结香。

④人工接菌结香：选树干的避风、朝阳面，在同侧从上到下每隔40～50cm，在树干上用锯或凿垂直凿洞，深约为树干的1/3，口宽1～2cm，凿去中间的断木。若气候干燥的话伤口处淋上冷水，然后香门里用结香菌种塞满，最后用塑料薄膜包扎封口。经过几年时间，即可采收到三四级沉香，4～5年可采收二级沉香。

⑤化学试剂法：经过多次试验观察，用刺激性的化学原料也可刺激伤口结香。

⑥枯树取香法：白木香可能会因自然界的雷击、腐朽或蛀蚀等原因而结香。虽历时较长，但品质优良，产量多少则难于估计。

⑦通体结香：采用中国医学科学院药用植物研究所海南分所提供的结香液输入沉香靠近根部的树干中。人工结香的沉香树两年即可见香开采，与传统的自然结香相比，结香时间短、品质好、产量和效益高。

沉香结香的内部条件是白木香树已经长成大树，有一定粗度、高度，内含较多油脂，作为结成沉香的物质基础，一般情况下，树龄越大，基础越好，则产量多、质量好。外部条件，即外来力量（刺激）对白木香的机械损伤，促使树干内油脂的分泌，形成沉香。还有白木香一定生长在气温高的地区和阳光充足的一面，结香好的部位都是阳光直照的一面。柬埔寨产的沉香比我国产的质量好，因为该国地处热带；我国海南沉香产量高、质量好，也是气温较高之故。据观察，郁闭度太大的地方，是不会结香的。

3）采收与加工：白木香经过机械（人为、自然）损伤才能结香。如何判断一株树是否结香呢？据海南老药农的经验，首先要看树干上是否出现腐朽、伤口、雷劈或断干等；其次还可通过其外貌特征判断，通常，如枝叶生长不旺盛、出现叶子枯黄或局部枯死等现象，可断定有香。

沉香的采收不受时间限制，但为了便于菌种采收后继续生长，春季适合化学试剂结香或人工接菌结香的采收。操作步骤为：砍回已结香的树干，根也挖回来，然后用利刀砍去和剔除白色部分和腐朽部分，再把它们加工成较小的块状或片状，置室内阴干，即为商品。

3. 鉴别研究

（1）原植物形态　瑞香科植物白木香 *Aquilaria riasinensis*（lour）Gilg，别名土沉香，常绿大乔木，树高达20m，胸径可达100cm，树皮暗灰色，平滑，内皮白色，纤维发达而坚韧，易剥落。沉香木材淡黄色，质轻，微有辛辣味。单叶互生，革质，表面有光泽，圆形、椭圆至长圆形，有的近倒卵形，前端尖锐，基部宽楔形，上表面暗绿，下表面淡绿，两面均无毛。基部宿存花萼4～5个，伞形花序顶生或腋生；花小，芳香，黄绿色；萼浅钟状，裂片5，两面均有短柔毛；花瓣10，鳞片状，密被毛；雄蕊10，排成1轮；雌蕊子房上位，2室（被毛），每室1胚珠。蒴果卵形，两侧微压扁，每室各具一粒种子。种子基部有长约2cm的尾状附属物，成熟时黑褐色。土沉香种植3年开始开花结果，花期4～5月，果熟期7～8月。土沉香主要特点在于叶质、蒴果形状与果皮被特有的黄色短柔毛等方面。

（2）外观经验鉴别法　为了解市场上沉香的质量状况，国家药监局在十年前曾对全国范围内的沉香药材做了一次统一抽验，其结果显示全国所有的药材市场91%的沉香不合格。市场上出现了鱼龙混杂、参差不齐的现象。现介绍沉香药材的外观经验鉴别方法。

1）药材性状：本品呈不规则片状、块状、长条状、小碎块或盔帽状，表面有加工时留下的刀痕，凹凸不平，偶有孔洞，可见间有微显光泽的黑褐色树脂与黄白色木部相间的斑纹，孔洞及凹窝表面多呈朽木状。质较坚实，断面刺状。气芳香，味苦。伪品除了形状跟真品有几分相似外，真品的其余性状它都不具备。伪品无特异香气，味淡，有些有樟脑、松油等特殊的香气。

此外，还有人对国产沉香与进口沉香进行性状鉴别如下：

国产沉香：呈不规则块状，片状或盔帽状，大小不一。表面具凹凸不平的加工刀痕，可见黑褐色树脂与黄白色木部相间的斑纹，偶有孔洞，孔洞及凹窝部分表面多呈朽木状。质较轻，有特殊香气，味苦。

进口沉香：呈长块状，两端锯齐，间有圆柱状或不规则片状。表面黄褐色，木纹粗糙，纵纹顺直明显，可见棕色顺直的树脂线。断面可见多数棕黑色树脂线点。质较坚硬，气味与国产沉香相同。

2）燃烧状况及气味：真品沉香燃烧时发浓烟及强烈香气，并有黑色油状物渗出。进口沉香质坚硬且重，横断面可见棕色斑点，入火易燃，香气清幽浓烈而持久，冒烟但不浓，并有黑色油状物。国产沉香折断面呈刺状，入火易燃，燃烧时香气较弱，烟浓，油脂少。以质坚、心材树脂色棕黑油润、燃之有油脂渗出、香气浓而持久者为佳品。伪品沉香入火易燃，有油渗出，微有爆鸣声，有较大浓烟，不具有沉香香味。

3）沉水状况：进口沉香能沉水或半沉半浮，国产沉香多不沉水，伪品沉香多不沉于水。沉香能否沉于水，是决定香的品级高低或真伪的一个判断方法。据《本草纲目》记载："（沉香）木之心节置水则沉，故名沉水，亦曰水沉，半沉者为栈香，不沉者为黄熟香。"沉香依沉水程度分成三级：沉于水者称为沉水香，质量最好；半沉半浮的沉香是栈香，质量次之；浮于水者称为黄熟香，质量最差。由于沉香的原木和一般的木头的比重，大约都是 $0.4 \sim 0.6$（较水的比重 1.0 要轻），所以沉香能否沉水，都是由沉香中所含油脂的多寡来决定。一旦沉香中油脂的含量超出整块沉香的1/4时，任何形态的沉香（片、块、粉末）都能沉于水。以雕刻刀刺划出的木屑尖，称为"沉尖"，带有较重的油质，所以入水即沉，而含油脂极少的劣质品和不含油脂的伪品则不能沉水。

当然，今天的造假技术日益先进，有用其他油脂浸过的木材也能沉入水中，所以，我们判断沉香的质量和真伪时要综合外观性状、燃烧及沉水情况等多种方法来得出结论。必要时还应配合显微鉴别、理化鉴别和薄层鉴别来确定沉香品种的真伪优劣。

（3）显微鉴别

1）横切面：进口沉香：射线单列，为长方形，薄壁细胞组成，充满棕色树脂，导管呈类圆形，木间韧皮部甚多，扁长椭圆状、条状，内含棕色树脂，常与射线相交，纤维纵多，呈多角化、木化。国产沉香：射线宽 $1 \sim 2$ 列细胞；导管圆多角形；木纤维多角形，木间韧皮部扁长椭圆状、条状，常与射线相交。沉香伪品：射线细胞 1 列，含有黄棕色物；无导管，管胞核木纤维，类方形，间隔排列整齐。

2）粉末特征：进口沉香：纤维管胞长梭形，多成束，纹孔相交成十字形、人字形；韧型纤维单个散在，有单斜纹孔；导管为具缘纹孔；树脂块黄棕色，草酸钙柱晶少见。国产沉香：纤维管胞长梭形，多成束，纹孔相交成十字形、人字形；韧型纤维单个散在，有单斜纹孔；导管为具缘纹孔；树脂块黄棕色，草酸钙柱晶少见。沉香伪品：纤维管胞易察见；单个韧皮纤维众多；树脂团块黄棕色；无导管；有不规则的簇状、片状结晶。

（4）理化鉴别

1）化学法：取正品沉香用95%乙醇浸出，微量升华挥去乙醇，得黄褐色油状物。在油状物上加盐酸1滴与香草醛颗粒少量，再滴加乙醇1～2滴，渐显樱红色，放置后颜色加深，伪品则呈负反应。

2）光谱法：

①紫外光谱鉴别：紫外光谱鉴别简便快速，重现性强，药材中吸光物的种类决定了光谱的形状和吸收峰，光谱不同，则药材成分和质量有差异，可作为鉴别进口沉香与劣沉香的依据。分别取制好的样品溶液适量，置1cm石英杯中，以无水乙醇为空白对照，用紫外分光光度计自动扫描，测定零阶光谱和一阶导数光谱。进口正品沉香的紫外吸收光谱仅在（206±2）nm处有吸收峰，而进口非正品沉香和国产沉香分别在（206±2）、（267±2）、（282±2）nm处有3个吸收峰，但后2个吸收峰信息量较小；从一阶导数光谱看，国产沉香在（267±2）nm处有较大的吸收峰，进口非正品沉香在242nm处有较大的吸收峰，进口正品沉香在此范围内无吸收峰；而伪品沉香均无吸收峰。说明药材中吸光物的种类决定了光谱的形状和吸收峰，光谱不同，则药材成分和质量有差异。

②红外光谱鉴别：对沉香的商品规格及真伪鉴别进行了探讨，结果发现，在红外光谱中国产沉香在$1498cm^{-1}$和$1246cm^{-1}$两峰明显强于进口沉香，该光谱特征可以作为进口和国产沉香的鉴别根据；国产劣质沉香，虽然其水提取物光谱的多数峰位能与正品沉香吻合，然而不少峰位、峰形和峰强度都有较大的差异，这些光谱特征可以作为鉴别沉香优劣的依据；伪品沉香在外观形态上与进口沉香几乎一致，然而其红外光谱却相差如此之大，这说明人造化学成分相差甚远。由此可以看出红外光谱鉴别法，根据其光谱特征，不但可准确地鉴别出国产沉香、进口沉香及其混伪品，还能鉴别出沉香的优劣。

③近红外光谱鉴别：近红外光谱分析是一种应用广泛、多快好省的现代分析技术，光谱特性稳定，信息量大，能够反应样品的综合信息，在中药定性分析中主要应用于相近药材的品种鉴别、真伪鉴别、药材产地鉴定等方面。对沉香近红外光谱鉴别进行初探，通过收集大量的沉香正伪样品，建立了近红外光谱（NIR）鉴别模型，经对36批样品的验证，鉴别结果快速准确，证明NIR可以在药品检测上推广应用。

3）层析法：薄层色谱法是2010年版的《中国药典》"沉香"鉴别项中新增加的项目，薄层色谱鉴别法简便、快捷、安全，可较直观地反映沉香真伪，且可提高检验方法的专属性。取样品粉末 0.5g，加入丙酮振摇，放置 10min 后吸取上层清液，点于硅胶 G 薄层板，用苯－丙酮（9∶1）展开。在紫外灯（365nm）下检视，正品显现 5 个斑点，伪品则无；以 5% 香草醛浓硫酸显色后观察，正品沉香在 R_f=0.6 处显一持久的桃红色斑点，伪品则显棕色斑点。

4）醇溶性浸出物测定鉴别：《中国药典》从 1977 年版起规定沉香的醇溶性浸出物不得少于 15.0%，2005 年版规定不得少于 10.0%。但由于质量标准中浸出物含量测定专属性较差，市场上出现了白木香或其他木材表面涂黑色油性物质，或用一些油脂类醇溶性物质处理过以使其浸出物含量达到《中国药典》规定的伪劣沉香，故仅通过醇浸出物含量来评价沉香质量已不可靠。

5）GC 指纹图谱鉴别：采用 GC 色谱法对不同产地的沉香进行指纹图谱研究比较，从各谱图中看出不同产地的沉香 GC 指纹图谱有显著差异，其成分差异较大，故 GC 色谱法可为不同产地的沉香鉴别提供依据。

（5）常见伪品　市场上的伪劣品很多，主要分为三种：①劣沉香：是不含或少含树脂的沉香木；②油浸沉香：以不含树脂的沉香木或其他木材，用油如松香油或地沟油浸过的伪沉香；③冒充沉香：主要是用其他含有树脂的木材或外观像沉香的木材冒充真的沉香，主要有松科植物、樟科植物、檀香、降香、苏木和红木等。沉香常见的伪品如下，以下几种通过药材性状分别进行描述。

1）樟树：为樟科植物樟树 Ginnamomum camphora（L.）Presl 经多年水浸腐朽船底板的木材。主要区别是：樟树表面有纤维散在，质较轻，断面常为枯朽状，有腐木气。而沉香质坚实，断面刺状，无腐木气。

2）苦槛蓝：为苦槛蓝植物近似苦槛蓝属一种 Myporumsp. 的木材。主要区别是：呈短条块状，表面可见深浅相间的纹理或凹槽，木理较细。本身的香气及燃烧时香味都较沉香弱。

3）降香：为豆科植物降香檀 Dalbergia odorifera T.Chen 的树干和根部的干燥心材。主要区别是：表面颜色为紫红色、深棕紫色或红褐色，有纵长线纹，有光泽；烧之香气浓烈，有黑烟并有油流出，燃完留有白灰，而沉香则无。

4）檀香：为檀香科植物檀香 Santalum album L. 的树干心材。主要区别是：形状呈圆柱形、半圆形或纵劈块，有的略弯曲，直径 10～30cm；外表面灰黄色或灰褐色，纵纹细密有疤节，刀劈削后光滑平坦；横截面呈棕黄色，用指甲划刻表面显油迹，手握之可染香气；味淡，嚼之微有辛辣感。

5）苏木：为豆科植物苏木 Caesalpinia sappan L. 的干燥心材。主要区别是：呈长圆柱形或对剖半圆柱形；断面黄红色至棕红色，具刀削痕和枝痕，常见纵向裂痕；质坚硬，难折断。无臭，味微涩。

综上所述，沉香是我国传统名贵中药材，其资源缺乏，成为稀濒树种，市场上常有沉香伪品。目前，沉香的伪品鉴别多为性状方面的，因此，探索开发出更多有效的伪品鉴别方法，进行显微、理化等多方面的鉴别，以及加强沉香的种植栽培研究，对于扩大药物资源和提高社会经济效益具有重要意义。

五、资源现状、等级划分与质量考察

沉香，又名落水沉香、伽南沉香、海南沉、盏沉等，始载于《名医别录》。《图经本草》云："沉香出南海诸国及交、广崖州。"李时珍云："沉香入水即沉……坚黑为上，黄色次之。"近年来，因资源缺乏，造成价格不断升高，以致伪劣品种充斥市场。为了用药安全有效，提高沉香的鉴别水平，掌握沉香正品和伪品的鉴别方法，现将国内沉香资源、质量的研究现状与等级划分的方法介绍如下。

1. 资源现状

（1）资源的现状 1992 年，《中国植物红皮书》指出，白木香受自然灾害和人为的滥采滥伐，野生资源已日趋枯竭。1999 年，白木香被列入《国家重点保护野生植物名录》，成为国家二级重点保护植物。2003 年，《广东珍稀濒危植物》报告，广东省的大型白木香由于砍伐过度，濒临绝种，目前所有沉香均受到《濒危野生动植物种国际贸易公约》的规管，2005 年 1 月 12 日起，所有瑞香科沉香成为修订后的《濒危野生动植物种国际贸易公约》附录列明的保护物种，成为国家二级保护珍濒危树种。

据了解，由广东君元药业公司和电白南药药业公司共同投资建设的沉香山白木香规范化种植研究示范基地，在广东省茂名市电白县（现电白区）观珠镇开始了种植；并逐步建立了集种植、研究于一体的沉香产业化、规范化种植基地。投资 2400 万元，于 2000 年前在电白县观珠镇的荒山种下了白木香树（即沉香）100 万株，面积达 $3.33 \times 10^6 \mathrm{m}^2$，现已成林。这个沉香基地是目前我国最大的按 GAP 要求种植的示范基地。2005 年 3 月，由上述经济体在电白县沙琅镇莲垌山开始投资兴建第 2 个 $10^7 \mathrm{m}^2$ 沉香种植基地。另据海南省屯昌皇钧沉香公司介绍，海南屯昌枫木农场目前已育白木香苗 $200001 \mathrm{m}^2$。中山也在大量种植沉香，据中山市林业科学研究所统计，中山目前种植沉香树大约已超过 50 万棵。

（2）市场情况 白木香植物有多种用途，除了所产的沉香作为名贵药材被广泛应用于医药行业外，还被用来制作高级香水、香皂、香精、化妆品和沉香蜡烛。其树叶已被制作成具有助睡眠、养颜美容、消胀气、排宿便、去油脂作用的沉香茶。种子可榨油，树皮可造纸，沉香碎料可压制成香薰片，香气改善居室环境，对呼吸道疾病和心脏病、心绞痛有很好的缓解、治疗作用。

目前，我国沉香的年需求量约为 $5 \times 10^5 \mathrm{kg}$，其中约 80% 靠进口；而中国台湾地区野生物贸易调查委员会在之前发表的《沉香贸易调查报告》中显示，仅台湾地区年消耗沉香约 6.8×10^5 kg。

湛江收购各等级（1～4级）沉香，20世纪70年代的收购量为 2180～3063kg，80年代为300～1956kg，90年代又减为150～600kg，现在不足100kg。现在全国药用有相当部分依靠进口，药材相当缺乏，价格昂贵。目前国内市场价格每公斤已超过3000元，而上等土沉香每千克的价格则高达3万元。

沉香是十分名贵的中药材，由于来源稀少，资源需求量大，价格十分昂贵。因此不法商贩为了牟取暴利，在沉香中掺杂使假的现象屡见不鲜，这些掺杂使假的药材不仅疗效甚微，甚至还可危害患者生命安全。国家药监局2000年度全国药品统一抽验资料显示，在17个中药材专业市场中，沉香的不合格率高达91%。因此，为了用药安全有效，提高沉香的鉴别水平、掌握沉香正品和伪品的鉴别方法，显得十分迫切。

2.质量分析现状　应用热重法和微分热重法研究沉香质量，结果表明，热曲线围特征与沉香的质量密切相关。说明微分热重法可作为鉴定测定沉香质量的一种快速、简便、样品用量少的分析方法。但沉香热分析结果受药材表面的泥沙等杂质，粉碎是否完全，粉碎时外来杂质的污染，待测样品是否放置在加盖容器中等因素的影响。

采用高效液相色谱法测定沉香药材中两种活性成分的含量，结果表明该方法简便、准确，可用于沉香药材中6-羟基-2-[2-（4-甲氧基苯乙基）]色酮和6-羟基-2-（2-苯乙基）色酮的含量测定，为进一步研究沉香中的色酮类成分，以及合理开发沉香这一名贵中药提供参考。黄洁媚在对沉香的商品规格及鉴别研究中指出通过分析红外光谱的峰位、峰形和峰的强度，不但能够鉴定出沉香的真伪，还能鉴别出质量的优劣。

3.等级规格划分　沉香的好坏，一方面在于药材的外观品质优势，另一方面则在于油脂含量的多寡。

（1）传统等级划分

1）产地：沉香树因品种、气候、水质及土壤等不同而产生不同的香味，因此沉香品质等级与其产地有着密切的关系。但每个产地的沉香都会有它的特性，其品质好坏都各有千秋，各具特色，再加上每个人所喜欢的味道品质不尽相同，所以产地与其品质只有一个大致上的关系。按照产地一般可分为：奇楠、星洲系和惠安系。

奇楠是沉香中的上等品，每个产地都产奇楠，如中国的莞香（中山）、越南的占城（胡卡因省）。惠安系拥有越南牙庄沉香、柬埔寨菩萨省沉香、越南富森红土三类。现在市场上90%以上的为星洲系的沉香，主要分为马来西亚、印度尼西亚、文莱国等。

每个产区的沉香都会有很顶级品的存在，也有很多普通档次之物，具体以实物为准。

2）油脂含量：《本草纲目》的分类方法是用沉香含油量的多寡，来决定沉香的好坏品级。油脂含量越高，其品级越好。以下几种方法来判断沉香含油量的多寡。

①沉水：沉香由于有沉于水的特质才会有沉香这样一个名称，所以沉香能否沉于水，是决定沉香品质高低的重要因素。根据《本草纲目》的记载，沉香依沉水程度分为三级：一级：沉于水者为沉水香；二级：半沉半浮的沉香是栈香；三级：浮于水者称为黄熟香。其实上等的奇楠沉，就不一定会沉，但是会沉的沉香一定是特级沉香或者是一级沉香。

②颜色：古时认为沉香等级的好坏，重要的因素除了看它沉水与否，再就是看颜色。沉香油脂含量越高，其色就偏深。在《本草备要》中，对沉香品级进一步陈述："如鹧鸪斑者，名黄沉；如牛角黑色，名角沉。"又说："色黑沉水着良。"在《海外图说》中记载沉香的颜色有五种：第 1 级为绿色，第 2 级为深绿色，第 3 级为金丝色（微黄），第 4 级为黄土色，第 5 级为黑色。日本的分类方法认为，紫色与绿色同是在沉香等级中属于最高级的颜色。其实沉香所含油脂的颜色是受产地影响的。沉香的颜色不仅会影响到沉香燃烧时的香味，还会对治疗身体的疗效发生不一样的效果。所以色泽并不能决定一块沉香的好与坏。

③质地：越软的沉香，其含油量就会越高，沉香级数也会相对提高。真正上好的沉香，正如《本草备要》所说的"咀之软，削之卷"。

④油脂分布：好的沉香含油量并不只是表现于体表，更多的是要注重内里的油脂度。按照沉香的油脂分布格局，大体分为：一级：油脂均匀分布；二级：油脂主要集中在树心部位；三级：油脂主要集中在体表，亦就是皮层；四级：油脂呈不规格分布；五级：油脂含量较低的沉香木。

（2）现代等级划分　目前在市场营销的沉香大概只分进口沉香和国产沉香。综合黄洁媚和吴晓静对沉香的规格等级划分，可以将中国产沉香按商品质地及表面树脂部分（俗称油格）所占比例分为四个等级：一等沉香应无白木，身重结实，油色黑润，油格占整块 80% 以上。二等沉香稍现白木，油色黑润或棕褐色，油格占整块 60% 以上。三等沉香白木显多，油格占整块 40% 以上。四等沉香白木比较大，质疏松轻浮，油格占整块 25% 以上。

而进口沉香现行的等级标准是按照原卫生部《进口药材部颁标准》规定，醇浸出物不得少于 15%。根据商品经营的情况分为三个等级：一级品醇浸出物在 25% ～ 30% 之间；二级品醇浸出物在 20% ～ 25% 之间；三级品醇浸出物在 15% ～ 20% 之间。进口沉香性状上各等级之间现已没有细分。

沉香作为我国传统的名贵中药材，其资源缺乏，已成为稀濒树种，市场上沉香伪品较为多见，目前，沉香的伪品鉴别多为性状方面的，因此，探索开发出更多有效的伪品鉴别方法，进行显微、理化等多方面的鉴别；以及加强沉香的种植栽培和质量研究，制定规范的质量等级划分标准，对于扩大沉香药物资源利用和提高沉香经济价值都具有重要意义。

4. 沉香质量考察　沉香以其心材含黑色树脂，质重而能沉于水，且有香气而得名，产于广西、广东、海南等地。而进口沉香则来源于越南、柬埔寨、印尼、马来西亚、泰国等地的同科同属沉香树 *quilaria agallocha* Roxb. 含有树脂的心材。

沉香是中药之瑰宝，能行气止痛、温中止呕、纳气平喘，用于胸腹胀闷疼痛、胃寒呕吐呃逆、肾虚气逆喘急。但近代尤其是近年来的过度采伐，使其野生资源匮乏，成为濒危树种。药材资源紧张导致伪品及劣品流行。现采用薄层色谱法、紫外光谱法、红外光谱法等方法对市售沉香的质量做初步的研究。

（1）紫外光谱鉴别

1）材料与仪器：10批药材样品分别从药材市场、当地的药品经营企业（医院和药店）等获得，其中进口沉香2批、海南沉香3批和广东沉香5批。其中6号样品为自行收集的胸径25cm以上广东中山土沉香中含有树脂的木材，并经梅全喜教授鉴定为瑞香科植物白木香 *Aquilaria sinertsis*（Lour.）Gilg。UV-2550紫外可见分光光度计（日本岛津）；Good-see-Ⅰ薄层色谱摄影仪（上海科哲生化科技有限公司）；硅胶G为青岛海洋化工产品；红外光谱仪（中山大学化学实验室）。

2）方法：

①醇提物的含量测定：取样品粉碎，混匀，依照2010年版《中国药典》一部附录"浸出物测定法"项下"热浸法"测定。以95%乙醇作溶剂。

②样品溶液制备：称取沉香样品粉末0.10g，置磨口锥形瓶内，各加入无水乙醇20.0mL，振摇，密闭，超声30min；定量滤纸过滤；取滤液0.50mL，加无水乙醇12.0mL，为样品溶液，含生药浓度为0.2mg/mL。

③紫外光谱测定：分别取上述样品溶液适量，置1cm石英杯中，以无水乙醇为空白对照，用紫外分光光度计自动扫描，在190～300nm波长处测定吸收光谱。见表4-98，图4-86～图4-88。

表4-98　各样品沉香的紫外吸收波长及吸收值

样品	1	2	3	4	5	6	7	8	9	10
吸收波长（nm）	199	199	197	202	201	201	200	200	208	199
吸收值	1.690	1.828	0.607	0.538	1.823	2.035	1.642	1.170	0.072	0.653

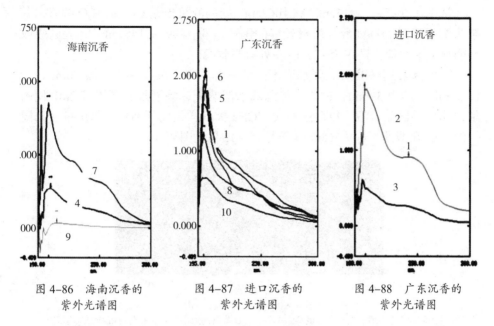

图 4-86　海南沉香的　　　　图 4-87　进口沉香的　　　　图 4-88　广东沉香的
紫外光谱图　　　　　　　　　紫外光谱图　　　　　　　　　紫外光谱图

　　从表 4-98 看出，大多数样品的主要吸收波长在 197 ～ 202 之间，9 号样品却在 208nm 处，就此可怀疑 9 号样品是伪制品。除 9 号样品外，在 200nm 附近处各样品吸收值的大小顺序为：6 号样品 >2 号样品 >5 号样品 >1 号样品 >7 号样品 >8 号样品 >10 号样品 >3 号样品 >4 号样品。

　　（2）红外光谱鉴别　　取样品粉末 4g，加 50mL 乙醇，超声 30min，过滤，水浴蒸干，烘箱 105℃ 烘干，得干燥醇提物，经 KBr 窗片除层法制样，在 1000 ～ 4000cm^{-1} 波长处扫描测定红外光谱。见图 4-89。

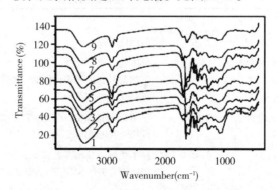

图 4-89　不同沉香醇提物的红外光谱堆积图
1. 某医院的广东沉香；2. 药材市场的印度尼西亚沉香；3. 药材市场的马来西亚沉香；
4. B 药店的海南沉香；5. A 药店的广东沉香；6. 自行采集的广东沉香；
7. 药材市场的海南沉香；8. C 药店的广东沉香；9. D 药店的海南沉香

从图 4-89 中，3415cm^{-1} 和 1062cm^{-1} 处的峰可能是 CO_2 和 H_2O 的峰，其余为沉香样品的特征峰，质量较好的国产沉香 1449 ～ 1457cm^{-1} 一处的吸收峰明显强于其他，且在 1512cm^{-1} 一处有吸收峰。

（3）薄层色谱鉴别　分别取不同的样品粉末 0.5g，加入乙醚 30mL，冷浸 30min，超声 30min，过滤，将滤液水浴蒸干，滤液加三氯甲烷 2mL 使溶解，作为供试品溶液。以硅胶 G-CMCNa 板点样，展开剂：三氯甲烷—乙醚（10:1），在紫外光灯（365nm）下检视，结果见图 4-90。

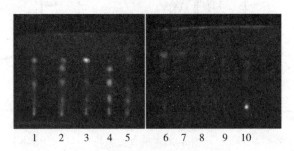

图 4-90　沉香薄层色谱图

1.某医院的广东沉香；2.C 药店的广东沉香；3.B 药店的海南沉香；4.药材市场的海南沉香；
5.A 药店的广东沉香；6.药材市场的印尼沉香；7.D 药店的海南沉香；8.自采的广东沉香；
9.某药材公司的广东沉香；10.药材市场的马来沉香

以某医院的广东沉香为对照品，正品沉香在 $R_f=0.27$ 与 0.44 处均有一个亮蓝紫荧光斑点，而伪制沉香在此处无斑点。从图 4-90 看出，A 药店的广东沉香和 D 药店的海南沉香均为伪品沉香。

（4）沉香商品与饮片的主要性状特征　见表 4-99。

表 4-99　样品沉香性状鉴别比较

样品	来源	产地	质地	性状
1	某医院	广东	粉末	棕褐色，微香
2	药材市场	印度尼西亚	坚实沉重	呈不规则大碎块状，表面较平滑，侧面可见内外有不均匀分布的黑褐色树脂，与黄白色木部相间的斑纹，气微香，略有点清凉
3	药材市场	马来西亚	坚实	呈不规则长片状，可见少许黑褐色树脂与黄白色木部相间的斑纹，气芳香
4	B 药店	海南	较坚实	呈不规则小块状，表面少量分布不均匀的淡黑褐色的树脂与黄色木部相间的斑纹，气微香
5	A 药店	广东	较坚实	呈规则的短段，表面褐棕色，气香而浓烈
6	自行采集	广东（中山）	较坚实	呈不规则小碎块状，可见内外大量暗红褐色树脂，气芳香

样品	来源	产地	质地	性状
7	药材市场	海南	坚实	呈片状，表面有不均匀黑褐色树脂与黄白色木部相间斑纹，气芳香
8	C药店	广东	坚实	呈不规则短条状，可见表面少许黑褐色树脂与黄白色木部相间的斑纹，气芳香
9	D药店	海南	松泡轻	呈小块状，表面淡黑褐色，气芳香
10	某药材公司	广东	较坚实，轻	呈不规则块状，可见表面少量分布不均匀的淡黑褐色的树脂与黄白色木部相间的斑纹，气微香

注：以下表格按本表的样品序号。

从表4-99可以看出，市面上销售的沉香主要产地来源于广东和海南，进口的印度尼西亚沉香和马来西亚沉香是在药材市场上很难采购到的。大体上符合《中国药典》规定的性状特征的有7批，不符合规定的是5、9和10号样品。

（5）醇提物的含量测定　见表4-100。

表4-100　样品沉香醇提物的含量

样品	乙醇浸出物含量（%）	浸出物的颜色
1	17.528	深棕红色
2	16.559	棕褐色
3	9.032	棕褐色
4	10.857	棕红色
5	17.946	墨绿色
6	11.330	暗黄色
7	14.009	棕红色
8	12.133	褐色
9	2.495	黄色
10	7.075	黄褐色

注：2010年版《中国药典》规定乙醇浸出物≥10%。

从表4-100可以看出，符合《中国药典》规定的样品有7批，且含量不高，有3批是不符合规定的。5号样品的浸出物颜色较为特别，且含量相比之下出奇的高，怀疑本样品为添加了某些油脂类物质的伪沉香；9号样品的醇溶性浸出物含量很低，且浸出物颜色较浅，怀疑本样品为不含或少含树脂的冒充沉香。各样品的醇溶性浸出物含量的大小顺序为：1号样品>2号样品>7

号样品 >8 号样品 >6 号样品 >4 号样品 >3 号样品 >10 号样品。

沉香有国产沉香及进口沉香。国产沉香过去主要来源于广东、广西和海南等地。进口沉香的来源越来越少，从 1997 年版《中国药典》开始，沉香的来源已删去进口沉香，以白木香为沉香的唯一来源，白木香主产于广东及海南沿海山区，香山（今中山）沉香早在一千多年前就已成为道地药材，曾经是国产沉香的重要产地。沉香产地与质量的关系有待进一步深入考察。上述样品来源于药材市场及医疗使用单位的 10 批沉香中，其外观性状各有差异，大体符合《中国药典》规定的有 7 批；醇溶性浸出物有 7 批符合《中国药典》规定，3 批不符合规定；薄层鉴别中，在与对照药材色谱相应的位置上，显相同颜色的荧光斑点的有 7 批，不是的有 2 批；紫外光谱能更准确地检测药材的含量；结合性状鉴别、紫外、薄层、醇提物含量测定等各种鉴别方法可更客观地评价沉香的质量。

六、种子挥发油化学成分及抗氧化作用研究

沉香是我国传统的珍贵中药材，本文采用超临界 CO_2 流体萃取法对白木香种子进行提取，通过气相色谱 – 质谱联用技术（GC-MS）对其提取物的化学成分进行研究，并采用 DPPH 法测定其抗氧化能力，为其新药用部位的开发和资源的综合利用奠定基础。

1. 仪器与材料

（1）仪器 Agilent 6890–5973N 型气相 – 质谱联用色谱仪（美国安捷伦公司）；HA121–50–05 型超临界萃取设备（江苏华安科研仪器有限公司）；UV–2550 型紫外分光光度计（日本岛津仪器公司）。

（2）材料 白木香种子采自茂名沉香山种植基地，经鉴定为白木香 *Aquilaria sinensis*（Lour.）Gilgl. 的干燥种子。DPPH、无水乙醇均为分析纯。

2. 实验方法

（1）挥发性成分的提取 采用超临界 CO_2 流体萃取法提取白木香种子挥发油，取干燥沉香种子，用粉碎机将其粉碎，准确称取 300g，置萃取釜中按优选所得条件进行萃取，收集萃取物，称质量。

（2）挥发油提取工艺优化 将白木香种子粉碎过筛，精确称取 100g 装填萃取柱。控制 CO_2 的流量为 20L/h，设置萃取温度、萃取压力参数后开始萃取，达萃取时间后收集精油（有浓郁香味的黄色透明油状物），计算萃取率。

根据前期预试验的结果，选取对挥发油提取率影响较大的 4 个因素：萃取温度（A）、萃取时间（B）、萃取压力（C）和物料粒度（D）作为变量，采用 $L_9(4^3)$ 正交试验优化萃取的工艺条件。综合单因素对白木香种子挥发油萃取率影响的初步结果，确定萃取温度（A）、萃取时间（B）、萃取压力

（C）、物料粒度（D）的参数范围，以萃取率为考核指标，对因素 A、B、C、D 进行四因素三水平的正交试验，试验设计及结果见表 4-101。

表 4-101　沉香种子挥发油提取因素水平设计表

水平	萃取温度 （A）/℃	萃取时间 （B）/h	萃取压力 （C）/MPa	物料粒度 （D）/目
1	40	1.5	25	40
2	45	2.0	18	30
3	50	2.5	21	20

（3）GC-MS 分析条件

①色谱条件：色谱柱 Agilent HP-5 MS（0.25μm× 250μm×30m）；进样口温度为 250℃；载气为 He 气；柱流量为 1.0mL/min；程序升温条件：初始温度 50℃，以 4℃/min 升至 220℃，后以 10℃/min 升至 300℃。

②质谱条件：标准图片调谐，离子源温度为 230℃，四级杆温度为 150℃，数据采集扫描模式为全扫描，溶剂延迟时间 3min。

（4）抗氧化能力的测定

①DPPH 溶液的配制：精密称取 0.0198g DPPH 至 50mL 容量瓶中，用无水乙醇定容至刻度线，作为储备液。用时精密移取储备液 10mL 至 100mL 容量瓶中，用无水乙醇定容得到 0.1mmol/L 的 DPPH 工作液。

②样品溶液的配制：用无水乙醇将白木香种子挥发油配制成低浓度组和高浓度组，低浓度组分别是 2、4、6、8、10mg/mL 样品溶液；高浓度组分别是 20、40、60、80、100mg/mL 样品溶液。

③最大吸收波长的确定：使 DPPH 溶液在 280 ～ 700nm 波长区间中进行光谱扫描，可发现 DPPH 在 326 和 516nm 处均有强吸收峰，加入样品溶液后，这两个峰值均有降低，而 516nm 波长处的峰值降低较为显著，故选取 516nm 作为测定波长。

④反应时间的确定：取 1mL 20mg/mL 样品溶液加入 7mL DPPH 溶液中，混合均匀，每隔 5min 测其吸光度（A 值），直到 A 值基本稳定。在加入样品的 20min 内，吸光度下降较快，随着时间的增加，吸光度的下降趋势逐级趋于平缓，40min 后反应基本达到稳定，因此选择 40min 作为反应时间。

⑤固定反应时间的抗氧化测定：分别移取 2mL 不同浓度的样品溶液加入 4mL 的 DPPH 溶液中，混合均匀，室温放置 40min，在最大吸收波长 516nm 处测定其吸光度（A），平行测定 3 次；以加入 2mL 无水乙醇的 DPPH 溶液作为空白对照（A_0）。最后根据公式计算各浓度样品对 DPPH 自由基的清除率：

清除率（ρ）=$1 - A/A_0 \times 100\%$。

3. 结果与分析

（1）超临界 CO_2 萃取条件优选　白木香种子挥发油超临界 CO_2 萃取正交试验设计及结果见表 4-102、4-103。

表 4-102　白木香种子挥发油超临界萃取条件正交试验

因素	A	B	C	D	萃取率（%）
实验 1	1	1	1	1	0.44
实验 2	1	2	2	2	0.39
实验 3	1	3	3	3	0.49
实验 4	2	1	2	3	0.35
实验 5	2	2	3	1	0.63
实验 6	2	3	1	2	0.46
实验 7	3	1	3	2	0.54
实验 8	3	2	1	3	0.46
实验 9	3	3	2	1	0.48
K_1	0.440	0.443	0.453	0.517	
K_2	0.480	0.493	0.407	0.463	
K_3	0.493	0.477	0.553	0.433	
R	0.053	0.050	0.146	0.084	

表 4-103　超临界萃取条件正交试验方差分析

因素	平方和	自由度	F 值	F 临界值	显著性
A	0.005	2	1.111	6.940	
B	0.004	2	0.889	6.940	
C	0.034	2	7.556	6.940	*
D	0.011	2	2.444	6.940	
误差	0.01	4			

由表 4-102 可见，对萃取率的影响因素依次为：萃取压力 > 物料粒度 > 萃取温度 > 萃取时间。以最优的条件 $A_2B_2C_3D_1$ 进行 3 次验证，挥发油萃取率分别为 64%、62%、60%，平均为 62%。方差分析结果（表 4-103）表明，萃取压力对于萃取影响最大，且具有显著性差异。白木香种子挥发油超临界 CO_2 流体萃取的最佳萃取工艺条件为：萃取温度为 50℃、萃取时间为 2h、萃取压力为 21MPa、药材粉末过 40 目筛。

（2）化学成分分析　采用气相色谱－质谱联用仪对白木香种子挥发性成分进行分离及含量分析，按"GC-MS分析条件"项的分析条件，其气相色谱－质谱（GC-MS）总离子流图见图4-91。

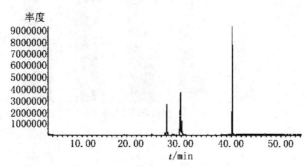

图 4-91　白木香种子挥发油 GC-MS 分析总离子流图

所得色谱和质谱信息经 NIST2011 标准谱库进行自动检索和人工检索、对照和解析，鉴定白木香种子挥发油中的化学成分，用面积归一化法确定各成分的质量分数。本实验鉴定了白木香种子挥发油的 9 个主要化合物。由表 4-104 可知，白木香种子的成分多数为脂肪酸类，含量较高的有角鲨烯（41.345%）、油酸乙酯（32.233%）和 n–hexadecanoic–ic acid（16.708%）。

表 4-104　白木香种子挥发油化学成分分析结果

No.	化合物	分子式	RT	相对含量 /%
1	十四烷酸	$C_{14}H_{28}O_2$	24.040	1.040
2	棕榈油酸	$C_{16}H_{30}O_2$	26.726	0.936
3	n–hexadecanoic acid	$C_{16}H_{32}O_2$	27.052	16.708
4	十八烯酸	$C_{15}H_{34}O_2$	27.332	0.856
5	十七烷酸	$C_{17}H_{34}O_2$	28.538	0.625
6	油酸乙酯	$C_{20}H_{35}O_2$	29.835	32.233
7	硬脂酸	$C_{15}H_{36}O_2$	30.126	1.811
8	十八碳烯酸	$C_{20}H_{40}O_2$	30.418	4.446
9	角鲨烯	$C_{30}H_{50}$	40.231	41.345

（3）清除 DPPH 自由基能力　不同浓度的白木香种子挥发油清除 DPPH 自由基能力见图 4-92。结果表明，白木香种子的挥发油对 DPPH 自由基具有一定的清除能力，高浓度组清除率明显高于低浓度组，而且随着浓度的增加，清除率逐渐增大，当浓度为 80mg/mL 时，清除率达到 82.8%，之后随着浓度增加，清除率增加不明显。

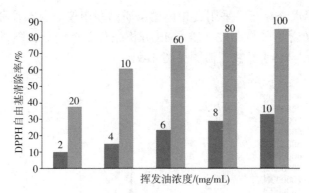

图 4-92　白木香种子挥发油清除 DPPH 自由基能力

七、沉香叶与沉香药材药理作用研究

1. 沉香叶与沉香药材镇痛作用的对比研究　现代研究表明，沉香叶含有挥发油、黄酮及其苷类、酚类、三萜类、多糖、氨基酸，这些化学成分具有抗炎镇痛等多种生理活性。白木香叶为白木香的非药用部位，其相关研究还很少。为扩大沉香的药用资源来源，现将沉香叶与沉香药材对比，以初步探讨沉香叶的镇痛作用。

（1）材料

1）材料与受试样品制备：沉香叶（于 2011 年 9～10 月份采自茂名市电白县沉香山）及沉香药材（广东君元药业有限公司）经广东省中山市中医院曾聪彦主任中药师鉴定为瑞香科植物白木香 *Aquilaria sinensis*（Lour.）Gilg. 的干燥叶及含树脂的干燥木材粉末。

称取沉香叶 1500g，用打粉机粉碎成粉末，加入 70% 乙醇，回流提取 2次，每次 2h，收集合并两次的滤液，4℃冰箱冷藏 24h 后抽滤，使用旋转蒸发仪，减压蒸馏，挥至无醇味，加生理盐水配成 0.8g/mL。取适量浓缩液对半稀释，配制成高、中、低剂量，供镇痛实验用。沉香粉末 150g，加入乙醇（70%），回流提取 2 次，每次 2h，收集合并两次的滤液，4℃冰箱冷藏 24h 后抽滤，使用旋转蒸发仪，减压蒸馏，挥至无醇味，加生理盐水配成 0.2g/mL。

2）仪器与试药：

①仪器：HH-S4 数显恒温水浴锅（金坛市医疗仪器厂），金属板，机械秒表（上海星钻秒表有限公司）。

②试药：消炎痛（吲哚美辛肠溶片，江苏亚邦爱普森药业有限公司；批号：1003002）；冰醋酸（广州化学试剂厂；批号：20070902-2）。

3）动物：SPF 级昆明小鼠，（20±2）g，雌雄各半，购于广东省医学实验动物中心，动物生产许可证号：SCXK（粤）2008-0002。饲养于广东省中山市中医院中药药理实验室。

（2）方法与结果

1）对小鼠热刺激致痛的影响：在（55±0.5）℃的热板预选出痛阈值在5～30s的健康雌性小鼠（18～22g）60只，间隔5min重新测定痛阈值1次，取两次平均值作为给药前的小鼠痛阈值。按体质量随机分为空白对照组，消炎痛对照组和沉香叶醇提物高、中、低剂量组，沉香药材组。各组10只，雌雄各半。空白对照组灌予生理盐水10mL/kg；沉香叶醇提物高、中、低剂量组分别以0.8g生药/mL、0.4g生药/mL、0.2g生药/mL灌胃给药；沉香药材组以0.2g生药/mL灌胃给药，灌胃体积均为10mL/kg体质量。1次/d，连续给药7d。实验第7天消炎痛组1.3mg/mL消炎痛生理盐水混悬液灌胃1次，灌胃体积为10mL/kg体重。测定末次给药后0.5、1、1.5、2、2.5、3.0h时的痛阈。以小鼠舔后足反应作为痛阈指标，并剔除好发生其他反应的小鼠。若小鼠在热板上60s仍无痛觉反应，即取出，按60s计。比较各组各时段痛阈差值，并计算最大镇痛率。痛阈提高百分率（%）=（药后痛阈值−药前痛阈值）/药前痛阈值×100%。结果进行t检验处理，计算给药组与对照组的差异显著性。结果见表4-105。

表4-105　沉香叶醇提物对小鼠热板痛阈值的影响（$\bar{x} \pm s$，$n=10$）

组别	剂量 C（g/kg）	给药前痛阈值 t（s）	给药后痛阈值 t（s）					
			30min	60min	90min	120min	150min	180min
对照	—	14.68±5.64	14.26±3.08	14.37±5.78	12.69±4.39	12.26±3.38	13.03±6.72	16.07±10.68
消炎痛	0.013	14.33±5.37	18.87±6.20	24.69±13.98*	23.64±13.93*	24.53±12.99*	26.23±16.69*	28.71±17.72
沉香药材	2.0	14.84±4.13	15.54±4.40	16.16±6.38	20.94±15.08	23.97±16.98	28.28±17.69*	26.72±16.29
沉香叶（低）	2.0	14.11±5.30	15.53±5.22	22.30±13.12	17.58±4.1	21.97±15.13	26.34±8.87*	20.63±11.39
沉香叶（中）	4.0	12.54±2.36	14.90±6.33	16.90±7.25	20.09±15.41	23.43±17.34	29.11±19.94*	25.46±18.72
沉香叶（高）	8.0	14.19±4.87	15.43±4.13	16.18±7.01	15.96±4.39	17.28±11.21	22.03±9.40	19.39±10.13

与空白对照组比较，*P<0.05。

实验表明沉香叶醇提物低剂量组、中剂量组及沉香药材组在给药后150min痛阈值提高，与对照组比较有显著性差异（P<0.05）。沉香叶醇提物低

剂量组、中剂量组与沉香药材组间无显著性差异。可见，沉香叶及沉香药材对于物理性疼痛发挥镇痛药效需要较长时间。

2）对小鼠醋酸致痛扭体的影响：取体质量 18～22g 的健康雄性小鼠 60 只，按如上方法随机分为 6 组。动物按照如上方法灌胃给药，1 次/d，连续灌胃 7d。实验第 7 天消炎痛组 1.3mg/mL 消炎痛生理盐水混悬液灌胃 1 次，灌胃体积为 10mL/kg 体质量。于末次给药后 1h，腹腔注射 0.7% 冰醋酸生理盐水 0.1mL/10g。观察注射醋酸后 20min 内小鼠的扭体次数（扭体反应：小鼠腹部内凹，躯干与后肢伸长，臀部高起），比较各组的扭体次数，并计算抑制率。抑制率（%）=（阴性组扭体次数－给药组扭体次数）/ 阴性组扭体次数 ×100%。结果进行 t 检验处理，计算给药组与对照组的差异显著性。结果见表 4-106。

表 4-106　沉香叶醇提物对小鼠醋酸致痛扭体的影响（$\bar{x} \pm s$）

组别	剂量 C（g生药/kg）	扭体次数	抑制率（%）
空白对照	—	49.50±16.43	—
消炎痛对照	0.013	10.20±6.51**	79.39
沉香药材	2.0	30.90±6.90**	37.58
沉香叶醇提物（低）	2.0	36.20±19.40*	26.87
沉香叶醇提物（中）	4.0	33.70±12.64*	31.92
沉香叶醇取物（高）	8.0	39.20±15.60	20.81

与空白对照组比较，*$P<0.05$，**$P<0.01$；$n=10$。

实验表明，沉香叶与沉香药材对小鼠醋酸所致疼痛产生的扭体反应有明显抑制作用。沉香叶醇提物低、中剂量组与空白对照组有显著差异（$P<0.05$）；沉香高剂量组与空白对照组比较无显著差异（$P>0.05$）；沉香原药材与空白对照组比较有显著差异（$P<0.01$）。沉香叶醇提物各组与沉香药材醇提物组间无显著性差异。

（3）讨论　沉香作为广东地产药材之一，经济价值较高，是我国特有而珍贵的药用植物。由于沉香的市场需求量大，价格昂贵，生长周期长，繁殖率低，资源已经相当匮乏。白木香只有含树脂的木材作为药用，其他部位如叶、树枝、不含树脂的木材均被作为废物处理，造成资源的大量浪费。对沉香叶药用价值的开发研究，可以充分利用资源，变废为宝，扩大沉香的药用部位。

对沉香叶的镇痛作用进行探讨，首次将其与沉香药材展开对比研究。选用热板法和扭体法分别为热刺激模型和化学刺激模型，两个实验结果一致表明，沉香叶低、中剂量组均有镇痛效果（$P<0.05$），均表明沉香叶高剂量对疼痛无抑制作用，说明沉香叶对疼痛的抑制作用不随着剂量的增大而增大。沉香叶低、中剂量组与沉香药材组相比，无显著性差异，表明低、中剂量的沉香叶与沉香药材发挥镇痛作用方面，效果相当。

2. 沉香叶与沉香药材平喘作用的对比研究　现代研究表明沉香有解痉、平喘、降压、镇静、镇痛等作用。沉香药材具有纳气平喘之功效，但其资源匮乏，价格昂贵，沉香的叶子作为白木香的非药用部位，其资源丰富，相关研究还很少，为扩大沉香的药用资源来源，综合开发利用，本文与沉香药材对比，初步探讨沉香叶的平喘作用，为临床应用提供重要依据。

（1）实验材料

1）药材及受试样品制备：沉香叶（于 2011 年 9 月 10 日采自茂名市电白县沉香山），沉香药材（广东君元药业有限公司）经广东省中山市中医院曾聪彦主任中药师鉴定为植物 *Aquilaria sinensis*（Lour.）Gilg 的干燥叶及含树脂的木材粉末。

称取沉香叶 1500g，用打粉机粉碎成粉末，加入 70% 乙醇，回流提取 2 次，每次 2h，收集合并 2 次的滤液，4℃冰箱冷藏 24h 后抽滤，使用旋转蒸发仪，减压蒸馏，挥至无醇味，加生理盐水配成 0.8g/mL。取适量浓缩液对半稀释，配制成高、中、低剂量，供实验用。沉香粉末 150g，加入乙醇（70%），回流提取 2 次，每次 2h，收集合并 2 次的滤液，4℃冰箱冷藏 24h 后抽滤，使用旋转蒸发仪，减压蒸馏，挥至无醇味，加生理盐水配成 0.2g/mL。

2）仪器与试药：

①仪器：YLS-8A 多功能诱咳引喘仪（广州飞迪生物科技有限公司）。

②试药：氨茶碱片（汕头金石制药总厂；批号：110804）；组胺磷酸盐（国药集团化学试剂有限公司；批号：F20040831）；生理盐水（中山市中医院自制）。

3）动物：Hartley 豚鼠，（250±50）g，雌雄各半，购于广东省医学实验动物中心，动物生产许可证号：SCXK（粤）2008－0002。饲养于广东省中山市中医院中药药理实验室。

（2）实验方法与结果

1）豚鼠组胺致喘法：取豚鼠 80 只，雌雄各半，分别放入体积为 4L 的喷雾箱内，（以 66.6kPa，即 500mmHg 压力）喷入 0.2% 磷酸组胺，喷雾 1min，观察哮喘潜伏期，若引喘潜伏期大于 150s 者弃去。选择敏感豚鼠 60 只，随机分成 6 组，每组 10 只，分别为空白对照组（0.9% 生理盐水），氨茶碱片对照组（0.1g/kg），沉香药材对照组（2g/kg），沉香叶高、中、低剂量组（8、4、2g/kg）。按 10mL/kg 容积灌胃给药，每日 1 次，连续 4d，末次给药 2h 后，分别放入喷雾器中，喷入 0.2% 磷酸组胺，喷雾 1min，观察哮喘潜伏期，观察时间为 6min，超过 6min 按 6min 计。数据进行统计学处理。记录喷雾开始至症状出现的时间（以抽搐、跌倒为准），作为潜伏时间。

2）统计学处理：采用 SPSS 13.0 for Windows 软件处理。数据用 $\bar{x} \pm s$ 表示，采用单因素方差分析，结果进行 t 检验处理，计算给药组与对照组的差异显著性。

3）实验结果：结果见表 4-107。

表 4-107 沉香叶醇提物对豚鼠哮喘潜伏时间的影响（$\bar{x} \pm s$，$n=10$）

组别	剂量（g/kg）	动物数（只）	给药前哮喘潜伏期（s）	给药 4d 哮喘潜伏期（s）	潜伏期延长率（%）
模型对照组	—	10	94.70±15.99	97.70±12.95	—
氨茶碱对照组	0.1	10	88.60±7.71	201.30±91.43**	106.04
沉香药材组	2.0	10	88.10±14.11	157.80±40.54*	61.51
沉香叶醇提物组（低）	2.0	10	86.10±11.82	152.70±45.16*	56.29
沉香叶醇提物组（中）	4.0	10	84.00±15.00	160.70±38.35*	64.48
沉香叶醇提物组（高）	8.0	10	82.50±16.22	191.10±87.92**	95.60

注：与空白对照组比较，*$P<0.05$，**$P<0.01$。

由表 4-107 可见，与模型对照组相比，氨茶碱对照组及沉香叶醇提物高剂量组均能显著延长豚鼠引喘潜伏期（$P<0.01$），沉香叶醇提物低剂量组、中剂量组及沉香药材组均能明显延长哮喘潜伏期（$P<0.05$），沉香叶醇提物从小剂量到大剂量延长喘息潜伏期的作用有逐渐增强的趋势。由表中数据可知，给药各组引喘潜伏期显著延长，沉香叶醇提物对组胺所致豚鼠哮喘潜伏期最大可延长 95.60%，而沉香药材延长 61.51%。说明沉香叶醇提物对磷酸组胺所致哮喘具有一定的平喘作用，疗效呈剂量依赖性，相当于沉香药材或者略优于沉香药材的平喘效果。

（3）讨论 支气管哮喘是一种常见病、多发病，致病因素十分复杂，目前临床治疗哮喘病以西药为主，主要为糖皮质激素、β-2 受体激动剂、M 受体阻滞剂、茶碱。目前还没有一种临床普遍认可的支气管哮喘药物及治疗方法，西药治疗的副作用较为明显，并且安全性不高，不宜长期使用。哮喘是一种对患者及其家庭和社会都有明显影响的慢性疾病，很多患者需要长期治疗。

现代研究表明，沉香药材含有的苄基丙酮具有止咳、纳气平喘作用。沉香叶含有黄酮类成分如芫花素和木犀草素，并且芫花素在沉香叶中含量较高，这些成分具有止咳平喘的功效。本实验结果证实，沉香叶具有明显的平喘作用，并且其作用呈现一定的剂量依赖性，可能相当于沉香药材或者略优于沉香药材的平喘效果。在沉香资源紧缺的现状下，可以考虑替代沉香这一名贵药材，将沉香叶这种资源应用于各种开发利用及临床药用研究，其廉价且效果好，具有广阔的开发及应用前景。

3. 沉香叶与沉香药材抗炎作用的对比研究 现代研究表明，沉香叶含有挥发油、黄酮及其苷类、酚类、三萜类、多糖、氨基酸，这些化学成分具有抗炎镇痛等多种生理活性。白木香叶为白木香的非药用部位，其相关研究还很少，为扩大沉香的药用资源来源，先将其与沉香药材对比，初步探讨沉香叶的抗炎作用。

（1）实验材料

1）药材及受试样品制备：沉香叶（2011年9～10月份采自茂名市电白县沉香山），沉香药材（广东君元药业有限公司）经中山市中医院曾聪彦主任中药师鉴定为植物 *Aquilaria sinensis*（Lour.）Gilg 的干燥叶及含树脂的木材粉末。

称取沉香叶1000g，用打粉机粉碎成粉末，加入70%乙醇，回流提取2次，每次2h，收集合并两次的滤液，4℃冰箱冷藏24h后抽滤，使用旋转蒸发仪，减压蒸馏，挥至无醇味，加生理盐水配成0.8g/mL。取适量浓缩液对半稀释，分别配制成高、中、低剂量，供抗炎实验用。取沉香粉末100g，加入乙醇（70%），回流提取2次，每次2h，收集合并两次的滤液，4℃冰箱冷藏24h后抽滤，使用旋转蒸发仪，减压蒸馏，挥至无醇味，加生理盐水配成0.2g/mL。

2）仪器：RE-2000B型旋转蒸发仪（上海亚荣生化仪器厂）；YLS-Q4耳肿打耳器（直径8mm，山东省医学科学院设备站）；微量移液器（上海求精生化试剂仪器有限公司）；UV-2550型紫外可见分光光度计（日本岛津公司）；GL-20-Ⅱ型高速冷冻离心机（上海安亭科学仪器厂）；JA1203电子天平（上海天平仪器厂）。

3）试药：消炎痛（吲哚美辛肠溶片，江苏亚邦爱普森药业有限公司；批号：1003002）；二甲苯（广州化学试剂厂；批号：970302－2）；伊文思蓝（Evans's blue）（中国医药公司；批号：871225）；冰醋酸（广州化学试剂厂；批号：20070902-2）。

4）动物：SPF级昆明小鼠，（20±2）g，雌雄各半，购于广东省医学实验动物中心，动物生产许可证号：SCXK（粤）2008-0002。饲养于广东省中山市中医院中药药理实验室。

（2）实验方法与结果

1）对二甲苯致小鼠耳郭肿胀的影响：取体重（20±2）g 小鼠 60 只，按体重随机分为空白对照组，消炎痛对照组和沉香叶醇提物高、中、低剂量组，沉香药材组。各组 10 只，雌雄各半。空白对照组灌予生理盐水 10mL/kg 体重；沉香叶醇提物高、中、低剂量组分别以 0.8g 生药/mL、0.4g 生药/mL、0.2g 生药/mL 灌胃给药；沉香药材组以 0.2g 生药/mL 灌胃给药，灌胃体积均为 10mL/kg 体重。每天 1 次，连续给药 7d。实验第 7d 消炎痛组以 1.3mg/mL 消炎痛生理盐水混悬液灌胃 1 次，灌胃体积为 10mL/kg 体重。末次给药 60min 后，用定量移液管精确吸取 100% 二甲苯 50μL 涂于小鼠右耳正反两面，左耳作空白对照，致炎 20min 后颈椎脱臼处死，沿耳郭基线剪下两耳，剪去毛，叠加完整，用直径为 8mm 打孔器在同一部位打下两圆耳片，精确称重。以左右耳片重量之差为肿胀度，计算肿胀抑制率，肿胀抑制率（%）=〔（空白对照组平均肿胀度—给药组平均肿胀度）÷空白对照组平均肿胀度〕×100%，结果见表 4-108。

表 4-108　沉香叶醇提物对小鼠二甲苯耳郭肿胀的影响（$\bar{x}\pm s$，$n=10$）

组别	剂量（g 生药/kg）	肿胀度（mg）	肿胀抑制率（%）
空白对照组	—	23.0±5.7	—
消炎痛对照组	0.013	11.2±5.7*	51.30
沉香药材组	2.0	15.9±8.7*	30.87
沉香叶醇提物组（低）	2.0	14.1±5.2**	38.70
沉香叶醇提物组（中）	4.0	12.7±5.8**	44.78
沉香叶醇提物组（高）	8.0	15.6±5.4**	32.17

注：与空白对照组比较，*$P<0.05$，**$P<0.01$。

实验结果表明，消炎痛对照组、沉香叶醇提物各剂量组与空白对照组比较，对二甲苯致小鼠耳郭肿胀度在统计学上均具有极显著性差异（$P<0.01$），沉香药材组与空白对照组比较，也具有显著性差异（$P<0.05$）。由此提示沉香叶醇提物对二甲苯致小鼠耳郭急性炎性肿胀具有明显抑制作用，并且与剂量无关。沉香叶醇提物各剂量组与沉香药材组间无显著性差异。

2）对醋酸致小鼠腹腔毛细血管通透性的影响：取体重（20±2）g 小鼠 60 只，按体重随机分为空白对照组，消炎痛对照组和沉香叶醇提物高、中、低剂量组，沉香药材组。每组 10 只，雌雄各半。空白对照组灌予生理盐水 10mL/kg 体重；沉香叶醇提物高、中、低剂量组分别以 0.8g 生药/mL、0.4g 生药/mL、0.2g 生药/mL 灌胃给药；沉香药材组以 0.2g 生药/

mL 灌胃给药，灌胃体积均为 10mL/kg 体重。每天 1 次，连续给药 7d。于末次给药后 1h，尾静脉注射 0.5% 伊文思蓝生理盐水溶液 0.1mL/10g 体重，随即腹腔注射 0.7% 冰醋酸生理盐水液 0.1mL/10g，20min 后脱颈椎处死，剪开腹部皮肤肌肉，用 8mL 生理盐水分数次反复冲洗腹腔，吸管吸出洗涤液，然后用生理盐水在容量瓶定容至 10mL，3000r/min 离心 15min；取上清液，用生理盐水做参比，在紫外可见分光光度计 590nm 波长处测 OD 值，以 OD 值表示腹腔液中的伊文思蓝含量。计算抑制率（%）=〔（空白对照组平均光密度 − 给药组平均光密度）÷ 空白对照组平均光密度〕×100%。各组数据用均数 ± 标准差（$\bar{x}\pm s$）表示，组间比较采用 t 检验。结果见表 4−109。

表 4−109　沉香叶醇提物对小鼠腹腔毛细血管通透性的影响（$\bar{x}\pm s$，$n=10$）

组别	剂量（g 生药 /kg）	OD 值	抑制率（%）
空白对照组	—	0.984±0.186	—
消炎痛对照组	0.013	0.482±0.264**	51.02
沉香药材组	2.0	0.776±0.269*	22.15
沉香叶醇提物组（低）	2.0	0.887±0.228	9.86
沉香叶醇提物组（中）	4.0	0.76±0.271*	28.25
沉香叶醇提物组（高）	8.0	0.708±0.345*	28.05

注：与空白对照组比较，*$P<0.05$，**$P<0.01$。

实验结果表明，沉香叶与沉香药材对小鼠腹腔毛细血管通透性有明显抑制作用。沉香叶醇提物高、中剂量组和沉香原药材与空白对照组有显著差异（$P<0.05$）；沉香叶醇提物各组与沉香药材醇提物组间无显著性差异。

（3）讨论　本文通过建立二甲苯致小鼠耳郭肿胀和醋酸致小鼠毛细血管通透性增高两种实验性炎症模型，对沉香叶的抗炎作用与沉香药材进行对比研究。结果表明，沉香叶醇提物对炎症早期的毛细血管扩张、通透性亢进、渗出和水肿等表现有抑制作用，表现出明显的抗炎作用。

4. 沉香叶与沉香药材降血糖作用的比较研究　现代有关沉香降血糖的研究较少，有研究表明沉香叶醇提物具有降血糖作用，但未见沉香叶与沉香药材降血糖方面的对比研究。现将沉香叶与沉香药材对比，初步探讨沉香叶的降血糖作用，为扩大沉香的药用资源来源提供依据。

（1）材料与仪器

1）材料与试剂：沉香叶（于 2011 年 9～10 月份采自茂名市电白县沉香山），沉香药材（广东君元药业有限公司，批号：100401）经广东省中山市中医院曾聪彦主任中药师鉴定为植物 *Aquilaria sinensis*（Lour.）Gilg 的干燥叶及含树脂的木材粉末。四氧嘧啶（sigma 公司，批号：600969）；盐酸二甲双胍肠溶片（贵州圣济堂制药有限公司，20111127）。

2）动物：SPF 级昆明小鼠，（20±1）g，雄性，购于广东省医学实验动物中心，动物生产许可证号：SCXK（粤）2008-0002。饲养于广东省中山市中医院中药药理实验室。

3）仪器：拜安捷™2 血糖仪（德国拜耳）；拜安捷™2 血糖检测试碟（德国拜耳）；无菌手术刀片（上海联辉医疗用品有限公司）。

4）拜安捷™2 血糖仪检测原理：测量葡萄糖和试纸电极上的试剂产生反应所形成的电流强度。血糖试纸依靠毛细管吸取血样，血样中的血糖和试纸试剂中的葡萄糖氧化酶和铁氰化钾产生反应，形成电流。电流强度和血样中的血糖浓度成正比。血糖值会在 5s 后显示在血糖仪的显示屏上。

（2）方法与结果

1）沉香叶醇提物的制备：称取沉香叶 1500g，用打粉机粉碎成粉末，加入 70% 乙醇，回流提取 2 次，每次 2h，收集合并两次的滤液，4℃冰箱冷藏 24h 后抽滤，使用旋转蒸发仪，减压蒸馏，挥至无醇味，加生理盐水配成 0.8g/mL。取适量浓缩液对半稀释，配制成高、中、低剂量，供实验用。沉香粉末 150g，加入乙醇（70%），回流提取 2 次，每次 2h，收集合并两次的滤液，4℃冰箱冷藏 24h 后抽滤，使用旋转蒸发仪，减压蒸馏，挥至无醇味，加生理盐水配成 0.2g/mL。

2）糖尿病模型的制备：取雄性小鼠 96 只，禁食不禁水 12h，用 65mg/kg 浓度的四氧嘧啶生理盐水进行小鼠尾静脉注射，剂量为 0.1mL/10g。注射 72h 后，禁食不禁水 12h，用无菌手术刀片割尾取血 1μL，用血糖仪测小鼠空腹血糖值，选取血糖值 11.0～30.0mmol/L 为糖尿病模型小鼠。

3）分组及给药方法：取造模成功小鼠 60 只，按血糖值均匀分为 6 组：模型组（等容量生理盐水）；阳性对照组（二甲双胍 1.0g/kg）；沉香叶低、中、高剂量组（2.0、4.0、8.0g/kg）；沉香药材组（2.0g/kg）。另取正常小鼠 10 只作为空白对照组（等容量生理盐水）。各组均以 10mL/kg 给药容量灌胃给药，2 次/d，连续 15d，末次给药前禁食不禁水 12h，给药 2h 后割尾取血 1μL，用拜安捷™2 血糖仪测小鼠空腹血糖值。并记录观测给药前及给药后 7d、14d 小鼠体重及饮水量。采用 SPSS 13.0 for Windows 软件处理。数据用 $\bar{x} \pm s$ 表示，采用单因素方差分析，进行 Dunnet-t 或 t' 检验。

4）沉香叶醇提物对四氧嘧啶诱发糖尿病小鼠体重的影响：结果见表 4-110。

表 4-110　沉香叶醇提物对四氧嘧啶诱发糖尿病小鼠体重的影响（$\bar{x} \pm s$，$n=10$）

组别	剂量（g/kg）	体重（g）		
		给药前	给药 7d	给药 14d
正常对照组	—	18.28±1.15	30.31±1.63**	34.03±2.02**
模型对照组	—	17.71±1.04	22.78±2.22	23.14±3.92
二甲双胍组	1.0	17.48±0.65	20.43±2.72	21.53±3.10
沉香叶低剂量组	2.0	17.38±0.94	21.90±2.23	23.87±3.09
沉香叶中剂量组	4.0	17.68±1.08	21.85±3.58	23.24±4.05
沉香叶高剂量组	8.0	17.78±1.10	21.10±2.81	22.06±4.75
沉香药材组	2.0	17.42±1.36	21.93±3.56	20.91±3.06

与模型组比较，**$P<0.01$。

表 4-110 结果显示，与模型组比较，正常组有显著性差异（$P<0.01$），各给药组与模型组比较，均无显著性差异，说明糖尿病模型小鼠体重比正常小鼠明显减轻，并且各给药组对糖尿病模型小鼠体重减轻均无明显的影响。

5）沉香叶醇提物对四氧嘧啶诱发糖尿病小鼠饮水量的影响：结果见表 4-111。

表 4-111　沉香叶醇提物对四氧嘧啶诱发糖尿病小鼠饮水量的影响（$n=10$）

组别	剂量（g/kg）	饮水量 /mL		
		给药前	给药 7d	给药 14d
正常对照组	—	4.75	8.09	9.08
模型对照组	—	28.96	31.00	37.50
二甲双胍组	1.0	22.04	18.91	19.91
沉香叶低剂量组	2.0	31.09	25.09	25.58
沉香叶中剂量组	4.0	24.97	30.45	28.50
沉香叶高剂量组	8.0	25.20	20.91	16.36
沉香药材组	2.0	28.50	31.17	29.42

表 4-111 结果显示，糖尿病模型小鼠的饮水量明显高于正常小鼠，给药后饮水量有所下降，各给药组的饮水量均低于模型组。说明相比于正常组，糖尿病小鼠饮水量增加，呈现口渴多饮的现象；二甲双胍组、沉香药材组、沉香叶醇提物各剂量组均可以降低小鼠饮水量。

6）沉香叶醇提物对四氧嘧啶诱发糖尿病小鼠空腹血糖值的影响：结果见表 4-112。

表 4-112 沉香叶醇提物对四氧嘧啶诱发糖尿病小鼠空腹血糖值的影响（$\bar{x} \pm s$, $n=10$）

组别	剂量（g/kg）	给药前血糖值（mmol/L）	给药 15d 血糖值（mmol/L）
正常对照组	—	4.90±1.04**	4.98±0.81**
模型对照组	—	17.59±6.12	22.41±3.52
二甲双胍组	1.0	20.07±4.63	14.39±3.79**
沉香药材组	2.0	18.10±6.83	18.22±3.79*
沉香叶低剂量组	4.0	17.55±4.05	19.98±4.27
沉香叶中剂量组	8.0	17.74±4.19	19.23±5.50
沉香叶高剂量组	2.0	16.44±6.44	15.29±4.16**

与模型组比较，**$P<0.01$，*$P<0.05$。

表 4-112 结果显示，给药前与模型组比较，正常组血糖值有显著性差异（$P<0.01$），说明糖尿病小鼠模型造模成功。给药后，模型组小鼠血糖处于较高水平，与模型组相比，二甲双胍组血糖值有显著性差异（$P<0.01$），沉香叶醇提物高剂量组血糖值有显著性差异（$P<0.01$），沉香药材组也有明显差异（$P<0.05$），沉香叶醇提物高剂量组与沉香药材组无明显差异。说明沉香药材和沉香叶醇提物高剂量组可以明显降低四氧嘧啶诱发的糖尿病小鼠空腹血糖值。

（3）讨论　采用四氧嘧啶诱导糖尿病模型是成功的。表 4-110 和表 4-111 结果表明，实验期间，模型小鼠和正常小鼠相比，出现了典型的糖尿病患者的"三多一少"症状（即多饮、多尿、多食、消瘦）。表 4-112 实验结果表明，沉香叶醇提物高剂量组可以显著降低糖尿病小鼠空腹血糖值（$P<0.01$），沉香药材也有明显的降血糖作用（$P<0.05$），而沉香叶醇提物低、中剂量组未见明显效果。沉香叶醇提物高剂量组与沉香药材组相比，无显著性差异，表明沉香叶醇提物高剂量组与沉香药材发挥降血糖作用方面，效果相当。

沉香叶的资源较为丰富，且有广阔的开发前景，因此开展沉香叶与沉香药材降血糖作用的比较研究，可以扩大沉香的药用部位，同时为临床应用提供依据。有研究表明沉香叶含有 2α—羟基熊果酸和丹参酮，其中熊果酸已被证实有降血糖的作用，而丹参酮与酚妥拉明联用治疗糖尿病，正常服用降糖药，治愈率更高，丹参酮是治疗糖尿病的辅助药。因此，沉香叶降血糖作用可能与沉香叶含有 2α—羟基熊果酸和丹参酮有关，其降血糖的机制有待进一步深入研究。

5. 沉香叶茶与沉香药材促进小肠推进作用的对比研究　沉香可对抗组织胺或乙酰胆碱对肠平滑肌的兴奋作用，缓解其痉挛性收缩，能降低新斯的明引起的肠道蠕动亢进，从而降低肠肌的应激能力，缓解痉挛性绞痛。沉香叶为沉香的非药用部位，其相关研究还很少，现以促小肠推进作用为指标，初步探讨比较了沉香叶茶与沉香药材对小肠运动的影响，为扩大沉香的药用资源来源提供参考依据。

（1）实验材料

1）药材及受试样品制备：沉香叶茶（信宜市镇隆镇名派沉香种植专业合作社提供）、沉香药材（广东君元药业有限公司）均经广东省中山市中医院曾聪彦主任中药师鉴定为植物 *Aquilaria sinensis*（Lour.）Gilg 的干燥叶及含树脂的木材粉末。

称取沉香叶茶 1000g，用打粉机粉碎成粉末，加入 70% 乙醇，回流提取 2 次，每次 2h，收集合并两次的滤液，4℃冰箱冷藏 24h 后抽滤，使用旋转蒸发仪，减压蒸馏，挥至无醇味，加生理盐水配成 0.8g/mL。取适量浓缩液对半稀释，分别配制成高、中、低剂量，供实验用。取沉香粉末 100g，加入乙醇（70%），回流提取 2 次，每次 2h，收集合并两次的滤液，4℃冰箱冷藏 24h 后抽滤，使用旋转蒸发仪，减压蒸馏，挥至无醇味，加生理盐水配成 0.2g/mL。

2）试药与器材：吗丁啉（多潘立酮片，西安杨森制药有限公司；批号：110620023）；炭末；羧甲基纤维素钠（广州市化学试剂玻璃仪器批发部，批号：960501）；刻度尺；手术仪器。

3）动物：SPF 级昆明小鼠，雌雄各半，20g±2g，购于广东省医学实验动物中心，动物生产许可证号：SCXK（粤）2008 − 0002。饲养于广东省中山市中医院中药药理实验室。

（2）方法与结果

1）沉香叶对小肠推进运动的影响：取体重 20g±2g 的昆明小鼠 60 只，随机分为沉香叶醇提物高、中、低剂量组，沉香药材组，空白对照组，多潘立酮对照组。各组 10 只，雌雄各半。沉香叶醇提物高、中、低剂量组分别以 0.8、0.4、0.2g 生药 /mL 灌胃给药；沉香药材组以 0.2g 生药 /mL 灌胃给药；空白对照组灌予生理盐水；灌胃体积均为 20mL/kg 体重。每天 1 次，连续给药 7d。实验第 7 天多潘立酮组以 0.39mg/mL 多潘立酮生理盐水混悬液灌胃 1 次，灌胃体积为 20mL/kg 体重。末次给药 30min 后，分别灌服炭末生理盐水混悬液（含 5% 炭末＋ 1.5%CMC–Na）0.2mL，20min 后将小鼠处死，解剖，分离肠系膜，取出胃肠，轻轻将小肠拉直，测量炭末在肠管内移动的距离（幽门至炭末前沿）和小肠（自幽门至回盲部）的全长，计算炭末移动距离占小肠全长的百分率。结果进行 t 检验处理，判断给药组与对照组差异的显著性。炭末推进百分率（%）＝炭末推进距离（cm）/ 小肠总长度（cm）×100%。结果见表 4–113。

表 4-113　沉香叶醇提物对小肠推进运动的影响（$\bar{x} \pm s$，n=10）

组别	剂量 （g生药/kg）	小肠全长（cm）	肠推进距离（cm）	推进百分率（%）
空白对照组	—	46.0±5.2	28.9±6.8	61.7±114
多潘立酮对照组	0.39	46.7±4.1	38.1±6.0	80.2±9.0***
沉香药材组	2.0	48.5±4.5	35.9±5.3	73.8±6.9*
沉香叶醇提物（低）	2.0	46.1±2.9	38.7±5.1	84.4±12.0*** △
沉香叶醇提物（中）	4.0	45.0±4.6	34.0±5.4	76.2±13.1**
沉香叶醇提物（高）	8.0	45.6±4.1	35.3±6.0	77.5±12.4**

注：与空白对照组比较，*P<0.05，**P<0.01，***P<0.001；与沉香药材组比较，△P<0.05。

2）实验结果：与空白对照组比较，多潘立酮对照组、沉香叶醇提物各剂量组对小肠推进率在统计学上均具有极显著性差异（P<0.01 或 P<0.001），沉香药材组与空白对照组比较，也具有显著性差异（P<0.05）。由此提示沉香叶醇提物可促进小肠推进，加快胃肠蠕动，但是沉香叶低剂量组效果最为明显，各剂量组的肠推进作用未呈现剂量相关性。沉香叶醇提物低剂量组与沉香药材组间有显著性差异（P<0.05），可见，沉香叶低剂量组促进肠推进作用效果优于或相当于沉香药材组。

（3）讨论　为了充分利用沉香叶的资源，采取沉香嫩叶，按茶叶的制造工艺制成沉香叶茶，用于一些消化不良的患者能取得较好的治疗效果。为了进一步验证其助消化的作用，本实验通过炭末小肠推进实验法对沉香叶茶的促进肠推进作用与沉香药材进行对比研究。结果表明，沉香叶茶醇提物低剂量时促进小肠蠕动的效果优于沉香药材组。因此，我们认为沉香叶是一种有很大前景的资源，值得进一步开发其药用价值。

6. 沉香叶提取物对 LPS 诱导 RAW264.7 巨噬细胞炎症因子的影响　现主要对白木香叶提取物进行抗炎活性的药理研究，为白木香的进一步研究和开发利用提供一定的基础。

（1）仪器和材料

1）仪器：CO_2 培养箱（美国 Shellab 公司）；倒置显微镜（日本 Nikon 公司）；超净工作台（苏州净化设备厂）；全波长多功能酶标仪（美国 Bio-rad 公司）；垂直电泳槽、蛋白转印槽、电泳仪和电源（美国 Bio-rad 公司）。

2）材料：白木香叶采摘自电白县南药药业有限公司，经梅全喜主任中药师鉴定为正品，室内阴干，粉碎。RAW264.7 细胞株（中山大学细胞中心）；地塞米松（DEX，广州药检所）；LPS（美国 Sigma 公司）；RPMI-1640 培养基（美国 Gibco 公司）；胎牛血清（杭州四季青生物工程有限公司）；噻唑蓝

（美国 Axygen 公司）；白细胞介素 –6 ELISA 试剂盒（美国 R&D 公司）；兔抗鼠的 iNOS、COX–2、β –actin 多克隆抗体（美国 Cell Signaling Technology）；其他试剂均为分析纯。

（2）方法

1）白木香叶提取物的制备：称取已粉碎的干燥白木香叶 30.0g，用 10 倍量 95% 乙醇回流提取 2 次，每次 3h，合并 2 次滤液，减压浓缩得到白木香叶提取物 5.8g，得率为 19.3%。取白木香叶提取物 100mg，加二甲基亚砜（DMSO）2mL，使溶解完全。取上述溶液 1mL，稀释至 10mL，浓度为 5mg/mL，作为母液（ASPE），–20℃保存备用。使用时，用 RPMI–1640 培养液稀释至所需浓度。

2）细胞培养：巨噬细胞 RAW264.7 细胞株为小鼠源的贴壁细胞，用 RPMI–1640 培养液（含 10% 胎牛血清，100U/mL 青霉素，100U/mL 链霉素）于 37℃、5%CO_2 培养箱中培养，根据细胞代谢情况，1 ～ 2d 换液，至指数生长期备用。

3）ASPE（白木香叶醇提物）对 RAW264.7 细胞活性的影响：采用 MTT 法检测 ASPE 对 RAW264.7 细胞活性的影响。取对数生长期的 RAW264.7 细胞配制成细胞悬液，接种于 96 孔板，密度为 3×10^4 个 /mL，待细胞贴壁后弃上清，分别加入不同浓度的 ASPE（5、10、50μg/mL），每孔 180μL，同时设立正常（不加药物的细胞空白孔）、LPS 组（1μg/mL）和调零孔（不接种细胞空白孔），每组设 6 个复孔，培养 48h 后，每孔加入 20μL 浓度为 5mg/mL MTT 溶液，37℃培养 4h 后，小心吸取上清液，加入 150μL 的 DMSO，充分震荡使结晶溶解后，于 570nm 下测各孔的 OD 值。

细胞的存活率（%）=（实验孔 – 调零孔）/（对照孔 – 调零孔）×100%。

4）ELISA 法测 ASPE 对 IL–6 的抑制作用：取对数生长期的 RAW264.7 细胞，配制成细胞悬液分别接种于 24 孔板中，3×10^5 个 /mL，每孔 1000μL，设正常组、LPS 组、ASPE 组（5、10、50μg/mL）、阳性药物地塞米松组（10μg/mL），加入各浓度药物预孵育 4h 后，加入 1μg/mL LPS，24h 后按照 ELISA 试剂盒说明书操作，检测 IL–6 的表达量。

5）Western blotting 法检测 ASPE 对 iNOS、COX–2 蛋白表达的影响：取对数生长期的 RAW264.7 细胞配制成细胞悬液，分别接种于 24 孔板中，3×10^5 个 /mL，每孔 1000μL，设正常组、LPS 组、ASPE 组（5、10、50μg/mL）、阳性药物地塞米松组（10μg/mL），加入各浓度药物预孵育 4h 后，加入 1μg/mL LPS 刺激 12h。弃上清，用预冷的 PBS 洗涤 3 次，加 100μL 的 RIPA 裂解液，冰上裂解 30min 后，用细胞刮把细胞刮下，12000r/min，4℃离心 15min，收集上清进行 Western blotting。10%SDS–PAGE 电泳分离蛋白，湿法转至 PVDF 膜。室温下用封闭液封闭 2h 后加入 iNOS、COX-2 多克隆抗体（1∶1000），4℃孵育过夜，洗脱一抗后与羊抗兔 IgG 二抗（1∶2000）孵育 2h，化学发光法显色，X 射线底片曝光。

6）统计学分析：各项实验重复 3 次，使用 SPSS 10.0 中的 one-way ANOVA 进行多个样本间的两两比较，$P<0.05$ 为结果具有显著性差异。

（3）结果

1）ASPE 对 RAW264.7 细胞活性的影响：结果见表 4-114。

表 4-114　白木香叶醇提物对 RAW264.7 细胞的活性的影响

	吸光度	细胞活力（%）
正常	0.57+0.02	109.58+4.22
LPS	0.58+0.02	111.02+4.75
ASPE 5	0.59+0.01	113.50+2.60
ASPE 10	0.59+0.02	113.06+4.58
ASPE 50	0.58+0.06	111.31+11.54
DEX	0.58+0.05	112.08+4.81

由表 4-114 的结果可知，不同浓度的 ASPE（5、10、50μg/mL）作用于 RAW264.7 细胞株 48h，与正常组相比，对细胞活力无明显影响。

2）ASPE 抑制 IL-6 的表达：结果见表 4-115。

表 4-115　白木香叶醇提物对 IL-6 表达的影响

	吸光度	细胞活力（%）
正常	0.93+0.08	104.98+14.41*
LPS	2.60+0.23*	388.02+39.51
ASPE 5	2.40+0.25	354.52+42.67
ASPE 10	2.10+0.33**	304.59+56.00**
ASPE 50	1.79+0.18**	252.43+30.03**
DEX	1.51+0.26**	204.68+43.45**

注：$*P<0.01$，与正常组相比有显著性差异；$*P<0.05$，$**P<0.01$，与 LPS 组相比有显著性差异。

表 4-115 结果显示，LPS 组的 IL-6 表达显著性高于正常组 IL-6 的表达量，$P<0.01$。与 LPS 相比，不同浓度的 ASPE 能抑制 IL-6 的表达，并呈浓度依赖性降低。

3）ASPE 抑制 iNOS、COX-2 蛋白的表达：结果见图 4-93、图 4-94。

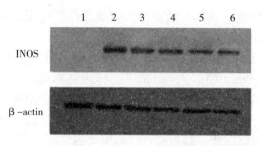

图 4-93　ASPE 对 iNOS 蛋白表达的影响
1. 正常；2. LPS；3. ASPE 5；4. ASPE 10；5. ASPE 50；6. DEX（地塞米松）

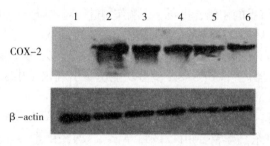

图 4-94　ASPE 对 COX-2 蛋白表达的影响
1. 正常；2. LPS；3. ASPE 5；4. ASPE 10；5. ASPE 50；6. DEX（地塞米松）

图 4-93 和 4-94 结果显示，正常组 iNOS 和 COX-2 蛋白表达量极少，经 LPS 刺激后，iNOS、COX-2 蛋白表达量明显上调，ASPE 可以抑制 iNOS、COX-2 蛋白表达，并呈浓度依赖性。

（4）讨论　沉香叶是白木香的叶子部分，经本课题组研究发现，国内外关于白木香叶的研究较少，主要为白木香叶化学成分的提取分离鉴定方面的研究，结果显示白木香叶可能含有多糖、氨基酸、酚类、黄酮及其苷类、内酯等多种化学成分。亦有研究表明白木香叶水提物具有镇痛活性，而醇提物具有镇痛、抗炎、泻下、抗脑缺氧、降血糖、抗肿瘤活性，可开发成药物使用。动物实验表明白木香叶醇提物可以显著减少小鼠腹膜巨噬细胞因 LPS 诱导所产生的一氧化氮。

本课题组通过体外培养巨噬细胞建立炎症模型，研究 ASPE 对 LPS 诱导的 RAW264.7 细胞活化所产生的炎症的抑制作用，并探讨 ASPE 的作用机制。RAW264.7 受到外界刺激，极易被激活，从而释放 IL-6、NO 等一系列炎症因子。一氧化氮合酶由炎症因子、肿瘤坏死因子、白介素、LPS 等诱导，并产生重要的炎症反应介导因子—氧化氮，进而损伤细胞。COX-2 在正常组织中表达甚少，是一个典型的炎症因子。我们的实验结果显示，ASPE 能够显著抑制 IL-6 的表达，其机制可能是 ASPE 通过抑制免疫信号通路中的相关蛋白 COX-2 和 iNOS 的表达，从而达到抑制炎症反应的效果。ASPE 含有多种化学成分，其抗炎功效的具体有效成分，以及其保护作用是否涉及其他的分子作用机制，还有待继续研究。

7. 樟树茎与沉香醇提物药理作用对比研究　樟树茎来自樟科植物樟树 *Cinnamomum camphora*（L.）Presl 的茎。樟树别称乌樟、香樟、芳樟，各部均可综合利用，其根、茎（木材或树皮）和枝叶富含精油，提取樟油、樟脑以根含量最高。樟树的根、叶、茎均入药，味辛，性温，具有祛风湿、通经络的功效，主治风湿痹痛、跌打损伤、心腹胀痛。

沉香来自瑞香科植物白木香的含树脂的心材，味辛，性微温，具行气止痛、温中止呕、纳气平喘之功效。本实验选用热板法、扭体法、浓氨水致咳法、组胺致喘法对樟树与沉香的镇痛、止咳、平喘作用进行对比研究，观察两者作用。

（1）仪器与材料

1）实验仪器：T-3000 型电子天平［美国双杰兄弟（集团）有限公司，常熟双杰测试仪器厂］；YLS-8A 型多功能诱咳引喘仪（山东省医学科学院设备站），RB-200 型智能热板仪（成都泰盟科技有限公司）。

2）实验材料：沉香药材（购于广东君元药业有限公司，批号：110605）、樟树茎（采于广东药学院中山校区百草园），均经田素英副教授鉴定为瑞香科白木香的含树脂的心材、樟科植物樟树茎；阿司匹林（广州白云山制药股份有限公司白云山何济公制药厂，每片 0.2g）；复方桔梗止咳片（河南省新四方制药有限公司，批号：0011122，每片 0.25g）；氨茶碱片（汕头金石制药总厂，批号：110825）；组胺磷酸盐（国药集团化学试剂有限公司，批号：F20110812）；95% 乙醇（AR，天津市富宇精细化工有限公司，批号：100125）；冰醋酸（AR，天津市百世化工有限公司，批号：20100525）；氨水（AR，天津市百世化工有限公司，批号：20100530）。

樟树茎醇提物：准确称取樟树茎粉末 25.00g，用索氏提取器加乙醇加热回流 1h，提取 2 次，合并两次提取液，蒸发至干，得到樟树茎醇提物。将挥净乙醇的樟树醇提物加入蒸馏水，混合均匀，配成 0.1g/mL 溶液，备用。

沉香醇提物：精确称取沉香粉末 15.00g，用索氏提取器加入乙醇 150mL，静置 1h 后，加热至沸腾，回流 1h，提取 2 次，合并提取液，蒸发至干，得沉香醇提物。加入蒸馏水，混合均匀，配成 0.1g/mL 溶液，备用。

3）实验动物：KM 小鼠、Hartley 豚鼠，由广东省医学实验动物中心提供，动物合格证号：SCXK（粤）2008-0002。

4）统计学方法：数据采用 SPSS V11.0 软件包进行分析，结果用均数 ± 标准差（$\bar{x} \pm s$）表示，组间比较采用 F 检验。$P < 0.05$ 为差异有统计学意义。

（2）方法与结果

1）对热板致痛的镇痛作用：每个实验随机分为 4 组，每组 10 只，分为生理盐水组（模型组）、樟树茎醇提取物组（2g/kg，樟树茎组）、沉香醇提取物组（2g/kg，沉香组）、阿司匹林组（0.2g/kg，阳性药组）。取健康雌性小鼠，依次放入热板（55±0.5）℃内，观察并记录自放入热板至舔后足所需时间（s），将舔后足时间<5s或者>30s或跳跃者弃之不用。取筛选合格的雌性小鼠40只，间隔5min再重新测定痛阈值1次，将2次测定的数据平均值作为给药前痛阈值。随机按上述方法分为4组，灌胃给药，连续给药7d，阳性组于测量当日给药。于末次给药后，分别测定给药后40min、60min、80min的小鼠痛阈值，若在热板上60s仍无反应的立即取出，其痛阈值按60s计算。按公式计算每只小鼠痛阈提高百分率，再取平均值，比较各组差异，见表4-116。

$$痛阈提高百分率（\%）=\frac{用药后的痛阈值-用药前的痛阈值}{用药前的平均痛阈值}\times100\%$$

表4-116　对热板致痛小鼠的痛阈提高百分率（$\bar{x}\pm s$，$n=10$，%）

组别	n	40min	60min	80min
空白组	10	20.90±0.20	24.10±0.17	22.69±0.14
阳性药组	10	56.12±0.77[1)	61.76±0.12[2)	94.80±0.13[1)
樟树组	10	40.12±0.14[1)3)4)	68.25±0.09[2)1)3)4)	93.35±0.11[1)3)4)
沉香组	10	31.63±0.10[1)3)	68.06±0.09[4)1)3)	96.18±0.10[1)3)

注：与空白组比较，[1)]$P<0.01$；[2)]$P<0.05$；与阳性药组比较，[3)]$P>0.05$；与沉香组比较，[4)]$P>0.05$。

2）对醋酸致痛的抑制作用：取健康小鼠40只，随机分为上述4组，各组雌雄各半，灌胃给药，连续7d。末次给药后1h，各小鼠腹腔注射0.6%醋酸10mg/kg，记录注射醋酸后小鼠出现第1次扭体反应的时间及15min内出现扭体的次数，并计算抑制率。见表4-117。

$$抑制率（\%）=\frac{对照组次数-给药组次数}{对照组次数}\times100\%$$

表4-117　对醋酸致痛小鼠的镇痛作用（$\bar{x}\pm s$，$n=10$）

组别	n	扭体潜伏期（t/min）	15min扭体次数（次）	抑制率（%）
空白组	10	5.25±1.28	29.5±0.37	—
阳性药组	10	8.86±1.07[1)4)	11.2±0.59[1)4)	88.56[1)4)
樟树组	10	7.27±0.62[1)2)4)	13.2±0.41[1)2)4)	68.28[1)2)4)
沉香组	10	7.65±0.74[1)3)	12.7±0.90[1)3)	72.58[1)3)

注：与空白组比较，[1)]$P<0.01$；与阳性药组比较，[2)]$P<0.05$，[3)]$P>0.05$；与沉香组比较，[4)]$P>0.05$。

3）对浓氨水致咳的镇咳作用：取健康小鼠 40 只，雌雄各半，随机均分为生理盐水组（模型组）、樟树茎醇提取物组（2g/kg，樟树茎组）、沉香醇提取物组（2g/kg，沉香组）、复方桔梗止咳片组（0.3g/kg，阳性药组）4 组，灌胃给药，连续 7d。于末次给药 1h 后，将小鼠放入诱咳引喘仪的盒子内，将浓氨水均匀喷入盒内，喷雾 10s，立即取出小鼠，观察小鼠从喷雾开始到出现腹肌收缩张嘴的时间（咳嗽潜伏期）以及 2min 内咳嗽次数，首咳时间超过 90s 者，按 90s 计。见表 4-118。

表 4-118 浓氨水止咳实验结果（$\bar{x} \pm s$，$n=10$）

组别	n	2min 内咳嗽次数（次）	咳嗽潜伏期（t/s）
模型组	10	7.63±3.22	68.44±4.61
阳性药组	10	1.63±1.93[1)4)]	87.76±1.51[1)4)]
樟树茎组	10	4.75±2.79[1)2)4)]	76.36±1.96[1)3)4)]
沉香组	10	2.36±1.67[1)3)]	82.06±1.18[1)2)3)]

注：与空白组比较，[1)] $P<0.01$；与阳性药组比较，[2)] $P<0.05$，[3)] $P>0.05$；与沉香组比较，[4)] $P>0.05$。

4）对磷酸组胺所致豚鼠哮喘的平喘作用：取豚鼠雌雄各半，分别放入体积为 4L 的喷雾箱内，以 500mmHg 压力喷入 0.2% 磷酸组胺，1min 后观察哮喘潜伏期，将潜伏期大于 150s 者弃去。取筛选合格者 36 只，随机分为 4 组，分别为生理盐水组（模型组）、樟树茎醇提取物组（樟树茎组 2g/kg）、沉香醇提取物组（沉香组 2g/kg）、氨茶碱片组（阳性药组 0.1g/kg）；按 10mL/kg 剂量灌胃给药，连续 5d，末次给药 1h 后，分别放入喷雾箱内，以 500mmHg 压力喷入 0.2% 磷酸组胺，1min 后将豚鼠取出，观察豚鼠呼吸困难及抽搐、跌倒的时间，观察时间为 6min，超过 6min 则按 6min 计。见表 4-119。

表 4-119 磷酸组胺致喘法实验结果（$\bar{x} \pm s$，$n=9$）

组别	n	给药前潜伏期（t/s）	给药 4 天潜伏期（t/s）	潜伏期延长率（%）
模型	9	94.60±5.29	95.70±4.65	—
阳性药组	9	88.80±7.71	201.30±5.43[1)]	105.24
樟树组	9	85.90±4.82	152.70±5.16[1)2)3)]	57.29
沉香组	9	86.30±4.71	157.80±4.45[1)2)]	60.51

注：与空白组比较，[1)] $P<0.01$；与阳性药组比较，[2)] $P<0.05$；与沉香组比较，[3)] $P>0.05$。

（3）讨论 本实验结果表明，樟树茎醇提物与沉香醇提物镇痛作用均明显。通过比较小鼠的痛阈提高百分率与扭体次数可以看出，沉香醇提物的镇痛作用比樟树茎醇提物的镇痛作用强，但差异无统计学意义

（ $P>0.05$ ）。二者均能延长氨水引起的小鼠咳嗽潜伏期，减少2min内小鼠的咳嗽次数，具有镇咳作用，沉香醇提物的止咳作用稍强于樟树茎醇提物，但差异无统计学意义（ $P>0.05$ ）。沉香醇提物可能延长组胺性哮喘豚鼠呼吸困难的潜伏期，具有平喘作用，这与沉香临床治疗用其纳气平喘的疗效一致，樟树茎醇提物也有较好的平喘作用，与沉香醇提物的平喘作用无明显差异（ $P>0.05$ ）。

因此，可以推断樟树有类似于沉香的镇痛、止咳、平喘作用，但是樟树能否代替沉香在中药临床上应用于镇痛、止咳、平喘等还有待于进一步深入研究。

八、沉香破壁饮片药理作用研究

1. 沉香破壁饮片与传统饮片对胃组织损伤的保护作用研究 胃溃疡是临床常见的消化系统疾病之一，指胃黏膜及黏膜肌层坏死而形成的病理损伤，是由胃黏膜和胃蛋白酶对黏膜自身消化而形成。临床主要表现为上腹部疼痛，常呈隐痛、钝痛、胀痛、烧灼样痛，严重者可出现胃穿孔、幽门梗阻，甚至癌变。胃溃疡致病因素多，目前抗胃酸分泌药物奥美拉唑是临床上用于治疗消化性溃疡的常用药。

沉香行气止痛、温中止呕、纳气平喘。经对通体结香的沉香进行抗胃溃疡作用研究，发现通体结香沉香醇提物能有效抑制由吲哚美辛和乙醇诱发的胃溃疡发生。本课题前期对沉香破壁饮片和传统饮片在镇痛、胃肠运动、抗胃溃疡等基础药效上进行了研究，发现同等剂量沉香破壁饮片药效优于沉香传统饮片，且低剂量的沉香破壁饮片就可达到沉香传统饮片的效果。本研究在沉香破壁饮片和传统饮片抗胃溃疡作用的基础上，研究沉香破壁饮片保护胃组织可能存在的机制。本文以醋酸诱导慢性胃溃疡模型，以期为推广沉香破壁饮片临床应用提供基础资料。

（1）材料与仪器

1）实验动物：SPF级SD大鼠，雄性72只，体重200～220g，购自广东省实验动物中心，许可证为：SCXK（粤）2018-0002，饲养于中山市中医院屏障级实验室，许可证号：SYXK（粤）2015-0109，实验室条件为恒温（21～24℃）、恒湿（40%～60%），明暗周期各12h。

2）药物与试剂：沉香传统饮片（批号：20181007）购自广东君元沉香山中药饮片有限公司，沉香破壁饮片（批号：20181007）购自广东君元沉香山中药饮片有限公司，由中山中智药业集团有限公司制成。经广东省中山市中医院曾聪彦主任中药师鉴定为瑞香科植物白木香 *Aquilaria sinensis*（Lour.）Gilg含树脂的木材粉末。奥美拉唑肠溶片（批号：SAEE-A，

1811027，阿斯利康制药有限公司），冰醋酸（批号：20180902-2，广州化学试剂厂），三氯乙醛水合物（批号：C10323758，上海麦克林生化科技有限公司），石蜡（批号：20190610，茂名市大川特种蜡厂有限公司），环保透明剂（批号：20190610，武汉宏兹生物技术有限公司），无水乙醇（批号：20190610，广东光华科技股份有限公司），95%乙醇（批号：20190610，广东光华科技股份有限公司），曙红（醇溶）（批号：20190610，国药集团化学试剂有限公司），苏木素（批号：20190610，上海麦克林生化科技有限公司），环保封片胶（批号：20190610，武汉宏兹生物技术有限公司），EGF、TGF、PGE$_2$、TNF-α、IL-6 的 ELISA 检测试剂盒（批号：11/2019，上海酶联生物科技有限公司），Anti-EGF-R 试剂盒（批号：GR321438-4，Abcam）。

3）主要仪器：旋转蒸发仪（EYELA 东京理化器械株式会社），JJ500Y 电子天平（上海天平仪器厂），游标卡尺，无菌超净台，推剪，纱布，棉签，TD25-WS 48 孔多管架自动平衡离心机（长沙湘仪离心机仪器有限公司），酶标仪、洗板机（Thermo Scientific），匀浆机（FLUKO），超声波细胞粉碎机 JY92-IIN（宁波新芝生物科技股份有限公司），移液枪（Eppendorf），超低温冰箱 MDF-382E 型（日本三洋公司），ASP300S 全自动脱水机、EG1150 生物组织包埋机、RM2235 轮转切片机、HI1210 摊片机、HI1220 烘片机（LEICA），BX43 生物显微镜（OLYMPUS）。

（2）方法

1）药物制备：

①沉香传统饮片制备：采用水煎煮回流提取法，取沉香饮片 150g，粉碎，加入 10 倍量蒸馏水浸泡 1h 后，加热至沸腾，并保持微沸 1h，自然冷却至室温后过滤，过滤后的药渣按照以上操作重复 3 次，最后合并滤液，浓缩成黑褐色浓稠状，于 -40℃保存备用。

②沉香破壁饮片制备：沉香破壁饮片用无菌蒸馏水制成所需浓度，用匀浆机搅拌成混悬液，现配现用。

2）动物分组和给药：SD 大鼠按体重随机分为空白组、假手术组、模型组、奥美拉唑组［3.6mg/（kg·d）］、沉香传统饮片组［450mg/（kg·d）］、沉香 1 倍破壁饮片组［450mg/（kg·d）］、沉香 1/2 倍破壁饮片组［225mg/（kg·d）］、沉香 1/4 倍破壁饮片组［112.5mg/（kg·d）］、沉香 1/8 倍破壁饮片组［56.25mg/（kg·d）］，共 9 组，每组 8 只。《中国药典》记载沉香用量为 1～5g，按临床最大给药量 5g/d，奥美拉唑按临床最大给药剂量 40mg/d，根据体表面积折算大鼠给药的生药等效剂量。

3）建立醋酸型慢性胃溃疡模型：所有大鼠按"2）"下分组，空白组正常饮食、饮水，不行造模术。其余各组于造模前禁食不禁水 48h，按 0.35mL/100g，腹腔注射 10% 的水合氯醛溶液。待大鼠麻醉后剖腹，碘伏消毒后将胃前臂窦体部拉出腹腔外，将剪好的约 2cm 长的 1mL 注射器针筒轻放于胃窦和腺胃部交界处，向管内注入冰醋酸 0.2mL，60s 后将管内醋酸吸出，撤下针管，用生理盐水清洗局部，逐层缝合，再次予以碘伏消毒。假手术组，将冰醋酸替换为生理盐水，按上述方法造模。术后打开暖灯保持大鼠体温，给予糖盐水补充能量，24h 后给予正常饮食。所有组造模后第 3d 开始灌胃给药，按"动物分组和给药"项下方法，连续给药 12d，给药体积为 10mL/kg。

末次给药前禁食不禁水 24h，末次给药后 1h，按 0.35mL/100g 的给药剂量，腹腔注射 10% 水合氯醛溶液，麻醉。打开腹腔，找到胃部，在幽门和贲门处结扎。使用真空静脉采血管经腹主动脉采血。所有采集血样经离心机以 3000r/min 离心 10min 后，取上清液，分装置 Ep 管中，–80℃冰箱中保存。待检血清中 TNF–α、IL–6、EGF、TGF–α、PGE$_2$ 含量变化。大鼠取血后处死，立即将胃取出，剥离黏附的大网膜和脏器。沿胃大弯剪开，用预冷生理盐水清洗，胃部展平，大体观察胃黏膜变化。沿溃疡部位的 1/2 切下 1cm×1cm 大小的胃组织，空白组、假手术组以及没有出现溃疡的大鼠则在相同部位，即胃小弯角切迹下方约 5mm 处切取同样大小的胃组织。将其置于 10% 的福尔马林溶液中固定，观察大鼠胃组织病理变化和 EGF–R 表达情况。余下部分放入相应编号的密封袋中，并置液氮中冷冻 2h 后置 –80℃冰箱中保存。待检组织中 EGF、TGF–α 含量变化。

4）胃组织中 EGF、TGF–α 的含量测定：用预冷 PBS 缓冲液（0.01M，pH=7.4）冲洗组织，去除残留血液，称取 0.1g 胃组织于 Ep 管中剪碎，加入 9mL PBS 缓冲液。于冰上用匀浆机研磨 1min，对匀浆液进行超声破碎。最后将匀浆液于 5000×g 离心 10min，取上清，参照 ELISA 试剂盒，检测胃组织中 EGF、TGF–α 含量。

5）血清中 EGF、TGF–α、PGE$_2$、IL–6、TNF–α 的含量测定：所测样本为"建立醋酸型慢性胃溃疡模型"项预先处理后的 SD 大鼠血清。参照 ELISA 试剂盒，检测血清中 EGF、TGF–α、PGE$_2$、IL–6、TNF–α 因子含量。

6）免疫组织化学方法检测胃组织中 EGF–R 的含量：大鼠经取血处死后，剪取有 1/2 溃疡斑痕 1×1cm^2 组织条，正常组取同样大小的胃组织经 10% 中性福尔马林溶液中固定、修块、流水冲洗、脱水、透明、浸蜡、石蜡包埋后，石蜡防脱切片，二步法免疫组化 EGF–R 染色（一抗浓度 1∶100）、封片。显微镜下观察各组胃组织，每张切片选取 3 个 400 倍视野（正常胃黏膜随机选取、病变胃黏膜选取病变视野），使用软件 Image–Pro Plus version 6.0 测定各个视野的平均光密度值，取均值作为每张切片的平均光密度值。

7）统计学处理：实验数据结果均以 $\bar{x}\pm s$ 表示，SPSS 22.0 软件进行数据的分析处理，GraphPad Prism 软件进行画图分析；一般计量资料的组间比较选用单因素方差分析对数据进行统计分析；重复测量计量资料选用重复测量方差分析；$P>0.05$：结果无显著性差异；$P<0.05$：结果有显著性差异；$P<0.01$：结果有极显著性差异。

（3）结果

1）一般观察：造模后至给药结束期间，空白组和假手术组毛色有光泽，饮食、饮水活动正常，自主行动，二便正常，体重增长平稳，无死亡。模型组：造模后精神萎靡，毛发疏松、枯黄、无光泽，进食量明显减少，体重下降，行动异常，喜扎堆，大便稀软，伤口愈合缓慢，腹部肿胀。各给药组可不同程度改善由造模引起的精神萎靡、食欲不振、毛色枯黄、腹部肿胀、二便异常等症状。

2）大鼠胃组织病理形态观察：

①空白组：腺胃黏膜表面被覆规则柱状上皮细胞，胃腺呈管状结构、排列密集间质少，壁细胞、主细胞形态正常，黏膜肌层、黏膜下层、肌层排列紧密，均未见异常变化。

②假手术组：胃结构组织良好，未见异常，偶见 1 例胃黏膜下层水肿，伴随胃黏膜下层炎细胞浸润。

③模型组：胃黏膜腺体局灶性坏死，胃黏膜炎性细胞浸润；胃黏膜肌层局灶性坏死，炎性细胞浸润；胃黏膜下层水肿，炎性细胞浸润；肌层坏死、炎性细胞浸润、纤维组织增生伴出血。

④奥美拉唑组：造模处新生上皮细胞和腺细胞覆盖；胃黏膜腺体局灶性再生；黏膜下层和肌层水肿、炎细胞浸润伴纤维组织增生。

⑤沉香传统饮片组：黏膜腺体局灶性再生、炎细胞浸润；黏膜下层和肌层水肿，炎细胞浸润伴纤维组织增生；浆膜纤维组织增生。

⑥沉香 1 倍破壁饮片组：黏膜腺体局灶性再生、炎细胞浸润；黏膜肌层纤维组织增生；黏膜下层水肿，炎性细胞浸润伴纤维组织增生；浆膜纤维组织增生。

⑦沉香 1/2 倍破壁饮片组：黏膜萎缩变薄，黏膜腺体局灶性增生；黏膜下层水肿、炎细胞浸润；肌层坏死、炎性细胞浸润伴纤维组织增生；浆膜纤维组织增生，见异物性肉芽肿。

⑧沉香 1/4 倍破壁饮片组：黏膜腺体局灶性再生；黏膜下层水肿、炎性细胞浸润伴纤维组织增生；肌层和浆膜坏死、炎性细胞浸润伴纤维组织增生，浆膜见异物性肉芽肿。

⑨沉香 1/8 倍破壁饮片组：黏膜腺体局灶性再生；黏膜下层水肿、炎性细胞浸润伴纤维组织增生；肌层和浆膜坏死、炎性细胞浸润伴纤维组织增生，均见异物性肉芽肿。见图 4-95。

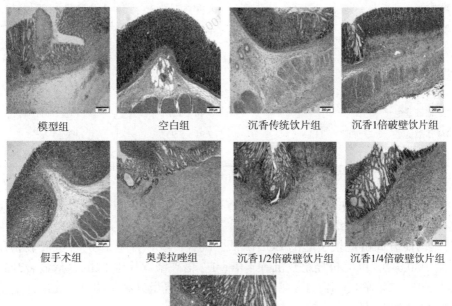

模型组　　　　　空白组　　　　沉香传统饮片组　　沉香1倍破壁饮片组

假手术组　　　　奥美拉唑组　　沉香1/2倍破壁饮片组　沉香1/4倍破壁饮片组

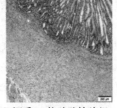

沉香1/8倍破壁饮片组

图 4-95　各组大鼠胃黏膜病理形态观察（HE 染色 100×）

3）大鼠血清中 IL-6、TNF-α 含量变化：大鼠血清中 IL-6 指标结果显示，与空白组比较，模型组 IL-6 含量极显著升高（$P<0.01$）。与模型组比较，各给药组均能降低造模引起的 IL-6 指标上升，其中假手术组、奥美拉唑组及沉香 1 倍、1/2 倍、1/4 倍破壁饮片组 IL-6 指标极显著下降（$P<0.01$），沉香传统饮片组和沉香 1/8 倍破壁组 IL-6 指标下降不明显（$P>0.05$）。大鼠血清中 TNF-α 指标结果显示，与空白组比较，模型组 TNF-α 含量极显著升高（$P<0.01$）。与模型组比较，各给药组均能降低造模引起的 TNF-α 指标上升，假手术组、奥美拉唑组、沉香传统饮片组及沉香 1 倍、1/2 倍、1/4 倍、1/8 倍破壁饮片组 TNF-α 指标均极显著下降（$P<0.01$）。见表 4-120。

表 4-120　各组大鼠血清中 IL-6、TNF-α 含量（$\bar{x} \pm s$, $n=8$）

组别	给药剂量（mg/kg）	IL-6（pg/mL）	TNF-α（pg/mL）
空白组	–	5.75±0.78	10.97±5.40
模型组	–	17.51±1.78##	22.82±7.39##
假手术组	–	6.75±1.42**	8.71±3.96**
奥美拉唑组	3.6	5.76±1.52**	7.33±2.87**
传统饮片组	450	7.86±6.51	5.82±3.10**
1 倍破壁组	450	7.91±3.99**	5.63±1.73**
1/2 倍破壁组	225	5.46±0.50**	9.15±10.66**
1/4 倍破壁组	112.5	7.91±2.95**	7.93±5.78**
1/8 倍破壁组	56.25	15.26±1.79	9.89±5.21**

与空白组比较，#$P<0.05$，##$P<0.01$；与模型组比较，*$P<0.05$，**$P<0.01$。

4）大鼠血清中 EGF、TGF-α、PGE$_2$ 含量变化：EGF 指标结果显示，与空白组比较，模型组 EGF 含量极显著下降（$P<0.01$）。与模型组比较，各给药组均能升高由造模引起的 EGF 降低，沉香传统饮片组 EGF 含量极显著升高（$P<0.01$），奥美拉唑组及沉香 1 倍、1/2 倍破壁饮片组 EGF 含量显著升高（$P<0.05$），沉香 1/4 倍、1/8 倍破壁饮片组 EGF 含量升高不明显，无统计学差异（$P>0.05$）。见表 4-121。

TGF-α 指标结果显示，与空白组比较，模型组 TGF-α 含量极显著下降（$P<0.01$）。与模型组比较，各给药组均能升高由造模引起的 TGF-α 降低，奥美拉唑组、沉香传统饮片组及沉香 1 倍、1/2 倍破壁饮片组 TGF-α 含量极显著升高（$P<0.01$），沉香 1/4 倍、1/8 倍破壁饮片组 TGF-α 含量升高不明显，无统计学差异（$P>0.05$）。见表 4-121。

PGE$_2$ 指标结果显示，与空白组比较，模型组 PGE$_2$ 含量显著下降，具有极显著统计差异（$P<0.01$）。与模型组比较，各给药组均能升高由造模引起的 PGE$_2$ 降低，奥美拉唑组、沉香 1 倍破壁饮片组、沉香 1/2 倍破壁饮片组 PGE$_2$ 含量极显著升高（$P<0.01$），沉香传统饮片组和沉香 1/4 倍破壁饮片组 PGE$_2$ 显著升高（$P<0.05$），沉香 1/8 倍破壁饮片组 PGE$_2$ 含量升高不明显，无统计学差异（$P>0.05$）。见表 4-121。

表 4-121　各组大鼠血清中 EGF、TGF-α、PGE$_2$ 含量（$\bar{x} \pm s$, $n=8$）

分组	给药剂量（mg/kg）	EGF（pg/mL）	TGF-α（pg/mL）	PGE$_2$（pg/mL）
空白组	–	48.53±10.06	25.47±3.96	35.68±9.01
模型组	–	26.10±2.13##	11.23±1.41##	10.26±11.98##

续表

分组	给药剂量（mg/kg）	EGF（pg/mL）	TGF-α（pg/mL）	PGE$_2$（pg/mL）
假手术组	–	49.94±8.05**	25.01±3.11**	34.63±8.66**
奥美拉唑组	3.6	45.56±10.08*	21.96±4.13**	34.55±6.02**
传统饮片组	450	45.16±6.02**	21.21±2.61**	26.36±9.38*
1倍破壁组	450	43.82±9.37*	22.47±4.56**	32.89±11.02**
1/2倍破壁组	225	47.97±13.17*	21.33±3.91**	29.70±12.51**
1/4倍破壁组	112.5	39.62±9.15	14.01±2.75	25.74±10.42**
1/8倍破壁组	56.25	28.83±2.11	11.98±3.47	17.99±9.08

与空白组比较，#P<0.05，##P<0.01；与模型组比较，*P<0.05，**P<0.01。

5）大鼠胃组织中 EGF、TGF-α 含量变化：大鼠胃组织中 EGF 指标结果显示，与空白组比较，模型组 EGF 含量下降，无统计学差异（P>0.05）。与模型组比较，给药组均能升高由造模引起的 EGF 降低，奥美拉唑组和沉香 1 倍破壁饮片组 EGF 含量极显著升高（P<0.01），沉香 1/2 倍破壁饮片组 EGF 含量显著升高，具有显著统计差异（P<0.05），沉香传统饮片组及沉香 1/4 倍、1/8 倍破壁饮片组 EGF 含量升高不明显，无统计学差异（P>0.05）。见表 4-122。

大鼠胃组织中 TGF-α 指标结果显示，与空白组比较，模型组 TGF-α 含量显著下降，具有显著统计学差异（P<0.05）。与模型组比较，给药组均能升高由造模引起的 TGF-α 降低，奥美拉唑组、沉香传统饮片组及沉香 1 倍、1/2 倍破壁饮片组 TGF-α 含量极显著升高（P<0.01），沉香 1/4 倍、1/8 倍破壁饮片组 TGF-α 含量显著升高（P<0.05）。见表 4-122。

表 4-122 各组大鼠胃组织中 EGF、TGF-α 含量（$\bar{x}±s$, n=8）

分组	给药剂量（mg/kg）	EGF（pg/mL）	TGF-α（pg/mL）
空白组	–	110.27±24.96	44.40±10.34
模型组	–	84.43±10.61	34.99±4.60#
假手术组	–	109.05±16.53	45.97±3.98*
奥美拉唑组	3.6	113.13±6.13**	50.55±4.16**
传统饮片组	450	104.66±23.01	49.16±5.26**
1倍破壁组	450	121.16±11.35**	53.58±7.19**
1/2倍破壁组	225	108.30±13.03*	50.39±9.31**
1/4倍破壁组	112.5	99.76±9.76	45.52±6.46*
1/8倍破壁组	56.25	87.26±12.65	43.66±4.26*

与空白组比较，#P<0.05，##P<0.01；与模型组比较，*P<0.05，**P<0.01。

6）大鼠胃组织中 EGF-R 表达的变化：各组胃组织均可见 EGF-R 阳性信号，呈黄色至棕褐色，主要表达部位为胃底腺。平均光密度值测定结果见表 4-123、图 4-96。

大鼠胃组织 EGF-R 指标结果显示，模型组 EGF-R 平均光密度为（ 3.58 ± 1.76 ）$\times10^{-3}$，与空白组比较，EGF-R 表达水平下降，有显著统计学差异（ $P<0.01$ ）。假手术组、奥美拉唑组、沉香传统饮片组及沉香 1 倍、1/2 倍、1/4 倍、1/8 倍破壁组 EGF-R 平均光密度分别为（ 13.79 ± 6.31 ）$\times10^{-3}$、（ 12.74 ± 10.87 ）$\times10^{-3}$、（ 7.24 ± 5.27 ）$\times10^{-3}$、（ 7.89 ± 7.19 ）$\times10^{-3}$、（ 6.60 ± 4.67 ）$\times10^{-3}$、（ 1.11 ± 0.83 ）$\times10^{-3}$、（ 6.37 ± 8.43 ）$\times10^{-3}$，与模型组比较，EGF-R 表达水平均提高，无统计学差异（ $P>0.05$ ）。

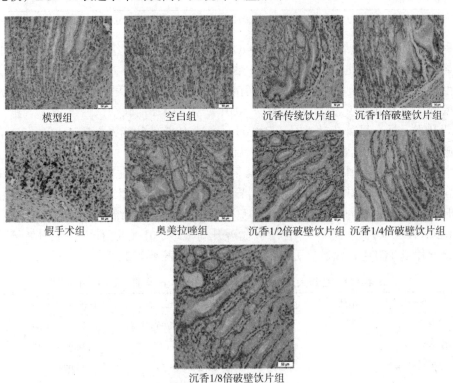

图 4-96　大鼠胃组织免疫组化染色（IHC-P 400×）

表 4-123　大鼠胃组织中 EGF-R 表达变化（ $\bar{x}\pm s$ ）

分组	给药剂量（mg/kg）	EGF-R 平均光密度（×10⁻³）
空白组	-	19.16 ± 5.80
模型组	-	$3.58\pm1.76^{\#\#}$
假手术组	-	13.79 ± 6.31

分组	给药剂量（mg/kg）	EGF-R 平均光密度（×10⁻³）
奥美拉唑组	3.6	12.74±10.87
传统饮片组	450	7.24±5.27
1 倍破壁组	450	7.89±7.19
1/2 倍破壁组	225	6.60±4.67
1/4 倍破壁组	112.5	1.11±0.83
1/8 倍破壁组	56.25	6.37±8.43

与空白组比较，$^{\#\#}P<0.01$；$n=8$。

（4）讨论　中药破壁饮片是指将符合法定要求并具有细胞结构的中药饮片，经现代破壁粉碎技术加工至 D90<45μm（90% 以上粉体粒径 <45 μm，300目）的粉体，加水或不同浓度的乙醇黏合成型，制成的 30 ～ 100 目干燥颗粒状饮片。其不破坏基原传统饮片的基础物质条件，全成分入药，不添加任何添加剂，相较于传统饮片，一方面，粒径显著减小，与溶剂接触面积大大增加，生物利用度有效提高；另一方面，在使用及煎煮时间上显著缩短，还可直接冲服做茶饮。面对沉香市场情况、临床应用情况，将沉香传统饮片发展为沉香破壁饮片是有必要的。本课题前期采用 Okabe 醋酸诱导慢性胃溃疡模型探讨沉香破壁饮片和沉香传统饮片抗胃溃疡基础药效差异，发现沉香破壁饮片（450mg/kg）能有效逆转醋酸损伤导致的胃组织形态和病理变化，显著减小溃疡面积，且效果明显优于沉香传统饮片，胃溃疡抑制率达 85.58%，沉香传统饮片的胃溃疡抑制率为 62.36%。沉香破壁饮片 1/2 倍（225mg/kg）能达到沉香传统饮片抗胃溃疡的效果，抑制率达 61.71%。说明沉香破壁饮片能有效代替沉香传统饮片，并能减少用量。

胃溃疡发生后，机体进行自身调节和外界干预，对溃疡进行修复。其主要的机制为胃溃疡基底收缩，再生上皮细胞，形成肉芽组织，肉芽组织形成后发展成血管，最后机体重塑。EGF 为表皮细胞生长因子，TGF-α 为转化生长因子，二者能促进上皮细胞、成纤维细胞的增殖，以促进溃疡愈合。EGF-R 为表皮生长因子细胞增殖和信号传导的受体，是胃前体细胞主要表达的生长因子，刺激这一受体的因子包括 TGF-α。EGF-R 是下游多条信号转导通路的信号启动因子之一，参与促进胃肠黏膜增殖、发育及修复，减少胃酸分泌等重要过程。PGE₂ 为前列腺素 2，是重要的细胞生长和调节因子，能够抑制胃酸分泌，增加黏膜血流量，同时具有免疫抑制和抗炎作用。研究显示，溃疡发生后，PGE₂ 表达减少，而 IL-6、TNF-α 显著表达；当 PGE₂分泌增加时，可激活 EGF-R 表达，触发蛋白激酶通路，使细胞增殖，营养胃黏膜。本研究结果显示，在沉香破壁饮片和传统饮片作用下，EGF、TGF-α、

PGE$_2$ 水平升高，IL-6、TNF-α 水平降低。推测沉香破壁饮片及其传统饮片抗胃溃疡可能的机制为，PGE$_2$ 显著表达，抑制了 IL-6、TNF-α 表达，促进 EGF、TGF-α、EGF-R 表达，加速溃疡基底收缩，促进上皮细胞再生，促进肉芽组织形成，生成血管，黏膜血流量增加，从而促进胃溃疡愈合。

2. 沉香破壁饮片及传统饮片胃肠动力及抗胃溃疡药理作用比较研究 现代研究发现沉香对消化系统、循环系统、呼吸系统及中枢神经系统均有作用。本研究以沉香破壁饮片为研究对象，探讨其在胃肠运动、抗胃溃疡等药理作用上的异同，为沉香破壁饮片的研究应用提供基础的参考资料。

（1）材料与仪器

1）实验动物：SPF级昆明小鼠，体质量 18～22g，SPF级SD大鼠，体质量 220～240g，购自广东省实验动物中心，饲养于中山市中医院屏障级实验室，实验室条件为恒温（21～24℃）、恒湿（40%～60%），明暗周期各12h。

2）药物与试剂：沉香传统饮片（广东君元沉香山中药饮片有限公司，批号：20181007），沉香破壁饮片（广东君元沉香山中药饮片有限公司，批号：20181007，由中山中智药业集团有限公司制成）经广东省中山市中医院曾聪彦主任中药师鉴定为瑞香科植物白木香 *Aquilaria sinensis*（Lour.）Gilg 含树脂的木材粉末。多潘立酮（批号：180913091，西安杨森制药有限公司），奥美拉唑肠溶片（批号：1811027，美国阿斯利康制药有限公司），羧甲基纤维素钠（CMC-Na）（批号：960501，广州市化学试剂玻璃仪器批发部），三氯乙醛水合物（批号：C10323758，上海麦克林生化科技有限公司）；葡萄糖，氯化钠。

3）主要仪器：N-1300 型旋转蒸发仪（上海爱朗仪器有限公司），HH-S4 数显恒温水浴锅（太仓市华利达实验设备有限公司），金属板（金坛市医疗仪器厂），温度计（衡水安逸佳仪器仪表有限公司），机械秒表（上海星钻秒表有限公司），1.5m卷尺（杭州巨星钢盾工具有限公司），H1850 医用离心机（湖南湘仪实验室仪器开发有限公司）。

（2）方法

1）沉香传统饮片提取物制备：采用水煎煮回流提取法，取沉香饮片 150g，粉碎，加入 10 倍量蒸馏水浸泡 1h 后，加热至沸腾，并保持微沸 1h，自然冷却至室温后过滤，过滤后的药渣按照以上操作重复 3 次，合并滤液，浓缩成黑褐色浓稠状，于 -40℃保存备用。

2）沉香破壁饮片提取物制备：沉香破壁饮片用无菌蒸馏水制成所需浓度，用匀浆机搅拌成混悬液，现配现用。

3）胃排空和小肠推进实验：健康雄性昆明小鼠 56 只，按体质量随机分为空白对照组、多潘立酮（13mg/kg）阳性组、沉香传统饮片（650mg/kg）组及沉香 1 倍（650mg/kg）、1/2 倍（325mg/kg）、1/4 倍（162.5mg/kg）、1/8 倍

（81.25mg/kg）破壁饮片组。共 7 组，每组 8 只。空白对照组予无菌蒸馏水 10mL/kg，1 次 /d，连续给药 7d。末次给药前禁食 24h，自由饮水。末次给药 1h 后，灌胃予 0.5% 酚红溶液（含 1.5%CMC-Na）0.25mL（0.39g），20min 后 颈椎脱臼处死小鼠，剖开腹部，结扎胃贲门和幽门及回盲部，取出胃和小肠，胃用滤纸拭干，称胃全重；将胃沿胃大弯剪开，将胃内容物洗净，取出胃用 滤纸拭干，称胃净重。计算小鼠胃残留率。将小肠拉直平铺于白纸板上，测 量小肠全长以及酚红移动前沿距幽门的长度，计算小肠推进率。

$$胃排空率（\%）= \frac{胃全重 - 胃净重}{注入酚红量} \times 100\%$$

$$小肠推进率（\%）= \frac{酚红移动距离}{小肠全长} \times 100\%$$

4）抗胃溃疡实验：SD 大鼠按体质量随机分为正常对照组、假手术组、模型组、奥美拉唑（3.6mg/kg）阳性对照组、沉香传统饮片组（450mg/kg）及 沉 香 1 倍（450mg/kg）、1/2 倍（225mg/kg）、1/4 倍（112.5mg/kg）、1/8 倍（56.25mg/kg）破壁饮片组，共 9 组，每组 8 只。正常对照组正常饮食、饮水，不行造模术；其余各组于造模前禁食不禁水 48h，按 3.5mL/kg，腹腔 注射 10% 的水合氯醛溶液。待大鼠麻醉后剖腹，碘伏消毒后将胃前臂窦体 部拉出腹腔外，将剪好的约 2cm 长的 1mL 注射器针筒轻放于胃窦和腺胃部 交界处，向管内注入冰醋酸 0.2mL，60s 后将管内醋酸吸出，撤下针管，用 生理盐水清洗局部，逐层缝合，消毒。假手术组，将冰醋酸替换为生理盐 水。按上述方法造模。术后打开暖灯保持大鼠体温，给予糖盐水补充能量，24h 后给予正常饮食。造模 3 天后，连续给药 12d，正常对照组、假手术组、模型组分别给予无菌蒸馏水，灌胃体积 10mL/kg。实验过程中，观察各组大 鼠的活动量、精神状态、排便情况、饮食情况、体质量和皮毛等的变化情 况。末次给药前禁食不禁水 24h，末次给药后 1h，称量质量，按 35mL/kg 腹腔注射 10% 水合氯醛溶液，麻醉。打开腹腔，取出脾脏和肾脏，称量质 量，计算脏器系数，找到胃部，在幽门和贲门处结扎。大鼠腹主动脉取血后 处死，立即将胃取出，剥离黏附的大网膜和脏器。沿胃大弯剪开，用预冷生 理盐水清洗，胃部展平，大体观察胃黏膜变化，用游标卡尺测量溃疡的最 大横、纵径，分别标记为 d_1、d_2。计算溃疡面积和抑制率。

$$溃疡面积 = \pi \times d_1 \times d_2 \times 1/4$$

$$抑制率（\%）= \frac{模型组溃疡面积 - 给药组溃疡面积}{模型组溃疡面积} \times 100\%$$

5）统计学处理：实验数据结果均以（$\bar{x} \pm s$）表示，SPSS 22.0 软件进行数据分析处理，GraphPad Prism 软件进行画图分析，一般计量资料的组间比较选用单因素方差分析，重复测量计量资料选用重复测量方差分析。以 $P<0.05$ 为差异有统计学意义。

（3）结果

1）沉香破壁饮片及传统饮片对小鼠胃残留的影响：见图 4-97。

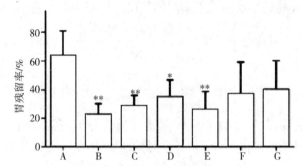

图 4-97　沉香破壁饮片及传统饮片对小鼠胃残留的影响
A. 空白对照组；B. 多潘立酮组；C. 沉香传统饮片组；D. 沉香破壁饮片 650mg/kg 组；
E. 沉香破壁饮片 325mg/kg 组；F. 沉香破壁饮片 162.5mg/kg 组；G. 沉香破壁饮片 81.25mg/kg 组
注：与空白对照组比较，*$P<0.05$，**$P<0.01$

结果如图 4-97 所示，与空白对照组比较，除沉香破壁饮片 162.5、81.25mg/kg 组外，其余给药组小鼠胃残留率均显著降低（$P<0.05$ 或 $P<0.01$）。

2）沉香破壁饮片及传统饮片对小鼠小肠推进的影响：见图 4-98。

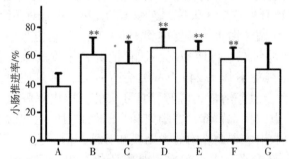

图 4-98　沉香破壁饮片及传统饮片对小鼠小肠推进影响
A. 空白对照组；B. 多潘立酮组；C. 沉香传统饮片组；
D. 沉香破壁饮片 650mg/kg 组；E. 沉香破壁饮片 325mg/kg 组；
F. 沉香破壁饮片 162.5mg/kg 组；G. 沉香破壁饮片 81.25mg/kg 组
注：与空白对照组比较，*$P<0.05$，**$P<0.01$

结果如图 4-98 示，与空白对照组比较，除沉香破壁饮片 81.25mg/kg 组外，其余各给药组小鼠小肠推进率均显著升高（$P<0.05$ 或 $P<0.01$）。

3）沉香破壁饮片及传统饮片对胃溃疡大鼠的影响：

①沉香破壁饮片及传统饮片对胃溃疡大鼠一般状态的影响：正常对照组和假手术组大鼠毛色有光泽，饮食、饮水活动正常，自主行动，二便正常，体质量增长平稳。模型组大鼠造模后精神萎靡，毛发疏松、枯黄、无光泽，进食量明显减少，体质量降低，行动异常，喜扎堆，大便稀软，伤口愈合缓慢，腹部肿胀。各给药组大鼠给药后因造模引起的萎靡、饮食少、腹部肿胀、大便稀软、毛色无光泽等症状不同程度改善。观察造模前 1d 至造模 14d，各组大鼠体质量随着时间增加，但是模型组的体质量增长较给药组和假手术组的体质量增长缓慢。造模后第 7d 各给药组体质量与模型组体质量差异最明显，提示造模第 7d 即给药 5d，给药组开始修复醋酸引起的胃组织损伤，而造模第 10d 后体质量差异不明显，可能由于机体对组织损伤存在自我修复的作用，但模型组的体质量增长较给药组缓慢。

②沉香破壁饮片及传统饮片对胃溃疡大鼠脾脏、肾脏系数的影响：见图 4-99。

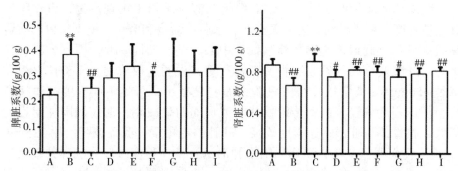

图 4-99　沉香破壁饮片及传统饮片对胃溃疡大鼠脾脏、肾脏系数的影响
A. 正常对照组；B. 模型组；C. 假手术组；D. 奥美拉唑组；E. 沉香传统饮片组；
F. 沉香破壁饮片 650mg/kg 组；G. 沉香破壁饮片 325mg/kg 组；
H. 沉香破壁饮片 162.5mg/kg 组；I. 沉香破壁饮片 81.25mg/kg 组
注：与正常对照组比较，$^*P<0.05$，$^{**}P<0.01$；与模型组比较，$^{\#}P<0.05$，$^{\#\#}P<0.01$

结果如图 4-99 所示，与正常对照组比较，模型组的脾脏系数显著升高，肾脏系数显著降低（$P<0.01$）。与模型组比较，沉香破壁饮片 650mg/kg 组脾脏系数显著降低，其余各给药组肾脏系数显著升高（$P<0.05$ 或 $P<0.01$）。

③沉香破壁饮片及传统饮片对胃溃疡大鼠胃组织的影响：见图 4-100。

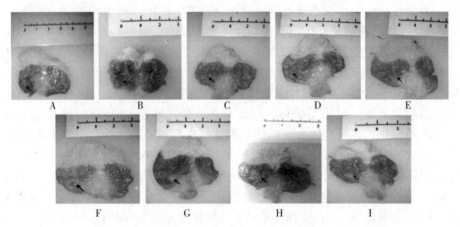

图 4-100　沉香破壁饮片及传统饮片对胃溃疡大鼠胃组织的影响
A. 正常对照组；B. 模型组；C. 假手术组；D. 奥美拉唑组；E. 沉香传统饮片组；
F. 沉香破壁饮片 650mg/kg 组；G. 沉香破壁饮片 325mg/kg 组；
H. 沉香破壁饮片 162.5mg/kg 组；I. 沉香破壁饮片 81.25mg/kg 组

结果如图 4-100 所示。正常对照组和假手术组未出现溃疡，胃黏膜皱襞完整有序，色泽红润，表面无充血、水肿、溃疡和糜烂。模型组胃窦前臂黏膜面见单个圆形或类圆形溃疡面，中心凹陷，四周隆起，周围黏膜充血水肿，肝脏及小肠与浆膜腺胃部粘连严重，说明造模成功。奥美拉唑组和沉香 650mg/kg 破壁饮片组大鼠溃疡面明显减小，可见不同程度的溃疡愈合，粘连程度减轻。沉香传统饮片组溃疡面明显减小，溃疡周围隆起程度降低，腺胃部与脏器粘连程度减轻，肝脏粘连稍重。沉香破壁饮片 325mg/kg 组溃疡面明显减小，溃疡周围水肿消退，粘连程度减轻。沉香破壁饮片 62.5、81.25mg/kg 组溃疡面减小，水肿、溃疡周围黏膜皱襞减少，粘连程度减轻。

④沉香破壁饮片及传统饮片对胃溃疡大鼠胃溃疡面积的影响：见图 4-101。

结果如图 4-101 所示，与正常对照组比较，模型组溃疡面积显著增加（$P<0.01$）。与模型组比较，奥美拉唑组和沉香破壁饮片 650mg/kg 组胃溃疡面积显著减小（$P<0.05$）。

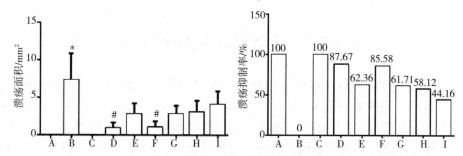

图 4-101　沉香破壁饮片及传统饮片对胃溃疡大鼠胃溃疡面积的影响
A. 正常对照组；B. 模型组；C. 假手术组；D. 奥美拉唑组；E. 沉香传统饮片组；
F. 沉香破壁饮片 650mg/kg 组；G. 沉香破壁饮片 325mg/kg 组；
H. 沉香破壁饮片 162.5mg/kg 组；I. 沉香破壁饮片 81.25 mg/kg 组
注：与正常对照组比较，$^{\#\#}P<0.01$；与模型组比较，$^{\#}P<0.05$

（4）讨论　本研究中胃排空和小肠推进实验结果提示，沉香传统饮片（650mg/kg）、沉香破壁饮片 325mg/kg 可明显促进胃排空，而沉香破壁饮片 650mg/kg 减缓了小鼠的胃排空，沉香破壁饮片对小鼠胃排空的影响剂量上不成依赖性变化，沉香 1/2 倍量破壁饮片能达到沉香传统饮片促胃排空的作用，当沉香破壁饮片剂量增大时可能具有反作用。沉香破壁饮片和传统饮片具有促进小鼠小肠蠕动、加速小肠推进作用，沉香破壁饮片对小鼠肠推进作用随剂量增大而增强，且沉香 1/4 倍量的破壁饮片能达到常规剂量沉香传统饮片相似的效果。

胃溃疡是指胃黏膜及黏膜肌层坏死而形成的病理损伤，是由胃黏膜和胃蛋白酶对黏膜自身消化而形成。本研究选用醋酸涂抹法造模，该模型能避免因注射时造成注射深浅不一、注射后发生漏液导致胃溃疡形成程度不一的情况。该法操作简单，溃疡形成程度均一，重复性好，适合用于治疗性给药动物模型，缺点是脏器粘连严重。结果提示 650mg/kg 沉香破壁饮片能有效改善模型大鼠的一般行为状态，有效逆转醋酸损伤导致的胃组织形态和病理变化，同时显著减小溃疡面积，且效果明显优于同剂量沉香传统饮片。沉香 1/2 倍剂量（325mg/kg）的破壁饮片（抑制率为 62.36%）能达到沉香传统饮片（抑制率为 61.71%）的抗胃溃疡效果。

综上所述，沉香破壁饮片和传统饮片在胃肠动力及抗胃溃疡作用方面，相同剂量的沉香破壁饮片效果优于沉香传统饮片，且 1/2 倍量的沉香破壁饮片就可达到沉香传统饮片的效果，因此推广沉香破壁饮片补充传统饮片临床应用是有必要的。

第十节　蛇泡簕（大叶蛇泡簕）

　　蛇泡簕是广东地区民间常用药，别名红梅消、三月泡、薅秧藨、天青地白草等，为蔷薇科悬钩子属植物茅莓 *Rubus parvifolius* L. 的干燥根。本品为落叶小灌木，生于山坡、路旁、荒地灌丛和草丛中，适应性强，资源丰富，分布广泛。作为广东地产药材，主要以南海、阳山、郁南等市县出产较多。茅莓具有清热解毒、活血化瘀、接骨生肌的功效，广泛运用于岭南地区中医临床如跌打损伤、感冒发热、骨瘤、鼻咽癌、肾盂肾炎、急性咽喉炎等疾病的治疗。近年来，茅莓丰富的药理活性引起人们广泛的关注，其在心血管系统和抗肿瘤方面有显著的疗效，特别是研究发现茅莓在治疗鼻咽癌方面也有较好的临床效果，使蛇泡簕这味药物在民间应用越来越广泛。其品种也较为混乱，在广东地区粗叶悬钩子 *R. alceaefolius* Poir. 亦作蛇泡簕药用，称为大叶蛇泡簕，悬钩子属的其他植物如白花悬钩子 *R. leucanthus* Hance、山莓 *R .corchorifolius* L.f.、锈毛莓 *R. reflexus* Ker. 等亦在其他地区作为蛇泡簕入药。为此，我们团队对蛇泡簕、大叶蛇泡簕及其相关品种开展了研究工作。

一、研究进展

　　1. 化学成分　药效物质基础来源于所含的化学成分，而这些药理活性的物质基础引起国内外学者的研究兴趣。随着提取、分离、鉴定等方法日益成熟，气相色谱－质谱联用、液相色谱－质谱联用技术逐渐成熟，目前已有多种分离分析方法应用于茅莓中化学成分的分离和鉴定，以期寻找其中的有效活性成分。近年来，国内外研究学者对蔷薇科悬钩子属植物的研究已取得一定进展，分离得到的化合物主要有萜类、黄酮类、甾醇类以及挥发油、脂肪酸、芳香酸、酚酸、鞣质等，其中三萜类药理活性较强，普遍存在于悬钩子属植物中。目前国内外研究者对茅莓化学成分的报道较少，从已有的文献来看，茅莓主要含三萜（苷）类、黄酮类、挥发油类以及微量元素等。

　　（1）三萜及其三萜苷类　根据文献报道，茅莓的药理活性部位主要集中在正丁醇部位，而正丁醇部位化学成分主要为皂苷类成分。茅莓所含皂苷类主要为三萜苷，目前文献报道多采用乙醇提取有机溶剂萃取分离的方法，色谱分离则用到硅胶柱层析、葡聚糖凝胶层析、大孔吸附树脂以及制备型高效液相色谱、液质联用技术等分离、检测方法。目前分离鉴定到的三萜（苷）类化合物主要有乌苏酸（ursolic acid）、蔷薇酸（euscaphic acid）、科罗索酸（corosolic acid）、2α,3β,19α－三羟基乌苏－12－烯－23,28－二酸、悬钩子皂苷 R1（suavissimoside R1）、苦莓苷 F1（nigaichigoside F1）、2α,3α,19α,23-四羟基乌索-12-烯-28-酸、β-胡萝卜苷、3β,16α,22α,28-四羟基齐墩果-12-烯（camel-liageninA）、3β,16α,22α,23,28-五羟基齐墩-12-烯（camel-liagenin C）。高洁等采用高效液相色谱-质谱（HPLC/ES-MS）技术从乙酸乙酯提取物中分析鉴定了 9 个乌苏烷型三萜类化合物，其中包括 4 对非对应异构体，这九个化合物为科罗索酸、2α,3β,19α,23-四羟基-12-烯-28-乌苏酸和 2α,3α,19α,23-四羟基-12-烯-28-乌苏酸、委陵菜酸和蔷薇酸、苦莓苷 F1 和苦莓苷 F2、2-oxo-pomolic acid 和 3-epi-2-oxo-pomolic acid，这四对化合物在 C-3 位上，属于异构的非对应异构体。有研究发现，从茅莓根中分离鉴定出的甜叶苷 R1（suavissinoside R1），也就是悬钩子皂苷 R1（suavissimoside R1）具有保护多巴胺能神经元作用，推测为茅莓药理活性成分。有人采用多次硅胶柱色谱和制备型高效液相色谱方法，从茅莓根中分离得到 5 个化合物，其中 camelliagenin A、camelliagenin C 和 sucrose 为首次获得。

（2）挥发油类　有人采用气相色谱-质谱联用技术对茅莓根和叶的挥发油进行研究，从挥发油中鉴定了 20 种叶和 10 种根的主要化学成分。其中叶的主要成分为棕榈酸，占挥发油成分总量的 32.67%，含量最高，其次还有反油酸、癸酸、壬醛、顺式-9-烯-十六酸、顺式-3-癸烯醇、硬脂酸、月桂酸、6,10,14-三甲基-2-十五酮、十七醇、羊腊酸、肉豆蔻酸、天竺葵酸、十一醛、3-甲氧基-4-羟基-苯乙烯、正十五烷、2,6-二特丁基-4-羟基苯酚、二氢猕猴桃素、4,8,12-三甲基-3-烯-十七醇、正十六烷。对其进行归类分析，有机酸类含量最高，占 66.92%，其次为醛（5.97%）、醇酚（4.72%），烷烃、酮、内酯、烯烃所占比例较小。研究发现，茅莓叶挥发油对大肠杆菌、巴氏杆菌有一定的抑制作用，为抑菌的主要成分。而蛇泡簕根的主要化学成分是有机酸酯和烷烃，根部挥发油对细菌、病毒等微生物则没有抑制作用。

（3）黄酮类　目前关于茅莓黄酮类化合物的报道很少，有人采用紫外分光光度标准工作曲线法检测，茅莓总黄酮含量为 10.35%，运用高效液相色谱-质谱联用技术和薄层色谱-傅立叶变换表面增强拉曼光谱联用技术分析鉴定得到两个黄酮类化合物，为槲皮苷（quercitrin）和六羟基双氢黄酮醇（hexahydroxy dihydroflavanonol）。有人利用硅胶柱层析色谱进行分离纯化，通过波谱分析鉴定了茅莓化合物中所含的黄烷-3-醇:(+)-儿茶素，黄烷醇类生源上是由二氢黄酮醇类还原而来，可看成是脱去 C-4 位羰基氧原子后的二氢黄酮醇类。

（4）微量元素　有人采用原子吸收分光光度法分析茅莓的微量元素，对茅莓8种微量元素进行检测：镉（Cd）、铬（Cr）、铜（Cu）、铁（Fe）、锰（Mn）、锌（Zn），其中铅（Pb）和锶（Sr）并未检出。并且茅莓富含Fe、Mn、Zn三种元素，这与其具有养血安神、益肝、活血化瘀等功效有一定的关系。

（5）其他类化学成分　茅莓除了含三萜（苷）类、挥发油、黄酮类成分，还含有内酯、酚类、甾醇、糖类成分等。有人分离得到甾醇类成分β-谷甾醇，还有人从茅莓中分离得到蔗糖。此外，茅莓果实富含营养成分，其蛋白质、有机酸、维生素C、矿物质、氨基酸等含量高于一般水果，极具营养价值。

（6）主要成分的检测方法及工艺研究　茅莓化学成分的研究，根据文献报道主要采用乙醇提取、有机溶剂萃取分离的方法；而进一步纯化分析方法有硅胶柱层析法、葡聚糖凝胶色谱法、大孔吸附树脂法、高效液相色谱法以及液质联用等方法；鉴定方法主要有紫外光谱（UV）、红外光谱（IR）、质谱（MS）以及核磁共振（NMR）等方法。

1）齐墩果酸与熊果酸的含量测定方法：茅莓化学成分的研究在国内外报道较少，目前国内尚无茅莓皂苷类成分的法定对照品，因此在测定茅莓总皂苷含量时，一般选用结构与茅莓皂苷类成分接近的齐墩果酸对照品。齐墩果酸、熊果酸互为同分异构体，具有抑菌、护肝、升白细胞等作用。近年来有应用高效液相色谱法测定齐墩果酸和熊果酸的报道。有人采用超声辅助提取，建立茅莓中齐墩果酸和熊果酸的反相高效液相色谱分析方法。采用Kromasil C18色谱柱（4.6mm×250mm，5μm），以甲醇–1.0%磷酸溶液（90∶10）为流动相，流速为1.0mL/min，在210nm波长处检测，柱温30℃。齐墩果酸和熊果酸分别在0.1368～1.3680、0.2128～2.2180μg呈良好的线性关系，平均回收率（n=6）分别为97.5%（RSD为1.6%）和96.9%（RSD为1.4%）。该方法准确，操作方便，数据可靠，可用于茅莓中齐墩果酸和熊果酸的含量测定，为茅莓化学成分的研究及样品中齐墩果酸和熊果酸的定量分析提供科学依据。

2）大孔树脂分离纯化茅莓皂苷类：大孔树脂是一种有机高聚吸附剂，具有选择性好、吸附容量大、解析容易、再生简便的优点，常应用于皂苷类成分的富集纯化。有研究发现，悬钩子皂苷R1结构不够稳定，pH值较高或者长时间受热的条件下，容易转变成异构体。实验多采用正丁醇萃取，碱水洗涤，以这种方法分离得到的悬钩子皂苷R1损失大，得率低。研究采用温和的条件，用大孔吸附树脂分离的方法，分别用水、20%乙醇、30%乙醇、40%乙醇洗脱，收集40%乙醇洗脱液，回收溶剂，上硅胶柱分离，得到悬钩子皂苷R1。还有人以茅莓总皂苷的洗脱率和纯度为考察指标，研究大孔树脂富集、纯化茅莓总皂苷的吸附性能和洗脱参数。实验将茅莓提取液19.3mL

（0.77mg/mL）上 D101 型大孔吸附树脂（干重 2.68g，1cm×20cm），用蒸馏水 100mL、50% 乙醇 100mL 依次洗脱。结果表明，茅莓总皂苷富集于 50% 乙醇洗脱液部分，通过大孔树脂富集、纯化后，茅莓总皂苷的洗脱率在 79.2% 以上，总固物中茅莓总皂苷含量可达 55.3%，说明采用大孔吸附树脂富集、纯化茅莓总皂苷具有可行性。

3）制备型 HPLC 法分离茅莓皂苷类：茅莓三萜类成分的分离分析方法主要采用柱色谱法，但是目前缺少相关对照品，无法开展相关质量指标检测工作。有人以悬钩子皂苷 R1 为目标分离产物，将 70% 乙醇浸膏经大孔吸附树脂和硅胶前处理，得到具有较高含量的悬钩子皂苷 R1 的混合物后，用制备型高效液相色谱同时分离出悬钩子皂苷 R1 和苦莓苷 F1 两个单体，操作步骤简便，经 HPLC 归一化法检测 2 个单体纯度均达到 98.0% 以上，并经 IR、MS 和 2D–NMR 综合分析确证，满足了常规定量分析检测的需求。有人采用大孔吸附树脂与制备型反相高效液相色谱组合分离技术，将茅莓水提醇沉的粗制品经大孔吸附树脂柱色谱预分离后，再用 100 ～ 200 目硅胶柱色谱分离，用氯仿 – 甲醇 – 水 – 冰醋酸（40:10:1:0.4）洗脱，收集样品进行制备型 RP–HPLC 纯化精制，经熔点、MS、IR、NMR、UV 和 HPLC 图谱鉴定，并经文献对照，为悬钩子皂苷 R1。该方法较为简单可行，重复性好，采用的溶剂系统价廉易得、沸点低、易于回收，悬钩子皂苷 R1 产品可用作分析方法的对照品。

4）液质联用分析茅莓皂苷类：近年来，液质联用在天然产物的研究中得到广泛应用，不仅实现了天然产物中复杂成分的有效分离、提供化合物分子量信息，同时也通过串联质谱技术产生碎片离子提供化合物结构大量信息，包括立体结构方面的信息。有人利用高效液相色谱联用技术（HPLC–MS）对茅莓正丁醇提取物的成分进行分析鉴定，通过负离子模式下多级质谱碎裂信息，结合傅立叶变换离子回旋共振高分辨质谱提供的元素组成信息，鉴定正丁醇提取物中 8 个主要成分的结构为酚类化合物。实验还利用液质联用技术区分了茅莓乙酸乙酯提取物非对映异构的乌苏烷型三萜，从标准化合物（包括 2 对非对映异构的乌苏烷型三萜）的多级电喷实验找出区分 3α–OH 和 3β–OH 型乌苏烷型三萜的质谱碎裂特征，4 对在 C–3 位上异构的非对映异构体为 2α，3β，19α，23– 四羟基 –12– 烯 –28– 乌苏酸和 2α，3α，19α，23– 四羟基 –12– 烯 –28– 乌苏酸、委陵菜酸和蔷薇酸、苦莓苷 F1 和苦莓苷 F2、2-oxo-pomolic acid 和 3-epi-2-oxo-pomolic acid。

（7）讨论　近年来国内外学者对茅莓的研究主要集中在药理作用方面，化学成分的研究较少。为了解其作用的物质基础，为临床作用提供依据，有必要对其进行系统的化学成分研究。目前茅莓的化学成分研究已经有一定的进展，但是仍不够深入，且其检测方法仍有待于进一步发展。结合目前文献报道的研究情况，笔者认为对茅莓的化学成分研究仍然存在以下不足：第一，对茅莓化学成分没有进行系统全面的研究，研究主要集中在茅莓皂苷类成分方面，而黄酮、挥发油、酚类成分的研究数据缺少；第二，基于确切成分的药效研究很少，导致茅莓在制剂方面相对滞后，需要进一步完善；第三，茅莓分布广泛、产地不同，其化学成分有一定的差别，但是目前并没有相关指纹图谱的研究，对其药材及其化学成分的质量控制也比较少。茅莓对鼻咽癌具有一定的疗效，但其物质基础并未清楚，缺乏相关的系统研究。今后应对茅莓化学成分进一步探索，对其化学成分质量控制的研究还需要加强，并研究其有效部位或有效成分，使其在制剂上有所发展，开发相关制剂以及高效低毒的新药，以进一步满足临床需求。

2. 药理与毒理研究

（1）药理作用

1）对心血管系统的影响：文献记载的茅莓最引人注目的是其在心血管系统方面的药理活性，特别是在抗脑缺血方面的治疗作用。《本草拾遗》记载茅莓具有止血活血、散瘀止痛的功效，可内服外敷。现代研究表明，茅莓具有止血和活血化瘀的作用，并且与在心血管疾病方面具有显著治疗作用的活血化瘀药丹参的药理作用相同。

①抗心肌缺血作用：药理实验研究发现，茅莓水提物 6mL/kg 对大鼠每天灌胃 1 次，连续 3d，最后 1 次给药后 1h 处死动物，摘取心脏，按 Langendroff's 法做离体心脏灌流，结果表明茅莓水提物可增加大鼠离体心脏冠脉流量。另外，茅莓水提物也能对抗垂体后叶素诱发的大鼠缺血性心电图改变，这与活血化瘀药丹参的药理作用相似，证实了茅莓具有止血和活血化瘀作用。

②抗脑缺血作用：茅莓对脑缺血再灌注损伤的保护作用，主要体现在抗自由基、减轻细胞内钙超载及兴奋性氨基酸的神经毒性、抑制细胞凋亡及影响相关蛋白的表达等。

有研究发现，茅莓水提物能显著减少脑梗死面积，减轻局灶病理损伤，对脑缺血-再灌注损伤具有保护作用。采用大脑中动脉线栓法制备大鼠局灶性脑缺血-再灌注模型，以 HE 染色观察神经元形态病理改变，用氯化三苯四氮唑染色法测定脑梗死范围，并且采用试剂盒法测定超氧化物歧化酶（SOD）、谷胱甘肽过氧化物酶（GSH-Px）活性以及丙二醛（MDA）含量。研究发现，2mL/kg 的茅莓水提物 1 可明显减轻神经元形态病理改变，改善大鼠异常神经症状，使脑缺血-再灌注大鼠缺血区脑组织的 SOD、GSH-Px 活力提高，MDA 含量减少。提示茅莓水提物对脑梗死有保护作用，其机制可能与抗自由基有关，并进一步证明茅莓皂苷类成分为抗脑缺血的有效活性部位。

据王继生等研究表明，茅莓总皂苷可非常显著地延长断尾小鼠出血时间，使肝素化小鼠出血量明显增加，延长小鼠常压缺氧生存时间，延长断头小鼠喘气时间，降低结扎双侧总动脉小鼠死亡率，延长存活时间；同时对大鼠血栓形成有明显抑制作用，表明茅莓总皂苷对脑缺血缺氧有明显的保护作用。有人对茅莓总皂苷脑缺血缺氧保护作用的可能机制进行了研究，结果表明茅莓总皂苷可改善大鼠异常神经症状，使 MACO 大鼠的 SOD、GSH-Px 活力提高，MDA 生成减少，减少脑皮层细胞凋亡数，提示茅莓总皂苷对脑梗死有保护作用，其作用机制可能与抗自由基、抑制细胞凋亡有关；茅莓总皂苷能不同程度地降低大鼠海马神经元细胞内 $[Ca^{2+}]$，提示茅莓总皂苷可通过减轻细胞内的钙超载对缺血神经元进行保护。同时，他们进一步以染色标记和免疫组化方法为研究手段，研究了蛇泡簕总皂苷对大鼠缺血性脑损伤的神经保护机制，结果表明蛇泡簕总皂苷能明显减轻大鼠模型神经元的病理变化，有明显的抗凋亡作用。通过指标分析推断其机制可能与增加 Bcl-2 阳性细胞的表达，降低 Bax 阳性细胞的表达，即与提高 Bcl-2/Bax 有关。发挥保护作用的机制也可能与干扰脑缺血再灌注损伤中兴奋性氨基酸代谢有关。

现代研究表明，钙超载是多种脑性疾病所具有的共同特征，也是神经元死亡的最后共同通路，实验采用去除氧气和葡萄糖方法模拟临床脑缺血损伤过程，建立了海马神经元缺糖缺氧模型，以此观察茅莓总皂苷对海马神经元缺氧损伤后细胞胞内 Ca^{2+} 变化的影响。研究发现，茅莓总皂苷 10^{-5}、10^{-4}、10^{-3}g/L 和尼莫地平 10^{-5}mol/L 组能不同程度地降低大鼠海马神经元细胞内 Ca^{2+}，提示其对缺血性神经元的保护是通过减轻细胞内的钙超载来实现的，但是茅莓总皂苷与尼莫地平降低缺氧损伤海马神经元细胞内 Ca^{2+} 的机制可能不同。氨基酸的兴奋毒性作用在脑缺血急性期的细胞死亡以及再灌注后神经元损害和迟发型神经元死亡中也有一定影响。为研究茅莓总皂苷对局灶性脑缺血－再灌注大鼠兴奋性氨基酸（EAA）含量的影响，实验采用线栓法制备大鼠大脑中动脉缺血再灌注模型，以茅莓总皂苷 5、10、20mg/kg 三个剂量给药，以尼莫地平 10mg/kg 作为阳性对照，并采用高效液相法测定大鼠脑组织中天冬氨酸（Asp）、谷氨酸（Glu）的含量。研究发现，茅莓总皂苷治疗组的 Asp、Glu 含量明显低于缺血对照组。结果表明茅莓总皂苷可通过调节 EAA 含量，减弱 EAA 诱导的病理级联反应，产生对脑缺血后神经细胞的保护作用，推测其作用机制可能是通过增强神经细胞对 EAA 再摄取或抑制神经细胞的瀑布性释放，减弱其对受体的过度激活作用，阻止 EAA 对脑细胞的毒性损害而发挥神经元保护作用。茅莓总皂苷能明显减少缺血周边区神经细胞凋亡的数量，其机制可能与茅莓总皂苷能增加抗凋亡蛋白 Bcl-2 的表达、抑制促凋亡蛋白 Bax 的表达、增加 Bcl-2/Bax 比例有关。

近年来，蛋白质组学技术的发展为茅莓总皂苷作用靶点及作用模式的发现提供了可能性，实验建立脑缺血－再灌注大鼠动物模型，分别提取蛋白质后进行 2-DE 电泳分离，应用相关软件比较分析，找出差异蛋白，酶切消化后进行肽指纹图谱分析。结果发现，与模型组比较，茅莓总皂苷组找到 29 个差异点，其中 18 个蛋白点表达上调，11 个蛋白点表达下调，鉴定了其中 7 个蛋白，提示茅莓总皂苷对脑保护作用及损伤修复的机制是多个蛋白质共同参与的结果。另外，茅莓总皂苷可通过减轻缺血、缺氧造成的血脑屏障通透性改变，减少蛋白漏出，从根本上降低脑细胞的水肿程度，遏制脑缺血病程的发展，从而发挥对脑缺血的保护作用。

2）止血与活血的双向调节作用：有人等对茅莓进行药理作用研究，结果表明茅莓水提物可缩短小鼠出血时间和凝血时间，缩短家兔优球蛋白溶解时间，抑制家兔体内血小板血栓形成，并且能增加离体大鼠心脏冠脉流量。有人采用双侧颈总动脉结扎制备大鼠局灶性脑缺血模型，于手术前给予茅莓提取物灌胃，测定其对凝血时间（TT）、凝血酶原时间（PT）、活化部分凝血活酶时间（APTT）、纤维蛋白原（FBG）的影响。结果发现，茅莓具有抗凝作用，能够使 TT、APTT 延长，从而激活纤溶系统，导致血栓溶解。同时，茅莓也能增加纤维蛋白原（FBG）的含量，而 FBG 是血小板、红细胞聚集的关键因素，因此茅莓又具有一定的促凝功效，使凝血纤溶系统保持平稳。脑缺血性损害发生之后，茅莓的主要作用体现在抗凝上，起到活血化瘀的功效。为探究茅莓止血活血作用的药效物质基础，王继生采用小鼠断尾实验、肝素化小鼠出血时间和出血量来观察茅莓各个提取物中止血和抗脑缺血的作用是否相同。结果表明茅莓水提物、茅莓水提正丁醇萃取后水层物有较好的止血作用，茅莓水提正丁醇萃取物无止血效果，反而有活血作用，该实验研究提示茅莓活血和止血部位是不同的。

3）抗肿瘤作用：梅全喜等对 12 种广东地产清热解毒药进行研究，观察其抑制 EB 病毒（EBV）壳抗原在体外细胞中表达的作用及对 B95-8 细胞的细胞毒作用，结果发现 12 种中药均能抑制 EBV 壳抗原，且高浓度时均对 B95-8 细胞具有细胞毒作用，而蛇泡簕的作用最为显著。郑振洨等研究茅莓总皂苷对黑色素瘤的药效作用，实验以 A375 人恶性黑色素瘤细胞进行体内外抗肿瘤试验，以 B16 黑色素瘤进行体内抗肿瘤试验，并观察荷瘤小鼠生存时间，同时检测茅莓总皂苷对小鼠 B16 黑色素瘤细胞凋亡的影响。结果显示，茅莓总皂苷对体内外黑色素瘤有良好的抗肿瘤作用，呈一定的量效依赖关系，并能促进黑色素瘤细胞的凋亡。另外，研究发现，茅莓总皂苷对 Hut-78 人皮肤 T 细胞淋巴瘤的增殖有明显抑制作用，而对人表皮肤癌细胞 A431 无明显抑制作用。在检测对 HR8348 直肠腺癌周期的影响实验中发现，茅莓总皂苷主要通过将细胞周期阻滞在 S 期而发挥抗肿瘤作用。许晓峰等研究发现，茅莓在荷白血病瘤裸鼠体内具有显著抑制瘤体生长的作用，在一定浓度下，其含药血清对 K562 白血病细胞也有明显的抑制增殖作用。

4）抗氧化作用：Deighton 等运用 TEAC（trolox equivalent an-tioxidant capacity）法和 FRAP（ferric reducing antioxi-dant power）法测定了 18 种悬钩子属植物的抗氧化活性，实验测得茅莓的抗氧化活性为（1.07 ± 1.00）μM Trolox 当量 /g 和（17436 ± 205）μM FRAP。随后 Shyur 等人用 DPPH 自由基清除实验法又对包括茅莓在内的 26 种植物的抗氧化活性进行评估，研究测得茅莓的 IC_{50} 值为 27.2μg/mL，并且对超氧阴离子的清除作用为 151μg/mL，表现出较强的抗氧化活性。Gao 等对茅莓正丁醇提取物进行抗氧化活性的研究，也证实茅莓具有显著的抗氧化活性，且在实验范围内呈一定的量效依赖。

5）抗炎作用：梁荣感等采用角叉菜胶和消痔灵制备大鼠非细菌性前列腺炎病理模型，研究茅莓提取物对大鼠非细菌性前列腺炎的影响。结果表明，茅莓能抑制前列腺炎模型大鼠的前列腺体增重（$P<0.05$），减轻炎性细胞浸润和损伤（$P<0.05$），对大鼠非细菌性前列腺炎有一定的治疗作用，但其药效成分及其作用机制并未清楚。张均智等研究发现茅莓的正丁醇部分具有明显的抗炎作用，推测其抗炎的有效成分可能为皂苷类等极性较大的化学类成分。

6）抗病原微生物的作用：研究发现，茅莓叶挥发油对大肠杆菌、巴氏杆菌等革兰阴性菌有明显的抑菌活性，其抑制浓度（MIC）分别为 10^{-7}g/mL、10^{-6}g/mL，比链霉素（10^{-3}g/mL、10^{-5}g/mL）和磺胺类（10^{-4}g/mL、10^{-6}g/mL）效果要好，但是茅莓根挥发油对革兰阴性菌和阳性菌均无明显的抑菌作用。在此基础上，他们进一步运用色谱分析技术研究比较了根和叶挥发油的化学成分，表明两者的化学成分有所不同。

7）保肝作用：Gao 等采用液质联用技术对茅莓进行研究，发现茅莓正丁醇提取物能够减轻化学毒物 CCl_4 致实验动物肝损伤的程度，抑制血清天门冬氨酸氨基转移酶（AST）、丙氨酸氨基转移酶（ALT）及肝组织 MDA 含量的升高，并提高抗氧化酶 SOD 的活性，表现出较好的保肝作用，推测其保肝护肝作用的物质基础有可能为正丁醇部位的酚类物质。

8）防治铅中毒：梁荣感等采用以醋酸铅灌胃染毒 SD 大鼠造模，隔天 1 次，连续 6 次，后以茅莓提取物进行治疗，用试剂盒法检测血清 SOD 活性及肝脏 MDA 含量。结果表明，茅莓能显著升高铅中毒大鼠血清中 SOD 活性和降低 MDA 含量。提示茅莓能对抗大鼠铅中毒引起的 SOD 活性降低和 MDA 含量升高。

9）其他作用：茅莓在临床上可用于痛经的治疗，提示其在镇痛方面也有一定的作用。

（2）**急性毒性研究** 朱志华和张惠勤的急性毒性实验中，以茅莓生药

80、40、10g/kg 对小鼠进行灌胃，观察 72h 内的表现。结果除两个大剂量组的动物稍有厌食、偶见稀便外，未见明显中毒症状，亦无一死亡。其中，80g/kg 的用量已相当于成人一次用量的 133 倍，可认为茅莓毒性较低，较安全。王继生等用茅莓总皂苷按 2.4g/kg（相当生药 120g/kg）、1.2g/kg、0.6g/kg、0.3g/kg 给药，1 次 /d，然后连续观察 7d。结果除两个大剂量组动物稍有厌食、偶见稀便以外，其他动物饮食及活动情况如常，未见明显中毒症状，亦无一例死亡，受动物灌胃容量的限制，未测得 LD_{50}。

（3）讨论　茅莓资源丰富，分布广泛，具有多方面的药理活性。然而，目前对茅莓的研究不够系统和全面，有待进一步发展。关于其在心血管系统方面的药效物质基础的确证缺乏数据，其在抗肿瘤方面的研究不够深入。茅莓作为广东地区民间治疗鼻咽癌处方中常用药材之一，已被《广东中药志》收载，其在防治鼻咽癌方面有较广泛的应用，且疗效已得到临床的验证，但对其抗癌的药理活性仍然停留于经验的基础上，缺乏系统研究，未从机制上认识其药理活性，特别是在药效物质基础方面的研究还未开展。因此，在新药研究与开发以及广东地产药材的开发研究中，对茅莓进行研究，特别是对其药物化学的深入研究将为有效开发和利用茅莓这一中药资源提供更详尽的科学依据，具有很高的医药价值与社会意义。

3. 临床应用　蛇泡簕性味甘、淡、涩，微寒。功能活血祛瘀，接骨生肌，利尿通淋，祛风清热。用于感冒发热、咳嗽痰血、痢疾、跌打损伤、产后腹痛、疥疮、疖肿、风湿热痹、肝脾肿大、水肿、咽喉肿痛等；外用治湿疹、过敏性皮炎、雀斑、汗斑。民间应用其治疗鼻咽癌也取得一定的疗效。内服，15～30g，煎汤；或浸酒。外用适量，捣敷；或煎水熏洗；或研末调茶油涂患处。我们收集近年来国内外文献，对蛇泡簕临床应用做如下综述。

（1）鼻咽癌　作为广东地产药材的蛇泡簕，用于治疗广东地区高发的恶性肿瘤鼻咽癌最早是从民间开始的，其后一些资料和中医药专著中也陆续出现记载。常见的处方有：①蛇泡簕 30g，白茅根 30g，石上柏 30g，沙参 15g。制成干糖粉剂，适量内服，具有清热解毒、养阴生津的功效，适用于鼻咽癌放疗后。另有以野菊花、苍耳子、重楼、蛇泡簕、两面针、夏枯草、龙胆、党参组方的鼻咽清毒颗粒，用于鼻咽癌放射治疗后分泌物增多等症，疗效显著。②寮刁竹 50g，入地金牛 50g，川芎 25g，蛇倒退 50g，葵树子 150g，生地黄 40g，怀山药 25g，白茅根 50g，蛇泡簕 100g。1 剂 / d，水煎分次饮服，用于鼻咽癌的治疗，有软坚散结、消瘀、补益脾肾的功效。③辛夷 6g，黄芩、苍耳子、法半夏各 10g，沙参、山慈菇、半枝莲各 30g，天冬、麦冬、石上柏、仙鹤草、蛇泡簕、浙贝母、昆布各 15g。有清热解毒、宣肺利窍的功效，用于热毒蕴肺型鼻咽癌，疗效显著。

（2）骨瘤　据报道，红梅消（蛇泡簕）500g，水煎热敷局部，治疗右手腕关节处骨瘤1例，治疗20d肿块消失大半，如法又治疗10d，肿块全消。民间也有以蛇泡簕、徐长卿、生半夏、虎杖、丹参各30g，生地黄15g，生甘草6g。水煎服，1剂／d，治疗骨癌，疗效显著。

（3）急性咽喉炎　由山豆根、石上柏、蛇泡簕、半枝莲、白花蛇舌草、玄参、党参、茯苓、天花粉、麦冬等组成的鼻咽灵片，用于热毒伤阴证型急性咽喉炎的治疗，能显著改善患者的咽痛、口渴、咳嗽、咽部红肿等症状。鼻咽灵片治疗急性咽炎是安全有效的。

（4）肾盂肾炎　红梅消（蛇泡簕）60g，白茅根30g，瞿麦10g，甘草梢10g，水煎服，用于肾盂肾炎的治疗，1剂／d，分早、中、晚3次服，连服5d，尿道刺激征消失，腰痛减轻。以上方加减，共服15剂，诸症消失，尿检正常。

（5）痛经　红梅消（蛇泡簕）60g，泽兰10g，川牛膝10g，黄酒1500mL，将上药粉碎后，浸黄酒中7d即可服用。每于月经来前7d开始服用，每次服10mL，2次／d，服至月经来潮2d后停止。经上法治疗后第1个月腹痛减轻，经量较前增多，连服3个月经周期，腹痛未再发作。

（6）其他　民间常以其叶捣烂，外敷治瘰疬；取根十蒸九晒，每服5钱，清水1碗同服，治吐血，止牙痛；取茎叶烧灰，和茶油，涂汗斑及白泡疮显效。单味蛇泡簕用于泌尿系结石治疗，疗效显著。另有三月泡根（蛇泡簕）60g，白酒50mL，浸泡1周后，每服1小贯，日服2次或其根60～120g水煎服，治疗关节炎；三月泡根60～120g，猪小肚12个，水煎服，治疗糖尿病。

二、鉴别研究

由于蔷薇科悬钩子属植物的形态以及在名称上常有混淆，同名异物现象较为严重。茅莓又称蛇泡簕，而悬钩子属植物习惯以藨、悬钩子命名，《岭南采药录》所载蛇泡簕的别名为虎掌、山象皮，在广东、广西等地民间有大叶蛇泡簕被当作蛇泡簕使用的情况，所以造成了与同属的大叶蛇泡簕（粗叶悬钩子）混淆的情况。目前市场上常见的代用品及混伪品包括同属的大叶蛇泡簕（*R.alceaefolius* Poir.）、白花悬钩子（*R. leucanthus* Hance）、山莓（*R.corchorifolius* L.f.）、锈毛莓（*R. reflexus* Ker.）、插田泡（*R.coreanus* Miq.）、蔷薇莓（*R.rosaefolius* Smith），同科的珍珠梅［*Sorbaria sorbifolia*（L.）A.Br.］、中甸蔷薇（*Rosa zhongdianensis*）、月季（*Rosa chinensis* Jacq.）等，以及菊科植物大蓟（*Cirsium japonicum* Fisch. Ex DC）。由于同科属的植物形态以及药材特征相似，而依靠传统的性状、显微和理化鉴别不能很好地区分，不利于药材流通管理规范化以及用药安全，需要寻找一种快速、准确的分子鉴定方法，以确保临床用药安全。

DNA 条形码已成为全球生物分类学的研究热点和方向。陈士林等以药用植物及其密切相关的物种为研究对象，分析比较核基因序列、叶绿体基因组序列及线粒体在药用植物中的变异率，结果表明，ITS2 表现突出，鉴定效率较高，适用于中药材等存在降解的材料，明显优于 *rbcL* 和 *matK* 联合条形码，得到国际 DNA 条形码领域的广泛关注和认可。基于大样本量中药材 DNA 条形码鉴定研究，陈士林等创建中药材 DNA 条形码分子鉴定体系（http：//www.tcmbarcode.cn/china/），为中草药建立"基因身份证"，利用二维码图片与 DNA 条形码数据库结合使用，在基因水平解决中药材与混伪品的物种识别问题。这对于传统医药走向国际化起到巨大的推动作用，是中药鉴定方法学的一个创新。本实验采用 ITS2 序列对茅莓根及其主要混伪品进行 DNA 条形码鉴定研究，为确保药材质量及临床用药安全提供参考。

1. 实验材料　本实验通过实地采集、药材市场购买等方式收集茅莓及其混伪品共 11 个物种 79 份样本，其中基原植物样本共 56 份，分别采自北京市、山东烟台市、湖北神农架和广东广州市、中山市、肇庆市、佛山市；药材样本共 23 份，分别购自安徽亳州药市、河北安国药市、广东清平药市、广西玉林药市、福建尤溪县。实验材料经中国中医科学院药用植物研究所林余霖教授鉴定，凭证标本保存于中国中医科学院中药研究所。本实验所用 ITS2 序列共 81 条，其中 79 条序列为实验所得，另从 GenBank 下载 2 条序列（GenBank 登录号：JF421539、GQ434478），样本信息见表 4-124。

表 4-124　茅莓根及其混伪品的样本信息

拉丁名	样本号	凭证号	GenBank No.	地点
R. parvifolius	7	YC0809MT14 — 18	KP241755-59	Guangzhou, Guangdong（广东广州市）
		YC0809 MT19	KP241760	Zhaoqing, Guangdong（广东肇庆市）
		YC0809MT20	KP241761	Yantai, Shandong（山东烟台市）
R. alceaefolius	10	YC0810MT01 — 04	KP241711-14	Guangzhou, Guangdong（广东广州市）
		YC0810MT05 — 06	KP241715-16	Zhaoqing, Guangdong（广东肇庆市）
		YC0810MT09 — 12	KP241719-22	Zhongshan, Guangdong（广东中山市）

拉丁名	样本号	凭证号	GenBank No.	地点
R. corchorifolius	14	YC0811MT01	KP241723	Foshan，Guangdong（广东佛山市）
		YC0811MT02 — 07	KP241724–29	Zhongshan，Guangdong（广东中山市）
		YC0811MT08 — 11	KP241730–33	Zhaoqing，Guangdong（广东肇庆市）
		YC0811MT12 — 14	KP241734–36	Guangzhou，Guangdong（广东广州市）
R. reflexus	11	YC0812MT01–02	KP241762–63	Zhongshan，Guangdong（广东中山市）
		YC0812MT03 — 04	KP241764–65	Zhaoqing，Guangdong（广东肇庆市）
		YC0812MT05 — 11	KP241766–72	Guangzhou，Guangdong（广东广州市）
R. rosaefolius	3	YC0813MT01 — 03	KP241772–75	Guangzhou，Guangdong（广东广州市）
R. leucanthus	2	YC0814MT01 — 02	KP241740–41	Zhaoqing，Guangdong（广东肇庆市）
R. coreanus	3	YC0815MT01 — 03	3KP241737–39	Shenlongjia，Hubei（湖北神农架）
Sorbaria sorbifolia	4	YC0816MT01 — 02	KP241697–98	Beijing Botanical Garden（北京植物园）
		YC0816MT03 — 04	KP241699–700	Beijing（北京市）
Rosa zhongdianensis	2	YC0817MT01 — 02	KP241709–10	Beijing Botanical Garden（北京植物园）
Rosa chinensis	1	–	JF421538	GenBank
Cirsium japonicum	1	–	GQ434478	GenBank
Rubi Parvifolii Radix	5	YC0809MT01 — 05	KP241742–46	Guangxi Yulin medicinal materials market（广西玉林药市）
	4	YC0809MT06 — 09	KP241747–50	Guangdong Qingping medicine market（广东清平药市）
	4	C0809MT10 — 13K	YP241751–54	Youxi，Fujian（福建尤溪县）

拉丁名	样本号	凭证号	GenBank No.	地点
	2	YC0810MT07 — 08	KP241717–18	Guangdong Qingping medicine market（广东清平药市）
	4	YC0266MT15 — 18	KP241705–08	Hebei Anguo medicine market（河北安国药市）
	4	YC0432MT09 — 12	KP241701–04	Anhui Bozhou medicinal materials market（安徽亳州药市）

2. 实验方法与结果

（1）样品 DNA 提取、PCR 扩增和测序　用体积分数 75% 乙醇擦拭药材及原植物表面，刮去外表皮，取其中间部分。取药材样本 30～50mg，用高通量组织球磨仪 45Hz 频率研磨 120s 后，核分离液洗涤 3 次（800μL/ 次），去除上清液，留沉淀，再采用植物基因组 DNA 提取试剂盒（Tiangen Biotech 公司，China）提取 DNA。ITS2 序列扩增正向引物 ITS2F：5′–ATGCGATACTTGGTGTGAAT–3′ 和 ITS3R：5′–GACGCTTCTCCAGACTACAAT–3′。反应体系：2×Taq PCR Master Mix12.5μL，正反向引物（2.5μmol/L）各 1.0μL，模板 DNA1.0～3.0μL，其余用 ddH$_2$O 补至 25μL。PCR 扩增条件：94℃变性 5min，再进行 40 个循环（94℃变性 30s，56℃退火 30s，72℃延伸 45s），72℃延伸 10min。PCR 扩增产物经 1% 琼脂糖电泳检测并纯化后，使用 ABI3730XL 测序仪（Applied Biosystems 公司，USA）进行双向测序。本实验采用核分离液进行洗涤，能除去次生代谢产物多糖、多酚，提高 DNA 纯度，11 个物种 79 份样本均能成功提取 DNA。通用引物 ITS2F/3R 对 11 种基原植物及药材样本的 PCR 扩增效率为 100%，PCR 产物电泳呈清晰明亮的单一条带。双向测序峰图质量较好，测序成功率为 100%，经注释拼接后能得到高质量的 ITS2 序列。

（2）数据处理　测序峰图用 Condon Code Aligner V3.7.1（Codon Code 公司，USA）进行质量分析和校对拼接，去除低质量区，将所得序列采用基于隐马尔科夫模型 HMMer 注释方法去除所得序列的 5.8S 端和 28S 端，从而获得 ITS2 间隔区序列，将所有 ITS2 序列用 MAGA5.1 进行序列比对分析，并基于 K2P（Kimura 2–Parameter）模型对种内及种间遗传距离进行分析，用邻接（Neighbor Joining，NJ）法构建系统聚类树，采用 bootstrap 重复 1000 次进行检验。

（3）种内序列分析　本实验共涉及 ITS2 序列 81 条，分析其 ITS2 序列长度、GC 含量及种内变异位点，见表 4-125。茅莓共 20 条序列，其基原植物样本分别采自山东烟台市，广东广州市、肇庆市，药材样本分别来自广西玉林药市、福建尤溪县、广东清平药市。基于 K2P 模型计算遗传距离，结果表明，茅莓根 ITS2 序列种内的平均遗传距离为 0.002，种内最大遗传距离为 0.014。ITS2 序列比对后长度为 212bp，平均 GC 含量为 57.42%，种内存在 3 个变异位点，分别为 66 位点 T-C 变异，118 位点 A-C 变异，以及 177 位点 A-G 变异，存在一处插入 / 缺失，为 11 位点，分为 4 种单倍型。其中 H1 单倍型样本 9 个，H2 单倍型样本 8 个，H3 单倍型样本 2 个，H4 单倍型样本 1 个。粗叶悬钩子与锈毛莓比对后序列长度均为 212bp，其平均 GC 含量分别为 56.81%、57.27%，两者种内暂未发现变异；山莓比对后序列长度为 212bp，平均 GC 含量为 56.57%，种内存在一处变异，为 38 位点的 A/C 变异；月季 5 条序列，比对后序列长度为 212bp，平均 GC 含量为 57.55%，种内存在 2 处变异，为 24、150 位点的 T/C 变异；珍珠梅 4 条序列，比对后长度为 223bp，平均 GC 含量为 69.89%，种内存在 3 处变异，为 184 位点的 A/G 变异，在 19、171 位点存在简并碱基。白花悬钩子、插田泡、蔷薇莓、中甸蔷薇以及大蓟序列长度分别为 211、211、210、212、228bp，种内暂未发现变异。

表 4-125　ITS2 序列特征及遗传距离分析

拉丁名	样本号	单模标本	长度（bp）	G+C 含量（%）	种内遗传距离（平均值）	种间遗传距离（平均值）
R.parvifolius	20	4	212	57.42	0 — 0.014（0.002）	0.005 — 0.505（0.092）
R.coreanus	3	1	211	57.82	0	0.005 — 0.485（0.070）
R.alceaefolius	12	1	213	56.81	0	0.005 — 0.489（0.083）
R.rosaefolius	3	1	210	53.33	0	0.076 — 0.511（0.134）
R.leucanthus	2	1	211	56.40	0	0.065 — 0.466（0.114）
R.corchorifolius	14	2	212	56.57	0 — 0.005（0.001）	0.009 — 0.480（0.085）
R.reflexus	11	1	213	57.28	0	0.005 — 0.479（0.075）
Rosa chinensis	5	2	212	57.55	0 — 0.010（0.005）	0.009 — 0.438（0.183）
Sorbaria sorbifolia	4	3	223	69.89	0 — 0.005（0.002）	0.271 — 0.467（0.308）
Rosa zhongdianensis	2	1	212	58.02	0	0.009 — 0.428（0.167）
Cirsium japonicum	5	1	228	62.28	0	0.419 — 0.511（0.478）

（4）茅莓与其混伪品的种间变异分析　11个物种的ITS2序列长度在210～228bp，比对后序列长度为237bp。茅莓与其混伪品种间K2P距离为0.005～0.505，平均遗传距离为0.092。分析茅莓与混伪品的种间距离，结果显示，茅莓与粗叶悬钩子、山莓、锈毛莓、蔷薇莓、白花悬钩子、月季、珍珠梅、中甸蔷薇、插田泡、大蓟的种间最小遗传距离分别为0.024、0.024、0.019、0.093、0.076、0.151、0.260、0.140、0.005、0.471，除插田泡外，茅莓与其混伪品间的最大种内距离小于最小种间距离。粗叶悬钩子、锈毛莓、插田泡、蔷薇莓、中甸蔷薇和大蓟的种内K2P距离为0，均小于与其他物种的最小种间距离。

（5）茅莓与其混伪品的NJ树鉴定　基于茅莓及其混伪品的81条ITS2序列，以邻接（NJ）法构建系统聚类树（图4-102）。20条茅莓ITS2序列独自聚为一支，表现出良好的单系性，与其混伪品能够很好地区分。同时，混伪品之间也都能各自单独聚为一支，单系性良好，能够很好地与茅莓区分开。结果表明，基于NJ树能够准确鉴定茅莓及其混伪品。

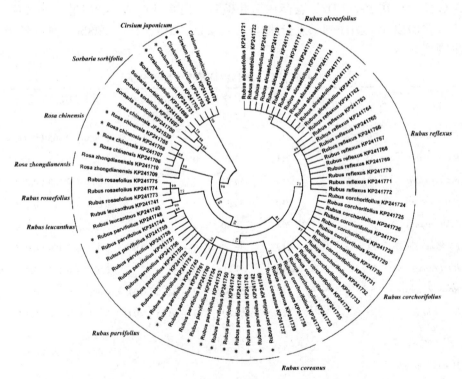

图4-102　基于ITS2序列构建茅莓及其混伪品的NJ树
注：Bootsrap 1000次重复，仅显示支持率 ≥ 50% 的分支；* —茅莓根药材

（6）茅莓根药材的鉴别　从河北安国、安徽亳州、广西玉林、广东清平药市以及从福建尤溪县购买的茅莓根药材共计23份，提取药材总DNA，ITS2序列扩增成功率为100%，获得23条ITS2序列。在中药材DNA条形码鉴定系统（http：//www. tcmbarcode. cn/china/）和NCBI数据库上BLAST搜索。结果表明，13份样品的ITS2序列与茅莓的序列相似度最高（≥99%）；来自河北安国药材市场的4份样品，与月季的序列相似度最高，为100%；来自安徽亳州药材市场的4份样品，与大蓟的序列相似度最高，为100%；来自广东清平药材市场的2份样品ITS2序列与粗叶悬钩子的序列相似度为100%。

基于ITS2序列构建NJ树，13份茅莓根药材样品ITS2序列与基原物种聚为一支；来自广东清平药材市场的2份药材样品ITS2序列与粗叶悬钩子基原物种聚为一支；来自河北安国药材市场的4份样品ITS2序列与从GenBank下载的月季的ITS2序列聚为一支；来自安徽亳州药材市场的4份药材样品ITS2序列与从GenBank下载的大蓟的ITS2序列聚为一支。因此，NJ树鉴定结果与BLAST鉴定结果一致，均能准确鉴定茅梅根及其混伪品。

3. 讨论　应用DNA条形码鉴定茅莓根药材及其混伪品的可行性：由于茅莓根在岭南地区常以"蛇泡簕""三月泡""薅田藨""插田泡"等为名入药，同时，悬钩子属的其他物种在形态以及名称上存在混淆的情况，造成了市场上同属物种误用和混用。rDNA的ITS2序列长度相对较短，对于生药饮片、粉末、标本、长期贮藏的中药材及样品DNA已部分降解的材料，ITS2表现出较高的PCR扩增和测序效率，其准确性和稳定性已经在多个科属基原植物及药材的实验中得到验证，已成为药用植物DNA条形码序列。药材DNA提取是开展中药材DNA条形码研究的首要前提，本实验收集的样品包括基原植物样本和药材。由于中药材以及植物叶片含有大量的次生代谢产物，因此在提取药材DNA时需要对其进行核分离液洗涤处理，每次加入800μL核分离液，充分混匀洗涤2min，弃上清液，重复3～4次，直至上清液颜色变浅，再用试剂盒提取总DNA。经核分离液洗涤后，样品DNA纯度提高，PCR扩增效率和测序成功率可大大提高。

茅莓根药材DNA条形码鉴定的稳定性与准确性：DNA条形码技术为对中药材进行有效鉴定的新技术，发展迅速，该方法的准确性和稳定性优势备受关注，特别是应用该技术对市场药材鉴定的准确性方面。本实验将经专家鉴定的基原物种样本作为标准，同时收集不同产地的茅莓根药材样本，用ITS2作为DNA条形码对茅莓根及其混伪品进行鉴定研究。本实验中不同产地、不同批次的茅莓及其混伪品的 DNA 提取效率为 100%，PCR 扩增结果显示，所有的 ITS2 序列均可稳定获得。种内变异分析表明，茅莓 ITS2 序列种内变异较小，其 K2P 平均距离为 0.002，粗叶悬钩子、锈毛莓、山莓等的种内变异较小。上述结果表明，ITS2 序列用于茅莓根药材具有较好的稳定性。应用 K2P 遗传距离法对序列进行计算分析，数据显示，除插田泡外，茅莓 ITS2 序列种内最大遗传距离均小于其他混伪品的种间最小 K2P 距离。基于 NJ 法构建系统聚类树，茅莓与插田泡聚为一大支，并且又各自聚为一小支，锈毛莓与粗叶悬钩子聚为一大支，然后锈毛莓又独自聚为一小支，说明茅莓与插田泡的亲缘关系较为密切，而锈毛莓与粗叶悬钩子亲缘关系较为密切，茅莓与粗叶悬钩子的亲缘关系则相对较远。同时，其他混伪品之间也都能各自单独聚为一支，单系性良好，能很好地与茅莓区分开。遗传距离和进化树的分析结果表明，ITS2 序列能够准确地区分茅莓根药材及其混伪品。

此外，本实验中从河北安国药市、安徽亳州药市收集的 3 批共 10 份茅莓根样品经 ITS2 序列鉴定，结果鉴定为粗叶悬钩子、月季以及大蓟。药材市场上存在以粗叶悬钩子、月季、大蓟以及同属的其他植物混伪的情况，这些药材性味功效以及临床应用均不同，严重影响了茅莓根的用药安全。

本实验利用 ITS2 序列对茅莓根及其混伪品进行了准确的鉴定，为茅莓根药材的有效鉴定提供了分子生物学依据。再次证明了 ITS2 条形码技术在药用植物中具有良好的鉴定能力，同时为悬钩子属类药用植物的鉴定提供新的方法和依据，对于保障茅莓根及同属中药的用药安全具有重要意义。

三、化学成分研究

1. 茅莓根化学成分的初步研究 目前国内外对茅莓根化学成分的研究较少，为了阐明茅莓根的活性物质基础，本实验对其进行了系统的化学成分研究，从茅莓根 95% 乙醇提取物的石油醚萃取物中分离得到 6 个化合物，分别鉴定为 3β-乙酰氧基-11α,12α-环氧-齐墩果烷-28,13β-内酯（Ⅰ）、3-O-乙酰坡模酸（Ⅱ）、熊果酸（Ⅲ）、3β-乙酰氧基-12-烯-28-乌苏酸（Ⅳ）、蔷薇酸（Ⅴ）、β-谷甾醇（Ⅵ）。其中，化合物Ⅰ、Ⅱ、Ⅳ为首次从该植物中分离得到。

（1）仪器与材料 X-6 型显微熔点测定仪（温度计未校正，北京泰克仪器有限公司）；ZF-20D 暗箱式紫外分析仪（郑州南北仪器设备有限公司）；利安微型多功能提取浓缩机组（温州市科宏机械有限公司）；N-1100S 旋转蒸发仪（东京理化器械株式会社）；AVANCE AV-400MHz 超导核磁共振谱仪（瑞士 Bruker 公司）；薄层色谱硅胶、柱色谱硅胶（100～200 目、200～300 目）

（青岛海洋化工厂）；Sephadex LH–20 填料（Pharmacia Biotec AB）。所用试剂均为分析纯。

茅莓根药材购自广州康圣药业有限公司，经广东药学院房志坚副教授鉴定为蔷薇科悬钩子属植物茅莓 *Rubus parvifolius* L. 的干燥根。

（2）提取与分离　取干燥的茅莓根 20kg，粉碎，95% 乙醇回流提取 2 次，每次 2h，滤过，合并滤液。提取液减压浓缩至无醇味，得到茅莓根浸膏 1.412kg，将提取所得干浸膏用温水溶解，至溶液状后转移至分液漏斗中，依次用石油醚、氯仿、乙酸乙酯、正丁醇萃取，萃取液减压浓缩得石油醚萃取物 54.8g、氯仿萃取物 131.0g、乙酸乙酯萃取物 190.7g、正丁醇萃取物 146.5g。取石油醚萃取物 54.0g，加石油醚溶解，硅胶（100～200 目）拌匀挥干溶剂后，用硅胶柱层析色谱分离，采用石油醚 – 乙酸乙酯（100：1～60：40）按极性由小到大梯度洗脱，薄层色谱（TLC）跟踪检测，合并相似流分，再经反复硅胶柱层析、Sephadex LH–20 柱层析、重结晶等分离纯化方法，得到化合物 I（7mg）、Ⅱ（30mg）、Ⅲ（15mg）、Ⅳ（50mg）、Ⅴ（50mg）、Ⅵ（1.0g）。

（3）结构鉴定

①化合物 I：白色针晶（氯仿 – 甲醇）。经 TLC 薄层检测，紫外灯（254nm）检测无荧光，10% 硫酸 – 乙醇显紫红色。Liebermann–Burchard 反应阳性，Molish 反应阴性。^{1}H–NMR（CDCl$_3$，400MHz）δ：0.87（3H，s），0.87（3H，s），0.92（3H，s），1.00（3H，s），1.05（3H，s），1.07（3H，s），1.10（3H，s），2.06（3H，s）；^{13}C–NMR（CDCl$_3$，400MHz）δ：37.8（C–1），23.2（C–2），80.5（C–3），37.8（C–4），54.7（C–5），17.5（C–6），31.1（C–7），41.3（C–8），50.6（C–9），36.4（C–10），52.6（C–11），57.0（C–12），87.5（C–13），40.6（C–14），27.0（C–15），21.3（C–16），43.9（C–17），49.6（C–18），37.8（C–19），31.5（C–20），34.3（C–21），26.7（C–22），27.7（C–23），16.2（C–24），17.3（C–25），20.1（C–26），18.8（C–27），179.3（C–28），33.2（C–29），23.6（C–30），170.9（OAc–），21.3（OAc–）。以上波谱数据与文献报道对照基本一致，故鉴定化合物 I 为 3β – 乙酰氧基 –11α,12α – 环氧 – 齐墩果烷 –28,13β – 内酯（3–O–acetyl–11α,12α –epoxy–oleanan–28,13β –olide）。

②化合物 Ⅱ：白色无定形粉末（氯仿 – 甲醇），mp254～256℃。经 TLC 薄层检测，紫外灯（254nm）检测无荧光，10% 硫酸 – 乙醇显浅紫红色。Liebermann–Burchard 反应阳性，Molish 反应阴性。^{1}H–NMR（CD$_3$OD，400MHz）δ：0.81（3H，s），0.87（3H，d，*J*=6.5Hz），0.92（3H，s），0.94（3H，s），0.98（3H，s），1.19（3H，s），1.34（3H，s），5.28（1H，brs，12–H），2.05（3H，s，OAc–）；^{13}C–NMR（CD$_3$OD，400MHz）δ：39.0（C–1），27.3（C–

2），82.3（C-3），39.3（C-4），56.7（C-5），19.4（C-6），34.1（C-7），41.1（C-8），48.6（C-9），38.1（C-10），24.6（C-11），129.3（C-12），140.0（C-13），42.6（C-14），29.6（C-15），24.8（C-16），49.0（C-17），55.1（C-18），73.6（C-19），43.0（C-20），26.6（C-21），38.7（C-22），28.6（C-23），15.9（C-24），17.1（C-25），17.5（C-26），24.6（C-27），182.2（C-28），27.1（C-29），16.6（C-30），172.8（OAc-），21.1（OAc-）。以上波谱数据与文献报道对照基本一致，故鉴定化合物Ⅱ为3-O-乙酰坡模酸（3-O-acetyl-pomolic acid）。

③化合物Ⅲ：白色粉末（氯仿-甲醇），mp260～262℃。经TLC薄层检测，紫外灯（254nm）检测无荧光，10%硫酸-乙醇显深紫红色。Liebermann-Burchard反应阳性，Molish反应阴性。^{1}H-NMR（CDCl$_3$，400MHz）δ：0.75（3H，s），0.78（3H，s），0.91（3H，d，J=6.5Hz），0.94（3H，d，J=6.4Hz），0.99（3H，s）1.13（3H，s），1.25（3H，s），5.28（1H，brs，H-12），3.22（1H，dd，J=4.8，11.2Hz，H-3）；^{13}C-NMR（CDCl$_3$，400MHz）δ：39.1（C-1），27.2（C-2），79.1（C-3），38.8（C-4），55.3（C-5），18.3（C-6），32.7（C-7），41.1（C-8），46.5（C-9），37.1（C-10），23.0（C-11），125.9（C-12），138.0（C-13），42.0（C-14），27.2（C-15），24.2（C-16），47.6（C-17），52.7（C-18），39.1（C-19），38.6（C-20），29.7（C-21），37.0（C-22），28.1（C-23），14.1（C-24），15.3（C-25），15.6（C-26），23.6（C-27），176.2（C-28），17.1（C-29），21.2（C-30）。以上波谱数据与文献报道对照基本一致，故鉴定化合物Ⅲ为熊果酸（ursolic acid）。

④化合物Ⅳ：白色针晶（氯仿-甲醇），mp252～254℃。经TLC薄层检测，紫外灯（254nm）检测无荧光，10%硫酸-乙醇显深紫红色。Liebermann-Burchard反应阳性，Molish反应阴性。^{1}H-NMR（CDCl$_3$，400MHz）δ：0.76（3H，s），0.84（3H，s），0.85（3H，s），0.87（3H，s），0.93（3H，s），0.95（3H，s），1.07（3H，s），5.24（1H，t，J=3.6Hz，12-H），2.04（3H，s，OAc-）；^{13}C-NMR（CDCl$_3$，400MHz）δ：38.3（C-1），23.6（C-2），81.0（C-3），37.7（C-4），55.3（C-5），18.2（C-7），41.9（C-8），47.5（C-9），36.9（C-10），21.2（C-11），125.7（C-12），138.0（C-13），39.5（C-14），28.0（C-15），24.0（C-16），48.0（C-17），52.5（C-18），39.0（C-19），38.8（C-20），30.6（C-21），36.7（C-22），28.1（C-23），15.5（C-24），17.0（C-25），16.7（C-26），23.6（C-27），183.9（C-28），17.1（C-29），21.3（C-30），170.9（OAc-），23.3（OAc-）。其^{1}H-NMR谱与化合物Ⅲ相比，不同之处在于化合物Ⅳ多出一个乙酰甲基信号（δ_H2.04），并在δ_H4.51处有一质子信号，化合物Ⅲ中此质子信号出现在3.86处，这是因为3β-OH乙酰化后，同碳质子的化学位移向低场移动。另

外 ^{13}C-NMR 的 –OAc 信号（δ_C170.9，23.3）进一步证实了以上推断。以上波谱数据与文献报道对照基本一致，故鉴定该化合物为 3β– 乙酰氧基 –12– 烯 –28– 乌苏酸（ursolic acid acetate）。

⑤化合物 V：白色无定形粉末（氯仿 – 甲醇），mp273 ～ 275℃。经薄层检测，紫外灯（254nm）检测无荧光，10% 硫酸 – 乙醇显蓝色。Liebermann-Burchard 反应阳性，Molish 反应阴性。^{1}H–NMR（CDCl$_3$，400MHz）δ：0.73（3H，s），0.86（3H，s），0.94（3H，d，J=6.5Hz），0.96（3H，s），1.21（3H，s），1.22（3H，s），1.43（3H，s），5.30（1H，t，J=3.4Hz，H-12）；^{13}C–NMR（CDCl$_3$，400MHz）δ：41.0（C–1），66.0（C–2），78.6（C–3），38.0（C–4），47.8（C–5），17.9（C–6），32.5（C–7），39.9（C–8），46.7（C–9），38.0（C–10），23.4（C–11），128.7（C–12），138.1（C–13），41.1（C–14），28.2（C–15），25.3（C–16），47.4（C–17），53.1（C–18），72.8（C–19），41.2（C–20），26.8（C–21），37.4（C–22），28.0（C–23），21.6（C–24），15.9（C–25），16.4（C–26），24.2（C–27），180.7（C–28），25.8（C–29），15.8（C–30）。以上波谱数据与文献报道对照基本一致，故鉴定化合物 V 为 2α,3α,19α – 三羟基乌苏 –12– 烯 –28– 酸，即蔷薇酸（euscaphic acid）。

⑥化合物 VI：白色针晶（石油醚 – 乙酸乙酯），mp136 ～ 137℃。3 种展开系统下均显示单一的紫红色斑点。Liebermann-Burchard 反应呈阳性，紫外灯（254nm）检测无斑点，10% 硫酸 – 乙醇显紫红色。与 β– 谷甾醇对照品共薄层，在环己烷 – 丙酮（5：2）、石油醚 – 乙酸乙酯（4：1）、石油醚 – 乙酸乙酯 – 甲醇（6：2：0.1）展开系统中色谱行为均一致，且 R_f 值相同；与 β– 谷甾醇对照品混合后测定其混合物的熔点，结果显示熔点不下降，故鉴定化合物 VI 为 β– 谷甾醇（β –Si–tosterol）。

2. 茅莓的化学成分分离及化学分类意义　悬钩子属植物是蔷薇科的一个大属，该属现知 700 余种，分布于全世界，中国有 210 种左右。悬钩子属不少种类果实多浆，味甜酸，可直接食用，有些种类的果实、种子、根和叶可作为药用。茅莓是蔷薇科悬钩子属的植物，其同属植物粗叶悬钩子常被当作茅莓使用，广东、广西等地民间有粗叶悬钩子（大叶蛇泡簕）被当作茅莓（蛇泡簕）使用的情况。

到目前为止，茅莓的化学成分仍未研究透彻，而粗叶悬钩子作为茅莓的替代品也有待商榷。本文报道的是主产于广东地区的茅莓根的化学成分，具有一定的化学分类意义。

（1）分离出的成分　我们从地产于广东的茅莓根中分离得到 12 个化合物，分别鉴定为：橙黄胡椒酰胺（aurantiamide acetate）（1）、大黄酚（chrysophanol）（2）、大黄素甲醚（physcion）（3）、羽扇豆烷 –3–

酮（lupan-3-one）（4）、 熊 果 酸（ursolic acid）（5）、3-O-乙 酰 坡 模 酸
（3-O-acetyl-pomolicacid）（6）、 委 陵 菜 酸（tormentic acid）（7）、（+）-儿
茶素[（+）-catechin]（8）、表儿茶素[（-）-epi-catechin）]（9）、单十九
酸甘油酯（monononadecanoin）（10）、豆甾烷-3,6-二酮（stigmastane-3,6-
dione）（11）和胡萝卜苷（daucosterol）（12）。其中化合物1是首次从蔷薇科
中分离得到，化合物2～5为首次从悬钩子属植物中发现（图4-103）。

化合物1：白色结晶，化学分子式为 $C_{27}H_{28}N_2O_4$，EI-MS（*m/z*）：444［M］$^+$；
^{1}H-NMR（400MHz，CD_3OD）δ：2.0（3H，s，H-1），2.82（2H，dd，*J*=7.8，
6.8Hz，H-11），3.00（1H，dd，*J*=13.7，8.3Hz，H-10b），3.14（1H，dd，
13.7，6.8Hz，H-10a），3.88（1H，dd，*J*=11.2，6.0Hz，H-3b），3.99（1H，dd，
J=11.2，4.5Hz，H-3a），4.29（1H，m，H-4），4.79（1H，m，H-7），6.71（1H，
d，*J*=8.6Hz，H-Benzoyl- NH），7.15（2H，d，*J*=2.2Hz，H-2″，6″），7.19
（3H，t，H-3‴，4‴，5‴），7.22（3H，t，H-3″，4″，5″），7.26（2H，t，H-2‴，
6‴），7.42（2H，t，H-3′，5′），7.53（1H，t，H-4′），7.71（2H，dd，*J*=8.5，
1.4Hz，H-2′，6′）。^{13}C-NMR（400Hz，CD_3OD）δ：20.8（C-1），38.1（C-11），
39.0（C-10），51.1（C-4），56.6（C-5），66.1（C-3），127.5（C-4‴），127.8
（C-3′，5′），128.4（C-2‴，6‴），128.6（C-2′，6′），129.5（C-2″，6″），129.5
（C-4″），130.3（C-3‴，5‴）130.3（C-3″，5″），132.8（C-4′），135.3（C-1′），
138.5（C-1‴），138.9（C-1″），169.9（C-9），172.5（C-6），173.2（C-2）。以
上数据与文献报道的橙黄胡椒酰胺（aurantiamide acetate）基本一致，故鉴
定化合物1为橙黄胡椒酰胺。

化合物2：橘红色针状结晶。^{1}H-NMR（400 MHz，$CDCl_3$）δ：2.46（3H，
s，H-CH_3），7.10（1H，s，H-2），7.27（1H，t，H-7），7.65（1H，s，H-4），7.67
（1H，d，*J*=8.5Hz，H-5），7.81（1H，s，*J*=7.6Hz，H-6），12.00（1H，s，1-OH），
12.1（1H，s，8-OH）。^{13}C-NMR（400MHz，$CDCl_3$）δ：22.2（C-CH_3），113.8
（C-9a），115.9（C-8a），119.9（C-5），121.4（C-4），124.4（C-7），124.6（C-
2），133.3（C-10a），133.7（C-4a），136.9（C-6），149.3（C-3），162.5（C-1），
162.8（C-8），182.0（C-10），192.6（C-9）。以上数据与文献所报道的大黄酚
（chrysophanol）一致。

化合物3：橘红色针晶：^{1}H-NMR（400MHz，$CDCl_3$）δ：2.45（3H，s，
H-CH_3），3.93（3H，s，H-OCH_3），6.68（1H，s，H-2），7.07（1H，s，H-5），7.36
（1H，s，H-7），7.62（1H，s，H-4），12.1（1H，s，1-OH），12.29（1H，s，8-OH）。
^{13}C-NMR（400MHz，$CDCl_3$）δ：22.1（3-CH_3），56.1（6-OCH_3），106.8（C-7），
108.2（C-5），110.3（C-8a），113.7（C-9a），121.3（C-4），124.5（C-2），133.3
（C-4a），135.3（C-10a），148.4（C-3），162.5（C-1），165.2（C-8），166.6

（C-6），182.0（C-10），190.8（C-9）。以上数据与文献所报道的大黄素甲醚（physcion）一致。

化合物4：白色针晶。 EI-MS（*m/z*）：426［M］$^+$。^{1}H-NMR（400MHz，CDCl$_3$）δ：0.73（3H，s，H-28），0.87（3H，s，H-27），0.93（3H，s，H-26），0.97（6H，d，*J*=4.7Hz，H-29，30），0.99（3H，s，H-25），1.05（3H，s，H-24），1.18（3H，s，H-23），1.41-1.58（17H，m），1.58-1.74（3H，m），2.23（1H，m，H-1），2.37（1H，m，H-2）。以上数据与文献报道的羽扇豆烷-3-酮（lupan-3-one）一致。

化合物5：白色无定形粉末。^{1}H-NMR（400MHz，CDCl$_3$）δ：0.75，0.78，0.90，0.92，0.94，0.99，1.26（3H each，21H，s），2.55（1H，m，H-18），3.21（1H，m，H-3），5.36（1H，s，H-12）。^{13}C-NMR（400MHz，CDCl$_3$）δ：38.6（C-1），27.2（C-2），79.0（C-3），38.8（C-4），55.2（C-5），18.4（C-6），33.0（C-7），39.7（C-8），48.1（C-9），37.2（C-10），22.2（C-11），122.7（C-12），143.6（C-13），42.0（C-14），27.8（C-15），23.2（C-16），47.3（C-17），41.1（C-18），46.0（C-19），30.2（C-20），35.1（C-21），32.5（C-22），28.6（C-23），15.8（C-24），15.6（C-25），17.0（C-26），25.0（C-27），182.6（C-28），34.1（C-29），23.6（C-30）。以上数据与文献报道的熊果酸基本一致。

化合物6：白色无定形粉末。^{1}H-NMR（400MHz，CDCl$_3$）δ：0.73，0.86，0.87，0.94，0.96，1.21，1.25（3H each，18H，s），0.95（3H，d，*J*=6.2Hz），2.54（1H，s，H-18），3.49（1H，m，H-3），5.34（1H，s，H-12）。^{13}C-NMR（400MHz，CDCl$_3$）δ：37.7（C-1），27.4（C-2），81.0（C-3），38.1（C-4），55.2（C-5），40.0（C-6），32.6（C-7），40.0（C-8），47.1（C-9），37.0（C-10），23.5（C-11），129.3（C-12），137.9（C-13），41.1（C-14），28.2（C-15），24.5（C-16），47.8（C-17），52.9（C-18），73.1（C-19），41.1（C-20），25.4（C-21），37.5（C-22），28.0（C-23），16.7（C-24），15.3（C-25），17.0（C-26），23.7（C-27），183.7（C-28），26.0（C-29），16.1（C-30）。以上波谱数据与文献报道的坡模酸（pomolic acid）基本一致。

化合物7：白色无定形粉末。^{1}H-NMR（400MHz，CD$_3$OD）δ：0.79（3H，s），0.87（3H，s），0.93（3H，d，*J*=6.6Hz），0.99（3H，s），0.99（3H，s），1.19（3H，s）1.35（3H，s），2.50（1H，s，H-18），2.62（1H，td，*J*=13.2，4.7Hz，H-21），3.31（1H，d，*J*=9.0Hz，H-3），3.93（1H，d，*J*=10.8Hz，H-2），5.30（1H，brs，H-12）。^{13}C-NMR（400MHz，CD$_3$OD）δ：48.3（C-1），67.2（C-2），80.2（C-3），39.5（C-4），55.1（C-5），22.5（C-6），34.2（C-7），42.5（C-8），48.6（C-9），39.4（C-10），24.7（C-11），129.4（C-12），140.1（C-13），42.7

（C-14），29.2（C-15），26.6（C-16），49.0（C-17），49.6（C-18），73.6（C-19），43.1（C-20），27.1（C-21），39.0（C-22），29.6（C-23），16.6（C-24），16.9（C-25），19.3（C-26），24.9（C-27），182.3（C-28），27.3（C-29），17.6（C-30）。以上数据与文献报道的委陵菜酸（tormentic acid）基本一致。

化合物8：白色结晶。^{1}H-NMR（400MHz，CD$_3$OD）δ：6.86（1H，d，J=2.0Hz，G-2′），6.78（1H，d，J=8.0Hz，H-5′），6.74（1H，d，J=8.0Hz，H-6′），5.82（1H，d，J=2.2Hz，H-6），5.93（1H，d，J=2.2Hz，H-8），4.47（1H，d，J=7.5Hz，H-2），4.00（1H，brs，H-3），2.88，2.52（2H，dd，J=5.5，16.0 Hz，H-4）.82.9（C-2），68.9（C-3），28.6（C-4），156.9（C-5），96.2（C-6），157.0（C-7），95.5（C-8），157.6（C-9），100.9（C-10），132.3（C-1′），115.3（C-2′），146.3（C-3′），146.0（C-4′），116.2（C-5′），120.1（C-6′）。以上数据与文献报道的（+）儿茶素[（+）-catechin]一致。

化合物9：白色结晶。^{1}H-NMR（400MHz，CD$_3$OD）δ：6.97（1H，d，J=1.6Hz，H-2′），6.81（1H，d，J=8.2Hz，H-6′），6.76（1H，d，J=8.1Hz，H-5′），5.94（1H，brs，H-8），5.91（1H，brs，H-6），4.81（1H，s，H-2），4.18（1H，s，H-3），2.88，2.75（2H，dd，J=4.6，16.7Hz，H-4）。^{13}C-NMR（400MHz，CD$_3$OD）δ：79.9（C-2），67.5（C-3），100.1（C-4），157.3（C-5），96.4（C-6），157.7（C-7），157.3（C-8），158.0（C-9），132.3（C-1′），115.3（C-2′），145.8（C-3′），145.9（C-4′），115.9（C-5′），119.4（C-6′）。以上数据与文献报道的表儿茶素[（-）-epicatechin]一致。

化合物10：白色结晶。EI-MS（m/z）：372.6[M]$^+$。^{1}H-NMR（400MHz，CDCl$_3$）δ：0.88（3H，t，J=6.4Hz，H-19），1.26-1.67（32H，t，H-3～H-18）.2.35（2H，t，J=7.5Hz，H-2），3.68（2H，m，H-1′），3.93（1H，m，H-2′），4.20（2H，m，H-1′）。^{13}C-NMR（400MHz，CDCl$_3$）δ：14.9（C-19），22.7-31.9（C-3～C18），34.2（C-2），174.3（C-1），63.4（C-3′），65.2（C-1′），70.3（C-2′）。以上数据与文献所报道的单十九酸甘油酯（monononadecanoin）基本一致。

化合物11：白色结晶，化学分子式为C$_{29}$H$_{48}$O$_2$，EI-MS（m/z）：428[M]$^+$。^{1}H-NMR（400MHz，CDCl$_3$）δ：0.96（3H，s，H-19），0.92（3H，d，J=6.5Hz，H-21），0.85（3H，s，H-29），0.83（3H，d，J=8.2Hz，H-26），0.80（3H，d，J=8.2Hz，H-17），0.70（3H，s，H-18）。^{13}C-NMR（400MHz，CDCl$_3$）δ：38.1（C-1），39.4（C-2），209.0（C-3），37.0（C-4），57.6（C-5），211.2（C-6），46.6（C-7），37.4（C-8），53.5（C-9），41.3（C-10），21.7（C-11），38.1（C-12），43.0（C-13），56.1（C-14），24.0（C-15），28.0（C-16），56.7（C-17），12.6（C-18），12.0（C-19），36.1（C-20），18.7（C-21），33.9（C-22），26.1（C-23），45.9（C-24），29.2（C-25），19.8（C-26），19.0（C-27），23.1（C-28），12.0（C-

29）。以上数据与文献报道的豆甾烷 –3,6– 二酮（stigmastane-3,6-dione）基本一致。

化合物 12：白色粉末。L–B 反应呈阳性，Molish 反应阴性，推测为甾体皂苷类化合物。经薄层 TLC 与胡萝卜苷对照品点薄层板，采用三个不同的展开系统进行检测，均显示单一的紫红色斑点，并且比移值（R_f 值）均相同。与对照品胡萝卜苷混合后测熔点，结果显示不下降。因此鉴定该化合物为胡萝卜苷（daucosterol）。

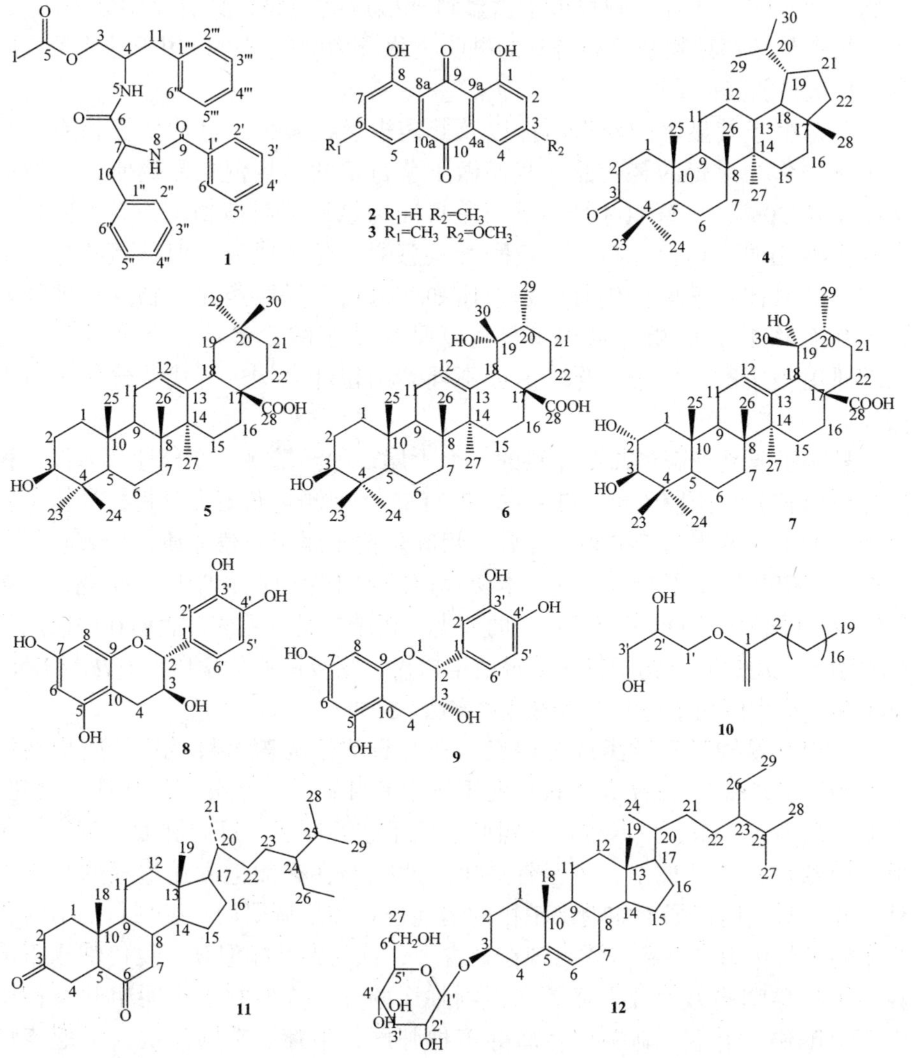

图 4-103　茅莓化合物 1-12 的结构式

（2）化学分类意义 在本文的研究中，我们从地产于广东的茅莓根中分离得到 12 个化合物，利用波谱学方法分离鉴定了全部化合物，其中包含一个酰胺类化合物（化合物 1），两个蒽醌类化合物（化合物 2 和 3），四个三萜类化合物（化合物 4 ～ 7），两个黄酮类化合物（化合物 8 ～ 9），一个脂肪酸酯（化合物 10），两个甾体类化合物（化合物 11 和 12）。其中化合物 1 为从蔷薇科植物首次分离得到，化合物 2 ～ 5 为首次从该植物中分离得到。由于三萜类化合物与黄酮类化合物广泛存在于蔷薇科其他属植物，比如蔷薇属、路边青属；而蒽醌类化合物则报道于蔷薇科地榆属类植物，具有化学分类意义。本文报道从茅莓植物中分离得到的酰胺类化合物则同理可以用于悬钩子属区别于蔷薇科的其他属。

茅莓由于其显著的药理活性以及其需求量比较大，其同属植物粗叶悬钩子常被作为茅莓的替代品。我们做了茅莓根的市场混伪品调研，发现混伪品率达 20%，尽管粗叶悬钩子与茅莓同为悬钩子属植物，并且主要化学成分类型相似，均含三萜类、黄酮类及蒽醌类化学成分。但是粗叶悬钩子和茅莓的具体化学成分仍有区别，比如茅莓富含酰胺类化合物——神经酰胺（化合物 1），而粗叶悬钩子富含咖啡酰奎宁酸，茅莓暂未分离鉴定得到咖啡酰奎宁酸。由于其化学成分不同，用粗叶悬钩子替代茅莓使用值得探讨。

悬钩子属是蔷薇科蔷薇亚科的一个大属，种类繁多，变异性大，仅仅根据外部形态分类比较困难。ITS1–5.8S–ITS2 序列测定及聚类分析，悬钩子属聚为一大类，茅莓属于空心莓亚属，粗叶悬钩子属于木莓亚属，尽管它们非常接近，但是属于不同的分支。本文报道的关于茅莓的化学成分研究，与茅莓以及粗叶悬钩子 DNA 分子鉴定的聚类分析结果是一致的，表明在中医药传统医学当中用粗叶悬钩子替代茅莓值得探讨。指纹图谱化学研究方法与 DNA 分子鉴定均为研究茅莓混伪品的有效方法。

3. 粗叶悬钩子三萜类成分研究 粗叶悬钩子为蔷薇科悬钩子属植物粗叶悬钩子 *Rubus alceaefolius* Poir 的干燥根和叶，其广泛分布于江苏、福建、台湾、湖南、广东、广西等地。粗叶悬钩子主治肝炎、肝脾肿大、痢疾、肠炎、腮腺炎、跌打损伤、风湿骨痛等。胡莹等在查阅记载蛇泡簕的相关文献，并且对当前市场上蛇泡簕销售的情况进行实地调研后，发现自明清时粗叶悬钩子就作为蛇泡簕广泛出现在处方中，称为大叶蛇泡簕。现代临床报道其在治疗鼻咽癌方面效果显著，得到临床验证，亦有报道表明粗叶悬钩子用于鼻咽癌、肝癌、肺癌、骨瘤等多种肿瘤的治疗。在筛选抗人类疱疹病毒（epstein–barr virus，EBV）中药的研究中发现本品对 B95–8 细胞（美洲绒猴外周血 B 淋巴细胞经 EBV 转化后的细胞系）有明显细胞毒性作用，并能显著抑制 EBV 壳抗原表达。以前的研究表明，酚酸类和三萜类化合物是该中药的主要成分。为了阐明粗叶悬钩子的药效物质基础，本课题组对其化学成分进行了系统研究，从中分离出 3 个化合物，具体方法与结果如下。

（1）方法与结果

化合物 1：无色晶体，由 HR–ESI–MS（m/z 469.3332[M+H]+，calcd. 469.3318）推断其分子式为 $C_{30}H_{44}O_4$，Liebermann–Burchard 反应阳性，揭示化合物可能为三萜或甾体类化合物。其 UV 光谱在 248nm（$\log \varepsilon$ 4.38）处有最大吸收波长，说明结构中含有环外共轭双键，该化合物的红外光谱 IR（KBr）表明分子中含有羟基（3524 和 3366cm^{-1}）、五元环内酯羰基（1774cm^{-1}）和双键（1667cm^{-1}）。综合化合物的 ^{1}H–NMR（CDCl$_3$，500MHz）、^{13}C–NMR（126MHz，CDCl$_3$）和 HSQC 谱数据推断该化合物有 7 个甲基、7 个亚甲基、7 个次甲基和 9 个季碳，这其中包含了一个羰基碳信号 δ 178.4，四个烯碳信号 δ 134.99、132.88、129.57、123.42，三个与氧相连碳信号 δ 85.28、79.08、66.43。7 个甲基均为单峰（δ 0.09、1.02、1.02、0.98、0.94、0.85、0.75），^{1}H–NMR 谱中，在低场区存在相互偶合的两个烯氢信号 δ 6.15（1H, dd, J = 10.1, 3.0Hz）和 5.79（1H, dd, J = 10.2, 2.1Hz），三个与氧同碳的氢质子信号 δ 4.72（s, 1H），4.06（m, 1H）和 3.46（1H, d, J = 2.9Hz）。同时，推测该化合物结构为含有五元内酯环的三羟基取代齐墩果烷型五环三萜类化合物。通过对比 ^{13}C–NMR 谱数据，该化合物与 2α,3β–dihydroxyolean–11,13（18）–dien–19β,28-olide 具有相同的平面构型。HMBC 谱和 COSY 谱证实了这一推断。在 HMBC 谱中 H–2 与 C–1、C–3 相关，H–3 与 C–23、C–24 相关，H–11 与 C–8、C–9、C–10 相关，H–12 与 C–13、C–14、C–18 相关以及 H–19 与 C–13、C–17、C–18、C–20、C–21、C–28 相关。不同的是化合物的 2、3 位羟基都为 α– 取代。最初做出这样的推断是根据 H–2 与 H–3 的偶合常数为 2.9Hz，这一判断在 NOSEY 谱中得到了证实，H–2 和 H–3 同时与 H–24 相关，说明 H–2 和 H–3 同时处于 β 位，故 2、3 位羟基都为 α– 取代。HMBC 谱中 H–19 与 C–28 相关也说明了 C–19 位上氧取代与 28– 羧基形成内酯，而 C–19 位上氧取代 α 取向难以与 28– 羧基成酯，所以 C–19 位上氧取代应为 β 取向，同时在 NOSEY 谱中，H–19 与 H–13 相关也证实这一推断。至此，化合物 11 可以明确鉴定为 2α,3α– 二羟基 – 齐墩果 –11,13（18）– 二烯 –19β,28- 内酯 [2α,3α–dihydroxyolean–11,13（18）–dien–19β,28-olide]（图 4–104、图 4–105）。

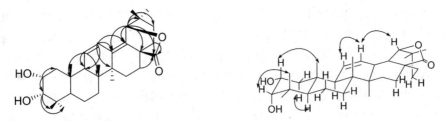

图 4-104　化合物 1～3 的结构图

图 4-105　化合物 1 的关键 HMBC 谱和 NOESY 谱信号

化合物 2：白色针晶，Liebermann-Burchard 反应阳性，揭示化合物可能为三萜或甾体类化合物。根据 HR-ESI-MS（m/z 495.3480 [M+Na]$^+$, calcd. 495.3450）确定其分子式为 $C_{30}H_{48}O_4$。该化合物的红外光谱表明分子中含有羟基（3734 和 3399cm^{-1}），羧基（1696cm^{-1}）和双键（1600cm^{-1}）。综合 ^1H、^{13}C 和 HSQCNMR 谱，可知该化合物有 7 个甲基、10 个亚甲基、4 个次甲基和 9 个季碳，其中包含两个烯碳（δ C 128.9 和 137.9）、一个羧基碳（δ C 179.8）和两个与氧相连的碳（δ 79.0 和 66.4）。同时在 ^1H-NMR 谱中，有 7 个明显的角甲基单峰（δ 1.17，1.03，0.99，0.85，0.83，0.77，0.72.）。故推测该化合物结构为二羟基取代齐墩果烷型五环三萜类化合物。在 HMBC 谱中，H-27（δ H 1.03）与 C-13（δ C 137.9）相关以及 H-19（δ H 1.98 和 δ H 2.45）和 C-18（δ C 128.9）相关说明了双键的位置为 Δ13（18）位。在 HMBC 谱中，H-3（δ H 3.76）与 C-1（δ C 42.6）、C-2（δ C 66.4）、C-4（δ C 38.7）、C-23（δ C 29.3）、C-24（δ C 22.0）、C-5（δ C 48.5）相关，H-22（δ H 1.30，2.40）和 H-16（δ H 1.50, 2.10）都与 C-28（δ C 178.9）相关，说明羧基的位置在 28 位。在 NOESY 谱中 H-2 与 H-25 相关，H-3 与 H-24 相关，同时 H-2 与 H-3 相互偶合，偶合常数为 2.5Hz，说明两个羟基位于 2,3 位，且均为 α-取代。至此鉴定该化合物结构为 2α,3α-二羟基-齐墩果-13（18）-烯-28-酸 [2α, 3α-dihydroxyolean-13（18）-en-28-oic acid]（图 4-104）。

化合物 3：无色针晶，10% 硫酸-乙醇溶液加热显蓝紫色。通过 EI-MS 谱，确定其分子量为 334。由该化合物的红外光谱可以推断分子结构中含

有两个羟基（3380 和 3262cm⁻¹）。通过 ¹H、¹³C、DEPT–135 和 HSQC NMR
谱，确定该化合物分子中含有 5 个甲基（δ 28.1, 16.6, 16.4, 15.7, 15.5），
8 个 亚 甲 基（δ 39.3, 34.7, 32.4, 30.2, 27.5, 24.3, 21.2, 18.3），5 个 次
甲 基（δ 79.1, 76.6, 56.0, 51.0, 50.3）和 4 个 季 碳（δ 48.5, 40.3, 39.1,
37.4）共 22 个碳，其中两个次甲基与氧相连（δ 79.1 和 76.0）。再结合其分
子量，可以确定化合物 13 的分子式为 $C_{22}H_{38}O_2$，根据其显色反应以及本属
植物所含成分分析，化合物 3 应归为达玛烷型降三萜，其环外的整个支链全
部丢失。通过与文献数据对比，进一步确认了这一结论，同时也证明了结构
推断及数据归属的正确性。关于两个羟基的构型，在 NOESY 谱中得到了确
定，H–3 与 H–28、H–5 相关，说明 C–3 位羟基位于 β 位上；H–17 与 H–30
相关，则说明 C–17 位羟基也位于 β 位上。至此，化合物 13 的结构鉴定为
3β–羟基–20,21,22,23,24,25,26,27–八去甲达玛烷–17β–醇（3β–hydroxy–
20,21,22,23,24,25,26,27–octanordammaran–17β–ol）（图 4–106）。

图 4–106　化合物 3 的关键 HMBC 谱和 NOESY 谱信号

化合物 1、化合物 2 和化合物 3 的 ¹³C–NMR 谱和 ¹H–NMR 数据见表
4–126 和表 4–127。

表 4–126　化合物 1、3（CDCl₃，δ，ppm）和化合物 2（Py–d_5，δ，ppm）的 ¹³C–NMR 数据

C 原子	1	2	3
	δ C	δ C	δ C
1	41.9	42.6	39.3
2	66.4	66.4	27.5
3	79.0	79.1	79.1
4	38.6	38.7	39.1
5	47.8	48.5	56.0
6	18.0	18.2	18.3
7	33.0	35.1	34.7
8	41.4	41.8	40.3
9	52.8	50.7	51.0

续表

C 原子	1	2	3
	δ C	δ C	δ C
10	38.2	38.8	37.4
11	129.5	25.3	21.2
12	123.4	21.8	24.3
13	134.9	137.9	50.3
14	40.8	44.6	48.5
15	25.7	27.5	30.2
16	24.5	33.4	32.4
17	44.2	48.8	76.6
18	132.8	128.9	15.7
19	85.2	41.5	16.4
20	35.9	32.8	
21	32.8	37.2	
22	34.7	36.3	
23	28.5	29.3	
24	21.5	22.0	
25	19.3	17.5	
26	17.1	18.0	
27	19.5	21.1	
28	178.3	179.8	28.1
29	28.0	32.2	15.5
30	23.5	24.2	16.6

表 4-127 化合物 1、3(CDCl$_3$, δ, ppm, J/Hz) 和化合物 2(Py-d_5, δ, ppm, J/Hz) 的
^{1}H-NMR 谱数据

C 原子	1	2	3
	δ H	δ H	δ H
1	1.27 (m) 1.90 (dd, J=12.0, 4.4)	1.72 (m) 2.01 (m)	0.97(m) 1.71(dt, J=13.0, 3.6)
2	4.06 (dt, J=11.5, 3.6)	4.27 (dt, J=10.7, 2.8)	1.58 (m), 1.65 (m)
3	3.46 (d, J=2.85)	3.76 (d, J=2.45)	3.19 (dd, J=11.4, 4.9)

续表

C 原子	1	2	3
	δH	δH	δH
4			
5	1.31 (m)	1.51 (m)	0.71 (m)
6	1.36 (m), 1.50 (m)	1.17 (m), 1.38 (m)	1.43 (m), 1.52 (m)
7	1.45 (m)	1.25 (m), 1.37 (m)	1.25 (m), 1.50 (m)
8			
9	2.21 (t, J=2.4)	1.66 (m)	1.27 (m)
10			
11	5.79 (dd, J=10.2, 2.1)	1.69 (m), 2.65 (m)	1.22 (m), 1.58 (m)
12	6.15 (dd, J=10.1, 3.0)	1.25 (m), 1.53 (m)	1.23 (m), 1.83 (m)
13			
14			1.58 (m)
15	1.22 (m), 1.22 (m)	0.98 (m), 1.85 (m)	1.07 (m), 1.78 (m)
16	1.56 (m), 2.35 (m)	1.50 (m), 2.10 (m)	1.43 (m), 2.19 (m)
17			3.90 (td, J=9.0, 4.8)
18			0.98 (s)
19	4.72, s	1.98 (m), 2.45 (m)	0.84 (s)
20			
21	1.40 (m), 1.61 (m)	1.20 (m), 1.45 (m)	
22	1.62 (m), 1.82 (m)	1.30 (m), 2.40 (m)	
23	1.03 (s)	1.16 (s)	
24	0.85 (s)	0.76 (s)	
25	0.98 (s)	0.83 (s)	
26	0.75 (s)	0.99 (s)	
27	1.02 (s)	1.03 (s)	
28			0.97 (s)
29	1.09 (s)	0.85 (s)	0.77 (s)
30	0.94 (s)	0.72 (s)	0.83 (br. s)

（2）结论　本研究对中药粗叶悬钩子（*Rubus alceaefolius* Poir.）的根和茎部位进行了化学成分分析，分离出两种齐墩果烷型三萜类化合物：2α,3α−

二羟基–齐墩果–13（18）–烯–28–酸［2α,3α–dihydroxyolean–13
（18）–en–28–oic acid］和 2α,3α–二羟基–齐墩果–11,13（18）–二烯–19β,28–
内酯［2α,3α–dihydroxyolean–11,13（18）–dien–19β,28–olide］，以及一种独
特的降达玛烷型四环三萜化合物，3β–羟基–20,21,22,23,24,25,26,27–八去甲
达玛烷–17β–醇（3β–hydroxy–20,21,22,23,24,25,26,27–octanordammaran–
17β–ol）。运用现代波谱解析技术，包括一维、二维核磁共振和红外分析方
法，并通过与文献数据的比较，鉴定所分离化合物的结构。化合物 2α,3α–
dihydroxyolean–13（18）–en–28–oic acid 是首次从自然界中分离得到，为新
的天然产物，化合物 3β–hydroxy–20,21,22,23,24,25,26,27–octanordammaran–
17β–ol 和 2α,3α–dihydroxyolean–11,13（18）–dien–19β,28–olide 为首次从
该植物中分离出的化合物。

四、药理作用研究

1. 大叶蛇泡簕各提取部位抗炎作用的活性物质筛选 大叶蛇泡簕，又
名大破布刺、老虎泡、虎掌笋，为蔷薇科植物粗叶悬钩子 *Rubus alceaefolius*
Poir. 的干燥根。大叶蛇泡簕主要分布于广东、广西、贵州、云南等地，其根、
茎、叶及全草均可药用。大叶蛇泡簕具有清热利湿、止血、散瘀的作用；临
床主要用于治疗肝炎、痢疾、肠炎、乳腺炎、口腔炎、外伤出血、肝脾肿大、
跌打损伤、风湿骨痛等。本文观察大叶蛇泡簕各提取部位对急性炎症及慢性
炎症的作用，根据实验结果进一步分离，寻找其有效部位。

（1）实验材料

1）药物、药品与试剂：大叶蛇泡簕购于广东至信药业有限公司，批
号: 120201，经广州中医药大学附属中山市中医院曾聪彦主任中药师鉴定为粗
叶悬钩子 *Rubus alceaefolius* Poir 的干燥根。将药材打成粉，过标准检验二号
筛得到粗粉。大叶蛇泡簕水提物: 取药材粗粉与蒸馏水先后按 1∶10、1∶8 的
比例提取两次，每次 1h，双层纱布过滤，合并两次滤液，加热浓缩直至得到
流浸膏（提取率 59%，以下简称 RAP 水提物）。大叶蛇泡簕醇提物: 取药材粗
粉与 95% 乙醇先后以 1∶10、1∶8 的比例于 75℃水浴下回流两次，每次 1h，
双层纱布过滤，合并两次滤液，75℃水浴挥醇直至得到流浸膏。将大叶蛇泡
簕醇总提取物（以下简称 RAP 醇总提取物）流浸膏用石油醚、氯仿、乙酸
乙酯、正丁醇依次按极性大小萃取，得到大叶蛇泡簕石油醚萃取物（提取率
0.24%，以下简称 RAP 石油醚）、大叶蛇泡簕氯仿萃取物（提取率 0.48%，以
下简称 RAP 氯仿）、大叶蛇泡簕乙酸乙酯萃取物（提取率 0.81%，以下简称
RAP 乙酸乙酯）、大叶蛇泡簕正丁醇萃取物（提取率 2.64%，以下简称 RAP
正丁醇）、大叶蛇泡簕水层（提取率 1.16%，以下简称 RAP 水层）；以上各给

药组均按各提取浸膏 1.5g/kg 体质量的剂量，按 10mL/kg 的给药体积，将浸膏匀浆混悬于水中配制而成，以下给药方式及药物剂量均以相同方式处理。

药品与试剂：吲哚美辛（广东华南药业股份有限公司，批号：110401），冰醋酸（广州化学试剂厂，批号：20070902-2），伊文思蓝（Evans's blue，中国医药公司，批号：871225），二甲苯（广州化学试剂厂，批号：970302-2）。

2）动物：SPF 级 KM 小鼠，购自广东省实验动物中心，许可证号：SCXK（粤）2008-0002；SPF 级 SD 大鼠，购自广东省实验动物中心，许可证号：SCXK（粤）2008-0002。实验动物饲养在中山市中医院屏障级实验室，许可证号：SYXK（粤）2010-0109，室温控制在（20±2）℃，湿度控制在40% ~ 70%。

3）仪器：JJ300 型电子天平（常熟双杰），UV-2550 型紫外分光光度计（日本岛津），YLS-Q4 耳肿打孔器（直径 8mm，山东省医学科学院设备站），微量移液器（上海求精生化试剂仪器有限公司），TD25-WS 48 孔多管架自动平衡离心机（长沙湘仪离心机仪器有限公司）。

（2）方法与结果

1）醋酸致小鼠腹腔毛细血管通透性实验：取 18 ~ 22g，SPF 级 KM 小鼠 90 只，雄性，分成 9 组，每组 10 只。分别是正常对照组、吲哚美辛对照组、RAP 醇提组、RAP 水提组、RAP 石油醚组、RAP 氯仿组、RAP 乙酸乙酯组、RAP 正丁醇组、RAP 水层组，各组动物均灌胃给药，除吲哚美辛对照组仅末次给药外，其余各组均连续给药 7 天。末次给药后 1h，于小鼠尾静脉注射 0.5% 伊文思蓝 10mL/kg，随后立即腹腔注射 0.7% 冰醋酸 10mL/kg，观察 20min 内小鼠扭体次数，然后脱颈椎处死小鼠，剪开腹部皮肤，用 6mL 生理盐水分数次冲洗腹腔，吸管吸出洗涤液，合并后加入生理盐水至 10mL，液体于 3000r/min 离心 15min；取上清液于 590nm 比色测定之，比较给药组与正常对照组吸光度。组间比较采用单因素方差分析进行 t 检验，利用统计学分析软件 SPSS19.0 做统计分析处理。结果见表 4-128。

表 4-128　大叶蛇泡簕不同提取部位对醋酸致小鼠腹腔毛细血管通透性的影响（$\bar{x}\pm s$，$n=10$）

组别	剂量	吸光度
RAP 水提物	1.5g 浸膏 /kg	0.24±0.07
RAP 石油醚	1.5g 浸膏 /kg	0.28±0.09
RAP 氯仿	1.5g 浸膏 /kg	0.19±0.10
RAP 乙酸乙酯	1.5g 浸膏 /kg	0.24±0.05**
RAP 正丁醇	1.5g 浸膏 /kg	0.17±0.09**
RAP 醇提物	1.5g 浸膏 /kg	0.280±0.09

续表

组别	剂量	吸光度
RAP 水层	1.5g 浸膏 /kg	0.22±0.06
吲哚美辛对照	0.013mg/kg	0.20±0.03**
正常对照	1.5g 浸膏 /kg	0.29±0.10

与正常对照组比较，**P<0.01，有极显著性差异。

从表 4-128 可以看出，RAP 乙酸乙酯组、RAP 正丁醇组及吲哚美辛对照组均能较好地抑制小鼠毛细血管通透性增高，与正常对照组相比有极显著性差异（P<0.01）。

2）小鼠耳郭肿胀实验：取 18～22g，SPF 级 KM 小鼠 90 只，雌雄各半，随机分成 9 组，每组 10 只。分别是正常对照组、吲哚美辛对照组、RAP 醇提组、RAP 水提物组、RAP 石油醚组、RAP 氯仿组、RAP 乙酸乙酯组、RAP 正丁醇组、RAP 水层组，各组均灌胃给药，除吲哚美辛对照组仅末次给药，其他组连续给药 7d。末次给药后 1h 用 100% 二甲苯致炎液 50μL 涂于右耳正反两面，左耳作空白对照。20min 后，将小鼠断颈处死，沿耳郭基线剪下两耳，用 8mm 直径打孔器分别在同一部位打下圆耳片，用精密天平称重，计算各组肿胀度之均值与标准差，求出给药组的肿胀抑制率，组间比较采用单因素方差分析进行 t 检验，利用统计学分析软件 SPSS19.0 做统计分析处理。结果见表 4-129。

抑制率（%）= 对照组平均肿胀度 - 给药组平均肿胀度 / 对照组平均肿胀度 ×100%

表 4-129　大叶蛇泡簕不同提取部位对二甲苯致小鼠耳郭肿胀的影响（$\bar{x}±s$，n=10）

组别	剂量	耳肿胀抑制率（%）
RAP 水提物	1.5g 浸膏 /kg	0.0147±0.0054**
RAP 石油醚	1.5g 浸膏 /kg	0.0127±0.0043**
RAP 氯仿	1.5g 浸膏 /kg	0.0141±0.0054**
RAP 乙酸乙酯	1.5g 浸膏 /kg	0.0108±0.0063**
RAP 正丁醇	1.5g 浸膏 /kg	0.0131±0.0051**
RAP 醇提物	1.5g 浸膏 /kg	0.0104±0.0064**
RAP 水层	1.5g 浸膏 /kg	0.0135±0.0034**
吲哚美辛对照	0.013mg/kg	0.0129±0.0041**
正常对照	1.5g 浸膏 /kg	0.0254±0.0114

与正常对照组比较，**P<0.01，有极显著性差异。

从表 4-129 可以看出，大叶蛇泡簕的各提取部位及吲哚美辛对照组可显著抑制小鼠耳郭肿胀，与正常对照组相比有极显著性差（$P<0.01$）。

3）大叶蛇泡簕水、醇提物及不同萃取部位对大鼠棉球肉芽肿实验：取 180～220g，SPF 级 SD 大鼠 90 只，雌雄各半，随机分为 9 组，每组 10 只。分别是正常对照组、吲哚美辛对照组、RAP 醇提物组、RAP 水提物组、RAP 石油醚组、RAP 氯仿组、RAP 乙酸乙酯组、RAP 正丁醇组、RAP 水层组。各组均腹腔注射 10% 的水合氯醛 0.4mL/kg 麻醉，无菌状态下于大鼠两侧腹股沟部皮下切开一小口，将高温高压灭菌棉球（20mg/个）分别植入大鼠腹股沟开口皮下，随即缝合皮肤，常规消毒。各给药组开始灌胃给药，连续给药 7d。末次给药后 1h 脱颈椎处死小鼠，然后将棉球连同周围组织一起取出，剔除多余脂肪，放入 70℃烘箱中烘至恒重并称重，减去棉球重得到肉芽肿干重，计算干棉球体质量系数。组间比较采用单因素方差分析进行 t 检验，利用统计学分析软件 SPSS19.0 做统计分析处理。结果见表 4-130。

表 4-130　大叶蛇泡簕不同提取部位对大鼠棉球肉芽肿胀的影响（$\bar{x}\pm s$，$n=10$）

组别	剂量	肉芽肿干重（g）
RAP 水提物	1.5g 浸膏 /kg	0.277±0.010
RAP 石油醚	1.5g 浸膏 /kg	0.241±0.005
RAP 氯仿	1.5g 浸膏 /kg	0.034±0.007
RAP 乙酸乙酯	1.5g 浸膏 /kg	0.025±0.006
RAP 正丁醇	1.5g 浸膏 /kg	0.022±0.004*
RAP 醇提物	1.5g 浸膏 /kg	0.031±0.006
RAP 水层	1.5g 浸膏 /kg	0.031±0.007
吲哚美辛对照	0.013mg/kg	0.023±0.006*
正常对照	1.5g 浸膏 /kg	0.036±0.008

与正常对照组比较，*$P<0.05$。

从表 4-130 可以看出，RAP 正丁醇组和吲哚美辛对照组与正常对照组相比，有显著性差异（$P<0.05$）。

（3）讨论　本实验选用的对乙酸所致小鼠腹腔毛细血管通透性增高、二甲苯致小鼠耳郭肿胀及大鼠棉球肉芽肿等实验均是经典的评价药物抑制炎症的模型，可明确反映出药物抑制炎症的情况。RAP 乙酸乙酯部位和 RAP 正丁醇可显著抑制醋酸所致小鼠毛细血管通透性的增高，与正常组相比有极显著性差异（$P<0.01$）；大叶蛇泡簕各部位对二甲苯所致小鼠耳郭肿胀均有显著抑制作用，与正常组相比有极显著性差异（$P<0.01$）；大叶蛇泡簕 RAP 正丁醇

部位对大鼠棉球肉芽肿胀有抑制作用，与正常组相比有显著性差异（$P<0.5$）。从实验结果看出，大叶蛇泡簕对急性炎症的抑制作用优于慢性炎症，这一结论与清热解毒药抑制炎症作用的效果是相符合的。大叶蛇泡簕抑制急性、慢性炎症作用的活性成分主要都集中于萃取物的正丁醇部位，表现出良好的持续性抗炎效果。有人从等首次于大叶蛇泡簕中分离出白桦酸，鉴定为羽扇豆烷型三萜类化合物，文献表明此类化合物并不常出现于悬钩子属的植物中；有研究表明，该类化合物有抗炎、抗 HIV 病毒活性，并可以有效抑制肿瘤细胞的增殖和转移。我们应对大叶蛇泡簕这类广东地产药材进行更加深入的研究探讨，为今后临床能充分利用地产药材的丰富资源提供有力保障。

2. 大叶蛇泡簕各提取部位解热镇痛作用的研究

（1）解热作用研究

1）药物、药品与试剂：

①药物制备：大叶蛇泡簕购于广东致信药业有限公司，批号：120201，经广州中医药大学附属中山市中医院曾聪彦主任中药师鉴定为粗叶悬钩子 *Rubus alceaefolius* Poir. 的干燥根。将药材打成粉，过标准检验二号筛得到粗粉。取药材粗粉与蒸馏水先后按 1:10、1:8 的比例提取 2 次，每次 1h，双层纱布过滤，合并 2 次滤液，75℃条件下加热浓缩直至得到流浸膏（提取率 59%，以下简称 RAP 水提物）。取药材粗粉与 95% 乙醇先后以 1:10、1:8 的比例于75℃水浴下回流 2 次，每次 1h，双层纱布过滤，合并 2 次滤液，75℃水浴挥醇直至得到流浸膏。将大叶蛇泡簕醇总提取物（以下简称 RAP 醇总提取物）流浸膏用石油醚、氯仿、乙酸乙酯、正丁醇依次按极性大小萃取，得到大叶蛇泡簕石油醚萃取物（提取率 0.24%，以下简称 RAP 石油醚）、大叶蛇泡簕氯仿萃取物（提取率 0.48%，以下简称 RAP 氯仿）、大叶蛇泡簕乙酸乙酯萃取物（提取率 0.81%，以下简称 RAP 乙酸乙酯）、大叶蛇泡簕正丁醇萃取物（提取率 2.64%，以下简称 RAP 正丁醇）、大叶蛇泡簕水层（提取率 1.16%，以下简称 RAP 水层）；以上各给药组均按各提取浸膏 1.5g/kg 体重的剂量，按 10mL/kg 的给药体积，将浸膏匀浆混悬于水中配制而成，以下给药方式及药物剂量均以相同方式处理。

②药品与试剂：吲哚美辛（广东华南药业股份有限公司，批号：110401），冰醋酸（广州化学试剂厂，批号：20070902-2），高活性干酵母（燕山牌，河北马利食品有限公司，批号：16691F）。

2）动物：SPF 级 KM 小鼠，购自广东省实验动物中心，许可证号：SCXK（粤）2008-0002；SPF 级 SD 大鼠，购自广东省实验动物中心，许可证号：SCXK（粤）2008-0002。

实验动物饲养在中山市中医院屏障级实验室，许可证号：SYXK（粤）

2010-0109，室温控制在（20±2）℃，湿度控制在 40% ～ 60%。

3）仪器：JJ300 型电子天平（常熟双杰）；CR·W11 水银体温计（上海医用仪表厂）；HWT-68 恒温水浴箱（天津市恒奥科技发展有限公司）；MS86603A 秒表（上海星钻秒表有限公司）。

4）蛇泡簕水提物、醇提物及不同萃取部位对酵母菌致热大鼠的解热作用：取 180 ～ 220g，SPF 级 SD 大鼠 90 只，雌雄各半，分成 9 组，每组 10 只。分别是正常对照组、吲哚美辛对照组、RAP 醇提物组、RAP 水提物组、RAP 石油醚组、RAP 氯仿组、RAP 乙酸乙酯组、RAP 正丁醇组、RAP 水层组。每日用水银体温表从肛内测体温 1 次，以使其适应体温测量的操作，并可了解大鼠体温恒定与否。每次测量肛温时均要在体温表的水银端蘸少量液体石蜡，以减少对大鼠肛门的摩擦。开始灌胃给药，除吲哚美辛对照组仅末次给药外，其余各组均连续给药 7d。正式实验前 8 ～ 10h 禁食不禁水，实验当日注射酵母前测肛温，连续 2 次，记录数据，取其平均值作为其正常体温。给药后每鼠立即皮下注射 10% 的干酵母混悬液，6mL/kg，并每隔 1h 测量 1 次肛温，待体温升高 1℃左右（4 ～ 6h），每隔 1h 测定肛温 1 次，连续测 6h，观察体温变化情况。记录各时间点的体温，组间比较采用单因素方差分析进行 t 检验，利用统计分析软件 SPSS19.0 做统计分析。结果见表 4-131。

表 4-131　大叶蛇泡簕各提取物对酵母菌致热大鼠解热的影响（$n=10$，$\bar{x} \pm s$）

组别	剂量（浸膏 g/kg）	基础体温（℃）	不同时间点的肛温值（℃）				
			4h	5h	6h	7h	8h
RAP 水提物组	1.5	36.43±0.24	37.17±0.86	38.49±0.88	38.71±0.42	38.46±0.58	37.54±0.75
RAP 石油醚组	1.5	36.56±0.17	36.6±0.67*	37.74±0.93**	37.92±0.93**	38.07±0.77	37.00±0.55**
RAP 氯仿组	1.5	36.59±0.31	37.62±0.9	38.22±0.70	38.61±0.46	38.20±0.65	36.82±0.61**
RAP 乙酸乙酯组	1.5	36.40±0.23	37.20±0.69	38.38±0.71	38.22±0.75*	37.64±0.91**	36.83±0.48**
RAP 正丁醇组	1.5	36.57±0.32	37.48±0.81	37.74±1.08**	38.24±0.41*	37.47±0.72**	36.72±0.45**
RAP 醇提物组	1.5	36.54±0.39	37.37±0.83	38.10±0.89*	38.29±0.48*	38.01±0.49	37.22±0.52**
RAP 水层组	1.5	36.56±0.41	37.43±0.72	38.34±0.64	38.54±0.40*	38.31±0.71	37.88±0.56

续表

组别	剂量（浸膏 g/kg）	基础体温（℃）	不同时间点的肛温值（℃）				
			4h	5h	6h	7h	8h
吲哚美辛组	0.13mg/kg	36.50± 0.31	37.78± 0.93	38.41± 0.62	37.57± 0.66**	37.06± 0.44**	36.77± 0.35**
正常对照组	蒸馏水	36.39± 0.23	37.39± 0.79	38.85± 0.43	38.91± 0.65	38.51± 0.65	37.95± 0.61

注:与正常对照组比较，** $P<0.01$，* $P<0.05$。

从表 4-131 可以看出，注射完酵母 4h 各组体温开始回升，至 6h 时各组体温达到最高，RAP 乙酸乙酯组及 RAP 正丁醇组注射酵母 6、7、8h 表现出较好的抑制体温升高的作用，与正常对照组相比有显著性差异（ $P<0.01$ 或 $P<0.05$ ）；至 8h 时除 RAP 水提物组、RAP 水层组外，其余各组体温均回落明显，且与正常组对比有极显著性差异（ $P<0.01$ ）。

（2）镇痛作用研究

1）热板法：取 18～22g，SPF 级 KM 小鼠，雌性，置于（55±0.5）℃热板上，记录小鼠的痛阈值（自放在热板上至出现舔后足所需的时间），测 2 次取平均值作为该鼠给药前痛阈值。凡痛阈值 <5s 或者 >30s 者弃之。取合格小鼠 90 只，按药前痛阈值将小鼠随机分成 9 组，每组 10 只。分别是正常对照组、吲哚美辛对照组、RAP 醇提物组、RAP 水提物组、RAP 石油醚组、RAP 氯仿组、RAP 乙酸乙酯组、RAP 正丁醇组、RAP 水层组，均灌胃给药，除吲哚美辛对照组仅末次给药外，其余各组均连续给药 7d。末次给药后分别于 30、60、90、120、150min 测各组小鼠给药后不同时间下的痛阈值。组间比较采用单因素方差分析进行 t 检验，利用统计学分析软件 SPSS19.0 做统计分析处理。结果见表 4-132。

表 4-132　大叶蛇泡簕各提取物对小鼠的镇痛作用（热板法）（ $n=10$ ， $\bar{x}\pm s$ ）

组别	剂量（浸膏 g/kg）	基础时间（s）	不同时间点的痛阈值（s）				
			30min	60min	90min	120min	150min
RAP 水提物组	1.5	14.53± 4.01	9.80± 4.62	14.07± 5.86	15.26± 6.86	15.00± 5.41	17.46± 6.44
RAP 石油醚组	1.5	14.53± 4.42	14.21± 7.81	16.16± 6.21*	16.16± 6.21	18.81± 9.45	17.04± 6.00
RAP 氯仿组	1.5	14.11± 3.76	12.68± 4.24	19.41± 7.30**	18.58± 8.55	26.73± 7.51**	21.33± 7.43*

续表

组别	剂量（浸膏 g/kg）	基础时间（s）	不同时间点的痛域值（s）				
			30min	60min	90min	120min	150min
RAP 乙酸乙酯组	1.5	16.28± 2.68	19.06± 7.04＊＊	13.08± 6.37	18.36± 8.19	26.80± 8.02＊＊	20.58± 6.76*
RAP 正丁醇组	1.5	15.54± 3.83	10.53± 4.92	15.85± 7.54*	20.09± 8.04*	21.93± 7.60	19.71± 7.01*
RAP 醇提物组	1.5	14.13± 4.36	10.80± 4.80	14.56± 5.77	19.75± 8.09	21.75± 9.48	23.01± 7.24
RAP 水层组	1.5	15.64± 4.58	12.67± 4.08	12.16± 3.61	14.87± 7.82	13.65± 6.10	18.62± 6.63
吲哚美辛组	0.13mg/kg	15.73± 1.91	12.08± 3.12	14.09± 4.59	27.27± 9.26＊＊	19.35± 7.53	18.73± 5.31
正常对照组	蒸馏水	14.20± 3.01	10.71± 2.70	10.18± 3.23	13.20± 4.76	15.27± 7.44	13.79± 5.75

注：与正常对照组比较，＊＊$P<0.01$，*$P<0.05$。

从表 4-132 可以看出，给药后 30min，RAP 乙酸乙酯组耐热时间延长，与空白对照组相比有极显著性差异（$P<0.01$）；给药后 60min，RAP 石油醚组、RAP 氯仿组和 RAP 正丁醇组耐热时间延长，与空白对照组相比有显著性差异（$P<0.05$ 或 $P<0.01$）；给药后 90min，RAP 正丁醇组和吲哚美辛对照组耐热时间延长，与空白对照组相比有显著性差异（$P<0.05$ 或 $P<0.01$）；给药后 120min，RAP 氯仿、RAP 乙酸乙酯组耐热时间延长，与空白对照组相比有显著性差异（$P<0.01$）；给药后 150min，RAP 氯仿组、RAP 乙酸乙酯组和 RAP 正丁醇组耐热时间延长，与空白对照组相比有显著性差异（$P<0.05$）。

2）扭体法：取 18～22g，SPF 级 KM 小鼠 90 只，雄性，随机分成 9 组，每组 10 只。分别是正常对照组、吲哚美辛对照组、RAP 醇提物组、RAP 水提物组、RAP 石油醚组、RAP 氯仿组、RAP 乙酸乙酯组、RAP 正丁醇组、RAP 水层组，均灌胃给药，除吲哚美辛对照组仅末次给药外，其余各组均连续给药 7d。末次给药后 1h，腹腔注射 0.7% 冰醋酸 10mL/kg，观察 20min 内小鼠扭体次数。组间比较采用单因素方差分析进行 t 检验，利用统计学分析软件 SPSS 19.0 做统计分析处理。计算镇痛百分率，镇痛百分率 =（对照组平均扭体次数－实验组平均扭体次数）/ 对照组平均扭体次数 ×100%。结果见表 4-133。

表 4-133　大叶蛇泡簕各提取物对小鼠的镇痛作用（扭体法）（$n=10$，$\bar{x} \pm s$）

组别	剂量（浸膏 g/kg）	20min 内扭体次数	镇痛百分率（%）
RAP 水提物组	1.5	20±5.46 **	28.57
RAP 石油醚组	1.5	19±4.16 **	32.14
RAP 氯仿组	1.5	23±3.89*	17.86
RAP 乙酸乙酯组	1.5	22±4.86*	21.43
RAP 正丁醇组	1.5	9±4.63 **	67.86
RAP 醇提物组	1.5	27±5.24	3.57
RAP 水层组	1.5	26±5.42	7.14
吲哚美辛组	0.13mg/kg	17±8.15 **	39.29
正常对照组	蒸馏水	28±6.89	--

注：与正常对照组比较，** $P<0.01$，* $P<0.05$。

从表 4-133 可以看出，除 RAP 醇提物、RAP 水层组以外，RAP 氯仿组、RAP 乙酸乙酯组与空白组相比均有显著性差异（$P<0.05$）；其中 RAP 水提物组、RAP 石油醚、RAP 正丁醇、吲哚美辛组与空白组相比有极显著性差异（$P<0.01$）。镇痛程度依次是：RAP 正丁醇 > 吲哚美辛 >RAP 石油醚 >RAP 水提物 >RAP 乙酸乙酯 >RAP 氯仿 >RAP 水层 >RAP 醇提物。

（3）讨论　本实验选用的干酵母菌致热大鼠、小鼠扭体法、小鼠热板法均是经典的评价药物解热镇痛作用的模型，可明确反映出药物解热镇痛的作用。解热试验中，大叶蛇泡簕各提取部位体温于注射酵母混悬液 8h 后有所降低，其中 RAP 石油醚组、RAP 氯仿组、RAP 乙酸乙酯组、RAP 正丁醇组和吲哚美辛对照组降温幅度较大，体温与其他给药组相比有明显的降低，与正常对照组相比有极显著性差异（$P<0.01$）。热板法实验中，RAP 氯仿组、RAP 乙酸乙酯组和 RAP 正丁醇组均表现出了较好的镇痛作用，可明显延长小鼠于热板的舔足时间，且 RAP 氯仿和 RAP 乙酸乙酯的镇痛作用较为持久；小鼠扭体法实验中，除 RAP 水层、RAP 醇提物组外，其余各给药组与正常对照组相比均可有效降低小鼠扭体次数（$P<0.01$，$P<0.05$）。结果表明，大叶蛇泡簕起解热镇痛作用的主要成分，可能来自石油醚、氯仿、乙酸乙酯、正丁醇这 4 种溶剂所萃取的部位，而水提、水层等其他部位解热镇痛作用较弱，初步判断大叶蛇泡簕解热镇痛的主要活性成分集中于醇提物的各萃取部分。疼痛是临床多种疾病的常见症状，疼痛产生的原因和机制各有不同，有人从粗叶悬钩子正丁醇部位分离出 3 个三萜类化合物及 3 个其他类别化合物，可能正丁醇部位是起解热镇痛作用的主要成分，但大叶蛇泡簕具体是通过哪种途径来

实现镇痛作用的，尚待进一步深入研究。

3. 大叶蛇泡簕各部位提取物对小鼠非特异性免疫功能的调节作用　观察大叶蛇泡簕各提取部位对正常健康小鼠多项免疫指标的影响，旨在初步了解大叶蛇泡簕对小鼠免疫系统的作用，为该药物的进一步研究和开发利用提供理论依据。

（1）实验材料

1）药物、药品与试剂：

①药物制备：大叶蛇泡簕购于广东至信药业有限公司，批号:120201，经广州中医药大学附属中山市中医院曾聪彦主任药师鉴别为粗叶悬钩子 *Rubus alceaefolius* Poir. 的干燥根。将药材打成粉，过标准检验二号筛得到粗粉。大叶蛇泡簕水提物:取药材粗粉与蒸馏水先后按 1:10、1:8 的比例回流提取 2 次，每次 1h，双层纱布过滤，合并 2 次滤液，75℃条件下加热浓缩直至得到流浸膏（提取率 59%，以下简称 S 水提物）。大叶蛇泡簕醇提物:取药材粗粉与 95% 乙醇先后以 1:10、1:8 的比例于 75℃水浴下回流 2 次，每次 1h，双层纱布过滤，合并 2 次滤液，75℃水浴挥醇直至得到流浸膏。将大叶蛇泡簕醇总提取物（以下简称 S 醇总提取物）流浸膏用石油醚、氯仿、乙酸乙酯、正丁醇依次按极性大小萃取，得到大叶蛇泡簕石油醚萃取物（提取率 0.24%，以下简称 S 石油醚）、大叶蛇泡簕氯仿萃取物（提取率 0.48%，以下简称 S 氯仿）、大叶蛇泡簕乙酸乙酯萃取物（提取率 0.81%，以下简称 S 乙酸乙酯）、大叶蛇泡簕正丁醇萃取物（提取率 2.64%，以下简称 S 正丁醇）、大叶蛇泡簕水层（提取率 1.16%，以下简称 S 水层）。

②药品与试剂：醋酸地塞米松（天津药业焦作有限公司，批号:11071311），Na_2CO_3，一得阁墨汁（北京一得阁墨业有限责任公司，批号:P804）。

2）动物：SPF 级 KM 小白鼠，购自广东省实验动物中心，许可证号:SCXK（粤）2008-0002。小鼠饲养在中山市中医院屏障级实验室，许可证号:SYXK（粤）2010-0109，室温控制在（20±2）℃，湿度控制在 60%。

3）仪器：JJ300 型电子天平（常熟双杰），UV-2550 型紫外分光光度计（日本岛津）。

（2）实验方法与结果

1）对肝脏、脾脏及胸腺的影响：取 18～22g 雄性 KM 小鼠 90 只，分成 9 组，每组 10 只。分别是正常对照组、醋酸地塞米松组、S 醇提组、S 水提组、S 石油醚组、S 氯仿组、S 乙酸乙酯组、S 正丁醇组、S 水层组，均灌胃给药，各给药组分别用不同提取部位浸膏的 1.5g/kg 浓度灌胃，用蒸馏水配制，以下药物剂量均相同。醋酸地塞米松组给药剂量为 1.56mg/kg，除醋酸地塞米松组仅末次给药外，其余各组均连续给药 7d。末次给药 1h 后处死，取小鼠肝脏、脾脏及胸腺于电子天平称重，计算其脏器系数。脏器指数＝脏器重量（g）/体重（g）。结果见表4-134。

表4-134　大叶蛇泡簕各提取部位对小鼠各脏器指数的影响（$n=10$，$\bar{x}\pm s$）

组别	剂量	胸腺指数	脾指数	肝脏指数
S 水提组	1.5g 浸膏 /kg	0.0048±0.00074	0.126±0.0324	1.314±0.0707
S 石油醚组	1.5g 浸膏 /kg	0.0054±0.00087	0.122±0.0067	1.332±0.07412
S 氯仿组	1.5g 浸膏 /kg	0.0049±0.00153	0.123±0.0075	1.318±0.0743
S 乙酸乙酯组	1.5g 浸膏 /kg	0.0047±0.00100	0.120±0.0082	1.428±0.0779
S 正丁醇组	1.5g 浸膏 /kg	0.0052±0.00143	0.121±0.0292	1.321±0.0749
S 醇提组	1.5g 浸膏 /kg	0.0046±0.00097	0.121±0.0074	1.415±0.0669
S 水层组	1.5g 浸膏 /kg	0.0040±0.00100	0.136±0.0237	1.52±0.0744
地塞米松组	1.56mg/kg	0.0049±0.00100	0.091±0.0101*	1.037±0.0819*
正常对照组	生理盐水	0.0049±0.00072	0.131±0.0260	1.379±0.0694

注：*$P<0.05$，与正常对照组比较有显著差异。

由表4-134可知，大叶蛇泡簕各给药组胸腺指数、脾指数及肝脏指数与正常对照组相比无显著性差异。地塞米松组对胸腺无显著影响，对脾、肝指数与正常对照组相比均有显著性差异（$P<0.05$）。

2）对非特异免疫功能影响的试验：取18～22g雄性KM小鼠90只，分成9组，每组10只。分别是正常对照组、醋酸地塞米松组、S醇提组、S水提组、S石油醚组、S氯仿组、S乙酸乙酯组、S正丁醇组、S水层组，灌胃给药，除醋酸地塞米松组仅末次给药，其余各组连续给药7d。末次给药后1h，尾静脉注射以生理盐水稀释5倍的一得阁墨汁。每10g体重质量注射0.1mL。墨汁注射后立即计时。于5、20min分别从眼眶后静脉取血20μL，加入2mL0.1%Na_2CO_3溶液中，摇匀，于波长570nm处测光吸收度（OD），按公式计算碳廓清指数K，数据采用t检验。结果见表4-135。

$$K=\frac{\log OD_1-\log OD_2}{t_2-t_1}$$

表4-135　大叶蛇泡簕各提取部位对小鼠巨噬细胞碳粒廓清率的影响（$n=10$，$\bar{x}\pm s$）

组别	剂量	廓清指数
S 水提组	1.5g 浸膏 /kg	0.00508±0.00405**
S 石油醚组	1.5g 浸膏 /kg	0.00653±0.00386**

续表

组别	剂量	廓清指数
S 氯仿组	1.5g 浸膏 /kg	0.00834 ± 0.00439
S 乙酸乙酯组	1.5g 浸膏 /kg	$0.00976 \pm 0.00580*$
S 正丁醇组	1.5g 浸膏 /kg	$0.00847 \pm 0.00651*$
S 醇提组	1.5g 浸膏 /kg	$0.00698 \pm 0.00650**$
S 水层组	1.5g 浸膏 /kg	$0.00475 \pm 0.00244**$
地塞米松组	1.56mg/kg	$0.00824 \pm 0.00641*$
正常对照组	等容积生理盐水	0.01428 ± 0.00668

注：*$P<0.05$，与正常对照组比较有显著差异；**$P<0.01$，与正常对照组比较有极显著差异。

由表 4-135 可知，S 乙酸乙酯组、S 正丁醇组、地塞米松组的廓清指数与正常对照组相比有显著性差异（$P<0.05$），S 水提组、S 石油醚组、S 醇提组、S 水层组的廓清指数与正常对照组相比有极显著性差异（$P<0.01$）。

（3）讨论 炎症反应是最原始的免疫反应，清热解毒药对感染性炎症或过度的炎症反应都有负向调节能力，许多研究表明，清热解毒药能增强抗感染免疫能力，抗炎、抗过敏，抑制变态反应。本实验对小鼠非特异性免疫作用进行初步研究，结果显示，大叶蛇泡簕各提取物组的脏器指数与正常对照组相比无显著性差异，表明无免疫器官毒性；地塞米松组与正常对照组相比，对脏器指数有显著抑制作用，S 水提组、S 石油醚组、S 醇提组、S 水层组、S 乙酸乙酯组、S 正丁醇组、地塞米松组与正常对照组相比均能明显降低廓清指数，对巨噬细胞的非特异性吞噬杀伤作用有显著抑制作用。结果表明，大叶蛇泡簕对机体非特异性免疫功能有抑制作用，且对小鼠免疫器官无器官毒性作用，这与该药临床可治疗肝脾肿大、风湿骨痛的作用是相符合的，说明该药有良好的免疫抑制作用，且毒副作用较小。地塞米松对机体非特异性免疫功能也有抑制作用，但表现出对小鼠免疫器官的毒性作用，可使正常小鼠免疫机能低下。清热解毒药具有与地塞米松削弱防御机制的过度反应，所不同的是，激素是一个全面的免疫抑制剂，可带来对身体其他功能危害的副作用。

近年来由于西药类的免疫抑制剂副作用多，给临床的使用带来了不便，越来越多的人转向寻找更安全有效的免疫抑制药物。因此，清热解毒类中药的免疫作用也越来越受到研究者的重视。目前，中药免疫毒理方面研究尚处于伊始阶段，中药免疫调节作用研究极具开发前景，应作为中药研究的重要内容。大叶蛇泡簕属广东地产药材，临床应用广泛，且来源可靠，产量稳定，值得进一步深入研究，并加以开发利用。

4.野鸦椿酸抑制鼻咽癌细胞增殖并促进其凋亡作用 在大多数国家，鼻咽癌（NPC）男女年龄调整后的发病率低于1/100000，是一种罕见疾病。然而，该疾病在中国南部、北非和阿拉斯加十分常见，生活在广东省的人尤其易患此病。化疗和放疗仍是鼻咽癌最常用的治疗方法：放疗是主要治疗方法，但5年生存率仅为50%左右；化疗在治疗中一直有重要作用，尤其是疾病晚期。然而，这些治疗方法往往会产生较大的副作用。因此，有必要寻找一种更有效但毒性更小的药物。

在中国，传统中药用于治疗癌症有着悠久的历史。近年来，它们在世界范围内越来越被接受，支持中药抗癌作用的证据也越来越多。早期研究表明，雷公藤红素、冬凌草素和肉桂酸通过促进细胞凋亡和抑制NPC细胞的增殖而具有抗癌作用。粗叶悬钩子（大叶蛇泡簕）作为一种传统中药，广泛分布在江苏、福建、台湾、广东和广西。它具有广泛的药理学活性，包括抗菌、抗炎、抗癌和肝保护作用，在中国南方常用于治疗鼻咽癌。野鸦椿酸是一种来自粗叶悬钩子根部的三萜类化合物。研究表明，野鸦椿酸具有抑制DNA聚合酶活性，并能抑制细胞生长。然而，野鸦椿酸对鼻咽癌的作用及其机制尚不清楚。

PI3K/AKT/mTOR是细胞内重要的信号转导通路。据报道，它与细胞活性有关，如细胞增殖、迁移和侵袭。多种机制均可启动PI3K/AKT/mTOR途径，增加癌细胞中该途径的激活。我们旨在确定野鸦椿酸和PI3K/AKT/mTOR信号通路之间的关系。本研究探讨了野鸦椿酸对鼻咽癌细胞增殖、细胞周期和凋亡的影响。随后，我们分析了鼻咽癌细胞中PI3K/AKT/mTOR信号通路的潜在调控机制。

（1）材料和方法

1）细胞培养和药物治疗：NP69（鼻咽上皮细胞，来源于人鼻咽的非转化鼻咽上皮细胞）、C666-1和CNE-1人鼻咽癌细胞株来源于中国科学院细胞库（上海，中国）。以上三株细胞系培养于含有10%胎牛血清（FBS）、青霉素100U/mL和链霉素100μg/mL的RPMI-1640培养基中（美国纽约GIBCO BRL）。所有细胞在含5% CO_2的37℃恒温箱中培养。野鸦椿酸购自PUSH BIO-TECHNOLOGY（http：//www. push-herbchem.com/，$C_{30}H_{48}O_5$，中国四川成都；化学结构式如图4-107A所示），溶解于无水乙醇。制备成乙醇终浓度≤2%的野鸦椿酸原液（1mg/mL），通过孔径为0.22μm的滤膜进行除菌。

2）增殖分析：Cell count Kit 8（CCK-8；碧云天；中国上海）检测CNE-1、C666-1和NP69细胞与不同浓度的野鸦椿酸（0、5、10、15、20、25、

30、35 和 40μg/mL）孵育后的生长情况。将 CNE-1、C666-1 和 NP69 细胞（4×10³ 细胞 / 孔）以 100μL 体积接种于 96 孔板中，培养 24、48 或 72h。孵育结束后，各孔加入 CCK-8 溶液（10μL），轻轻混合，37℃继续孵育 4h。随后，酶标仪测定 450nm 处的吸光度。未经处理细胞（0μg/mL 野鸦椿酸）的存活率定义为 100%，所有其他浓度的细胞存活率相对对照组细胞存活率进行计算。所有实验重复三次。

3）细胞周期分析：流式细胞术检测细胞周期。分别用不同浓度（0、5、10μg/mL）的野鸦椿酸处理细胞 48h，收集细胞后用 1×PBS 洗 2 次，再用 200μL 1×PBS 重悬。将细胞置于 4mL 预冷的 75% 乙醇中，4℃固定过夜，用 200μL 碘化丙啶（50μg/mL，Sigma-Aldrich）染色，加入 20μL RNase（1 mg/mL，Sigma-Aldrich），37℃水浴中孵育 15 ～ 20 分钟以去除 RNA。然后用流式细胞仪分析。所有实验重复三次。

4）细胞凋亡分析：用不同浓度（0、5、10 μg/mL）的野鸦椿酸培养细胞 48h，测定其诱导凋亡的程度。孵育后，收集细胞并用预冷的 1× PBS 洗涤两次，之后将 1×10⁵ 个细胞 /mL 重悬于 200μL 结合缓冲液中，用 5μL Annexin-V 和 PI（BD Biosciences）于 25℃避光染色 15min，用流式细胞仪（Cytomics FC 500 MPL，Beckman Coulter）分析。

5）蛋白质免疫印迹：采用含蛋白酶抑制剂的预冷 RIPA 缓冲液（碧云天）提取细胞总蛋白。等量的蛋白质样品用 SDS-PAGE 分离，转移到 PVDF 膜上。室温下，在含有 5% 脱脂牛奶的 PBST（含 0.1% 吐温 -20 的 PBS）中孵育 2h，阻断与膜的非特异性结合。将膜与相应的一抗在 4℃孵育过夜，PBST 洗涤，然后与辣根过氧化物酶（HRP）偶联抗体（1∶10000）的二抗在 25℃孵育 2h。冲洗膜后，通过应用增强型化学发光试剂使蛋白条带可视化。以 GAPDH 作为对照。条带分别孵育以下一抗：抗人磷酸化 PI3K（p-PI3K）多克隆抗体（1∶10 000；Santa Cruz），抗人总 PI3K（t-PI3K）多克隆抗体（1∶4 000；Santa Cruz），抗人磷酸化 AKT（p-AKT）多克隆抗体（1∶10 000；Santa Cruz），抗人总 AKT（t-AKT）多克隆抗体（1∶4 000；Santa Cruz），抗人 mTOR 多克隆抗体（1∶5 000；Santa Cruz）和抗人 GAPDH 多克隆抗体（1∶10000；Abcam）。

6）统计分析：采用 SPSS 19.0（IBM，Chicago，IL，美国）进行统计分析。所有数据均以平均值 ± 标准差表示，t 检验或单因素方差分析（ANOVA）用于比较两组或多组之间的差异，$P<0.05$ 被认为具有统计学意义。使用 GraphPad Prism 7（graph pad 软件公司，美国加利福尼亚州拉霍亚）进行作图并计算 IC_{50}。

（2）结果

1）野鸦椿酸可抑制 CNE-1 和 C666-1 细胞的增殖：CNE-1、C666-1 和 NP69 细胞分别用野鸦椿酸（0、5、10、15、20、25、30、35、40μg/mL）处理 48h，CCK-8 法检测细胞活力（图 4-107B）。CCK-8 实验结果显示，与 NP69 细胞相比，CNE-1 和 C666-1 细胞中，野鸦椿酸浓度的增加显著抑制细胞增殖。此外，结果表明，对于 C666-1 和 CNE-1 细胞，降低细胞存活率至 50% 的野鸦椿酸浓度分别为 36.86μg/mL（IC_{50}=36.86）和 33.39μg/mL（IC_{50}=33.39）。我们选择 0μg/mL、5μg/mL 和 10μg/mL 野鸦椿酸作为后续研究的对象，因为这些浓度的野鸦椿酸对细胞的毒性较低，从而排除了高剂量野鸦椿酸对癌细胞的增殖抑制作用。为了研究野鸦椿酸是否能抑制 CNE-1、C666-1 和 NP69 细胞的增殖，CCK-8 实验表明，CNE-1 和 C666-1 细胞的增殖受到抑制，且呈剂量和时间依赖性，而在 NP69 细胞中则没有（图 4-107C）。

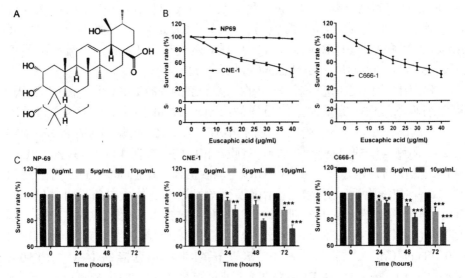

图 4-107　野鸦椿酸可抑制 CNE-1 和 C666-1 细胞的增殖

A. 野鸦椿酸的化学结构式；B. CCK-8 实验分析不同浓度野鸦椿酸处理后 CNE-1、C666-1 和 NP69 细胞；C. 野鸦椿酸分别处理 NP69、CNE-1 和 C666-1 细胞 24、48 和 72h 后进行 CCK-8 分析　*P<0.05，**P<0.01，***P<0.001，vs 0μg/mL。

2）野鸦椿酸可诱导 CNE-1、C666-1 细胞凋亡和细胞周期阻滞：采用流式细胞仪分析不同浓度（0、5、10μg/mL）的野鸦椿酸对 CNE-1 和 C666-1 细胞凋亡诱导和细胞周期阻滞的影响。在 0μg/mL 时对鼻咽癌细胞周期无影响，在 5μg/mL 或 10μg/mL 时，细胞周期阻滞，在 G1/S 期的比例发生改

变（图 4-108A）。此外，本研究结果表明，增加野鸦椿酸浓度可促进 CNE-1
细胞凋亡（图 4-108B），凋亡细胞的比例随着野鸦椿酸浓度的增加而增加。
在 C666-1 细胞中也发现了相似的结果。结果证实，野鸦椿酸能显著促进
CNE-1 和 C666-1 细胞凋亡，并抑制细胞周期进程，且呈剂量依赖性。蛋白
质免疫印迹法检测凋亡和细胞周期相关蛋白表达，结果清楚地表明，野鸦椿
酸处理后，Bax、caspase-3、p21、p27 表达升高，Bcl-2、cyclin D1 表达降低
（图 4-109）。

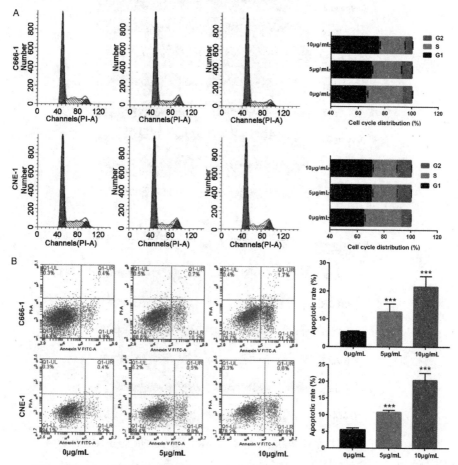

图 4-108　野鸦椿酸（0、5、10μg/mL）可抑制 CNE-1 和 C666-1 细胞的增殖
A. 流式细胞术检测野鸦椿酸对 CNE-1 和 C666-1 细胞周期的影响；
B. 流式细胞术检测野鸦椿酸对 CNE-1 和 C666-1 细胞凋亡的影响　***P<0.001.

　　3）野鸦椿酸抑制 PI3K/AKT/mTOR 信号通路：PI3K/AKT/mTOR 通路
是调控癌细胞增殖、诱导癌细胞凋亡的重要信号通路。为确定野鸦椿酸的

作用，我们通过蛋白质免疫印迹方法检测不同浓度野鸦椿酸（0、5 和 10μg/mL）处理细胞后该通路的蛋白表达情况。如图 4-110 所示，野鸦椿酸明显抑制 CNE-1 和 C666-1 细胞中 PI3K、p-AKT/AKT 和 p-mTOR/mTOR 的蛋白表达，且呈剂量依赖性。野鸦椿酸通过 PI3K/AKT/mTOR 信号通路抑制鼻咽癌。

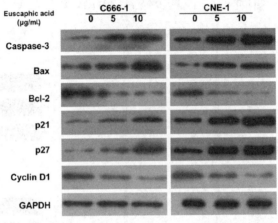

图 4-109　野鸦椿酸对凋亡和细胞周期相关蛋白的影响

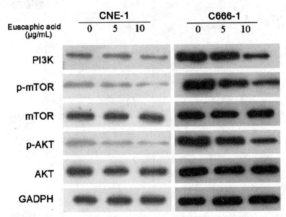

图 4-110　野鸦椿酸对 PI3K、p-AKT、AKT、p-mTOR 和 mTOR 的影响

4）激活 PI3K/AKT/mTOR 通路可逆转野鸦椿酸的作用：为了证实野鸦椿酸是否通过抑制 PI3K/AKT/mTOR 信号通路而诱导 CNE1 和 C666-1 细胞凋亡和细胞周期阻滞，我们进一步评估了 PI3K/AKT/mTOR 信号通路激活剂胰岛素样生长因子 -1（IGF-1）激活 PI3K/AKT/mTOR 信号通路是否能逆转野鸦椿酸对 CNE-1 和 C666-1 细胞的作用。首先，我们在 CNE1 和 C666-1

细胞中加入野鸦椿酸（10μg/mL）和 IGF-1 或 PBS 后，检测 PI3K、p-AKT/AKT 和 p-mTOR/mTOR 的表达。结果清楚显示，与添加 PBS 比较，IGF-1 促进了 CNE-1 和 C666-1 细胞中 PI3K、p-AKT/AKT 和 p-mTOR 的表达（图4-111）。CCK-8 结果表明，与 PBS 对照相比较，添加 IGF-1 促进了 CNE-1 和 C666-1 细胞增殖（图 4-112）。流式细胞仪分析结果表明，IGF-1 可显著促进 CNE-1 和 C666-1 细胞周期的发展，抑制细胞凋亡（图 4-113）。蛋白质免疫印迹结果显示，与 PBS 相比，含有 IGF-1 的细胞中 Bcl-2 和 Cyclin D1 的表达明显增加，而 Bax、caspase-3、p21 和 p27 的表达明显减少（图 4-114）。

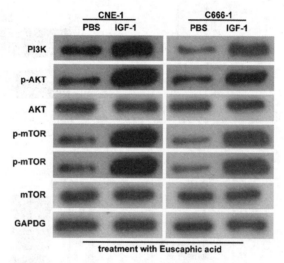

图 4-111　IGF-1 激活 PI3K/AKT/mTOR 通路
IGF-1 和野鸦椿酸处理对 CNE-1 和 C666-1 细胞中
PI3K、p-AKT/AKT 和 p-mTOR/mTOR 表达的影响

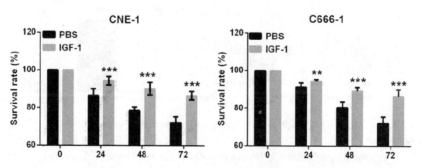

图 4-112　激活 PI3K/AKT/mTOR 通路可逆转野鸦椿酸对细胞增殖的影响
CCK-8 检测 IGF-1 和野鸦椿酸处理后对 CNE-1 和
C666-1 细胞增殖能力的影响 $^{**}P<0.01$，$^{***}P<0.001$.

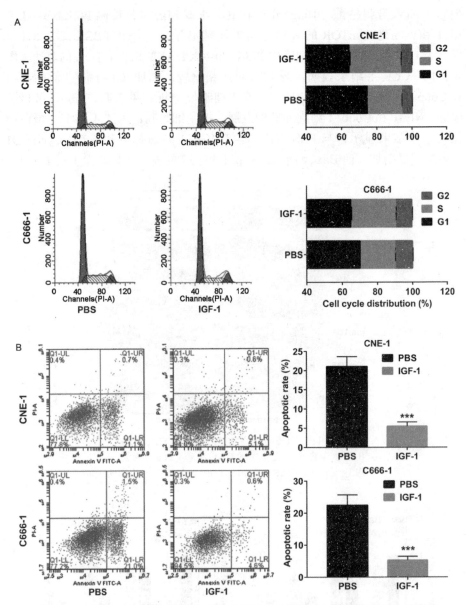

图 4-113　激活 PI3K/AKT/mTOR 通路逆转了野鸦椿酸对细胞周期和凋亡的影响

A. 流式细胞术检测 IGF-1 和野鸦椿酸对 CNE-1 和 C666-1 细胞周期阻滞的影响；B. 流式细胞术检测 IGF-1 和野鸦椿酸对 CNE-1 和 C666-1 细胞凋亡的影响　***P<0.001.

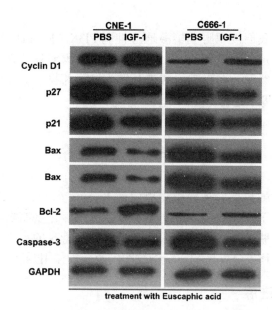

图 4-114　激活 PI3K/AKT/mTOR 通路后，经 IGF-1 和野鸦椿酸处理对
CNE-1 和 C666-1 细胞中凋亡和细胞周期调节相关蛋白表达的影响

（3）讨论　野鸦椿酸的抗肿瘤活性已有报道。Banno 等人证实了野鸦椿酸对小鼠体内两阶段皮肤癌变的抑制作用。Kim 等人报道，用不同浓度的野鸦椿酸处理肿瘤细胞后，以剂量依赖性方式表现出增殖能力显著下降。Rocha 等人证实了野鸦椿酸在不同类型癌症中的抗肿瘤活性，并表明其以 caspase 依赖性方式诱导细胞凋亡。但迄今为止，关于野鸦椿酸对鼻咽癌作用的研究还很少。在本研究中我们发现，与 NP69 细胞不同，野鸦椿酸可以抑制 CNE-1 和 C666-1 细胞的增殖，诱导细胞凋亡和细胞周期阻滞，并具有剂量和时间依赖性。我们还发现，经野鸦椿酸处理后，明显提高了细胞中 Bax、caspase-3、p21 和 p27 的表达，而 Bcl-2 和 cyclin D1 的表达降低。结果提示，野鸦椿酸可能通过抑制鼻咽癌细胞增殖和诱导凋亡来发挥抗癌作用。

随后，我们通过改变鼻咽癌细胞中 PI3K、p-AKT 和 p-mTOR 的表达来分析野鸦椿酸的抗肿瘤作用，以评估 PI3K/AKT/mTOR 信号通路的变化。PI3K/AKT/mTOR 信号通路促进细胞增殖和抑制细胞凋亡，在鼻咽癌中具有重要作用。在最近的研究中，有报道称中药的抗癌作用与抑制 PI3K/AKT/mTOR 信号通路有关。我们发现，通过 IGF-1 激活 PI3K/AKT/mTOR 信号通路逆转了野鸦椿酸对细胞增殖、细胞周期和凋亡的影响。这些结果表明，野鸦椿酸通过调控 PI3K/AKT/mTOR 信号通路在鼻咽癌细胞中发挥抗癌作用。

综上所述，我们发现野鸦椿酸通过抑制 PI3K/AKT/mTOR 信号通路抑制鼻咽癌细胞的增殖并促进其凋亡。我们认为，野鸦椿酸具有发展为鼻咽癌抗癌药物的潜能。然而，在野鸦椿酸被开发为抗癌药物前，其抗肿瘤活性还需在体内和临床环境中进行研究。

第十一节　黑面神

黑面神为大戟科黑面神属植物黑面神 *Breynia fruticosa* (L.) Hook.f. 的干燥嫩枝叶，主产于广东、广西等地，具有清湿热、化瘀滞之功效。黑面神广泛用于湿疹、皮肤瘙痒等多种皮肤病及慢性支气管炎的治疗。我们综述了研究进展，并围绕其成分含量测定、指纹图谱及药理作用开展了如下研究。

一、研究进展

黑面神又名青凡木，分布于广东、海南、广西、云南、福建、浙江、贵州等地，为广东常用地产药材。具有清热祛湿、活血解毒的功效，主要用于腹痛吐泻、湿疹、缠腰火丹、皮炎、漆疮、风湿痹痛、产后乳汁不通、阴痒等的治疗。本文将从药用历史、临床应用、化学成分及药理作用等方面对黑面神研究进展进行综述。

1.药用历史　黑面神有较为悠久的药用历史，始载于明代何克谏所著的《生草药性备要》（1633 年），其载曰："味甘，性寒。散疮、消毒，洗烂口、膝疮，解牛毒。偶见诸毒，食此必见香甜。一名膝大治，一名钟馗草，又名狗脚刺。其根，浸酒饮最妙。"清代赵学敏著《本草纲目拾遗》（1765 年）中载"夜兰"，内容引《岭南杂记》曰："产粤，道旁小树也，状如木兰，亦类紫薇，高一二尺，叶大如指头，颇带蓝色，叶老则有白篆文如蜗涎，名鬼画符，叶下有小花如粟米，至晚香闻数十步，恍若芝兰。又名蚊惊树，暑月有蚊，折此树逐之即惊散。"又转引《粤语》记："夜兰，木本，高尺许，叶如槐，花如粟米，至夜则芳香如兰，折之可以辟蚊，插门上，蚁不敢入，一名蚊惊树……叶上有篆文如符，又名神符树。"清代赵其光《本草求原》（1848年）记载："黑面神，一名钟馗草，言其叶黑也。"岭南另一本草，萧步丹氏著于民国初年（1932 年）的《岭南采药录》谓："叶尖长，味甘，性寒，散疮消毒，洗烂肉，治漆疮；其藤，人遇食之，则觉香甜，解牛病热毒，其根浸酒良；凡乳管不通而乳少，捣烂其叶，和酒糟蜜糖服之。"《陆川本草》载曰："清热解毒，止泻，破积。治湿热腹痛，腹泻，鹤膝风，跌打肿痛。"之后的两广地区一些地方本草书籍也均有收载，如《广西中药志》记载，黑面神味苦涩微甘，性寒；具有清湿热、化瘀滞的功效；主治腹痛吐泻，疗毒，疮疖，湿疹，皮炎，漆疮，鹤膝风，跌打肿痛。《岭南草药志》载曰："解热散毒，化瘀化滞。"《广东中药志》载曰："研末外用治刀伤出血，煎水洗冻疮。"《粤北草药》载其可用于急性肠胃炎、扁桃体炎、膀胱结石的治疗。

2. 临床应用　黑面神在我国的广东和广西地区以黑面神茎叶入药用，用来治疗慢性支气管炎。黑面神也作为湛江蛇药的一种重要成分，以治疗毒蛇咬伤。此外，黑面神在临床上也有其他多种应用，入药处方有单味药，也可以复方入药用。如：黑面神叶、百部各60g，水煎冲明矾适量，洗患处，用于漆过敏，湿疹；黑面神鲜叶适量，捣烂绞汁，调雄黄末涂患处，用于带状疱疹（《福建药物志》）。青凡木叶30g，半边莲15g，黑墨草6g，共捣烂敷患处，治疗烂疮（《广西民间常用中草药》）。青凡木叶适量，捣烂，敷患处，用于刀伤出血（《广西民间常用中草药》）。青凡木叶、黄糖各适量，捣烂，敷患处，用于蜘蛛咬伤（《广西民间常用中草药》）。黑面神叶、蛇总管、黑骨走马，捣烂取汁，再用洗米水将药煎汤1小碗，加入药汁和服，药渣外敷伤口周围；忌饮生水及生水浸润伤口，用于蛇咬伤（《岭南草药志》）。黑面叶（鲜）30g，东风橘、芒果叶各15g，红糖9g，水煎服，每日1剂，用于慢性支气管炎（《全国中草药汇编》）。黑面神叶捣烂，和酒糟蜜糖服之，用于乳管不通而乳少的治疗（《岭南采药录》）。黑面叶适量，煮水坐盆或阴道冲洗，每日1次，用于阴道炎、外阴瘙痒（《全国中草药汇编》）。

　　黑面神虽有很好的解毒功效，但本品也是一味有毒中草药，临床使用应加注意。该品表皮含有大量鞣质，若内服过量可引起呕吐、头晕、头痛、上腹不适；严重者可发生中毒性肝炎，引起肝昏迷以致死亡。故应用时宜去其表皮，煎水用蜜糖冲服，以减轻毒性，并严格控制用量。孕妇禁服。

3. 化学成分　成分预试验表明黑面神的叶子含有鞣质、酚类和三萜，种子含有脂肪油。为了进一步合理利用黑面神这一药用资源，揭示黑面神的药用物质基础，有人对黑面神进行了系统的化学成分研究。通过溶剂提取、萃取、硅胶柱层析、Sephadex LH-20、制备薄层等方法，从黑面神的地上部分分离得到了22个化合物，通过化学方法和波谱学方法（IR、UV、MS、^{1}HNMR、^{13}CNMR、HMBC、HMQC等）鉴定了其中的16个化合物，分别为aviculin、木栓醇（friedelan-3β-ol）、无羁萜（又名木栓酮，friedelin）、arborinone、isoarborinol、5-羟基-7,8,4'-三甲氧基黄酮（5-hydroxy-7,8,4'-trimethoxy flavone）、（-）表儿茶素〔（-）-epicatechin〕、2,4-二羟基-6-甲氧基-3-甲基-苯乙酮（2,4-dihydroxy-6-methoxy-3-methyl-acetophenone）、阿魏酸正二十四烷醇酯（tetracosylferulate）、熊果苷（arbutin）、乙基-β-D-

吡喃果糖苷（ethyl-β-D-fructopyranoside）、正丁基-β-D-吡喃果糖苷（n-butyl-β-D-fructopyranoside）、果糖（fructose）、正三十二烷醇（n-dotriacontanol）、β-谷甾醇（β-sitosterol）和胡萝卜苷（daucestreol）。Dahai Meng等用95%乙醇提取黑面神地上部分，再经氯仿和正丁醇提取，通过硅胶柱色谱、葡聚糖凝集柱色谱、HPLC及PTLC等方法从正丁醇部位分离出10个成分，其中8个分别为breynogenin 3-O-α-rhamnopyranosyl-（1→3）-β-glucopyranosyl-（1→2）-β-quinovopyranoside、β-sulfoxidebreynogenin 3-O-α-rhamnopyranosyl-（1→3）-β-glucopyranosyl-（1→2）-β-quinovopyranoside、β-sulfoxidebreynogenin 3-O-β-glucopyranosyl-（1→2）-β-quinovopyranoside、β-sulfoxidebreynogenin3-O-β-apiofuranosyl-（1→3）-β-glucopyranosyl-（1→2）-β-quinovopyranoside、β-sulfoxidebreynogenin 3-O-［α-rhamnopyranosyl-（1→3）］-α-rhamnopyranosyl-（1→2）-β-glucopyranosyl-（1→2）-β-quinovopyranoside、24-methoxy-β-sulfoxidebreynogenin 3-O-［α-rhamnopyranosyl-（1→3）］-α-rhamnopyranosyl-（1→2）-β-glucopyranosyl-（1→2）-β-quinovopyranoside、α-sulfoxidebreynogenin 3-O-α-rhamnopyranosyl-（1→3）-β-glucopyranosyl-（1→2）-β-quinovopyranoside、α-sulfoxidebreynogenin 3-O-［α-rhamnopyranosyl-（1→3）］-α-rhamnopyranosyl-（1→2）-β-glucopyranosyl-（1→2）-β-quinovopyranoside。

4. 药理作用　据报道 1∶1200 黑面神流浸膏稀释液在试管内对金黄色葡萄球菌、绿脓杆菌、大肠杆菌、福氏痢疾杆菌、甲型链球菌均有很强的抑菌作用，可能与其所含鞣质有关。孟正木等研究鸡血藤、赤芍、芡实、白背叶、何首乌、三加皮、肾蕨和青凡木 8 种中草药提取物对单纯疱疹病毒 I 型、水疱性口炎病毒、流感病毒 A 型、腺病毒 3 型及艾滋病毒逆转录酶的活性。结果发现，青凡木（黑面神）对腺病毒、水疱性口炎病毒显示较低的 CP1E，表明有强的抗病毒活性，但其细胞毒性大，ST ≤ 1。另有研究表明，黑面神全草提取物（100～500μg/mL）对鼠 RNA 病毒逆转录酶和人 DNA 聚合酶也有抑制作用，其 IC_{50} 分别为 2.0μg/mL 和 5.0μg/mL。小鼠腹腔注射 5% 黑面神注射液（去鞣质），每只 0.4mL，观察 2 星期无死亡。家兔静脉注射 40mL 后，再每日注射 4 次，每次 20mL，连续 10d，未见异常。15d 后解剖检查，各脏器无任何改变。表明除去鞣质的黑面神注射液毒性较低。

综上所述，黑面神在岭南地区使用有较为悠久的历史，也为广东习用地产药材。民间使用及现代临床应用情况表明，本品有较好的清热祛湿、活血解毒的功效，用于支气管炎、跌打损伤及湿疹、皮肤瘙痒、外阴瘙痒等皮肤病均有良好的疗效。虽现代药理研究也表明本品有抑菌和抗病毒的作用，现代化学成分研究表明本品含多类生物碱、黄酮及萜类成分，但缺乏系统研究，研究也不够深入，未能揭示出其物质基础及作用机制，如能进一步系统开发研究，将具有较好的应用前景。

二、含量测定研究

1. 总黄酮的含量测定及水提工艺优化　黑面神药材中主要含有三萜类、黄酮类、酚类和鞣质等成分。黄酮类成分具有广泛的生物活性，如抗炎、抗肿瘤、抗菌和抗病毒活性、抗氧化、调节心血管等。目前已从黑面神药材中分离鉴定了多个黄酮类化合物，包括（-）- 表儿茶素、5- 羟基 -7,8,4- 三甲氧基黄酮、8- 羟基木犀草素 -8- 鼠李糖苷等。紫外分光光度法广泛用于黄酮类、萜类化合物等的含量测定。本实验首次采用紫外分光光度法测定了黑面神茎中总黄酮的含量，对黑面神茎中总黄酮水提工艺进行优化，为有效利用黄酮类成分提供依据。

（1）实验材料与方法

1）对照品溶液的制备：取芦丁对照品 10.9mg，精密称定，置 25mL 量瓶中，加 70% 乙醇适量，超声使之溶解，冷却至室温，加 70% 乙醇至刻度，摇匀，得到 0.436mg/mL 对照品溶液。

2）供试品溶液的制备：取黑面神茎粗粉 1.5g，精密称定。置于 100mL 具塞锥形瓶中，精密加 30mL 水，密塞，称定重量，超声处理 50min，取出，放冷，再称定重量，用水补足减失的重量，摇匀，滤过，滤液置 50mL 量瓶中，用 70% 乙醇稀释至刻度，摇匀，作为供试品溶液。

3）测定波长的选择：精密吸取对照品溶液、样品溶液各 1mL，置于 25mL 量瓶中，分别加入 70% 乙醇至 6mL，加 5% 亚硝酸钠试液 1.0mL，摇匀，放置 6min；加 10% 硝酸铝试液 1.0mL，摇匀，放置 6min；加 10% 氢氧化钠试液 10.0mL，再加水至刻度，摇匀，放置 15min 后，在 400 ～ 800nm 范围内进行全波长扫描（图 4-115、

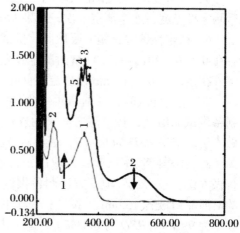

图 4-115　芦丁显色前后 UV 扫描比较
1、2 分别为显色前后的 UV 图谱

图 4–116）。发现对照品未显色吸收峰在 354nm，显色后吸收峰在 511nm 处（未显色对照品在此处无吸收）；样品未显色在 511nm 处无吸收，显色后在 511nm 处有吸收，故选择 511nm 为测定波长。

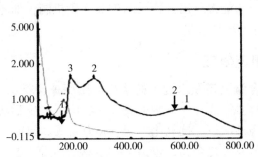

图 4–116　茎显色前后 UV 扫描比较
1、2 分别为显色前后的 UV 图谱

4）线性关系考察：精密吸取上述对照品溶液（0.436mg/mL）0.0、0.5、1.0、1.5、2.0、2.5、3.0mL，分别置于 7 个 25mL 量瓶中，再分别加水至 6mL，加 5% 亚硝酸钠试液 20mL，摇匀，放置 6min；加 10% 硝酸铝试液 1.0mL，摇匀，放置 6min；加 10% 氢氧化钠试液 10.0mL，再加水至刻度，摇匀，放置 15min 后，以相应试剂作空白，于波长 511nm 处测定吸光度。以芦丁浓度（C）为横坐标，以吸光度值（A）为纵坐标，绘制标准曲线。并进行回归分析，得回归方程为：$A=11.105C-0.0099$，$r=0.9993$（$n=7$）。结果表明，芦丁在 0.0090～0.0520mg/mL 范围内与吸光度呈良好的线性关系。

5）精密度试验：精密吸取同一供试品溶液 2mL，按 "3)" 项下方法显色后测定吸光度，连续测定 6 次，结果 RSD 为 0.14%，表明仪器的精密度良好。

6）稳定性试验：精密吸取同一供试品溶液 2mL，按 "3)" 项下方法显色后在 0、10、20、40、60min 时测定吸光度，结果 RSD 为 1.15%，表明供试品溶液在显色后 0～60min 内稳定性良好。

7）重复性试验：取本品同一批样品 1.5g，精密称定，按 "2)" 项下方法制备供试品溶液，按 "测定波长的选择" 项下方法显色并测定吸光度。平行做 6 份，结果 RSD 为 0.98%，表明本方法重复性良好。

8）加样回收率试验：称取已知含量的黑面神茎粗粉 5g，精密称定，平行做 6 份。按 "2)" 项下方法制备供试品溶液，精密加入浓度为 2.02mg/mL 的对照品溶液各 15.0mL，按 "3)" 项下方法显色并测定吸光度。结果平均回收率为 99.1%，RSD 为 0.83%（$n=6$），表明本实验回收率较高。

（2）正文试验　为进一步测定黑面神茎中总黄酮的含量，对其水提工艺条件进行研究，考察提取时间、加水量和提取次数对总黄酮提取率的影响，设计 L9（3^4）正交试验，各因素水平设计如表 4-136。对正交试验的结果进行直观分析和方差分析，结果见表 4-137 和表 4-138。

表 4-136　因素水平表

水平	A 提取时间（min）	B 加水量（倍）	C 提取次数（次）
1	30	10	1
2	60	20	2
3	90	30	3

表 4-137　正交试验结果

No	A	B	C	D	总黄酮含量（mg/g）
1	1	1	1	1	35.82
2	1	2	2	2	38.15
3	1	3	3	3	37.23
4	2	1	2	3	37.83
5	2	2	3	1	38.70
6	2	3	1	2	36.38
7	3	1	3	2	37.16
8	3	2	1	3	36.51
9	3	3	2	1	37.90
K_1	37.067	36.937	36.237	37.473	
K_2	37.637	37.787	37.960	37.230	
K_3	37.190	37.170	37.697	37.190	
R	0.570	0.850	1.723	0.283	

表 4-138　方差分析结果

因素	SS	f	F	P
A	0.540	2	3.830	
B	1.157	2	8.206	
C	5.171	2	36.674	< 0.05
D（误差）	0.14	2		

从直观分析及方差分析结果看出，以空白作为误差项，提取次数对总黄酮含量的影响具有显著性差异，其次为加水量对总黄酮含量影响较大。对于考察的三因素而言，均为水平 2 比水平 1、水平 3 要高，优选水平 2 为宜。优选的提取工艺路线为 $A_2B_2C_2$，即药材加 20 倍量水，加热提取 2 次，每次 1h。

验证实验:取黑面神茎粗粉约 1.5g，精密称定 3 份，按优选工艺进行验证试验，得出总黄酮含量平均值为 38.62mg/g，*RSD* 值为 0.38%；与正交结果基本一致，表明该工艺合理，稳定可行。

（3）总黄酮的含量测定　按"2）"项下制备供试品溶液，按"3）"项下方法显色并测定吸光度，计算黑面神茎中总黄酮的含量，结果见表 4-139。

表 4-139　黑面神茎中总黄酮含量测定结果

生药量 （g）	所取体积 （mL）	吸光度	总黄酮浓度 （mg/mL）	总黄酮含量 （mg/g）	平均含量 （mg/g）
1.5103		0.506	0.0465	38.75	
1.5028	1.5	0.495	0.0455	37.96	38.58
1.5035		0.510	0.0468	39.03	

实验中比较了 3 种不同的测定方法，首先对照品和样品均不显色，于 200～400nm 范围内扫描，芦丁在 208、256.5、354nm 处有吸收峰，而样品在 278.5nm 处有吸收峰，不适于总黄酮的测定。其次，以 $AlCl_3$-KAc 为显色剂，芦丁未显色吸收峰在 354nm，显色后在 229nm、274nm 处有吸收峰（未显色芦丁在此处无吸收）；样品显色后在 221、285.5nm 处有吸收峰，样品未显色在 278.5nm 处有吸收峰，产生干扰，亦不适于总黄酮的测定。通过比较 3 种测定方法，最终选择 Al（NO_3）$_3$-$NaNO_2$-NaOH 显色法进行总黄酮的含量测定。

（4）讨论　本实验首次以芦丁作为对照品，采用 Al（NO_3）$_3$-$NaNO_2$-NaOH 显色法显色，通过正交实验设计法优选黑面神茎中总黄酮的水提工艺，最终确定了黑面神茎中总黄酮的最佳工艺:固液比为 1:20，提取时间为 1h，提取次数为 2 次。在此条件下黑面神茎中总黄酮含量为 38.58mg/g。本实验可为进一步研究黄酮类成分提供依据。

2. 表儿茶素的含量测定及提取工艺优化　有人从黑面神嫩枝叶中分离鉴定了表儿茶素，但未见其含量测定及提取优化方面的报道。为有效开发利用这一植物资源，本实验首次采用 HPLC 法对黑面神枝叶中表儿茶素含量进行测定，并运用 L_9（3^4）正交试验优化其水提取条件，现报道如下。

（1）仪器与材料

1）仪器：Agilent 1100 型高效液相色谱仪，包括四元泵、在线脱气机、手动进样器、DAD 检测器；BS224S 型电子天平（北京赛多利斯仪器系统有限公司）；KQ3200E 医用超声波清洗器（昆山市超声仪器有限公司）；HH-S$_4$ 型数显恒温水浴锅（金坛市医疗仪器厂）。

2）材料：黑面神枝叶购自广州至信药业有限公司，经广州中医药大学生药鉴定教研室黄海波教授鉴定为大戟科黑面神属植物 *Breynia fruticosa*（L.）Hook. f. 的干燥嫩枝叶；表儿茶素对照品（中国药品生物制品检定所，批号：110878-200102）。水为屈臣氏蒸馏水；甲醇为色谱纯；磷酸为分析纯。

（2）方法与结果

1）黑面神枝叶中表儿茶素含量测定：

①色谱条件：Boston Green ODS C$_{18}$ 色谱柱（4.6mm×250mm，5μm）；流动相：甲醇 -0.1% 磷酸溶液；体积流量：1.0mL/min；检测波长 230nm；柱温 30℃；进样量 20μL。在此条件下黑面神枝叶供试品溶液中表儿茶素峰与相邻峰能达到基线分离，其保留时间为 47.932min，色谱柱理论塔板数按表儿茶素计算应不低于 3600。对照品与供试品溶液的色谱图见图 4-117 和图 4-118。

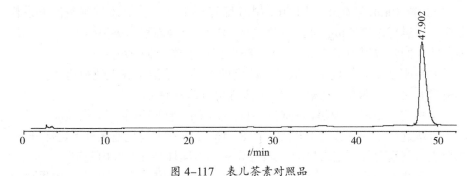

图 4-117　表儿茶素对照品

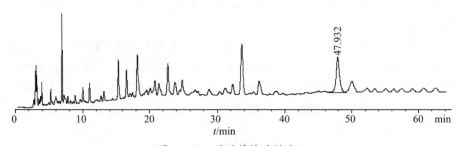

图 4-118　黑面神枝叶供试品

②色谱方法：以甲醇和 0.1% 磷酸溶液为有机相和水相，采用二元梯度洗脱的方法，梯度洗脱程序见表 4–140。

表 4–140　梯度洗脱程序

时间（min）	甲醇（%）	0.1% 磷酸溶液（%）
0	5	95
15	15	85
35	18	82
60	23	77
65	5	95

③对照品溶液的制备：精密称取表儿茶素对照品 6.6mg，加 50% 甲醇制成每 1mL 含 0.66mg 的溶液，摇匀，即得。

④供试品溶液的制备：将黑面神枝叶粉碎成最粗粉，取药材粗粉约 1.0g，精密称定，置 100mL 圆底烧瓶中，精密加入水 25mL，称定重量，80℃温浸提取 1h，放冷，再称定重量，用水补足减失的重量，摇匀，滤过，取续滤液，微孔滤膜滤过，即得。

⑤标准曲线的制备：精密吸取"③"项中对照品溶液 0.1、0.2、0.5、1、2、4mL 置 10mL 量瓶中，用 50% 甲醇稀释至刻度，在上述色谱条件下进样分析。以进样浓度（mg/mL）为横坐标（X），以峰面积为纵坐标（Y）绘制标准曲线，回归方程为 $Y=59283X+53.986$，相关系数 $r=0.9999$。

⑥精密度试验：精密吸取同一浓度的对照品溶液，在上述色谱条件下连续进样 6 次，测得表儿茶素含量，结果显示 $RSD=0.67\%$。

⑦稳定性试验：取黑面神枝叶粗粉约 1.0g，精密称定，按供试品溶液的制备方法进行处理，分别于 0、2、4、8、16、24h 在上述色谱条件下进样分析，测得表儿茶素含量，结果显示 $RSD=1.03\%$，表明样品在 24h 内稳定。

⑧重现性试验：取黑面神枝叶粗粉约 1.0g，6 份，精密称定，按供试品溶液的制备方法进行处理，在上述色谱条件下进样分析，测得表儿茶素含量，结果显示 $RSD=1.27\%$。

⑨加样回收率试验：称取已知含量的黑面神枝叶粗粉约 0.5g，6 份，精密称定，精密加入表儿茶素对照品 0.350mg，按供试品溶液的制备方法进行处理，在上述色谱条件下进样分析，结果显示平均回收率达 98.2%，$RSD=1.03\%$，表明表儿茶素加样回收率试验良好，符合定量分析要求。

2）正交试验：

①优选水提工艺条件：为提高黑面神枝叶中表儿茶素的水提得率，运用 $L_9(3^4)$ 正交试验，对浸泡时间、加水量、提取时间和提取次数进行考察，因

素水平见表 4-141。取黑面神枝叶粗粉约 1.0g，精密称定，置 100mL 圆底烧瓶中，按表 4-141 进行提取，按供试品溶液的制备方法进行处理，在上述色谱条件下进样分析，测定表儿茶素含量，结果见表 4-142 和表 4-143。

表 4-141　因素和水平

水平	A	B	C	D
	浸泡时间 /min	加水量 / 倍	提取时间 /h	提取次数 / 次
1	15	20	0.5	1
2	30	25	1.0	2
3	45	30	1.5	3

表 4-142　正交试验结果

试验号	因素				评价指标
	A	B	C	D	表儿茶素含量（mg/g）
1	1	1	1	1	0.6552
2	1	2	2	2	0.6225
3	1	3	3	3	0.3828
4	2	1	2	3	0.6767
5	2	2	3	1	0.4526
6	2	3	1	2	0.6881
7	3	1	3	2	0.7029
8	3	2	1	3	0.5726
9	3	3	2	1	0.6822
K_1	0.554	0.678	0.639	0:597	
K_2	0.606	0.549	0.660	0.671	
K_3	0.653	0.584	0.513	0.544	
R	0.099	0.129	0.147	0.127	

表 4-143　方差分析结果

因素	SS	f	F	P
A	0.015	2	1	$P>0.05$
B	0.027	2	1.8	$P>0.05$
C	0.038	2	2.533	$P>0.05$
D	0.024	2	1.6	$P>0.05$
误差	0.01	2		

注：$F_{0.05}$（2，2）=19.00，$P<0.05$。

②试验结果分析：从直观分析及方差分析结果看出，以浸泡时间作为误差项，加水量、提取时间和提取次数对表儿茶素含量的影响均无显著性差异。各考察因素对表儿茶素含量的影响次序为C>B>D>A，优选的提取工艺路线为$A_3B_1C_2D_2$，即药材加20倍量水浸泡45min，80℃温浸提取2次，每次1h。

③工艺验证性试验：取黑面神枝叶粗粉约1.0g，3份，精密称定，置100mL圆底烧瓶中，按优选工艺进行验证试验，得出表儿茶素提取量平均值0.7032mg/g，*RSD*值为0.30%。与正交结果基本一致，表明该工艺合理，稳定可行。

3）样品含量测定：取3批黑面神枝叶粗粉约1.0g，精密称定，按优选工艺进行提取，在以上述色谱条件下进样分析，测定表儿茶素含量。结果显示，不同批次的黑面神枝叶中表儿茶素含量相似。结果见表4–144。

表4-144　黑面神枝叶中表儿茶素含量测定

批次	生药量（g）	峰面积	浓度（mg/mL）	含量（mg/g）
1	1.0023	1098.3	0.0176	0.7030
2	1.0015	1097.2	0.0176	0.7028
3	1.0026	1099.6	0.0176	0.7037

（3）讨论

1）样品提取方法的选择：实验过程中比较了温浸提取法和超声法（功率250W，频率20kHz）对黑面神枝叶中表儿茶素含量的影响。结果显示，温浸提取法得率较超声法高。此外，分别于40、60、80、100℃下进行提取，结果显示，80℃提取时表儿茶素含量最高。故选择80℃温浸提取法作为样品的提取方法。

2）检测波长的选择：取0.066mg/mL表儿茶素对照品溶液于200～800nm进行紫外扫描，显示在230nm处有最大吸收。《中国药典》（2010年版）记载，对儿茶中儿茶素和表儿茶素进行含量测定时，检测波长为280nm。查阅相关文献，多数亦采用280nm作为检测波长。本实验过程中比较了230nm和280nm下供试品溶液的HPLC色谱图，发现在波长为230nm处表儿茶素峰面积大，且峰型较好，故选用230nm为检测波长。

3）流动相的选择：曾选用甲醇–乙腈–0.1%磷酸溶液（18∶7∶75）为流动相，黑面神枝叶供试品中表儿茶素出峰时间为9.5min，但因药材成分多为中高极性，出峰时间太快导致基线漂移严重，且与相邻峰的分离度不好，故不采用此流动相。后调整乙腈–0.1%磷酸溶液为流动相，药材中表儿茶素峰分离度亦不佳。最终调整流动相为甲醇 –0.1% 磷酸溶液梯度洗脱后分离度明显改善，且峰型较好，故选用甲醇 –0.1% 磷酸溶液作为流动相进行梯度洗脱。

4）目前，黑面神仅在《中国药典》（2010 年版）附录 25 中收载：鬼画符为大戟科植物黑面神 *Breynia fruticosa*（L.）Hook.f. 的干燥全株。本文首次研究了黑面神枝叶中表儿茶素的含量测定及水提取工艺条件，为其质量标准的建立及更好地控制药材质量提供依据。

三、指纹图谱研究

1. 实验材料与方法

（1）供试品溶液制备　将黑面神嫩枝叶剪碎打成粗粉，称取 2.0g，加 25mL 蒸馏水煎煮 1.5h，煎煮 2 次，过滤，旋蒸浓缩至浓度为 8mg/mL，微孔滤膜过滤，保存备用。

（2）检测波长确定　取黑面神水提物于 200 ～ 800nm 范围内进行全波长扫描，结果显示，黑面神水提物在 280nm 处出峰数量最多，且峰形较好，故选取 280nm 作为检测波长。见图 4-119、图 4-120。

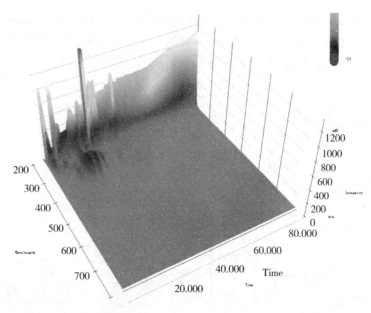

图 4-119　黑面神水提物 200 ～ 800nm（0 ～ 90min）紫外吸收

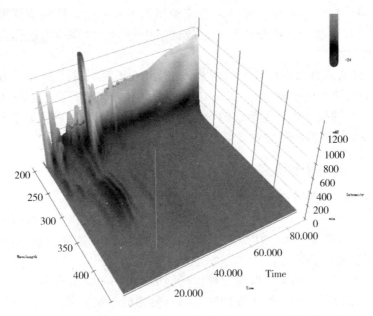

图 4-120　黑面神水提物 200～450nm（0～90min）紫外吸收

（3）色谱条件　色谱柱为 Boston Green ODS C_{18}（4.6mm×250mm，5μm）；流动相为甲醇 –0.1% 磷酸溶液，梯度洗脱：0～90min，甲醇 5%～95%；流速为 1.0mL/min；柱温为 30℃；进样量为 2μL。见图 4-121。

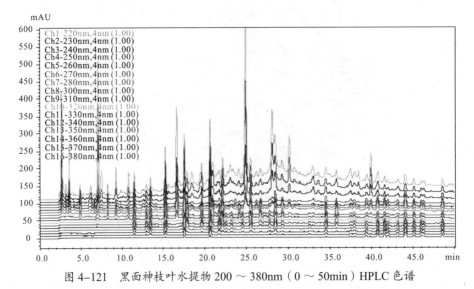

图 4-121　黑面神枝叶水提物 200～380nm（0～50min）HPLC 色谱

2. 各极性部位 HPLC 色谱比较

（1）供试品制备　将黑面神枝叶剪碎成粗粉，以药材粗粉、蒸馏水 1∶10 的比例回流提取 3 次，每次 1.0h，过滤，合并滤液，旋蒸浓缩后，依次用氯仿、乙酸乙酯、正丁醇溶剂萃取，各萃取 5 次，至溶剂层透明近无色，回收各溶剂，剩余水层部分旋转蒸发浓缩。各部位提取物均浓缩至无溶剂味的稠膏，再低温烘成干膏，备用。实验时取各部位干膏加蒸馏水超声溶解，配成 1g/mL 的供试品溶液，用微孔滤膜滤过，备用。

（2）色谱条件　色谱柱为 Boston Green ODS C_{18}（4.6mm×250mm，5μm）；流动相为甲醇 –0.1% 磷酸溶液；流速为 1.0mL/min；柱温为 30℃；进样量为 20μL；梯度洗脱程序见表 4-145。

表 4-145　流动相梯度洗脱程序

时间（min）	甲醇（%）	0.1% 磷酸水溶液（%）
0	5	95
10	15	85
40	35	65
60	55	45
65	5	95

（3）HPLC 色谱结果　黑面神枝叶水提物 HPLC 色谱峰最多，大多数色谱峰能在氯仿、乙酸乙酯、正丁醇及剩余水层提取物 HPLC 色谱中找到对应，且乙酸乙酯和正丁醇提取物色谱峰最多，氯仿和剩余水层提取物色谱峰数量相对较少。见图 4-122～图 4-126。

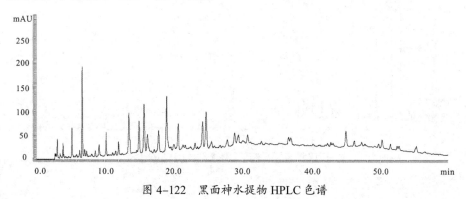

图 4-122　黑面神水提物 HPLC 色谱

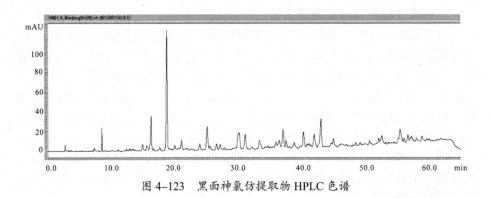

图 4-123　黑面神氯仿提取物 HPLC 色谱

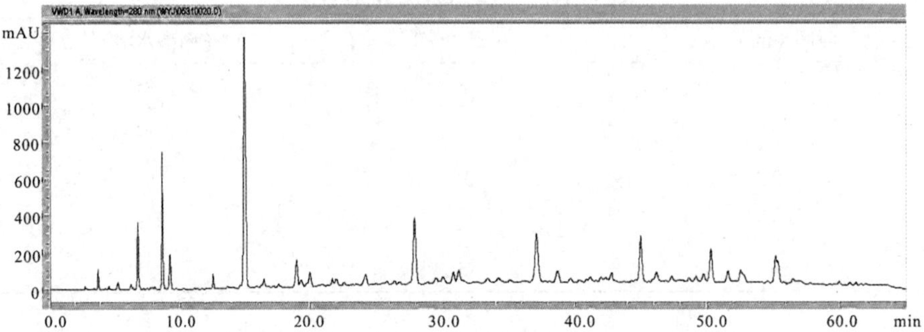

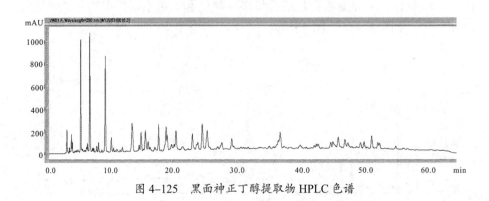

图 4-124　黑面神乙酸乙酯提取物 HPLC 色谱

图 4-125　黑面神正丁醇提取物 HPLC 色谱

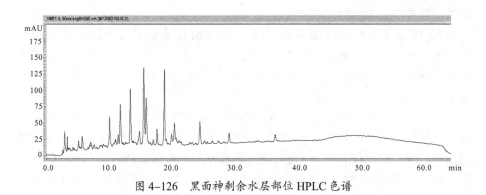

图 4-126　黑面神剩余水层部位 HPLC 色谱

四、药理作用研究

黑面神具有清热祛湿、活血解毒的功效，文献记载其对多种皮肤疾病有治疗作用。本课题组前期对黑面神的药理作用进行了研究，结果显示其对慢性皮炎湿疹模型小鼠具有较好的治疗作用。虽然黑面神的化学成分已有多人研究，但对其慢性皮炎—湿疹的药效成分尚未揭示。本研究对药效作用进行关联性分析，为合理开发黑面神药材资源奠定基础。

1. 黑面神不同提取部位抗慢性皮炎—湿疹药效研究

（1）实验材料与方法

1）供试品制备：将黑面神氯仿、乙酸乙酯、正丁醇及剩余水层提取物浸膏，分别按比例加入凡士林、十八醇、轻质液状石蜡及甘油制成黑面神软膏。

2）分组与给药：小鼠适应性饲养 5 天后，按体重随机分成 13 组，每组 10 只，分别为模型对照组（不做药物处理），基质对照组（40g 空白基质/kg），各极性部位软膏高、低剂量组（40g 生药/kg、20g 生药/kg），皮炎平阳性药组（0.015g/kg）。各组小鼠右耳正反两面均匀涂抹相应药物 0.2g/kg，每天上下午各 1 次，连续给药 12d 后，检测相关指标。

3）慢性皮炎-湿疹小鼠模型制备：于小鼠右耳正反两面涂布 0.2% DNFB-丙酮溶液 30μL，左耳正反两面涂布同等容积的丙酮溶液作为对照，每隔 3d 涂布 1 次，共 3 次。

4）指标测定：采用游标卡尺测量各组小鼠诱发前以及第 8、11、14d 时右耳中部厚度，以诱发前为基础值计算各组小鼠激发前后右耳厚度差值。末次采用 DNFB-丙酮溶液激发后 1h，用打孔器打下两片 8mm 直径的圆形耳片，分别称重，根据公式计算肿胀度及肿胀抑制率。

肿胀值（mg）＝右耳重量−左耳重量

肿胀抑制率（%）＝（模型组平均肿胀值−给药组平均肿胀值）÷模型

组平均肿胀值 ×100%。

5）统计学方法：采用 SPSS19.0 软件对所得数据进行处理，采用均数加减标准差（$\bar{x}\pm s$）表示，组间比较采用单因素方差分析，方差齐性者采用 LSD 检验，方差不齐者采用 Dunnet-t 或 t' 检验。$P<0.05$ 为差异具有统计学意义。

（2）研究结果 结果显示，模型组与基质对照组小鼠皮肤状态比较差异具有统计学意义（$P<0.01$），表明由 DNFB 诱发的慢性皮炎湿疹小鼠模型造模成功。与模型组比较，皮炎平阳性组，黑面神水提物高剂量组，乙酸乙酯部位高、低剂量组，正丁醇部位高、低剂量组小鼠耳厚度显著降低，差异具有统计学意义（$P<0.05$ 或 0.01），而黑面神氯仿部位和黑面神剩余水层部位组小鼠耳厚度无明显变化，表明黑面神水提物、黑面神乙酸乙酯部位和正丁醇部位制成的软膏均可明显抑制 DNFB 慢性炎性肿胀，氯仿部位和剩余水层部位制成的软膏对 DNFB 诱发的小鼠耳朵慢性炎性肿胀无明显抑制作用。在肿胀抑制率方面，皮炎平组为 89.41%；黑面神水提物高剂量组为 75.29%，低剂量组为 45.88%；乙酸乙酯部位高剂量组为 60.00%，低剂量组为 40.00%；黑面神正丁醇高剂量组为 65.88%，低剂量为 55.29%，均显著高于黑面神氯仿部位高低剂量组和黑面神剩余水层组，与耳厚度研究结果类似。结果见 4–146 和表4–147。

表 4–146 黑面神各极性部位对慢性皮炎—湿疹模型小鼠耳厚度差的影响

（$\bar{x}\pm s$, $n=10$, mm）

组别	d_0	d_8-d_0	$d_{11}-d_0$	$d_{14}-d_0$
基质对照组	0.162±0.011	0.032±0.024	0.038±0.014	0.036±0.019
模型对照组	0.168±0.012	0.139±0.02##	0.216±0.035##	0.215±0.028##
皮炎平组	0.168±0.020	0.049±0.014**	0.133±0.05**	0.140±0.028**
HMS 水提高剂量组	0.163±0.018	0.077±0.008**	0.141±0.032**	0.162±0.035**
HMS 水提低剂量组	0.163±0.022	0.134±0.019	0.206±0.022	0.203±0.016
HMS 氯仿高剂量组	0.159±0.018	0.134±0.018	0.208±0.031	0.202±0.042
HMS 氯仿低剂量组	0.165±0.024	0.138±0.025	0.212±0.028	0.208±0.038
HMS 乙酸乙酯高剂量组	0.167±0.017	0.076±0.015**	0.139±0.026**	0.162±0.014**
HMS 乙酸乙酯低剂量组	0.172±0.013	0.082±0.014*	0.153±0.021*	0.172±0.022*
HMS 正丁醇高剂量组	0.175±0.012	0.072±0.013**	0.136±0.026**	0.159±0.03**
HMS 正丁醇低剂量组	0.165±0.021	0.077±0.015**	0.143±0.019**	0.165±0.033**

续表

组别	d0（mm）	d8–d0（mm）	d11–d0（mm）	d14–d0（mm）
HMS 水层高剂量组	0.167±0.015	0.121±0.017	0.193±0.028	0.190±0.031
HMS 水层低剂量组	0.164±0.012	0.130±0.022	0.210±0.022	0.191±0.016

注：与基质对照组比较，$^{\#\#}P<0.01$；与模型对照组比较，$^{*}P<0.05$ 或 $^{**}P<0.01$。

表 4-149　黑面神各极性部位对慢性皮炎—湿疹模型小鼠耳质量差的影响
（ $\bar{x}\pm s$, n=10 ）

组别	剂量（g 生药/kg）	肿胀度（mg）	肿胀抑制率（%）
基质对照组	40	0.0009±0.4	—
模型对照组	—	8.5±0.8$^{\#\#}$	—
皮炎平组	0.015	0.9±0.4**	89.41
HMS 水提高剂量组	40	2.1±0.7**	75.29
HMS 水提低剂量组	20	4.6±0.3*	45.88
HMS 氯仿高剂量组	40	8.1±0.6	4.70
HMS 氯仿低剂量组	40	8.3±0.3	2.35
HMS 乙酸乙酯高剂量组	40	3.4±0.5**	60.00
HMS 乙酸乙酯低剂量组	20	5.1±0.2*	40.00
HMS 正丁醇高剂量组	40	2.9±0.7**	65.88
HMS 正丁醇低剂量组	20	3.8±0.4**	55.29
HMS 剩余水层高剂量组	40	7.5±0.6	11.76
HMS 剩余水层低剂量组	20	8.0±0.8	5.88

注：与基质对照组比较，$^{\#\#}P<0.01$；与模型对照组比较，$^{**}P<0.01$。

（3）讨论　本研究结果显示，黑面神水提物 HPLC 色谱峰最多，大多数色谱峰能在氯仿、乙酸乙酯、正丁醇及剩余水层提取物 HPLC 色谱中找到对应，而以乙酸乙酯和正丁醇提取物色谱峰最多，氯仿和剩余水层部位色谱峰数量较少。动物实验表明，黑面神正丁醇和乙酸乙酯提取物制备的软膏对小鼠耳肿胀抑制率最高，与 HPLC 色谱峰数量呈正相关，故黑面神 HPLC 色谱及其相关峰数据可用于衡量黑面神的抗慢性皮炎 – 湿疹的疗效，为进一步开发利用黑面神资源提供参考依据。

2. 黑面神不同提取部位对慢性皮炎 – 湿疹模型小鼠免疫器官指数及耳组织病理学的影响　黑面神用途广泛，可用于皮炎、湿疹、皮肤瘙痒等多种皮肤病的治疗。本课题组前期药理实验已经证实，黑面神嫩枝叶水提物对小鼠慢性皮炎－湿疹具有显著的治疗作用，为进一步探究其安全有效性，本实验采用系统溶剂萃取法将黑面神嫩枝叶水提物分为氯仿、乙酸乙酯、正丁醇及剩余水层 4 个不同极性部位，并制成相应软膏，通过观察其对慢性皮炎－湿疹模型小鼠免疫器官指数及耳组织病理学的影响，可为黑面神抗慢性皮炎－湿疹有效成分及药效作用机制和安全性的进一步探讨提供依据。

（1）制备黑面神嫩枝叶水提物各极性部位提取物软膏　将黑面神嫩枝叶粉碎成粗粉，称取适量置于圆底烧瓶，置于电热套中，加 10 倍量水加热回流提取 1.0h，共提取 3 次，趁热滤过，合并滤液，置于高压蒸汽锅中浓缩至适量体积。所得浓缩液依次用氯仿、乙酸乙酯、水饱和的正丁醇萃取，分别萃取 5 次，回收各萃取溶剂，剩余水层溶液减压浓缩至少量体积，合并萃取所得物及剩余水层所得物并转移至已称重的蒸发皿中，置于水浴锅上于适宜温度下蒸干溶剂，再放置于烘箱中烘至干膏，备用。按比例称取十八醇、凡士林、甘油、轻质液状石蜡置水浴锅上加热溶解搅拌均匀，备用；将纯化水缓慢加入油相液体中，边加边搅拌使混合均匀，冷凝，作为软膏基质，备用；将氯仿、乙酸乙酯及正丁醇部位所得提取物干膏加少量上述油相基质，于水浴锅上加热搅拌使溶解，再缓慢加入软膏基质中，边加边搅拌使混合均匀，转移至研钵中，沿同一方向搅拌数分钟，冷凝，使呈软膏状，即得。称重，计算每克软膏相当的的生药量。

（2）提取物对模型小鼠免疫器官指数的影响　末次激发后 24h 处死并解剖小鼠，取胸腺和脾脏，立即称重，分别计算胸腺和脾脏指数，并进行统计学分析。胸腺或脾脏指数＝胸腺或脾脏质量（g）/体质量×10。结果见表4-148。

表 4-148　黑面神各极性部位对慢性皮炎－湿疹模型小鼠免疫器官指数影响
（ $\bar{x} \pm s$，$n = 10$ ）

组别	剂量（g 生药 /kg）	脾脏		胸腺	
		指数（mg/10g）	抑制率（%）	指数（mg/10g）	抑制率（%）
正常组	—	0.369±0.024	—	0.342±0.021	—
基质对照组	—	0.352±0.016	—	0.339±0.033	—
模型组	—	0.361±0.012	—	0.358±0.023	—
皮炎平组	0.015	0.095±0.018[b]	73.68	0.232±0.026[b]	35.19
氯仿高剂量组	40	0.349±0.014	3.32	0.341±0.026	4.75

续表

组别	剂量（g 生药/kg）	脾脏		胸腺	
		指数（mg/10g）	抑制率（%）	指数（mg/10g）	抑制率（%）
氯仿低剂量组	20	0.355±0.023	1.66	0.348±0.014	2.79
乙酸乙酯高剂量组	40	0.243±0.022[a]	32.68	0.279±0.017[a]	22.07
乙酸乙酯低剂量组	20	0.259±0.015[a]	28.25	0.295±0.018	17.60
正丁醇高剂量组	40	0.141±0.023[b]	60.94	0.245±0.021[b]	31.56
正丁醇低剂量组	20	0.176±0.017[b]	51.24	0.263±0.016[b]	26.53
水层高剂量组	40	0.358±0.018	0.83	0.350±0.022	2.23
水层低剂量组	20	0.365±0.025	—	0.352±0.019	1.67

注: 与正常组相比，[a]$P<0.01$；与模型组相比，[b]$P<0.01$，[c]$P<0.05$。

与正常组相比，基质对照组和模型组小鼠免疫器官指数均无明显变化，无统计学差异（$P>0.05$）；与模型组相比，阳性组小鼠胸腺和脾脏指数均显著下降，具有显著统计学差异（$P<0.01$），且脾脏指数下降更明显，与胸腺指数相比，差别具有统计学意义（$P<0.05$）；与模型组相比，正丁醇高、低剂量组小鼠胸腺和脾脏指数均显著下降，具有显著统计学差异（$P<0.01$），2组间无统计学差异；乙酸乙酯高、低剂量组小鼠免疫器官指数有所下降，而氯仿及剩余水层部位对小鼠免疫器官指数均无显著影响。

（3）模型小鼠耳组织病理学观察　分别将12组小鼠右耳片放入体积分数10%甲醛–PBS溶液中固定，4μm石蜡切片，苏木精和伊红（hematoxylin and eosin，HE）染色，在光学显微镜下观察耳片病理学变化。

与正常组相比，基质对照组小鼠耳组织无明显改变。模型组小鼠右耳鳞状上皮表面角化过度、增厚，上皮细胞间未见水肿，真皮浅层血管扩张，炎细胞数量明显多于正常组，可见较多的单核细胞浸润及个别粒细胞。皮炎平组鼠耳表皮稍增厚，真皮内充血水肿缓解，未见明显单核细胞浸润。乙酸乙酯高剂量组及正丁醇组鼠耳组织变化与阳性组相似，炎性细胞数明显低于其余试药组，但多于正常组。结果表明，黑面神嫩枝叶水提物乙酸乙酯高剂量及正丁醇组能抑制慢性皮炎–湿疹小鼠皮损中炎症细胞浸润，改善耳片病理改变。结果见图4-127。

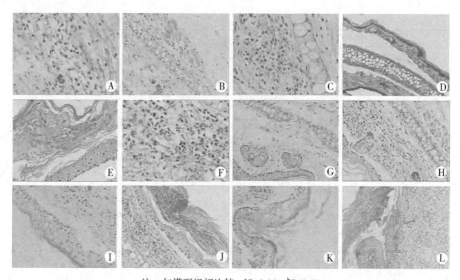

注：与模型组相比较，$^a P<0.05$，$^b P<0.01$

图 4-127　黑面神各极性部位对慢性皮炎－湿疹小鼠耳病理学改变的影响

A. 空白组；B. 基质对照组；C. 模型组；D. 皮炎平组；E. 氯仿高剂量组；
F. 氯仿低剂量组；G. 乙酸乙酯高剂量组；H. 乙酸乙酯低剂量组；
I. 正丁醇高剂量组；J. 正丁醇低剂量组；K. 水层高剂量组；L. 水层低剂量组

　　本实验结果显示，黑面神嫩枝叶水提物乙酸乙酯高剂量组及正丁醇组可明显改善慢性皮炎－湿疹模型的鼠耳增厚，可显著抑制小鼠耳肿胀，抑制慢性皮炎－湿疹小鼠皮损中炎症细胞浸润，改善耳片病理改变，正丁醇组显著抑制小鼠免疫器官指数。而氯仿部位和剩余水层部位对慢性皮炎－湿疹模型小鼠均无明显作用。可得出结论，黑面神嫩枝叶水提物治疗小鼠慢性皮炎－湿疹有效部位为乙酸乙酯部位和正丁醇部位。为有效单体的分离鉴定打下了研究基础。

　　3. 抗皮肤Ⅰ型超敏反应　　黑面神临床常用于治疗湿疹、荨麻疹、皮肤瘙痒、漆过敏等Ⅰ型超敏反应性皮肤病。为进一步开发、应用黑面神，笔者对其水提物抗皮肤Ⅰ型超敏反应的药理作用进行了研究。

　　（1）实验材料

　　1）黑面神水提物的制备：取黑面神药材粗粉 500g，用冷水浸泡 1h，第 1 次煎煮用 5L 水，煮沸 1h，滤过。第 2、3 次煎煮分别用 2.5L 水，煮沸 30min，滤过。合并 3 次滤液，4℃贮藏 24h 后抽滤，旋转蒸发仪中浓缩滤液至 1000mL，4℃贮藏，临用前制备成所需浓度的溶液。

　　2）统计学方法：采用 SPSS13.0 统计软件包统计分析。数据以 $\overline{x} \pm s$ 表示，采用单因素方差分析，进行 Dunnet-t 或 t' 检验。$P<0.05$ 为差异有统计学

意义。

（2）方法与结果

1）黑面神水提物对小鼠全身性皮肤瘙痒的影响：实验分为 5 组，即空白对照（等容蒸馏水）、扑尔敏（0、0.04g/kg）与黑面神水提物高、中、低剂量（18、9、4.5g/kg）组。灌胃给药，每天 1 次，连续 5d，于末次给药后 1h 尾静脉注射 0.025% 低分子右旋糖酐 –40（1.25mg/kg）。以小鼠前爪搔抓头部，后爪搔抓躯干，嘴咬全身各部位作为瘙痒指征。记录瘙痒持续总时间与 30min 内瘙痒发作次数。

结果表明，与空白对照组比较，黑面神水提物高、中、低剂量组瘙痒次数显著减少，瘙痒持续时间显著缩短（$P<0.01$ 或 $P<0.05$）。表明黑面神水提物对右旋糖酐 –40 所致小鼠全身瘙痒有明显的抑制作用。黑面神水提物对右旋糖酐 –40 所致小鼠皮肤瘙痒的影响见表 4–149。

表 4–149　黑面神水提物对右旋糖酐 –40 所致小鼠皮肤瘙痒的影响
（$\bar{x} \pm s$, $n = 10$）

组别	剂量（g/kg）	瘙痒次数（次）	瘙痒持续时间（s）
空白对照组	–	18.11±6.75	314.88±252.05
扑尔敏组	0.004	12.30±4.14 **	185.31±60.06 *
黑面神水提物高剂量组	18.000	12.20±3.74 **	198.70±76.74 *
黑面神水提物中剂量组	9.000	13.56±3.28 *	178.35±69.87 *
黑面神水提物低剂量组	4.500	13.67±1.73 *	133.35±61.99 **

与空白对照组比较，* $P<0.05$，** $P<0.01$。

2）黑面神水提物对外源性组胺所致毛细血管通透性的影响：分组与给药同"1）"项下方法操作。于末次给药 1h 后尾静脉注射 0.5% 伊文斯蓝（0.1mL/10g），立即于小鼠腹部正中事先已脱毛皮肤处皮内注射 0.1% 磷酸组胺（每只 0.1mL），形成一个小皮丘。注射完毕后留针 10s，以防药液外渗。30min 后，将小鼠脱颈椎致死，剖开腹部，剪下腹部蓝染皮肤，用手术剪剪碎，置试管内，加入 4mL 丙酮 – 生理盐水（7:3，V/V）混合液，振摇。浸泡 24h 后，2000r/min 离心 10min，取上清液于 610nm 波长处测定吸光度（OD）值。

与空白对照组比较，黑面神水提物高、中、低剂量组小鼠蓝染皮肤 OD 值显著减少（$P<0.01$ 或 $P<0.05$）。表明黑面神水提物有明显抑制外源性磷酸组胺引起的小鼠皮肤毛细血管通透性增高的作用。黑面神水提物对组胺所致毛细血管通透性的影响见表 4–150。

表 4-150 黑面神水提物对组胺所致毛细血管通透性的影响

$$(\overline{x} \pm s, \ n = 10)$$

组别	剂量（g/kg）	蓝染皮肤 OD 值
空白对照组	-	0.338 ± 0.238
扑尔敏组	0.004	0.206 ± 0.095 *
黑面神水提物高剂量组	18.000	0.169 ± 0.048 **
黑面神水提物中剂量组	9.000	0.216 ± 0.060 *
黑面神水提物低剂量组	4.500	0.191 ± 0.079 *

与空白对照组比较，* $P<0.05$，** $P<0.01$。

（3）讨论　湿疹、荨麻疹、漆过敏等皮肤 I 型超敏反应主要是由免疫球蛋白（IgE）介导，肥大细胞、嗜碱粒细胞和嗜酸粒细胞等效应细胞以释放生物活性介质的方式参与发生。组胺是由左旋组氨酸脱酸生成后以肝素结合形式储存于组织肥大细胞、嗜碱性粒细胞及血小板的胞浆中的生物活性介质。当这些细胞受到免疫性原因或其他理化因素刺激后，可导致组胺释放，通过组胺 H1 或 H2 受体引起皮肤和黏膜毛细血管扩张和渗透性增高，可使皮肤黏膜水肿、充血、血浆外渗，出现风团、红斑、丘疹，并能通过刺激神经末梢而引起瘙痒。低分子右旋糖酐 -40 是有一定数量的大分子右旋糖酐，这些大分子排泄缓慢，易造成蓄积，是多糖化合物中促组胺释放作用最显著的物质。本研究结果表明，黑面神水提物可显著减少尾静脉注射右旋糖酐 -40 所致全身瘙痒模型小鼠的 30min 内瘙痒次数和瘙痒持续总时间，表现出良好的止痒作用；同时，黑面神水提物也可抑制外源性磷酸组胺引起的小鼠皮肤毛细血管通透性增高。由此提示，黑面神水提物对内源性组胺和外源性组胺均有抑制作用，表明黑面神水提物可通过抑制组胺的释放而发挥抗 I 型超敏反应的药理作用。

4.抗炎作用研究　为进一步合理开发应用黑面神，本实验对其水提物进行了抗炎药理作用探讨，现将实验结果报告如下。

（1）实验材料

1）黑面神水提物的制备：取黑面神药材粗粉 500g，用冷水浸泡 1h，第 1 次煎煮用 5L 水煮沸 1h，过滤。第 2、3 次用 2.5L 水煎煮沸 30min，过滤。合并 3 次滤液，4℃冷藏 24h 后抽滤，旋转蒸发仪中浓缩滤液至 1000mL，保存于冰箱中，临用前配制成所需浓度。

2）统计学处理：采用 SPSS 13.0 for Windows 软件处理。数据用 $\overline{x} \pm s$ 表示，采用单因素方差分析，进行 Dunnet-t 或 t' 检验。

（2）方法与结果

1）黑面神水提物对二甲苯致小鼠耳郭肿胀的影响：取体重（20±1）g 小鼠 40 只，按体重随机分为空白对照组、消炎痛对照组和黑面神水提物高、低剂量组，每组 10 只，雌雄各半。空白对照组灌予生理盐水 10mL/kg 体重。黑面神水提物高、低剂量组分别灌予 2.7g 生药 /mL、0.9g 生药 /mL，灌胃体积为 10mL/kg 体重。每天 1 次，连续给药 5d。第 5 天消炎痛组灌予 0.65mg/mL 消炎痛混悬液 20mL/kg 体重 1 次。末次给药 60min 后，各组小鼠右耳用精密移液器均匀涂以二甲苯 30μL/ 只双面致炎，左耳对照。20min 后脱颈椎处死动物，沿耳郭基线剪下两耳，剪去毛，叠加完整，用直径为 8mm 打孔器在同一部位打下两圆耳片，精确称重。以左右耳片重量之差为肿胀度，计算肿胀抑制率。肿胀抑制率（%）=［（空白对照组平均肿胀度－给药组平均肿胀度）÷空白对照组平均肿胀度］×100%，结果见表 4–151。

表 4–151　黑面神水提物对小鼠二甲苯耳郭肿胀的影响

$(\bar{x} \pm s, \ n = 10)$

组别	剂量（g 生药 /kg）	肿胀度（mg）	肿胀抑制率（%）
空白对照组	—	14.9± 5.6	—
消炎痛对照组	0.013	6.3± 3.3 **	57.72
黑面神水提物组（高）	27	5.7± 4.4 **	61.74
黑面神水提物组（低）	9	7.0± 4.9 **	53.02

与空白对照组比较，* $P<0.05$，** $P<0.01$。

实验结果表明，消炎痛对照组、黑面神水提物高剂量组及低剂量组与空白对照组比较，对二甲苯致小鼠耳郭肿胀度在统计学上均具有极显著性差异（$P<0.01$），由此提示黑面神水提物对二甲苯致小鼠耳郭急性炎性肿胀具有明显抑制作用，并呈一定剂量依赖关系。

2）黑面神水提物对醋酸致小鼠腹腔毛细血管通透性的影响：取体重（20±1）g 小鼠 40 只，按体重随机分为空白对照组、消炎痛对照组和黑面神水提物高、低剂量组，每组 10 只，雌雄各半。空白对照组灌予生理盐水 10mL/kg 体重。黑面神水提物高、低剂量组分别灌予 2.7g 生药 /mL、0.9g 生药 /mL，灌胃体积为 10mL/kg 体重。每天 1 次，连续给药 5d。第 5d 消炎痛组灌予 0.65mg/mL 消炎痛混悬液 20mL/kg 体重 1 次。最后一次给药后 60min，每只小鼠尾静脉注射 0.5% 伊文思兰溶液 0.1mL/10g 体重，随即腹腔注射 0.6% 冰醋酸溶液 0.1mL/10g 体重致炎，20min 后脱颈椎处死小鼠，打开动物腹腔用 5mL 冰生理盐水冲洗腹腔，并将冲洗液转移至 10mL 容量瓶中加生理盐水定容至 10mL，所得定容液转移至试管中并用 3000r/min 离心 10min，取上清液，在紫外可见分光光度计590nm波长处测OD值，以OD值表示腹腔液中的伊文思兰含量。计算抑制率（%）=（空白对照组平均光密度—给药组平均光密度）÷空白对照组平均光密度］×100%，结果见表4-152。

表4-152   黑面神水提物对小鼠腹腔毛细血管通透性的影响

$(\bar{x} \pm s, \ n = 10)$

组别	剂量（g生药/kg）	OD值	抑制率（%）
空白对照组	—	0.364 ± 0.152	—
消炎痛对照组	0.013	0.218 ± 0.105**	40.11
黑面神水提物组（高）	27	0.179 ± 0.125**	50.82
黑面神水提物组（低）	9	0.187 ± 0.088**	48.63

与空白对照组比较，* $P<0.05$，** $P<0.01$。

实验结果表明，消炎痛对照组和黑面神水提物高、低剂量组腹腔洗液的OD值与空白对照组比较，在统计学上均有极显著性差异（$P<0.01$）。说明黑面神水提物组能明显抑制醋酸致小鼠毛细血管通透性增高，提示黑面神水提取物对炎性过程中毛细血管通透性增高具有一定的抑制作用。

本实验通过建立二甲苯致小鼠耳郭肿胀和醋酸致小鼠毛细血管通透性增高两种实验性炎症模型，观察了黑面神水提物的抗炎作用，结果表明，黑面神水提物对炎症早期的毛细血管扩张、通透性亢进、渗出和水肿等表现有抑制作用，表现出明显抗炎作用。至于其何种成分通过何种途径发挥抗炎作用，尚有待于进一步研究。

5.抑菌有效部位研究   有文献报道，黑面神具有较好的体内外抑菌作用。本课题组前期研究也已证实，黑面神嫩枝叶提取物抑菌作用明显强于茎提取物，且水提物作用较醇提物强，但未见关于黑面神抑菌有效部位及成分的文献报道。本次实验初步对黑面神嫩枝叶水提物体外抑菌有效部位进行筛选，旨在为其抑菌作用有效物质及作用机制的深入研究奠定基础。

（1）实验材料

1）黑面神嫩枝叶水提物不同极性部位的制备：将黑面神嫩枝叶粉碎成粗粉。称取黑面神嫩枝叶粗粉适量于圆底烧瓶，置于电热套中，加10倍量水加热回流提取1.0h，共提取3次，趁热滤过，合并滤液，减压浓缩至适量体积。所得浓缩液依次用氯仿、乙酸乙酯、水饱和的正丁醇萃取，分别萃取5次，回收各萃取溶剂，剩余水层溶液减压浓缩至少量体积，合并萃取所得物及剩余水层所得物并转移至已称重的蒸发皿中，置于水浴锅上于适宜温度下蒸干溶剂，再放置于烘箱中烘至干膏，备用。

2）菌悬液的配制：3种试验标准菌种金黄色葡萄球菌、耐药金黄色葡萄球菌、铜绿假单胞菌经平板分离培养 24h 后，用无菌接种环挑取数个菌落置于生理盐水稀释液中，用浊度仪校正浓度至 0.5 麦氏标准液。

（2）方法与结果

1）试管二倍稀释法测定嫩枝叶水提物各极性部位 MIC：

①药液的稀释：取各极性部位所得干膏配制成 1mg/mL 的溶液，以普通肉汤倍比稀释成 1:2、1:4、1:8、1:16、1:32、1:64、1:128 共 7 个浓度，即含提取物浓度分别为 500.0mg/mL、250.0mg/mL、125.0mg/mL、62.5mg/mL、31.3mg/mL、15.6mg/mL、7.8mg/mL。每个浓度平行 3 份，并分别设不含中药的肉汤培养液为空白对照。

②菌液的加入：每支试管内分别加入备用的菌悬液 50μL，并分别设含提取物而不加菌液的肉汤培养基为自身对照，置 37℃温箱培养 18～24h。

③结果判断：在对照管符合要求的情况下，凡无肉眼可见的细菌生长的提取物最低浓度即为提取物对该测试菌的 MIC。分别从各肉眼观察无菌生长的试管中精密量取 100μL 移种于相应培养基的琼脂平板上作次代培养，经 37℃培养过夜，观察有无细菌生长。以平板上计数少于 5 个菌落作为该极性部位提取物对测试菌的 MBC。

2）MIC 测试结果：在对照组符合要求，即空白对照组试验菌生长良好，自身对照组无任何菌生长的前提下，黑面神嫩枝叶水提物各极性部位对 3 种试验菌种表现出不同程度的抑菌作用。其中，氯仿层 500mg/mL 的试管中均有细菌生长，即氯仿层对 3 种试验菌均无抑菌作用；乙酸乙酯层较正丁醇层和剩余水层对 3 种试验菌的抑菌作用都强，31.3mg/mL 的试管中 3 种试验菌均有生长，即乙酸乙酯层对 3 种试验菌的 MIC 均为 62.5mg/mL；水饱和的正丁醇层 62.5mg/mL 的试管中均有细菌生长，即正丁醇层对 3 种试验菌种的 MIC 均为 125mg/mL；剩余水层 500mg/mL 的试管中有铜绿假单胞菌生长，即水层对铜绿假单胞菌无抑菌作用，31.3mg/mL 的试管中有金黄色葡萄球菌和耐药金黄色葡萄球菌生长，即水层对其他两种菌的 MIC 均为 62.5mg/mL。结果见表 4-153。

结果：符合要求的各提取物溶液经次代培养后，乙酸乙酯层 250.0mg/mL 的平板上 3 种试验菌种菌落数均少于 5，即乙酸乙酯层对 3 种试验菌种的 MBC 均为 250.0mg/mL；水饱和正丁醇层 500.0mg/mL 的平板上金黄色葡萄球菌和耐药金黄色葡萄球菌的菌落数均少于 5，250.0mg/mL 的平板上铜绿假单胞菌的菌落数均少于 5，即正丁醇层对 3 种试验菌种的 MBC 分别为 500mg/mL、500mg/mL 和 250mg/mL。

表4-153　黑面神嫩枝叶水提物各极性部位对试验菌的MIC和MBC测试结果（mg/mL，*n*=3）

不同极性部位	指标	试验菌种		
		金黄色葡萄球菌	耐药金黄色葡萄球菌	铜绿假单细胞
氯仿	MIC	0	0	0
	MBC	0	0	0
乙酸乙酯	MIC	62.5	62.5	62.5
	MBC	250	250	250
水饱和正丁酯	MIC	125	125	125
	MBC	500	500	250
剩余水层	MIC	62.5	62.5	62.5
	MBC	0	0	0

（3）讨论　本次实验选用金黄色葡萄球菌、耐药金黄色葡萄球菌和铜绿假单胞菌作为试验菌。通过试管二倍稀释法分别测定了黑面神嫩枝叶水提物不同极性部位对3种试验菌的最低抑菌浓度和最低杀菌浓度。结果表明乙酸乙酯层的抑菌作用与正丁醇层及水层相比显著增强，正丁醇层及水层也有一定的抑菌效果，而氯仿层不表现抑菌效果。

本次试验选取菌种较少，但以试验结果来看，表明了黑面神嫩枝叶水提物乙酸乙酯部位的抑菌效果最好，为今后进一步研究黑面神的抑菌有效成分提供依据，并为开发利用黑面神这一广东地产中药材奠定实验基础。

6. 黑面神水提物免疫抑制作用研究　本实验对黑面神水提物在小鼠免疫功能的影响进行探讨，现将实验结果报告如下。

（1）实验材料

1）仪器：UV—754型紫外可见分光光度计（上海第三分析仪器厂）；微量移液器（上海求精生化试剂仪器有限公司）；TD25-WS 48孔多管架自动平衡离心机（长沙湘仪离心机仪器有限公司）；JA1203型电子天平（上海天平仪器厂）。

2）试药：黑面神（广州致信中药饮片有限公司）经广东省中山市中医院曾聪彦主任中药师鉴定为植物 *Breynia fruticosa*（L.）Hook.f. 的干燥地上部分；一得阁墨汁（北京一得阁墨业有限责任公司）；醋酸地塞米松片（天津药业焦作有限公司，批号：11071311）；氯化钠注射液（四川科伦药业股份有限公司，批号：T11093009）；碳酸钠（AR）。

3）动物：SPF级昆明小鼠，20g±1g，均雌雄各半，购于广东省医学实验动物中心，动物生产许可证号：SCXK（粤）2008-0002。饲养于广东省中山市中医院中药药理实验室。

（2）实验方法及结果

1）黑面神水提物的制备：取黑面神药材粗粉500g，用冷水浸泡1h，第一次煎煮用5L水煮沸1h，过滤。第二、三次用2.5L水煎煮沸30min，过滤。合并3次滤液，4℃冷藏24h后抽滤，旋转蒸发仪中浓缩滤液至1000mL，保存于冰箱中，临用前配制成所需浓度。

2）统计学处理：采用SPSS 13.0 for Windows软件处理。数据用$\bar{x}\pm s$表示，采用单因素方差分析，进行Dunnet–t或t'检验。

3）对正常小鼠免疫器官重量的影响：取18～22g KM小鼠50只，随机分为空白对照组（等容积蒸馏水）、阳性对照组（地塞米松1.56mg/kg）及黑面神水提物高剂量组（18g/kg）、中剂量组（9g/kg）、低剂量组（4.5g/kg），每组10只，雌雄各半。各组连续灌胃5d，每天1次，给药容积为每10g体重0.1mL，于最后一次给药后1h断头放血，解剖脾脏及胸腺，并称重，计算脾脏和胸腺指数。脾脏或胸腺指数＝脾脏或胸腺质量（g）/体重（10g）。结果见表4-154。

表 4–154　黑面神水提物对正常小鼠免疫器官重量的影响（$\bar{x}\pm s$，$n=10$）

组别	剂量（g生药/kg）	脾脏		胸腺	
		指数（g/10g）	抑制率（%）	指数（g/10g）	抑制率（%）
空白对照组	/	0.049±0.014	/	0.051±0.012	/
阳性对照组	0.00156	0.016±0.006**	67.35	0.010±0.006**	80.39
黑面神水提物（高）	18	0.026±0.005**	46.94	0.040±0.008*	21.57
黑面神水提物（中）	9	0.032±0.009**	34.69	0.040±0.009*	21.57
黑面神水提物（低）	4.5	0.035±0.008**	28.57	0.040±0.007*	21.57

注：与空白对照组比较，*$P<0.05$；**$P<0.01$。

实验结果表明，与空白对照组比较，阳性对照组及黑面神水提物高、中、低剂量组均能显著减轻正常小鼠免疫器官脾脏和胸腺的重量，差异有统计学意义（$P<0.05$或0.01）。由此提示，黑面神水提物对正常小鼠的免疫器官重量有明显的抑制作用。

4）对小鼠RES中的MΦ吞噬功能的影响（碳廓清实验法）：取18～22g KM小鼠50只，雌雄各半，分成5组，每组10只。分别是空白对照组（等容积蒸馏水）、阳性对照组（地塞米松1.56mg/kg）及黑面神水提物高剂量组（18g/kg）、中剂量组（9g/kg）、低剂量组（4.5g/kg）。各组连续给药5d，末次给药后1h，尾静脉注射以生理盐水稀释5倍的一得阁墨汁，每10g

体重质量注射 0.1mL。墨汁注射后立即计时，于 5min、20min 分别从眼眶后静脉取血 20μL，加入 2mL 0.1% Na_2CO_3 溶液中，摇匀，于波长 570nm 处测光吸收度（OD），取小鼠肝脏、脾脏于电子天平称重。按公式计算廓清指数 K 及吞噬活性 A，结果见表 4-155。

$$K=\frac{\log OD_1 - \log OD_2}{t_2 - t_1} \qquad A=\sqrt[3]{K} \times 体重/（肝重+脾重）$$

表 4-155　黑面神水提物对小鼠碳廓清作用的影响（$\bar{x} \pm s$，$n=10$）

组别	剂量（g 生药/kg）	廓清指数 K	吞噬活性 A
空白对照组	/	0.0096 ± 0.0012	3.58 ± 0.40
阳性对照组	0.00156	$0.0065 \pm 0.0029^*$	$3.13 \pm 0.35^*$
黑面神水提物（高）	18	$0.0066 \pm 0.0020^*$	$2.79 \pm 0.26^{**}$
黑面神水提物（中）	9	$0.0071 \pm 0.0022^*$	$2.85 \pm 0.32^{**}$
黑面神水提物（低）	4.5	$0.0065 \pm 0.0030^{**}$	$2.64 \pm 0.56^{**}$

注：与空白对照组比较，$^*P < 0.05$；$^{**}P < 0.01$。

实验结果表明，与空白对照组比较，阳性对照组及黑面神水提物高、中、低剂量组均能显著降低正常小鼠的碳廓清指数 K 值和吞噬活性 A 值，差异有统计学意义（$P<0.05$ 或 0.01）。由此提示，黑面神水提物对正常小鼠单核巨噬细胞的吞噬功能有明显抑制作用。

（3）讨论　过敏反应也称为变态反应，是机体受到抗原刺激后引起组织损伤或功能紊乱的病理性免疫反应。过敏介质理论是研究最多，也是最公认的过敏反应的发生机制，主要是在过敏反应过程的各个环节中抑制过敏介质的释放，或者拮抗过敏介质的作用而产生抗过敏的效果。目前西药类抗过敏药主要有抗组胺药、肥大细胞稳定剂、钙剂及免疫抑制剂，多属于对症治疗，停药后复发率高，同时不良反应多，用后多有嗜睡、口干、头晕等副作用。现代中药抗过敏作用相对西药具有作用机制呈多层次、多靶点的特点，且毒副反应较少。

现代研究表明，过敏反应的发生与肥大细胞及嗜碱性粒细胞等炎症细胞的参与有关，通过机体免疫和非特异性免疫作用，启动因子激活有关炎症细胞，进而释放（和新合成）致敏介质如组胺、缓激肽、花生四烯酸等。以致血管扩张和毛细血管后静脉通透性增加导致不同形状、大小的红斑性风团。一些致敏介质还刺激末梢神经，产生瘙痒或疼痛性烧灼样感觉。如果真皮深层和皮下或黏膜层组织受累，则于局部产生血管性水肿。

本实验结果表明，黑面神水提物对正常小鼠免疫器官重量有明显抑制作用及对正常小鼠单核巨噬细胞的吞噬功能有明显抑制作用，对机体的免疫和非特异性免疫均表现出较好的抑制作用。在另一项研究中表明，黑面神水提物可显著减少尾静脉注射低分子右旋糖酐诱发内源性组胺释放致小鼠阵发性皮肤瘙痒模型 30min 内的阵发性皮肤瘙痒发作次数及持续时间，对皮内注射磷酸组胺致小鼠毛细血管通透性增高也有抑制作用，对内源性组胺和外源性组胺释放均表现出较好的抑制作用。同时黑面神水提物对二甲苯引起的小鼠耳郭肿胀和由醋酸引起的组织毛细血管通透性具有极显著的抑制作用，表现出良好的抗急性炎症作用。而炎症是多型变态反应的终末效应表现，特别是Ⅰ型、Ⅲ型及Ⅳ型变态反应。对炎症的抑制作用也可能与通过抑制组胺、5-HT 以及 PGE 的释放和抑制补体系统的激活有关。由此表明，黑面神可通过抑制机体免疫和非特异性免疫，而减少肥大细胞及嗜碱性粒细胞等炎症细胞对组胺的释放，抑制相关炎症反应的发生，而发挥抗过敏反应作用。

7. 黑面神枝叶水提物软膏对慢性皮炎作用的研究　慢性皮炎 – 湿疹是皮肤科常见疾病之一，病因及发病机制相当复杂，涉及Ⅰ、Ⅳ型超敏反应及细菌感染、真菌感染、机体免疫失衡等多方面。目前，慢性皮炎 – 湿疹主要采用糖皮质激素、H1 受体拮抗剂、免疫调节剂、抗菌药等进行局部或全身药物治疗。然而，这些种类的药物均具有较为严重的副作用，价格普遍昂贵且易产生耐药性，极大程度限制其临床应用。相比之下，中医中药不良反应小，适宜多种慢性疾病的治疗且疗效确切，成为治疗慢性皮炎 – 湿疹皮肤病的优势。黑面神具有抑菌、抗炎、免疫抑制、抗皮肤Ⅰ型超敏反应等作用，此外还具有抗病毒作用。因此，本实验自制黑面神枝叶水提物软膏，通过研究其对小鼠慢性皮炎 – 湿疹的治疗作用，为进一步开发利用黑面神提供科学依据。

（1）实验材料与处理

1）实验分组与给药：将小鼠按体质量、性别随机分成 6 组，每组 10 只：正常组（不做任何处理）；基质对照组（40g 空白基质 /kg）；模型组（不做任何处理）；阳性组［皮炎平，0.015g/（kg·d）］；试药高剂量组（5 倍临床用药剂量）；试药低剂量组（2.5 倍临床用药剂量）。依据分组，于实验第 3d 小鼠右耳正反两面涂抹相应软膏 2g/（kg·次），2 次 /d，若于激发当日，则在激发前 1h 给药，连续给药 12d 后，擦净小鼠右耳残留药物，检测各项指标。

2）小鼠慢性皮炎 – 湿疹模型的制备：将小鼠于实验前 1d 用剃毛机腹部脱毛暴露皮肤，面积约 2cm×2cm。实验当天用移液枪移取质量 / 体积分数 0.5% DNFB– 丙酮溶液 50μL 均匀涂抹于小鼠腹部脱毛皮肤处致敏，次日再致敏一次。5d 后于小鼠右耳壳正反两侧均匀涂抹 0.2% DNFB– 丙酮溶液 30μL 激发，同时左耳涂等剂量丙酮溶液作为对照，每隔 3d 激发 1 次，共激发 3 次。

3）统计学处理：所有数据采用 SPSS17.0 统计分析软件，结果采用 $\bar{x} \pm s$

表示，组间比较采用单因素方差分析，方差齐性者采用 LSD 检验，方差不齐者采用 Dunnet-t，s 检验。以 $P<0.05$ 为差别有统计学意义，$P<0.01$ 为差别有显著统计学意义。

（2）方法与结果

1）试药对模型小鼠耳厚度差的影响：用游标卡尺单盲法测量小鼠诱导前右耳中部厚度（d_0），以后每次激发后 24h 测量 1 次（d_8、d_{11}、d_{14}），计算激发前后右耳厚度差。与正常组相比，基质对照组小鼠的耳厚度差无明显改变，表明基质对小鼠皮肤无刺激作用；模型组小鼠的耳厚度差明显增加，有显著统计学差异（$P<0.01$），表明模型适用；与模型组相比，阳性组和试药高剂量组可以明显减小耳厚度差，且均有显著统计学差异（$P<0.01$）。结果表明，黑面神枝叶水提物一定剂量可明显改善慢性皮炎 - 湿疹模型鼠耳增厚。结果见表 4-156。

表 4-156　黑面神对慢性皮炎—湿疹模型小鼠耳厚度差的影响（$\bar{x}\pm s$，$n=10$）

组别	d_0	$d_8 \sim d_0$	$d_{11} \sim d_0$	$d_{14} \sim d_0$
正常组	0.165±0.021	0.011±0.01	0.021±0.015	0.022±0.012
基质对照组	0.153±0.023	0.022±0.021	0.03±0.011	0.029±0.015
模型组	0.165±0.018	0.138±0.023[##]	0.214±0.042[##]	0.211±0.036[##]
阳性组	0.158±0.02	0.041±0.014[**]	0.125±0.05[**]	0.131±0.028[**]
试药高剂量组	0.163±0.018	0.077±0.008[**]	0.141±0.032[**]	0.162±0.035[*]
试药低剂量组	0.163±0.022	0.134±0.019	0.206±0.022	0.203±0.016

与空白对照组比较，[##]$P<0.01$；与模型组比较，[*]$P<0.05$，[**]$P<0.01$。

2）试药对模型小鼠耳质量差的影响：末次激发后 24h，颈部脱臼处死小鼠，仔细拭净鼠耳残留物，沿耳郭基线剪下两耳，用直径 8mm 打孔器在左右耳中部同一部位打孔取圆形耳片，立即用电子分析天平称量耳片质量，并计算肿胀度及肿胀抑制率。肿胀度 = 右耳重量－左耳重量；肿胀抑制率（％）=［（模型组平均肿胀度－给药组平均肿胀度）/ 模型组平均肿胀度］×100%。

结果表明，与正常组相比，基质对照组无明显差异，表明基质对小鼠皮肤无刺激作用；模型组小鼠右耳明显充血肿胀，质量明显比左耳增加，有显著统计学差异（$P<0.01$）；与模型组相比，阳性组小鼠右耳皮肤无红肿充血现象，能显著抑制小鼠耳肿胀，有显著统计学差异（$P<0.01$）；黑面神水提物高剂量组小鼠右耳皮肤可见轻微发红，但无肿胀现象，有显著统计学差异（$P<0.01$），低剂量组小鼠右耳多数可见红肿充血现象，右耳血管清晰可见，耳肿胀度与模型组小鼠相近，无治疗作用。高剂量组与低剂量组相比，有显

著统计学差异（$P<0.01$）。结果见表 4-157。

表 4-157　黑面神对慢性皮炎—湿疹模型小鼠耳质量差的影响（$\bar{x}\pm s$，$n=10$）

组别	肿胀度（mg）	肿胀抑制率（%）
正常组	—	—
基质对照组	—	—
模型组	7.3±0.6 [##]	—
皮炎平组	0.6±0.2 [**]	91.78
试药高剂量组	2.1±0.7 [**]	71.23
试药低剂量组	6.6±0.3	—

与空白对照组比较，[##]$P<0.01$；与模型组比较，[*]$P<0.05$，[**]$P<0.01$。

3）试药对模型小鼠免疫器官指数的影响：末次激发后 24h 处死并解剖小鼠，取胸腺和脾脏，立即称重，分别计算胸腺和脾脏指数，并进行统计学分析。胸腺或脾脏指数＝胸腺或脾脏质量（g）/体重×10。

实验结果：与正常组相比，基质对照组和模型组小鼠免疫器官指数均无明显变化，无统计学意义（$P>0.05$）；与模型组相比，阳性组小鼠胸腺和脾脏指数均显著下降，具有显著统计学意义（$P<0.01$），且脾脏指数下降更明显，与胸腺指数相比，差别具有统计学意义（$P<0.05$）；与模型组相比，黑面神高、低剂量组小鼠胸腺和脾脏指数均显著下降，具有显著统计学意义（$P<0.01$），两组间无统计学差异。结果见表 4-158。

表 4-158　黑面神对慢性皮炎—湿疹模型小鼠免疫器官指数的影响（$\bar{x}\pm s$，$n=10$）

组别	脾脏		胸腺	
	指数（mg/10g）	抑制率（%）	指数（mg/10g）	抑制率（%）
正常组	0.334± 0.006	—	0.325± 0.038	—
基质对照组	0.335± 0.007	—	0.320± 0.042	—
模型组	0.335± 0.006	—	0.337± 0.019	—
皮炎平组	0.086± 0.021 [**]	74.33	0.203± 0.006 [**]	39.76
试药高剂量组	0.242± 0.039 [**]	27.76	0.267± 0.015 [**]	20.77
试药低剂量组	0.262± 0.036 [**]	21.79	0.272± 0.029 [**]	19.29

与模型组比较，[*]$P<0.05$，[**]$P<0.01$。

4）模型小鼠耳组织病理学观察：分别将 6 组小鼠右耳片放入体积分数 10% 甲醛 –PBS 溶液中固定，4μm 石蜡切片，苏木精和伊红（hematoxylin and eosin，HE）染色，在光学显微镜下观察耳片病理学变化。

实验结果：与正常组相比，基质对照组小鼠无明显改变。模型组小鼠右耳鳞状上皮表面角化过度、增厚，上皮细胞间未见水肿，真皮浅层血管扩张，炎细胞数量明显多于正常组，可见较多的单核细胞浸润及个别粒细胞。皮炎平组表皮稍增厚，真皮内充血水肿缓解，未见明显单核细胞浸润。试药高剂量组病理变化与阳性组相似，炎性细胞数明显低于低剂量组，但多于正常组。结果表明，黑面神枝叶水提物一定剂量能抑制慢性皮炎－湿疹小鼠皮损中炎症细胞浸润，改善耳片病理改变。结果见图4-128、图4-129。

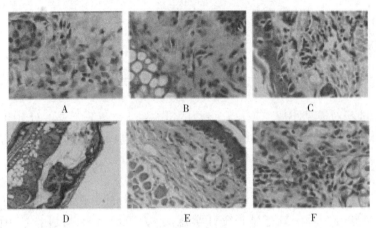

图4-128　黑面神对慢性皮炎－湿疹小鼠二病理学改变的影响
A.正常组；B.基质对照组；C.模型组；
D.阳性组；E.试药高剂量组；F.试药低剂量组

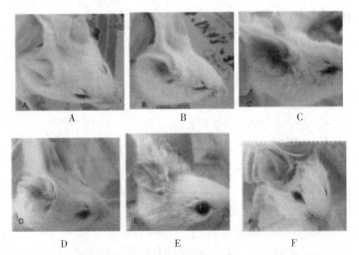

图4-129　黑面神治疗小鼠慢性皮炎－湿疹结果
A.正常组；B.基质对照组；C.模型组；
D.阳性组；E.试药高剂量组；F.试药低剂量组

（3）讨论　中医药治疗湿疹有上千年历史，疗效好，副作用小。但目前中药外用多是水煎外洗或外敷，质量、用药量难以控制，使用不便，加上部分药物有局部刺激作用，有时大面积外洗会导致药物的系统吸收。本试验所选中药黑面神具有清热祛湿、活血解毒的功效，在民间和临床上广泛用于治疗慢性支气管炎及皮炎、湿疹等各类皮肤病，疗效确切，具有较大的药用研究价值。本试验采用经典 DNFB 诱发的小鼠慢性皮炎－湿疹模型，观察自制黑面神枝叶水提物软膏的治疗作用，旨在为该药的开发及临床应用提供实验依据，验证该药治疗皮炎、湿疹等的可行性。

慢性皮炎－湿疹的发病机制涉及 I、Ⅳ型过敏反应及细菌感染、真菌感染、机体免疫失衡等多方面。本课题组前期实验已证实，黑面神具有抑菌、抗炎、免疫抑制和抗皮肤 I 型超敏反应等作用，再加之临床应用疗效确切，这都为黑面神治疗慢性皮炎－湿疹皮肤病奠定科学依据。

本次实验结果显示，黑面神枝叶水提物 40g 生药 /（ kg·d）能有效减轻慢性皮炎－湿疹小鼠耳组织增厚、肿胀，显著抑制免疫器官指数，改善其病理学改变，且存在剂量依赖关系，为后续进一步深入研究其作用机制打下基础。

第十二节　蛇鳞草

蛇鳞草为金星蕨科植物三羽新月蕨的全草，是广东民间常用中草药，又称三枝标、三羽新月蕨、入地蜈蚣、三叉蕨、小一包针等。味辛、苦，性平，具有散毒消肿、清热解毒、化痰止咳、止痒之功效，主治毒蛇咬伤、跌打损伤、水肿、湿疹、皮炎、皮肤瘙痒、痈疮疖肿、急慢性支气管炎。化学成分研究表明，含有新黄酮苷三羽新月蕨苷（triphyllin）A、B、C 等。

一、鉴别研究

为进一步开发利用并能准确鉴定蛇鳞草及其混用品种，本文对其植物形态、性状特征、显微及理化鉴别特征等生药学方面的鉴定做了研究。

1. 材料与仪器

（1）材料　实验材料来源于中山市中医院药材储备室。经广东药学院高级实验师田素英鉴定为金星蕨科植物三羽新月蕨全草。

（2）仪器与试剂　OPTEC 奥特光学 BK5000 生物显微镜、奥特光学数码显微图像分析系统 OPTPRO2007、PowerShot A630Cannon 数码相机、刀片、载玻片、盖玻片、酒精灯、带塞三角锥瓶、KQ － 500 型超声波清洗器、甲醇、滤纸、ZF—20D暗箱式紫外分析仪、数码鼓风干燥箱（QZX-9246MBE）、10mL试管；水合氯醛、稀甘油、镁粉、浓盐酸、三氯化铝乙醇溶液。

2.方法 利用徒手切片的方法切取蛇鳞草的根、根茎、叶柄、叶横切面片；撕取叶的上、下表皮制作表面片。加水合氯醛加热透化两次，再加稀甘油制片。于显微镜下进行观察，利用显微摄影技术拍摄显微结构图。另取蛇鳞草粉末及孢子用水合氯醛加热透化进行显微观察，拍摄显微结构图。

3.实验结果

（1）植物形态 多年生草本，高30～60cm。根状茎长而横走，稍被棕色、披针状线形鳞片。叶远生，叶柄稻秆色，稍被毛，基部稍被鳞片，营养叶柄长10～20cm，孢子叶柄长15～40cm。叶片坚纸质，黑绿色，一般具3羽片，顶生羽片特大，长椭圆状披针形，长15～20cm，宽3～4cm，先端渐尖，基部圆形或圆楔形，侧羽片较小，1对，约为顶片的一半大，长披针形，长4～10cm，宽10～25mm，长渐尖，基部圆形，多少呈镰刀状，全缘，有极短的柄；叶脉网状，侧脉斜上，联结，结合脉上下相连，网眼稍呈斜方形，各脉被毛；孢子叶叶片稍缩小，或不缩小。孢子囊群幼时圆形，成熟时满布于叶背，着生横脉上，连成线形，囊群盖不存在。

生于海拔20～1500m的林下溪谷边、路旁、溪边阴地。国内分布：台湾、福建、广东、香港、广西、云南东南部。国外分布：泰国、缅甸、印度、斯里兰卡、马来西亚、印度尼西亚、日本、韩国南部、澳大利亚东北部。

（2）性状特征 根状茎横生，长13～27cm，直径0.2～0.5cm，稍披棕色、披针状线形鳞片与丛生须根；质坚韧，断面不平整，木质部类白色，呈间断环状排列，皮部黄褐色。叶远生，叶柄淡黄褐色，近方柱形，略扭曲，有纵槽，长26～30cm，直径0.1～0.2cm；质脆，断面不平整，木质部灰绿色，皮部棕褐色。叶片略皱缩，展开后呈披针形，坚纸质，黑绿色，上表皮较深，下表皮较浅；一回羽状三出复叶，顶生羽片特大，长椭圆状披针形，长13～16cm，宽2～3cm，先端渐尖，基部圆形或圆楔形；侧生羽片较小，长披针形，长7～12cm，宽约2cm长渐尖，基部圆形，多少呈镰刀状。叶脉为人

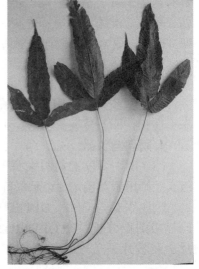

图4-130 蛇鳞草植物全形图

字脉。孢子囊群着生横脉上，连成线形。质脆，气微，味淡。（图4-130～图4-133）

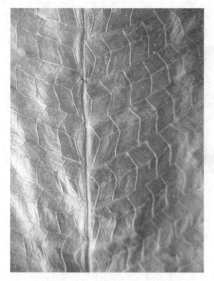

图4-131 蛇鳞草上表皮图

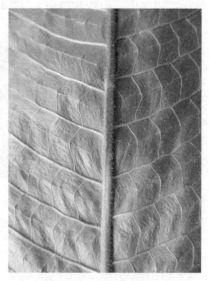

图4-132 蛇鳞草下表皮图

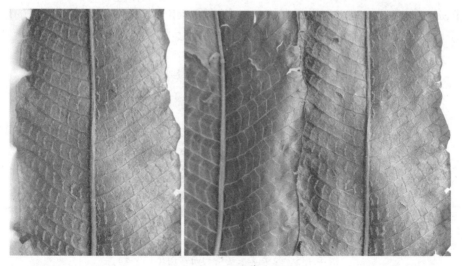

图4-133 蛇鳞草孢子图

（3）显微特征

1）根横切面：呈椭圆形或类圆形。表皮由1列薄壁细胞组成，类圆形至多角形，黄褐色。紧接里面有 2 列栓化细胞，棕褐色。皮层宽广，由多角形薄壁细胞组成。原生中柱，中柱鞘为 1 列薄壁细胞，韧皮部由薄壁细胞组成，木质部两侧突出，由管胞组成。（图 4-134）

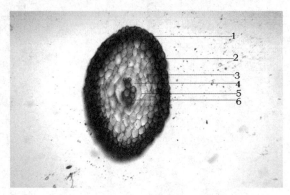

图 4-134　蛇鳞草根横切面详图（10×10）
1. 表皮；2. 栓化细胞；3. 皮层；4. 韧皮部；5. 中柱鞘；6. 木质部

　　2）根茎横切面：呈类圆形。表皮为 1 列薄壁细胞，类圆形至长圆形。表皮附有单细胞非腺毛。表皮内紧接数列栓化细胞。皮层宽广，橙黄色，细胞类圆形至多角形。内皮层 1 列，黄色，分体中柱周韧形，3～5 个，不规则长圆形，韧皮部狭窄，木质部带状，由多列管胞组成，偶见被韧皮部断开的现象，导管呈秤钩状。可见分泌组织。（图 4-135、图 4-136）

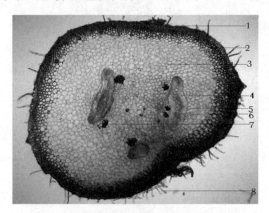

图 4-135　蛇鳞草根茎横切面详图（10×4）
1. 表皮；2. 栓化细胞；3. 皮层；4. 韧皮部；5. 内皮层；6. 木质部；7. 分泌组织；8. 非腺毛

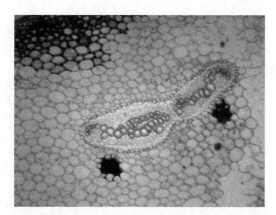

图 4-136 被韧皮部断开的木质部详图（10×10）

3）叶柄横切面：呈类方形，有纵槽。表皮细胞 1 列，壁厚，外被角质层。表皮内紧接 2～3 列栓化细胞。皮层宽广，细胞为多角形，内皮层细胞 1 列，内皮层与中柱结构特征与根茎相似，分体中柱周韧型，2 个，长圆形，韧皮部狭窄，木质部由 1 列管胞组成，呈竖着的"W"形。（图 4-137）

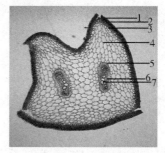

图 4-137 蛇鳞草叶柄横切面详图（10×4）
1. 角质层；2. 表皮；3. 栓化细胞；4. 皮层；
5. 内皮层；6. 韧皮部；7. 木质部

4）叶横切面：通过主脉的横切面。上、下表皮均为 1 列方形至长方形细胞，均具角质层，表皮附有单细胞非腺毛。主脉上表面一面凹陷，凹陷狭窄；另一面突出，突出明显；均由薄壁细胞组成。上表皮内方有 3～4 列厚壁细胞；下表皮有 2～3 列厚壁细胞。中柱排成如意形，维管束外侧内皮层明显，韧皮部在木质部上方。叶肉细胞分化不明显，由 4～5 列长方形或多角形薄壁细胞组成。下表皮可见气孔。（图 4-138）

5）叶表面：上表皮细胞为不规则多边形，垂周壁深波浪状弯曲，气孔少见（图 4-139）。下表皮细胞为不规则多边形，垂周壁深波浪状弯曲，气孔较多，类型有直轴式、不定式（图 4-140）。

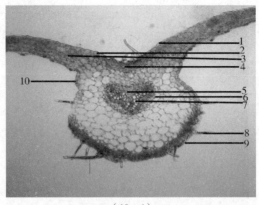

（10×4）

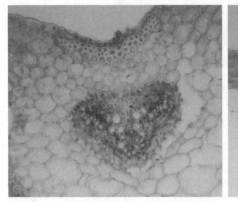

(10×10)

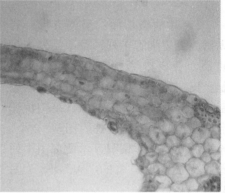

图 4-138 蛇鳞草叶横切面详图（10×4）（10×10）
1. 角质层；2. 表皮；3. 叶肉组织；4. 厚壁组织；5. 韧皮部；
6. 内皮层；7. 木质部；8. 非腺毛；9. 下表皮；10. 气孔

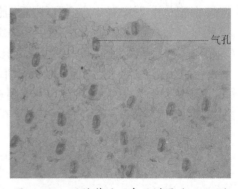

气孔

图 4-139 蛇鳞草叶上表面详图（10×10）　　图 4-140 蛇鳞草叶下表面详图（10×10）

6）粉末：墨绿色。单细胞非腺毛常见，节稍膨大，直径 30.6 ～ 86.9μm；常见梯纹导管，直径 63.2 ～ 76.7μm，螺纹导管较少；棕色体偶见，直径 326.4 ～ 523.6μm；方晶常见，直径 202.1 ～ 434.1μm；孢子呈椭圆形，外壁为 14 ～ 18 个细胞，直径 296.6 ～ 426.5μm，长度 624.2 ～ 747.3μm；偶见叶表面残基、孢子外壁细胞残基。（图 4-141）

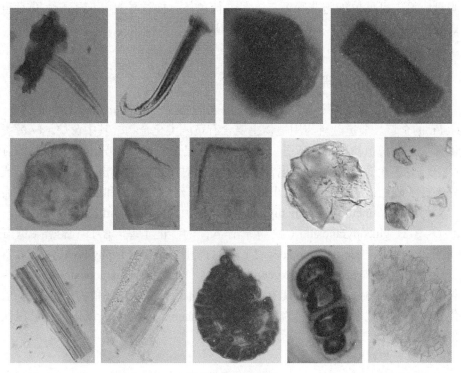

图 4-141　粉末图

（4）理化鉴别　取粉末 1g，加甲醇 10mL，超声 30min，过滤。①取滤液 1mL 于试管中，加镁粉少许，浓盐酸 1 ～ 2 滴，必要时稍加热，呈橙红色。②取滤液 1 滴，点于滤纸上，烘干，加 1% 三氯化铝乙醇溶液 1 滴，待干后，于紫外灯（365nm）下观察显黄色荧光（黄酮类化合物）

4. 小结　通过上述实验表明：①蛇鳞草植物形态的主要特征为：根状茎长而横走；叶片坚纸质，黑绿色，一般具 3 羽片，顶生羽片特大，侧羽片较小，1 对；叶脉网状，侧脉斜上，联结，结合脉上下相连，网眼稍呈斜方形；孢子囊群着生横脉上，连成线形。②药材性状特征为：根状茎横生，质坚韧，断面不平整，木质部类白色，呈间断环状排列，皮部黄褐色；叶远生，叶柄近方柱形，略扭曲，有纵槽，质脆，断面不平整；叶片展开后呈披针形，坚纸质，一回羽状三出复叶，顶生羽片长椭圆状披针形，侧生羽片较小，长披针形；叶脉为人字脉；孢子囊群着生横脉上，连成线形。③显微特征为：根次生构造不发达，可见表皮和内皮层；根茎中柱分体，3～5个，木质部带状，偶被韧皮部断开；叶柄类方形，有纵槽，分体中柱周韧型，2个，木质部呈竖着的"W"形；叶横切面中柱类心形，木质部"V"形。叶肉细胞分化不明显；粉末可见单细胞非腺毛、方晶、棕色体、梯纹导管、孢子、气孔垂直式等。④理化特征为：盐酸镁粉反应呈阳性。

上述特征稳定，可作为蛇鳞草的鉴定依据。

二、化学成分研究

蛇鳞草为金星蕨科新月蕨属三羽新月蕨 Pronephrium triphyllum（Sw.）Holtt. 的全草。金星蕨科药用植物主要含有黄酮类化合物，其中黄烷 -4- 醇类化合物是该科植物特征性成分。目前为止，已从蛇鳞草中分出三羽新月蕨苷A、B、C 3 个黄烷 -4- 醇类化合物。本实验对广东省中山市产蛇鳞草化学成分进行了研究，从中分离鉴定出 6 个化合物，经理化常数和波谱数据鉴定为：（2S，4R）-4′-methoxy-8-methyl- ［（4，2″）（11，2‴）］-dioxidoflavan-5,7-di-O- β -D-glucopyranoside（蛇鳞草苷 A，1）、正丁基 - β -D- 吡喃果糖苷（n-butyl- β -D-fructopyranoside，2）、三羽新月蕨苷 A（triphyllinA，3）、6,7-二羟基香豆素（6,7-di-hydroxycomnarin,4）、胡萝卜苷（daucos-terol,5）、β -谷甾醇（β -sitosterol, 6）。其中化合物 2 和 4 为首次从该属植物中分离得到，化合物 1 为新化合物，命名为蛇鳞草苷 A（shelincaoideA），该化合物已以快报形式报道。

1. 仪器与材料

（1）仪器　Bruker Avance AV400 型核磁共振仪；LCQ DECA XP 液相色谱 - 质谱联用仪；岛津高端质谱仪 LCMS-IT-TOF；DSQ（Thermo）EI 低分辨质谱仪；X-4 显微熔点仪（北京泰克仪器有限公司）；Nicolet Avatar 330 型傅里叶变换红外光谱仪；RE-2000 旋转蒸发器（上海亚荣生化仪器厂）；薄层用硅胶 GF254 及柱色谱用硅胶均为青岛海洋化工厂产品；所用试剂均为分析纯；TLC 显色剂：20%H_2SO_4 乙醇，碘蒸气。

（2）材料　蛇鳞草全草于 2007 年采自广东省中山市五桂山，由广州中医药大学潘超美教授鉴定为三羽新月蕨 Pronephrium triphyllum（Sw.）Holtt.，标本保存于中山市中医院。

2. 提取分离　蛇鳞草干燥全草 8.5kg 粉碎后，95% 乙醇加热回流提取 3 次，每次 3h，合并提取液，减压浓缩得浸膏 764g。浸膏用水分散，依次用石油醚、醋酸乙酯、正丁醇萃取，减压浓缩，回收溶剂，分别得石油醚部分

175g，醋酸乙酯部分80g和正丁醇部分24g。正丁醇部分经硅胶柱色谱，氯仿－甲醇梯度洗脱，得化合物1（9mg）、2（23mg）、3（4.8mg）；醋酸乙酯部分经硅胶柱色谱，氯仿－甲醇梯度洗脱，经过反复硅胶柱色谱和Sephadex LH-20凝胶柱色谱，得到化合物4（32mg）、5（24mg）；石油醚部分经硅胶柱色谱，以石油醚－丙酮梯度洗脱，分离得到化合物6（34mg）。

3. 结构鉴定

（1）化合物1　白色针晶（甲醇－水），mp 302～304℃；CD（c0.0048，MeOH），λ（$\Delta\varepsilon$）239（-0.57），282（+1.91）；UVλ_{max}^{MeOH}（nm）：212，280；IR ν_{max}^{MeOH}（cm^{-1}）：3422，2926，1610，1517，1461，1252，1133，1085，834；^{1}H-NMR（400MHz，DMSO-d_6）和^{13}C-NMR（100MHz，DMSO-d_6）数据见表4-159；HR-ESI-MS给出准分子离子峰m/z：643.12008［M＋Na］$^+$，计算值为643.2003（$C_{30}H_{36}O_{14}Na$）。经碳、氢谱确定分子式为$C_{30}H_{36}O_{14}$，不饱和度为13。UVλ_{max}^{MeOH}（nm）：212、280nm，显示该化合物有简单的发色团。IR光谱显示有羟基（3422cm^{-1}）和苯环（1610，·1517，1461cm^{-1}）。

^{1}H-NMR数据（表4-159）显示化合物1结构中存在1个AA′BB′耦合系统δ7.43（2H，d，J=8.7Hz），7.02（2H，d，J=8.7Hz），表明有1个对位取代的苯环，2个糖的端基质子信号δ4.39（1H，d，J=7.3Hz）、5.16（1H，d，J=8.5Hz），1个甲基δ2.06（3H，s），1个甲氧基δ3.78（3H，s）。

^{13}C-NMR数据（表4-159）显示30个碳信号，低场区显示10个芳香碳信号（δ108.0，113.6，113.9，118.3，127.8，132.0，148.0，153.0，154.4，159.1），其中113.9和127.8信号异常增强，提示此两处有碳信号重叠，由此推断化合物1含有两个苯环结构，结合DEPT谱可知两苯环上除δ113.9和127.8所对应的4个次甲基外，其余均为季碳，即两苯环除一对位取代苯环外（^{1}H-NMR谱中AA′BB′耦合系统可知），另一苯环为全取代苯环；高场区显示两个葡萄糖的碳原子信号（δ60.5，60.9，69.4，70.1，73.9，74.2，74.6，77.6，77.9，85.7，100.0，102.9），1个甲基δ8.7，1个甲氧基δ55.1，2个次甲基δ73.3、64.5及1个亚甲基δ35.7。

^{1}H-^{1}HCOSY谱中，H-2（δ4.83）与H-3（δ2.24、2.12），H-3与H-4（δ5.06）分别相关，表明分子结构中存在-CH-CH$_2$-CH-结构单元；H-2（δ4.83）与C-2′,6′（δ127.8），H-2′（δ7.43）与C-2（δ73.3）的HMBC远程耦合相关（图4-142），表明上述结构片段的一端与1个对位取代的苯环相连；H-4（δ5.06）分别与C-5（δ148.0）、C-9（δ153.0）、C-10（δ108.0）HMBC相关，提示该片段的另一端与另一全取代苯环相连，而根据化学位移可知C-2（δ73.3）为邻氧碳，且在环中。综上所述，推测该化合物为黄烷苷类化合物。HMBC谱中，H-1″（δ5.16）与C-5（δ148.0）及H-1‴（δ4.39）与C-7（δ154.4）相

关，表明两个糖分别位于苷元的 C-5 位和 C-7 位。H-11（δ5.16，4.24）与 C-6（δ118.3）、C-2'''（δ85.7）分别相关，表明 δ63.7（C-11）信号对应的亚甲基连于苷元的 C-6 位，且推测 C-7 位葡萄糖的 C-2''' 与苷元 C-11 之间形成了 1 个醚键，故在葡萄糖环和苷元之间形成 1 个 7 元环。Me-8（δ2.06）与 C-8（δ113.6）相关，表明甲基位于苷元的 C-8 位，至此全取代苯环所有取代已全部归属，而对位取代苯环还未归属完全，结合 HSQC、HMBC 和 DEPT 谱可知其两取代只能连于 δ132.0，159.1 季碳上，HMBC 谱中 MeO-（δ3.78）与 δ159.1 所对应的碳原子相关，故该碳原子作为对位取代苯环的 C-4' 位与甲氧基相连。

将化合物 1 与黄烷 -4- 醇苷类化合物（2S, 4R）-4-hydroxy-4'-methoxy-8-methyl-11, 2'''-oxido-flavan-5, 7-di-O-β-D-glucopyranosid（eabacopterin D）比较，发现两者碳谱数据除 C-4，C-10 和 C-1'' 位相差较大外，其余数据极为相近（表 4-159）。此外，还发现化合物 1 相对分子质量比 abacopterin D 刚好少 18，且碳谱数据中 C-4（δ64.5）较 abacopterin D 中 C-4（δ56.7）的化学位移高出 7.8，而与另一化合物（2S, 4R）-6, 8-dimethyl-4'-methoxy-4, 2''-oxido-flavan-5,7- di-O-β-D-glucopyranoside（abacopterin I） 中 C-4（δ65.8）的化学位移十分接近（表 4-159），故推测 C-5 位葡萄糖的 C-2'' 与苷元之间也形成了一个醚键，HMBC 谱中 H-2''（δ3.08）与 C-2（δ73.3），C-4（δ56.7）与 C-4''（δ70.1）、C-5''（δ77.6）的远程相关，证实了这一推断。运用重水交换氢谱和 ^{1}H-^{1}H COSY 谱对活泼氢进行完全归属：5.17（d, J = 4.3Hz, OH-3'''），4.92（d, J = 5.4Hz, OH-3''），5.09（d, J =4.8Hz, OH-4'', 4''），4.65（t, J = 5.8Hz, OH-6'''），4.52（t, J =5.8Hz, OH-6''），未发现与 C-2'' 相对应的活泼氢，也证实了 C-4 和 C-2'' 的连接关系。

^{1}H-NMR 谱中两个糖的端基质子信号 4.39（d, J = 7.3Hz），5.16（d, J = 8.5Hz），表明两个糖的苷键构型均为 β- 构型，因为已确定糖为 β-D- 葡萄糖，且糖的 C-1'' 和 C-2'' 和苷元之间形成了一个七元环，所以糖的端基质子 H-1'' 朝向面内，NOESY 谱上 H-4 与 H-1'' 相关（图 4-142），提示 H-4 和 H-1'' 空间指向相同，均朝向面内，故 C-4 的绝对构型为 R 构型，由 H-2（br d, J = 11.6Hz）和 H-4（br d, J = 3.3Hz）的偶合常数可知 H-2 与 H-4 为反式构型，CD 谱在 282nm 显示正性 Cotton 效应，与化合物 abacopterinI 一致，故化合物 1 的绝对构型为 2S, 4R。综上所述，该化合物为（2S, 4R）-4'-methoxy-8-methyl-[（4,2''），（11,2'''）]-dioxidoflavan-5, 7-di-O-β-D-glucopyranoside，为一新化合物，命名为蛇鳞草苷 A。

表 4-159　化合物 1、abacopterin D 和 abacopterin Ⅰ 的 ¹³C-NMR
（100MHz，DMSO-d_6）和 ¹H-NMR（400MHz，DMSO-d_6）数据

碳位	1		abacopterin D		abacopterin I	
	δC	δH	δC	δH	δC	δH
2	7.3.3	4.83 (br d, J= 11.6Hz)	72.4	5.25 (dd, J=1.6, 12.0Hz)	73.8	4.98 (br d, J= 12.0Hz)
3	35.7	2.24 (br d, J= 14.6Hz)	36.5	2.06 (m)	37.1	2.27 (br d, J= 14.0Hz)
		2.12 (m)		1.86 (br t, J= 12.0Hz)		1.96 (ddd, J= 14.0, 12.0, 3.0Hz)
4	64.5	5.06 (br d, J= 3.3Hz)	56.7	4.95 (s)	65.8	5.19 (d, J= 3.0Hz)
5	148.0		150.3		151.3	
6	118.3		119.8		116.5	
7	154.4		153.9		156.1	
8	113.6		114.8		117.3	
9	153.0		152.7		152.0	
10	108.0		115.5		109.0	
11	63.7	5.16 d(br d, J= 13.1Hz)	64.1	5.43 (br d, J= 13.0Hz)		
		4.24 (br d, J= 13.6Hz)		4.34 (br d, J= 13.0Hz)		
Me-6					11.1	2.87 (s)
Me-8	8.7	2.06 (s)	9.1	2.02 (s)	10.7	2.65 (s)
1′	132.0		133.3		133.4	
2′, 6′	127.8	7.43 (d, J= 8.7Hz)	127.7	7.38 (d, J= 8.8Hz)	128.2	7.25 (d, J= 8.7Hz)
3′, 5′	113.9	7.02 (d, J= 8.7Hz)	114.8	6.96 (d, J= 8.8Hz)	114.2	6.97 (d, J= 8.7Hz)
4′	159.1		159.0		159.9	
OMe-4′	55.1	3.78 (s)	55.2	3.76 (s)	55.2	3.76 (s)
O-Glc-5						
1″	100.0	5.16 (d, J= 8.5Hz)	105.3	4.44 (d, J= 7.6Hz)	102.2	5.58 (d, J= 8.4Hz)
2″	74.6	3.08 (t, J= 8.8Hz)	73.9	3.22 ∼ 3.26 (m)	79.6	4.02 (m)
3″	74.2	3.42 (m)	76.2	3.22 (m)	76.1	4.01 (m)
4″	70.1	2.94 (m)	70.1	3.11 (m)	71.7	3.96 (br t, J= 8.5Hz)
5″	77.6	3.22 ∼ 3.26 (m)	76.7	3.16 (m)	76.5	4.34 (m)

续表

碳位	1		abacopterin D		abacopterin I	
	δ C	δ H	δ C	δ H	δ C	δ H
6″	60.9	3.66 (m)	61.0	3.43 (dd, *J*= 6.6, 11.5Hz)	62.8	4.55 (br d, *J*= 11.1Hz)
		3.41 (m)		3.64 (br d, *J*= 11.5Hz)		4.36 (m)
O–Glc–7						
1‴	102.9	4.39 (d, *J*= 7.3Hz)	102.2	4.33 (d, *J*= 7.2Hz)	106.0	5.41 (d, *J*= 7.4Hz)
2‴	85.7	3.20 (m)	85.8	3.18 (m)	75.8	4.32 (m)
3‴	73.9	3.22 ~ 3.29 (m)	73.9	3.22 ~ 3.26 (m)	78.3	4.30 (m)
4‴	69.4	3.22 ~ 3.26 (m)	69.6	3.20 (m)	71.4	4.28 (m)
5‴	77.9	3.22 ~ 3.26 (m)	78.0	3.21 (m)	78.5	3.87 (m)
6‴	60.5	3.72 (m)	60.5	3.50 (dd, *J*= 2.9, 11.7Hz)	62.8	4.38 (m)
		3.53 (m)		3.68 (br d, *J*= 11.7Hz)		4.35 (m)
OH–3″		4.92 (d, *J*= 5.4Hz)				
OH–4″		5.09 (d, *J*= 4.8Hz)				
OH–6″		4.52 (t, *J*= 7.3Hz)				
OH–3‴		5.17 (d, *J*= 4.3Hz)				
OH–4‴		5.09 (d, *J*= 4.8Hz)				
OH–6‴		4.65 (t, *J*= 5.8Hz)				

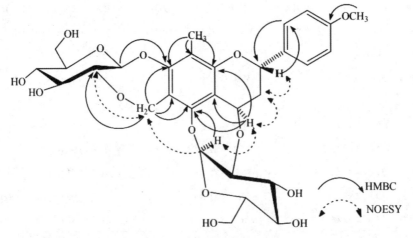

图 4-142 化合物 1 主要的 HMBC 和 NOESY 相关

（2）化合物 2　无色针晶（氯仿 – 甲醇），mp 150 ～ 151℃，Molish 反应阳性。ESI-MS m/z：235［M － H］⁻。¹H-NMR（400MHz，DMSO-d_6）δ：4.24（1H，d，J = 6.4Hz，H–3），3.73（1H，dd，J = 3.5，9.8Hz，H–6a），3.67（1H，m，H–5），3.60（1H，dd，J=3.4，9.6Hz，H–4），3.56（1H，d，J=11.2Hz，H–1a），3.52（1H，d，J=11.7Hz，H–1b），3.47（1H，dd，J=1.2，11.3Hz，H–6b），3.39（2H，m，CH₂–7），1.45（2H，m，CH₂–8），1.33（2H，m，CH₂–9），0.88（3H，t，J = 7.3 Hz）；¹³C-NMR（100MHz，DMSO-d_6）δ：100.0（C–2），69.3（C–5），68.8（C–4），69.2（C–3），62.1（C–1），63.8（C–6），59.4（C–7），31.8（C–8），18.9（C–9），13.8（C–10）。以上数据与文献报道一致，故鉴定化合物 2 为正丁基 – β –D– 吡喃果糖苷。

（3）化合物 3　无色棱柱结晶（乙醇 – 水），mp 192 ～ 193℃；IR v_{max}^{kBr}（cm⁻¹）：3400，2921，1601，1517，1459，1384，1249，1154，1077，1032；¹H-NMR（400MHz，DMSO-d_6）δ：7.40（2H，d，J=8.8Hz，H–2′，6′），6.98（2H，d，J = 8.8Hz，H–3′，5′），5.25（1H，dd，J=1.5，12.0Hz，H–2），5.08（1H，d，J=7.6Hz，H–1″），4.91（1H，br s，H–4），4.68，4.53（各1H，d，J = 9.8Hz，CH₂OH–6），4.56（1H，d，J = 7.8Hz，H–1‴），3.77（3H，s，OCH₃–4′），2.14（3H，s，CH₃–8），2.07（1H，br d，J = 13.0Hz，H–3a），1.86（1H，br t，J = 12.4Hz，H–3b）；¹³C-NMR（100MHz，DMSO-d_6）δ：72.1（C–2），36.6（C–3），56.9（C–4），152.0（C–5），120.9（C–6），154.1（C–7），115.7（C–8），152.8（C–9），115.3（C–10），53.0（CH₂OH–6），9.4（CH₃–8），133.4（C–1′），127.4（C–2′，6′），113.9（C–3′，5′），158.9（C–4′），55.1（4′–OCH₃），104.1（C–1″），74.0（C–2″），76.3（C–3″），70.1（C–4″），77.1（C–5″），61.0（C–6″），103.7（C–1‴），74.0（C–2‴），76.2（C–3‴），70.0（C–4‴），76.6（C–5‴），60.9（C–6‴）；ESI-MS m/z：679［M+Na］⁺，477［M － Glc ＋ H］⁺，297［M － 2Glc ＋ H］⁺。以上数据与文献报道一致，故鉴定化合物 3 为三羽新月蕨苷 A。

（4）化合物 4　黄色针晶（氯仿 – 甲醇），mp 252 ～ 253℃，UV 365nm 下显示强蓝色荧光。¹H-NMR（400MHz，DMSO-d_6）δ：10.15（br s，OH），9.36（br s，OH），7.86（1H，d，J = 9.4Hz，H–4），6.97（1H，s，H–5），6.74（1H，s，H–8），6.16（1H，d，J = 9.4Hz，H–3）；¹³C-NMR（100MHz，DMSO-d_6）δ：160.7（C–2），112.3（C–3），144.3（C–4），111.4（C–5），142.8（C–6），150.3（C–7），102.6（C–8），148.4（C–9），110.7（C–10）；EI-MS m/z：178［M］⁺，150［M － CO］⁺，121，94，69，51。以上数据与文献报道一致，故鉴定化合物 4 为 6，7– 二羟基香豆素。

（5）化合物 5　白色粉末（甲醇），Liebermann–Burchard 反应及 Molish 反应均显阳性，薄层色谱硫酸乙醇显紫红色。与胡萝卜苷对照品共薄层，在 3

种不同的展开系统中 R_f 值及显色均一致，且与对照品混合后熔点不下降，故鉴定化合物 5 为胡萝卜苷。

（6）化合物 6　无色针晶（氯仿），薄层色谱硫酸乙醇显色呈紫红色。Liebermann-Burchard 反应显紫红色。TLC 的 R_f 值在 3 种不同的展开剂条件下与 β - 谷甾醇对照品一致，与对照品混合后熔点不下降，故鉴定化合物 6 为β - 谷甾醇。

三、药理作用研究

（一）抗炎镇痛作用研究

本实验对蛇鳞草进行抗炎镇痛的药效学实验研究，为临床应用提供科学依据，并为临床提供以蛇鳞草为主药的系列新制剂奠定基础。

1. 材料与仪器

（1）动物　SPF 级 KM 小鼠，体重（20±2）g，雌雄各半，由广东省医学实验动物中心提供。许可证号：SCXK（粤）2003 — 0002 粤监证字2007A006。

（2）药品与试剂　蛇鳞草采自中山市五桂山，加水煎煮 2 次，分别为 12倍量水和 8 倍量各煎 1.5h，合并滤液，浓缩至每毫升含生药 0.8g、0.4g、0.2g；消炎痛，山西云鹏制药有限公司，批号 20060601；伊文思蓝，广州化学试剂厂，批号 1641016；二甲苯，广州化学试剂厂，分析纯；冰醋酸，广州化学试剂厂，批号 91C301-3。

（3）仪器　UV — 754 型紫外可见分光光度计，上海第三分析仪器厂；微量移液器，上海求精生化试剂仪器有限公司；BS224S 型电子天平，北京赛多利斯仪器系统有限公司；恒温水浴箱，上海衡平仪器仪表厂；机械秒表，上海星钻秒表有限公司；TD25-WS 离心机，长沙湘仪离心机仪器有限公司。

2. 方法

（1）小鼠毛细血管通透性实验观察蛇鳞草的抗炎作用　取 KM 小鼠 50只，雄性，体重 18 ～ 22g，随机分为 5 组，每组 10 只，即分别为生理盐水组，蛇鳞草低、中、高生药剂量组（0.2、0.4、0.8g/mL）及消炎痛组（0.019g/mL），各组均按 0.1mL /10g 体重连续灌胃给药 3d。第 3d 给药后 1h，各小鼠尾静脉注射 0.5% 伊文思蓝生理盐水溶液 0.1mL/10g，随即腹腔注射 0.8% 冰醋酸溶液 0.1mL/10g，20min 后脱颈椎处死，打开腹腔，用 6mL 生理盐水分数次洗涤腹腔，吸管吸出全部洗涤液，合并后加入生理盐水至 10mL，3000rpm离心 15min；取上清液于 590nm 测定。

（2）二甲苯致小鼠耳郭肿胀法观察蛇鳞草的抗炎作用　取小鼠 50 只，雄性，体重 18 ～ 22g，随机分成 5 组，每组 10 只，分组及给药方法同"（1）"，在第 3d 末次灌胃 1h 后，将二甲苯均匀涂于右耳前后两面，每鼠 50μL。20min 后，将小鼠脱颈椎处死，沿耳郭基线剪下两耳，用直径 6mm 打孔器分别在各鼠耳部同一位置打下圆形耳片，用电子天平称取耳片重量，计算给药组小鼠的耳片肿胀程度，并做统计学分析，比较组间差异显著性。耳片肿胀程度＝致炎侧耳片重量（右耳）－对照侧耳片重量（左耳）。

（3）热板法测定蛇鳞草的镇痛作用　实验前筛选合格的雌性小鼠 50 只。凡小于 5s 内出现或大于 30s 内不出现舔后足或跳跃的动物，弃之不用。以小鼠投入热板到出现舔后足为疼痛反应指标，间隔 5min 测定痛阈值一次，将两次痛阈值的平均值作为该动物给药前痛阈值。分组及给药方法同"（1）"，分别测定各组小鼠给药后的 60、90、120、150、180min 的痛阈值（超过 60s 仍无反应的，立即将小鼠取出，痛阈值按 60s 计算）。按公式计算其痛阈提高百分率。

痛阈提高百分率（%）＝［（给药后痛阈－给药前痛阈）/给药前痛阈］×100%

（4）扭体法测定蛇鳞草的镇痛作用　取雄性小鼠 50 只，分组及给药方法同上，在末次给药 1h 后，各鼠腹腔注射 0.8% 冰醋酸 0.2mL。观察并记录 20min 内小鼠扭体反应的次数。

3. 结果

（1）蛇鳞草对醋酸致小鼠毛细血管通透性增加的影响　消炎痛组及高剂量组蛇鳞草均可抑制醋酸对小鼠毛细血管通透性的增加，与生理盐水对照组比较有显著性的差异（$P<0.05$）。表明高剂量蛇鳞草水煎液和消炎痛具抗炎作用。结果见表 4-160。

表 4-160　蛇鳞草对小鼠毛细血管通透性的影响（$\bar{x} \pm s$, $n=10$）

组别	吸收度（OD 值）
生理盐水	0.165±0.107
消炎痛	0.084±0.052*
蛇鳞草低剂量	0.094±0.054
蛇鳞草中剂量	0.075±0.019
蛇鳞草高剂量	0.011±0.098*

与生理盐水组比较，* $P<0.05$。

（2）蛇鳞草对二甲苯致耳郭肿胀的影响　消炎痛组及蛇鳞草中、高剂量组对二甲苯所致的小鼠耳肿胀均有抑制作用，与生理盐水组比较有显著性差异（$P<0.05$）。表明蛇鳞草具有一定的抗炎作用。结果见表 4-161。

表 4-161　蛇鳞草对二甲苯致耳郭肿胀的抑制作用（$\bar{x} \pm s$，$n=10$）

组别	耳郭肿胀度（mg）
生理盐水	9.1±1.7
消炎痛	6.8±1.9*
蛇鳞草低剂量	7.5±2.7
蛇鳞草中剂量	7.1±1.6*
蛇鳞草高剂量	6.2±2.8*

与生理盐水组比较，* $P<0.05$。

（3）蛇鳞草对热刺激所致小鼠疼痛反应的影响　在给药后 60min，消炎痛能明显延长小鼠对热刺激的疼痛反应潜伏期（痛阈值），但在 90min 时作用消失。而蛇鳞草各剂量组在给药后 150min 以内均无差异，而在给药后 180min 时，蛇鳞草中、高剂量组的痛阈值明显延长，与生理盐水组比较，痛阈值差异有显著性（$P<0.05$）。结果见表 4-162。

表 4-162　蛇鳞草对热刺激所致小鼠疼痛反应痛阈值的影响（$\bar{x} \pm s$，$n=10$）

组别	给药前阈值	给药后阈值（s）				
		60min	90min	120min	150min	180min
生理盐水	17.9±3.7	10.8±2.3	13.5±5.2	15.2±6.3	12.5±8.1	10.9±4.8
消炎痛	17.6±3.2	19.7±5.2*	14.2±5.2	12.8±2.2	12.7±5.3	16.1±4.9
蛇鳞草低剂量	16.7±2.0	14.4±2.7	11.8±4.7	11.9±5.1	15.4±4.1	14.6±4.3
蛇鳞草中剂量	15.2±3.1	13.4±5.1	11.2±5.6	16.0±10.2	20.8±16.0	24.5±15.8*
蛇鳞草高剂量	18.9±4.7	13.2±6.4	13.8±6.7	14.5±5.3	21.6±9.8	26.2±16.0*

在同一时间，与生理盐水组比较，* $P<0.05$。

（4）蛇鳞草对醋酸所致小鼠扭体反应的影响　消炎痛和低、中、高剂量的蛇鳞草对醋酸所致的小鼠腹腔疼痛有抑制作用，与生理盐水对照组比较，有显著性差异（$P<0.05$）。结果见表 4-163。

表 4-163　蛇鳞草对醋酸所致小鼠扭体反应的抑制作用（$\bar{x} \pm s$，$n=10$）

组别	扭体次数
生理盐水	35.1±12.6
消炎痛	3.2±4.9*
蛇鳞草低剂量	21.3±19.7*
蛇鳞草中剂量	19.1±8.0*
蛇鳞草高剂量	18.5±13.5*

与生理盐水组比较，* $P<0.05$。

4. 讨论 实验结果表明，蛇鳞草对二甲苯致小鼠耳郭肿胀及醋酸致腹腔毛细血管通透性增加均具明显的抑制作用，表明蛇鳞草具有明显的抗炎作用。热板法是通过热刺激足部的感觉神经末梢致痛，类似于急性锐痛。扭体法是通过化学刺激致痛，类似于炎性疼痛。蛇鳞草中、高剂量均可明显延长小鼠对热刺激的痛阈值，但起效较慢，给药后180min才开始延长痛阈值。蛇鳞草低、中、高剂量组均能减少20min内小鼠扭体次数，表明蛇鳞草具有一定的镇痛作用，对急性锐痛和慢性钝痛均有一定的作用。

蛇鳞草的抗炎镇痛作用及其作用机制有待于深入研究，进一步可以通过检测炎症局部的花生四烯酸、前列腺素、缓激肽等的含量分析其抗炎作用的机制。

（二）镇咳祛痰作用研究

1. 材料

（1）**药品与试剂** 蛇鳞草干燥全草，原植物采集于中山市五桂山，经鉴定为蛇鳞草。急支糖浆（太极集团重庆涪陵制药厂有限公司，批号08091025）；亚硫酸氢钠（广东汕头市西陇化工厂，批号0608231）；硫酸（广州市东红化工厂，批号061219929）；苯酚红（天津市福晨化学试剂厂，批号20080807）；碳酸氢钠（上海虹光化工厂）；氢氧化钠（广州市海珠区通用化工厂，批号20019681）；乙醇（汕头西陇化工有限公司，批号0811121）。所用试剂均为分析纯。

（2）**仪器与设备** 玻璃试管（姜堰市沈高康健生化器具厂）；立式灭菌器（山东新华医疗器械股份有限公司）；DJG蒸发浓缩锅（湖南省衡阳市制药器械厂）；电子天平（北京赛多利斯仪器系统有限公司）；754型紫外分光光度计（天津市天新精细化工开发中心）；电热温水浴锅（上海衡平仪器表厂）；XSW-CJ-2A标准型净化工作台（吴江市津化设备总厂）；隔水式电热恒温培养箱（上海跃进医疗器械厂）。

（3）**动物** 健康昆明小鼠，雌雄各半，体重20～23g，由广东省实验动物中心提供，许可证号：SYXK（粤）2004-0046，粤监证字：2007C026。

2. 方法与结果

（1）**蛇鳞草提取物的制备** 称取蛇鳞草2kg，加10倍量蒸馏水浸泡30min，加热煮沸1h，过滤，药渣再加8倍量蒸馏水煮沸1h，将两次滤液合并浓缩至1g/mL，置冰箱冷藏备用。

（2）**标准酚红曲线的绘制** 分析天平准确称取200μg的酚红，加5%碳酸氢钠溶液溶解至2mL，配成1mL含100μg，然后顺次稀释成每毫升含酚红10、5、3、1、0.7、0.5、0.3、0.1μg，利用754型分光光度计，于波长540nm处测OD值。以酚红剂量为横坐标，OD值为纵坐标，各交点连成直线，根据所测出的 OD 值，即可从标准曲线上得出各小鼠酚红的排泌量。

（3）蛇鳞草对小鼠 SO_2 所致咳嗽的影响　取体重 20～23g 的昆明种小鼠，随机分成 5 组，每组 10 只，雌雄各半。分为蛇鳞草低、中、高剂量组（蛇鳞草水煎液分别浓缩成每毫升相当于原药材 0.2、0.4、0.8g 生药的溶液）及急支糖浆对照组、生理盐水空白对照组。除急支糖浆阳性对照组外，各组按 0.2mL/10g 体重灌胃给药，急支糖浆阳性对照组按 0.16mL/10g 灌胃，连续灌胃 7d，于末次给药后 1h，将小鼠置于 500mL 广口瓶内，调节产生二氧化硫（SO_2）的速度，向瓶内通入 SO_2，观察并记录从通入 SO_2 开始到小鼠第一次咳嗽的时间（小鼠咳嗽潜伏期）及 2min 内小鼠咳嗽的次数（咳嗽表现以腹肌收缩、缩胸，同时张大嘴为准，有时可闻咳嗽声）。结果见表 4-164。

表 4-164　蛇鳞草对小鼠 SO_2 引咳实验的影响（$\bar{x}\pm s$，$n=10$）

组别	剂量（g/kg）	咳嗽潜伏期（s）	2min 内咳嗽次数
空白对照	—	18.36±5.15	71.2±13.7
蛇鳞草低剂量	4	19.77±3.5	54.9±22.9
蛇鳞草中剂量	8	22.93±4.0*	75.3±16.2
蛇鳞草高剂量	16	25.96±4.27△	56.9±11.7△
急支糖浆	16ml/kg	38.95±19.45△	44.6±8.0☆

与空白组比较，*$P<0.05$，△$P<0.01$，☆$P<0.001$。

与对照组比较，蛇鳞草水煎液的中、高剂量组均可明显延长咳嗽潜伏期，减少咳嗽次数。其中高剂量组使小鼠咳嗽的潜伏期明显延长的同时，使小鼠咳嗽次数明显减少，止咳效果更为显著。

（4）蛇鳞草对小鼠气管酚红排泌的影响　取体重 20～23g 的昆明小鼠，随机分成 5 组，每组 10 只，雌雄各半。分组方法及给药剂量同上一实验，连续灌胃 7d，末次给药前禁食不禁水 12h，于末次给药后半小时以 0.2mL/10g 腹腔注射 5% 酚红溶液，半小时后处死，背位固定，分离气管。剪下自甲状软骨至气管分支处的一段气管，置于盛有 2mL 生理盐水的小试管中，震荡 10min，静置，取上清液 1mL，置 5mL 容量瓶中，并用生理盐水定容至刻度，摇匀，在波长为 546nm 处测定其 OD 值，并以酚红做一标准曲线，根据曲线各点计算出酚红含量，此酚红含量即为小鼠气管酚红排泌量。结果见表 4-165。

表 4-165　蛇鳞草对小鼠气管酚红排泌的影响（$\bar{x}\pm s$，$n=10$）

组别	剂量（g/kg）	酚红含量（μg±mL）
空白对照	—	0.89±0.53
蛇鳞草低剂量	4	1.41±1.0

续表

组别	剂量（g/kg）	酚红含量（μg±mL）
蛇鳞草中剂量	8	$1.79 \pm 1.0^{*}$
蛇鳞草高剂量	16	$1.85 \pm 0.76^{*}$
急支糖浆	16mL/kg	$2.46 \pm 1.0^{\triangle}$

与空白组比较，$^{*}P<0.05$，$^{\triangle}P<0.01$。

结果表明蛇鳞草水煎液的中、高剂量组与空白对照组相比，小鼠气管酚红排泌量均明显增加，具有显著性差异（$P<0.05$）。

（5）统计处理　数据用 $\bar{x} \pm s$ 表示，组内比较采用 SPSS 10.0 软件进行 t 检验。

3. 结论　SO_2 的气雾刺激呼吸道感受器，引发神经冲动，激活脑内的咳嗽中枢而引起咳嗽反射。本实验结果表明蛇鳞草可抑制 SO_2 引起的咳嗽，明显延长咳嗽潜伏期，减少咳嗽次数。蛇鳞草可能通过抗氧化作用，抑制支气管的炎症因子组胺等的释放，或通过增加气管的分泌时释放某种保护物质，从而抑制咳嗽。本实验结果表明蛇鳞草能明显增加小鼠气管分泌酚红的含量，提示蛇鳞草可能通过增加气管的分泌稀释痰液，从而产生化痰祛痰作用。其确切机理有待进一步研究。

（三）体外抑菌作用研究

20 世纪 70 年代初期，中山市中医院以蛇鳞草为主药研制成"复方蛇鳞草散"及"复方蛇鳞草膏"，临床上用于治疗毒蛇咬伤、甲沟炎、皮炎、湿疹、痈疮疖肿等病症，应用至今疗效确切，为该院中医皮肤科、外科特色专药。蛇伤专科以蛇鳞草为主药研制的"蛇黄散"，用于治疗初期疮疡、蛇伤虫咬肿痛等，疗效显著，为中医院蛇伤专科的特色专药。梅全喜等人报道了"蛇黄散"具有抗炎、镇痛的药理作用，然而，目前尚未见有关蛇鳞草体外抑菌活性等方面的文献报道。通过本实验观察蛇鳞草的体外抑菌作用，为充分发掘其市场潜力，开发其可利用性提供实验参考。

1. 材料与方法

（1）实验材料与试剂　蛇鳞草原植物采集于中山市五桂山，经鉴定为蛇鳞草 *Abacopteris triphylla*（*Sw.*）Ching。实验菌株：金黄色葡萄球菌（ATCC 25923）、大肠杆菌（ATCC 25922）、绿脓杆菌（ATTC 27853），均由中山市中医院检验科提供。培养基：营养琼脂（广东环凯微生物科技有限公司，批号：200901071）、营养肉汤（广东环凯微生物科技有限公司，批号：200810267）。其余试剂均为分析纯。

（2）实验仪器　UV-754 型紫外分光光度计；BS224S 型电子天平（北京

赛多利仪器系统有限公司）；LMQR-4060型立式灭菌器（山东新华医疗器械股份有限公司）；PYX-DHS-35×40型隔水式电热恒温培养箱（上海跃进医疗器械厂）；XSW-CJ-2A标准型净化工作台（吴江市津化设备总厂）。

2. 方法与结果

（1）培养基的制备

①营养琼脂培养基：准确称取3.3g营养琼脂至250mL锥形瓶中，加入100mL蒸馏水，加热至全溶，调整pH为7.4，封瓶口后灭菌备用。

②营养肉汤培养基：准确称取9g营养肉汤至500mL锥形瓶中，加入500mL蒸馏水，加热至全溶，调整pH为7.4，封瓶口后灭菌备用。

（2）溶液的制备

①蛇鳞草水提液的制备：称取50g蛇鳞草干品，剪碎放入烧杯中，加适量蒸馏水浸泡30min后加热煎煮1h，经过滤得第一次煎液；药渣再加入适量蒸馏水加热煎煮1h。合并两次水煎液，浓缩至每毫升药液相当于含生药1g。

②蛇鳞草醇提液的制备：称取50g蛇鳞草干品，剪碎放入圆底烧瓶，加入适量稀释至60%的乙醇液，安装回流装置，加热回流1h，过滤得第一次醇提液；药渣再加入适量乙醇液加热回流1h，过滤。合并两次滤液，浓缩至每毫升药液相当于含生药1g。

③0.5麦氏比浊标准液的配制：用电子天平称取1.1756g氯化钡，蒸馏水定容至100mL，配成0.048mol/L氯化钡溶液；再量取1mL，95%浓硫酸，加入94mL蒸馏水，配成0.18mol/L硫酸溶液。0.048mol/L氯化钡0.5mL，加0.18mol/L硫酸溶液99.5mL，混匀后用530nm波长比色调整其浊度，使吸光度为0.1，该浊度为0.5麦氏比浊标准，相当于$5×（10^7～10^8）$CFU/mL。

④菌液的配制：实验菌种经平板分离培养24h后，挑取数个菌落置于生理盐水试管中，校正浓度至0.5麦氏标准，再用营养肉汤1∶100稀释，使含菌量达到10^6CFU/mL为工作浓度。

（3）最低抑菌浓度（MIC）判定标准　首先在观察细菌对照组长菌呈浑浊状，而药物对照组不长菌、呈透明清亮状的前提下，再观察实验组试管的浑浊情况，以判断不同浓度药液的抑菌作用。如试管内呈浑浊，表明有细菌生长，用"＋"表示；如试管内透明清亮，表明无细菌生长，用"－"表示。

（4）蛇鳞草水提液MIC的测定　取30支试管于试管架上，分为3组，每组10支。用移液管吸取2mL营养肉汤于每支试管内，再另取移液管吸取2mL蛇鳞草水提液（1g/mL）于每组的第1支试管内，吹匀，使药液与肉汤混匀，再从每组第1管吸取2mL混匀液到每组第2管中，如此类推，一直到第9管，再从第9管中吸取2mL混匀液舍去，第10管为细菌对照组，不加药液。即每组试管中的药液浓度为0.5、0.25、0.125、0.063、0.032、0.016、0.008、

0.004、0.002、0.000g/mL。三组试管分别加入金黄色葡萄球菌、大肠杆菌和绿脓杆菌的实验菌液0.1mL。另取9支试管，稀释步骤按上述进行，此组不加入菌液，为药液对照组。将试管置于37℃培养箱中培养24h，实验组与对照组对比观察结果，结果见表4-166。

表4-166　蛇鳞草水提液最低抑菌浓度（MIC）的测定

管号	1	2	3	4	5	6	7	8	9	10	对照组	MIC（mg/mL）
稀释倍数	1:2	1:4	1:8	1:16	1:32	1:64	1:128	1:256	1:512	—	—	
金黄色葡萄球菌	—	—	—	—	+	+	+	+	+	+		63
大肠杆菌	—	—	+	+	+	+	+	+	+	+	—	250
绿脓杆菌	+	+	+	+	+	+	+	+	+	+		/

注："—"表示细菌生长抑制，培养液清亮；"+"表示细菌生长，培养液混浊。

表4-166实验结果可见，蛇鳞草的水提取液对金黄色葡萄球菌的MIC为63mg/mL，对大肠杆菌的MIC为250mg/mL，各浓度水提取液对绿脓杆菌均未呈现抑菌活性。表明蛇鳞草水提取液对金黄色葡萄球菌的敏感性比大肠杆菌高，抑制金黄色葡萄球菌的效果较好。至于各浓度水提液对绿脓杆菌未得出MIC，初步分析可能为药物未浓缩至对绿脓杆菌的有效抑菌浓度，有待进一步实验验证。

（5）蛇鳞草醇提液MIC的测定　具体操作方法同蛇鳞草水提液MIC的测定，实验结果见表4-167。

表4-167　蛇鳞草醇提液的最低抑菌浓度（MIC）的测定

管号	1	2	3	4	5	6	7	8	9	10	对照组	MIC（mg/mL）
稀释倍数	1:2	1:4	1:8	1:16	1:32	1:64	1:128	1:256	1:512	—	—	
金黄色葡萄球菌	—	—	—	+	+	+	+	+	+	+		125
大肠杆菌	—	—	+	+	+	+	+	+	+	+		250
绿脓杆菌	—	+	+	+	+	+	+	+	+	+		/

注："—"表示细菌生长抑制，培养液清亮；"+"表示细菌生长，培养液混浊。

表4-167实验结果可见，蛇鳞草醇提取物对金黄色葡萄球菌的MIC为125mg/mL，对大肠杆菌的MIC为250mg/mL，醇提取物各稀释浓度对绿脓杆菌均无抑菌活性，对比蛇鳞草水提取物的抑菌效果，醇提取物对金黄色葡萄球菌的抑菌效果不如水提取液好，而对于大肠杆菌，两种提取取物的抑菌效果相当。

（6）蛇鳞草水提液及其醇提液的 MBC 测定　分别取蛇鳞草水提液和醇提液各有效抑菌浓度药液及对照组相对应的浓度药液 0.1mL，移种至不含药物的营养琼脂平皿上，用灭菌接种环轻推药液，各平皿置 37℃ 培养箱中培养24h，观察有无细菌生长。以平皿培养基中，计数少于 5 个菌落者作为该药物的最低杀菌浓度（MBC），结果见表 4-168。

表 4-168　蛇鳞草水提液与醇提液最低杀菌浓度（MBC）测定结果

菌种	蛇鳞草水提液	蛇鳞草醇提液
	MBC（mg/mL）	MBC（mg/mL）
金黄色葡萄球菌	500	500
大肠杆菌	—	500

表 4-168 实验结果可见，蛇鳞草水提液与醇提液对金黄色葡萄球菌的最低杀菌浓度（MBC）均为 500mg/mL，蛇鳞草醇提液对大肠杆菌的 MBC 为500mg/mL，而蛇鳞草水提液对大肠杆菌的 MBC 在本次实验中未有呈现。本实验表明蛇鳞草醇提液对金黄色葡萄球菌及大肠杆菌均具有良好的抑菌活性。

3.讨论　本实验采用试管二倍稀释法分别测定蛇鳞草水提液和醇提液对金黄色葡萄球菌、大肠杆菌和绿脓杆菌的最低抑菌浓度（MIC），并在此基础上又测定了两种溶剂提取物分别对各菌的最低杀菌浓度（MBC），结果表明，蛇鳞草水提液及其醇提液对金黄色葡萄球菌、大肠杆菌均具一定的抑菌活性，且对金黄色葡萄球菌的活性更为显著，但对绿脓杆菌的抗菌作用未有明显体现，具体原因有待进一步研究探讨。

药物抗菌效力的测定对于抗菌药物的筛选具有重要意义。虽然本次实验所用菌种较少，但是以实验的结果来看，本次实验表明了蛇鳞草具有一定的抗菌作用，为今后进一步研究蛇鳞草的抗菌作用提供了实验数据，并为将来进一步开发利用蛇鳞草这一广东地产中草药资源奠定了实验基础。

（四）急性毒性研究

鉴于目前尚未见有关蛇鳞草确切安全剂量的文献报道，我们对其最大耐受量进行了测定，以便为临床应用和制剂开发的剂量设置提供参考。

1.材料

（1）药物及试剂　蛇鳞草采自中山市五桂山，经鉴定为蛇鳞草。称取蛇鳞草适量，加冷水浸泡 30min，煎煮 2 次，过滤，合并滤液，浓缩至每毫升含原药材5.39g 的流浸膏备用，此浓度为最大浓度药液（以能够用灌胃针头注射为标准）。

（2）实验动物　SPF 级昆明（KM）小鼠，雌雄各半，体重（20±2）g，许可证号：SCXK（粤）2008 — 0002 粤监证字 2008A022，由广东省医学实验动物中心提供。

2. 方法与结果

（1）急性毒性实验预实验　KM 小鼠 12 只，雌雄各半，随机分为 3 组，禁食不禁水 12h。以最大给药容积（按每 10g 体重给药 0.3mL），不同剂量（剂量以 1∶0.75 递减）的蛇鳞草水煎液 1 次灌胃，连续观察 7d，记录期间小鼠死亡数和一般情况。预实验结果表明，蛇鳞草水煎液的 3 个剂量均无 1 例死亡，也未出现明显中毒现象。可知本药的毒性较小，半数致死量（LD_{50}）不能测出，故采用测定小鼠最大耐受量（MTD）来测定药物对小鼠的急性毒性作用。

、（2）最大耐受量的测定　取 NIH 小鼠 26 只，体重（20±2）g，雌雄各半，禁食不禁水 12h。以最大给药浓度（每毫升含生药 5.39g）、最大剂量（0.3mL/10g）灌胃蛇鳞草水提液。连续观察 14d，详细记录实验动物每天的反应及体重变化、摄食量变化和死亡情况。

实验结果表明，以最大给药浓度、最大给药剂量 1 次灌胃给药，灌胃后部分小鼠出现自主活动减少、静卧不动、闭目、反应迟钝等反应，但无竖毛懒动、抽搐、翻倒等异常情况，1～3h 后活动如常，整个过程中没有出现惊厥、抽搐。连续观察 14d，小鼠未出现死亡情况，体重和饮食均增长。实验结束时称重，将全部动物处死，解剖，肉眼观察其心、肝、脾、肺、肾等主要组织脏器的外观，均无明显毒副作用，可见此药对小鼠并无明显的毒副作用。

MTD 计算公式：

$$小鼠的最大耐受倍数 = \frac{每只小鼠的耐受药量（3.88g）}{小鼠的平均体重（20g）} \times \frac{成人平均体重（60kg）}{成人日用剂量（15g）}$$

由实验可知，蛇鳞草水煎液以最大浓度及最大给药量给药，小鼠不出现死亡和明显的中毒情况，此时，小鼠的日用剂量为 161.7g/kg，相当于成人日用量的 646 倍，故蛇鳞草水煎液的安全性较高。

3. 讨论　急性毒性试验是在 1d 内单次或多次（2～3 次）对动物给药后，在 7d 内，连续观察动物所产生的毒性反应及死亡情况。急性毒性试验中如受试药物引起动物死亡，应测定药物毒性反应与剂量的关系，通常进行半数致死量 LD_{50} 测定，当受试药物测不出 LD_{50} 时，可以做最大给药量试验来考察动物的急性毒性情况。

根据所进行的急性毒性试验表明，该药的毒性作用极小。用 LD_{50} 已不能测出其毒性，故只能测定其最大耐受量。最大给药量的耐受倍数反映了该药的安全性，本药的最大给药量的耐受倍数相当于临床拟用日剂量的 646 倍，表明其毒副作用相当微弱。但急性毒性试验仅 1 次或数次给药，观察时间较短，仅 14d，故还应结合长期毒性试验的毒性表现及多种检查结果综合分析评价其毒性。

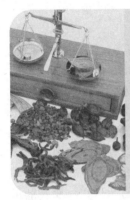

第五章
单味药材药理毒理研究

本章介绍的火炭母、叶下珠、宽筋藤、漆大姑、金纽扣等地产药材是梅全喜教授团队依托中药药理实验室及 SPF 级动物实验室开展的药理作用和毒性动物实验研究，大多都是该药的首次药理作用研究，对临床应用有一定参考价值。

第一节　火炭母

火炭母是蓼科蓼属植物火炭母 *Polygonum chinesense* Linn. 的干燥全草，别名火炭毛、乌炭子、山荞毒草、赤地利、老鼠蔗等，生于山谷、水边、湿地，分布于浙江、江西、福建、台湾等地区，常夏、秋间采收，鲜用或晒干。火炭母性酸、甘、凉，有清热利湿、凉血解毒之功效，可用于治疗湿热泄泻、痢疾、黄疸、咽喉肿痛、湿热疮疹等病症。火炭母是广东地区常用的中草药之一，亦是广东凉茶、王老吉、二十四味和腹可安等中药保健品主要原料之一。由于火炭母在临床及保健凉茶的广泛应用，其化学成分和药理作用研究已引起越来越多国内外学者的关注。近年来，一些研究已取得新的进展。我们团队对火炭母的化学成分和药理作用研究现状进行综述，并对火炭母的药理作用做了进一步研究。

一、研究进展

1.化学成分　火炭母化学成分研究始于 20 世纪，按其化合物结构类型，大致可分为黄酮、酚酸、鞣质、挥发油、甾体及其他成分。

（1）黄酮类　黄酮类化合物是火炭母的主要成分之一。目前，从火炭母全草共分离得到 13 种黄酮类化合物，包括异鼠李素、芹菜素、广寄生苷、木犀草素、槲皮素、山柰酚、槲皮苷、异槲皮苷、柚皮素、巴达薇甘菊素、山柰酚 –7–O– 葡萄糖苷、山柰酚 –3–O– 葡萄糖醛酸苷、金丝桃苷等。

（2）酚酸类 从火炭母全草分离得到 10 种酚酸类成分，包括没食子酸、没食子酸甲酯、丁香酸、咖啡酸、原儿茶酸、3–O– 甲基没食子酸、鞣花酸、3,3′–二甲基鞣花酸、3– 甲氧基 –4– 鼠李糖鞣花酸及 corilagin，其中 4 种为鞣质类成分。

（3）挥发油 杨先会等采用水蒸气蒸馏法提取火炭母中挥发油，并采用 GC–MS 对其性质进行分析，主要成分为烃类和脂肪酸类物质，正十六烷酸相对含量高达 52.88%。林敬明等采用超临界 CO_2 萃取法提取，选用 GC–MS 进行分析，结果显示，含量较高的成分为邻苯二甲酸（14.98%），其次为 6,10,14–三甲基 –2– 十五烷酮（14.09%）和邻苯二甲酸二异丙基酯（11.01%）。

（4）甾体类及其他成分 任恒春等从火炭母中首次分离得到胡萝卜苷和正三十二烷醇；Prasadas 等从火炭母叶的石油醚中分离得到 β －谷甾醇；Pei–Leytsai 等从火炭母的根及茎分离得到 4 个甾类化合物和 1 个酰胺类化合物，分别为 stigmsti–4–ene–3,6–dione、stigmstan–3,6–dione、hecogenin、25R–spriost–4–ene–3,12–dione 和 aurantiamideacetate；此外，叶青美首次从火炭母中分离得到对羟基苯甲酸甲酯。

2. 药理作用 目前国内外众多学者对火炭母开展了一系列的药理作用研究，主要针对火炭母的水提取物、乙醇提取物以及甲醇提取物等，药理作用则集中为抗氧化、清除自由基活性、抗病原微生物、抗炎、镇痛、对 EB 病毒壳抗原表达抑制、细胞毒性、抗腹泻、抗肝癌及其他作用等。

（1）抗氧化及清除自由基活性 杨绍艳通过羟自由基清除率法和 ORAC 法测定 20 种广东凉茶原料细胞外抗氧化活性，结果表明槐花和火炭母对羟自由基清除能力最强；采用 CAA 法分析 20 种广东凉茶原料多酚提取物在肝癌 HepG2 细胞内的抗氧化能力，结果显示，槐花和火炭母的抗氧化能力高于其他广东凉茶原料提取物。黄国霞等对火炭母采用超声波提取，并用 HO/Fe^{2+} 体系法和邻苯三酚体系法对其抗氧化活性进行研究，结果表明，当以体积比 1∶1 甲醇与水混合液为提取溶剂，火炭母提取液具有较高的抗氧化活性，40g 原材料提取液对羟自由基的清除效果与 6.29g 维生素 C 作用相当，而对超氧阴离子的清除效果与 9.82g 维生素 C 作用相当。Huang 等以 80% 甲醇提取火炭母药材，采用改良的 ABTS 法测定其抗氧化活性，并用水溶性维生素 E 标定，结果表明其抗氧化活性相当于水溶性维生素 E 的 57.5%；采用去氧核糖的方法测定其清除羟基自由基活性，以抗氧化剂 BHT（二丁基羟基甲苯）作阳性对照，结果显示，其清除羟基自由基能力相当于抗氧化剂 BHT（二丁基羟基甲苯）能力的 21.6%。

（2）抗病原微生物作用 欧阳蒲月等选用不同火炭母提取液研究其抑菌

活性，结果显示，火炭母的抑菌活性物质存在于叶和茎中，且叶提取液抑菌活性更高；超声提取物抑菌效果较索氏提取物稍强；不同火炭母提取物的抑菌强度为：65%乙醇提取物 > 无水甲醇 > 95%乙醇提取物 > 蒸馏水提取物；不同火炭母萃取物的抑菌强度为：乙醚萃取物 > 石油醚萃取物；火炭母提取物对金黄色葡萄球菌、痢疾杆菌、枯草杆菌、藤黄球菌、白色念珠菌的最小抑菌浓度（MIC）分别为 0.6、0.6、0.8、1.0、0.6g/mL，最小杀菌浓度（MBC）均为 1.0g/mL。林燕文以火炭母水煎煮液研究其抑菌活性，结果表明水煎液对金黄色葡萄球菌具有明显的抑菌效果。刘富来等采用火炭母煎剂研究对禽大肠杆菌的抗菌活性，结果显示火炭母有明显的抑菌效果。张正等选用火炭母煎剂进行乙肝病毒 DNA 多聚酶（HBV-DNAP）抑制及 HBV-DNA 降解的体外实验，结果发现其对 DNAP 的抑制率高于 50%，HBV-DNA 的降解率高于 25%，提示火炭母有较好的抗乙型肝炎病毒作用。

（3）抗炎作用 范文昌等用二甲苯致小鼠耳郭肿胀，并以醋酸致小鼠腹腔毛细血管通透性增高，对小鼠连续 7d 灌胃给予火炭母 16g/kg，观察火炭母水提取物的抗炎作用，结果显示火炭母对变质性炎症和渗出性炎症均呈现显著的抑制作用。Pei-Leytsai 等用甲醇提取火炭母根，采用抑制肥大细胞超氧化阴离子的方法测定其抗炎活性，结果表明抗炎活性较好。

（4）镇痛作用 范文昌等采用热刺激模型（热板法）和化学刺激模型（醋酸扭体法），连续 7d 对小鼠灌胃给予药物 16g/kg，研究火炭母水提取物的镇痛作用。实验结果表明，火炭母能明显减少醋酸所致小鼠的扭体反应次数，并促使热刺激所致小鼠疼痛的痛阈值明显提高，提示其对外周性疼痛和中枢性疼痛均具有镇痛作用。

（5）对 EB 病毒壳抗原表达的抑制作用及细胞毒作用 梅全喜等应用间接免疫酶法研究火炭母对 B 细胞壳抗原表达的抑制作用，并采用台盼蓝拒染试验，观察火炭母水提取物对 B95-8 细胞在激发培养环境下的细胞毒作用。结果表明，火炭母在无细胞毒浓度下对激发条件下培养的 B95-8 细胞具有明显抑制其 VCA 表达的作用，并呈现出药量依赖性；此外，当火炭母药量增加 1000 倍后，对 B95-8 细胞有明显的细胞毒性作用，呈显著量效依赖性。

（6）抗腹泻作用 Hai 等采用蓖麻油致 ICR 小鼠腹泻模型和硫酸镁致 ICR 小鼠的模型，研究不同火炭母提取液的抗腹泻作用。结果显示，火炭母 75%乙醇提取物有显著的抗腹泻活性，并呈现剂量依赖性；利用系统溶剂萃取法得到四个不同的极性部位，分别为石油醚部位、乙酸乙酯部位、正丁醇部位以及剩余水部位，并通过体内活性筛选试验，发现正丁醇部位和剩余水部位有显著的抗腹泻作用，并发现其主要成分鞣花酸和 corilagin 具有抗腹泻作用。

（7）抗肝癌作用 杨绍艳研究 20 种广东凉茶原料多酚提取物对人体肝癌

HepG2 细胞增殖的抑制作用，结果表明，甘草和火炭母对抗肝癌 HepG2 细胞增殖活性最强。韦金育等采用体外抗肿瘤药物筛选 MTT 法，对 50 种广西常用中草药、壮药进行抗肿瘤作用筛选试验，结果显示，当火炭母稀释度为 1∶100 时，对肝癌细胞呈现明显抑制作用。

（8）其他作用　高雅等采用 CCl_4 诱导大鼠急性肝损伤模型，观察火炭母醇提物对大鼠血清中丙氨酸氨基移换酶（ALT）、天门冬氨酸氨基移换酶（AST）、丙二醛（MDA）、超氧化物歧化酶（SOD）水平的影响，结果表明，火炭母醇提物各剂量组均可抑制急性肝损伤大鼠血清中 ALT、AST 活性，降低 MDA 水平，升高 SOD 活性。有文献报道火炭母还有保护平滑肌和骨骼肌、降压及中枢抑制等作用。

3. 讨论　目前，对火炭母的研究已取得一些新进展。一方面，有关研究从火炭母中分离出黄酮类 13 种、酚酸类 10 种、甾体类 6 种、其他成分 3 种及若干挥发油等多种化学成分；另一方面，火炭母具有抗氧化及清除自由基活性、抗病原微生物、抗炎、镇痛、对 EB 病毒壳抗原表达的抑制及其细胞毒性、抗腹泻、抗肝癌等多种药理作用。

目前，对火炭母的化学成分和药理作用研究已取得相当大的进展，但由于中药化学成分较复杂，火炭母临床应用广泛，现研究还远远不够，如火炭母化学成分的研究大多集中于黄酮类、酚酸类等几类成分，对其他如有机酸、氨基酸、蒽醌等无具体深入研究；在火炭母药理作用研究方面，目前针对其清热利湿、解热退黄等药理作用还没有具体研究，多种药理研究还仅停留在药效学方面，尚未对其有效部位物质基础及作用机理进行研究。

因此，我们团队进一步加强火炭母化学成分和药理机理的研究，以现代科学技术进行创新性开发研究，加快开发以火炭母有效部位或有效成分为原料的、既有效又廉价的新药或保健凉茶，以便促使其得到更准确和更广泛的应用，充分发挥中药防病治病的作用，为火炭母新产品开发和临床应用提供更为全面的参考依据。

二、解热退黄作用

1. 实验材料

（1）火炭母水提物的制备　称取火炭母干燥全草 5kg，加 8 倍量水浸泡 1h，煎煮 2 次，每次 2h，过滤，合并滤液，浓缩至含生药 0.56g/mL，即为低剂量；取适量浓缩液对半浓缩，配制成中剂量；再取适量中剂量的浓缩液对半浓缩成高剂量。各剂量的浓缩液分别加防腐剂，置于冰箱中 4℃保存，供实验用。

（2）统计学处理　统计处理应用 SPSS 23.0 软件，计量资料用 $\bar{x}\pm s$ 表示。酵母致热大鼠实验采用重复测量方差分析，以 Bonferroni 检验进行组间比较，然后通过多元方差分析，行 SNK 检验比较各测量时点组间均值；其余实验则直接采用多元方差分析，以 SNK 检验比较组间均值。

2. 方法与结果

（1）火炭母水提物对酵母致热大鼠体温的影响　选用 70 只 SD 大鼠，雌雄各半，于实验前 9d 每天用蘸有少量液状石蜡的体温计插入肛内 2cm 测肛温 1 次，连续 3d，使适应环境和测温刺激。实验前 7d，禁食不禁水 8h，每 1h 测肛温 1 次，连续 2 次，选体温变化不超过 0.3℃ 的大鼠 50 只留用，平均体温作为基础体温。将留用大鼠按体温均衡随机分为空白对照组、吲哚美辛阳性对照组及火炭母水提物高、中、低剂量组，每组 10 只，雌雄各半。空白对照组按照 10mL/kg 灌胃生理盐水，火炭母水提物高、中、低剂量组分别依次灌予相应火炭母水提物，其浓度梯度分别为 2.24、1.12、0.56g/mL，1 次 /d，连续 7d。第 6d 当晚，各组动物禁食不禁水 12h。第 7d 阳性对照组灌予等体积的吲哚美辛肠溶片混悬液 1 次，灌胃浓度为 0.35mg/mL。各组给药 1h 后，立即背部皮下注射 20% 酵母混悬液，给药体积为 10mL/kg，然后分别于 4、5、6、7、8、9h 测定肛门温度 1 次。记录体温变化，比较组间差异。

结果如表 5-1 所示，造模后 8h，大鼠体温达到最高值，9h 后开始回落。火炭母水提物高剂量组在不同时段均可降低大鼠的体温，中剂量组在造模后 4、6、7、8、9h，低剂量组则在造模后 4、8、9h 显示解热作用。其作用呈一定剂量依赖性。

表 5-1　火炭母水提物对酵母致热大鼠体温的影响（℃，$\bar{x}\pm s$，n=10）

组别	基础体温	皮下注射 20% 酵母混悬液后不同时间的大鼠体温					
		4h	5h	6h	7h	8h	9h
空白对照组	37.44± 0.44	37.96± 0.13	38.12± 0.21	38.12± 0.21	38.12± 0.21	38.12± 0.21	38.12± 0.21
吲哚美辛组	37.46± 0.41	37.59± 0.30*	37.60± 0.32*	37.60± 0.32*	37.60± 0.32*	37.60± 0.32*	37.60± 0.32*
火炭母水提物高剂量组	37.51± 0.47	37.60± 0.28*	37.63± 0.47*	37.72± 0.53*	37.96± 0.58*	38.20± 0.47*	38.29± 0.56
火炭母水提物中剂量组	37.52± 0.44	37.63± 0.27*	37.63± 0.27*	37.63± 0.27*	37.63± 0.27*	37.63± 0.27*	37.63± 0.27*
火炭母水提物低剂量组	37.50± 0.47	37.69± 0.34*	37.69± 0.34*	37.69± 0.34*	37.69± 0.34*	37.69± 0.34*	37.69± 0.34*

注：与空白对照组比较，*P<0.05。

（2）火炭母水提物对 ANIT 致大鼠黄疸性肝损伤的影响　取 60 只 SPF 级健康 SD 大鼠，雌雄兼用，按体质量均衡随机分为正常对照组、模型组、茵栀黄阳性对照组及火炭母水提物高、中、低剂量组，每组 10 只，雌雄各半。各组均按照 10mL/kg 体质量灌胃给药，1 次 /d，连续 9d，火炭母水提物高、中、低剂量组分别灌胃火炭母水提物 2.24、1.12、0.56g/mL；阳性对照组给予 0.3g/mL 茵栀黄混悬液；正常对照组和模型组分别灌胃等体积生理盐水。第 7d 末次给药 2h 后，除正常对照组灌胃等体积花生油外，其余各组分别按照 10mL/kg 灌胃 100mg/kg 的 ANIT 花生油溶液。第 8d 当晚禁食不禁水 12h，第 9d 末次灌胃 2h 后，麻醉取血浆和肝脏。血浆标本送检验科测门冬氨酸氨基转移酶（AST）、丙氨酸氨基转移酶（ALT）、碱性磷酸酶（ALP）、血清总胆红素（T-Bil）、直接胆红素（D-Bil）含量。称量肝脏质量，计算肝脏指数。制作肝脏病理切片并送病理科观察肝脏病理组织变化情况。制作肝匀浆，并用试剂盒测量肝匀浆上清液中 MDA 和 SOD 水平。

结果如表 5-2 所示，与正常对照组比较，模型组 ALT、AST、ALP、T-Bil、D-Bil 水平及肝脏指数均显著升高（$P<0.05$）。与模型组比较，火炭母水提物各剂量组 ALT、AST、ALP、T-Bil、D-Bil 水平及肝脏指数均显著降低（$P<0.05$），并呈一定剂量依赖性。

表 5-2　火炭母水提物对黄疸性肝损伤大鼠肝功能及肝脏指数的影响（$\bar{x}\pm s$，$n=10$）

组别	ALT/ （U/L）	AST/ （U/L）	ALP/ （U/L）	T-Bil/ （μmol/L）	D-Bil/ （μmol/L）	肝脏指数
正常对照组	42.00± 7.75	181.90± 30.82	290.20± 84.34	0.41± 0.18	0.21± 0.14	3.72± 0.15
模型组	685.80± 33.36#	996.70± 63.66#	617.30± 77.78#	117.76± 8.8#	117.76± 8.78#	4.74± 0.13#
茵栀黄组	293.80± 67.79*	473.30± 55.95*	317.50± 76.09*	67.56± 13.72*	6240± 10.98*	3.95± 0.17*
火炭母高剂量组	420.90± 40.86*	571.00± 52.20*	336.20± 108.16*	73.69± 11.71*	63.17± 7.05*	4.02± 0.06*
火炭母中剂量组	516.50± 17.19*	621.80± 54.82*	320.80± 117.39*	77.81± 9.71*	63.50± 14.50*	4.19± 0.04*
火炭母低剂量组	585.40± 44 73*	788.90± 54.79*	417.10± 70.83*	85.43± 7.78*	69.75± 11.89*	4.31± 0.04*

注：与正常组比较，#$P<0.05$；与模型组比较，*$P<0.05$。

（3）火炭母水提物对黄疸性肝损伤大鼠肝组织 MDA、SOD 水平的影响

结果如表 5-3 所示，与正常对照组比较，模型组大鼠肝组织中 MDA 含量显著升高，SOD 活性显著降低（$P<0.05$）。与模型组比较，火炭母水提物各剂量组大鼠肝组织中 MDA 含量显著降低，SOD 活性显著升高（$P<0.05$），并呈剂

量依赖性。

表 5-3　火炭母水提物对黄疸性肝损伤大鼠肝组织 MDA、SOD 水平的影响
（ $\bar{x}\pm s$, n=10 ）

组别	MDA/（ nmol/mg prot ）	SOD/（ U/mg prot ）
正常对照组	2.64±0.06	293.24±14.97
模型组	4.78±0.17[#]	230.93±16.00[#]
茵栀黄组	2.88±0.11*	286.90±8.10*
火炭母水提物高剂量组	3.32±0.12*	283.40±14.56*
火炭母水提物中剂量组	3.76±0.15*	273.03±17.24*
火炭母水提物低剂量组	4.22±0.15*	258.87±19.06*

注：与正常组比较，[#]P<0.05；与模型组比较，*P<0.05。

（4）火炭母水提物对黄疸性肝损伤大鼠肝组织病理学的影响　结果如图
5-1 所示，正常对照组大鼠肝小叶结构清晰，肝索结构规则，肝血窦、肝细
胞均正常。模型组汇管区增宽明显，肝血窦扩张充血，小胆管增生，胆管上
皮细胞增生活跃，管壁增厚，间质水肿、纤维增生，淋巴细胞、中性粒细胞
及嗜酸性粒细胞浸润，部分肝细胞水肿变性，可见坏死。茵栀黄组肝索结构
规则，部分汇管区增宽，肝血窦少量充血，部分胆管扩张，少量淋巴细胞浸
润，肝细胞轻度水肿。火炭母水提物高、中剂量组大鼠肝细胞上述病理变化
均有所好转，介于正常对照组和模型组之间，表明火炭母水提物对损伤的肝
组织有较好的保护作用。火炭母水提物低剂量组的病变程度则与模型组相当。

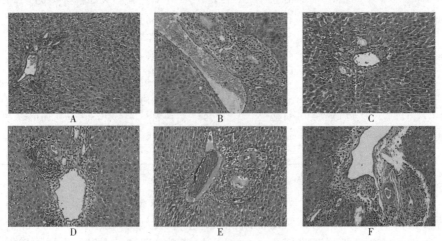

图 5-1　火炭母水提物对黄疸性肝损伤大鼠肝组织病理学的影响（ HE，×400 ）
A.正常对照组；B.模型组；C.茵栀黄组；D.火炭母水提物高剂量组；
E.火炭母水提物中剂量组；F.火炭母水提物低剂量组

3.讨论 发热是指在致热原的作用下，体温调节中枢的调定点上移而引起调节性体温升高，是多种疾病的重要病理过程和临床表现。酵母致热大鼠实验属于常用的研究解热药物的药理实验模型之一。酵母菌乃无致病性真菌，其致热因素是全菌体及菌体内所含的荚膜多糖和蛋白质。当大鼠注射酵母菌后，其注射部位的局部溃疡将引发剧烈的炎症反应，从而引起发热。此时，动物的全身症状与人类伴有内脏或皮肤明显炎症时的发热相似。实验结果表明，火炭母水提物各剂量组与空白对照组比较，可降低酵母致热大鼠的体温。

黄疸多见于肝脏和胆道系统疾病，是胆色素代谢障碍导致血浆中胆红素含量升高的一种病理变化和临床表现，主要症状和体征为虹膜、黏膜、皮肤以及其他组织和体液黄染。按照胆红素的来源可分为溶血性、肝细胞性、阻塞性黄疸等。ALT、AST 可反映黄疸时肝实质细胞损害的指标，ALP 以及 T-Bil、D-Bil 则主要反映胆汁淤积性损害。MDA 的含量表明机体细胞受自由基攻击的程度。SOD 活性则体现机体清除氧自由基的能力。MDA 和 SOD 共同反映了机体的抗氧化能力。

ANIT 主要损伤胆管上皮细胞和肝细胞，引起胆汁淤积性黄疸，表现为血液中氨基转移酶和胆红素的显著升高，同时通过引发大量中性粒细胞的募集，产生活性氧，导致肝脏的炎症反应，加重胆汁淤积和肝脏的损伤。实验结果表明，与模型组比较，火炭母水提物各给药组均可显著降低 ANIT 致胆汁淤积大鼠血清 ALT、AST、ALP、T-Bil、D-Bil 水平及肝脏指数，并且降低大鼠肝组织中的 MDA 含量，升高 SOD 活性，提示火炭母水提物有显著退黄与改善肝功能作用，抗氧化作用可能是其治疗黄疸的机制之一，但其确切的作用机制尚有待进一步的研究。

三、抗炎、镇痛作用

1.火炭母水提物对炎症反应的影响

（1）二甲苯诱导小鼠耳郭肿胀实验 选取雄性 KM 小鼠 50 只，按体重均衡随机分为空白对照组、阳性对照组和火炭母水提物高、中、低剂量组，各组 10 只。空白对照组按照 20mL/kg 的灌胃体积灌予生理盐水，火炭母水提物高、中、低剂量组分别依次灌予等体积的火炭母水提物，其浓度梯度分别为 2.47g/mL、1.23g/mL、0.62g/mL，每日 1 次，连续 7d。第 7d 阳性对照组灌予等体积的吲哚美辛肠溶片混悬液 1 次，灌胃浓度为 0.77mg/mL。末次给药 1h 后使用精密移液器给各组小鼠的右耳两面均匀涂上二甲苯致炎，左耳对照。30min 后脱颈椎处死小鼠，沿耳郭基线剪下两耳，剃毛，叠加完整，用直径为 8mm 的打孔器在同一部位打下两圆耳片，精确称重。取左右耳片重量之差为肿胀度，并计算肿胀抑制率。

肿胀抑制率（%）=[（空白对照组平均肿胀度－给药组平均肿胀度）/空白对照组平均肿胀度]×100%

如表 5-4 所示，与空白对照组比较，火炭母水提物高、中剂量组均有统计学差异，提示火炭母水提物高、中剂量组可减轻小鼠耳郭肿胀度，而低剂量组则无统计学意义（$P=0.089>0.05$）。

表 5-4　火炭母水提物对二甲苯诱导小鼠耳郭肿胀的影响（$\bar{x} \pm s$，$n=10$）

组别	剂量（g/kg）	肿胀度（g）	肿胀抑制率（%）
空白对照组	—	0.0172±0.0053	—
阳性对照组	0.015	0.0070±0.0055*	59.36
火炭母水提物高剂量组	49.32	0.0102±0.0039*	40.93
火炭母水提物中剂量组	24.66	0.0104±0.0048*	39.48
火炭母水提物低剂量组	12.33	0.0133±0.0051	22.50

与空白对照组比较，*$P<0.05$。

（2）醋酸致小鼠腹腔毛细血管通透性增加实验　取雄性 KM 小鼠 50 只，分组及给药方法、剂量、时间同上。各组小鼠末次给药 1h 后，尾静脉注射 0.5% 伊文思蓝生理盐水溶液，注射体积为 0.1mL/10g。随即按照 0.1mL/10g 体重，腹腔注射 0.6% 冰醋酸溶液致炎。20min 后脱颈椎处死小鼠，剪开腹部皮肤肌肉，注入 6mL 生理盐水分数次洗涤腹腔，用吸管吸取 3～4mL 洗涤液于试管中，合并后加入生理盐水至 10mL，3000r/min 离心 15min，取上清液于紫外可见分光光度计 590nm 比色测定 OD 值，以 OD 值表示腹腔液中的伊文思蓝含量。计算腹腔毛细血管通透性抑制率。

腹腔毛细血管通透性抑制率（%）=[（空白对照组平均光密度－给药组平均光密度）/空白对照组平均光密度]×100%。

由表 5-5 可知，与空白对照组比较，火炭母水提物高、中、低剂量组 OD 值均值均有统计学差并呈现剂量依赖性，提示火炭母水提物高、中、低剂量组可抑制醋酸致小鼠腹腔毛细血管通透性增加。

表 5-5　火炭母水提物对醋酸致小鼠腹腔毛细血管通透性增加的影响（$\bar{x} \pm s$，$n=10$）

组别	剂量（g/kg）	OD 值	通透性抑制率（%）
空白对照组	—	0.601±0.236	—
阳性对照组	0.015	0.320±0.124*	46.80
火炭母水提物高剂量组	49.32	0.356±0.176*	40.69
火炭母水提物中剂量组	24.66	0.371±0.150*	38.26
火炭母水提物低剂量组	12.33	0.406±0.159*	32.38

与空白对照组比较，*$P<0.05$。

2. 火炭母水提物对疼痛反应的影响

（1）小鼠热板法实验　选用雌性 KM 小鼠 60 只，先往水浴槽注满水使水面接触热板，调节恒温装置使水温控制在（55±0.5）℃。热板须预热 10min。每次取 1 只小鼠称重并置于热板上，用秒表记录小鼠自投入热板至出现舔后足的时间（s）作为该小鼠的痛阈值。凡小于 5s 出现或大于 30s 不出现舔后足或跳跃的小鼠，弃之不用。取合格小鼠 50 只，按痛阈值均衡随机分为空白对照组、阳性对照组及火炭母水提物高、中、低剂量组，每组 10 只。重复测定各组小鼠的正常痛阈值，取两次正常痛阈平均值作为该鼠给药前的痛阈值。各组禁食不禁水 12h 后开始给药。给药方法、剂量、时间同上。各组小鼠末次给药 1h 后，按照 30min、60min、90min、120min 的时间间隔分别于热板中测定痛阈值。在热板上持续 60s 仍无反应的小鼠须立刻取出，其痛阈按 60s 计算。

（2）醋酸致小鼠扭体反应实验　取雄性 KM 小鼠 50 只，分组及给药方法、剂量、时间同上。各组小鼠末次给药 1h 后，腹腔注射 0.6% 冰醋酸溶液 0.1mL/10g 体重致炎。观察注射后 15min 内出现扭体的次数，并计算扭体抑制率。

扭体抑制率（%）=（空白对照组平均扭体次数−给药组平均扭体次数）/空白对照组平均扭体次数 ×100%。

（3）统计学方法　统计处理应用 SPSS 23.0 软件，计量资料用 $\bar{x}\pm s$ 表示。热板法实验采用重复测量方差分析，以 Bonferroni 检验进行组间比较，然后通过多元方差分析，行 SNK 检验比较各测量时点组间均值；其余实验则采用单因素方差分析，并行 SNK 检验比较组间均值。

（4）结果

①火炭母水提物对小鼠热致痛的影响：30min 时，与空白对照组比较，火炭母水提物高、中、低剂量组给药后痛阈值均值的差异均有统计学意义；90min 与 120min 时，与空白对照组比较，火炭母水提物高、中剂量组皆有统计学差异；60min 时，则仅中剂量组与空白组比较有统计学差异。总体而言，火炭母水提物三个剂量组与空白对照组比较，给药后痛阈值均值的差异均有统计学意义（表 5–6、表 5–7），提示火炭母水提物高、中、低剂量组皆可增加热致痛小鼠的痛阈值。

表 5–6　火炭母水提物对各次测量热板法致小鼠疼痛的影响（$\bar{x}\pm s$, n=10）

组别	剂量（g/kg）	给药前痛阈值（s）	给药后痛阈值（s）			
			30min	60min	90min	120min
空白对照组	—	16.08±3.98	16.98±2.96	16.54±3.41	16.74±4.63	17.36±4.50
阳性对照组	0.015	16.14±4.79	23.84±3.32*	24.26±4.40*	21.80±2.86*	24.75±3.92*

续表

组别	剂量（g／kg）	给药前痛阈值（s）	给药后痛阈值（s）			
			30min	60min	90min	120min
火炭母水提物高剂量组	49.32	16.07±3.97	22.42±4.5*	23.84±5.18*	20.61±3.44	23.96±3.41*
火炭母水提物中剂量组	24.66	16.38±3.72	23.18±3.69*	22.14±3.37*	21.63±3.87*	22.34±4.33*
火炭母水提物低剂量组	12.33	16.46±5.31	21.28±2.89*	20.43±6.37	19.79±3.04	20.29±5.51

与空白对照组比较，*P<0.05。

表 5-7　火炭母水提物对热板法致小鼠疼痛的总体影响（$\bar{x}±s$，$n=10$）

组别	剂量（g/kg）	痛阈值（s）
空白对照组	—	16.740±0.635
阳性对照组	0.015	22.158±0.635**
火炭母水提物高剂量组	49.32	21.380±0.635**
火炭母水提物中剂量组	24.66	21.134±0.635**
火炭母水提物低剂量组	12.33	19.650±0.635*

与空白对照组比较，*P<0.05，**P<0.01。

②火炭母水提物对醋酸致小鼠扭体反应的影响：从表 5-8 可知，与空白组比较，火炭母高、中、低剂量组扭体次数均值的差异有统计学意义，提示火炭母三个剂量组皆可减少醋酸致小鼠的扭体反应。

表 5-8　火炭母水提物对醋酸致小鼠扭体反应的影响（$\bar{x}±s$，$n=10$）

组别	剂量（g/kg）	扭体次数（次）	扭体抑制率（%）
空白对照组	—	20.80±8.14	—
阳性对照组	0.015	8.40±5.82*	59.62
火炭母水提物高剂量组	49.32	10.20±7.66*	50.96
火炭母水提物中剂量组	24.66	11.00±5.42*	47.12
火炭母水提物低剂量组	12.33	13.10±8.88*	37.02

与空白对照组比较，*P<0.05。

3.讨论　本实验结果表明，火炭母水提物对醋酸所致的毛细血管通透性增加以及二甲苯诱导的小鼠耳郭肿胀有明显的抑制作用，并显著提高小鼠热板法所致的痛阈值和抑制醋酸引起的小鼠扭体反应。由此可见火炭母具有抗炎、镇痛作用，至于其主要药理作用的有效成分是什么以及通过何种途径发挥作用，尚有待更深入的研究。

第二节　叶下珠

叶下珠为大戟科植物叶下珠 *Phyllanthus urinaria* L. 的全草或带根全草，具有平肝清热、利水解毒的功效，用于治疗肠炎、痢疾、尿路感染、无名肿痛等。叶下珠资源分布广泛，在我国长江流域和南方多省均有分布，好生于田边、山坡、路旁等湿地环境。现代药理研究表明，叶下珠在保肝护肝、抗乙肝病毒、抗肿瘤、抗病原微生物、抗血栓等方面均有好的药理作用。课题前期研究发现叶下珠甲醇提取物具有较好的抗炎镇痛作用。现对其降糖、抗氧化及保肝护肝等药理作用进行研究，分别报告如下。

一、降糖作用研究

1. 方法

（1）叶下珠甲醇提取物的制备　取叶下珠药材粗粉 540g，用 50% 甲醇 1:6 浸泡 24h，过滤，在旋转蒸发仪 40℃下浓缩滤液至 300 mL，保存于冰箱中，临用前配制成所需浓度。

（2）统计学方法　采用 SPSS19.0 软件处理。数据用（$\bar{x} \pm s$）表示，采用多因素方差分析，进行 Dunnet-t 或 t' 检验。

（3）四氧嘧啶诱发糖尿病小鼠模型的建立　取雄性 KM 小鼠 100 只，适应性喂养 7d 后，禁食不禁水 12h，选取体质量（20±1）g 动物进行模型诱导实验。四氧嘧啶用注射用生理盐水配制成 6.5mg/mL 浓度，尾静脉注射，0.1mL/10g 体质量。注射 72h 后，禁食不禁水 12h，用无菌注射针头扎尾静脉至有少量血出，用血糖仪测各动物的空腹血糖值，后紧压止血。空腹血糖值在 11.0 ～ 30.0mmol/L 为诱发糖尿病模型成功。

（4）分组与给药　选取造模成功状态较好的小鼠 50 只，按血糖值大小进行随机分组，每组 10 只，分别为模型组、阳性药组及叶下珠甲醇提取物高、中、低剂量组，另取 10 只正常小鼠作为空白对照组。模型组和空白对照组灌予生理盐水，阳性药组予二甲双胍灌胃，1.0g/kg，叶下珠甲醇提取物组予 1.8g 生药 /mL、0.9g 生药 /mL、0.45g 生药 /mL 叶下珠甲醇提取物灌胃，各组灌胃体积均为 20mL/kg 体质量，1 次 /d，连续 15d。第 7 天（d7）、第 15 天（d15）给药前各组均禁食不禁水 12h，给药 1h 后，用无菌注射器针头扎尾静脉，挤出血后用血糖仪检测动物的空腹血糖值。分组时所测血糖值记为第 1 天（d1）

血糖值，并监测记录各组动物的d1、d7、d14体质量和饮水量，饮水量的测定为各组当天饮水瓶的装水量与第2天剩余水量的差值，用量筒测量。

2. 结果

（1）各组小鼠体质量比较　实验分组第1天（d1）（给药前），各组小鼠体质量比较，差异均无统计学意义（$P>0.05$）；给药至第7天、第14天，各给药组与模型组体质量增长均显著缓慢于空白对照组（$P<0.01$）；第7天，各给药组体质量与模型组比较，差异均无统计学意义（$P>0.05$），空白对照组体质量高于模型组（$P<0.01$），提示四氧嘧啶诱导的糖尿病模型动物体质量增长缓慢，显著低于空白对照组；第14天，各给药组动物体质量均高于模型组，表明二甲双胍和3个剂量的叶下珠甲醇提取物对糖尿病小鼠体质量减轻有一定改善作用（表5-9）。

表5-9　各组小鼠体质量比较（$\bar{x} \pm s$，$n=10$）

组别	剂量（g/kg）	d1	d7	d14
空白对照组	–	21.64±1.04	30.32±1.73	35.24±2.47
模型组	–	20.34±1.26	22.35±1.56[a]	23.16±2.46[a]
阳性药组	1.0	20.58±1.15	23.65±2.42[b]	24.52±3.24[b]
甲醇高剂量组	1.8	20.68±0.94	22.90±2.72[b]	25.42±3.56[b]
甲醇中剂量组	0.9	20.65±1.08	22.45±2.85[b]	25.36±2.57[b]
甲醇低剂量组	0.45	20.43±1.35	22.63±2.80[b]	24.46±3.08[b]

注：与空白对照组比较，[a]$P<0.05$；与模型组比较，[b]$P<0.05$。

（2）各组小鼠饮水量比较　给药第1、7、14天，与空白对照组比较，其余各组小鼠饮水量均多于空白对照组，差异有统计学意义（$P<0.01$）。实验第1d，各给药组饮水量与模型组比较，差异均无统计学意义（$P>0.05$）；给药第7d，阳性药组及空白对照组饮水量均低于模型组，差异有统计学意义（$P<0.05$或$P<0.01$）；第14d，阳性药组，叶下珠甲醇提取物高、中剂量组及空白对照组饮水量均低于模型组，差异有统计学意义（$P<0.05$或$P<0.01$）。提示四氧嘧啶诱导的糖尿病模型小鼠饮水量显著多于空白对照组；给药第7d、第14d，叶下珠甲醇提取物高、中剂量组，可显著降低糖尿病模型小鼠的饮水量，减轻小鼠动物的多饮症状（表5-10）。

表5-10　各组小鼠饮水量比较（$\bar{x} \pm s$，mL，$n=10$）

组别	剂量（g/kg）	d1	d7	d14
空白对照组	–	5.52±1.24[c]	7.63±1.42[c]	9.07±1.45[c]
模型组	–	29.40±1.45[a]	30.47±1.49[a]	32.50±2.36[a]

续表

组别	剂量（g/kg）	d1	d7	d14
阳性药组	1.0	27.38 ± 1.15^{a}	23.72 ± 2.53^{ab}	15.72 ± 2.54^{ac}
甲醇高剂量组	1.8	30.68 ± 0.79^{a}	28.42 ± 2.52^{a}	19.62 ± 2.57^{ac}
甲醇中剂量组	0.9	28.65 ± 1.06^{a}	30.65 ± 2.26^{a}	25.46 ± 2.73^{ab}
甲醇低剂量组	0.45	29.46 ± 1.38^{a}	31.43 ± 2.60^{a}	27.39 ± 3.18^{a}

注：与空白对照组比较，$^{a}P<0.01$；与模型组比较，$^{b}P<0.05$，$^{c}P<0.01$。

（3）各组小鼠空腹血糖比较　分组第1d，模型组及各给药组小鼠空腹血糖比较，差异均无统计学意义（$P>0.05$）；模型组及各给药组小鼠空腹血糖均高于空白对照组，差异有统计学意义（$P<0.01$），表明四氧嘧啶诱导的小鼠糖尿病模型成功，诱导的糖尿病模型血糖值均较高。给药第7d，各给药组小鼠空腹血糖与模型组比较，差异均无统计学意义（$P>0.05$）；给药第15d，阳性药组和叶下珠甲醇提取物高、中剂量组小鼠空腹血糖均低于模型组，差异均有统计学意义（$P<0.05$ 或 $P<0.01$），表明1.0g/kg剂量的二甲双胍和1.8、0.9g/kg剂量的叶下珠甲醇提取物可一定程度降低由四氧嘧啶诱导的糖尿病模型小鼠空腹血糖。模型组第1、7、15d小鼠空腹血糖值均维持在稳定较高的水平，表明四氧嘧啶诱导的糖尿病小鼠模型稳定可靠（表5-11）。

表5-11　各组小鼠空腹血糖比较（$\bar{x}\pm s$，mmol/L，$n=10$）

组别	剂量（g/kg）	d1	d7	d15
空白对照组	-	27.47 ± 7.30	29.43 ± 5.79^{a}	27.51 ± 9.19^{a}
模型组	-	$8.86\pm5.62a$	8.89 ± 5.48	8.25 ± 4.63
阳性药组	1.0	23.25 ± 8.18	24.24 ± 5.35	16.43 ± 8.05^{a}
甲醇高剂量组	1.8	21.03 ± 8.63	24.35 ± 4.63	19.09 ± 4.87^{b}
甲醇中剂量组	0.9	21.01 ± 8.21	24.27 ± 6.31	18.79 ± 5.45^{b}
甲醇低剂量组	0.45	20.02 ± 7.18	23.47 ± 4.65	22.34 ± 6.40

注：与模型组比较，$^{a}P<0.01$，$^{b}P<0.05$。

3. 讨论　近年来，随着生活水平的提高，糖尿病的发病率也在逐年升高，其易引发多种并发症，危害仅次于肿瘤与心血管疾病，"三多一少"是糖尿病的典型表现。本实验采用四氧嘧啶诱导糖尿病小鼠模型，模拟了糖尿病有关典型症状，诱导的糖尿病模型动物体质量增长缓慢，显著低于正常的空白对照组，并且体形消瘦；经过15d给药，叶下珠甲醇提取物和二甲双胍对糖尿病小鼠体质量减轻有一定改善作用；模型组小鼠饮水量显著多于空白对照组，但二甲双胍和叶下珠甲醇提取物给药组，均可一定程度减少糖尿病模型小鼠的饮水量，减轻小鼠的多饮、多尿症状；二甲双胍和叶下珠甲醇提取物也可一定程度降低糖尿病模型小鼠空腹血糖值。表明叶下珠甲醇提取物（1.8、0.9g/kg）对四氧嘧啶诱导糖尿病模型小鼠空腹血糖有一定的降低作用，并能一定程度改善糖尿病模型小鼠的体质量减轻、多饮、多尿等症状，对糖尿病有一定的治疗作用。

研究表明，叶下珠含有柯里拉京、没食子酸、鞣花酸等多种多酚类成分，该类成分可抑制醛糖还原酶和 α - 淀粉酶活性，抑制葡萄糖吸收，促进糖代谢等，均有一定的降血糖作用。叶下珠甲醇提取物多酚含量约为 6.27%，表明其发挥降血糖及改善糖尿病症状的药效物质可能与所含的多酚类物质有关，有待于进一步研究。

二、降糖机制研究

前期研究资料显示，叶下珠甲醇提取物对链脲佐菌素诱导的糖尿病大鼠血糖具有较好的抑制作用，并可通过抑制猪胰淀粉酶活性，减少葡萄糖的吸收，具有良好的降血糖作用。研究发现，胰岛素抵抗（IR）的靶组织主要为肝脏，且与葡萄糖的代谢调节关系密切。HepG2 细胞源于肝细胞，保持了肝细胞的多种特性。因此，本研究进一步探讨叶下珠甲醇提取物对 IR-HepG2 细胞的影响及对 IR-HepG2 细胞葡萄糖代谢的影响。

1. 方法

（1）叶下珠甲醇提取物制备　取叶下珠药材粗粉 540g，按 1∶6 加 50% 的甲醇浸泡 24h，过滤，在旋转蒸发仪 40℃下浓缩滤液至 300mL，保存于冰箱中，临用前配制成所需浓度。

（2）含胰岛素培养液的配制　称取胰岛素（M=5733.19）4.0mg，加 pH=2.0 的盐酸溶解 8mL，放摇床上振摇直至溶液澄清，在超净台中用 0.22μm 微孔滤膜过滤除菌。吸取 1146.638μL 过滤好的盐酸胰岛素溶液，加入 100mL 无血清 DMEM 培养液中，摇匀即得 1×10^{-6} mg/L 胰岛素 DMEM 培养液，4℃ 保存备用。

（3）HepG2 细胞培养　HepG2 细胞复苏后，加含 10% 胎牛血清的 DMEM 高糖培养液培养于 25cm×25cm 培养瓶中，存放在恒温 37℃、5% 的 CO_2 培养箱中培养。当细胞贴壁长满至 90%，用 PBS 清洗 2 次，0.25% 胰酶消化，按 1∶3 比例传代，取对数生长期的细胞用于实验。

（4）给药安全范围的确定（MTT 法）　将对数生长期的 HepG2 细胞按 3×10^4 个细胞接种于 96 孔板中，每孔 100μL，37℃、5%CO_2 培养。待细胞贴壁后，给药组加入含 10%FBS 的 DMEM 培养液稀释浓度梯度为 1000、500、

250、125、62.5、31.25μg/mL 的叶下珠甲醇提取物，100μL/ 孔，每个剂量设6 个复孔。调零孔不接种细胞，正常对照组均加入不含药物的培养液，各设 6 个复孔。加药后轻轻摇匀，放置 37℃、5%CO_2 条件下培养 24h 后，每孔加入10μL MTT（操作过程中关闭工作台灯光，避免降解），震荡摇匀。继续培养4h，吸弃上清液，用排枪每孔加入 100μL DMSO，振荡摇匀 10min，酶标仪572nm 测吸光度值（A），监测细胞活力。

细胞存活率 =〔（实验组平均 A 值－调零孔 A 值）/（正常组平均 A 值－调零孔 A 值）〕×100%

（5）IR–HepG2 细胞模型的建立　取对数生长期的细胞，在细胞计数板上计数后，调整细胞悬液浓度为 $2×10^4$ 个 /mL，100μL/ 孔接种于 96 孔板，37℃、5%CO_2 条件下培养 24h 后，用无血清 DMEM 培养液洗涤 1 次。加 $1×10^{-6}$mol/L 胰岛素 DMEM 培养液，200μL/ 孔，设对照组不加胰岛素，37℃、5%CO_2 条件培养 36h。

（6）对 IR–HepG2 细胞葡萄糖消耗量的影响　取对数生长期的 HepG2 细胞，$2×10^4$ 个 /mL、100μL/ 孔接种于 96 孔板。实验分空白组、对照组、IR–HepG2 模型组及叶下珠甲醇提取物高、中、低剂量组和罗格列酮阳性对照组，参照上述方法建立胰岛素抵抗模型。每组设 6 个复孔。叶下珠甲醇提取物高、中、低剂量组给药剂量分别为 500、125、62.5μg/mL，罗格列酮剂量为10μmol/L。加药培养 24h 后，吸弃培养液，PBS 洗涤 1 次，用无 FBS DMEM于 37℃、5%CO_2 条件培养 20min，重复 1 次后，用 PBS 洗涤，换无 FBS 无酚红 DMEM 培养基，200μL/ 孔，培养 24h 后，用葡萄糖氧化酶法测定上清液中葡萄糖的含量。计算各孔细胞的葡萄糖消耗量，以未接种细胞的空白组的葡萄糖含量均值减去测得的培养液中葡萄糖含量，即得各孔细胞的葡萄糖消耗量。

（7）统计学方法　据采用 SPSS19.0 软件进行统计学处理，各组间检验方差齐性后进行单因素方差分析，计量资料以均数加减标准差（$\bar{x}±s$）表示，采用 t 检验；计数资料以率（%）表示，采用 χ^2 检验。$P<0.05$ 为差异具有统计学意义。

2. 结果

（1）叶下珠甲醇提取物对 HepG2 细胞的影响　叶下珠甲醇提取物在0 ～ 1000μg/mL 浓度范围内，基本不影响 HepG2 细胞的生长繁殖，生存率均大于 80%。因此，在 0 ～ 1000μg/mL 浓度范围内选取 500、125、62.5μg/mL三个中间剂量对葡萄糖消耗量影响情况进行研究。结果见表 5–12。

表 5-12　叶下珠甲醇提取物对 HepG2 细胞的影响（$\bar{x}\pm s$，$n=10$）

组别	浓度（μg/mL）	OD 值	细胞存活率（%）
空白对照组		1.06±0.07	100
叶下珠甲醇提取物	1.000	0.89±0.11	83.96
	500	0.92±0.13	86.79
	250	0.86±0.11	81.13
	125	0.94±0.09	88.68
	62.5	1.04±0.19	98.11
	31.25	1.03±0.13	97.17

（2）叶下珠甲醇提取物对 IR-HepG2 细胞葡萄糖消耗量的影响　与正常组细胞比较，模型组 IR-HepG2 细胞对葡萄糖的消耗量显著降低（$P<0.01$），提示经 1×10^{-6}mol/L 胰岛素诱导后，可降低 HepG2 细胞对胰岛素的敏感性，减少细胞对葡萄糖的消耗，说明建立的 HepG2 细胞模型可产生胰岛素抵抗。与模型组比较，叶下珠甲醇提取物各给药组和罗格列酮组均可明显增加 IR-HepG2 细胞的葡萄糖消耗，改善胰岛素抵抗状态，差异具有统计学意义（$P<0.05$ 或 0.01）。结果见表 5-13。

表 5-13　叶下珠甲醇提取物对 IR-HepG2 细胞葡萄糖消耗量的影响结果（$\bar{x}\pm s$，$n=6$）

组别	浓度（μmol/L）	葡萄糖消耗量（mmol/L）
正常组		7.31±1.64
模型组		4.25±0.46[△△]
罗格列酮组	10	8.81±0.83[**△△]
叶下珠甲醇提取物高剂量组	500	8.02±0.45[**]
叶下珠甲醇提取物中剂量组	125	6.94±0.47[**]
叶下珠甲醇提取物低剂量组	62.5	5.17±0.53[*△△]

注：与正常组比较，[△△]$P<0.01$；与模型组比较，[*]$P<0.05$ 或[**]$P<0.01$。

3. 讨论　改善胰岛素抵抗状态是治疗 2 型糖尿病的关键机制之一，本研究通过胰岛素诱导体外建立 IR-HepG2 细胞模型，实验结果显示叶下珠甲醇提取物可明显增加胰岛素抵抗细胞的葡萄糖消耗，提示叶下珠甲醇提取物可能以胰岛素增敏剂的形式促进细胞的葡萄糖吸收，改善胰岛素抵抗状态。药理研究表明，叶下珠提取物可通过抑制 α- 淀粉酶的活性减少葡萄糖的吸收，表现降血糖的作用，该提取物主要含没食子酸、柯里拉京等成分；叶下珠正丁醇提取物可通过促进糖代谢和抑制葡萄糖吸收降低链脲佐菌素诱导的糖尿病大鼠血糖值；叶下珠还可清除超氧自由基，抑制脂质过氧化和自由基诱导红细胞氧化损伤，具有良好的抗氧化作用；改善肝功能，对肝损伤有保护作用；叶下珠有效成分为没食子酸、鞣花酸、柯里拉京、短叶苏木酚酸甲酯及乙酯，均具有醛糖还原酶抑制活性，其中以鞣花酸（逆没食子酸）活性最强，为槲皮苷的6倍。提示叶下珠具有较好的降血糖作用，其作用与抑制醛糖还原酶活性和葡萄糖吸收、促进糖代谢有关，该作用与其所含的多酚类成分关系密切。

本研究从细胞学角度进一步证实了叶下珠甲醇提取物对2型糖尿病胰岛素抵抗的改善作用。双胍类和噻唑烷二酮类是目前临床用于改善IR的常用药物，易引发胃肠道不良反应，并对适宜人群有较大的限制。叶下珠甲醇提取物为纯中药提取物，价廉易得，毒副作用低，安全性好，根据对胰岛素抵抗的影响结果表明其可能是潜力较大的治疗胰岛素抵抗的中药提取物。

三、多酚含量测定及体外抗氧化活性研究

本研究通过液液萃取的方法获得总多酚得率更高的叶下珠提取物，操作简单方便，并对所制备的叶下珠提取物进行体外抗氧化活性检测，为简便高效地制备叶下珠总多酚工艺提供依据，并为叶下珠资源的合理开发应用提供参考，现将研究结果报道如下：

1. 叶下珠提取物制备　将药材用多功能打粉机粉碎成20目粗粉，然后用电子天平称取粗粉700g。按照液料比8:1（V/mL：m/g）加入体积分数70%乙醇，水浴加热，回流提取3次，每次2h。每次提取后过滤出提取液，全部提取完成后混合提取液，待完全冷却后置4℃冰箱保存12h。12h后取出提取液，分离上清液，下层液体进行离心，4000r/min离心10min。离心后，把2次上清液混匀，进行浓缩蒸发，得到约1:1（m/g：V/mL）的浓提取液，留样100mL，置4℃冰箱保存待用。其余浓提取液用1:1体积的正丁醇进行萃取，萃取后倒出正丁醇部分，剩余液留样待用。最后，用旋转蒸发仪蒸干正丁醇萃取液，得提取物浸膏。

2. 试液的制备　用电子天平精确称量没食子酸对照品5.0mg，蒸馏水溶解，于50mL容量瓶定容，配成0.1mg/mL母液。然后取5只10mL容量瓶，用微量移液枪分别精确取上述母液1、2、3、4、5mL于各容量瓶中，加蒸馏水定容。配成10、20、30、40、50mg/L没食子酸对照品溶液备用。精密称量正丁醇萃取物浸膏0.3g，用蒸馏水溶解，配制成30mg/L供试品溶液备用。

3. 标准曲线制定　取10mL刻度试管，用微量移液枪分别精密取上述系列没食子酸对照品溶液1mL于各试管中，加入0.5mL的福林酚试剂，充分摇匀。反应1min后加7.5%Na_2CO_3溶液1.5mL，混匀后蒸馏水定容。室温下反应2h后，以未加试剂的溶液为对照，于波长765nm处测定各浓度对照品溶液的吸光度。结果如表5-14所示。分别以没食子酸质量浓度和吸光度为横、

纵坐标建立标准曲线。标准曲线方程为 $Y=0.0096X-0.0828$，$R^2=0.9953$。

表 5-14　叶下珠提取物溶液样品清除 DPPH 自由基结果

质量浓度 ρ（mg/mL）	吸光度 D（517nm）	清除率 p（%）
0.00	5.000	0.00
0.04	3.426	31.48
0.08	2.352	52.96
0.12	1.494	70.12
0.16	0.690	86.20
0.20	0.337	93.26
0.24	0.253	94.94
0.28	0.245	95.10

4. 供试品的测定　用移液枪分别取上述供试品溶液 1mL 于 10mL 刻度试管中，再加入 0.5mL 的福林酚试剂，充分摇匀。1min 后加入 7.5% Na_2CO_3 溶液 1mL，混匀后蒸馏水定容。室温下反应 2h，在波长 765nm 处测定吸光度。

5. 清除 DPPH 自由基实验

（1）试剂的配制

①供试品溶液的制备：电子天平精确称取叶下珠提取物浸膏 10mg，用蒸馏水溶解，于 100mL 容量瓶中用蒸馏水定容，得 0.1mg/mL 供试品溶液。

②维生素 C 溶液的配制：电子天平精确称取维生素 C 对照品粉末 20mg，用蒸馏水溶解，于 200mL 容量瓶中用蒸馏水定容，得 0.1mg/mL 溶液。

③DPPH 试剂的配制：电子天平精确称取 DPPH 粉末 20mg，用无水乙醇溶解配制成 2mg/mL DPPH 试剂。

（2）清除 DPPH 自由基的测定　取 8 只试管分别加入上述 DPPH 试剂 4mL，然后按顺序加入叶下珠供试品溶液 0、0.4、0.8、1.2、1.6、2.0、2.4、2.8mL 配成系列浓度溶液。以 4mL 无水乙醇加等量的蒸馏水作对照，在波长 517nm 处测定吸光度。维生素 C 对照品采取同种方法测定吸光度，维生素 C 对照品溶液加入量为 0、0.3、0.6、0.9、1.2、1.5、1.8、2.1mL。清除率 =（D_0-D_i）/ $D_0 \times 100\%$，D_0 为未加入样品溶液的吸光度，D_i 为加入各剂量样品溶液后的吸光度。

（3）清除亚硝酸盐实验

①试剂的配制：配制 0.4% 对氨基苯磺酸溶液：准确称取对氨基苯磺酸 0.4g，以 20% 盐酸溶解，于 100mL 容量瓶定容，混匀即得，避光保存，待

用。配制 0.2% N–（1–萘基）乙二胺盐酸盐溶液：准确称取 N–（1–萘基）乙二胺盐酸盐 0.2g，蒸馏水溶解，于 100mL 容量瓶定容，混匀即得，避光保存，待用。配制 20mg/L 亚硝酸钠标准液：精确称取亚硝酸钠 2mg，蒸馏水溶解定容至 100mL，保存待用。

②清除亚硝酸盐的测定：取 8 只试管分别精密移取上述供试品溶液 0、0.4、0.8、1.2、1.6、2.0、2.4、2.8mL，加入 2.0mL pH 3.0 的柠檬酸钠盐酸缓冲液、1.0mL 20μg/mL 亚硝酸钠溶液，混匀后，加入 2.0mL 0.4% 对氨基苯磺酸溶液，摇匀；并于 5min 后加入 1.0mL 0.2% N–（1–萘基）乙二胺盐酸盐，用蒸馏水定容，摇匀，静置 15min，在波长 538nm 处测定吸光度。平行 3 次，计算清除率。维生素 C 对照品采取同种方法测定吸光度，维生素 C 对照品溶液加入量为 0、0.3、0.6、0.9、1.2、1.5、1.8、2.1mL。清除率 = $(D_0 - D_i) / D_0 \times 100\%$，$D_0$ 为未加入样品溶液的吸光度，D_i 为加入各剂量样品溶液后的吸光度。

（4）结果

①提取物制备及总多酚含量测定结果：乙醇提取、正丁醇萃取后蒸发得浸膏约 40.10g，以正丁醇萃取的最终产物中叶下珠总多酚类占 51.60%。

②清除 DPPH 自由基实验结果：选取维生素 C 作为参照物，研究不同浓度的叶下珠提取物对 DPPH 自由基的清除能力，测定出吸光度后，根据清除率公式计算出各浓度下的清除率，结果如表 5–14、表 5–15 所示，清除率曲线如图 5–2 所示。由图 5–2 可知，叶下珠提取物抗氧化活性比维生素 C 略低。在实验质量浓度范围内（0 ~ 0.3mg/mL），叶下珠提取物和维生素 C 均对 DPPH 自由基的清除率随浓度增加而增大，当浓度增大至 0.2mg/mL 以后，随溶液浓度增加清除率变化较小。采用 SPSS 22.0 软件计算出叶下珠供试品的 IC_{50} 为 0.089mg/mL，维生素 C 对照品的 IC_{50} 为 0.076mg/mL。1mg 叶下珠提取物对 DPPH 自由基的清除能力相当于 0.85mg 维生素 C。

表 5–15　维生素 C 对照样品清除 DPPH 自由基结果

质量浓度 ρ（mg/mL）	吸光度 D（517nm）	清除率 p（%）
0.00	5.000	0.00
0.03	3.776	24.48
0.06	2.767	44.66
0.09	1.923	61.54
0.12	0.833	83.34
0.15	0.350	93.00
0.18	0.295	94.10
0.21	0.193	96.14

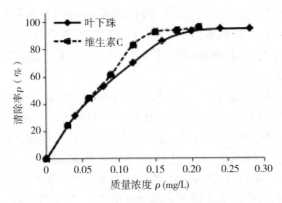

图 5-2　DPPH 自由基清除率曲线

③亚硝酸盐实验结果：叶下珠提取物及维生素 C 对亚硝酸盐清除作用结果见表 5-16、表 5-17，清除率曲线如图 5-3 所示。在实验质量浓度范围内（0 ~ 0.3mg/mL），叶下珠提取物和维生素 C 对亚硝酸钠的清除率均随浓度增加而增大，当浓度增大至 0.2mg/mL 以后，随溶液浓度增加清除率变化不大。用 SPSS22.0 软件计算出叶下珠供试品的 IC_{50} 为 0.093mg/mL，维生素 C 对照品的 IC_{50} 为 0.076mg/mL。1mg 叶下珠提取物对亚硝酸盐的清除能力相当于 0.82mg 维生素 C。

表 5-16　叶下珠提取物溶液样品清除亚硝酸盐结果

质量浓度 ρ（mg/mL）	吸光度 D（517nm）	清除率 p（%）
0.00	5.000	0.00
0.04	3.588	28.25
0.08	2.585	48.30
0.12	1.506	69.88
0.16	0.701	85.98
0.20	0.297	94.06
0.24	0.234	95.32
0.28	0.198	96.04

表 5-17　维生素 C 对照样品清除亚硝酸盐结果

质量浓 ρ（mg/mL）	吸光度 D（517nm）	清除率 p（%）
0.00	5.000	0.00
0.04	3.747	25.06

续表

质量浓ρ（mg/mL）	吸光度 D（517nm）	清除率 p（%）
0.08	2.814	43.72
0.12	1.988	60.24
0.16	0.892	82.16
0.20	0.340	93.20
0.24	0.261	93.20
0.28	0.187	96.26

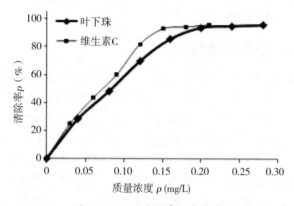

图 5-3　亚硝酸盐清除率曲线

6. 讨论　本研究以体积分数 70% 乙醇为提取剂，液料比 8：1（V/mL：m/g）回流提取 3 次，每次 2h，提取液用正丁醇萃取来制备叶下珠提取物。Folin-Ciocaileu 比色法是目前常用的测定多酚含量的方法。本实验通过该方法测定制备的叶下珠提取物浸膏中多酚含量达 51.60%。与目前文献资料对比，本次实验提取结果较好，提取率较高，达到了最佳提取工艺的水平，且测定方法准确，操作相对简单。维生素 C 是公认的强抗氧化活性药物，本实验测定一系列相似浓度下维生素 C 溶液和叶下珠提取物溶液对 DPPH 自由基和亚硝酸盐的清除能力，低浓度时，抗氧化活性随质量浓度增加而增高，当浓度增大至 0.2mg/mL 以后，随溶液质量浓度增大清除率变化较小，叶下珠提取物抗氧化活性比维生素 C 略低，1mg 叶下珠提取物抗氧化能力相当于 0.82～0.85mg 维生素 C。

亚硝酸盐主要指亚硝酸钠，是常用的一种食品添加剂，被限量使用于食品加工及生产中。体内高含量的亚硝酸盐能使人体血液中低铁血红蛋白氧化成高铁血红蛋白,引起组织缺氧、呼吸中枢麻痹。食物中的亚硝酸盐与胺类化合物在酸性条件下极易形成亚硝胺,而亚硝胺是一类具有显著致癌性的化学物质。大量医学研究证明,胃癌、食道癌、肝癌等癌症发病率与亚硝酸盐摄入量密切相关。本研究结果表明,叶下珠提取物有较强的清除亚硝酸盐能力。据此,我们推测其对亚硝酸盐的清除作用可能对于叶下珠的抗肿瘤作用有一定的贡献,亦可能是其抗肿瘤作用的机制之一,是否为此还有待下一步深入研究。

综上所述,采用液液萃取的方法可有效得到叶下珠提取物,操作简单方便,总多酚得率较高。叶下珠提取物对 DPPH 自由基和亚硝酸盐有较强的清除作用。本研究结果可为深入研究叶下珠抗氧化及抗肿瘤作用机制奠定基础,为叶下珠资源开发应用于临床提供参考。

四、保肝、护肝作用研究

叶下珠具有清热利湿解毒的功效,主治肝胆湿热证,可用于慢性活动性乙型肝炎的治疗。以单味叶下珠 80% 乙醇提取粗提物制成的中药制剂叶下珠胶囊(国药准字 Z20027597),在临床已是肝胆湿热所致黄疸及急性、慢性乙型肝炎等病症的常用药。但其药效成分尚不明确,现代化学成分研究表明其含有黄酮、酚酸、有机酸、鞣质、三萜、香豆素、木脂素等多类成分,而药理研究表明其所含鞣花酸、阿魏酸、柯里拉京等多种酚酸类成分均具有很好的抗氧化、保肝、抗病毒、免疫调节等药理活性。多篇研究报道表明多酚类成分在叶下珠中有很高的含量,经一定的工艺优化富集制备,可得到水平高达 60% 的叶下珠总多酚提取物,由此推测叶下珠所含多酚类成分可能是其治疗肝胆疾病,发挥保肝护肝作用的药效物质成分。本研究以 α-萘异硫氰酸酯诱发大鼠黄疸型肝炎损伤模型,探讨叶下珠总多酚保肝、护肝可能的作用机制。

1.叶下珠总多酚的制备 取 700g 叶下珠药材粗粉,70% 乙醇 8∶1 的液药比回流提取 3 次,每次 2h,滤液浓缩回收后用 1∶1 体积正丁醇萃取,萃取液旋蒸得叶下珠提取浸膏,经 Folin–Ciocaileu 比色法检测总多酚含量为51.60%。

2.动物分组、造模与给药 各 SD 大鼠适应性饲养 5d 后,挑选合格动物 84 只,体质量(200±10)g,按体质量随机分为正常对照组、模型组、熊去氧胆酸胶囊(100mg/kg)阳性对照组、叶下珠总多酚(200mg/kg)组,每组 21 只,根据取材时间点不同各组又分为 24、48、72h 3 个亚组,每亚组 7只,分笼饲养。各给药组给予相应药物,正常对照组和模型组灌相应体积生理盐水,灌胃体积均为 20mL/kg,连续给药 7d 后造模。第 8d 除正常对照组灌胃橄榄油外,其余各组均一次性灌胃 1%ANIT 橄榄油溶液(100mg/kg)造模,造模前所有动物均禁食不禁水 12h。灌胃造模剂 4h 后继续给予相应的药物,按 24、48、72h 时间点各组随机处死 7 只,采集标本,处死前禁食不禁水 12h。

3. 样品采集与检测

(1)血清检测 各亚组末次给药 1h 后,水合氯醛麻醉,腹主动脉采血 2 管,3500r/min 离心 5min 分离血清,总胆红素(TBIL)、直接胆红素(DBIL)、间接胆红素(IBIL)、丙氨酸氨基转移酶(ALT)、门冬氨酸氨基转移酶(AST)、碱性磷酸酶(ALP)由广东省医学实验动物中心生化分析仪检测;Elisa 试剂盒检测血清 IL-6、IL-10、TNF-α、ICAM-1 的水平。

(2)肝组织检测 取肝左叶组织冷冻,制备组织匀浆检测 SOD、MDA 水平。切取肝右叶组织 10% 甲醛固定,包埋切片,HE 染色,观察肝组织中肝细胞肿胀坏死、炎性浸润、纤维化程度等病理变化;组织切片免疫组化检测组织中 NF-κB、TNF-α 蛋白表达。

4. 统计学处理 采用 SPSS19.0 软件进行统计分析,各组间计量检测数据以 $\bar{x} \pm s$ 表示,多样本差别性比较采用方差分析,组间均数比较,方差齐时采用 SNK 法,方差不齐时采用 Dunnett's t 法,以 $P<0.05$ 为差异有统计学意义。

5. 结果

(1)叶下珠总多酚对 α-萘异硫氰酸酯致肝损伤大鼠一般状态的影响 造模前各组动物活动、饮食、毛色均正常,造模前 7d 各组大鼠体质量均持续增长。造模后,除正常对照组外,其余各组动物体征均发生较明显变化,表现为毛色暗淡发黄,饮食减少,体质量下降,活动减少,尿液黄色加深。

(2)叶下珠总多酚对 α-萘异硫氰酸酯致肝损伤大鼠血清 TBIL、DBIL、IBIL 水平的影响 结果如图 5-4 所示,与正常对照组比较,模型组大鼠各时间点血清 TBIL、DBIL、IBIL 水平均显著升高($P<0.01$),并均在 48h 达到峰值。与模型组比较,48、72h 时,叶下珠总多酚组血清 TBIL、DBIL、IBIL 水平均显著降低,24h 时叶下珠总多酚组血清 IBIL 水平显著降低($P<0.05$ 或 $P<0.01$)。

(3)叶下珠总多酚对 α-萘异硫氰酸酯致肝损伤大鼠血清 ALT、AST、ALP 水平的影响 结果如图 5-5 所示,与正常对照组比较,模型组大鼠各时间点血清 ALT、AST、ALP 水平显著升高($P<0.01$),并均在 48h 达到峰值。与模型组比较,叶下珠总多酚组大鼠除 24h 时 ALT 水平差异无统计学意义($P>0.05$)外,各时间点血清 ALT、AST、ALP 水平均显著降低($P<0.05$ 或 $P<0.01$)。

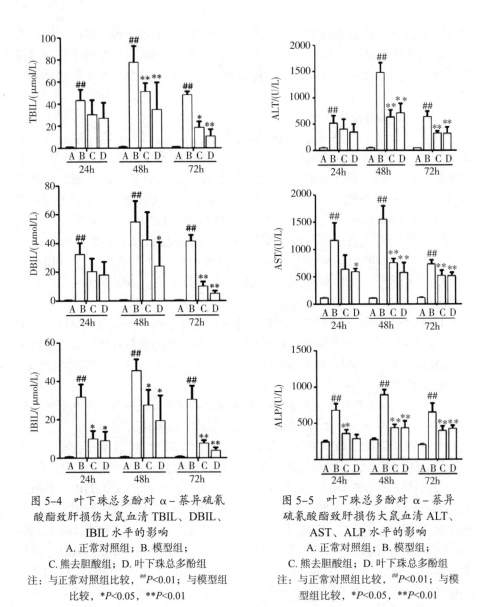

图 5-4 叶下珠总多酚对 α – 萘异硫氰酸酯致肝损伤大鼠血清 TBIL、DBIL、IBIL 水平的影响

A.正常对照组；B.模型组；
C.熊去胆酸组；D.叶下珠总多酚组

注：与正常对照组比较，##P<0.01；与模型组比较，*P<0.05，**P<0.01

图 5-5 叶下珠总多酚对 α – 萘异硫氰酸酯致肝损伤大鼠血清 ALT、AST、ALP 水平的影响

A.正常对照组；B.模型组；
C.熊去胆酸组；D.叶下珠总多酚组

注：与正常对照组比较，##P<0.01；与模型组比较，*P<0.05，**P<0.01

（4）叶下珠总多酚对 α – 萘异硫氰酸酯致肝损伤大鼠血清 IL-6、IL-10、TNF-α、ICAM-1 水平的影响　结果如图 5-6 所示，与正常对照组比较，模型组大鼠各时间点血清 IL-6、IL-10、TNF-α、ICAM-1 水平显著升高（P<0.05 或 P<0.01）。与模型组比较，叶下珠总多酚组大鼠各时间点血清 IL-6、IL-10、TNF-α、ICAM-1 水平均显著降低（P<0.05 或 P<0.01）。

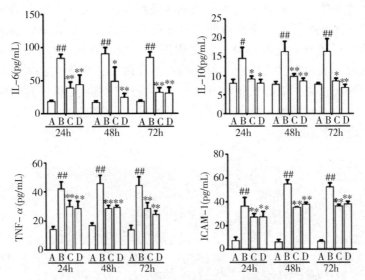

图 5-6　叶下珠总多酚对 α-萘异硫氰酸酯致肝损伤
大鼠血清 IL-6、IL-10、TNF-α、ICAM-1 水平的影响
A. 正常对照组；B. 模型组；C. 熊去胆酸组；D. 叶下珠总多酚组
注：与正常对照组比较，#$P<0.05$，##$P<0.01$；与模型组比较，*$P<0.05$，**$P<0.01$

（5）叶下珠总多酚对 α-萘异硫氰酸酯致肝损伤大鼠肝组织中 SOD、MDA 水平的影响　结果如图 5-7 所示，与正常对照组比较，模型组大鼠各时间点肝组织中 SOD 水平显著降低，MDA 水平显著升高（$P<0.01$）。与模型组比较，叶下珠总多酚组大鼠各时间点肝组织中 SOD 水平显著升高，MDA 水平显著降低（$P<0.01$）。

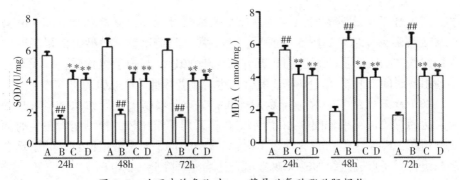

图 5-7　叶下珠总多酚对 α-萘异硫氰酸酯致肝损伤
大鼠肝组织中 SOD、MDA 水平的影响
A. 正常对照组；B. 模型组；C. 熊去胆酸组；D. 叶下珠总多酚组
注：与正常对照组比较，##$P<0.01$；与模型组比较，**$P<0.01$

（6）叶下珠总多酚对 α-萘异硫氰酸酯致肝损伤大鼠肝组织病理学的影响　结果如图 5-8 所示，正常对照组肝细胞排列整齐规则，细胞饱满，未见损伤；模型组各时间点肝小叶汇管区周围肝细胞均可见明显的肝细胞坏死，坏死区域可见大量炎性细胞浸润及细胞纤维化改变，血管充血明显，肝细胞明显发生肿胀；熊去氧胆酸组和叶下珠总多酚组肝小叶汇管区肝细胞坏死区域明显减少，炎性细胞浸润明显减轻，肝小叶中肝细胞肿胀度明显减轻，未见明显的成纤维细胞增生。

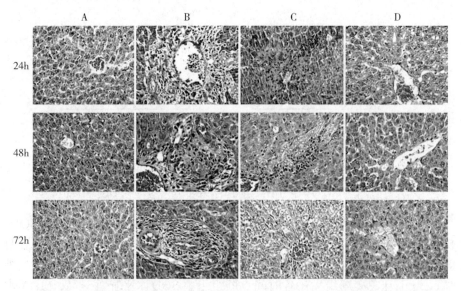

图 5-8　叶下珠总多酚对 α-萘异硫氰酸酯致肝损伤大鼠肝组织病理学的影响
A.正常对照组；B.模型组；C.熊去胆酸组；D.叶下珠总多酚组

（7）叶下珠总多酚对 α-萘异硫氰酸酯致肝损伤大鼠肝组织 TNF-α 蛋白表达的影响　结果如图 5-9 所示，与正常对照组比较，模型组大鼠各时间点肝组织 TNF-α 蛋白表达均显著升高（$P<0.01$）。与模型组比较，叶下珠总多酚组各时间点肝组织 TNF-α 蛋白表达均显著降低（$P<0.01$）。

（8）叶下珠总多酚对 α-萘异硫氰酸酯致肝损伤大鼠肝组织 NF-κB 蛋白表达的影响　结果如图 5-10 所示，与正常对照组比较，模型组大鼠各时间点肝组织 NF-κB 蛋白表达均显著升高（$P<0.01$）。与模型组比较，叶下珠总多酚组各时间点肝组织 NF-κB 蛋白表达均显著降低（$P<0.01$）。

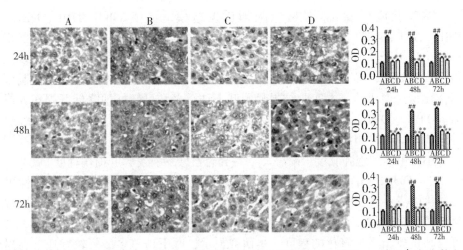

图 5-9　叶下珠总多酚对 α–萘异硫氰酸酯致肝损伤大鼠肝组织 TNF–α 蛋白表达的影响
A. 正常对照组；B. 模型组；C. 熊去胆酸组；D. 叶下珠总多酚组
注：与正常对照组比较，$^{\#\#}P<0.01$；与模型组比较，$^{**}P<0.01$

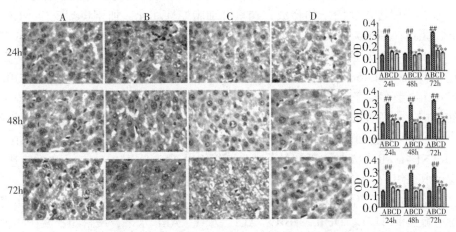

图 5-10　叶下珠总多酚对 α–萘异硫氰酸酯致肝损伤大鼠肝组织 NF–κB 蛋白表达的影响
A. 正常对照组；B. 模型组；C. 熊去胆酸组；D. 叶下珠总多酚组
注：与正常对照组比较，$^{\#\#}P<0.01$；与模型组比较，$^{**}P<0.01$

6. 讨论　α–萘异硫氰酸酯是一种间接肝毒剂，可通过膜脂质过氧化反应，使肝细胞变性、坏死，还可导致胆管上皮细胞肿胀坏死，引发肝小叶间胆管周围产生炎症及毛细胆管增生，导致胆管阻塞，迫使淤积胆汁入血，使血液中 TBIL、DBIL、IBIL 升高，诱发高胆红素血症、黄疸等病症。ALT、AST、ALP 主要分布于肝细胞内，炎症损伤导致肝细胞肿胀破裂，释放 ALT、AST、ALP 入血，因此 ALT、AST、ALP 能较灵敏地反映肝细胞损伤严重程度。

本实验应用 α-萘异硫氰酸酯诱发造模，造模 24h 中 TBIL、DBIL、IBIL、ALT、AST、ALP 等生化指标显著升高，48h 指标值达到高峰，72h 指标值出现下降，但仍显著高于正常水平，肝组织中肝小叶汇管区周围出现区域性点状坏死，坏死区域可见炎性细胞浸润及细胞纤维化改变，提示复制肝损伤模型造模成功。本实验结果显示叶下珠总多酚可较好地降低肝损伤大鼠血清 TBIL、DBIL、IBIL、ALT、AST、ALP 水平，缓解胆汁淤积和黄疸状况，并能明显减少肝组织中肝小叶汇管区肝细胞坏死区域，减轻肝细胞炎性浸润及肝小叶中肝细胞肿胀度，减轻 α-萘异硫氰酸酯引发的肝损伤程度。

T-SOD 和 MDA 是反映体内氧化与抗氧化平衡的指标，T-SOD 活性可反映机体清除氧自由基，防止自由基对细胞结构损伤的能力；MDA 是脂质过氧化的最终产物，可严重破坏细胞膜结构，导致细胞膜肿胀坏死，其水平常可反映机体脂质过氧化的程度。本研究显示，叶下珠总多酚可较好地升高损伤肝组织中 T-SOD 水平，降低 MDA 水平，表明叶下珠总多酚能较好地降低 α-萘异硫氰酸酯引发的肝组织氧化应激损伤。

IL-6、IL-10 均是肝组织胆汁淤积损伤有关的重要炎性介质，肝细胞损伤破坏将促进炎症因子的释放，加重肝细胞变性坏死，加剧炎症反应。NF-κB 蛋白在细胞炎症反应、免疫应答过程中起关键性作用，TNF-α、IL-6 等均为 NF-κB 炎症通路已知的激活因子，NF-κB 炎性通路活化的同时将促进 TNF-α、IL-6、IL-10 等炎症因子的表达，起到加大炎症级联反应的作用。ICAM-1 是存在于细胞表面的一类糖蛋白，其可通过介导中性粒细胞参与炎症反应。本研究表明 α-萘异硫氰酸酯可诱导肝组织炎性因子的表达，激活炎性通路，加剧肝损伤。而研究提示，叶下珠总多酚可显著降低 IL-6、IL-10、TNF-α、ICAM-1 水平及显著减少肝组织中 TNF-α、NF-κB 蛋白的表达，缓解肝组织的炎症反应，改善肝组织损伤程度。

综上所述，叶下珠总多酚能显著降低 α-萘异硫氰酸酯诱导的肝损伤模型大鼠血清 TBIL、DBIL、IBIL、ALT、AST、ALP 水平，缓解胆汁淤积和黄疸状况；显著升高肝损伤组织中 SOD 水平，降低 MDA 水平，提升肝组织氧化应激损伤的保护作用；显著降低血清 IL-6、IL-10、TNF-α、ICAM-1 水平及肝组织中 TNF-α、NF-κB 蛋白的表达，缓解肝组织的炎症损伤程度；并能明显减少肝组织肝细胞坏死区域，减轻肝细胞炎性浸润，较好地改善肝组织病理损伤，表明叶下珠总多酚能拮抗 α-萘异硫氰酸酯诱导的大鼠肝炎损伤，降低肝细胞氧化应激损伤，抑制炎症因子的释放，减少炎症渗出，发挥较好的肝功能保护作用。

第三节　西洋参

西洋参为五加科植物西洋参 *Panax quinquefolium* L. 的干燥根，具有补气养阴、清热生津的功效，用于气虚阴亏、虚热烦倦、咳喘痰血、内热消渴、口燥咽干。据报道西洋参临床上可配伍用于治疗心绞痛、糖尿病、不明原因发热等；国外研究表明西洋参具有多种保健功能，如改善认知功能、抗焦虑、神经保护、降血糖、抗癌等，在防治疾病的健康领域具有巨大价值。西洋参破壁饮片是将西洋参传统饮片经现代粉碎技术加工至 D_{90}<45μm（300 目以上）的粉体，加水或不同浓度的乙醇黏合成型，制成的 30 ～ 100 目均匀干燥颗粒状饮片；其保留了传统饮片的全成分，具有质量均一、利用率高、应用方式快捷多样等优点。与传统中药饮片相比，西洋参破壁饮片由于打破了细胞壁的物理屏障，理论上其药效成分的溶出速度和溶出量大幅提高，且破壁饮片以全成分服用，使进入人体的药物成分利用率更高，这将有助于提高其有效性；与此同时，破壁粉碎和全成分服用的方式可能使部分原先以传统饮片汤剂应用未能被利用的成分也进入体内发挥作用或产生潜在风险。为了解西洋参破壁饮片与其传统饮片的有效性和安全性异同情况，本研究以西洋参传统饮片作为对照，考察不同剂量西洋参破壁饮片的抗疲劳、耐缺氧和耐低温药效作用，并采用最大给药量法初步考察其急性毒性，从而为西洋参破壁饮片临床的安全、有效应用提供科学依据。

一、抗疲劳、耐缺氧、耐低温作用

1. 实验材料

（1）动物　NIH 小鼠，雌雄各半，体质量 25 ～ 28g，由广东省医学实验动物中心提供，许可证号：SCXK（粤）2008-0002，粤监证字 2008A022。

（2）受试药物　西洋参破壁饮片、西洋参传统饮片，由中山市中智药业集团有限公司提供；人参茎叶总皂苷片，沈阳东昂制药有限公司生产，批号20090401，人参茎叶皂苷含量：25mg/ 片。

药效试验的药物配制：西洋参破壁饮片加入蒸馏水研磨配制成不同浓度的混悬液；西洋参传统饮片以水煎煮 2 次，过滤后合并，浓缩成一定浓度的汤剂。阳性对照药（人参茎叶总皂苷片），给药前加水将药片研磨，调匀成含人参茎叶皂苷 29mg/mL 的药液。

2. 方法与结果

（1）抗疲劳作用　NIH 小鼠 70 只，雌雄各半，随机分为 7 组，每组 10

只：正常对照组、阳性对照组（人参茎叶皂苷片）、西洋参传统饮片组及西洋参破壁饮片等剂量组、1/2 剂量组、1/4 剂量组和 1/8 剂量组。各试验组按 0.01mL/g 体质量灌胃给予小鼠相应的药物，连续给药 3d，正常对照组给予等体积生理盐水。于末次给药后 1h，在小鼠尾部捆绑相当于其体质量 10% 的重物，并将小鼠置于水温为（20±0.5）℃、水深 20cm 的恒温水箱中强制游泳，以小鼠入水时至游泳力竭沉到水底无力再向上冲起时为止，记为该小鼠的持续游泳时间。在同等给药剂量条件下比较，西洋参破壁饮片对小鼠抗疲劳作用比传统饮片更显著（$P<0.05$）；1/2 剂量的破壁饮片亦优于传统饮片（$P<0.05$），见表 5-18。

表 5-18　西洋参破壁饮片及其传统饮片对小鼠抗疲劳的影响（$\bar{x}±s$，$n=10$）

组别	剂量（mg/kg）	存活时间（min）
正常对照组	0.000	2.12±1.32
阳性对照组	0.116	4.55±2.50
西洋参传统对照饮片组	1.560	3.59±0.84
西洋参破壁饮片等剂量组	1.560	7.43±7.54*
西洋参破壁饮片 1/2 剂量组	0.390	6.41±0.96*
西洋参破壁饮片 1/4 剂量组	0.200	5.73±1.22
西洋参破壁饮片 1/8 剂量组	0.100	3.54±1.70

注：与西洋参传统饮片组比较，*$P<0.05$。

（2）耐缺氧作用　NIH 小鼠 70 只，雌雄各半，按"（1）"项下方法随机分为 7 组，每组 10 只。各试验组动物按 0.01mL/g 体质量灌胃给予小鼠相应的药物，连续给药 3d，正常对照组给予等体积生理盐水。末次给药后 1h，将小鼠单独置于盛有钠石灰 20g 的 250mL 磨口广口瓶内，瓶口涂凡士林并盖紧瓶盖使瓶内形成缺氧环境，密封瓶盖时开始记录时间，以小鼠停止呼吸作为死亡判断指标，记录每只小鼠在缺氧应激状态下的存活时间。

在同等给药剂量条件下比较，西洋参破壁饮片组小鼠常压缺氧存活时间比西洋参传统饮片组显著延长（$P<0.05$）；与传统饮片比较，1/2 剂量的破壁饮片延长小鼠常压缺氧存活时间的作用亦比传统饮片显著（$P<0.05$），见表 5-19。

表 5-19　西洋参破壁饮片及其传统饮片对小鼠常压缺氧存活时间的影响（$\bar{x}±s$，$n=10$）

组别	剂量（mg/kg）	存活时间（min）
正常对照组	0.000	29.07±4.06
阳性对照组	0.116	36.65±3.34

续表

组别	剂量（mg/kg）	存活时间（min）
西洋参传统对照饮片组	1.560	35.99±7.01
西洋参破壁饮片等剂量组	1.560	42.97±8.39*
西洋参破壁饮片 1/2 剂量组	0.390	41.08±7.56*
西洋参破壁饮片 1/4 剂量组	0.200	40.38±7.83
西洋参破壁饮片 1/8 剂量组	0.100	36.22±4.85

注：与西洋参传统饮片组比较，*$P<0.05$。

（3）耐低温作用　NIH 小鼠 70 只，雌雄各半，按"（1）"项下方法随机分为 7 组，每组 10 只。各试验组动物按 0.01mL/g 体质量灌胃给予小鼠相应的药物，连续给药 7d，正常对照组给予等体积生理盐水。末次给药后 30min，将小鼠放入（-18±1）℃冰箱中，每隔 1h 开冰箱检查 1 次（出现动物死亡后改为每 30min 开冰箱检查 1 次），取出死亡的小鼠，记录 3.5h 内每组动物的死亡数量，以各组动物的死亡率作为比较指标，评价其耐低温能力。

与正常对照组相比，西洋参破壁饮片组和西洋参传统饮片组的小鼠死亡率均有所降低，显示出提高小鼠耐低温能力的作用趋势；西洋参破壁饮片等剂量组小鼠死亡率低于传统饮片组，但差异无统计学意义，见表 5-20。

表 5-20　西洋参破壁饮片及其传统饮片对小鼠耐低温作用的影响

组别	剂量（mg/kg）	n	死亡数（只）	死亡率（%）
正常对照组	0.00	20	19	95
阳性对照组	0.29	20	11	55
西洋参传统对照饮片组	3.12	20	9	45
西洋参破壁饮片等剂量组	3.12	20	5	25
西洋参破壁饮片 1/2 剂量组	1.56	20	8	40
西洋参破壁饮片 1/4 剂量组	0.78	20	10	50
西洋参破壁饮片 1/8 剂量组	0.39	20	16	80*

注：与西洋参传统饮片组比较，*$P<0.05$。

3. 讨论　实验结果表明，西洋参破壁饮片具有显著的抗疲劳和耐缺氧作用；同等剂量条件下，西洋参破壁饮片抗疲劳和耐缺氧的作用比西洋参传统饮片更显著（$P<0.05$），且 1/2 剂量的西洋参破壁饮片抗疲劳和耐缺氧的作用也优于传统饮片（$P<0.05$），1/4 剂量和 1/8 剂量的西洋参破壁饮片抗疲劳和耐缺氧的作用与传统饮片相近。西洋参传统饮片和各剂量的西洋参破壁饮片虽有减少耐低温实验小鼠死亡率的作用趋势，但与正常对照组相比无统计学差

异（$P>0.05$），各给药组小鼠死亡率亦无显著差异（$P>0.05$）。可能因西洋参药性寒凉，因此在动物耐低温方面的药效不显著。

二、急性毒性研究

1. 实验材料

（1）动物　NIH 小鼠，雌雄各半，体质量 25～28g，由广东省医学实验动物中心提供，许可证号：SCXK（粤）2008-0002，粤监证字 2008A022。

（2）受试药物　急性毒性试验的药物配制：西洋参破壁饮片，加入蒸馏水研磨配制成 0.3g 生药 /mL 的混悬液（最大质量浓度）；西洋参传统饮片，煎煮浓缩成 2.125g 生药 /mL 的浓缩液（最大质量浓度）。

2. 方法与结果　NIH 小鼠 90 只，雌雄各半，随机分为正常对照组、西洋参破壁饮片组和西洋参传统饮片组，每组 30 只，禁食不禁水 6h 后，以最大给药量法单次灌胃给药：西洋参破壁饮片组按 0.032mL/g 体质量的最大容积灌胃给予浓度为 0.3g 生药 /mL 的混悬液；西洋参传统饮片组按 0.032mL/g 体质量的最大容积灌胃给予浓度为 2.125g 生药 /mL 的药液；对照组按 0.04mL/g 体质量给予蒸馏水，给药后禁食 4h。每天观察并记录动物的体质量、精神状态、毛发、自主活动、摄食量、粪便、口鼻分泌物等一般状况，并记录动物的不良反应和死亡情况，连续观察 14d。实验结束时颈椎脱臼处死小鼠，解剖后肉眼观察重要脏器的颜色及形态学改变情况，如有死亡的动物则对其进行组织病理学观察。

与正常对照组比较，西洋参破壁饮片组和西洋参传统饮片组动物灌胃给药后，大部分动物均出现活动减少、神情倦怠，除此以外，未见其他明显异常反应。1～3h 后，动物基本恢复正常，与正常对照组比较，无明显异常。3h 后，各组动物的精神状态良好，毛色光洁，活动自如，呼吸均匀，摄食量、粪便未见明显异常，口鼻内无异常分泌物，无动物死亡。在给药前及给药后第 3d、第 7d 和第 14d，分别对动物进行称重，各时间点动物体质量均无明显组间差异，见表 5-21。

表 5-21　西洋参破壁饮片及其传统饮片急性毒性实验观察结果（$\bar{x}\pm s$，$n=10$）

组别	n	死亡数	体质量 /g			
			给药前	给药后 3d	给药后 7d	给药后 14d
正常对照组	30	0	21±1.2	23.8±2.2	29.9±2.9	37.2±3.2
西洋参破壁饮片组	30	0	21±1.1	23.2±1.6	30.5±1.3	37.3±1.5
西洋参传统饮片组	30	0	21±1.3	23.0±1.4	20.3±1.4	38.2±1.6

实验结束时颈椎脱臼处死小鼠，解剖，肉眼观察，主要脏器颜色及形态学无改变。实验数据显示，西洋参破壁饮片组的小鼠最大给药剂量为 9.6g 生药/（kg·d），换算成人体用量为 1.1 g 生药/（kg·d）；西洋参传统饮片的小鼠最大给药剂量为 68g 生药/（kg·d），换算成人体用量为 7.5g 生药/（kg·d），均无急性毒性反应产生。西洋参传统饮片的成人（体质量 60kg）临床推荐用量为 3.0～6.0g 生药/d，即成人推荐用量为 0.05～0.10g 生药/（kg·d）。由此可见，以最大给药量法对小鼠灌胃给药西洋参破壁饮片（剂量相当于其传统饮片临床用量的 11～22 倍），未出现急性毒性反应。急性毒性试验结果，以相当于西洋参传统饮片临床最大用量的 11 倍剂量灌胃给予小鼠西洋参破壁饮片，未见明显毒性反应，西洋参破壁饮片组与传统饮片组、正常对照组比较，动物的体质量、状态和活动情况均无明显差异，初步表明西洋参破壁饮片的安全性与传统饮片相当。

3. 讨论 西洋参是常用的补益药，具有补气养阴、清热生津的传统功效；现代研究表明，西洋参具有抗疲劳、抗氧化应激、免疫调节等多种药理活性。西洋参破壁饮片是应用现代技术对传统西洋参的传承和创新，属于新型的中药饮片。本研究采用动物实验考察西洋参破壁饮片抗疲劳、耐缺氧和耐低温的药效作用，并初步考察西洋参破壁饮片的急性毒性。

西洋参破壁饮片是对传统饮片的创新形式，具备质量均匀性、成分利用率和安全性高、应用便捷等优势。本研究初步表明西洋参破壁饮片在抗疲劳、耐缺氧作用方面与传统饮片相比可实现减量等效，并且安全性与传统饮片无明显差异，可为西洋参破壁饮片在临床应用中的有效性和安全性提供一定的科学依据。

第四节 红 参

红参为五加科植物人参 *Panax ginseng* C.A.Mey. 的栽培品经蒸制后的干燥根和根茎，其功能主要为大补元气、复脉固脱、益气摄血，用于体虚欲脱、肢冷脉微、气不摄血、崩漏下血。红参破壁饮片为将红参传统饮片经现代粉碎技术加工至 $D_{90}<45\mu m$（300 目以上）的粉体，通过诱发自身物质的黏性，制成的 30～100 目均匀干燥颗粒状饮片。其服用方式灵活多样，可如传统饮片一样煎煮服用，也可如冲剂冲泡服用，还可如咖啡制备成混悬液全成分服用。

由于中药破壁饮片经破壁粉碎加工，原传统饮片的细胞结构被粉碎破坏，使细胞内化学成分的溶出量大大提高，有利于提高有效成分的利用率，但同时其他成分的加速释放则可能放大潜在的不良反应和毒副作用。另外与传统饮片煎煮服用的汤剂相比，中药破壁饮片的全成分服用方式，造成吸收进入人体的化学成分更充分，也可能产生与传统饮片不一样的药效或毒性反应。因此，有必要开展破壁饮片与其传统饮片的有效性和安全性比较研究，并探索量效关系和量毒关系，从而为中药破壁饮片的安全、临床有效应用提供基础科学依据。本项目以红参品种为研究对象，以最大给药量法考察红参破壁饮片与其传统饮片的急性毒性差异；以不同剂量的红参破壁饮片与其传统饮片的抗疲劳、耐缺氧和耐低温的药理药效差异比较，评价两种形式饮片的有效性差异。

一、急性毒性研究

1.受试药物　红参破壁饮片，加入蒸馏水研磨配制成 0.298g 生药 /mL 的混悬液（最大质量浓度）；红参传统饮片，煎煮浓缩成 2.27g 生药 /mL 的浓缩液（最大质量浓度）。

2.动物　取 NIH 小鼠 90 只，雌雄各半，按性别随机分为正常对照组、红参破壁饮片组和红参传统饮片组，30 只 / 组（雌雄各半），给药前禁食不禁水 6h，给药后禁食 4h。

3.方法　试药组以最大给药量法单次灌胃给药：红参破壁饮片组按 0.032 mL/g 最大容积灌胃给予 0.298g 生药 /mL 的混悬液；红参传统饮片组按 0.032 mL/g 最大容积灌胃给予 2.27g 生药 /mL 的药液；对照组按 0.04mL/g 给予蒸馏水。灌胃后连续观察 14d，记录动物的体重、精神状态、毛发、自主活动、摄食量、粪便、口鼻分泌物等一般状况，并记录动物的不良反应和死亡情况。实验结束时颈椎脱臼处死小鼠，解剖和肉眼观察重要脏器颜色及形态学改变情况。

4.数据处理　采用 SPSS 13.0 统计软件处理，进行单因素方差分析及组间 t 检验，$P<0.05$ 为差异有统计学意义。

5.结果　与正常对照组比较，红参破壁饮片组和红参传统饮片组动物灌胃给药后，大部分动物均出现活动减少、神情倦怠，除此以外，未见其他明显异常反应；1～3h 后，动物基本恢复正常，与正常对照组比较，无明显异常。3h 后，各组动物的精神状态良好，毛色光洁，活动自如，呼吸均匀，摄食量、粪便未见明显异常，口鼻内无异常分泌物，无动物死亡。在给药前及给药后第 3、第 7 和第 14d，分别对动物进行称重，各时间点动物体重均无明显组间差异，见表 5-22。

表5-22　红参破壁饮片及其传统饮片急性毒性实验观察结果（$\bar{x} \pm s$，$n=30$）

组别	动物数	死亡数	体重/g			
			给药前	给药后3d	给药后7d	给药后14d
正常	30	0	21±1.2	23.8±2.2	29.9±2.9	37.2±3.2
红参破壁饮片组	30	0	21±1.1	24.6±1.6	30.1±1.3	36.3±1.8
红参传统饮片组	30	0	20±1.3	22.5±1.4	29.7±1.2	36.5±1.3

实验结束时颈椎脱臼处死小鼠，解剖并肉眼观察，主要脏器颜色及形态学无改变。实验数据显示，红参破壁饮片组的小鼠最大给药剂量为9.5g生药/（kg·d），换算成人体用量为1.05g生药/（kg·d）；红参传统饮片的小鼠最大给药剂量为72.6g生药/（kg·d），换算成人体用量为8.0g生药/（kg·d），均无急性毒性反应产生。红参传统饮片的成人（体重60kg）临床推荐用量为3.0～9.0g生药/d，即成人推荐用量为0.05～0.15g生药/（kg·d）。由此可见，以最大给药量法对小鼠灌胃给药红参破壁饮片（剂量相当于其传统饮片临床用量的7～21倍），未出现急性毒性反应。

二、抗疲劳、耐缺氧和耐低温作用

以不同剂量的红参破壁饮片与其传统饮片的抗疲劳、耐缺氧和耐低温的药理药效差异比较，研究红参抗疲劳、耐缺氧和耐低温的药理作用。

1.药效试验药品配制方法　红参破壁饮片，加入蒸馏水研磨配制成可灌胃给药的不同浓度的混悬液；红参传统饮片，按照传统中药煎煮方法煎煮（加水量为刚好没过药面约5cm，煎煮1.0h后以纱布过滤药液，药渣再加蒸馏水煎煮0.5h，过滤药液），浓缩2次滤液成一定浓度的汤剂浓缩液。阳性对照药（人参茎叶总皂苷片），给药前将药片研磨成细粉状，并用生理盐水调匀成含人参茎叶皂苷29mg/mL的药液。

2.动物分组　选取NIH小鼠70只，随机分为7组，每组10只，均雌雄各半：正常对照组（生理盐水组）、阳性对照组（人参茎叶皂苷58mg/kg小鼠）、红参传统饮片组（2.34g生药/kg小鼠）、红参破壁饮片等剂量组（2.34g生药/kg小鼠）、红参破壁饮片1/2剂量组（1.17g生药/kg小鼠）、红参破壁饮片1/4剂量组（0.59g生药/kg小鼠）、红参破壁饮片1/8剂量组（0.29g生药/kg小鼠）。

3.抗疲劳作用比较研究

（1）方法　上述各试药组动物均按0.1mL/10g小鼠剂量连续灌胃给药7d，正常对照组给予等体积生理盐水。末次给药60min后，每只小鼠尾部捆绑相当于自身体重10%的重物后，将小鼠置于水温（20±0.5）℃、水深20cm的恒温水箱中强制游泳，从小鼠入水时起至沉到水底无力向上冲起时为止记为小鼠持续游泳时间。

（2）结果 如表5-23所示，与红参传统饮片组相比，等剂量的红参破壁饮片组动物存活时间显著延长（P<0.05），即等给药剂量下，破壁饮片对小鼠抗疲劳的作用比其传统饮片更显著（P<0.05）；与传统饮片比较，其1/2、1/4和1/8剂量的破壁饮片具有同等的抗疲劳作用。

表5-23 红参破壁饮片及其传统饮片对小鼠抗疲劳试验的影响（$\bar{x} \pm s$，n=10）

组别	存活时间（min）
正常对照组	2.12±1.32
阳性对照组	4.55±2.50
红参传统饮片组	4.56±1.59
红参破壁饮片等剂量组	7.78±1.58*
红参破壁饮片1/2剂量组	5.00±1.42
红参破壁饮片1/4剂量组	3.54±1.70
红参破壁饮片1/8剂量组	3.93±1.92

注：与红参传统饮片组比较，*P<0.05。

4. 耐缺氧作用比较研究

（1）方法 选取NIH小鼠70只，随机分为7组（分组同前），每组10只，均雌雄各半。各试药组动物均按0.1mL/10g剂量连续灌胃给药3d，正常对照组给予等体积生理盐水。末次给药后1h，将小鼠置于250mL盛有钠石灰20g的磨口广口瓶内，每瓶放1只，于瓶口涂凡士林，将盖盖严以造成瓶内氧气逐渐减少，而形成缺氧环境，密封的同时记录时间，观察在缺氧应激状态下小鼠的活动，直至死亡，以呼吸停止为判断死亡指标，记录各小鼠的存活时间。

（2）结果 如表5-24所示，同等给药剂量相比，破壁饮片延长小鼠常压缺氧存活时间的作用比其传统饮片更显著（P<0.05）；与传统饮片比较，其1/2、1/4、1/8剂量的破壁饮片均具有同等的提高小鼠耐缺氧作用。

表5-24 红参破壁饮片及其传统饮片对小鼠常压缺氧存活时间的影响（$\bar{x} \pm s$，n=10）

组别	存活时间（min）
正常对照组	29.07±4.06
阳性对照组	36.65±3.34
红参传统饮片组	37.12±4.13
红参破壁饮片等剂量组	43.28±7.89*

续表

组别	存活时间（min）
红参破壁饮片 1/2 剂量组	37.88±4.26
红参破壁饮片 1/4 剂量组	35.99±7.01
红参破壁饮片 1/8 剂量组	37.74±11.30

注：与红参传统饮片组比较，*P<0.05。

5. 耐低温作用比较研究

（1）方法　选取 NIH 小鼠 140 只，随机分为 7 组（分组同前），每组 20 只，均雌雄各半。各试药组动物均按 0.1mL/10g 剂量连续灌胃给药 7 天，正常对照组给予等体积生理盐水。末次给药 30min 后，将小鼠放入（−18±1）℃冰箱中，每隔 1h 开冰箱检查 1 次（出现动物死亡后改为每 30min 开冰箱检查 1 次），拾出死亡动物，记录 3.5h 内动物死亡数，以各组动物的死亡率作为比较指标，比较各组小鼠的耐低温能力。

（2）结果　表 5-25 所示，与红参传统饮片组相比，等剂量的红参破壁饮片能显著降低小鼠死亡率（P<0.05），即同等给药剂量下，破壁饮片提高小鼠耐低温的作用比其传统饮片更显著（P<0.05）；与传统饮片比较，其 1/2 剂量的破壁饮片具有同等的药效作用。

表 5-25　红参破壁饮片及其传统饮片对小鼠耐低温作用的影响（$\bar{x}±s$）

组别	动物数（n）	死亡只数（只）	死亡率（%）
正常对照组	20	19	95
阳性对照组	20	11	55
红参传统饮片组	20	6	30
红参破壁饮片等剂量组	20	1*	5*
红参破壁饮片 1/2 剂量组	20	5	25
红参破壁饮片 1/4 剂量组	20	8	40
红参破壁饮片 1/8 剂量组	20	10	50

注：与红参传统饮片组比较，*P<0.05。

6. 讨论　

综合红参破壁饮片与传统饮片的 3 个药效比较研究和急性毒性试验结果，表明：①红参破壁饮片和传统饮片均有耐缺氧、抗疲劳和耐低温的作用；②同等剂量下，红参破壁饮片耐缺氧、抗疲劳和耐低温的作用比其传统饮片更显著；③与传统饮片比较，其 1/2 剂量的破壁饮片具有同等的功效作用；④以相当于其传统饮片临床最大用量的 7 倍剂量服用红参破壁饮片时，未出现急性毒性反应，也未出现毒性反应大于其传统饮片。

第五节 岗 梅

岗梅为冬青科植物梅叶冬青 *Ilex asprella*（Hook.Et.Arn.）Champ.ex Benth. 的干燥根及茎。岗梅又名点秤树、青梅叶、金包银等，性味苦、微甘、凉，归肺、脾、胃经。其入药首载于《生草药性备要》，为我国南方民间常用药材，分布于广东、广西、湖南等地。广东省以粤中地区出产较多，尤以广州近郊各县产量最大。本品具有清热解毒、生津止渴、利咽消肿、散瘀止痛之功效，历来用于感冒发热、肺热咳嗽、热病津伤口渴、咽喉肿痛、跌打瘀痛。西医学有用于术后感染、肺部感染、胆道感染、子宫内膜及附件炎。

一、研究进展

1. 药理作用

（1）抗炎作用 相关研究表明，岗梅具有抗炎作用，采用二甲苯致小鼠耳郭肿胀的实验，观察不同剂量、不同组别的药物对小鼠耳肿胀的抗炎作用，结果说明岗梅水提取物能抑制二甲苯所致的小鼠耳郭肿胀。另外，采用大鼠足跖肿胀法观察岗梅根水提取液的抗炎作用，对角叉菜胶致大鼠足跖肿胀及炎症组织中 PGE_2 含量的影响实验结果表明，低、中、高剂量岗梅水提取物对角叉菜胶致炎后 1、2、3、4h 时大鼠的足跖肿胀及炎症组织中 PGE_2 含量增加均具有明显的抑制作用，提示岗梅水提取物对急性炎性肿胀具有显著抑制作用。岗梅水提取物对大鼠棉球肉芽肿的实验结果表明，岗梅水提取物组能明显抑制大鼠棉球肉芽肿的形成。岗梅水提取物对醋酸致小鼠毛细血管通透性增高的影响的实验中，岗梅水提取物既可抑制炎症早期的水肿和渗出，又可抑制炎症晚期的组织增生和肉芽组织生成，且能降低局部炎症组织中 PGE_2 含量，提示岗梅水提取物具有显著的抗炎作用。用二甲苯致小鼠耳郭肿胀、用醋酸致小鼠腹腔毛细血管通透性增高法也表明岗梅根对浆液性炎症有抗炎作用。再者，岗梅根乙醇提取物对大鼠角叉菜胶性"关节炎"、角叉菜胶致炎引起的白细胞游走和棉球肉芽肿及皮肤微血管通透性等炎症模型的影响等实验结果表明，岗梅的乙醇提取物有抗炎作用。采用二甲苯致小鼠耳郭肿胀法观察并表明岗梅根、茎、叶、根茎混合物均可显著抑制致炎小鼠耳郭肿胀，有抗炎作用。

（2）镇痛作用 岗梅根有一定的镇痛作用，岗梅根水提取物（16g/kg）对小鼠连续灌胃给药 7d，采用醋酸扭体法和热板法观察其镇痛作用。结果显示岗梅根不仅能显著延长醋酸所致小鼠扭体反应的潜伏时间，还可明显提高热刺激所致小鼠疼痛的痛阈值。结果表明,岗梅根水提取物在此剂量下对外周性疼痛有镇痛作用,并对中枢性疼痛有明显镇痛作用。

(3)镇咳作用　采用氨水引咳法的实验观察岗梅根、茎、叶、根茎混合物止咳作用,其结果表明岗梅根、茎、根茎混合物均具有显著的止咳药效。另外,有研究采用小鼠氨水引咳法对复方岗梅冲剂进行镇咳作用实验,也表明复方岗梅冲剂能明显减少氨水雾化引起的小鼠咳嗽作用。

(4)抗菌作用　采用细菌定量培养计算法,观察细菌被杀灭的状况。分别将水提岗梅根和茎的浓缩药液稀释为五个梯度,作相应标记,设不同时间点,按岗梅根、茎分别与金黄色葡萄球菌及大肠埃希菌作用分4组,实验中设阳性对照组,进行实验操作。结果表明岗梅根、茎对微生物均有杀灭作用,岗梅茎稍明显,对金黄色葡萄球菌的杀灭作用较强。以临床分离细菌为受试菌,采用琼脂稀释法,测定岗梅感冒灵颗粒对上呼吸道感染常见致病菌的体外最低抑菌浓度MIC。结果显示岗梅感冒灵颗粒对所有受试菌基本有不同程度的抑菌作用,尤其是上呼吸道感染常见致病菌。

(5)抗病毒作用　岗梅水提取物进行体外抗流感病毒实验研究,结果显示,岗梅水提取物在体外对流感病毒引起的细胞病变有明显的抑制作用,其IC_{50}为88.2μg/mL,TI为5.82;在给药剂量为8g生药/kg和16g生药/kg时,对流感病毒所致的小鼠肺部炎症有明显抑制作用,并能明显降低流感病毒感染小鼠的死亡率和延长其存活时间。岗梅水提取物在体外具有明显抗流感病毒的作用。通过H_9N_2亚型禽流感病毒滴鼻感染小鼠,分别建立小鼠病毒性肺炎动物模型和病毒感染致小鼠死亡的动物模型,观察小鼠肺部病变和死亡情况,结果表明岗梅根水提物对滴鼻感染H_9N_2亚型禽流感病毒小鼠具有良好的保护作用。岗梅根水提物还能显著改善小鼠感染甲1型流感病毒的肺指数和肺指数抑制率,具有抗体内流感病毒作用;该药能降低流感病毒甲1型FM1株感染小鼠导致的肺炎死亡率,并能延长病毒感染小鼠的生存时间。在狗肾细胞感染甲1型流感病毒FM1株$100TCID_{50}$剂量下,岗梅根水提物在250mg/mL浓度下具有抑制作用。

(6)抗肿瘤作用　对岗梅中分离出的成分asprellic acids A、B、C进行抗肿瘤活性研究,其中asprellic acids A和C对RPMI-7951细胞株具有细胞毒性,ED_{50}分别为0.62μg/mL和0.55μg/mL,二者对KB细胞也有毒性,ED_{50}分别为3.75μg/mL和2.86μg/mL,但Asprellic acid B对RPMI-7951细胞株和KB细胞毒性不明显。此外,还从岗梅中分离出新的抗肿瘤药物——对-香豆酰三萜类。

(7)免疫功能调节作用　以流式细胞仪测定小鼠T淋巴细胞亚群CD3·CD4·CD8的百分比以及CD4/CD5比例,实验结果显示,岗梅根中剂量可能有提高小鼠细胞免疫的功能，大剂量有相对调高 CD_4T 淋巴细胞、调低 CD_8T 淋巴细胞的趋势。另在实验小鼠血清中炎性细胞因子 TNF-α、IFN-γ 及 IL-10 的测定中，显示岗梅根水提液对甲型流感病毒感染小鼠的细胞免疫系统有良好的调节作用，首先体现在对 T 淋巴细胞的调节上。

（8）对心血管的影响 岗梅根以乙醇、硫酸氢钠处理制成的注射液注射到离体豚鼠心脏，1min 后，灌流流量增加 146%，心收缩力增加 103%，有扩张冠状血管、增加冠脉流量和加强心收缩力的作用。另外，兔以脑垂体后叶素所致急性心肌缺血实验表明，给予岗梅根注射液后心电图显示 T 波高耸有保护作用，对 S－T 段偏移及心律失常亦有效。

（9）对脂肪肝的干预作用 有研究表明，岗梅根水煎液对束缚负荷下脂肪肝大鼠脂蛋白代谢相关酶、对应激加高脂饮食性脂肪肝大鼠脂质代谢以及对束缚应激条件下非酒精性脂肪肝大鼠氧化应激有一定干预作用。

（10）急性毒性 岗梅根乙醇提取物肌注给药的小鼠急性 LD_{50} 是 20.3g/kg。用寇氏法测定了岗梅根醇提液腹腔注射对小鼠的半数致死量（LD_{50}），结果显示，岗梅根醇提液腹腔注射的 LD_{50} 为 37786.27mg/kg，95% 可信限为 33744.27 ～ 42315.55mg/kg。表明岗梅根醇提液属实际无毒级，临床日用量安全。

2. 临床应用

（1）治疗冠心病 用岗梅根浸膏糖衣片，每日口服量相当于原生药 94g。共治疗冠心病 100 例，观察 1 ～ 3 个月，近期总有效率 76%，心绞痛有效率 77%，心电图改变有效率 54%。

（2）治疗上呼吸道疾病 以岗梅根、卤地菊各 30g，生姜 3g，水煎服，治感冒。以岗梅根、地胆草、丁葵草各 9g，积雪草 15g，水煎服，治小儿感冒，高热不退。以鲜岗梅根、蜂蜜各适量，捣烂，纱布包好，口内含咽，治扁桃体炎、咽喉炎。以岗梅根 30g，白茅根 30g，水煎，酌加蜂蜜兑服，治小儿百日咳。以岗梅根 250 ～ 500g，水煎连服数次，治肺痈。以岗梅根 30g，竹蜂 4 只，陈皮 6g，细辛 3g，水煎服，治单双喉蛾。随机将 137 例急性咽炎患者分成治疗组和对照组，观察比较复方岗梅合剂的临床疗效，结果表明其对急性咽炎的治愈率达 78.82%，总有效率 97.65%，均高于对照组，对急性咽炎疗效显著。处方为岗梅 60g，野菊花 25g，三丫苦 48g，板蓝根 33g，鬼针草 33g，甘草 30g 的岗梅感冒灵颗粒，治疗 175 例上呼吸道感染患者，临床观察总有效率 91.99%，优于对照组，未见明显不良反应。以土牛膝岗梅汤为治疗组治疗急性扁桃体炎，总有效率为 92.34%，对照组为 88.89%，疗效显著。另外，止嗽散加岗梅根木蝴蝶治疗咽喉源性咳嗽疗效观察：治疗组总有效率 88.89%，优于对照组。用复方土牛膝糖浆（含岗梅）治疗急慢性咽炎、扁桃体炎的临床疗效较对照组明显。有研究表明岗梅根清喉颗粒对慢性咽炎、急性咽炎、急性扁桃体炎、咽异感症等咽喉炎症有较好的治疗作用。运用自拟方复方岗梅汤治疗上呼吸道感染伴发热，总有效率为92.86%。运用复方岗梅冲服剂对急性咽喉炎和急性扁桃体炎进行治疗，表明该药对炎症所致的发热和消肿止痛作用有明显疗效，总有效率分别达到94.4%和96.3%。

（3）防治各种感染　将岗梅根制成注射液，每次2mL，每日2～3次，肌内注射。用于171例各种大小手术、50例外伤骨折、烧伤、泌尿系结石、肠梗阻、脑血管意外等后，均未发现术后感染及感染扩散情况；治疗胆道感染、肺部感染、子宫内膜炎及附件炎等多种感染性疾病84例，有效率在95%左右。

（4）其他疾病　运用自拟方复方岗梅汤治疗水痘与带状疱疹，结果服药后热退，疼痛消失，10d内所有患者全部治愈。用岗梅根7～8两，煎水服，连服数次治愈小肠气。民间治痈毒方一：岗梅、乌桕树蕊、龙船花、小牡丹，各药酌量，加入酒糟小许，共捣烂贴患处；方二：岗梅叶和米糟或鸡蛋，共捣匀敷患处即愈。以岗梅鲜根90g，鸡矢藤60g，鸭蛋2个，水煎，服蛋和汤，以治偏头痛。以岗梅鲜根60g，臭牡丹根30g，水煎服，以治头目眩晕。以岗梅鲜根240g，去皮切碎，煮猪肉食可治痔疮出血。

岗梅具有多种药理活性，我们应充分挖掘含岗梅中成药在临床上的应用潜力，随着对岗梅研究的深入，其将会在医药领域发挥越来越大的作用。

二、抗炎、解热作用

岗梅是常用的广东地产清热解毒药，也具有一定的抗炎和解热作用，现对其抗炎和解热作用进行动物实验研究。

1. 材料

（1）试药　岗梅药材（广东康美药业股份有限公司，产地：广东，批号：20141018）经中山市中医院曾聪彦主任中药师鉴定为冬青科植物梅叶冬青 *Ilex asprella*（Hook. et Am.）Champ. ex Benth 的根。吲哚美辛肠溶片（江苏亚邦爱普森药业有限公司，规格：25mg/片，批号：1402001）；伊文思蓝（中国医药公司，批号：871225）；冰醋酸（西陇化工股份有限公司，批号：1202216）；生理盐水（四川科伦药业股份有限公司，批号：B14012712）；二甲苯（西陇化工股份有限公司，批号：1403218）；水合氯醛（天津市福晨化学试剂厂，批号：20130201）；青霉素钠粉针剂（北京悦康凯悦制药有限公司，批号：01150601）；硫酸链霉素（山东鲁抗医药股份有限公司，批号：150114）；安琪高活性干酵母（安琪酵母股份有限公司，批号：20140918）。

（2）动物及环境　SPF级KM小鼠，体质量18～22g，SPF级SD大鼠，体质量 180～220g，购自广东省实验动物中心。许可证号：SCXK（粤）2013-0002，动物合格证号：NO.44007200049706。饲养于中山市中医院屏障级动物实验室，许可证号：SYXK（粤）2010-0109，室温（20±2）℃，湿度40%～70%。

（3）仪器　JA1203 型电子天平（上海天平仪器厂）；BS224S 电子天平（北京赛多利斯仪器系统有限公司）；JJ300 型电子天平（常熟市双杰测试仪器厂）；UV-2550 型紫外分光光度计（日本岛津）；YLS-Q4 耳肿打孔器（直径8mm，山东省医学科学院设备站）；CH1006 超级恒温槽（上海衡平仪器仪表厂）；TD25-WS 48 孔多管架自动平衡离心机（长沙湘仪离心仪器有限公司）；微量移液器（上海求精生化试剂仪器有限公司）；MS86603A 秒表（上海星钻秒表有限公司）。

2.方法

（1）药液的制备　取岗梅药材适量，加 15 倍量水，煎煮 2h，药液过滤，药渣再加 10 倍量水，煎煮 1h，滤过，合并滤液。依据《广东省中药材标准（第一册）》中岗梅药材常用量（15～30g）及动物体表系数法，取 30g 的1：2：4 倍量，拟定小鼠灌胃给药中剂量为 2.2g/kg；拟定大鼠灌胃给药低、中、高剂量分别为 0.75、1.5、3.0g/kg。阳性对照药吲哚美辛，拟定小鼠灌胃给药剂量为 9.8mg/kg。取吲哚美辛片 25mg，研钵研磨成粉末后加 25.5mL 纯净水溶解，即可。

（2）醋酸致小鼠毛细血管通透性增高实验　雄性昆明小鼠 33 只，随机分为 3 组：岗梅组、空白组以及吲哚美辛组，每组 11 只。按剂量 0.1mL/10g 每天灌胃给药，连续 5d，空白对照组给等体积蒸馏水。末次给药后 1h，按0.1mL/10g 体质量予各组小鼠尾静脉注射 0.5% 伊文思蓝生理盐水溶液，随即每只小鼠腹腔注射 0.6% 醋酸，20min 后，脱颈椎处死小鼠，分数次腹腔注射总量为 6mL 生理盐水用以洗涤腹腔，每次注射后轻揉腹部，用注射器抽出洗涤液，合并洗涤液并加生理盐水至 10mL，离心 755×g，5min，取上清液用紫外-可见分光光度计于 590nm 处测吸光度（A）值。

（3）二甲苯致小鼠耳郭肿胀实验　选取雄性昆明小鼠 36 只，随机分为3 组：岗梅组、空白组及吲哚美辛组。各给药组分别予以相应药物灌胃给药，每天 1 次，连续 5d，其中空白组给等体积蒸馏水。末次给药 1h 后，用微量可调移液器精确吸取 100% 二甲苯 20μL，均匀涂抹于各组小鼠右耳正反两面，每面 20μL，左耳作空白对照，致炎 30min 后颈椎脱臼处死小鼠。在左、右耳郭相同部位用 8mm 打孔器取下耳片，用分析天平准确称取质量，计算肿胀度、肿胀抑制率。

肿胀度=右耳片质量－左耳片质量；肿胀抑制率（%）=[（空白对照组

平均肿胀度—给药组平均肿胀度）/空白对照组平均肿胀度]×100%。

（4）灭菌棉球致大鼠蹼部肉芽组织增生实验 选取 SD 大鼠 66 只，随机分成银蒿解热合剂低、中、高剂量组，岗梅中剂量组，模型组及吲哚美辛组。腹腔注射 10% 水合氯醛（0.35mL/100g）进行麻醉，每只大鼠的左右腹股沟处剃毛并消毒后，各切开皮肤约 1cm 长的纵切口，将两个灭菌棉球（每个棉球 20mg，高压灭菌，各加入含青霉素 800u 和硫酸链霉素 650u 的混合液中，50℃烘箱烤干）分别植入大鼠两侧蹼部皮下，随即缝合皮肤。从手术当天开始，各给药组连续给药 5d，模型对照组给予同容量的蒸馏水，期间切口缝合处给予常规消毒。第 5d 将大鼠颈椎脱臼处死，将棉球连同周围结缔组织一起取出，剔除脂肪组织，在 70℃烘箱中放置 12h 后称质量，减去原棉球质量即为肉芽肿净质量。统计时剔除切口处发炎者。以肉芽肿质量进行单因素方差分析，比较各给药组与模型对照组肉芽肿抑制情况的差异。

（5）干酵母致大鼠发热实验 筛选合格 SD 大鼠 50 只，随机分为 5 组，每组 10 只。分别为岗梅低、中、高剂量组，空白组及吲哚美辛组，记录基础温度，各组灌胃等容量的不同剂量的药物，1 次 /d，连续给药 5d，第 5d 灌药后，每只大鼠背部按 7mL/kg 皮下注射 20% 酵母混悬液，测定其注射酵母混悬液后 4、5、6、8、9h 的肛温，记录体温变化，比较组间差异。

（6）统计方法 使用 SPSS 21.0 统计分析软件，结果采用 $\bar{x} \pm s$ 表示，组间比较采用单因素方差分析，若方差齐性者，采用 F 检验进行总体均值比较，采用 SNK 法检验进行组间均值两两比较，若方差不齐者，采用 Welch 检验进行总体均值比较，采用 Dunnett's–T3 检验进行组间两两比较。

3. 结果

（1）醋酸致小鼠毛细血管通透性增高实验 岗梅中剂量组与空白组比较，有显著性差异（$P < 0.05$）；与吲哚美辛组比较，有显著性差异（$P < 0.05$），表明岗梅有一定的抗炎作用。结果见表 5–26。

表 5–26 各组对醋酸致小鼠毛细血管通透性增高的影响（$\bar{x} \pm s$，$n=11$）

组别	剂量	A 值
空白组	—	0.63 ± 0.23
岗梅组	2.2g/kg	0.37 ± 0.83^{ab}
吲哚美辛组	9.8mg/kg	0.14 ± 0.72^{a}

注：与空白组比较，$^{a}P<0.05$；与吲哚美辛组比较，$^{b}P<0.05$。

（2）二甲苯致小鼠耳郭肿胀的影响 与空白组比较，岗梅中剂量组对二甲苯致小鼠耳郭肿胀均有明显的抑制作用（$P<0.01$），表明岗梅有一定的抑制耳郭肿胀的作用。结果见表 5–27。

表 5-27 各组对二甲苯致小鼠耳郭肿胀的影响（$\bar{x} \pm s$, $n=12$）

组别	剂量	肿胀度（g）	肿胀抑制率（%）
空白组	—	0.023±0.004	—
岗梅组	2.2g/kg	0.010±0.002[a]	56.70
吲哚美辛组	9.8mg/kg	0.007±0.006[a]	67.70

注：与空白组比较，[a]$P<0.01$。

（3）灭菌棉球致大鼠蹊部肉芽组织增生实验　岗梅组和吲哚美辛组与模型对照组比较，均有极显著差异（$P<0.01$）；岗梅组与吲哚美辛组比较，有显著差异（$P<0.05$）。表明岗梅对肉芽组织增生有一定的抑制作用。结果见表 5-28。

表 5-28 各组对大鼠棉球肉芽肿实验的影响（$\bar{x} \pm s$, $n=11$）

组别	剂量	肉芽肿净重（mg）	肉芽抑制率（%）
模型对照组	—	40.4±7.4	—
岗梅组	1.5g/kg	30.2±5.1[ab]	25.20
吲哚美辛组	6.8mg/kg	21.8±6.2[a]	45.98

注：与空白组比较，[a]$P<0.01$；与吲哚美辛组比较，[b]$P<0.05$。

（4）解热实验　与空白组比较，岗梅组和吲哚美辛组大鼠体温自 7h 起均有极显著差异（$P<0.01$）；岗梅中剂量组与岗梅高剂量组比较，大鼠温差总体均值无显著差异（$P>0.05$）；岗梅高剂量组大鼠体温 7h 后升高幅度明显减弱，解热作用逐渐增强，自 6h 起，与吲哚美辛组无显著差异（$P>0.05$）。岗梅各组解热作用呈量效关系。结果见表 5-29。

表 5-29 岗梅解热实验（$\bar{x} \pm s$, $n=10$）

组别	剂量	基础体温（℃）	给药后体温（℃）					
			4h	5h	6h	7h	8h	9h
空白组	—	37.16±0.20	0.51±0.07	1.09±0.12	1.58±0.13	1.94±0.16	2.07±0.19	1.77±0.28
岗梅低剂量组	0.74g/kg	37.22±0.23	0.44±0.11	0.74±0.11[a]	1.12±0.12[a]	1.11±0.14[a]	0.80±0.14[a]	0.62±0.15[a]
岗梅中剂量组	1.5g/kg	37.15±0.20	0.25±0.05[a]	0.54±0.52[a]	0.81±0.14[a]	0.66±0.18[a]	0.27±0.15[a]	0.23±0.11[a]
岗梅高剂量组	3.0g/kg	37.16±0.20	0.35±0.05[a]	0.52±0.63[a]	0.75±0.14[a]	0.43±0.16[a]	0.18±0.15[a]	0.19±0.11[a]
吲哚美辛组	1.7mg/kg	37.19±0.20	0.14±0.07[a]	0.33±0.82[a]	0.57±0.13[a]	0.22±0.92[a]	0.12±0.09[a]	0.14±0.07[a]

注：与空白组比较，[a]$P<0.01$。

4.讨论　大多数清热解毒药具有抗急性炎症和解热作用。小鼠耳郭肿胀法间接反映了药物是否具有抗变质性炎症的作用，腹腔通透性法则反映了药物是否具有抗渗出性炎症（浆液性炎）的作用。本研究结果显示，岗梅根不仅对二甲苯所致小鼠耳郭肿胀和醋酸所致小鼠腹腔毛细血管通透性增高及棉球致大鼠肉芽组织增生均有显著的抑制作用，还对干酵母致大鼠发热有较好的解热作用。其抗炎解热机制及其量效关系还有待进一步研究。

三、镇痛作用

岗梅根作为广东地产清热解毒药之一，其性寒凉，味苦，具有清热泻火、凉血解毒作用和广泛的药理作用。在此基础上，现对岗梅根的镇痛作用进行观察，从而为筛选镇痛作用强而且持久的药物提供实验依据，以利于其进一步研究开发。

1.实验材料

（1）实验药材及其制备　经广州中医药大学附属中山市中医院曾聪彦主任中药师鉴定，岗梅根的来源为冬青科植物梅叶冬青 Ilex asprela（Hok. et Arn.）Champ. ex Benth. 的干燥根，产于广东，由广东广弘药材有限公司提供；吲哚美辛肠溶片（消炎痛，广东华南药业集团有限公司，批号080101）；冰醋酸（AR，汕头市西陇化工厂有限公司，批号：090606-7）。供试药液的制备：取生药1.0kg，加8倍量水浸泡生药2h，煎煮2次，煎煮时间为2h，合并煎液后，静置过滤，浓缩至1000mL（1mL相当于生药1.0g），加适量防腐剂，保存于冰箱中，临用前配成所需浓度。

（2）实验动物　SPF级昆明种小鼠，体重（20±2）g，广州中医药大学实验动物中心提供［动物合格证号：SCXK（粤）2008-0020，粤监证字2008A002］。实验环境为中山市中医院SPF级动物实验室，环境温度（20±2）℃，相对湿度65%，动物购进后观察1w。

（3）主要仪器　恒温水浴箱（上海衡平仪器仪表厂）；天福牌电子秒表（深圳市惠波工贸有限公司）；BS224S电子天平（北京赛多利斯仪器系统有限公司）；RE-5299旋转蒸发仪（巩义市英峪高科仪器厂）；灌胃针、注射器、量筒、热板。

（4）统计分析方法　采用 SPSS 13.0 for Windows 软件处理。数据用 $\bar{x}\pm s$ 表示，采用单因素方差分析，进行 Dunnet-t 检验。

2.方法与结果

（1）对热板致痛的镇痛作用　水温（55.0±0.5）℃，记录小鼠从放入金属盒至出现舔后足反应所需时间（s），<5s或者>30s或跳跃者弃之不用。取筛选合格的雌性小鼠，间隔5min再重新测定痛阈值1次，将2次痛阈值的平均值作为该鼠给药前痛阈值。将小鼠随机分为 3 组，每组 12 只。岗梅根组给药 16g/kg，生理盐水（空白）组给予等体积的生理盐水，阳性组给予消炎痛 13mg/kg。各组均灌胃给药，岗梅根组和生理盐水组每日一次，连续 7d，消炎痛组当日给药。于末次给药后 30、60、90、120、150min 分别测定痛阈值。若在热板上 60s 仍无反应的立即取出，其痛阈值按 60s 计算。结果见表 5-30。

表 5-30　岗梅根水提液对热板法致痛小鼠的镇痛作用（$\bar{x} \pm s$，n=12）

组别	剂量 (g/kg)	基础痛域值 (s)	给药后痛阈值				
			30 min	60 min	90 min	120 min	150 min
空白组	—	16.88±3.17	11.73±5.22	15.03±6.11	11.10±3.23	12.88±4.09	11.92±5.46
岗梅根	16	15.72±3.12	14.05±4.20	14.13±4.57	21.18±10.73*	18.93±11.88	20.15±12.76
消炎痛	0.013	15.49±4.40	12.02±4.04	17.95±8.32	15.94±5.50	22.31±14.87*	21.60±10.98*

注：与生理盐水组比较，*P<0.05，**P<0.01。

实验结果表明，在此剂量下与空白组比较，用药 1.5h 后，岗梅根（P<0.05）的镇痛作用有统计学意义。

（2）对醋酸致痛小鼠的镇痛作用　选用昆明种小鼠，雌雄各半，随机分为空白对照组、岗梅根组、消炎痛组，每组 12 只。岗梅根组给药 16g/kg，生理盐水组给予等体积的生理盐水，阳性组给予消炎痛 20mg/kg。各组均灌胃给药，岗梅根组和生理盐水组每日一次，连续 7d，消炎痛组当日给药。末次给药 1.5h 后每只小鼠腹腔注射 0.6% 冰醋酸 0.1mL/10g，记录注射后小鼠出现第 1 次扭体反应的时间及 20min 内出现扭体的次数，整个实验室温控制于（20±1）℃。并计算抑制率：抑制率（%）=（对照组平均扭体次数 - 给药组平均扭体次数）/ 对照组平均扭体次数 ×100%。结果见表 5-31。

表 5-31　岗梅根水提液对醋酸致痛小鼠的镇痛作用（$\bar{x} \pm s$）

组别	剂量（g/kg）	动物数（只）	扭体潜伏期（min）	扭体次数（次 /20min）	抑制率（%）
空白组	—	12	4.40±1.27	49.9±24.5	—
岗梅根	16	12	4.89±0.93	33.7±16.1*	32.55
消炎痛组	0.020	10	9.40±6.28**	7.5±7.5**	84.98

注：与生理盐水组比较，*P<0.05，**P<0.01。

实验结果表明，在此剂量下与空白对照组比较，岗梅根均能显著降低醋酸所致小鼠扭体反应次数（P<0.05）。

3.讨论　广东地产药材中的清热解毒药临床上常用于治疗各种热毒症，如温热病、痈疮、丹毒、瘰疬、咽喉肿痛及毒痢等，清热解毒药临床上也用于一些与疼痛有关的病症，如岗梅根常用于治疗咽喉肿痛等。但目前对广东地产清热解毒药的药效学研究开展不多，为此，我们选择具有清热解毒作用的广东地产药材岗梅根，对其开展了镇痛方面的药效学比较研究，验证了其在临床应用方面的镇痛作用。

第六节　夏枯草

夏枯草为唇形科夏枯草属植物夏枯草 *Prunella vulgaris* L. 的干燥果穗，有清火、明目、散结、消肿等功效。已往对夏枯草的研究往往集中于体外抗菌、降压、降脂、降糖、抗肿瘤及护肝等的药理活性研究，但对其体内抗菌作用的实验研究比较少见。我们对其研究进展进行了总结并对其抗大肠杆菌、金黄色葡萄球菌和绿脓杆菌混合感染的大鼠细菌性阴道炎的药效学进行了探讨。

一、研究进展

夏枯草因"此草夏至后即枯"得名，别名有夏枯球、棒槌草、牛牯草等，是广东地产常用中草药之一。其味辛、苦，性寒，有清火、明目、散结、消肿等功效。现代药理学研究表明，夏枯草具广泛的药理作用，其生物活性涉及降压、降脂、降糖、抗菌消炎、利尿、抗肿瘤及护肝等。其中，夏枯草的抗肿瘤作用实验研究由来已久，同时，夏枯草作为抗肿瘤药物，运用于临床已经有很长的历史。本文就夏枯草抗肿瘤的作用机制以及临床运用进行综述。

1. 抗肿瘤生物活性

（1）实验性口腔癌化学预防作用　李芳等人探讨夏枯草对二甲基苯并蒽（DMBA）诱发的金黄地鼠口腔癌的化学预防作用，结果表明，夏枯草对DMBA 诱发的金黄地鼠的炎症和口腔癌前病变的单纯增生有一定抑制作用，但对于异常增生和细胞增殖抑制作用不明显。

（2）细胞毒作用　体内抑瘤实验提示，夏枯草中所含的熊果酸及其衍生物对 P388、L1210 和人体肺肿瘤细胞 A–549 均有显著细胞毒作用。

（3）抗增殖作用　有人用 MTT 法测定夏枯草粗提物对 Raji 细胞、Jurkat细胞的生长抑制率。结果表明，夏枯草具有较好的抗淋巴瘤增殖作用，其粗提物对 Raji 细胞、Jurkat 细胞生长均有明显的抑制作用，且在一定剂量范围内其抑制率具有明显的剂量依赖性。

（4）作用于细胞周期　马丽萍等在研究夏枯草对人食管癌 Eca109 细胞促凋亡的实验中发现，夏枯草作用于 Eca109 细胞后细胞周期发生了明显的变化。在夏枯草作用48h 后，G_0/G_1 细胞从 86.62% 下降到 68.25%，S 期细胞从 8.41% 上升到 14.64%。这表明夏枯草能显著减少 G_0/G_1 期的食管癌 Eca109 细胞，从而抑制肿瘤细胞的增殖。

（5）诱导细胞凋亡　杜宏道等人采用人甲状腺癌细胞系 SW579 与不同浓度夏枯草共孵育 48h，MTT 法检测细胞存活率来检测夏枯草对 SW579 细胞的促凋亡作用，结果表明夏枯草能不同程度地抑制人甲状腺癌细胞系 SW579 的生长。张可杰等人采用 MTT 法测定夏枯草注射液对人红白血病细胞系 K562 细胞的增殖抑制率，探讨夏枯草注射液体外抗白血病作用，结果表明，夏枯草注射液对 K562 细胞增殖具有明显的抑制作用，且在一定的剂量范围内抑制作用具有明显的剂量依赖性。

（6）抗氧化、抗自由基作用　氧化反应和自由基损伤被公认是引起细胞 DNA 损伤进而导致细胞恶变的重要机制之一。Liu F 等对 12 种中草药研究表明，夏枯草具有抑制鼠红细胞溶血和脂质过氧化作用，提示夏枯草具有显著的抗氧化和清除自由基活性。Skottova N 等研究夏枯草多酚类提取物小鼠体内的抗氧化活性，在口服给予小鼠夏枯草多酚类提取物后，研究人员发现其能够显著增加血液中的还原型谷胱甘肽（GSH），降低血浆中的硫代巴比妥酸反应物质（TBARS）和叔丁基过氧化氢（tBH）诱导的脂质过氧化作用。结果表明，夏枯草多酚类提取物在体内具有抗氧化作用。

（7）其他　有研究表明，夏枯草在一定时间内均可上调人结肠癌 SW480 细胞 FasL mRNA 的表达，而且这种上调作用在一定范围内呈剂量依赖性，可使结肠癌细胞的侵袭能力增强。另外，在夏枯草组方研究中，研究人员认为，除了诱导细胞凋亡和抑制肿瘤细胞增殖作用外，直接杀伤肿瘤细胞也是夏枯草抗肿瘤的途径之一。

2. 抗肿瘤临床运用

（1）鼻咽癌　舒肝溃坚汤（《医宗金鉴》）：夏枯草、僵蚕（炒）各二钱，香附子（酒炒）、石决明（煅）各一钱五分，当归、白芍（醋炒）、陈皮、柴胡、抚芎、穿山甲各一钱，红花、片子姜黄、生甘草各五分。主治筋瘰，石疽，鼻咽癌体实者，症见肿物石硬，推之不移。

用夏枯草 15g、西河柳 15g、地骨皮 30g、土茯苓 30g、炙甘草 4g，水煎服，每天 1 剂；或用夏枯草 75g、黄糖 25g、贝母 10g，水煎服，每天 1 剂，亦可作茶而时时饮之；或用夏枯草、生牡蛎、瓜蒌各 30g，川楝子、石菖蒲各 10g，白芍、玄参各 12g，生硼砂 1.5g（冲），皂角刺 15g，水煎服，每天 1 剂。治疗鼻咽癌，均有疗效。

有人将鼻咽癌分为 6 个证型，其中痰热内结证型以涕浊、咳痰黏稠、头重头痛、颈部瘰疬等为主要表现，治则以清热化痰、解毒化浊为主，方用清气化痰汤加减（夏枯草、蚤休、贝母、土茯苓、十大功劳、半枝莲各 30g，黄芩 20g，胆南星、法半夏、陈皮、枳实、辛夷、苍耳子、石菖蒲各 10g）。

亦有人将鼻咽癌分为 3 个证型，其中肝肺郁热证型以鼻塞、涕血、口苦咽干、痰少而黏等为主要表现，治则以清肝为主，方用丹栀逍遥散合泻白散加减（夏枯草、金银花各 20g，牡丹皮、栀子、当归、白芍、地骨皮、黄芩、桑白皮、茯苓各 15g，柴胡、僵蚕、川贝母、白术各 10g，甘草 6g）。痰热蕴结型以涕浊、颈部瘰疬、口舌歪斜、苔厚腻为主要表现，治则以化痰散结、清热解毒为主，方用清金化痰丸加减（夏枯草、茯苓、麦冬、白花蛇舌草各 20g，土茯苓、连翘、黄芩、桔梗、大蓟、小蓟各 15g，川贝母、瓜蒌仁、橘红、白僵蚕、胆南星各 10g，甘草 6g）。

也有人将鼻咽癌分为四个证型，其中痰凝血瘀型治以化痰散结、活血解毒，方用消瘰丸合失笑散加减（夏枯草、煅牡蛎各 30g，玄参、土贝母、莪术、三棱、僵蚕、入地金牛各 15g，柴胡、土鳖、五灵脂、蒲黄、蚤休各10g）。气血两虚型治以补益气血，方用香贝养荣汤加减（夏枯草、生黄芪、炙黄芪、茯苓、猪苓、丹参、山慈菇各 30g，贝母、当归、仙鹤草各 15g，白术、党参、香附、生地黄、熟地黄、苍耳子、甘草各 10g）等治疗。

（2）晚期胃癌、大肠癌　有人采用夏枯草注射液为主治疗中晚期胃癌、大肠癌证属脾胃或大肠湿热证患者 30 例，并以口服平消胶囊治疗 20 例作对照。疗效显示，夏枯草注射液对中晚期胃癌、大肠癌，中医辨证属脾胃湿热或大肠湿热证者有较好临床应用价值，尤其在改善患者临床症状、提高生存质量、提高患者血清 IFN-C 水平方面疗效肯定，作用优于平消胶囊。

（3）各种恶性肿瘤经放疗、化疗后　应用抗肿瘤白莲 6 号方（夏枯草30g，白花蛇舌草 60g，半枝莲 60g，叶下珠 30g，龙葵 30g，三七 20g，浙贝母 15g，莪术 15g，当归 12g，党参 20g，北芪 20 ～ 30g，山药 15g，甘草 6g）治疗各种恶性肿瘤，该方具有清热解毒、软坚散结、破血消积、益气补虚之功。经过放疗、化疗的患者按周期坚持服用本方后，观察发现这些患者外周血象在不同程度上均明显上升，减轻和减少了因放疗、化疗引起的骨髓造血功能抑制、白细胞下降及呕吐、腹泻等消化道反应等并发症的发生。

（4）甲状腺癌、单纯性甲状腺肿等　消癌散结膏（方出《食疗本草》）：夏枯草、紫菜各 250g，羊靥（羊甲状腺）5 枚，红糖 500g。将羊靥切去筋膜，洗净切块，和紫菜、夏枯草加水小火同煎，2h 后过滤取汁，余渣加水再煎煮取汁。取 3 次汁混合再慢火熬煎，浓缩至稠厚时，趁热加入红糖收膏，置阴凉处贮存备用。可放防腐剂少许，以利贮藏。功效消瘿散结。每次取膏 2 匙服食，饭后用温水化服，早晚各服 1 次，半个月为 1 疗程。

（5）甲状腺癌、子宫颈癌　夏枯草炖猪肉：猪肉 100g，洗净切片，夏枯草 60g 煎水，加猪肉共煮熟，加佐料适量即可。功能清热散结，用于甲状腺癌和子宫颈癌。夏枯草煲白鸽：夏枯草 15g 洗净，入锅内加清水适量，武火煮沸后文火煮 30min，去渣；海带 30g 浸泡后洗净切丝，白鸽 1 只去毛及肠脏脚爪，洗净斩件；把海带、白鸽放入夏枯草水内煮 1h，调味即可。功能解毒散结、调养肝肾，用于甲状腺癌属痰热互结者，肿瘤热痛或不痛，或咳嗽痰稠、口苦咽干等症。

夏枯草中含有众多抗肿瘤活性成分，已经从其中筛选并鉴定出多种抗肿瘤活性成分，如熊果酸、木犀草素、迷迭香酸甲酯等。实验已经证明，夏枯草对多种肿瘤都有良好的抑制效果，其作用是通过多种机制协同实现的。夏枯草运用在临床治疗癌症方面，特别是在治疗鼻咽癌方面有可喜的苗头，在广东地区民间有广泛的应用，梅全喜教授主编的《鼻咽癌的中医治疗》一书记载治疗鼻咽癌验方中就有三分之一的验方中用到夏枯草。但是目前在夏枯草抗鼻咽癌的基础研究方面还很欠缺，特别是在其抗鼻咽癌的作用机理及药效学物质基础方面的研究基本上是没有开展。因此，夏枯草治疗鼻咽癌的临床经验值得推广，其防治鼻咽癌的药效学基础物质及机理有待于进一步深入研究。同时应在加强药理药化等研究的基础上研制出适合于临床广泛使用的新药新剂型，使本品更好地为人类健康服务。

二、抗细菌性阴道炎作用

1. 实验材料与方法

（1）实验动物　SPF 级 SD 大鼠，雌性，体重（120±20）g，由广东省医学实验动物中心提供［动物合格证号：SCXK（粤）2004-0046，粤监证字 2009C017］。饲养于中山市中医院 SPF 级动物实验室。

（2）实验药材　夏枯草购于广东广弘药材有限公司，经广东省中山市药检所鉴定为正品。实验前称取药材 5kg，加水煎煮 2 次，合并滤液并将其水浴浓缩，存放于 4℃冰箱保存备用，临用前以生理盐水配制成所需浓度。氧氟沙星（江西南昌制药有限公司，批号：20080508）。

（3）实验菌株　金黄色葡萄球菌（ATCC 25923）、大肠杆菌（ATCC 25922）、绿脓杆菌（ATTC 27853），均由中山市疾病预防控制中心提供。

（4）细菌性阴道炎模型制备　将 3 种菌株复苏、传代，用无菌生理盐水配制成浓度为 $1.8×10^9/mL$ 的菌液，按 1∶1∶1 的比例混合成感染菌液。先用无菌的 PBS 液（pH 8.5）冲洗大鼠阴道 3 次（每次间隔 5min），然后用 5 号头皮针硅胶管涂无菌石蜡油，缓慢插入大鼠阴道 1～1.5cm，每种细菌注入量均为 0.025mL/100g，1 次 /d。接种细菌后逐日观察大鼠阴道病变情况，并取阴道分泌物涂片染色镜检。当大鼠阴道明显充血、红肿并伴有大量脓性分泌物时，取分泌物涂片，镜下可见大量的感染菌和坏死细胞，表明大鼠细菌性阴道炎模型制备成功。

（5）分组与给药　60 只雌性大鼠随机分为模型组、阳性药物组、正常对照组以及夏枯草高剂量组、中剂量组、低剂量组 6 组，每组 10 只。模型组及正常对照组分别灌胃生理盐水，阳性药物组以氧氟沙星 0.06g/kg 灌胃给药，夏枯草高剂量组、中剂量组、低剂量组分别按含生药 20g/kg 、10g/kg、5g/kg 剂量灌胃给药。以上均按 1.5mL/100g 体重，1 次 / d 灌胃给药。模型组及各给药组大鼠接种感染菌后逐日观察，正常对照组大鼠不接种细菌。除正常对照组外，模型组及各给药组大鼠注入细菌 5d 后全部呈现阴道炎症状。待出现典型的阴道炎症状后，模型组及各给药组分别给予药物治疗，正常对照组予以灌胃生理盐水，连续给药 14d。于末次给药后 2h，阴道局部拍片，取阴道拭子涂片染色镜检，然后处死大鼠；取阴道组织用 10%中性甲醛固定，石蜡包埋、切片、HE 染色做病理学检查。

（6）统计学方法　等级资料用 Ridit 检验，数据采用 SPSS13.0 统计软件处理。

（7）疗效标准

1）痊愈：阴道外观无充血、红肿，无脓性分泌物，阴道拭子涂片镜检不见感染菌和坏死细胞，阴道组织切片中黏膜完整、黏膜下组织基本正常。

2）好转：阴道外观有轻度充血、红肿，有少量脓性分泌物，阴道拭子涂片镜检可见少量感染菌和少量坏死细胞，组织切片镜检可见阴道黏膜有轻微的缺损，黏膜下组织中毛细血管扩张、红细胞增多，组织中有少量中性粒细胞浸润。

3）无效：阴道外观充血、红肿，有大量脓性分泌物，阴道拭子涂片镜检见大量感染菌和坏死细胞，阴道组织切片镜检可见黏膜有缺损，黏膜下组织中大量的毛细血管扩张、红细胞增多，有大量中性粒细胞浸润。

2. 结果与讨论

（1）各组抗大鼠细菌性阴道炎有效率比较　夏枯草能抗金黄色葡萄球菌、大肠杆菌和绿脓杆菌混合感染引起的大鼠细菌性阴道炎，其效果与剂量有相关。夏枯草高剂量组、中剂量组、氧氟沙星组总有效率分别为 100%、70%、100%，与模型组比较差异有统计学意义（$P<0.05$）。而夏枯草高剂量组与氧氟沙星组治疗效果相当，差异比较无统计学意义。结果见表 5-32。

表 5-32　各组抗大鼠细菌性阴道炎有效率比较（%，$n=10$）

组别	痊愈	好转	无效	总有效率（%）
正常对照组	-	-	-	-
模型组	0（0）	0（0）	10（100）	0
阳性药物组	9（90）	1（10）	0（0）	100[*]

组别	痊愈	好转	无效	总有效率（%）
高剂量给药组	7（70）	3（30）	0（0）	100*
中剂量给药组	5（50）	2（20）	3（30）	70*
低剂量给药组	1（10）	2（20）	7（70）	30

注：与模型组比较，*$P<0.05$。

（2）外观和组织学变化　治疗前各组模型动物外阴都有不同程度的充血、水肿，部分有脓性分泌物，少数有糜烂现象；治疗后夏枯草高剂量组和阳性药物治疗组动物外阴均恢复正常的外观，阴道黏膜光滑，无溃疡及糜烂，结构清楚。

（3）讨论　现代医学认为，细菌性阴道炎与雌激素的分泌、糖原分解、阴道酸碱度 pH 值等生理因素有关，这些生理功能失调，阴道的自净作用就会失去防御能力，这时病原体就乘虚侵袭而发病。本病属中医学的"阴蚀""阴痒""带下"范畴，主要与湿、热、虫邪侵袭人体有关。《医宗金鉴》认为，妇人阴痒，多因湿热生虫，虫毒作痒，而肝经湿热为本病主要病因。湿热之邪外侵，蕴结于肝，或平素嗜酒、过食肥甘，酿成湿热，内犯于肝，均可导致湿热之邪蕴结肝脏及其经脉，出现肝经湿热证。足厥阴肝经绕阴器，湿热下注，浸淫下阴，则可出现带下黄臭、外阴瘙痒、湿疹等症。夏枯草味辛、苦，性寒，归肝、胆经，可清热泻火。现代药理研究表明，夏枯草对痢疾杆菌、大肠杆菌、金黄色葡萄球菌等多种细菌均具体外抑制作用。《科学的民间药草》指出："夏枯草有利尿杀菌作用，煎剂可洗创口，治化脓性外症。洗涤阴道，治阴户及子宫黏膜炎。"故夏枯草用于治疗细菌性阴道炎（肝经湿热下注证）针对性强，疗效确切。本实验表明，夏枯草能治疗由金黄葡萄球菌、大肠杆菌和绿脓杆菌混合感染引起的大鼠细菌性阴道炎，且能明显改善阴道黏膜炎性病变，表明夏枯草内服亦是治疗细菌性阴道炎的较好方法，具有临床应用及推广的价值。

第七节　宽筋藤

宽筋藤又名伸筋藤、宽根藤、吊天藤、透筋藤、大接筋藤、松根藤等，为防己科植物中华青牛胆 *Tinospora sinensis* Lour Merr. 的干燥茎藤，具有舒筋活络、祛风止痛的功效，主治风湿痹痛、筋脉拘挛、屈伸不利、跌打损伤。本品主产于广东、广西、云南等地，为两广地区常用中药材，广东民间常用该药治疗类风湿关节炎（rheumatoid arthritis，RA）等。目前，已有对其在风湿关节骨痛、骨性关节炎、腰腿疼痛等方面有较好疗效的文献报道。笔者前期研究也发现宽筋藤具有显著的抗炎镇痛作用，但有关其对 RA 影响的实验研究尚未见报道。为探讨宽筋藤抗 RA 的作用机理，为其临床用于治疗 RA 提供实验依据，本研究通过建立 CFA 诱导的佐剂关节炎（adjuvant arthritis，AA）大鼠模型，观察宽筋藤对 AA 大鼠关节肿胀及脾脏组织病理改变的影响。

一、对肿胀关节组织病理学的影响

本研究通过建立 CFA 诱导的 AA 大鼠模型，观察宽筋藤对 AA 大鼠踝关节组织病理改变的影响，探讨宽筋藤抗类风湿关节炎的作用机理，为其临床治疗类风湿关节炎提供科学实验依据。

1.受试药物制备　宽筋藤药材粉碎成粗粉，加 8 倍量 70% 乙醇浸泡 2h，水浴回流提取 3 次，每次 2h。合并提取液，旋转蒸发仪（65℃）回收乙醇至无醇味，加蒸馏水配制成含宽筋藤生药量 2g/mL 的药液，放入 2～10℃ 冰箱中冷藏备用。

2.CFA 的制备　液体石蜡用 100mL 蓝盖广口瓶盛，按液体程序灭菌处理。研钵用报纸包裹，高压灭菌。BCG 带包装置于恒温水浴箱中 1h 80℃ 进行灭活处理。将灭菌及灭活后的液体石蜡、研钵及 BCG 于洁净工作台上配制弗氏完全佐剂。用无菌注射器抽取 10mL 液体石蜡加入研钵中，倒入 100mgBCG，顺时针方向研磨，研磨至乳化状态，用 10μL 的无菌枪头吸取 CFA 滴入玻璃杯盛放的清水里至出现滴水成珠现象为止，即乳液滴漂浮于水面不扩散。制成 CFA 中的 BCG 含量为 50mg/mL。

3.AA 模型建立　48 只 SD 大鼠适应性饲养 1 周后，随机留取 8 只作为空白对照组，其余 40 只接受 CFA 造模，即在酒精擦拭大鼠左后足跖部位消毒后，于左侧足跖肉垫处皮内注射 100μL CFA/ 只。至造模 15d，对侧关节出现炎症，视为造模成功；空白对照组大鼠以同样方式注射 0.9% 氯化钠注射液 100μL/ 只。

4. 分组及给药　留取的 8 只继续作为空白对照组；将 40 只造模成功大鼠随机分成模型组、甲氨蝶呤组（0.5mg/kg）及宽筋藤高剂量组（10.8g/kg）、中剂量组（4g/kg）、低剂量组（2.7g/kg）共 5 组。宽筋藤各剂量组每天灌胃 1 次，甲氨蝶呤组则每隔两天灌胃 1 次，空白对照组和模型组每天灌胃生理盐水（1mL/100g）1 次，连续灌胃 20d。

5. 统计学处理　使用 SPSS19.0 统计分析软件对实验结果进行统计分析，数据以（$\bar{x} \pm s$）表示，组间比较用方差分析 $P < 0.05$ 或 0.01 有统计学意义。

6. 观察指标及结果

（1）一般症状的观察　每天观察并记录动物的体征状态，包括关节、毛色光泽、活动状态、精神状态、饮食状态等方面变化。

注射 CFA 侧的大鼠足跖部位开始出现肿胀、行动不便、饮食减少等症状。3～5d 内肿胀持续，第 5～8d 大部分大鼠致炎侧足掌逐渐消肿，第 11～15d 致炎大鼠陆续出现继发四肢及全身的局部炎症，第 15d 时，较严重的 AA 大鼠出现四肢关节僵硬，尾部及耳部出现红点结节，个别大鼠生殖器也出现炎症，AA 大鼠整体毛色枯燥黯淡，行动障碍，体重明显减轻，表明动物模型制作成功。经宽筋藤治疗后的大鼠在关节肿胀、灵活性、毛色、饮食等方面均有所改善。

（2）关节肿胀的个数　从注射造模剂后的第 15d 开始，每隔 5d 进行四肢关节肿胀个数统计，每只足爪记 1 个踝关节（或腕关节）和 5 个指（趾）关节，每只大鼠最多计 24 个关节肿胀。结果如表 5-33 所示，与模型组比较，在给药第 30、35d，各给药组大鼠四肢大小关节肿胀数目均显著减少；宽筋藤低剂量组及甲氨蝶呤组从第 20d 起，宽筋藤中剂量组从第 25d 起大鼠四肢大小关节肿胀数目即显著减少（$P<0.05$ 或 $P<0.01$）。

表 5-33　宽筋藤对 AA 大鼠四肢大小关节肿胀个数的影响（个，$\bar{x}\pm s$，$n=8$）

组别	第 15d	第 20d	第 25d	第 30d	第 35d
模型组	12.50±5.10	16.25±6.76	12.62±5.55	10.12±4.52	7.75±3.50
甲氨蝶呤组	9.88±3.76	6.50±4.07**	6.00±4.07**	3.50±2.78**	2.12±2.03**
宽筋藤高剂量组	12.50±3.85	15.12±5.06	8.62±2.72	4.62±1.92**	3.38±1.77**
宽筋藤中剂量组	10.75±5.18	11.62±2.67	7.25±4.65*	4.50±3.38**	4.12±3.36*
宽筋藤低剂量组	9.62±3.38	9.62±4.78**	8.0±4.98*	4.87±3.56**	3.75±4.10*

注：与模型组比较，*$P<0.05$，**$P<0.01$。

（3）继发侧足爪肿胀度　致炎前用足容积测量仪测量每只大鼠右后足的体积（测到踝关节以下部位），从致炎后第 15d 起（记 D15），每隔 5d 测量一次（D15、D20、D25、D30、D35）右后足的肿胀体积，求大鼠继发侧足肿胀度（$\triangle V$ = 致炎后的足体积－致炎前的足体积）。

实验结果表明，与模型组比较，甲氨蝶呤组在 D30 和 D35 分别有极显著和显著性差异（$P<0.05$，$P<0.01$）；宽筋藤各组虽均无显著性差异，但关节肿胀度都有减轻的趋势。见表 5-34。

表 5-34　宽筋藤对继发侧关节肿胀度的影响（$\bar{x} \pm s$，$n=8$）

组别	继发侧足爪肿胀度				
	D15	D20	D25	D30	D35
模型组	0.47±0.43	0.86±0.52	0.80±0.52	0.91±0.63	0.84±0.68
阳性组	0.37±0.28	0.61±0.49	0.42±0.28	0.24±0.26**	0.38±0.21*
高剂量组	0.55±0.44	0.85±0.49	0.73±0.36	0.51±0.32	0.51±0.30
中剂量组	0.36±0.33	0.73±0.55	0.92±0.71	0.80±0.49	0.78±0.38
低剂量组	0.33±0.40	0.50±0.43	0.67±0.57	0.66±0.47	0.61±0.45

注：与模型组比较，*$P<0.05$，**$P<0.01$。

（4）病理组织学检查　于末次给药 1h 后，颈椎脱臼处死大鼠，取其踝关节置 10% 甲醛溶液固定，纵向沿中间切开成两半，放入脱钙剂中。脱钙后常规石蜡包埋，切片厚 5μm，经 HE 染色后，用常规显微光镜检查大鼠踝关节组织病理切片，从滑膜组织细胞增殖、炎性细胞浸润、细胞侵蚀、骨质侵蚀、血管翳形成进行分项评分。滑膜组织细胞增殖的评分细则：0 分为无滑膜细胞增殖；1 分为 2～4 层滑膜细胞，轻微增殖；2 分为 4 层以上滑膜细胞，中度增殖；3 分为滑膜细胞过度增殖，侵蚀软骨，骨关节间隙消失。炎性细胞浸润评分细则：0 分为正常；1 分为轻度炎性细胞浸润，可见少数分散的白细胞浸润；2 分为中度炎性细胞浸润，可见 2 个或 2 个以上的白细胞聚集物；3 分为重度炎性细胞浸润，可见白细胞融合、分散浸润明显。血管翳形成评分细则：0 分为无血管翳生成；1 分为有两个部位出现血管翳；2 分为有四个部位出现血管翳；3 分为有四个以上部位出现血管翳。骨质侵蚀评分细则：0 分为正常；1 分为有小量骨质侵蚀，可见到 1～2 个小小的浅部位；2 分为有少量的骨质侵蚀，可见到 1～4 个中等大小和深度部位凹陷；3 分为有中等侵蚀，可见到 5 个以上部位局部侵蚀到骨的皮质；4 分为有重度的骨侵蚀，可见局部或者完全侵蚀到骨皮质。分值越高表示损伤越严重，反之表示损伤轻。

佐剂性关节炎大鼠踝关节组织损伤的病理图见图 5-11。正常大鼠关节纤维性滑膜上皮细胞排列整齐，滑膜上皮细胞脂肪性细胞（1～2 层）排列整齐；AA 模型大鼠关节滑膜上皮复层增生，间质水肿，炎性细胞浸润，滑膜上皮复层上皮绒毛状增生，伴炎细胞浸润；严重者关节软骨层破坏，血管翳形成，侵蚀软骨层组织，且破骨细胞增多，侵蚀、溶解全层骨组织；而甲氨蝶呤组、宽筋藤各剂量组 AA 大鼠的病理状况较模型组均有所减轻。

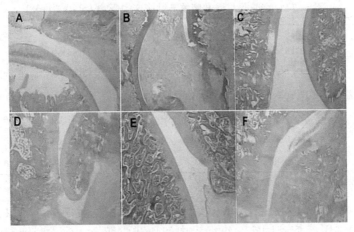

图 5-11　大鼠踝关节组织病理学变化（HE 染色，100×）
A. 正常组；B. 模型组；C. 阳性组；
D. 高剂量组；E. 中剂量组；F. 低剂量组

（5）各组大鼠踝关节组织病理改变程度评分比较　踝关节组织病理评分结果表明，与模型组比较，甲氨蝶呤组及宽筋藤高、中剂量组对踝关节滑膜细胞增殖抑制作用显著（$P<0.01$）；在抑制细胞侵蚀的病理上，甲氨蝶呤组、宽筋藤中剂量组抑制作用显著（$P<0.05$）；在抑制血管翳形成方面，各给药组都有明显抑制效果（$P<0.01$）；炎性细胞浸润及骨侵蚀方面，各给药组均有显著抑制作用（$P<0.05$）。见表 5-35。

表 5-35　各组大鼠踝关节病变程度评分（$\bar{x}\pm s$，$n=8$）

组别	踝关节病变程度评分				
	滑膜细胞增殖	细胞侵蚀	血管翳形成	炎性细胞浸润	骨侵蚀
模型组	2.17±0.98	2.00±1.10	2.00±1.09	2.17±0.98	2.17±1.17
阳性组	0.67±0.52**	0.83±0.98*	0.17±0.41**	0.83±0.41*	0.17±0.41**
高剂量组	0.83±0.41**	1.00±0.63	0.83±0.41**	1.17±0.41*	0.50±0.55*
中剂量组	0.83±0.75**	0.83±0.75*	0.33±0.52**	1.00±0.63*	0.33±0.52*
低剂量组	1.33±0.52	1.17±0.75	0.67±0.52**	1.33±0.52*	0.50±0.54*

注：与模型组比较，*$P<0.05$，**$P<0.01$。

本实验结果显示，与正常组比较，模型组病变最重，多数大鼠关节有不同程度的肿胀，踝关节组织有程度不等的病理改变，宽筋藤各剂量组大鼠继发侧关节肿胀程度有减轻的趋势；并明显改善 AA 大鼠踝关节组织病理损害，表现为减轻大鼠踝关节滑膜细胞增生、炎性细胞浸润、血管翳形成，使关节软骨破坏较轻，纤维化不严重，周围软组织炎症反应较少，提示宽筋藤有效抑制关节滑膜细胞增殖、滑膜组织水肿、炎性细胞浸润、血管翳形成和骨侵蚀，从而减轻关节滑膜炎症反应以及关节软骨的损伤，保护关节。由此可看出，宽筋藤对类风湿关节炎能显现良好的治疗作用。

二、对关节肿胀脾脏组织病理学的影响

大多数大鼠关节有程度不等的肿胀时，其脾脏组织就有不同程度的损害。本研究采用 CFA 诱导的 AA 大鼠模型，观察宽筋藤对脾脏组织病理学改变的不同程度改善作用。

1. 受试药物制备 宽筋藤药材粉碎成粗粉，加 8 倍量 70% 乙醇浸泡 2h，水浴回流提取 3 次，每次 2h。过滤混合提取液，旋转蒸发仪（65℃）回收乙醇至无醇味，加蒸馏水配制成宽筋藤生药含量 2g/mL 的药液，放入 2～10℃冰箱中冷藏备用。

2. CFA 的制备 液体石蜡用 100mL 小蓝盖广口瓶盛，按液体程序灭菌处理。研钵用报纸包裹，高压灭菌。BCG 带包装置于恒温水浴箱中 80℃ 1h 进行灭活处理。将灭菌及灭活后的液体石蜡、研钵及 BCG 于洁净工作台上配制弗氏完全佐剂。用无菌注射器抽取 10mL 液体石蜡加入研钵中，倒入 100mg BCG，顺时针方向研磨，研磨至乳化状态，用 10μL 的无菌枪头吸取 CFA 滴入玻璃杯盛放的清水中，直至出现滴水成珠现象为止，即乳液滴漂浮于水面不扩散。制成 CFA 中的 BCG 含量为 50mg/mL。

3. 动物造模、分组及给药 48 只 SD 大鼠适应性饲养 1w 后，随机留取 8 只作为正常对照组，其余 40 只接受 CFA 造模，即在酒精擦拭大鼠左后足跖部位消毒后，于左侧足跖肉垫处皮内注射 CFA 100μL/ 只。至造模 15d，对侧关节出现炎症，视为造模成功；正常对照组大鼠以同样方式注射等体积生理盐水注射液。留取的 8 只继续作为正常对照组；将 40 只造模成功大鼠随机分成模型组、甲氨蝶呤阳性对照组（0.5mg/kg）及宽筋藤高（10.8g/kg）、中（4g/kg）、低（2.7g/kg）剂量组共 5 组，每组 8 只。宽筋藤各剂量组灌胃给药，1 次 / d，甲氨蝶呤组灌胃 1 次 /2d，正常对照组和模型组灌胃等体积（10mL/kg）生理盐水，1 次 /d，连续灌胃 20d。

4. 统计学处理 使用 SPSS19.0 统计分析软件对实验结果进行统计分析，数据以（$\bar{x} \pm s$）表示，组间比较采用方差分析，以 $P < 0.05$ 为差异有统计学意义。

5. 观察指标及结果

（1）一般状态观察 每天观察并记录动物的体征状态，包括关节、毛色光泽、活动状态、精神状态、饮食状态等方面变化。

大鼠注射 CFA 侧的足跖部位开始肿胀，行动不便，饮食减少。3 ～ 5d 内肿胀持续，第 5 ～ 8d 大部分大鼠致炎侧足掌逐渐消肿，第 11 ～ 15d 致炎的大鼠陆续出现继发四肢及全身的局部炎症，第 15d 时，较严重的 AA 大鼠现出四肢关节僵硬，尾部及耳部出现红点结节，个别大鼠生殖器也出现炎症，AA 大鼠整体毛色枯燥黯淡，行动障碍，体质量显著降低，表明动物模型制作成功。经宽筋藤治疗后的大鼠在关节肿胀、灵活性、毛色、饮食等方面均有所改善。

（2）组织病理学检查 于末次给药 1h 后，颈椎脱臼处死大鼠，取大鼠脾脏，10% 甲醛溶液固定，常规石蜡包埋，切片厚 5μm，经 HE 染色后，用显微镜检查大鼠脾脏组织病理切片，将动脉周围淋巴鞘（periarterial lymphatic sheath，PALS）的细胞密度、边缘区和红髓的总数量依据病变轻重进行评分：0 分为正常；1 分为轻度；2 分为中度；3 分为重度；4 分为极重。结果如图 5-12 所示，正常对照组大鼠脾脏结构清晰，红髓和白髓整齐分布，白髓由中央动脉和动脉周围淋巴鞘组成，红髓由脾窦和脾索组成；模型组大鼠脾脏结构模糊，切片可见白髓增生，淋巴细胞聚集区变大，红髓增生，瘀血范围增大；而各给药组以上病理变化不同程度改善，主要表现为脾脏结构清晰度增加，红、白髓增生减轻。脾脏组织病理评分结果如表 5-36 所示，与模型组比较，宽筋藤各剂量组边缘区评分均显著降低，宽筋藤中剂量组红髓、PALS 的细胞密度评分显著降低（P<0.05）。

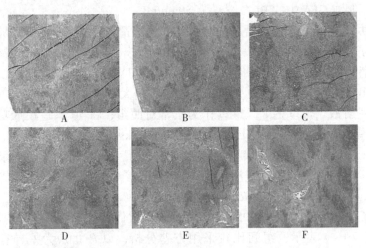

图 5-12 宽筋藤对 AA 大鼠脾脏组织病理学的影响

A. 正常对照组；B. 模型组；C. 甲氨蝶呤组；D. 宽筋藤高剂量组；
E. 宽筋藤中剂量组；F. 宽筋藤低剂量组

表5-36　宽筋藤对AA大鼠脾脏组织病理改变程度评分的影响（$\bar{x}\pm s$，n=8）

组别	PALS的细胞密度	红髓	边缘区
模型组	2.00±0.89	1.67±0.52	2.00±0.89
甲氨蝶呤组	1.17±0.41*	0.83±0.75*	0.83±0.75**
宽筋藤高剂量组	1.33±0.52	1.50±0.55	1.17±0.75*
宽筋藤中剂量组	1.17±0.75*	1.00±0.00*	1.17±0.41*
宽筋藤低剂量组	1.33±0.52	1.33±0.52	1.17±0.40*

注:与模型组比较，*P<0.05，**P<0.014。

6.讨论　RA是一种以累及周围关节为主的多因素慢性炎症性疾病。现代医学认为RA的主要发病机制是免疫紊乱，其病理变化主要体现在四肢关节和免疫器官脾脏等的改变，在外表现为关节红肿、变形，甚至丧失功能等关节损伤症状，在内表现为脾脏等免疫器官组织结构的病理损害。本研究采用CFA诱导的AA大鼠模型，在临床表现、组织病理学、血清学、免疫学改变和病理机制等方面与人类RA有许多相似的特征，是研究RA发病机制和评价治疗RA药物较理想的动物实验模型。

本实验结果显示，与正常对照组比较，模型组病变最重，多数大鼠关节有程度不等的肿胀，脾脏组织有不同程度的损害，宽筋藤各剂量组大鼠关节肿胀个数则显著减少，继发侧关节肿胀程度有减轻的趋势；脾脏组织病理学改变不同程度改善，脾脏PALS的细胞密度、边缘区、红髓总数的评分显著降低。以上结果提示宽筋藤不仅能抑制AA大鼠关节肿胀，还能通过改善AA大鼠免疫器官脾脏的病理学损伤，恢复脾脏正常结构和功能而调节免疫反应，抑制关节炎症的发生。保护免疫器官，调节免疫功能，改善关节肿胀，可能是宽筋藤对AA大鼠综合疗效的作用机制，其有关机理尚待进一步深入探讨。

第八节　假刺藤

假刺藤为紫金牛科植物瘤皮孔酸藤子 *Embelia scandens*（Lour.）Mez 的干燥根，具有舒筋活络、敛肺止咳的功效，主治痹症筋挛骨痛。《全国中草药汇编》载其可治疗风湿痹痛，《广西民族药简编》载其浸酒服治风湿骨痛，广西民间用其治疗类风湿关节炎。至今未见有关其对RA影响的实验研究报道，本文通过建立CFA诱导的AA大鼠模型，探讨假刺藤醇提物抗RA的作用及其机制，为其临床治疗RA提供科学实验依据。

一、对关节炎模型大鼠血清指标的影响

本研究观察假刺藤对佐剂关节炎模型大鼠血清 IL-6、TNF-α 及 IL-1β 等指标的影响，以判断其对类风湿关节炎的治疗作用。

1.受试药物的制备　假刺藤药材粉碎成粗粉 400g，加 5 倍量 70% 乙醇水浴回流提取 2 次，每次 1h。过滤混合提取液，旋转蒸发仪（65℃）回收乙醇至无醇味，加蒸馏水配制成浓度分别为 0.6g 生药 /mL（高剂量）、0.3g 生药 /mL（低剂量）的药液，放入 4℃冰箱中冷藏备用。

2.CFA 的制备　液体石蜡用 100mL 小蓝盖广口瓶盛，按液体程序灭菌处理。研钵用报纸包裹，高压灭菌。BCG 带包装置于恒温水浴箱中 80℃ 1h 进行灭活处理。将灭菌及灭活后的液体石蜡、研钵及 BCG 于洁净工作台上配制弗氏完全佐剂。用无菌注射器抽取 10mL 液体石蜡加入研钵中，倒入 100mg BCG，沿顺时针方向研磨，研磨至乳化状态，用 10μL 的无菌枪头吸取 CFA 滴入玻璃杯盛放的清水里，至出现滴水成珠现象为止，即乳液滴漂浮于水面不扩散。制成 CFA 中的 BCG 含量为 10mg/mL。共研磨 3.5h。

3.AA 模型建立　62 只 SD 大鼠适应性饲养 1 周后，随机留取 10 只作为正常对照组，其余 52 只接受 CFA 造模，即在酒精擦拭大鼠左后足跖部位消毒后，于左侧足跖肉垫处皮内注射 100μL CFA/ 只。至造模 15d，对侧关节出现炎性肿胀，视为造模成功；空白对照组大鼠以同样方式注射 0.9% 氯化钠注射液 100μL/ 只。

4.分组及给药　留取的 10 只大鼠继续作为正常对照组；从 44 只造模成功的动物中选取 40 只随机分成模型组、甲氨蝶呤阳性组（0.5mg/kg）及假刺藤高剂量组（6g/kg）、低剂量组（3g/kg）共 4 组，每组 10 只。假刺藤剂量组每天灌胃 1 次，甲氨蝶呤阳性组则每隔两天灌胃 1 次，空白对照组和模型组每天灌胃生理盐水（1mL/100g）1 次，连续灌胃 20d。

5.观察指标

（1）全身炎症状态评分　从 AA 大鼠炎症出现后，每隔 5d 进行 1 次全身表现评分，评分标准见表 5-37，每只大鼠最多评分 8 分。

表 5-37　AA 大鼠全身表现评分标准

部位	0 分	1 分	2 分
鼻	无结缔组织肿胀	有明显结缔组织肿胀	/
耳	无结节和发红表现	1 只耳朵出现结节和发红症状	2 只耳朵出现结节和发红症状
尾	无结节	有结节出现	/
前足爪	无肿胀	1 个前足爪肿胀	2 个前足爪肿胀
后足爪	无肿胀	1 个后足爪肿胀	2 个后足爪肿胀

（2）关节炎症肿胀程度评分 从注射造模剂后的第 15d，每隔 5d（D15、D20、D25、D30、D35）对 AA 大鼠关节炎症肿胀进展程度进行评分 1 次，观察每组大鼠的四肢继发病变情况，具体评分标准见表 5-38，将四肢的评分相加，总分最多评 16 分。

表 5-38　AA 大鼠关节炎症肿胀进展程度评分标准

评分	症状描述
0 分	正常
1 分	足爪及足垫单个区域出现红斑和轻微肿胀
2 分	足爪和足垫或踝关节两个以上区域出现红斑和轻微肿胀
3 分	踝关节到跖关节或掌关节出现红斑和中度肿胀
4 分	踝关节僵硬、畸形、功能障碍和重度肿胀

（3）IL-1β、IL-6 和 TNF-α 细胞因子水平 于末次给药 1h 后，用 10% 水合氯醛溶液对大鼠进行麻醉处理（麻醉时按 300mg/kg 即 0.3mL/100g 对大鼠进行腹腔注射麻醉），腹主动脉采血，3500r/min 离心，取血清于 -20℃ 保存待测，按 Elisa 试剂盒方法分别检测血清 IL-1β、TNF-α 和 IL-6 的含量。

6. 统计学处理 使用 SPSS19.0 统计分析软件对实验结果进行统计分析，数据以 $\bar{x}\pm s$ 表示，组间比较用方差分析，$P<0.05$ 或 0.01 表示有统计学意义。

7. 结果

（1）AA 大鼠模型评价 注射 CFA 后，前 3 天为大鼠急性炎症期，注射 CFA 侧的大鼠足跖部位第 2 肿胀达高峰（图 5-13），肿胀持续 3～5d，到第 5～8d 期间大部分大鼠致炎侧逐渐消肿。第 11～15d 部分致炎大鼠出现继发侧四肢的局部炎症（图 5-14）。第 15d 时，严重的 AA 大鼠表现出四肢关节炎症，个别关节坚硬，尾部及耳部出现红点结节，个别大鼠生殖器也出现炎症（图 5-15），AA 大鼠整体毛色枯燥黯淡，跛足行动障碍，体重相对空白组减轻。本次实验模型成功率为 84.62%。

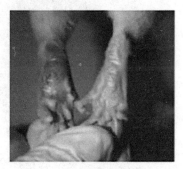

图 5-13　致炎后第二天致
炎侧出现脓肿

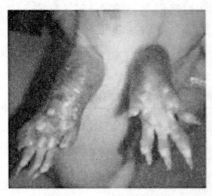
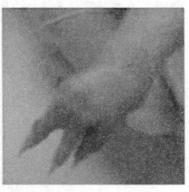

图 5-14　第 11～15 天继发侧及四肢关节出现红肿

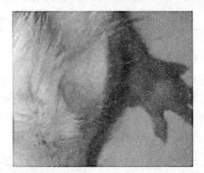

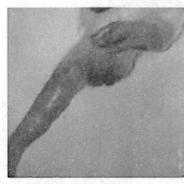
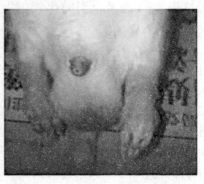

图 5-15　严重 AA 大鼠耳部、尾巴出现结节和炎症，累及生殖器

（2）对全身炎症状态评分的影响　与模型组对比，D15 为各组分组给药第 1d，各组间全身评分比较均无显著性差异（$P>0.05$），表明给药前各组模型动物整体炎症状态相同；D20、D25、D30、D35 时，甲氨蝶呤组和假刺藤高、低剂量组评分值均有显著性差异（$P<0.05$ 或 $P<0.01$），表明假刺藤醇提物对 AA 模型动物全身炎症状态有较好的改善作用；假刺藤高、低剂量组组间各时

刻对比均无显著性差异（*P*>0.05），剂量关系不明显。结果见表 5–39。

表 5–39　各组大鼠全身炎症评分情况（$\bar{x}\pm s$，*n*=10）

组别	D15	D20	D25	D30	D35
模型组	3.80±1.40	5.90±1.29	5.10±1.29	5.20±0.79	4.10±0.99
甲氨蝶呤组	3.50±1.27	4.10±1.29**	3.40±1.58*	2.50±1.27**	2.50±1.08**
假刺藤（高）组	3.90±1.52	4.30±1.25**	2.80±1.32**	2.20±1.40**	1.30±0.48**
假刺藤（低）组	3.40±1.27	4.60±1.35*	2.60±1.35**	2.70±1.42**	1.90±0.99**

与模型组比较，*P*<0.05，**P*<0.01。

（3）对关节炎症肿胀度评分的影响　结果表明，与模型组对比，D15
为各组分组给药第 1d，各组间关节炎症肿胀度评分比较均无显著性差
异（*P*>0.05），表明给药前各组模型动物关节炎症肿胀状态相同；给药后，
D20～D35 各组关节炎症肿胀程度均小于模型组，其中 D20 的甲氨蝶呤组、
D25 的假刺藤高剂量组及 D30 的假刺藤高、低剂量组关节炎症肿胀评分均
有显著性差异（*P*<0.05），D35 的甲氨蝶呤组和假刺藤高、低剂量组均有显
著性差异（*P*<0.05 或 0.01），表明药后假刺藤和甲氨蝶呤对模型动物的关节
炎症肿胀均有较好的改善作用，尤其药后 D35 改善作用最为明显。结果见
表 5–40。

表 5–40　各组大鼠关节炎症肿胀进展程度评分情况（$\bar{x}\pm s$，*n*=10）

组别	D15	D20	D25	D30	D35
模型组	6.70±3.53	10.9±3.51	9.20±4.26	8.00±3.97	7.10±3.67
甲氨蝶呤组	7.60±3.50	7.40±3.10*	6.60±3.60	5.10±3.14	3.80±2.82*
假刺藤（高）	6.80±2.90	8.20±4.26	5.90±4.61*	3.40±3.13*	1.60±1.08**
假刺藤（低）	6.50±2.68	8.88±3.58	5.80±4.52	4.50±4.74*	3.60±4.03*

与模型组比较，*P*<0.05，**P*<0.01。

（4）对 AA 大鼠血清中 IL-1β、IL-6 和 TNF-α 细胞因子水平的影响
与模型组比较，正常对照组动物血清中的 IL-1β、IL-6 和 TNF-α 细胞因
子水平均有显著性差异（*P*<0.01），模型组三项炎症相关细胞因子水平值升
高并均显著高于正常对照组；甲氨蝶呤和假刺藤高、低剂量组均能降低动物
血清中的 IL-1β、IL-6 和 TNF-α 细胞因子水平，统计学上有显著性差异
（*P*<0.05 或 0.01），表明假刺藤高、低剂量均能显著降低 AA 模型动物血清中
的 IL-1β、IL-6 和 TNF-α 细胞因子水平。结果见表 5–41。

表 5-41　各组对 AA 大鼠血清细胞因子水平的影响（$\bar{x} \pm s$, $n=10$, pg/mL）

组别	IL-1β	IL-6	TNF-α
模型组	105.27±85.25	1.38±0.37	24.27±0.79
正常组	28.59±22.39**	0.52±0.13**	2.48±0.58**
甲氨蝶呤组	37.44±21.41**	1.04±0.22*	10.27±2.31**
假刺藤（高）	43.01±15.00**	1.01±0.24**	11.29±0.63**
假刺藤（低）	49.60±35.90*	1.25±0.31	13.81±6.75**

与模型组比较，*P<0.05；**P<0.01。

8.讨论　RA 是一种损害滑膜、软骨和骨的慢性、炎症性自身免疫疾病，以侵犯全身各处关节为主，先期表现为关节疼痛、明显肿胀、屈伸不利，后期可引起软骨坏死、脱落，造成关节破坏、畸形和功能丧失。研究认为 AA 大鼠是具有局部炎症和全身症状的 RA 动物模型，全身炎症状态、关节炎指数、细胞炎症相关因子等是评价 AA 模型临床表现的主要指标。

中医学认为 RA 属于"痹证"范畴，为风、寒、湿邪侵扰人体筋骨关节，引起气血局部凝滞、筋脉闭阻、关节疼痛及肢体沉重、僵直、肿胀屈伸不利，湿邪流注关节而肿，从而形成关节炎。假刺藤具有舒筋活络的功效，主治痹症筋挛骨痛，在《全国中草药汇编》《广西民族药简编》等书籍均有其治疗风湿骨痛的记载，广西贵港一带民间称其为红马胎，用其治疗类风湿关节炎有较好的效果，值得开发研究。

本研究结果显示，与正常组比较，模型组病变最重，多数动物显现不同程度的关节炎症肿胀和全身炎症状态，而不同剂量的假刺藤醇提物则能降低 AA 模型大鼠关节肿胀程度和全身炎症评分（P<0.05 或 P<0.01），说明假刺藤醇提物每天灌胃能有效缓解 AA 模型大鼠关节炎的症状。

本研究中，不同剂量的假刺藤醇提物组与模型组比较，大鼠血清中 IL-1β、IL-6 和 TN-α 含量均有显著性或极显著性差异（P<0.05 或 0.01），提示假刺藤醇提物能通过下调血清中 IL-1β、IL-6 和 TNF-α 细胞因子水平来抑制有关炎症发生，从而减缓 RA 的关节肿胀等相关症状，其有关机理尚待进一步深入探讨。

二、对关节炎大鼠踝关节及脾脏组织病理学影响

本实验通过建立 CFA 诱导的 AA 大鼠模型，观察假刺藤对 AA 大鼠踝关节及脾脏组织病理改变的影响，探讨假刺藤抗 RA 的作用机理，为其临床治疗类风湿关节炎提供实验依据。

1.受试药物制备　假刺藤药材粉碎成粗粉 400g，加 5 倍量 70% 乙醇水浴

回流提取 2 次，每次 1h。过滤混合提取液，旋转蒸发仪（65℃）回收乙醇至无醇味，加蒸馏水配制成含假刺藤浓度分别为 0.6g 生药 /mL（高剂量）、0.3g 生药 /mL（低剂量）的药液，放入 4℃冰箱中冷藏备用。

2.CFA 的制备 液体石蜡用 100mL 小蓝盖广口瓶盛，按液体程序灭菌处理。研钵用报纸包裹，高压灭菌，BCG 带包装置于恒温水浴箱中 80℃ 1 h 进行灭活处理。将灭菌及灭活后的液体石蜡、研钵及 BCG 于洁净工作台上配制弗氏完全佐剂。用无菌注射器抽取 10mL 液体石蜡加入研钵中，倒入 100mg BCG，顺时针方向研磨，研磨至乳化状态，用 10μL 的无菌枪头吸取 CFA 滴入玻璃杯盛放的清水里，至出现滴水成珠现象为止，即乳液滴漂浮于水面不扩散。制成 CFA 中的 BCG 含量为 10mg/mL。共研磨 3.5h。

3. 造模 在酒精擦拭大鼠左后足跖部位消毒后，于左侧足跖肉垫处皮内注射 CFA，100μL/ 只。至造模第 15d，对侧关节（右足）出现炎性肿胀，视为造模成功；空白对照组大鼠以同样方式注射 0.9% 氯化钠注射液，100μL/ 只。

4. 分组及给药 留取的 10 只继续作为正常对照组；从 44 只造模成功的大鼠中选取 40 只随机分成模型组、甲氨蝶呤组（0.5mg/kg）及假刺藤醇提物高剂量组（6g/kg）、低剂量组（3g/kg），每组 10 只。假刺藤醇提物高、低剂量组每天灌胃 1 次，甲氨蝶呤组每隔 2d 灌胃 1 次，空白对照组和模型组灌胃生理盐水，1mL/100g，1 次 /d，连续灌胃 20d。

5. 观察指标

（1）一般症状 每天观察并记录大鼠的体征状态，包括关节、毛色光泽、活动状态、精神状态、饮食状态等方面变化。

（2）关节肿胀的个数 从注射造模剂后的第 15d 开始，每隔 5d 进行四肢关节肿胀个数统计，每只足爪记 1 个踝关节（或腕关节）和 5 个指（趾）关节，每只大鼠最多计 24 个关节肿胀。

（3）全身炎症状态 从 AA 大鼠炎症出现后，每隔 5d 进行 1 次全身表现评分，每只大鼠最多评分 8 分。

（4）足爪肿胀度 致炎前用足容积测量仪测量每只大鼠左右两后足的体积（测到踝关节以下部位），左足为致炎侧，右足为继发侧。从致炎后第 15d 起（记 D15），每隔 5d 测量 1 次（D15、D20、D25、D30、D35）左右两后足的肿胀体积，计算大鼠足肿胀度△ V（致炎后的足体积 – 致炎前的足体积）。

（5）踝关节及脾脏病理组织学检查 于末次给药 1h 后，颈椎脱臼处死大鼠，取大鼠踝关节及脾脏，10% 甲醛溶液固定，纵向沿中间切开成两半，放入脱钙剂中。脱钙后常规石蜡包埋，切片厚 5μm，经 HE 染色后，用光学显微镜观察大鼠踝关节组织病理切片，从滑膜细胞增殖、炎性细胞浸润、细胞侵蚀、骨质侵蚀、血管翳形成进行分项评分，分值越高表示损伤越严重，反之表示损伤轻，各项评分细则见表 5-42。

表 5-42　大鼠踝关节组织病理学评分各项细则

评分项目	评分（分）	评分细则
滑膜组织细胞增殖	0	无滑膜细胞增殖
	1	2～4 层滑膜细胞，轻微增殖
	2	4 层以上滑膜细胞，中度增殖
	3	滑膜细胞过度增殖，侵蚀软骨和骨，关节间隙消失
炎性细胞浸润	0	正常
	1	轻度炎性细胞浸润，可见少数分散的白细胞浸润
	2	中度炎性细胞浸润，可见 2 个或 2 个以上的白细胞聚集物
	3	重度炎性细胞浸润，可见白细胞融合，分散浸润明显
血管翳形成	0	无血管翳生成
	1	有 2 个部位出现血管翳
	2	有 4 个部位出现血管翳
	3	有 4 个以上部位出现血管翳
骨质侵蚀	0	正常
	1	有少量骨质侵蚀，可见到 1～2 个小的浅部位
	2	有少量的骨质侵蚀，可见到 1～4 个中等大小和深度部位凹陷
	3	有中等侵蚀，可见到 5 个以上部位局部侵蚀到骨皮质
		有重度的骨侵蚀，可见局部或者完全的侵蚀到骨皮质

注：脾脏病理切片评分主要从动脉周围淋巴鞘（PALS）的细胞密度、边缘区、红髓总数进行分项评分，依据病变轻重进行评分：0 分为正常；1 分为轻度；2 分为中度；3 分为重度；4 分为极重。

6. 统计学方法　采用 SPSS19.0 统计分析软件对实验结果进行统计分析，计量资料以（$\bar{x}\pm s$）表示，组间比较用方差分析，$P<0.05$ 为差异有统计学意义。

7. 结果

（1）一般症状　注射 CFA 后，前 3d 为大鼠急性炎症期，注射 CFA 侧的大鼠足跖部位第 2d 肿胀达高峰，肿胀持续 3～5d，到第 5～8d 期间大部分大鼠致炎侧逐渐消肿。第 11～15d 部分致炎大鼠出现继发侧四肢全身的局部炎症。第 15d 时，严重的 AA 大鼠出现四肢关节炎症，个别关节坚硬，尾部及耳部出现红点结节，个别大鼠生殖器也出现炎症，AA 大鼠整体毛色枯燥黯淡，跛足行动障碍，体质量低于正常对照组。本次实验模型成功率为 83.3%。

（2）各组大鼠四肢关节肿胀个数比较　D15 为各组分组给药第 1d，各组间关节肿胀个数比较，差异均无统计学意义（$P>0.05$），表明给药前各组模型大鼠关节炎症肿胀状态相同；给药后，D20 的甲氨蝶呤组和假刺藤醇提物高、低剂量组大鼠四肢关节肿胀个数均低于模型组（$P<0.01$）；D25 假刺藤醇提物高剂量组大鼠四肢关节肿胀个数低于模型组（$P<0.05$）；D30 甲氨蝶呤组和假刺藤醇提物高剂量组大鼠四肢关节肿胀个数均低于模型组（$P<0.01$ 或

$P<0.05$）；D35 甲氨蝶呤组和假刺藤醇提物高、低剂量组大鼠四肢关节肿胀个数均低于模型组，差异均有统计学意义（$P<0.01$ 或 $P<0.05$），表明假刺藤醇提物对 AA 模型大鼠四肢关节炎症肿胀有较好的改善作用（表 5-43）。

表 5-43　各组大鼠四肢关节肿胀个数比较（$\bar{x}\pm s$，$n=10$）

组别	动物	D15	D20	D25	D25	D35
模型组	10	10.00±4.90	16.00±6.00	11.20±5.75	8.50±5.28	6.80±3.71
甲氨蝶呤组	10	8.00±4.81	7.60±4.27[b]	7.50±4.84	4.40±3.24[a]	2.80±2.30[b]
假刺藤醇提物高剂量组	10	7.91±4.59	7.91±5.34[b]	5.64±4.11[a]	2.82±2.64[b]	0.55±0.69[b]
假刺藤醇提物低剂量组	10	9.27±4.06	9.82±4.75[b]	7.09±6.63	5.09±5.92	3.36±4.65[a]

注：与模型组比较，[a]$P<0.05$，[b]$P<0.01$。

（3）各组大鼠全身炎症状态评分比较　D15 为各组分组给药第 1d，各组间全身评分比较，差异均无统计学意义（$P>0.05$），表明给药前各组模型大鼠整体炎症状态相同；D20、D25、D30、D35 时，甲氨蝶呤组及假刺藤醇提物高、低剂量组评分均低于模型组（$P<0.05$ 或 $P<0.01$），表明假刺藤醇提物对 AA 模型大鼠全身炎症状态有较好的改善作用；假刺藤醇提物高、低剂量组比较，差异无统计学意义（$P>0.05$），剂量关系不明显。

（4）各组大鼠致炎侧关节肿胀度比较　D20 假刺藤醇提物高、低剂量组大鼠致炎侧足肿胀度低于模型组（$P<0.05$）；D25 甲氨蝶呤组和假刺藤醇提物高、低剂量组大鼠致炎侧足肿胀度低于模型组（$P<0.05$ 或 $P<0.05$）；D30 假刺藤醇提物低剂量组大鼠致炎侧足肿胀度低于模型组（$P<0.05$）；D35 的假刺藤醇提物高、低剂量组大鼠致炎侧足肿胀度低于模型组，差异有统计学意义（$P<0.05$ 或 $P<0.01$），表明假刺藤醇提物能显著降低 AA 模型大鼠致炎侧足肿胀度（表 5-44）。

表 5-44　各组大鼠致炎侧足肿胀度比较（$\bar{x}\pm s$，$n=10$，mL）

组别	动物数（只）	D15	D20	D25	D30	D35
模型组	10	1.30±0.34	1.40±0.48	1.24±0.38	0.99±0.45	0.96±0.33
甲氨蝶呤组	10	1.24±0.45	1.24±0.55	0.73±0.30[b]	0.71±0.43	0.69±0.30
假刺藤醇提物高剂量组	10	1.29±0.39	0.82±0.67[a]	0.83±0.31[a]	0.68±0.31	0.59±0.27[a]
假刺藤醇提物低剂量组	10	1.00±0.39	0.87±0.38[a]	0.66±0.59[b]	0.58±0.46[a]	0.52±0.42[b]

注：与模型组比较，[a]$P<0.05$，[b]$P<0.01$。

（5）各组大鼠继发侧关节肿胀度比较　D20 假刺藤醇提物高剂量组大鼠继发侧足肿胀度低于模型组（$P<0.05$）；D25 甲氨蝶呤组大鼠继发侧足肿胀度低于模型组（$P<0.05$）；D30 甲氨蝶呤组和假刺藤醇提物高剂量组大鼠继发侧足肿胀度低于模型组（$P<0.05$）；D35 假刺藤醇提物高剂量组大鼠继发侧足肿胀度低于模型组（$P<0.05$），表明假刺藤醇提物能显著降低 AA 模型大鼠继发侧足肿胀度（表 5-45）。

表 5-45　各组大鼠继发侧足肿胀度比较（$\bar{x}\pm s$, $n=10$, mL）

组别	动物数（只）	D15	D20	D25	D30	D35
模型组	10	0.52±0.38	0.88±0.46	0.87±0.49	0.71±0.28	0.54±0.29
甲氨蝶呤组	10	0.41±0.30	0.67±0.50	0.46±0.32a	0.27±0.31[a]	0.38±0.29
假刺藤醇提物高剂量组	10	0.57±0.34	0.36±0.36[a]	0.50±0.47	0.30±0.19[a]	0.23±0.17[a]
假刺藤醇提物低剂量组	10	0.37±0.38	0.87±0.69	0.60±0.54	0.45±0.60	0.51±0.47

注：与模型组比较，[a] $P<0.05$，[b] $P<0.01$。

（6）各组大鼠踝关节组织病理改变程度评分比较　甲氨蝶呤组和假刺藤醇提物高、低剂量组踝关节病变程度评分均低于模型组（$P<0.05$ 或 $P<0.01$），表明对踝关节滑膜细胞增殖、细胞侵蚀、血管翳形成、炎性细胞浸润及骨侵蚀方面都有抑制作用（表 5-46）。

表 5-46　各组大鼠踝关节组织病理改变程度评分比较（$\bar{x}\pm s$, $n=10$, 分）

组别	动物数（只）	D15	D20	D25	D30	D35
模型组	10	1.50±0.84	0.88±0.46	0.87±0.49	0.71±0.28	0.54±0.29
甲氨蝶呤组	10	0.67±0.52[a]	0.67±0.50	0.46±0.32[a]	0.27±0.31[a]	0.38±0.29
假刺藤醇提物高剂量组	10	0.14±0.38[b]	0.36±0.36[a]	0.50±0.47	0.30±0.19[a]	0.23±0.17[a]
假刺藤醇提物低剂量组	10	0.50±0.55[b]	0.87±0.69	0.60±0.54	0.45±0.60	0.51±0.47

注：与模型组比较，[a] $P<0.05$，[b] $P<0.01$。

（7）各组大鼠踝关节病理改变　正常大鼠关节纤维性滑膜上皮细胞排列整齐，滑膜上皮细胞脂肪性细胞（1～2 层）排列整齐；模型组大鼠关节滑膜上皮复层增生，间质水肿，炎性细胞浸润，滑膜上皮复层上皮绒毛状增生，伴炎细胞浸润；严重者关节软骨层破坏，血管翳形成，侵蚀软骨层组织，且破骨细胞增多，侵蚀、溶解全层骨组织；甲氨蝶呤组及假刺藤醇提物高、低剂量组 AA 大鼠的病理改变程度低于模型组（图 5-16～图 5-20）。

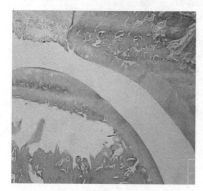

图 5-16　正常对照组（HE，×100）

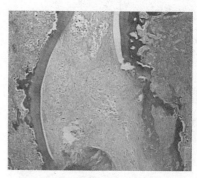

图 5-17　模型组（HE，×100）

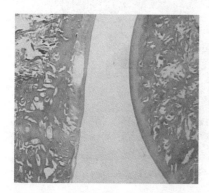

图 5-18　甲氨蝶呤组（HE，×100）

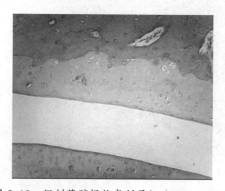

图 5-19　假刺藤醇提物高剂量组（HE，×100）

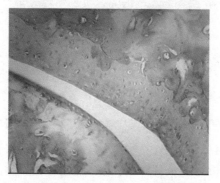

图 5-20　假刺藤醇提物低剂量组（HE，×100）

（8）各组大鼠脾脏病理改变　正常组大鼠脾脏可见红髓和白髓整齐分布，白髓是由中央动脉和动脉周围的淋巴鞘组成，红髓由脾窦和脾索组成。模型组大鼠切片可见白髓增生，淋巴细胞聚集区变大，见图 5-21～图 5-25。

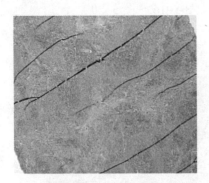

图 5-21 正常对照组（HE, ×100）

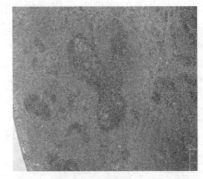

图 5-22 模型组（HE, ×100）

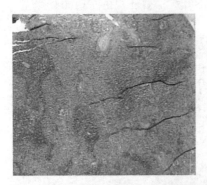

图 5-23 甲氨蝶呤组（HE, ×100）

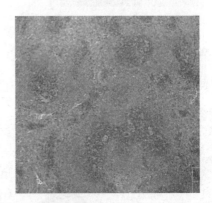

图 5-24 假剌藤醇提物高剂量组（HE, ×100）

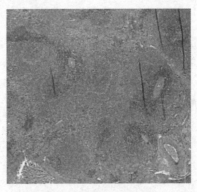

图 5-25 假剌藤醇提物低剂量组（HE, ×100）

（9）各组大鼠脾脏组织病理评分比较 甲氨蝶呤组、假剌藤醇提物高剂量组 PALS 的细胞密度评分、红髓病理评分及边缘区评分均低于模型组（$P<0.05$ 或 $P<0.01$）；假剌藤醇提物低剂量组边缘区评分低于模型组

（*P*<0.05），提示假刺藤醇提物对 AA 大鼠脾脏 PALS 的细胞密度有显著下调趋势，对脾脏红髓和脾脏边缘区均有保护作用（表 5-47）。

表 5-47　各组大鼠脾脏组织病理评分比较（$\bar{x}\pm s$，*n*=10，分）

组别	动物数（只）	PALS 的细胞密度	红髓	边缘区
模型组	10	2.00±0.89	1.67±0.52	2.00±0.89
甲氨蝶呤组	10	1.17±0.41[a]	0.83±0.75[a]	0.83±0.75[b]
假刺藤醇提物高剂量组	10	1.17±0.75[a]	1.00±0.00[a]	1.17±0.41[a]
假刺藤醇提物低剂量组	10	1.33±0.52	1.33±0.52	1.17±0.40[a]

注：与模型组比较，[a] *P*<0.05，[b] *P*<0.01。

8.讨论　研究结果显示，与正常对照组比较，模型组病变最重，多数大鼠显现不同程度的关节肿胀和全身炎症状态，而不同剂量的假刺藤醇提物则能减少 AA 模型大鼠关节肿胀个数，降低模型大鼠全身炎症评分，降低模型大鼠致炎侧和继发侧足肿胀度（*P*<0.05 或 *P*<0.01），说明假刺藤醇提物能有效缓解 AA 模型大鼠关节炎的症状。

脾脏病理结果提示假刺藤醇提物对 AA 大鼠脾脏 PALS 的细胞密度有显著下调趋势，对脾脏红髓和脾脏边缘区均有保护作用。综上，假刺藤醇提物可显著改善 AA 模型大鼠炎症状态、踝关节及脾脏组织病变。

第九节　漆大姑

漆大姑为大戟科植物毛果算盘子 *Eriocarpous glochidion* Leaf 的枝叶，具有驱风利湿、止血、散瘀、消肿的功效，民间用于治疗急性胃肠炎、痢疾、跌打损伤、创伤出血、风湿关节痛、湿疹、漆疮、皮炎等疾病。广州部队《常用中草药手册》记载其主治生漆过敏、稻田皮炎、皮肤瘙痒、荨麻疹、湿疹等病症，鲜用或干叶煎水外洗；《山草药指南》又记载凡患漆疮皮肤红肿作痒，取其叶煎水洗一二次即愈。这些文献都提示漆大姑有抗炎、抗过敏和止痒作用，但都是经验用药，国内外未见漆大姑体外抗炎、抗过敏、止痒等功能的药理研究及报道。为进一步合理开发应用本品，本课题组对漆大姑水提物的外用功能进行研究，为临床应用及开发新药和相关研究提供科学依据。

一、抗炎作用

1.试验药物　漆大姑枝叶于 2016 年 11 月份采自广东省中山市五桂山，

经中山市中医院曾聪彦主任中药师鉴定为正品。漆大姑干燥枝叶1000g，粉碎成粗粉，加入10倍量的蒸馏水浸泡60min后煎煮，沸后用文火煮60min，滤出煎液，加8倍量水，沸后文火60min，滤出煎液，共煎2次。合并滤液，4℃贮藏24h后抽滤，旋转蒸发仪中70℃浓缩滤液至600mL，水提物提取率为31.6%，4℃贮藏，临用前配制成所需浓度的溶液，高浓度为含生药1.5g/mL，中浓度为含生药1.0g/mL，低浓度为含生药0.5g/mL（均内含体积分数为7.0%的药用丙二醇，作透皮吸收剂）。复方醋酸曲安奈德溶液，由广东恒诚制药有限公司生产；批号：1608407。洁尔阴洗液，由四川恩威制药有限公司生产；批号：1606064。以下同。

2.动物 SPF级KM小鼠210只，18～22g，雌雄各半，由广州中医药大学实验动物中心提供，动物生产许可证号：SCXK（粤）2013-0034。实验动物使用许可证号：SYXK（粤）2013-0085。SPF级SD大鼠70只，180～220g，雌雄各半，由广州中医药大学实验动物中心提供，动物生产许可证号：SCXK（粤）2013-0020。实验动物使用许可证号：SYXK（粤）2013-0085。普通级豚鼠70只，250～300g，雌雄各半，由广州市花都区花东信华实验动物养殖场提供，动物生产许可证号：SCXK（粤）2014-0023。饲养于广州中医药大学实验动物中心，实验动物许可证号：SYXK（粤）2013-0085。以下同。

3.对二甲苯致小鼠耳郭肿胀的影响 取小鼠70只，雌雄各半，随机分为7组，即空白组、模型组、10%洁尔阴组、复方醋酸曲安奈德溶液组及漆大姑水提物1.5、1.0、0.5g生药/mL组。除空白对照组不做任何处理外，其余6组小鼠用微量移液器移取二甲苯，分别在右耳郭前后两面均匀涂抹二甲苯致炎（0.02mL/只），致炎0.5、1、2h后，5组小鼠分别用相应浓度的药物在右耳郭涂药，用药量为5mL/kg，模型组同时涂抹相同剂量的蒸馏水。4h后将7组小鼠颈椎脱白处死，逐只剪下双耳，用8mm打孔器分别在左右耳相同部位打下耳片，在电子分析天平称重，以两耳片的重量差为炎症肿胀度，并计算肿胀抑制率。肿胀度=右耳重量（mg）-左耳重量（mg）；肿胀抑制率（%）=〔（模型组平均肿胀度-给药组平均肿胀度）/模型组平均肿胀度〕×100%。

造模后各组耳郭肿胀度明显增大，重量增加，与空白组比较，有显著统计学差异（*P*<0.01），表明模型适用。与模型组比较，洁尔阴组、复方醋酸曲安奈德溶液组及漆大姑水提物1.5g/mL组、1.0g/mL组耳郭肿胀度明显下降，差异有显著统计学意义（*P*<0.01），漆大姑水提物0.5g/mL组耳郭肿胀度下降（*P*<0.05），差异有统计学意义，表明漆大姑水提物对二甲苯所致小鼠耳郭肿胀有抑制作用，见表5-48。

表 5-48　漆大姑对二甲苯致小鼠耳郭肿胀的影响（$\bar{x} \pm s$，$n=10$）

组别	浓度（g/mL）	各组小鼠耳肿胀及肿胀抑制率的变化	
		耳肿胀（mg）	抑制率（%）
空白对照		1.09±0.80**	
模型对照		4.60±0.90	
洁尔阴	10%	3.16±0.65**	31.3
复方醋酸曲安奈德溶液	原液	2.25±0.54**	51.0
漆大姑水提物	1.5	2.59±0.52**	43.7
漆大姑水提物	1.0	2.93±0.84**	6.3
漆大姑水提物	0.5	3.79±0.38*	17.6

与模型组比较，* $P<0.05$，** $P<0.01$（下同）。

4. 对角叉菜胶致大鼠足跖肿胀的影响　取大鼠 60 只，雌雄各半，随机分为 6 组，即模型组、（10%）洁尔阴组、复方醋酸曲安奈德溶液组（原液）及漆大姑水提物 1.5g/mL、1.0g/mL、0.5g/mL 组，每组 10 只。实验前采用足容积测量仪测定各组正常大鼠右后足跖的体积，作为致炎前的足跖体积，测量后立即给药，实验者手抓大鼠将右后足跖放于药液中浸泡 180s，模型组浸泡于蒸馏水中。给药后 60min 大鼠右后足跖腱膜下缓慢注射 1% 角叉菜胶（用生理盐水配制）0.1mL/ 只致炎，致炎后用前面同样的方法再给药 1 次，分别测致炎后 1、2、3、5h，右后足跖部体积，以致炎前、后的右足跖体积差值为肿胀度，肿胀度 = 致炎后足跖体积（mL）– 致炎前足跖体积（mL）。

结果表明洁尔阴组、复方醋酸曲安奈德溶液组及漆大姑水提物 1.5g/mL、1.0g/mL、0.5g/mL 组在实验 2h、3h 足跖肿胀度明显下降；复方醋酸曲安奈德溶液组、漆大姑水提物 1.5g/mL 组在致炎后 5h 时，对大鼠足跖肿胀仍有显著抑制作用，结果见表 5-49。

表 5-49　漆大姑对角叉菜胶致大鼠足跖肿胀的影响（$\bar{x} \pm s$，$n=10$）

组别	浓度（g/mL）	实验前足跖体积（mL）	各组大鼠足跖肿胀的比较（mL）			
			1h	2h	3h	5h
模型对照		1.49±0.08	0.57±0.25	0.67±0.21	0.59±0.14	0.45±0.11
洁尔阴	10%	1.49±0.07	0.27±0.09**	0.36±0.08**	0.35±0.08**	0.33±0.09*
复方醋酸曲安奈德溶液	原液	1.47±0.12	0.22±0.10**	0.18±0.07**	0.15±0.09**	0.15±0.07**
漆大姑水提物	1.5	1.51±0.16	0.32±0.11**	0.31±0.15**	0.27±0.14**	0.23±0.12**
漆大姑水提物	1.0	1.54±0.07	0.39±0.09*	0.38±0.13**	0.37±0.12**	0.33±0.12*
漆大姑水提物	0.5	1.53±0.10	0.46±0.24	0.44±0.18**	0.40±0.21**	0.35±0.14*

与模型组比较，* $P<0.05$，** $P<0.01$。

二、抗过敏和止痒作用

1. 实验方法

（1）对 DNCB 诱发小鼠迟发型超敏反应的影响　取小鼠 70 只，雌雄各半，随机分为空白组、模型组、10% 洁尔阴组、复方醋酸曲安奈德溶液组及漆大姑水提物 1.5g/mL、1.0g/mL、0.5g/mL 组。每只小鼠背部皮下各注射 20μL 5% DNCB（2,4- 二硝基氯代苯丙酮）溶液致敏，并将小鼠腹部去毛 3cm×2cm，分别用微量移液器移取受试药液或对照液均匀涂抹于剃毛区，每日 2 次，连续用药 7d，用药量为 5mL/kg，模型组同时涂抹相同剂量的蒸馏水。末次给药 1h 后，以 1% DNCB 溶液均匀涂抹于小鼠右耳壳正反两侧，每只 20μL 激发过敏反应，同时左耳涂等剂量丙酮溶液作为对照。涂耳 24h 后，颈部脱白处死小鼠，剪下双耳耳郭，拭净鼠耳残留物，用直径 8mm 打孔器摘取左右耳中部同一部位耳片称重，以左右两侧耳片重的差值作为小鼠迟发型超敏反应值，计算肿胀度和抑制率；仔细分离摘取胸腺、脾脏称重，以 10g 体重胸腺和脾重量表示脾指数和胸腺指数。肿胀度 = 右耳重量 − 左耳重量；肿胀抑制率（%）=[（模型组平均肿胀度 − 给药组平均肿胀度）/ 模型组平均肿胀度]×100%；胸腺或脾脏指数 = 胸腺或脾脏质量（mg）/ 体重（g）×10。

（2）对磷酸组胺诱发豚鼠皮肤瘙痒的影响　取豚鼠 60 只，雌雄各半，随机分为模型对照组（涂抹蒸馏水），漆大姑水提物 1.5g/mL、1.0g/mL、0.5g/mL 组，10% 洁尔阴组和复方醋酸曲安奈德溶液组。各分组豚鼠右后足背部用电动剃毛机剃毛 3cm×2cm，分别将对照液或受试药液均匀涂抹于剃毛区，每日 2 次，连续用药 3d，给药量为 5mL/kg，模型组同时涂抹相同剂量的蒸馏水。于给药的第 3d，先用粗砂纸分别擦伤剃毛处，使之发红，至有多数渗血点、无明显出血为度，然后在伤口局部分别涂对照液或受试药液 1 次。涂药 15min 后，分别在每只豚鼠创伤面上滴加 0.01% 磷酸组胺液（HA）0.05mL，3min 内豚鼠如不出现回头舔擦伤皮肤动作，再滴加 1 次 HA，每次均按每只 0.05mL 滴加。如此重复操作，直至出现豚鼠回头舔右后足为止，记录每只豚鼠所给予 HA 的总量为致痒阈，并比较实验中各组动物的致痒阈。

（3）对右旋糖酐致小鼠瘙痒模型的影响　取小鼠 60 只，雌雄各半，随机分为漆大姑水提物 1.5g/mL、1.0g/mL、0.5g/mL 组及模型对照组（蒸馏水）、洁尔阴和复方醋酸曲安奈德溶液阳性对照组，每组 10 只。背部剃毛 3cm×2cm，在小鼠背部毛脱去 24h 后，各组小鼠背部脱毛部位均用两层医用纱布吸附相应药物敷药。高、中、低浓度漆大姑水提液组均敷受试相应药物 0.5mL（相当于 0.75g/ 只、0.5g/ 只、0.25g/ 只），洁尔阴组敷 10% 药液 0.5mL，复方醋酸曲安奈德溶液组敷原液 0.5mL，模型对照组敷蒸馏水 0.5mL，各组敷药后用保鲜膜覆盖，医用胶布固定。各小鼠每天敷药1次，保持背部脱毛部位与药物接触时间6h，连续敷药3d。第3d给药2h后，由小鼠尾静脉各注射0.025%右旋糖酐40，按5mL/kg给药。以小鼠出现前爪搔头部、后爪搔躯干、嘴咬全身各部位的现象作为瘙痒指征，记录30min内小鼠瘙痒次数及瘙痒持续总时间。

2.结果

（1）对DNCB诱发小鼠迟发型超敏反应的影响　与空白组比较，模型组耳肿胀度明显增大。与模型组比较，洁尔阴组、复方醋酸曲安奈德溶液组、漆大姑水提物耳肿胀度明显下降，表明漆大姑水提物可抑制DNCB诱发的小鼠迟发型超敏反应。与模型组比较，复方醋酸曲安奈德溶液组及漆大姑水提物1.5g/mL、1.0g/mL、0.5g/mL组可明显减小脾脏重量，抑制脾脏指数，且漆大姑剂量增加时抑制效果更明显；漆大姑高剂量组还可减小胸腺重量，抑制胸腺指数，提示其可能有免疫抑制作用。结果见表5-50。

表5-50　漆大姑对DNCB诱发小鼠迟发型超敏反应的影响（$\bar{x}\pm s$，$n=10$）

组别	浓度（g/mL）	各组小鼠耳肿胀度、胸腺指数及脾指数的比较（mg）		
		肿胀度	胸腺指数	脾指数
空白对照		1.10 ±0.69	0.318 ±0.045	0.324 ±0.034
模型对照		4.87 ±0.33	0.331 ±0.032	0.350 ±0.067
洁尔阴	10%	2.44 ±0.33 [**]	0.302 ±0.029	0.318 ±0.041
复方醋酸曲安奈德溶液	原液	2.16 ±0.54 [**]	0.288 ±0.056 [*]	0.192 ±0.030 [**]
漆大姑水提物	1.5	2.17 ±0.55 [**]	0.290 ±0.031 [*]	0.273 ±0.033 [**]
漆大姑水提物	1.0	2.83 ±0.47 [**]	0.300 ±0.033	0.289 ±0.043 [**]
漆大姑水提物	0.5	3.17 ±0.68 [*]	0.307 ±0.033	0.304 ±0.042 [*]

与模型组比较，[*] $P<0.05$，[**] $P<0.01$。

（2）对磷酸组胺诱发豚鼠皮肤瘙痒的影响　与模型组比较，洁尔阴组、复方醋酸曲安奈德溶液组、漆大姑水提物致痒阈升高明显。结果见表5-51。

表5-51　漆大姑对磷酸组胺致豚鼠皮肤瘙痒的影响（$\bar{x}\pm s$，$n=10$）

组别	浓度（g/mL）	各组豚鼠致痒阈
模型对照	－	57.5±25.7
洁尔阴	10%	261.5.±48.0 [**]
复方醋酸曲安奈德溶液	原液	271.0±38.6 [**]
漆大姑水提物	1.5	281.5±38.9 [**]
漆大姑水提物	1.0	198.0±65.0 [**]
漆大姑水提物	0.5	107.5±51.2 [*]

与模型组比较，[*] $P<0.05$，[**] $P<0.01$。

（3）对右旋糖酐致小鼠瘙痒模型的影响　与模型组比较，洁尔阴组、复方醋酸曲安奈德溶液组和漆大姑水提物 1.5g/mL、1.0g/mL、0.5g/mL 组均可明显减少右旋糖酐所致的小鼠瘙痒次数及缩短瘙痒持续总时间，结果见表 5–52。

表 5–52　漆大姑对右旋糖酐致小鼠瘙痒的影响（$\bar{x}\pm s$，$n=10$）

组别	浓度（g/mL）	30 分钟瘙痒（次）	瘙痒持续时间（s）
模型对照	–	16.4±1.51	193.3±18.6
洁尔阴	10%	7.60±0.84	88.9±5.63
复方醋酸曲安奈德溶液	原液	7.4±0.70**	84.3±7.97**
漆大姑水提物	1.5	7.1±0.88**	81.4±7.48**
漆大姑水提物	1.0	10.7±2.05**	118.2±20.2**
漆大姑水提物	0.5	15.1±1.20*	178.6±11.0*

与模型组比较，* $P<0.05$，** $P<0.01$。

3. 讨论　本实验观察了漆大姑水提物的抗炎作用，结果表明，漆大姑水提物对炎症早期的毛细血管充血扩张和水肿等表现有抑制作用，并呈一定的量效关系，表现出明显抗炎作用。至于其通过何种成分、何种途径发挥抗炎作用，尚有待进一步研究。

迟发型超敏反应小鼠胸腺指数和脾脏指数可以从不同侧面反映对机体免疫功能的影响，漆大姑水提物可显著抑制小鼠脾脏指数，1.5g/mL 浓度组还可抑制胸腺指数，其抗过敏作用可能与诱导抑制性 T 细胞有关，从而增强其对特异性免疫反应的耐受能力。本实验通过建立小鼠过敏反应模型证实漆大姑水提物对 DNCB 导致的小鼠迟发型超敏反应有明显拮抗作用，并呈现一定的量效关系，抗过敏效果显著。漆大姑水提物 0.5g/mL、1.0g/mL、1.5g/mL 浓度组都能减少小鼠免疫器官脾脏的重量，高浓度组还能减少胸腺重量，提示其可能具有免疫抑制作用。虽然目前对皮肤瘙痒症的发病机制尚不完全清楚，但大量研究表明组胺是一种可以引起皮肤瘙痒的重要介质。低分子右旋糖酐 –40 是有一定分子量的大分子物质，这些大分子排泄缓慢，易造成蓄积，是多糖化合物中促组胺释放作用最显著的物质。本研究结果表明，漆大姑水提物既可显著提高外源性组胺诱发豚鼠皮肤瘙痒的致痒阈，又可明显减少尾静脉注射右旋糖酐 – 40 后产生的内源性组胺所致瘙痒模型小鼠的 30min 内瘙痒次数和瘙痒持续总时间，表现出良好的止痒作用，量效关系明显。

本研究有关实验数据还表明，一定浓度的漆大姑水提物外用在改善小鼠耳郭肿胀、大鼠足趾肿胀、炎症早期抗炎消肿方面稍逊于复方曲安奈德溶液，但在改善豚鼠、小鼠瘙痒方面，漆大姑高剂量则强于复方曲安奈德溶液。提示漆大姑治疗过敏性皮肤病的药效和功用值得我们进一步去发掘和运用于临床，尤其是它在缓解瘙痒方面具有独到的效果，这可能是漆大姑又名"痒树棵"的由来。外治药物治疗皮肤病，通过皮肤透皮给药，直达病所，针对病位局部直接治疗，提高病位的药物浓度，也可以通过肌腠毛窍，转运至全身，达到内外共治作用，这就可以有效解决内服药物的首关效应和副作用，提高患者用药的依从性。本课题选用不同的动物模型验证了漆大姑的抗炎、抗过敏和止痒作用，为民间中药漆大姑的进一步开发成皮肤科外用新制剂和运用于临床提供了药理学依据。

三、对慢性皮炎 - 湿疹的治疗作用

慢性皮炎－湿疹是临床常见的一种迟发型超敏反应性皮肤病，目前主要是采用局部治疗加全身抗过敏治疗。漆大姑有治疗过敏性皮肤病的功用，但都是经验用药，未进行药理研究，国内外亦未见漆大姑外用治疗慢性皮炎－湿疹的药效学相关研究。本课题组前期的药理研究已证实，漆大姑具有抗皮肤迟发型超敏反应的作用。因此，本研究自制漆大姑水提物，通过研究其对慢性皮炎－湿疹模型小鼠的改善作用，为进一步利用漆大姑开发安全、有效、副作用小的皮肤科新药提供科学依据。

1. 实验材料与分组

（1）漆大姑水提物的制备　取漆大姑干燥枝叶 1000g，粉碎成粗粉，加入 10 倍量的蒸馏水浸泡 60min 后煎煮，沸后用文火煮 60min，滤出煎液；滤渣加 8 倍量水，沸后再用文火煮 60min，滤出煎液。合并 2 次滤液，4℃贮藏 24h 后抽滤，在 70℃旋转蒸发仪中浓缩滤液至 450mL（提取率为 31.6%），4℃贮藏。临用前，分别加入蒸馏水和体积分数为 7.0% 的药用 1,2- 丙二醇（作透皮促进剂），制备成高、中、低浓度（分别含漆大姑生药 2.0、1.0、0.5g/mL）的药液（给药剂量根据前期预实验结果和文献确定）。

（2）造模　于实验前 1 天，用剃毛剪对 KM 小鼠进行腹部脱毛，裸露皮肤面积约 3cm×2cm。正式实验当天（d0），用微量移液器移取 6% DNCB-丙酮橄榄油溶液 100μL，均匀涂抹于小鼠裸露皮肤处致敏，次日再加强致敏 1 次，5d 后在小鼠右耳正、反两侧均匀涂抹 1% DNCB-丙酮橄榄油溶液各 10μL 激发，同时在左耳涂等量的丙酮橄榄油溶液作对照。每隔 3d 激发 1 次，共激发 3 次。

（3）分组与给药　将 60 只小鼠按体质量和性别随机分为 6 组，每组 10 只，分别为空白组（蒸馏水）、模型组（蒸馏水）、复方醋酸曲安奈德溶液组（阳性对照，原液）和漆大姑水提物高、中、低浓度组。除空白组外，其余 5 组小鼠均按上述方法造模。于实验第 3d 开始给药，均外涂于小鼠右耳正、反

两面，每次用量共计 15μL（给药剂量根据前期的预实验确定），每天 7：00 和 15：00 各给药 1 次，连续给药 12d（若于激发当日，则在激发前 2h 给药）。

2. 方法与结果

（1）漆大姑水提物对模型小鼠右耳厚度差的影响　先用游标卡尺根据单盲法测量致敏前（d0）以及实验第 9、12、15d 每次激发 24h 后（d10、d13、d16）小鼠右耳中部厚度，计算每次激发后与致敏前的右耳厚度差，以观察漆大姑枝叶水提物对模型小鼠耳组织炎症肿胀的改善情况。

结果与空白组比较，模型组小鼠激发后右耳厚度差均明显增加（$P<0.01$）。与模型组比较，复方醋酸曲安奈德溶液组和漆大姑水提物各浓度组小鼠的右耳厚度差均同程度地减小，除漆大姑水提物低浓度组小鼠在实验第 16d 的右耳厚度差减小不明显外，其余各组差异均有统计学意义（$P<0.05$ 或 $P<0.01$），结果见表 5-53。

表 5-53　各组小鼠右耳厚度差测定结果（$\bar{x}\pm s$，$n=10$，mm）

组别	d0	右耳厚度差（mm）		
		d10 — d0	d13 — d0	d16 — d0
空白组	0.160±0.003	0.018±0.004	0.018±0.002	0.020±0.002
模型组	0.161±0.004	0.075±0.007**	0.128±0.004**	0.181±0.012**
复方醋酸曲安奈德溶液组	0.162±0.003	0.044±0.007##	0.073±0.013##	0.121±0.013##
漆大姑水提物高浓度组	0.159±0.003	0.049±0.005##	0.090±0.009##	0.143±0.019##
漆大姑水提物中浓度组	0.162±0.002	0.053±0.008##	0.097±0.011##	0.166±0.017#
漆大姑水提物低浓度组	0.161±0.004	0.066±0.006##	0.119±0.010#	0.174±0.019

注：与空白组比较，** $P<0.01$；与模型组比较，# $P<0.05$，## $P<0.01$。

（2）漆大姑水提物对模型小鼠耳部搔抓次数的影响　先记录致敏前 30min 内小鼠对耳部的搔抓次数，小鼠后爪对耳部搔或抓 1 下，每个动作记 1 次，连续抓或搔几下就记几次；前肢的活动以及后爪对面、耳部附近、腹部等处的搔抓则不作统计。以上述小鼠右耳厚度差测定的时间为节点，顺延 30min 观察小鼠由于右耳慢性皮炎 - 湿疹引发瘙痒导致抓搔耳部的情况，记录 30min 内小鼠对耳部的搔抓次数。

与正常组比较，模型组小鼠耳部涂抹 1% DNCB- 丙酮溶液激发后，小鼠由于瘙痒出现明显搔抓患耳现象，并在 24h 内达到最高峰，随后缓慢下降；随着再次激发和激发次数的增加，搔抓次数明显增加（$P<0.01$），表明瘙痒模型适用。与模型组比较，漆大姑水提物高、中浓度组小鼠在 d10、d13、d16 时对耳部的搔抓次数以及漆大姑水提物低浓度组小鼠在 d13 时对耳部的搔抓次数均显

著减少（*P*<0.05 或 *P*<0.01）；且漆大姑水提取高浓度组小鼠在 d10、d13、d16 时对耳部的搔抓次数显著少于复方醋酸曲安奈德溶液组（*P*<0.05），表明漆大姑水提物在达到一定浓度时，止痒效果比复方曲安奈德溶液好，结果见表 5-54。

表 5-54　各组小鼠对耳部的搔抓次数测定结果（$\bar{x} \pm s$，*n*=10，次 /30min）

组别	d0	d10	d13	d16
空白组	1.0±0.6	1.1±1.0	0.9±0.7	0.8±0.6
模型组	0.8±0.5	41.1±2.3[**]	44.1±2.3[**]	47.7±3.1[**]
复方醋酸曲安奈德溶液组	0.9±0.7	37.8±2.7[##]	40.3±2.0[##]	42.7±2.2[##]
漆大姑水提物高浓度组	0.8±0.6	35.3±3.2[##Δ]	38.3±11.6[##Δ]	39.3±1.9[##Δ]
漆大姑水提物中浓度组	0.7±0.4	38.3±1.6[##]	40.9±2.6[##]	43.9±3.0[#]
漆大姑水提物低浓度组	0.8±0.8	39.3±1.9	41.7±2.5[#]	45.8±3.6

注：与空白组比较，[**]*P*<0.01；与模型组比较，[#]*P*<0.05，[##]*P*<0.01；与复方醋酸曲安奈德溶液组比较，[Δ]*P*<0.05。

（3）漆大姑水提物对模型小鼠耳肿胀度的影响　末次激发后 24h，搔抓动作观察完毕后，颈椎脱臼处死小鼠，拭净小鼠耳残留药物，肉眼观察耳大体情况后沿耳郭基线剪下完整双耳，用直径 0.8cm 的金属打孔器在左、右耳中部的同一位置打孔取圆形耳片，立即用电子分析天平精确称量耳片质量，并计算耳肿胀度 ［耳肿胀度（mg）＝右耳片质量（mg）－左耳片质量（mg）］及肿胀抑制率 ［耳肿胀抑制率（%）＝（模型组耳肿胀度－给药组耳肿胀度）/ 模型组耳肿胀度 ×100%］。

与空白组比较，模型组小鼠耳肿胀度显著增加（*P*<0.01）。与模型组比较，复方醋酸曲安奈德溶液组和漆大姑水提物各浓度组小鼠耳肿胀度均显著减少（*P*<0.05 或 *P*<0.01）；其中，复方醋酸曲安奈德溶液组和漆大姑水提物高浓度组小鼠的耳肿胀抑制率超过 50%，结果见表 5-55。

表 5-55　各组小鼠耳肿胀度和耳肿胀抑制率测定结果（$\bar{x} \pm s$，*n*=10）

组别	耳肿胀度（mg）	耳肿胀抑制率（%）
空白组		
模型组	6.38±1.15[**]	
复方醋酸曲安奈德溶液组	2.53±0.61[##]	60.3
漆大姑水提物高浓度组	3.02±0.71[##]	52.6
漆大姑水提物中浓度组	3.84±0.63[##]	39.8
漆大姑水提物低浓度组	5.50±0.78[#]	13.8

注：与空白组比较，[**]*P*<0.01；与模型组比较，[#]*P*<0.05，[##]*P*<0.01。

（4）漆大姑水提物对模型小鼠胸腺指数和脾指数的影响　处死小鼠，分离小鼠胸腺和脾组织，称质量，计算胸腺（脾）指数［胸腺（脾）指数＝胸腺（脾）质量（mg）/体质量（g）×10］。

与空白组比较，模型组小鼠胸腺指数有所增加，但差异无统计学意义（$P>0.05$），脾指数显著增加（$P<0.05$）。与模型组比较，复方醋酸曲安奈德溶液组和漆大姑水提物高浓度组小鼠的胸腺指数，以及复方醋酸曲安奈德溶液组和漆大姑水提物各浓度组小鼠的脾指数均显著降低（$P<0.05$ 或 $P<0.01$），结果见表5-56。

表 5-56　各组小鼠胸腺指数和脾指数测定结果（$\bar{x}\pm s$, n=10）

组别	胸腺指数（g/10g）	脾指数（g/10g）
空白组	0.316±0.012	0.321±0.022
模型组	0.322±0.037	0.331±0.036[*]
复方醋酸曲安奈德溶液组	0.278±0.034[##]	0.164±0.020[##]
漆大姑水提物高浓度组	0.287±0.026[#]	0.268±0.016[##]
漆大姑水提物中浓度组	0.298±0.045	0.279±0.023[##]
漆大姑水提物低浓度组	0.305±0.026	0.300±0.026[##]

注：与空白组比较，[*] $P<0.05$；与模型组比较，[#] $P<0.05$，[##] $P<0.01$。

（5）漆大姑水提物对模型小鼠耳组织病理学的影响　分别将各组小鼠切下的右耳片放入10%中性缓冲福尔马林溶液中固定，浸蜡，包埋，常规制成5μm的石蜡切片。切片行苏木精-伊红（HE）染色后，在光学显微镜下观察耳组织病理学变化。

与空白组比较，模型组小鼠耳表皮棘层明显增厚，细胞明显增生，表皮中可见海绵样水肿，周围可见明显的炎性细胞浸润，表皮细胞角化过度；真皮中血管明显充血，周围可见淋巴细胞及嗜酸性粒细胞浸润。复方曲安奈德溶液组小鼠耳表皮局部可见棘层轻微增厚，表皮未见海绵样水肿，也未见水疱；真皮下血管周围未见明显的淋巴细胞及嗜酸性粒细胞浸润。漆大姑水提物高浓度组小鼠耳表皮棘层稍微增厚，可见轻微海绵样水肿；真皮血管周围可见少量淋巴细胞及嗜酸性粒细胞浸润。漆大姑水提物中浓度组小鼠耳表皮棘层增厚，可见海绵样水肿，但未见水疱；真皮下血管周围可见淋巴细胞和嗜酸性粒细胞浸润，血管轻微充血。漆大姑水提物低浓度组小鼠耳表皮棘层明显增厚，可见海绵样水肿，细胞角化过度；真皮血管周围可见明显淋巴细胞及嗜酸性粒细胞浸润，血管充血，结果见图5-26、图5-27。

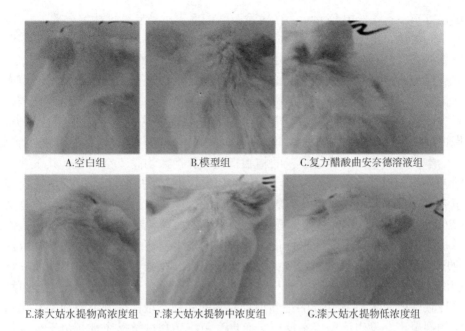

A.空白组　　　　　　　B.模型组　　　　　　C.复方醋酸曲安奈德溶液组

E.漆大姑水提物高浓度组　F.漆大姑水提物中浓度组　　G.漆大姑水提物低浓度组

图 5-26　各组小鼠二组织大体观察结果

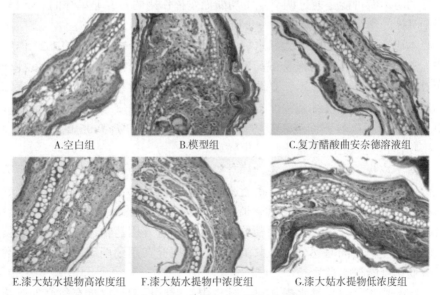

A.空白组　　　　　　　B.模型组　　　　　　C.复方醋酸曲安奈德溶液组

E.漆大姑水提物高浓度组　F.漆大姑水提物中浓度组　　G.漆大姑水提物低浓度组

图 5-27　各组小鼠二组织病理学观察结果（×400）

（6）统计学方法　采用 SPSS 17.0 统计学软件进行分析。结果以 $\bar{x} \pm s$ 表示，各组间比较采用单因素方差分析，方差齐性者组间两两比较采用 LSD 检验，方差不齐者采用 Dennett's *t* 检验。$P<0.05$ 表示差异有统计学意义。

3. 讨论 慢性皮炎 – 湿疹为人类常见病、多发病，其发病机制与机体迟发型变态反应有关。本研究采用 DNCB 致敏并反复激发复制小鼠慢性皮炎 – 湿疹模型，造模后小鼠耳郭局部病理特征与文献报道基本一致，提示造模成功，而且局部病理改变与人类慢性皮炎 – 湿疹类似，可用于评价药物疗效。复方醋酸曲安奈德溶液为糖皮质激素药，是目前公认的有效治疗慢性皮炎、慢性湿疹等过敏性皮肤病的常用外用药，故在本研究中笔者以其为阳性对照。

本研究发现，模型组小鼠的胸腺指数及脾指数均高于空白组，其中脾指数差异有统计学意义（$P<0.05$）；各给药组小鼠胸腺指数和脾指数均较模型组有不同程度降低，其中尤以脾指数降低较为明显，且差异具有统计学意义（$P<0.01$）。同时，慢性皮炎 – 湿疹模型小鼠的病理状态也在逐渐改善。这提示机体免疫功能的改变与慢性皮炎 – 湿疹的发生密切相关。漆大姑枝叶水提物能够降低模型小鼠增加的胸腺指数及脾指数，在这方面与复方醋酸曲安奈德溶液药效相似，其机制可能与免疫抑制作用有关。迟发型超敏反应是由特异性致敏效应 T 细胞介导的细胞免疫应答的一种类型，细胞免疫缺陷和无胸腺的裸鼠不会发生该型变态反应，而自身免疫病和过敏反应都是由于免疫系统对外来物质异常敏感。因此，笔者推断，漆大姑水提物对小鼠慢性皮炎 – 湿疹的防治有可能是通过调节免疫功能而发挥作用的，并非单纯的局部作用，至于具体的作用机制还有待进一步研究。

本研究中各浓度的漆大姑水提物中均含有体积分数为 7% 的 1,2– 丙二醇作为透皮促进剂，可增强受试药对皮肤角质层的渗透能力，较好地发挥药物疗效。本研究结果还显示，高浓度漆大姑水提物在改善慢性皮炎 – 湿疹模型小鼠耳肿胀度及淋巴细胞浸润方面稍逊于复方醋酸曲安奈德溶液，但在减少模型小鼠搔抓次数方面强于复方醋酸曲安奈德溶液（$P<0.05$），表明漆大姑水提物在达到一定浓度后止痒效果较好。

由于皮炎、湿疹病位在表，病灶外露，通过中药外用治疗患部，药物的有效成分能经由皮肤、汗腺、毛囊吸收后直达病灶部位，提高病灶部位的药物有效浓度，疗效稳固、持久，既避免了内服药物的首关效应和不良反应，又提高了药物的疗效和患者用药的依从性。而且外用药物还可以通过肌腠毛窍转运至全身，同时达到内外共治作用。本研究在用药期间，小鼠脾指数的显著变化可能与此有关。

综上所述，漆大姑水提物对慢性皮炎 – 湿疹模型小鼠具有较好的改善作用，可通过抑制炎症、消肿止痒来改善症状，并可明显地抑制免疫器官指数的增加，有望开发成一种治疗慢性皮炎 – 湿疹的外用药物，但其具体的作用机制还有待进一步研究。

第十节　金钮扣

金钮扣为民间常用中草药，《中华本草》载其来源为茄科茄属植物紫花茄（刺天茄）Solanum indicum L. 的根及全草，全年可采，洗净鲜用或切片晒干备用。功能主治：解毒消肿，散瘀止痛；用于扁桃体炎、咽喉炎、淋巴结炎、牙痛、胃痛、跌打损伤。但广东民间所用金钮扣为茄科茄属植物水茄 Solanum torvum Swartz. 的干燥根、茎，《广东中药材标准》收载的就是水茄，中山市益和堂（原中山市沙溪中药厂）生产的广东凉茶中的金钮扣也是水茄，现将其药效学研究报道如下。

一、止咳化痰平喘作用

1.实验材料

（1）药物制备　金钮扣由广东益和堂提供，经田素英副教授鉴别为水茄（Solanum torvum Swartz.）的干燥根、茎。采用常规回流提取法，用蒸馏水和95%乙醇分别以 1∶10 及 1∶8 比例回流提取金钮扣茎部 2 次，浓缩得水提取物浸膏 90.0g 及醇提取物浸膏 151.5g。取 95.5g 醇提取浸膏，加水溶解后依次用石油醚、氯仿、乙酸乙酯、正丁醇萃取，萃取至萃取液无色为止，浓缩分别得相应浸膏 6.2g、9.8g、5.5g、14g 及水相溶解部分浸膏 15.1g。

金钮扣水提取物及醇提取物低、中、高浓度组（4.28g/kg、8.56g/kg、17.12g/kg）；金钮扣醇提取物石油醚、氯仿、乙酸乙酯、正丁醇萃取物及水层（浓度 17.12g/kg）。

（2）动物　KM 种小鼠、SD 大鼠、豚鼠，购自南方医科大学实验动物中心，许可证号均为 SCXK（粤）2006-0015。由广州中医药大学中山附属医院动物实验室饲养，室内温度控制在（20±2）℃，湿度为60%。

（3）主要仪器　YLS-8A 多功能诱咳引喘仪（山东省医学科学院设备站）；UV1102 紫外 / 可见分光光度计（上海天美科学仪器有限公司）。

（4）统计学方法　实验数据以 $\bar{x}\pm s$ 表示，应用 SPSS 13.0 统计软件分析，计量资料组间采用 ANVON 检验。$P<0.05$ 表示差异有显著性。

2.方法与结果

（1）金钮扣不同提取物对枸橼酸致咳的影响　取体质量 150～200g 的豚鼠，置于诱咳引喘仪中，喷雾 17.5% 枸橼酸 1min，以豚鼠出现响亮的咳嗽声为标准，记录 5min 内豚鼠的咳嗽次数，次数多于 10 次的豚鼠为合格动物用于实验。取合格豚鼠 160 只，雌雄各半，随机分为 2 个 8 组，每组 10 只，即空白组（生理盐水组）、阳性对照组及金钮扣石油醚组、氯仿组、乙酸乙酯组、正丁醇组、水溶部分组以及醇提取物高剂量组。实验前禁食不禁水 12h，各组按 1mL/100g 灌胃给药，每天 1 次，连续 3d，其中空白组给予等体积生理盐水，阳性药物氢溴酸右美沙芬于第 2d 给药，每天 1 次，连续 2d。末次给药后 1h，将豚鼠放入诱咳引喘仪中，并使豚鼠接受恒压 17.5% 枸橼酸刺激至预定时间引咳，喷雾刺激时间为 1min，记录豚鼠的咳嗽潜伏期以及在 5min 内咳嗽次数。结果见表 5-57。

表 5-57　金钮扣醇提取物不同萃取组分对枸橼酸所致豚鼠咳嗽结果（$\bar{x} \pm s$，n=10）

组别	剂量（g/kg）	咳嗽潜伏期（s）	咳嗽次数（次）
空白对照组	—	87.8±21.89	16.0±2.8
阳性药物组	0.3	152.8±16.60**	5.0±1.5**
石油醚组	17.12	78.6±19.45	13.0±2.2
氯仿组	17.12	101.3±20.16	9.0±1.9
乙酸乙酯组	17.12	138.4±18.94*	8.0±2.0*
正丁醇组	17.12	137.1±24.57*	8.0±2.6*
水溶部分组	17.12	76.9±11.23	13.0±3.8
醇高组	17.12	133.5±19.70*	7.0±2.9*

注：与空白对照组比较，**$P<0.01$，*$P<0.05$。

由表 5-57 可知，与空白对照组比较，金钮扣乙酸乙酯、正丁醇、醇提物组咳嗽潜伏期显著延长（$P<0.05$），咳嗽次数显著减少（$P<0.05$）；金钮扣石油醚、氯仿、水溶部分组咳嗽潜伏期和咳嗽次数均有改善趋势，但无显著性差异。

（2）金钮扣水及醇提物对枸橼酸所致豚鼠咳嗽的影响　方法同上。结果见表 5-58。

表 5-58　金钮扣水及醇提物对枸橼酸所致豚鼠咳嗽的影响（$\bar{x} \pm s$，n=10）

组别	剂量（g/kg）	咳嗽潜伏期（s）	咳嗽次数（次）
空白组	—	88.2±21.3	10.0±2.3
阳性药物组	0.30	166.9±18.4**	3.0±1.1**
水提低剂量组	4.28	113.5±13.7	7.0±2.8
水提中剂量组	8.56	117.4±22.5	8.0±1.9
水提高剂量组	17.12	138.6±16.2*	5.0±1.7*
醇提低剂量组	4.28	100.7±27.8	11.0±3.4
醇提中剂量组	8.56	126.5±22.1*	6.0±2.8*
醇提高剂量组	17.12	158.1±19.6**	4.0±1.4**

注：与空白组比较，**$P<0.01$，*$P<0.05$。

由表 5-58 可知，与对照组比较，水提物高剂量组咳嗽潜伏期由 88.2s 延长至 138.6s，咳嗽次数由 10 次减少为 5 次（$P<0.05$），低、中剂量虽能延长咳嗽潜伏期，咳嗽次数减少，但差异无统计学意义。醇提物高、中剂量组的咳嗽潜伏期为 126.5s 及 158.1s，高、中剂量组咳嗽次数分别为 4 次和 6 次（$P<0.05$ 或 $P<0.01$），低剂量组咳嗽潜伏期及咳嗽次数均无显著性差异（$P>0.05$）。

（3）金钮扣提取物对小鼠气管酚红分泌的影响　以 5% NaHCO$_3$ 作为溶剂，测定浓度为 0.25、0.50、0.75、1.00、1.50、2.00、2.50、3.00μg /mL 酚红的 OD 值，通过酚红浓度和 OD 值计算出回归方程，再根据回归方程计算各小鼠的气管酚红的排泄量。

取小鼠 80 只，雌雄各半，体重 18 ~ 22g，分组方法同上。实验前禁食不禁水 12h，各组按 0.2mL/10g 灌胃给药，每天 1 次，共 7d，其中空白组给予等体积生理盐水，阳性药物氯化铵于第 6d 给药，每天 1 次，连续 2d。末次给药后 30min，腹腔注射 2.5% 酚红生理盐水溶液 0.5mL/ 只，注射后 30min，颈椎脱臼处死小鼠，钝性分离甲状软骨至气管分支段气管，用 5% NaHCO$_3$ 溶液反复抽洗气管 3 次，每次 0.5mL，合并洗出液，装入试管中，以 1500r/min 转速离心 10min，取上清液，用分光光度计测 546nm 处 OD 值。根据回归方程计算出酚红的含量，根据酚红含量和动物体重计算出酚红校正量。结果见表 5-59。

表 5-59　金钮扣醇提取物不同萃取组分对小鼠气管酚红分泌量结果（$\bar{x} \pm s$，$n=10$）

组别	剂量（g/kg）	酚红分泌量（μg）	酚红校正（μg/g）
空白对照组	—	0.656±0.086	0.026±0.004
阳性药物组	1.0	1.338±0.024**	0.055±0.016**
石油醚组	17.12	0.655±0.087	0.027±0.012
氯仿组	17.12	0.623±0.099	0.023±0.002
乙酸乙脂组	17.12	1.014±0.023*	0.045±0.012**
正丁醇组	17.12	1.262±0.021*	0.053±0.024**
水溶部分组	17.12	0.563±0.058	0.018±0.014
醇高组	17.12	1.031±0.069*	0.045±0.020**

注：与空白组对照比较，**$P<0.01$，*$P<0.05$。

由表 5-59 可知，与空白对照组比较，金钮扣乙酸乙酯、正丁醇、醇提物组的酚红分泌量显著增加（$P<0.05$），酚红校正值也相应显著增加（$P<0.01$）；金钮扣石油醚、氯仿、水溶部分组酚红分泌量、酚红校正值有改善趋势，但

无显著性差异。

（4）金钮扣水及醇提物对小鼠气管酚红分泌量的影响　方法同上。结果见表5-60。

表5-60　金钮扣水及醇提物对小鼠气管酚红分泌量的影响（$\bar{x} \pm s$，$n=10$）

组别	剂量（g/kg）	酚红分泌量（μg）	酚红校正（μg/g）
空白组	—	0.375±0.050	0.016±0.003
氯化铵组	1.0	1.105±0.053**	0.042±0.014**
水提低剂量组	4.28	0.443±0.046	0.017±0.008
水提中剂量组	8.56	0.627±0.039*	0.020±0.007*
水提高剂量组	17.12	0.767±0.042**	0.033±0.003**
醇提低剂量组	4.28	0.416±0.042	0.018±0.009
醇提中剂量组	8.56	0.791±0.059**	0.031±0.005**
醇提高剂量组	17.12	0.871±0.034**	0.038±0.021**

注：与空白组比较，**$P<0.01$，*$P<0.05$。

由表5-60知，与对照组比较，水及醇提物各剂量组的酚红分泌量增加，但水及醇提物低剂量组均无显著性差异。随着药物剂量的增加，酚红分泌量也呈现增加的趋势。

以上结果表明，水和醇提取物具有化痰作用，且醇提取物化痰疗效优于水提取物。醇提取物化痰作用的有效成分主要集中在乙酸乙酯和正丁醇萃取部位。

（5）金钮扣水及醇提物对豚鼠哮喘潜伏期的影响　取体质量150～200g的豚鼠，置于诱咳引喘仪中，用0.2%磷酸组胺和2.0%氯化乙酰胆碱等量（1:1）混合液，喷雾10s，观察豚鼠的哮喘反应，选出哮喘潜伏期（从开始喷雾至出现抽搐、跌倒为止的时间即为豚鼠的哮喘潜伏期）不超过120s的豚鼠为合格动物用于实验。

取合格豚鼠80只，分组同上述方法。实验前禁食不禁水12h，各组按1mL/100g灌胃给药，每天1次，连续3d，其中空白组给予等体积生理盐水，阳性药物氨茶碱于第2d给药，每天1次，连续2d。末次给药后1h，将豚鼠放入诱咳引喘仪中，喷雾0.2%磷酸组胺和2.0%氯化乙酰胆碱等量混合液10s，观察记录豚鼠的哮喘潜伏期，延长6min以上者按6min计算。结果见表5-61。

表 5-61　金钮扣水及醇提物对豚鼠喷雾致喘法的影响（$\bar{x} \pm s$，$n=10$）

组别	剂量（g/kg）	哮喘潜伏期（s）
空白组	—	79.0±15.7
氨茶碱组	0.1	166.4±12.2*
水提低剂量组	4.28	49.2±15.4
水提中剂量组	8.56	65.0±17.1
水提高剂量组	17.12	68.4±22.0
醇提低剂量组	4.28	66.0±13.0
醇提中剂量组	8.56	71.5±16.4
醇提高剂量组	17.12	89.3±19.2

注：与空白组比较，**$P<0.01$，*$P<0.05$。

表 5-61 表明水和醇提取物均无平喘作用。

3.讨论　金钮扣为茄属植物，茄属植物具有降压等多种功效，而金钮扣则有散瘀、通经、消肿、止痛、止咳之功效，是中华老字号广东益和堂生产的传统名药沙溪凉茶的主要成分之一。本课题组前期的研究已发现金钮扣水提取物和醇提取物具有止咳和化痰的功效，但以醇提取物的疗效更佳。根据溶剂极性大小，笔者对醇提取物进一步萃取分离，探究金钮扣止咳、化痰有效成分的部位。结果显示，止咳化痰的有效成分主要集中在乙酸乙酯和正丁醇萃取部分，极性较小的石油醚、氯仿和极性较大的水溶性部分未明显显示其止咳、化痰的功效。

二、抗菌活性

1.实验材料

（1）材料　金钮扣由广东益和堂提供，经田素英副教授鉴别为水茄（*Solanum torvum* Swartz.）的干燥茎。

（2）供试菌种　耐甲氧西林金黄色葡萄球菌（methicillin resistance staphyloccocus aureus）、金黄色葡萄球菌（staphyloccocus aureus）、柠檬色葡萄球菌（lemon staphylococcus）、白色葡萄球菌（staphylococcus albus）、微球菌（micrococcus）、枯草芽孢杆菌（bacillus subtilis）、痢疾杆菌（shigella）、变形杆菌（proteobacterial）、大肠杆菌（escherichia coli）、伤寒杆菌（salmonella typhi），均由广东药学院基础学院微生物学与免疫学试验室提供。

（3）主要仪器　水平层流超净工作台，购自上海博迅实业有限公司医疗设备厂；ZD-85A 气浴恒温振荡器，购自江苏金坛市宏华仪器厂；HPX-9162MBE 数显电热恒温培养箱，购自上海博迅实业有限公司医疗设备厂；

（0～150）mm×0.02mm游标卡尺，购自安徽桐城量具厂。

（4）主要试剂　营养琼脂培养基，购自北京海淀区微生物培养制品厂，批号：20090108；乙醇、石油醚、氯仿和乙酸乙酯等，均为分析纯，市售。

2.方法与结果

（1）抑菌活性物质的制备方法　见图5-28。临用前用无菌蒸馏水将药敏纸片的各个部位的浓度稀释为2.820g/mL，药液的浓度稀释为1.714g/mL，测定MIC。

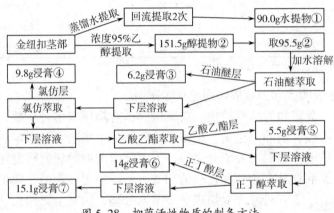

图5-28　抑菌活性物质的制备方法

（2）抑菌直径测定　将供试菌种分别接种在MH营养肉汤培养基上，置气浴恒温振荡器37℃培养12h，分别用细菌平板菌落计数法统计活菌菌落数。根据各种实验菌统计的活菌菌落数，分别用无菌生理盐水将菌悬液浓度调节为10^7CFU/mL。将（MH）固体琼脂培养基15mL溶化后，倾注于培养皿上，待冷凝固后，加入供试菌悬液0.1mL于MH平板中央，均匀涂布。含菌平板倒置干的直径5mm药敏纸片灭菌阴干，贴于含菌培养基上，每皿放置2片，各纸片间的距离均等，每一样品重复3次，同时用浸有溶剂的滤纸片做空白对照。将培养皿倒置于培养箱中，37℃培养24h，用十字交叉法测量抑菌圈直径，重复3次取平均值。结果见表5-62。

表5-62　金钮扣水及醇提物的抑菌作用（ *n*=3 ）

菌种编号	不同提取物抑菌直径（mm）	
	②	①
I	10.85	–
II	9.55	6.13
III	7.56	6.11
IV	7.48	6.29

续表

菌种编号	不同提取物抑菌直径（mm）	
	②	①
V	7.53	6.35
VI	6.22	5.89
VII	6.34	5.48
VIII	–	–
IX	–	–
X	–	–

注："—":无抑菌圈，纸片直径:5mm。Ⅰ.耐甲氧西林金黄色葡萄球菌；Ⅱ.金黄色葡萄球菌；Ⅲ.柠檬色葡萄球菌；Ⅳ.微球菌；Ⅴ.枯草芽孢杆菌；Ⅵ.痢疾杆菌；Ⅶ.白色葡萄球菌；Ⅷ.变形杆菌；Ⅸ.大肠杆菌；Ⅹ.伤寒杆菌（下同）。

（3）药敏菌最低抑菌浓度（MIC）测定　在无菌条件下，取10支无菌试管，第1支试管加入0.5mL MH肉汤及1.5mL各提取物药液，其余各支试管加入1mL MH肉汤，混匀第1支试管后按二倍稀释法稀释，使各管中的药液浓度分别为1.2855、0.6428、0.3214、0.1607、0.0803、0.0402、0.0201、0.0101g/mL。9号管为肉汤无菌生长对照管，10号管为细菌生长对照管。除9号管外，用无菌微量加样器在其余试管中加入稀释好的实验菌液各50μL，混合均匀。将培养皿置于培养箱中，37℃培养24h，观察是否有菌丝生长，与对照相比，如培养液出现膜状物或浑浊则标记为"+"，表明测试菌的生长不能被抑制，无膜状物且澄清透明则标记为"–"，表明测试菌的生长被抑制，以无菌丝生长的试管中药液浓度为MIC，重复3次。结果见表5–63。

表5–63　金钮扣醇提物对药敏菌种的最低抑菌浓度（n=3）

菌种	浓度（g/mL）									
	1	2	3	4	5	6	7	8	9无菌	10无药
	1.2855	0.6428	0.3214	0.1607	0.0803	0.0402	0.0201	0.0100	0.0000	0.0000
Ⅰ	–	–	–	–	+	++	+++	+++	–	+++
Ⅱ	–	–	–	–	+	+++	++++	++++	–	++++
Ⅲ	–	–	–	+	+++	+++++	+++++	+++++	–	+++++
Ⅳ	–	–	–	–	–	+	++	+++	–	+++
Ⅴ	–	–	–	–	+++	+++	+++	+++	–	+++
Ⅵ	–	–	–	+	+++	++++	++++	++++	–	++++
Ⅶ	–	–	–	–	++	++++	++++	++++	–	++++

注："–":无菌生长；"+":少许浑浊；"++":比较浑浊；"+++":很浑浊；"++++":非常浑浊；

"+++++"：最浑浊（下同）。

（4）金钮扣不同提取物的抑菌作用　在不同浸提物中，②③对耐甲氧西林金黄色葡萄球菌、金黄色葡萄球菌、柠檬色葡萄球菌、枯草芽孢杆菌、痢疾杆菌有抑制作用。④对白色葡萄球菌抑菌直径为 6.18 mm。而⑤⑥⑦对 7 种供试菌无抑制作用。见表 5-64。

表 5-64　金钮扣不同提取物的抑菌作用（n=3）

菌种	不同浸提物抑菌圈直径（mm）					
	③	④	⑤	⑥	⑦	②
I	9.98	–	–	–	–	10.51
II	8.13	–	–	–	–	9.97
III	6.86	–	–	–	–	7.84
IV	7.03	–	–	–	–	7.21
V	6.89	–	–	–	–	7.66
VI	6.16	–	–	–	–	6.06
VII		6.18	–	–	–	10.42

（5）金钮扣不同提取物的药敏菌最低抑菌浓度（MIC）　在 6 种药敏菌中，金钮扣石油醚提取物③对耐甲氧西林金黄色葡萄球菌和微球菌作用最强，对金黄色葡萄球菌也有较强的抑制活性，但对柠檬色葡萄球菌、枯草芽孢杆菌、痢疾杆菌的抑制作用较弱。金钮扣氯仿提取物④对白色葡萄球菌的 MIC 为 0.0803mm，具体见表 5-65、表 5-66。

表 5-65　金钮扣石油醚提取物对药敏菌种的最低抑菌浓度（n=3）

菌种	浓度（g/mL）									
	1	2	3	4	5	6	7	8	9 无菌	10 无药
	1.2855	0.6428	0.3214	0.1607	0.0803	0.0402	0.0201	0.0100	0.0000	0.0000
I	–	–	–	–	–	+	++	+++	–	+++
II	–	–	–	–	+	++	++	+++		++++
III	–	–	–	+	++	+++	++++	+++++		+++++
IV	–	–	–	–	–	++	+++			+++
V	–	–	–	+	+	++	++	+++		+++
VI	–	–	–	++	++	+++	+++	+++		++++

表 5-66　金钮扣氯仿提取物对药敏菌种的最低抑菌浓度（ *n*=3 ）

菌种	浓度（g/mL）									
	1	2	3	4	5	6	7	8	9 无菌	10 无药
	1.2855	0.6428	0.3214	0.1607	0.0803	0.0402	0.0201	0.0100	0.0000	0.0000
Ⅶ	-	-	-	-	-	+	++	+++	-	+++

3. 讨论　在金钮扣提取物对耐甲氧西林金黄色葡萄球菌（MRSA）等 10 种微生物抗菌活性的研究中，②的抑菌作用优于①。被抑制的细菌中既有革兰阳性菌（ G⁺ ），又有革兰阴性菌（ G⁻ ），既有球菌又有杆菌，可见金钮扣为广谱的抑菌药材。②对 G⁺ 菌的抑制效果比 G⁻ 菌的抑制效果好。原因考虑为金钮扣中抑菌成分可以透过 G⁺ 菌细胞壁中肽聚糖层，进入细菌体内产生作用，而对 G⁻ 菌细胞壁的类脂质没有破坏作用，无法进入细菌内部。

另外，试验还对②做进一步的抑菌成分研究，发现③及④对供试菌有抑制作用。课题组前期在金钮扣化学成分研究中发现，③中含有 6 个不同结构的三萜化合物。刘高强提到三萜类物质具有抗菌作用，在该课题的石油醚提取物中分离得到的三萜类化合物可能是重要的抑菌成分，故应在药理学方面对其进行进一步研究，为开发新的抗菌药物奠定科学基础。

三、解热作用

1. 实验材料

（1）材料　金钮扣药材（由广东益和堂制药有限公司提供，产地广西柳州来宾市），经广东药学院中山校区实验中心田素英副教授鉴别为水茄（ *Solanum torvum* Swartz. ）的干燥茎；金钮扣水、醇提取物的制备：取药材粗粉（过 2 号筛）与纯化水或 95% 乙醇先后按 1:10、1:8 的比例回流提取 2 次，每次 1h，双层纱布过滤，合并 2 次滤液，75℃条件下加热浓缩直至得到流浸膏（金钮扣水、醇提取率分别为 6.13%、5.99%）；阿司匹林肠溶片（Bayer Vital Gmbh，批号 BTATRC12008-06）；高活性干酵母菌（安琪酵母股份有限公司，批号 GB/T20866）。

（2）动物　KM 种小白鼠（体质量 18～22g），SD 大鼠（体质量 220～250g），由广东省实验动物中心提供，SPF 级，许可证号为 SCXK（粤）2006-0015。由广州中医药大学中山附属医院动物实验室饲养，室温控制在（20±2）℃，湿度控制在 60%。

（3）仪器　JA2003 型电子天平（上海恒平科学仪器有限公司）；HRQ-A2 型电子温度计（郑州豪润奇电子科技公司）。

（4）统计学方法 采用SPSS17.0统计分析，数据以$\bar{x}\pm s$表示，组间比较用配对T检验。

2.方法与结果

（1）金钮扣水、醇提取物对酵母菌致热大鼠的解热作用 取200～250g的雄性大鼠，禁食不禁水12h后，每天于平行时间点连续测量直肠温并记录数据，连续测量3d，取温度变化（$\triangle T$）<0.3℃的合格大鼠80只，按$\triangle T$随机分为8组，分别为空白对照组、阿司匹林组（0.10g/kg）、醇提物高剂量组（17.12g生药/kg）、醇提物中剂量组（8.56g生药/kg）、醇提物低剂量组（4.28g生药/kg）、水提物高剂量组（17.12g生药/kg）、水提物中剂量组（8.56g生药/kg）、水提物低剂量组（4.28g生药/kg）。每组10只，灌胃给药，给药容积为1mL/100g，连续给药7d。试验前禁食不禁水12h，测量大鼠直肠温作为基础体温，每组按1mL/100g皮下注射致热剂（18%酵母菌）致热，6h后体温平均升高>2℃，灌胃给药，并测出药后2h、3h、4h、6h、8h的温度，计算各时间点与基础体温的ΔT。结果见表5-67。

表5-67 金钮扣水、醇提取物对酵母菌致热大鼠的解热作用（$\bar{x}\pm s$, $n=10$）

组别	剂量（g/kg）	6h发热$\triangle T$	药后2h$\triangle T$	药后3h$\triangle T$	药后4h$\triangle T$	药后6h$\triangle T$	药后8h$\triangle T$
空白对照组	—	2.17±0.72	2.87±0.75	2.94±0.73	3.18±0.65	2.47±0.77	1.98±0.63
阿司匹林组	0.10	2.12±0.67	1.82±0.81[b]	2.19±0.73[a]	1.69±0.56[c]	1.61±0.91[a]	1.05±0.59[b]
醇提高剂量组	17.12	2.61±0.88	2.14±0.6[a]	1.91±0.59[b]	1.72±0.79[c]	1.08±0.69[c]	1.00±0.58[c]
醇提中剂量组	8.56	2.18±0.62	1.83±0.41[b]	1.83±0.41[c]	1.00±0.71[c]	0.96±0.5[c]	0.72±0.45[c]
醇提低剂量组	4.28	2.19±0.55	2.42±0.64	2.27±0.6[a]	1.95±0.66[c]	1.28±0.54[b]	1.11±0.45[c]
水提高剂量组	17.12	2.25±0.42	2.28±0.28[a]	2.16±0.46[a]	2.11±0.32[c]	1.81±0.37[a]	1.31±0.57[a]
水提中剂量组	8.56	2.06±0.74	2.61±0.67	2.29±0.65[a]	1.95±0060[c]	1.71±0.81[a]	1.30±0.65[a]
水提低剂量组	4.28	1.84±0.94	2.20±0.64[a]	1.88±0.43[c]	1.86±0.56[c]	1.41±0.52[b]	1.30±0.54[a]

注：与空白对照组比较，[c]$P<0.001$，[b]$P<0.01$，[a]$P<0.05$。

从表5-67可以看出，注射酵母菌后6h，各组体温均有升高，平均升高2.17℃，各组体温升高均匀。药后在同一时间点平行比较，阿司匹林组与各药物组均有不同程度的退热效果，与空白对照组相比差异有显著性。其中药后2h醇提物高、中剂量组与水提物高、低剂量组 *P* 分别 <0.05、0.01、0.05、0.05；药后3h醇提物高、中、低剂量组与水提物高、中、低剂量组 *P* 分别 <0.01、0.001、0.05、0.05、0.05、0.001；药后4h各给药组 *P* 均 <0.001；药后6h醇提物高、中剂量组与水提物高、低剂量组 *P* 分别 <0.001、0.001、0.01、0.05、0.05、0.01；药后8h醇提物各剂量组 *P* 均 <0.001，水提物各剂量组 *P* 均 <0.05。

（2）金钮扣不同提取部位对酵母菌致热大鼠的解热作用

1）金钮扣不同部位提取方法：取药材粗粉与95%乙醇先后以1∶10、1∶8比例于75℃水浴下回流2次，每次1h，双层纱布过滤，合并2次滤液，75℃水浴挥醇至得到醇提取物流浸膏。用石油醚、氯仿、乙酸乙酯、正丁醇依次按极性大小萃取，得到石油醚萃取物、氯仿萃取物、乙酸乙酯萃取物、正丁醇萃取物、水层。醇提取物流浸膏的提取率为5.99%，石油醚萃取物的提取率为0.52%，氯仿萃取物的提取率为0.78%，乙酸乙酯萃取物的提取率为0.28%，正丁醇萃取物的提取率为0.72%，水层的提取率为0.94%。

2）对酵母菌致热大鼠的解热作用：动物分组及给药方法同上，结果见表5-68。

表 5-68　金钮扣不同萃取组分对酵母菌致热大鼠的解热作用（$\bar{x} \pm s$, *n*=10）

组别	剂量（g/kg）	6h 发热 ⊿T	药后 2h⊿T	药后 3h⊿T	药后 4h⊿T	药后 6h⊿T	药后 8h⊿T
空白对照组	—	2.34± 0.56	3.47± 0.35	3.05± 0.45	3.03± 0.53	2.92± 0.53	2.20± 0.50
阿司匹林组	0.10	1.72± 1.02	2.04± 0.40***	1.64± 0.46***	1.52± 0.36***	1.96± 0.59**	2.23± 0.64
醇提组	17.12	2.03± 0.56	2.27± 0.57***	2.43± 0.34**	2.06± 0.61**	2.36± 0.54*	1.96± 0.36
石油醚给	17.12	2.40± 0.57	2.40± 0.60***	2.33± 0.87*	2.41± 0.59*	2.19± 0.76*	1.46± 0.68*
氯仿组	17.12	1.37± 0.62	2.38± 0.46***	1.67± 0.65***	1.86± 0.64***	1.70± 0.62***	1.52± 0.68*
乙酸乙酯组	17.12	2.48± 0.57	3.00± 0.36**	2.14± 0.65**	2.33± 0.36**	2.22± 0.58*	1.63± 0.54*
正丁醇组	17.12	1.60± 0.61	1.82± 0.42***	1.73± 0.58***	2.27± 0.51**	2.15± 0.66*	1.95± 0.44
水层组	17.12	2.19± 0.78	2.84± 0.79*	2.55± 0.55*	2.20± 0.82*	2.14± 0.44*	2.08± 0.12

注：与空白对照组比较，***P<0.001，**P<0.01，*P<0.05。

表 5-68 表明，水和醇提取物均有一定解热作用，且醇提取物作用优于水提取物，醇提取物当中起解热作用的主要成分可能来自氯仿、乙酸乙酯、正丁醇部位。

四、镇痛作用

1. 实验材料

（1）材料　金钮扣药材（由广东益和堂制药有限公司提供，产地广西柳州来宾市），经广东药学院中山校区实验中心田素英副教授鉴别为水茄（*Solanum torvum* Swartz.）的干燥茎；金钮扣水、醇提取物的制备：取药材粗粉（过 2 号筛）与纯化水或 95% 乙醇先后按 1∶10、1∶8 的比例回流提取 2 次，每次 1h，双层纱布过滤，合并 2 次滤液，75℃条件下加热浓缩直至得到流浸膏（金钮扣水、醇提取率分别为 6.13%、5.99%）。罗通定片（成都市前江制药厂，批号：071005）；冰醋酸（分析纯）。

（2）动物　KM 种小白鼠（体质量 18～22g），SD 大鼠（体质量 220～250g），由广东省实验动物中心提供，SPF 级，许可证号为 SCXK（粤）2006－0015。由广州中医药大学中山附属医院动物实验室饲养，室温控制在（20±2）℃，湿度控制在 60%。分组为：空白对照组、罗通定组（0.06g/kg）、醇提物高剂量组（17.12g 生药 /kg）、醇提物中剂量组（8.56g 生药 /kg）、醇提物低剂量组（4.28g 生药 /kg）、水提物高剂量组（17.12g 生药 /kg）、水提物中剂量组（8.56g 生药 /kg）、水提物低剂量组（4.28g 生药 /kg）。

（3）仪器　RB-200 型智能热板仪（成都泰盟科技有限公司）；JA2003 型电子天平（上海恒平科学仪器有限公司）。

（4）统计学方法　采用 SPSS17.0 统计分析，数据以 $\bar{x}\pm s$ 表示，组间比较用配对 T 检验。

2. 方法与结果

（1）热板法　取 18～22g 雌性小鼠，置于（55±0.5）℃热板上，记录小鼠的痛阈值（自放在热板上至出现舔后足所需的时间），测两次取平均值作为该鼠给药前痛阈值。凡痛阈值小于 5s 或者大于 30s 者弃之。取合格小鼠 80只，按药前痛阈值将小鼠随机分成 8 组，分别是空白对照组，罗通定组，醇提物高、中、低剂量组，水提物高、中、低剂量组，每组 10 只。灌胃给药，给药容积 0.2mL/10g，除阳性组仅末次给药，其他组连续给药 7d，末次给药后分别于 30min、60min、90min、120min 测小鼠药后不同时间下的痛阈值。

1）金钮扣提取物的镇痛作用：结果见表 5-69。

表 5-69　金钮扣水、醇提取物对小鼠的镇痛作用（热板法）（$\bar{x} \pm s$, n=10）

组别	剂量（g/kg）	药后 30min 痛阈值	药后 60min 痛阈值	药后 90min 痛阈值	药后 120min 痛阈值
空白对照组	—	11.0±3.2	12.4±3.5	11.0±4.1	9.4±2.5
罗通定组	0.06	60.0±0.0[a]	60.0±0.0[a]	60.0±0.0[a]	60.0±0.0[a]
醇提高剂量组	17.12	11.2±3.3	11.4±5.1	11.8±5.2	10.1±4.7
醇提中剂量组	8.56	10.6±3.2	12.8±4.3	12.5±5.1	12.4±5.4
醇提低剂量组	4.28	17.54±0.06	19.0±0.8	11.2±6.1	11.8±6.9
水提高剂量组	17.12	14.5±7.0	10.6±2.2	13.2±5.9	13.1±6.0
水提中剂量组	8.56	12.3±6.9	13.4±4.1	14.4±5.7	11.8±7.0
水提低剂量组	4.28	11.6±3.0	15.3±8.4	12.8±4.6	11.6±5.6

注：与空白对照组比较，[a]$P<0.001$。

从表 5-69 可以看出，与空白组相比，除阳性药对照组外，各给药组痛阈值基本上没有显著性差异。

2）金钮扣不同部位对小鼠的镇痛作用：动物分组及给药方法同上，结果见表 5-70。

表 5-70　金钮扣不同萃取组分对小鼠的镇痛作用（热板法）（$\bar{x} \pm s$, n=10）

组别	剂量（g/kg）	药后 30min 痛阈值	药后 60min 痛阈值	药后 90min 痛阈值	药后 120min 痛阈值
空白对照组	—	18.46±7.34	15.69±4.66	14.82±5.74	20.44±10.86
罗通定组	0.06	60.00±0.00***	60.00±0.00***	60.00±0.00***	60.00±0.00***
醇提组	17.12	11.89±4.26	11.94±2.26	11.18±3.80	12.88±3.21
石油醚油	17.12	26.89±10.98	24.74±10.66	17.97±6.53	19.49±10.6
氯仿组	17.12	14.11±3.44	21.10±9.61	17.72±6.05	19.69±7.40
乙酸乙酯组	17.12	15.23±2.13	20.19±7.42	19.97±8.80	12.97±4.85
正丁醇组	17.12	15.61±4.14	13.96±6.35	20.80±6.49*	19.27±8.46
水层组	17.12	14.49±4.65	19.30±8.21	15.77±6.96	17.02±9.54

注：与空白对照组比较，***$P<0.001$，**$P<0.01$，*$P<0.05$。

从表 5-70 可知，与空白组相比，除阳性药对照组外，各给药组痛阈值基本上没有显著性差异。

（2）扭体法　取 18～22g 小鼠 80 只，雌雄各半，分组及给药同上。末次给药后 1h，腹腔注射 0.7% 冰醋酸 0.2mL/ 只。观察小鼠出现首次扭体反应的时间及 60min 内扭体的次数，并计算各组镇痛百分率。

1）金钮扣提取物对小鼠的镇痛作用：动物分组及给药方法同上，结果见表 5-71。

表 5-71　金钮扣水、醇提取物对小鼠的镇痛作用（扭体法）（$\bar{x} \pm s$，n=10）

组别	剂量 (g/kg)	药后 30min 痛阈值	药后 60min 痛阈值	镇痛百分率（%）
空白对照组	—	428.3±75.9	25.9±6.3	—
罗通定组	0.06	538.6±95.8[b]	12.5±3.9[c]	51.74
醇提高剂量组	17.12	521.4±174.6[a]	12.3±7.5[c]	61.68
醇提中剂量组	8.56	464.9±241.0	14.6±9.8[c]	54.52
醇提低剂量组	4.28	439.2±177.8	18.8±7.9[c]	41.43
水提高剂量组	17.12	412.8±62.3	15.5±5.1[c]	40.15
水提中剂量组	8.56	437.9±144.3	17.8±8.9[a]	31.27
水提低剂量组	4.28	353.7±100.4	27.8±6.4	0.00

注：与空白对照组比较，[c]$P<0.001$，[b]$P<0.01$，[a]$P<0.05$。

由表 5-71 可以看出，与空白对照组相比，各给药组的药后（30min）初次扭体时间除醇提高剂量组有显著性差异（$P<0.05$），其余各组均无显著性差异；注射冰醋酸后 60min 内扭体次数醇提高、中、低剂量组均能显著减少，P 均 <0.001，水提高、中剂量组 P 分别 <0.001、0.05。

2）金钮扣不同部位对小鼠的镇痛作用：结果见表 5-72。

表 5-72　金钮扣不同萃取组分对小鼠的镇痛作用（扭体法）（$\bar{x} \pm s$，n=10）

组别	剂量（g/kg）	药后 30min 痛阈值	药后 60min 痛阈值	镇痛百分率（%）
空白对照组	—	219.00±31.79	38.50±7.40	—
罗通定组	0.06	301.80±51.30***	24.10±6.52***	37.40
醇提组	17.12	300.50±36.04***	30.00±8.00*	22.08
石油醚油	17.12	318.30±55.12***	25.33±14.73*	34.20
氯仿组	17.12	264.60±37.14**	28.20±11.31*	26.75
乙酸乙酯组	17.12	314.80±44.55***	28.00±9.22*	27.27
正丁醇组	17.12	265.00±42.09*	27.20±9.03**	29.35
水层组	17.12	370.50±49.28***	24.10±5.65***	37.40

注：与空白对照组比较，***$P<0.001$，**$P<0.01$，*$P<0.05$。

由表 5-72 可以看出，各给药组均能不同程度推迟初次扭体出现时间，减少扭体次数，与空白对照组相比，初次扭体时间在醇提组、石油醚组、乙酸乙酯组、水层组 $P<0.001$，氯仿组、正丁醇组 $P<0.05$；60min 内扭体次数在水

层组 $P<0.001$，其余组 $P<0.05$。

3. 讨论　表 5-69 至表 5-72 表明，水、醇提取物及醇提取物萃取物对中枢性镇痛作用很弱。水、醇提取物具有一定的对抗外周性镇痛作用，且醇提取物作用优于水提取物，当中起镇痛作用的主要成分可能来自于正丁醇、水溶性组分。

五、抗炎作用

1. 抗急性炎症作用（足趾肿胀法）

（1）实验材料

1）材料：金钮扣药材由广东益和堂制药有限公司提供，产地广西柳州来宾市，经广东药学院中山校区实验中心田素英副教授鉴别为水茄（*Solanum torvum* Swartz.）的干燥茎；药材打成粉，过标准检验二号筛得到粗粉，按常规水提法提取（提取率 6.13%）。另取金钮扣按常规醇提法提取（提取率 5.99%）；将醇提取物流浸膏用石油醚、氯仿、乙酸乙酯、正丁醇依次按极性大小萃取，得到石油醚萃取物（提取率 0.52%）、氯仿萃取物（提取率 0.78%）、乙酸乙酯萃取物（提取率 0.28%）、正丁醇萃取物（提取率 0.72%）、水层（提取率 0.94%）。吲哚美辛（临汾奇林药业有限公司，批号：070611）。

2）动物及分组：KM 种小白鼠（体质量 18～22g），由广东省实验动物中心提供，SPF 级，许可证号为 SCXK（粤）2006－0015。由广州中医药大学中山附属医院动物实验室饲养，室温控制在（20±2）℃，湿度控制在 60%。

分组：空白对照组、吲哚美辛组（0.015g/kg）、阿司匹林组（0.2g /kg）、醇提物高剂量组（17.12g 生药／kg）、醇提物中剂量组（8.56g 生药／kg）、醇提物低剂量组（4.28g 生药／kg）、水提物高剂量组（17.12g 生药／kg）、水提物中剂量组（8.56g 生药／kg）、水提物低剂量组（4.28g 生药／kg）。

3）仪器：JA2003 型电子天平（上海恒平科学仪器有限公司）。

4）统计学方法：采用 SPSS17.0 统计分析，数据以 $\bar{x}\pm s$ 表示，组间比较用配对 T 检验。

（2）方法与结果

1）金钮扣水、醇提物的抗急性炎症作用（足趾肿胀法）：取 18～22g 小鼠 80 只，雌雄各半，随机分为 8 组，分别为空白对照组，吲哚美辛组，醇提物高、中、低剂量组，水提物高、中、低剂量组。除阳性组仅给药第 5、6、7d，其他组每天给药一次，给药容积 0.2mL/10g，连续给药 7d，末次给药后 1h 测小鼠右侧足趾容积，然后右侧足趾皮下注射 10% 鸡蛋清 0.01mL/ 只，测注射蛋清后 0.5h、1h、2h、4h、6h 小鼠右足趾容积，并计算足趾肿胀百分率。结果见表 5-73。

表 5-73　金钮扣水、醇提物抗急性炎症作用（足趾肿胀法）（$\bar{x} \pm s$，$n=10$）

组别	剂量 (g/kg)	足趾肿胀率 /%				
		0.5h	1h	2h	4h	6h
空白对照组	—	55.19± 10.77	29.88± 17.16	33.54± 18.56	48.24± 19.52	40.52± 12.15
吲哚美辛组	0.015	28.21± 9.92***	11.12± 8.53*	17.74± 7.54***	12.76± 11.25***	12.85± 4.91***
醇提高剂量组	17.12	10.65± 7.37***	12.40± 7.58***	10.42± 2.52***	7.54± 8.39***	18.34± 8.83***
醇提中剂量组	8.56	10.77± 3.82***	17.16± 11.34*	0.00± 0.00***	0.00± 0.00***	1.41± 0.54***
醇提低剂量组	4.28	36.43± 15.89*	27.67± 9.29	16.34± 9.44**	10.35± 8.74***	13.87± 5.24***
水提高剂量组	17.12	30.83± 3.71*	15.88± 10.19*	15.02± 13.69*	16.19± 13.69***	12.91± 5.05***
水提中剂量组	8.56	13.57± 8.92***	16.10± 8.94*	13.30± 8.03**	15.51± 6.47***	16.27± 4.46***
水提低剂量组	4.28	27.87± 12.32***	16.00± 8.94*	9.57± 6.70***	8.24± 5.54***	12.28± 7.79***

注：与空白对照组比较，***$P<0.001$，**$P<0.01$，*$P<0.05$。

由表 5-73 可见，与同时间点空白对照组比较，金钮扣醇提高剂量组抗急性炎症效果最好，各时间点 $P<0.001$；其次为醇提中剂量组及水提低剂量组，在 1h $P<0.05$，其他时间点 $P<0.001$；接下来是水提低剂量组，在 0.5、4、6h $P<0.001$，1、2h $P<0.05$ 或 $P<0.01$；水提高剂量组在 4、6h $P<0.001$，0.5、1、2h $P<0.05$；醇提低剂量组在 4、6h $P<0.001$，0.5、2h $P<0.05$ 或 $P<0.01$。

2）金钮扣醇提物不同萃取物的抗急性炎症作用（足趾肿胀法）：动物分组及给药方法同上，结果见表 5-74。

表 5-74　金钮扣醇提物不同萃取物抗急性炎症作用（足趾肿胀法）（$\bar{x} \pm s$，$n=10$）

组别	剂量 （g/kg）	足趾肿胀率（%）				
		0.5h	1h	2h	4h	6h
生理盐水组	—	0.98± 0.36	1.24± 0.40	0.91± 0.29	0.58± 0.22	0.64± 0.27

续表

组别	剂量（g/kg）	足趾肿胀率（%）				
		0.5h	1h	2h	4h	6h
吲哚美辛组	0.015	0.48±0.03**	0.39±0.08***	0.35±0.03***	0.18±0.05***	0.12±0.06***
醇高组	17.12	0.25±0.03***	0.23±0.07***	0.24±0.07***	0.11±0.05***	0.14±0.05***
石油醚组	17.12	0.12±0.04***	0.12±0.01***	0.10±0.02***	0.14±0.06***	0.00±0.00***
氯仿组	17.12	0.18±0.06***	0.36±0.05***	0.12±0.08***	0.16±0.05***	0.13±0.05***
乙酸乙酯	17.12	0.46±0.03**	0.30±0.07***	0.46±0.01***	0.25±0.09**	0.17±0.02***
正丁醇组	17.12	0.44±0.01***	0.29±0.11***	0.23±0.09***	0.24±0.02***	0.14±0.05***
水层组	17.12	0.43±0.20**	0.54±0.08***	0.21±0.02***	0.21±0.05***	0.17±0.08***

注：与空白对照组比较，***$P<0.001$，**$P<0.01$，*$P<0.05$。

由表 5-74 知，与同时间点空白对照组比较，各组均能不同程度降低小鼠足趾肿胀率，除 0.5h 乙酸乙酯组、水层组和 4h 乙酸乙酯组、正丁醇组 $P<0.01$ 外，其余时间点 P 均 <0.001。

2. 抗慢性炎症作用（棉球肉芽法）

（1）实验材料

1）材料：金钮扣药材由广东益和堂制药有限公司提供，产地广西柳州来宾市，经广东药学院中山校区实验中心田素英副教授鉴别为水茄（*Solanum torvum* Swartz.）的干燥茎；药材打成粉，过标准检验二号筛得到粗粉，按常规水提法提取（提取率 6.13%）。另取金钮扣按常规醇提法提取（提取率 5.99%）；将醇提取物流浸膏用石油醚、氯仿、乙酸乙酯、正丁醇依次按极性大小萃取，得到石油醚萃取物（提取率 0.52%）、氯仿萃取物（提取率 0.78%）、乙酸乙酯萃取物（提取率 0.28%）、正丁醇萃取物（提取率 0.72%）、水层（提取率 0.94%）。阿司匹林肠溶片（Bayer Vital Gmbh，批号 BTATRC12008-06）。

2）动物：KM 种小白鼠（体质量 18 ～ 22g），由广东省实验动物中心提供，SPF 级，许可证号为 SCXK（粤）2006 － 0015。由广州中医药大学中山附属医院动物实验室饲养，室温控制在（20±2）℃，湿度控制在 60%。

分组为：空白对照组、阿司匹林（0.2g /kg）、醇提物高剂量组（17.12g

生药 /kg）、醇提物中剂量组（8.56g 生药 /kg）、醇提物低剂量组（4.28g 生药 /
kg）、水提物高剂量组（17.12g 生药 /kg）、水提物中剂量组（8.56g 生药 /kg）、
水提物低剂量组（4.28g 生药 /kg）。

3）仪器：JA2003 型电子天平（上海恒平科学仪器有限公司）。

4）统计学方法：采用 SPSS17.0 统计分析，数据以 $\bar{x} \pm s$ 表示，组间比较
用配对 T 检验。

（2）方法与结果

1）金钮扣水、醇提物的抗慢性炎症作用（棉球肉芽法）：取 20 ～ 25g 雄
性小鼠 80 只，随机分为 8 组，除阳性组为阿司匹林外，其余各组同上，每组
10 只。各组腹腔注射戊巴比妥钠 30mg/kg 麻醉，无菌状态下在小鼠的腋窝部
皮下切开一小口，将高压灭菌棉球（20mg/ 个，经青链霉素浸泡）植入腋窝
皮下，随即缝合皮肤，常规消毒。灌胃给药，给药容积 0.2mL/10g，连续给药
7d，末次给药后 1h 脱颈椎处死小鼠，然后将棉球连同周围组织一起取出，剔
除脂肪于电子天平称重，减去棉球重得到湿重；再放入 55℃烘箱中烘至恒重
并称重，减去棉球重得到干重，最后计算湿棉球体重系数和干棉球体重系数。
结果见表 5-75。

表 5-75　金钮扣水、醇提物的抗慢性炎症作用（棉球肉芽法）（ $\bar{x} \pm s$，n=10 ）

组别	剂量 (g/kg)	药后 30min 痛阈值	药后 60min 痛阈值
空白对照组	—	0.69±0.12	0.073±0.028
阿司匹林组	0.20	0.54±0.12*	0.048±0.017*
醇提高剂量组	17.12	0.56±0.06**	0.054±0.059*
醇提中剂量组	8.56	0.56±13*	0.051±0.013*
醇提低剂量组	4.28	0.53±0.19*	0.067±0.016
水提高剂量组	17.12	0.64±0.14	0.066±0.027
水提中剂量组	8.56	0.55±0.05**	0.059±0.021
水提低剂量组	4.28	0.64±0.12	0.068±0.021

注：与空白对照组比较，*P<0.05，**P<0.01。

从表 5-75 可以看出，与空白对照组比较，醇提高剂量组和水提低剂量组
的湿棉球体质量系数 P<0.01；醇提中、低剂量组的湿棉球体质量系数和醇提
高、中剂量组的干棉球体质量系数 P<0.05。

2）金钮扣水、醇提物的抗慢性炎症作用（棉球肉芽法）：动物分组及给
药方法同上，结果见表 5-76。

表 5-76　金钮扣醇提物不同萃取物的抗慢性炎症作用（棉球肉芽法）（$\overline{x} \pm s$，$n=10$）

组别	剂量 (g/kg)	药后 30min 痛阈值	药后 60min 痛阈值
生理盐水组	—	0.43±0.069	0.043±0.014
阿司匹林组	0.05	0.32±0.053***	0.029±0.006*
醇高组	17.12	0.35±0.057*	0.032±0.011*
石油醚组	17.12	0.35±0.052*	0.031±0.007
氯仿组	17.12	0.33±0.061**	0.028±0.009*
乙酸乙酯组	17.12	0.38±0.028*	0.039±0.008
正丁醇组	17.12	0.36±0.058*	0.037±0.013
水层组	17.12	0.37±0.049**	0.037±0.009*

注：与空白对照组比较，*P<0.05，**P<0.01，***P<0.001。

由表 5-76 知，与空白对照组比较，氯仿组和水层组的湿棉球体质量系数 P<0.01，其余各给药组 P 均 <0.05；醇提高剂量组、氯仿组和水层组的干棉球体质量系数 P<0.05。

3.讨论　结果表明，金钮扣水、醇提取物具有一定的对抗急性炎症作用，且醇提取物作用优于水提取物，对抗慢性炎症作用较弱。醇提物的各种萃取物的抗急性炎症效果均较好，在各时间点均有较好的抑制炎症组织液渗出的作用。对于植入棉球造成的炎症组织细胞增生和组织液渗出，金钮扣醇提物各组抗炎效果略强于金钮扣水提物各组，在醇提物的各种萃取物中氯仿组和水层组能较好地抑制炎症组织细胞增生和组织液渗出。

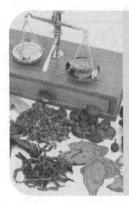

第六章
单味药材成分、鉴别及质量标准研究

本章介绍的抱石莲、抱树莲、臭茉莉、桑叶、野菊花、广地龙等地产药材都是中成药及医院制剂中的主要原料药,梅全喜教授团队对其化学成分、鉴别及质量标准开展了研发,为制剂生产提供了依据。

第一节　抱石莲的化学成分研究

抱石莲为水龙骨科植物抱石莲 *Lepidogrammitis drymoglossoides*(Bak.)Ching 的全草,生于海拔 880 ~ 1580m 的常绿阔叶林下岩石上或树干上;分布于长江流域以南各省区及福建、湖北、陕西和甘肃等地;具有凉血解毒,治瘰疬之功效;用于小儿高热、肺结核、风湿性关节炎、跌打肿痛、疮痈肿毒、各种出血等。药理及临床研究方面的文献报道,抱石莲具有抗炎、镇痛、抑菌、降血脂作用;用于治疗风湿热痹、小儿暑热症;湿敷治疗带状疱疹;水煎液治疗肛门出血;配伍治疗支气管炎、支气管哮喘;复方治疗乙型肝炎等。

关于该植物化学成分研究的报道较少,目前仅从该植物中分离得到 20 多个化合物。为更好地揭示其化学成分,深入阐明抱石莲的药效物质基础,本课题组对广东新会产抱石莲全草的 95% 乙醇提取物进行了系统研究。实验所用抱石莲药材于 2011 年 10 月采于广东新会,经广州中医药大学潘超美教授鉴定为水龙骨科植物抱石莲 *Lepidogrammitis drymoglossoides*(Bak.)Ching 的干燥全草。标本（LY 20111023）保存于广州中医药大学中药化学教研室。

一、石油醚部位成分研究

从其乙醇提取物的石油醚部位分离并鉴定了 5 个化合物，分别为里白醇（1）、乌苏酸（2）、豆甾醇（3）、硬脂酸（4）、β–谷甾醇（5），具体提取、分离与鉴定方法如下。

1. 提取与分离　取干燥的抱石莲全草 21kg，用 95% 乙醇溶液加热回流提取 2 次，每次 2h，提取液减压回收溶剂后得乙醇浸膏。以适量蒸馏水分散浸膏，依次以等体积的石油醚、氯仿、乙酸乙酯、正丁醇萃取，减压回收溶剂后得石油醚部位 239.5g、氯仿部位 132.0g、乙酸乙酯部位 56.0g、正丁醇部位 122.5g、水部位 280.9g。取石油醚部位 100g 通过硅胶（200 ～ 300 目）柱色谱，以石油醚 – 乙酸乙酯（1:0 → 0:1，V/V）梯度洗脱，每 50mL 为一份，经 TLC 检测，合并主斑点相同组分，浓缩后得 8 个部分（Fr.1 ～ Fr.8）。其中，Fr.2 用 Sephadex LH–20 凝胶柱色谱分离，氯仿 – 甲醇（2:1，V/V）洗脱，得到化合物 4（14.5mg）。Fr.4 用硅胶（300 ～ 400 目）柱色谱分离，石油醚 ～ 乙酸乙酯（30:1，V/V）洗脱，TLC 检测，合并主斑点相同组分，对合并的各组分再经反复硅胶（300 ～ 400 目）柱色谱和 Sephadex LH–20 凝胶柱色谱分离，氯仿 – 甲醇（2:1，V/V）洗脱，得到化合物 2（40.1mg）和化合物 3（972.9mg）。Fr.5 用 Sephadex LH–20 凝胶柱色谱分离，氯仿 – 甲醇（1:1，V/V）洗脱，得到化合物 1（4.4mg）。Fr.8 经重结晶，得到化合物 5（161.2mg）。

2. 结构鉴定

（1）化合物 1　无色片状结晶（石油醚），mp246 ～ 248℃ .Lieberman-Buchard 反应为阳性，硫酸 – 乙醇加热显紫红色斑点。^{1}H-NMR（CDCl$_3$，500MHz）δ（ppm）：1.20（3H，s，H–30），1.18（3H，s，H–29），0.95（6H，s，H–26、27），0.84（3H，s，H–23），0.81（3H，s，H–25），0.79（3H，s，H–24），0.76（3H，s，H–28）；^{13}C-NMR（CDCl$_3$，500MHz）δ（ppm）：40.50（C–1），18.90（C–2），42.10（C–3），33.42（C–4），56.29（C–5），18.90（C–6），32.15（C–7），41.43（C–8），50.53（C–9），37.59（C–10），21.10（C–11），24.34（C–12），50.03（C–13），42.04（C–14），34.57（C–15），22.16（C–16），54.10（C–17），44.29（C–18），44.29（C–19），26.82（C–20），51.31（C–21），74.19（C–22），33.46（C–23），21.81（C–24），16.04（C–25），16.36（C–26），16.92（C–27），22.92（C–28），28.87（C–29），31.05（C–30）。以上波谱数据与文献报道基本一致，故鉴定该化合物为里白醇（diploterol）。

（2）化合物 2　白色粉末（氯仿 – 甲醇），mp 257 ～ 260℃。电子轰击离子源（EI）-MS m/z:456[M$^+$]；^{1}H-NMR（C$_5$D$_5$N，500MHz）δ（ppm）:5.14（1H， s，H–12），2.90（1H，m，H–3），为连氧碳上的质子信号；在高场区 0.88～1.22 之间出现 7 个角甲基信号峰。^{13}C–NMR（C_5D_5N，500MHz）δ（ppm）：39.84（C–1），28.59（C–2），78.63（C–3），39.58（C–4），56.32（C–5），19.27（C–6），30.43（C–7），34.07（C–8），48.53（C–9），37.91（C–10），17.93（C–11），126.13（C–12），139.74（C–13），42.99（C–14），29.27（C–15），25.40（C–16），40.47（C–17），54.05（C–18），39.97（C–19），39.88（C–20），31.55（C–21），37.77（C–22），29.17（C–23），17.01（C–24），16.14（C–25），17.96（C–26），24.38（C–27），180.29（C–28），24.11（C–29），21.85（C–30）。在 ^{13}C–NMR 谱中 C–12、C–13、C–28 的化学位移分别为 126.13、139.74 和 180.29，提示该化合物母核为典型的乌苏烷型。以上波谱数据与文献报道基本一致，故鉴定该化合物为乌苏酸（ursolic acid）。

（3）化合物 3　无色针状结晶（石油醚–乙酸乙酯），mp 165～167℃，相对分子质量为 412，分子式为 $C_{29}H_{48}O$。^{1}H–NMR（$CDCl_3$，500MHz）δ（ppm）：5.35（1H，m，H–6）；5.15（1H，dd，H–22）；5.01（1H，dd，H–23）；3.52（1H，m），为 1 个与氧相连碳上的氢，是甾醇类化合物 C–3 羟基取代的 H–3 的特征信号；1.03（3H，s），为 21 位甲基信号峰；1.01（3H，s），为 19 位甲基信号峰；0.86（6H，d），为 27、28 位 2 个甲基信号峰；0.83（3H，t），为 29 位甲基信号峰；0.68（3H，s），为 18 位甲基信号峰。^{13}C–NMR（$CDCl_3$，500MHz）δ（ppm）：37.45（C–1），29.14（C–2），72.01（C–3），42.50（C–4），140.95（C–5），121.94（C–6），31.85（C–7）32.09（C–8），50.31（C–9），36.71（C–10），21.28（C–11），39.87（C–12），42.41（C–13），56.96（C–14），24.51（C–15），28.46（C–16），56.23（C–17），12.07（C–18），19.23（C–19），39.97（C–20），19.61（C–21），138.54（C–22），129.46（C–23）51.44（C–24），34.12（C–25），20.04（C–26），23.25（C–27），25.62（C–28），12.47（C–29）。^{13}C–NMR 谱中显示 29 个碳信号，其中 δ140.95、δ138.54、δ129.46、δ121.94 提示有 2 个双键，分别为豆甾醇 5、22、23、6 位碳的特征信号；δ72.01 为羟基取代信号。以上波谱数据与文献报道基本一致，故鉴定该化合物为豆甾醇（stigmasterol）。

（4）化合物 4　白色固体（石油醚–乙酸乙酯），mp 57～59℃。^{1}H–NMR（$CDCl_3$，500MHz）δ（ppm）：0.88（3H，t，J=6.5Hz），为末端甲基信号峰；1.25（28H，m），为 14 个亚甲基信号峰；1.63（2H，m），为处于羧基 β 位的亚甲基信号峰；2.35（2H，t，J=7.5Hz），为处于羧基 α 位的亚甲基信号峰；此外，在低场区没有不饱和氢信号，提示该化合物为长链脂肪酸类。^{13}C–NMR（$CDCl_3$，500MHz）δ（ppm）：180.49 为羰基碳信号；34.29 为 α 位的碳信号；32.15 为 β 位的碳信号；29.92～29.28、24.89、22.92，

为一系列的亚甲基碳信号；14.35 为末端甲基碳信号。以上波谱数据与文献报道基本一致，故鉴定该化合物为硬脂酸（stearic acid）。

（5）化合物 5　无色针状结晶（石油醚 – 乙酸乙酯），mp 139 ～ 142℃，相对分子质量为 414，分子式为 $C_{29}H_{50}O$。Lieberman Buchard 反应为阳性，与对照品在 3 种不同溶剂系统中展开的 R 值一致，硫酸 – 乙醇加热显紫红色斑点，与对照品混合熔点不下降，故鉴定该化合物为 β – 谷甾醇（β –sitosterol）。

3. 讨论　对药用蕨类植物抱石莲进行了比较系统的化学成分研究，从抱石莲乙醇提取物的石油醚部位分离得到 5 个化合物，包括三萜类化合物 2 个：里白醇、乌苏酸；甾体类化合物 2 个：豆甾醇、β – 谷甾醇；脂肪酸类化合物 1 个：硬脂酸。其中，乌苏酸、豆甾醇、硬脂酸为首次从该属植物中分离得到。本研究结果可为阐明抱石莲的药效物质基础提供依据，也可为进一步开发利用抱石莲药用植物资源及其质量控制奠定基础。

二、氯仿和醋酸乙酯部位成分研究

从抱石莲乙醇提取物的氯仿和醋酸乙酯部位分离并鉴定出 14 个化合物，具体提取、分离和鉴定方法如下。

1. 分离　取氯仿部位 100g 进行硅胶柱色谱分离，以石油醚 – 醋酸乙酯（100∶0 → 0∶100）梯度洗脱，每 500mL 为 1 流分，经薄层检测，合并主斑点相同流分，浓缩后得 9 个部分（Fr.1 ～ Fr.9）。Fr.1 经硅胶柱色谱，以石油醚 – 醋酸乙酯（100∶0 → 0∶100）梯度洗脱，再经 Sephadex LH–20 凝胶柱色谱纯化，氯仿 – 甲醇（2∶1）洗脱，得化合物 2(18.4mg)。Fr.2 经硅胶柱色谱，以石油醚 – 醋酸乙酯（100∶1、50∶1、0∶1）洗脱，再经 Sephadex LH–20 凝胶柱色谱纯化，氯仿 – 甲醇（1∶1）洗脱，得化合物 13（102.0mg）。Fr.3 经硅胶柱色谱，以石油醚 – 醋酸乙酯（100∶1、50∶1、0∶1）洗脱，得化合物 14（11.8mg）。Fr.9 经硅胶柱色谱，以石油醚 – 醋酸乙酯（10∶1、5∶1、1∶1、0∶1）洗脱，再经反相 HPLC 半制备色谱 C18 柱（250mm×10mm，10μm），以乙腈 – 水（55∶45）为流动相，制备纯化得化合物 3（6.5mg）。

取醋酸乙酯部位 50g 进行硅胶柱色谱分离，以氯仿 – 甲醇（100∶0 → 0∶100）梯度洗脱，每 250mL 为 1 流分，经薄层色谱检识，合并主斑点相同流分，浓缩后得 10 个部分（Fr.1 ～ Fr.10）。Fr.2 经硅胶柱色谱，以二氯甲烷 – 甲醇（100∶0 → 0∶100）洗脱，再经 Sephadex LH–20 凝胶柱纯化，氯仿 – 甲醇（2∶1）洗脱，得化合物 5（4.3mg）。Fr.3 经硅胶柱色谱分离，以二氯甲烷 – 甲醇（100∶0 → 0∶100）洗脱得化合物 12（14.8mg）。Fr.4 分别经硅胶柱色谱和 Sephadex LH–20 凝胶柱色谱（氯仿 – 甲醇，1∶1）分离纯化，得化合物 10（15.9mg）。Fr.5 用硅胶柱色谱，以二氯甲烷 – 甲醇（70∶1→0∶1）洗脱，合并得 5 个组分（Fr.E1 ～ E5），Fr.E2 ～ 3 经硅胶柱色谱（二氯甲烷 – 甲醇 50∶1→0∶1）和 Sephadex LH-20 凝胶柱色谱（氯仿 – 甲醇 1∶1）分离纯化得到化合物 4（9.4mg）；Fr.E4 通过硅胶柱色谱（二氯甲烷 – 甲醇 50∶1→0∶1）、Sephadex LH-20 凝胶柱色谱（氯仿 – 甲醇 1∶1）分离，最后通过制备 TLC 色谱，氯仿 – 甲醇 – 甲酸（20∶1∶0.2）为展开剂，得到化合物 6（12.1mg）。Fr.6 经 D101 大孔吸附树脂柱色谱，依次用水及 50%、70%、100% 乙醇梯度洗脱，共得到 4 个组分（Fr.E1 ～ 4），Fr.E1 经 ODS 柱色谱（甲醇 – 水 0∶100→100∶0）洗脱得到 4 个组分（Fr.ER1 ～ 4），Fr.ER1 经硅胶柱色谱（氯仿 – 甲醇 30∶1、20∶1、10∶1、0∶1）洗脱得 4 个组分（Fr.ERC1 ～ 4）。Fr.ERC3 分别经硅胶柱色谱和 Sephadex LH-20 凝胶柱色谱分离纯化，得化合物 9（18.2mg）；Fr.ERC4 经反相 HPLC 半制备色谱 C18 柱（250mm×10mm，10μm），以乙腈 –0.3% 甲酸水（20∶80）为流动相，制备纯化得化合物 7（112.1mg）。Fr.8 经 D101 大孔吸附树脂柱色谱，依次用水及 30%、50%、70%、100% 乙醇梯度洗脱，共得到 5 个组分（Fr.ED1 ～ 5），Fr.ED2 ～ 3 反复经硅胶柱色谱、ODS 柱色谱、Sephadex LH-20 凝胶柱色谱分离纯化得到化合物 1（14.1mg）和化合物 11（6.0mg）。Fr.9 经 D101 大孔吸附树脂柱色谱，依次用水及 30%、60%、95%、100% 乙醇梯度洗脱，共得到 5 个组分（Fr.EE1 ～ 5），Fr.EE2 ～ 3 反复经硅胶柱色谱、ODS 柱色谱分离纯化得到化合物 8（27.4mg）。

2. 结构鉴定

（1）化合物 1　白色无定形粉末，mp 57 ～ 59℃，HR-ESI-MS m/z：481.3278［M＋H］$^+$（计算值 481.3276），结合 NMR 推测其分子式为 $C_{27}H_{44}O_7$，不饱和度为 4。^{1}H-NMR（500MHz，CD$_3$OD）δ：5.82（1H，d，J=2.5Hz，H-7），3.96（1H，d，J=2.5Hz，H-3），3.85（1H，dt，J=4.0，12.0Hz，H-2），3.35（1H，m，H-22），3.16（1H，m，H-9），2.41（1H，m，H-17），2.38（1H，m，H-5），1.22（3H，s，H-21），1.21（3H，s，H-27），1.20（3H，s，H-26），0.98（3H，s，H-19），0.90（3H，s，H-18）；^{13}C-NMR（125MHz，CD$_3$OD）δ：37.5（C-1），68.8（C-2），68.7（C-3），33.0（C-4），51.9（C-5），206.6（C-6），122.3（C-7），168.1（C-8），35.2（C-9），39.4（C-10），21.2（C-11），32.7（C-12），48.6（C-13），85.4（C-14），31.9（C-15），21.6（C-16），50.7（C-17），18.2（C-18），24.6（C-19），78.1（C-20），21.7（C-21），78.6（C-22），27.5（C-23），42.5（C-24），71.4（C-25），29.9（C-26），29.1（C-27）。以上数据与文献报道一致，故鉴定化合物 1 为 β – 蜕皮甾酮。

（2）化合物 2　橘红色针晶（氯仿 – 甲醇），mp 203 ～ 204℃，EI-MS $m/$

z : 284 [M]$^+$。^{1}H-NMR（ 500MHz，CDCl$_3$ ）δ : 12.30（ 1H，s，8-OH ），12.10（ 1H，s，1-OH ），7.61（ 1H，s，H-4 ），7.35（ 1H，d，J=2.7Hz，H-5 ），7.07（ 1H，s，H-2 ），6.67（ 1H，d，J=2.4Hz，H-7 ），3.93（ 3H，s，-OCH$_3$ ），2.45（ 3H，s，-CH$_3$ ）；^{13}C-NMR（ 125MHz，CDCl$_3$ ）δ : 164.7（ C-1 ），106.3（ C-2 ），148.0（ C-3 ），107.8（ C-4 ），134.8（ C-4a ），124.1（ C-5 ），166.1（ C-6 ），120.8（ C-7 ），162.0（ C-8 ），113.2（ C-8a ），190.3（ C-9 ），109.8（ C-9a ），181.6（ C-10 ），132.7（ C-10a ），55.6（ -OCH$_3$ ），21.7（ -CH$_3$ ）。以上数据与文献报道基本一致，故鉴定化合物 2 为大黄素甲醚。

（3）化合物 3　橙黄色针晶（甲醇）；ESI-MS m/z : 269 [M-H]$^-$。^{1}H-NMR（ 400MHz，CD$_3$OD ）δ : 7.55（ 1H，s，H-4 ），7.16（ 1H，d，J=2.4Hz，H-5 ），7.08（ 1H，s，H-2 ），6.54（ 1H，d，J=2.4Hz，H-7 ）；^{13}C-NMR（ 100MHz，CD$_3$OD ）δ : 164.3（ C-1 ），109.1（ C-2 ），166.7（ C-3 ），109.5（ C-4 ），136.9（ C-4a ），121.7（ C-5 ），149.6（ C-6 ），125.2（ C-7 ），163.5（ C-8 ），114.8（ C-8a ），191.6（ C-9 ），110.4（ C-9a ），183.2（ C-10 ），134.7（ C-10a ），22.0（ -CH$_3$ ）。以上数据与文献报道基本一致，故鉴定化合物 3 为大黄素。

（4）化合物 4　白色针晶（甲醇）；ESI-MS m/z : 161 [M-H]$^-$。^{1}H-NMR（ 500MHz，CD$_3$OD ）δ : 7.85（ 1H，d，J=9.5Hz，H-4 ），7.46（ 1H，d，J=8.5Hz，H-5 ），6.80（ 1H，dd，J=8.5，2.5Hz，H-6 ），6.71（ 1H，d，J=2.5Hz，H-8 ），6.19（ 1H，d，J=9.5Hz，H-3 ）；^{13}C-NMR（ 125MHz，CD$_3$OD ）δ : 163.9（ C-2 ），114.7（ C-3 ），146.2（ C-4 ），130.8（ C-5 ），112.5（ C-6 ），163.3（ C-7 ），103.6（ C-8 ），157.4（ C-9 ），113.3（ C-10 ）。以上数据与文献报道基本一致，故鉴定化合物 4 为伞形花内酯。

（5）化合物 5　黄色粉末；ESI-MS m/z : 207 [M＋H]$^+$。^{1}H-NMR（ 500MHz，CDCl$_3$ ）δ : 7.64（ 1H，d，J=9.5Hz，H-4 ），6.86（ 1H，s，H-5 ），6.85（ 1H，s，H-8 ），6.30（ 1H，d，J=9.5Hz，H-3 ），3.96（ 3H，s，-OCH$_3$ ），3.93（ 3H，s，-OCH$_3$ ）；^{13}C-NMR（ 125MHz，CDCl$_3$ ）δ : 161.6（ C-2 ），113.7（ C-3 ），143.5（ C-4 ），108.1（ C-5 ），153.0（ C-6 ），150.2（ C-7 ），100.2（ C-8 ），146.5（ C-9 ），146.5（ C-10 ）。以上数据与文献报道基本一致，故鉴定化合物 5 为滨蒿内酯。

（6）化合物 6　淡黄绿色针晶（甲醇）；ESI-MS m/z : 177 [M-H]$^-$。^{1}H-NMR（ 500MHz，CD$_3$OD ）δ : 7.79（ 1H，d，J=9.5Hz，H-4 ），6.94（ 1H，s，H-5 ），6.75（ 1H，s，H-8 ），6.19（ 1H，d，J=9.5Hz，H-3 ）；^{13}C-NMR（ 125MHz，CD3OD ）δ : 164.5（ C-2 ），113.2（ C-3 ），144.7（ C-4 ），112.9（ C-5 ），150.6（ C-6 ），152.2（ C-7 ），103.8（ C-8 ），146.2（ C-9 ），112.6（ C-10 ）。以上数据与文献报道基本一致，故鉴定化合物 6 为秦皮乙素。

（7）化合物 7　淡黄色针晶（甲醇）；ESI-MS m/z：179［M-H］$^-$。^{1}H-NMR（400MHz，CD$_3$OD）δ：7.55（1H，d，J=16.0Hz，H-7），7.03（1H，d，J=2.0Hz，H-2），6.94（1H，dd，J=2.0，8.0Hz，H-6），6.77（1H，d，J=8.0Hz，H-5），6.24（1H，d，J=16.0Hz，H-8）；^{13}C-NMR（100MHz，CD3OD）δ：127.9（C-1），116.5（C-2），147.0（C-3），149.5（C-4），122.9（C-5），115.7（C-6），146.9（C-7），115.1（C-8），171.2（-COOH）。以上数据与文献报道基本一致，故鉴定化合物 7 为咖啡酸。

（8）化合物 8　白色针晶（甲醇）；ESI-MS m/z：353［M-H］$^-$。^{1}H-NMR（500MHz，CD$_3$OD）δ：7.56（1H，d，J=16.0Hz，H-7′），7.05（1H，d，J=2.5Hz，H-2′），6.96（1H，dd，J=2.0，8.5Hz，H-6′），6.78（1H，d，J=8.5Hz，H-5′），6.26（1H，d，J=15.5Hz，H-8′），5.33（1H，m，H-3），4.17（1H，m，H-5），3.73（1H，dd，J=3.0，8.5Hz，H-4），2.01～2.24（4H，m，H-2，6）；^{13}C-NMR（125MHz，CD$_3$OD）δ：76.3（C-1），38.4（C-2），73.6（C-3），72.1（C-4），71.4（C-5），38.9（C-6），177.2（C-7），168.8（C-8），127.9（C-1′），116.6（C-2′），146.9（C-3′），149.7（C-4′），115.4（C-5′），115.3（C-6′），147.2（C-α），123.1（C-β）。以上数据与文献报道基本一致，故鉴定化合物 8 为绿原酸。

（9）化合物 9　白色粉末；ESI-MS m/z：153［M-H］$^-$。^{1}H-NMR（500MHz，CD$_3$OD）δ：7.43（1H，dd，J=8.0，2.0Hz，H-6），7.42（1H，d，J=2.0Hz，H-2），6.80（1H，d，J=8.0Hz，H-5）；^{13}C-NMR（125MHz，CD$_3$OD）数据见表 6-1。以上数据与文献报道基本一致，故鉴定化合物 9 为原儿茶酸。

（10）化合物 10　无色块晶（丙酮）；ESI-MS m/z：137［M-H］$^-$。^{1}H-NMR（500MHz，CD$_3$OD）δ：7.32（1H，d，J=2.0Hz，H-2），7.30（1H，dd，J=8.0，2.0Hz，H-6），6.92（1H，d，J=8.0Hz，H-5），9.69（1H，s，-C=O）；^{13}C-NMR（125MHz，CD$_3$OD）数据见表 6-1。以上数据与文献报道基本一致，故鉴定化合物 10 为原儿茶醛。

表 6-1　化合物 9～11 的 ^{13}C-NMR 数据（125MHz，CD$_3$OD）

碳位	9	10	11
1	123.2	131.0	122.1
2	117.9	114.9	110.5
3	146.2	147.3	146.5
4	151.7	153.9	139.7
5	115.9	116.4	146.5
6	124.0	126.6	110.5
C=O	170.3	193.2	170.6

（11）化合物 11　白色针晶（氯仿 – 甲醇）；ESI–MS *m/z*：169［M — H］⁻。¹H–NMR（500MHz, CD₃OD）δ：7.06（2H, s, H–2, 6）;¹³C–NMR（125MHz, CD₃OD）数据见表 6-1。以上数据与文献报道基本一致，故鉴定化合物 11 为没食子酸。

（12）化合物 12　白色柱晶（醋酸乙酯）；ESI–MS *m/z*：151［M–H］⁻。¹H–NMR（500MHz, CDCl₃）δ：7.95（2H, dd, *J*=2.0, 7.0Hz, H–2, 6）, 6.88（2H, dd, *J*=2.0, 6.5Hz, H–3, 5）, 6.31（1H, s, –OH）, 3.89（3H, s, –OCH₃）；¹³C–NMR（125MHz, CDCl₃）δ：122.6（C–1）, 132.2（C–2, 6）, 115.5（C–3, 5）, 160.4（C–4）, 167.5（–C=O）, 52.3（–OCH₃）。以上数据与文献报道基本一致，故鉴定化合物 12 为 4- 羟基苯甲酸甲酯。

（13）化合物 13　白色片状固体；EI–MS *m/z*：676［M］⁺。¹H–NMR（400MHz, CDCl₃）δ：4.07（2H, t, *J*=6.8Hz, H–1′）, 2.29（2H, t, *J*=7.6Hz, H–1）, 1.63（4H, m, H–2）, 1.25（80H, brs, 40×–CH2）, 0.88（6H, t, *J*=7.2Hz, –CH₃）；¹³C–NMR（100MHz, CDCl₃）δ：34.4（C–1）, 31.9（C–2）, 64.4（C–1′）, 29（–CH2）, 14.1（–CH₃）。以上数据与文献报道基本一致，故鉴定化合物 13 为二十四酸二十二酯。

（14）化合物 14　白色片状固体；ESI–MS *m/z*：255［M–H］⁻。¹H–NMR（500MHz, CDCl₃）δ：2.35（2H, t, *J*=7.5Hz, H–2）, 1.62（2H, m, H–3）, 1.25（12H, m, 6×–CH₂）, 0.88（3H, t, *J*=7.0Hz, H–16）。以上数据与文献报道基本一致，故鉴定化合物 14 为棕榈酸。

3. 讨论　从抱石莲乙醇提取物的氯仿和醋酸乙酯部位分离并鉴定出 14 个化合物，其中包括 1 个甾酮类：β – 蜕皮甾酮（β–ecdysterone, 1）；2 个蒽醌类：大黄素甲醚（physcion, 2）、大黄素（emodin, 3）；3 个香豆素类：伞形花内酯（umbelliferone, 4）、滨蒿内酯（scoparone, 5）、秦皮乙素（aesculetin, 6）；5 个酚酸类：咖啡酸（caffeic acid, 7）、绿原酸（chlorogenic acid, 8）、原儿茶酸（protocatechuic acid, 9）、原儿茶醛（pyrocatechu aldehyde, 10）、没食子酸（gallic acid, 11）；3 个其他类型：4- 羟基苯甲酸甲酯（4–hydroxy-benzoic acid methyl ester, 12）、二十四酸二十二酯（docosanyl tetracosanoate, 13）、棕榈酸（hexadecanoic acid, 14），其中化合物 3 ～ 5、8、11 ～ 13 为首次从该属植物中分离得到。

第二节　抱树莲的鉴别研究

抱树莲为水龙骨科植物抱树莲 *Drymoglossum piloselloides*（L.）Presl［*Pteris piloselloides* L.〕的全草，味甘淡，性微凉，具有清热、利湿、解毒、杀虫功能。临床用于治疗黄疸、风湿疼痛、腮腺炎、淋巴结结核、疥癣、跌打损伤等。本品别名瓜子菜、飞莲草，临床使用时常与抱石莲、伏石蕨混淆，三者功效各有不同，为此，本实验对抱树莲进行生药学研究，以保证临床准确有效。

抱树莲采于海南省热带植物研究所，经田素英副教授鉴定为水龙骨科植物抱树莲 *Drymoglossum piloselloides*（L.）Presl 的全草。

一、性状鉴别研究

根茎圆柱形，细长，直径 1 ~ 2mm，棕褐色或深棕色；密被细小鳞片，鳞片近圆形至卵形，边缘生众多长睫毛。叶二型，浅绿色，均全缘。营养叶无柄，近圆形，或阔椭圆形，长 5 ~ 6cm，宽约 2cm，厚肉质，叶脉不明显，对光透视可见网状脉，表面疏被星状毛；孢子叶有长达 1cm 的短柄，叶片线形，长 3 ~ 12cm，宽 5 ~ 8mm，先端阔圆形，基部渐狭，背面贴生星芒状毛；叶脉隐没于叶肉中，连结成网眼，有内藏小脉，厚肉质，孢子囊群长线形，生于下表面叶缘处，孢子两面型，有粗疣或刺状突起，隔丝星芒状。气微，味淡。

二、显微鉴别研究

1. 根茎横切面 表皮细胞 1 列，径向延长。皮层宽广，由薄壁细胞组成，外部可见根迹维管束，其内有数列棕黄色厚壁细胞排列成环，内部的皮层薄壁细胞较大，类圆形或方形，排列不甚紧密。皮层内网状中柱近环列，多为 5 个，有时 3 个，双韧型，木质部由管胞组成，外有内皮层。中柱鞘细胞一列，明显（图 6-1）。

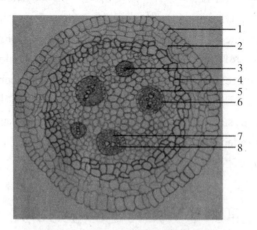

图 6-1　抱树莲根茎横切面构造
1. 表皮；2. 皮层；3. 叶迹中柱；4. 皮层厚壁细胞；
5. 内皮层；6. 韧皮部；7. 中柱鞘；8. 木质部

2.叶横切面 上、下表皮各有一列细胞，其下各有断续排列的厚角组织，上表皮细胞外被角质层。叶肉无明显的栅栏组织与海绵组织的分化。叶脉为双韧型维管束，周围有维管束鞘（图6-2）。

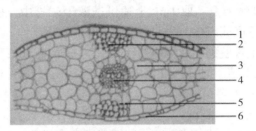

图6-2 抱树莲叶横切面构造
1.表皮；2.厚角组织；3.叶肉；
4.叶主脉维管束；5.维管柱鞘；6.气孔

3.全草粉末 孢子两面型，肾形，外壁有粗疣或刺状突起，孢子囊壁一层细胞，呈"U"形不均匀增厚，或均匀增厚呈长圆形，呈纵行环带状。星状毛由多个单细胞毛茸叠加而成。鳞片近圆形至卵形，边缘生众多长睫毛，细胞之间排列紧密。下表皮细胞不规则多角形，垂周壁细波状弯曲。上表皮细胞不规则多角形，垂周壁稍平直。气孔多为不定式。上、下表皮均可见到星状毛脱落后留下的痕迹（图6-3）。

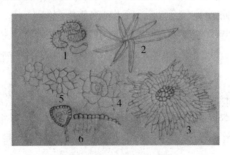

图6-3 抱树莲粉末特征
1.孢子；2.星状毛；3.鳞节；
4.下表皮；5.上表皮；6.孢子囊壁

三、理化鉴别研究

1.生物碱类定性鉴别 取5g抱树莲粗粉（二号筛），加80mL95%乙醇，超声提取20min，滤过，取滤液20mL，水浴蒸干，加10%盐酸溶液10mL，做下列检识：

（1）硅钨酸反应 取1mL上述供试液于试管中，加1～2mL硅钨酸试剂，有黄白色沉淀产生，表明可能含有生物碱。

（2）碘－碘化钾反应　取 1mL 上述供试液于试管中，加 2～3 滴碘－碘化钾试剂有暗褐色沉淀产生，表明可能含有生物碱。

（3）碘化铋钾反应　取 1mL 上述供试液于试管中，加 1～2 滴碘化铋钾试剂，有棕黄色沉淀产生，表明可能含有生物碱。

2. 有机酸类定性鉴别　取抱树莲 95% 乙醇提取液 5mL，做下列反应：

（1）pH 试纸反应　加 1～2 滴上述供试液于 pH 试纸上，pH 约为 5，呈弱酸性。

（2）溴酚蓝反应　加 1～2 滴上述供试液滴在滤纸上，加入 0.1% 溴酚蓝试剂，在蓝色背景上显黄色斑点，说明可能含有有机酸。

（3）芳香胺－还原糖反应　加 1～2 滴上述供试液滴在滤纸上，加入苯胺（5g）和木质糖（5g）的 50% 乙醇溶液，加热至 125～130℃，出现棕色斑点，说明可能含有有机酸。

第三节　臭茉莉的指纹图谱研究

臭茉莉为马鞭草科植物尖齿臭茉莉 *Clerodendrum lindleyi* Decne. ex Planch. 的根和茎，为岭南地产药材，具有祛风除湿、利水消肿的功效，常用于治疗风湿骨痛、脚气水肿、支气管炎、高血压症及湿疹疥疮、皮肤瘙痒等皮肤疾病。国内外关于尖齿臭茉莉的研究报道极少。闵欢等对尖齿臭茉莉进行了系统的化学成分研究，从其根和茎中分离鉴定出 13 个化合物，主要为苯乙醇苷类成分。

目前，尖齿臭茉莉的质量控制方法只有性状及显微鉴别，不能全面地反映该药材的质量。本课题采用 HPLC 法分析岭南地区多批次尖齿臭茉莉，建立其 HPLC 指纹图谱，为该药材全面的质量评价提供依据。

一、样品来源及制备

1. 样品　11 批尖齿臭茉莉均由中智药业集团提供，经华南植物研究所叶华谷教授鉴定，均为马鞭草科植物尖齿臭茉莉 *Clerodendrum lindleyi* Decne. ex Planch. 的根和茎，产地信息见表 6-2。

表 6-2　11 批尖齿臭茉莉样品信息

样品编号	药材批号	采集地
1	20100617	广东省肇庆市鼎湖山
2	20100930	广东省中山市市区
3	20101101	广东省韶关市翁源县
4	20101102	广东省普宁市梅塘镇
5	20110301	广东省翁源县官渡镇
6	20110302	广东省翁源县贵联乡
7	20110303	广东省翁源县贵联乡
8	20110304	广东省翁源县贵联乡
9	20110501	广东省中山市五桂山
10	20120723	广东省阳江市阳西县
11	20120830	广西壮族自治区桂林市

2. 对照品溶液的制备　取适量毛蕊花糖苷对照品，甲醇溶解并定容至 10mL，0.22μm 微孔滤膜滤过，制成 0.3mg/mL 的对照品溶液。

3. 供试品溶液的制备　取尖齿臭茉莉药材样品粉末约 1g（过三号筛），精密称定，置具塞锥形瓶中，精密加入甲醇 50mL，浸润 30min，超声（320W，40kHz）提取 45min，放至室温，滤过，滤液蒸干，用甲醇溶解并定容至 10mL，0.22μm 微孔滤膜滤过，即得。

4. 色谱条件　Agilent Zorbax C18（250mm×4.6mm，5μm）色谱柱；流动相为乙腈 -0.1% 磷酸，梯度洗脱（0～12min，14%～17% 乙腈；12～18min，17%～20% 乙腈；18～20min，20% 乙腈；20～35min，20%～40% 乙腈；35～40min，40%～78% 乙腈；40～50min，78%～88% 乙腈）；柱温:35℃；检测波长:327nm；流速：1.0mL/min；进样量：10μL。

二、方法学考察

1. 专属性考察　精密吸取甲醇空白溶液 10μL 注入液相色谱仪，按上述色谱条件进行测定。结果表明，空白溶液对测定结果无干扰。

2. 精密度考察　取同一份尖齿臭茉莉供试品溶液，连续进样 6 次，记录指纹图谱。6 次进样所得指纹图谱的相似度均高于 0.9997；以毛蕊花糖苷为参照峰，计算各共有峰相对保留时间和相对峰面积，*RSD* 均小于 3%，符合指纹图谱测定要求，表明仪器精密度良好。

3. 重复性考察　取尖齿臭茉莉药材样品（批号：20120723）6 份，按"供试品溶液的制备"项下方法平行制备供试品溶液，HPLC 分析，记录指纹图谱。6 份样品所得指纹图谱的相似度均高于 0.9998；各共有峰的相对保留时间 *RSD* 为 0.08%，峰面积 *RSD* 为 1.14%，符合指纹图谱测定要求，表明方法重复性良好。

4. 稳定性考察　取尖齿臭茉莉药材样品（批号：20120723）1 份，按"供试品溶液的制备"项下方法制备供试品溶液，分别在 1、3、5、7、9h 进行 HPLC 分析。结果表明，9h 内进样所得指纹图谱的相似度均高于 0.9995，各共有峰的相对保留时间 *RSD* 为 0.09%，峰面积 *RSD* 为 0.43%，表明供试品溶液在 9h 内基本稳定。

三、指纹图谱的建立

取不同产地的 11 批尖齿臭茉莉药材样品，按"供试品溶液的制备"项下方法制备供试品溶液，按上述色谱条件分析样品，记录色谱图，并利用中智中药指纹图谱质量控制数据库软件（中智药业集团与中南大学合作开发）对 11 批样品的图谱数据进行分析、比较，以中位数法生成尖齿臭茉莉的指纹图谱共有模式，发现有 21 个共有峰，结果见图 6-4、图 6-5。以共有模式为对照图谱，对图谱间的相似度进行评价，结果见表 6-3。由结果可知，11 批不同产地尖齿臭茉莉指纹图谱的相似度均大于 0.93，地域差异不显著。

表 6-3　11 批尖齿臭茉莉指纹图谱的相关系数和相合系数

药材编号	药材批号	相关系数	相合系数
1	20100617	0.9377	0.9372
2	20100930	0.9889	0.9891
3	20101101	0.9949	0.9944
4	20101102	0.9958	0.9956
5	20110301	0.9976	0.9975
6	20110302	0.9961	0.996
7	20110303	0.9969	0.9965
8	20110304	0.9701	0.9681
9	20110501	0.9987	0.9987
10	20120723	0.9901	0.9903
11	20120830	0.9829	0.9824

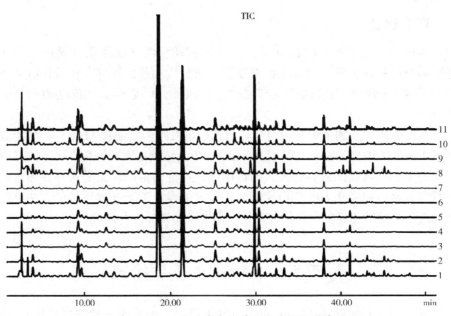

图 6-4　11 批尖齿臭茉莉 HPLC 指纹图谱

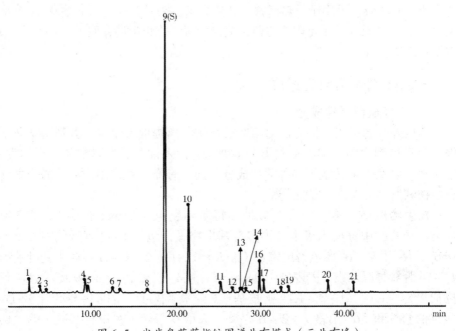

图 6-5　尖齿臭茉莉指纹图谱共有模式（示共有峰）

四、讨论

本研究采用 HPLC 法建立了尖齿臭茉莉药材的指纹图谱。通过方法学考察结果可见，新建立的方法精密度高，重复性和稳定性好。比较供试品图谱与所建立的标准指纹图谱共有模式的相似度，可更全面地反映该药材的质量。

本课题所建立的尖齿臭茉莉药材 HPLC 指纹图谱是通过 11 批样品的指纹图谱生成的（中位数法）。所收集样品的分布区域及批次数均存在一定的局限性。为考察本指纹图谱共有模式的适用性，评价药材的质量是否存在显著的地域差异性，使应用 HPLC 指纹图谱法鉴定尖齿臭茉莉药材质量的方法更完善和科学，后期还需扩大收集多产地、多批次的样品进行研究。

第四节　桑叶的采集期研究

桑叶为桑科植物桑 *Morus alba* L. 的干燥叶，始载于《神农本草经》，中医又称"神仙草""铁扇子"。其味苦、甘，性寒，具有疏散风热、清肺润燥、清肝明目的功效，可用于风热感冒、肺热燥咳、头晕头痛、目赤昏花。《本草纲目》记载："桑叶乃手足阳明之药，煎汁代茗，能止消渴，明目，长发。"功效得到广泛认可。

一、降糖作用研究进展

（一）降血糖活性成分

国内外学者采用不同方法对桑叶进行了分离提取及鉴定，分别从桑叶中先后分离得到生物碱类、黄酮类、多糖类、挥发油类、氨基酸类、甾体类、维生素类以及微量元素等多种活性成分。其中有降血糖作用的活性成分主要有生物碱类、黄酮类、多糖类等。

1. 生物碱类　桑叶中含有多种多羟基生物碱。Asano 等通过离子交换色谱，从桑叶中分离出了十几种多羟基生物碱，包括 1- 脱氧野尻霉素（1-DNJ）、N- 甲基 -1- 脱氧野尻霉素（N-Me-DNJ）、2- 氧 -α-D- 半乳吡喃糖苷 -1- 脱氧野尻霉素、荞麦碱（fagomine）、1,4- 二脱氧 -1,4- 亚胺基 -D- 阿拉伯糖醇、1,4- 二脱氧 -1,4- 亚胺基 -（2- 氧 -β-D- 吡喃葡萄糖苷）-D- 阿拉伯糖醇和 1α,2β,3α,4β- 四羟基 - 去甲莨菪烷（去甲莨菪碱）等。由于 1-DNJ 为桑叶中的一种特征性成分，也是降血糖的主要活性成分，因此，国内外学者都热衷于研究它，现已分别有采用气相色谱—质谱联用、高效液相色谱法、液体层析联用等手段分离纯化DNJ，均取得较好的效果。李鑫等利用体外α-糖苷酶活性测定和小鼠高血糖模型筛选降糖活性部位，结果发现桑叶中降糖活性成分主要集中在总碱部位，进一步证实生物碱为桑叶中降血糖的主要活性成分之一。

2. 多糖类 桑叶中多糖丰富，组分复杂，但因具有明显的降血糖作用，引起了国内外学者对桑叶多糖研究的兴趣。为优选桑叶多糖提取分离最佳工艺，张琳华等采用L$_9$（3^4）正交试验，对影响多糖的水提取工艺和醇沉分离工艺的因素水平进行了研究，并比较了不同蛋白去除法对多糖提取分离的影响。结果桑叶多糖的最佳提取工艺为用10倍量蒸馏水在70℃下提取2次，每次1.5h。醇沉分离最佳工艺为醇沉时乙醇体积分数80%，药液浓缩至1mL药液/g生药，pH值为4，用三氯乙酸（TCA）法去除蛋白质的效果优于传统的Savage法。欧阳臻等将桑叶经热水提取乙醇沉淀得多糖粗品，进行脱蛋白、乙醇分级沉淀，过二乙氨乙基纤维素柱和葡聚糖凝胶G-100柱色谱列，纯化得MP11、MP12、MP13多糖组分。经糖腈乙酰化处理后进行气相色谱分析得知，MP11由L-鼠李糖、阿拉伯糖、木糖、D-甘露糖、葡萄糖、半乳糖组成，其比例为21:16:3:3:1:20；MP12由L-鼠李糖和葡萄糖组成，其比例为3:1；MP13主要由L-鼠李糖组成。通过实验可知，桑叶中多糖组分复杂，各种组分的含量相差较大。

3. 黄酮类 黄酮类化合物为桑叶中主要有效成分之一，占桑叶干重的1%～3%，它在桑树生长前期含量较低，在桑树停止生长后到苦霜前的一段时间含量较高。林秀仙等通过比较D101型、AB-8型和JD-1型大孔吸附树脂吸附法、乙酸乙酯萃取法、醇提水沉法、醇提-水沉-醇沉法等6种不同的提取纯化工艺对桑叶总黄酮含量的影响，结果醇提-水沉-醇沉法总黄酮含量较高，且收率也较高，工艺廉价简便，更适合实际生产。Dugo等采用高效液相色谱法分离桑叶成分，得到12种黄酮类化合物，分别为芦丁、槲皮素、异槲皮素、紫云黄芪苷、槲皮素—吡喃葡萄糖苷及其衍生物。杨燕等采用硅胶、Sephadex LH-20、RP-C18等分离纯化方法，从桑叶中得到3种黄酮类化合物，鉴定为去甲木菠萝黄酮（norartocarpetin）、桑皮酮C和6-geranylapi-genin。

（二）降血糖作用实验研究

桑叶的降血糖作用是桑叶最重要的药理作用，一直受到人们的普遍关注，相关报道很多，报道的有效部位也很多，其活性组分、总提取物及复方制剂均有降血糖作用。

1. 桑叶活性组分降血糖作用 桑叶中所含的生物碱类、黄酮类、多糖类等活性成分均已证实有降血糖作用，相关实验研究报道较多。如原爱红等用柱层析法将桑叶水提物进行分离，并利用体外糖苷酶抑制模型对活性部位进行跟踪研究，结果表明桑叶提取物中生物碱、黄酮、多糖等部位均有糖苷酶抑制活性，其中生物碱组分活性最强。另有研究表明桑叶多糖对以高脂高糖饲料加小剂量链脲佐菌素建立的 2 型糖尿病模型大鼠有降低血糖和抑制血脂升高的作用，提示桑叶多糖活性成分对治疗 2 型糖尿病具有多项调节作用。还有研究报道高剂量桑叶总黄酮（0.20g/kg）可降低四氧嘧啶诱导的小鼠高血糖，血糖水平下降百分率可达 18.05%，与模型组比较，差异有统计学意义（$P<0.05$），提示桑叶总黄酮组分也有良好的降糖作用，具有研究开发前景。

2. 桑叶总提取物降血糖作用　实验研究表明，不仅桑叶单一活性组分有降糖作用，其总提取物的混合组分也有降糖作用。如吕欢等利用从桑叶中提取出的生物碱、多糖、黄酮三类有效部位群的混合物，采用酶 – 抑制剂模型和大鼠小肠上皮（IEC–6）细胞系模型，观察桑叶提取物对 α – 葡萄糖苷酶活性的影响，结果桑叶提取物对 α – 葡萄糖苷酶活性具有抑制作用，抑制率随浓度增加而增加。李超等观察了桑叶提取物对四氧嘧啶造成的糖尿病小鼠分别口服 3g/kg 淀粉、2.4g/kg 葡萄糖的糖耐量的影响，结果桑叶提取物剂量达到 180mg/kg 时，对糖尿病小鼠口服淀粉、葡萄糖糖耐量均有显著的抑制糖吸收作用。

3. 桑叶复方制剂降血糖作用　目前，不仅单味桑叶有降血糖实验研究，桑叶与其他有降血糖作用的中药组合成的复方制剂也有降血糖实验研究报道。章志等将桑叶提取物与白芸豆提取物按 2 : 1 比例组方制成白芸豆复方制剂，然后采用正常小鼠和四氧嘧啶建立糖尿病小鼠模型，白芸豆复方制剂以 0.49、0.98、2.94g/kg 剂量连续给予正常小鼠和高血糖模型小鼠 1 个月，检测其空腹血糖及糖耐量。结果 2.94g/kg 剂量组对正常小鼠的空腹血糖及糖耐量无影响，可显著降低高血糖模型小鼠的空腹血糖及糖耐量，提示白芸豆复方制剂具有辅助性降血糖作用。李超等则观察了以桑叶为主制成的桑叶消渴胶囊对 2 型糖尿病大鼠口服 3g/kg 淀粉的糖耐量和连续给药 29d 对血糖、甘油三酯的影响，结果桑叶消渴胶囊剂量达到 250mg/g 时，对 2 型糖尿病大鼠口服淀粉糖耐量有显著的抑制糖吸收作用，连续给药 29d 剂量达到 1000mg/kg 能显著降低血糖和甘油三酯。

（三）临床研究

桑叶降血糖作用不只限于实验研究，许多临床医生针对桑叶有降血糖作用，应用桑叶组方治疗糖尿病患者，均取得良好效果。有关桑叶单方、复方制剂治疗糖尿病报道很多。如用霜桑叶代茶饮，每日用量 10 ～ 20g（若是鲜品则用量加倍），可降低糖尿病患者血糖。用桑叶、菊花制成的桑菊袋泡茶治疗 2 型糖尿病 30 例，发现其具有降低空腹和餐后血糖的作用。桑叶酸水提取物经浓缩成浸膏，制成桑叶总碱降糖胶囊，给 30 例 2 型糖尿病患者服用 90d（3 粒 / 次，3 次 /d），显效 17 例，有效 10 例，无效 3 例，总有效率达 90.00%。采用以桑叶、桑白皮、桑枝、桑椹等为主药制成的五桑降糖丸治疗 2 型糖尿病 150 例，总有效率可达 94%。

桑叶作为原国家卫生部公布的药食两用中药之一，具有较高的药用、食用和保健价值，尤其是在降血糖方面疗效尤为突出。国内外学者针对桑叶的降血糖活性成分和降糖作用做了广泛而深入细致的研究，基本上确认了桑叶的降血糖作用。但目前国内外对桑叶降糖作用的研究仍存在一些不足：①虽然已从桑叶中提取分离并确定了一些降糖活性成分，但各实验室采用不同分离分析方法获得的降血糖有效成分，在化学结构等定性方面尚需进一步鉴定和统一。②目前国内外对桑叶降糖作用的研究多为对桑叶的单个单体或者桑叶的单个有效部位的药理机理研究，对于桑叶总降糖活性成分的化学和药理分子机制研究较少，且尚不够系统深入。已报道的桑叶降糖研究大部分局限于描述其降糖现象，对其确切的降糖作用机制研究尚不够深入，多以动物和细胞为主，缺乏从分子和基因层面阐述其降糖作用机制的研究。③桑叶中所含的生物碱类、黄酮类、多糖类等活性成分确实已证实有降糖作用，表明桑叶中的确存在着非单一的多种降血糖活性成分，但含桑叶各组分的总提取物与其所含某单一活性成分降糖效果是否存在区别，不同活性成分之间是否存在协同降糖作用等问题，尚需进一步研究确认。④临床研究中，多数以观察糖尿病患者药物治疗前后疗效对比来研究，缺乏设计周密、随机、对照、双盲的大型临床试验研究对其安全性、降糖效率的观察。

针对目前有关桑叶降糖作用研究的不足，今后应完善实验设计，加强桑叶总降糖活性成分的化学鉴定、药理分子机制研究，规范临床试验研究，为其开发成新一代疗效高、不良反应小、价廉的天然降糖药物提供科学依据和参考。

二、采集期研究

芸香苷为桑叶中的降糖、降压和抗炎作用的主要有效成分。为了探讨不同采集期对桑叶中芸香苷含量的影响，笔者以比色法测定桑叶中芸香苷的含量，对不同采集期桑叶中芸香苷的含量进行比较研究，现报告如下。

1. 材料、仪器及试药

（1）桑叶　本试验所用桑叶经鉴定为 *Morus alba* L. 的叶，均采自蕲春县张塝镇小河边桑场，采取对角线五点处采样，每处每次采鲜叶约 1kg。采集日期分别为 1986 年 8 月 4 日、9 月 15 日、10 月 15 日、11 月 15 日和 12 月 15 日，采集地 10 月 30 日开始降霜。采集后阴干，密闭保存，含量测定前轧为粗粉，充分混匀，备用。

（2）仪器及试剂　721 分光光度计，乙醚、甲醇、亚硝酸钠、硝酸铝、氢氧化钠、芦丁对照品由湖北中医学院（现湖北中医药大学）植化教研室提供。

2. 含量测定

（1）标准曲线的绘制　精密称取 120℃干燥至恒重的芦丁对照品 100mg，依法操作，在 500nm 处测定吸收。以吸收度为纵坐标，浓度为横坐标，绘制标准曲线。结果当浓度为 4、8、12、16、20、24μg/mL 时，吸收度分别为 0.091、0.165、0.245、0.317、0.392、0.469，呈较好的线性关系。

（2）含量测定　精密称取 60℃干燥 6h 的样品粗粉 1g，置索氏提取器中加乙醚 120mL 水浴回流至无色。放冷，弃去醚液，再加甲醇 90mL 回流至提取液无色。放冷，将提取液转移到 100mL 容量瓶中，用少量甲醇洗涤容器，洗液并入量瓶中，加甲醇至刻度，摇匀。精密吸取 50mL，置 100mL 容量瓶中，加水至刻度，摇匀。精密吸取 3.0mL，置 25mL 容量瓶中，加水至 6.0mL，加 5% 亚硝酸钠溶液 1mL，摇匀，放置 6min，加 10% 硝酸铝溶液 1mL，摇匀，放置 6min，加氢氧化钠试液 10mL，加水至刻度摇匀。放置 15min 后在 500nm 处测定此溶液的吸收度，由标准曲线上读出供试品溶液中芦丁的重量（kg），按下式计算桑叶中芸香苷百分含量：

$$\frac{M \times 2 \times 25 \times 100}{1000 \times 3 \times W} \times 100\%$$

M 为标准曲线上查出的浓度（μg/mL），W 为样品重量，单位为 mg。

3. 结果　不同采集期桑叶中芸香苷含量测定结果见表 6-4，表中吸收度数据为 3 次所测平均值。

表 6-4　不同采集期桑叶中芸香苷含量比较表

采集日期	药材颜色	吸收度	M（μg/mL）	芸香苷含量（%）
8 月 4 日	青绿色	0.225	11.25	1.88
9 月 15 日	青绿色	0.278	13.95	2.31
10 月 15 日	黄绿色	0.365	18.50	3.06
11 月 15 日	黄色	0.221	10.90	1.79
12 月 15 日	枯黄色	0.170	8.25	1.38

4. 小结与讨论 桑叶首载于《神农本草经》，药用历史颇久。自古以来对桑叶的采集时间就有讲究，据《中药大辞典》记载，传统习惯认为桑叶"以老而经霜者为佳，欲其气之全，力之厚也，故入药用冬桑叶，亦曰霜桑叶"。在《仁斋直指方》《医学正传》等许多古医籍中亦强调用"经霜黄桑叶"或"经霜桑叶"，现代也要求桑叶在 10 ～ 11 月经霜后采收。桑树的叶生长期比较长，每年 4 月即有嫩叶长出，至霜后 11 月才开始落叶，每年霜期约在 10 月底，霜后约 20 天就开始落叶，因此若按传统习惯以霜后叶片尚未脱落时采收为佳，桑叶的采集适期约为 20 天。但从药材公司收购及市场使用情况来看，亦有将自然脱落桑叶当作药用收购和使用的。笔者在霜期前后采集若干个样品进行了比较研究，结果表明：霜前桑叶中芸香苷含量比经霜桑叶中芸香苷含量高，霜前从 8 ～ 10 月芸香苷含量是逐渐升高，至霜前几天采收的桑叶芸香苷含量达最高，经霜后桑叶中芸香苷含量即骤然下降，脱落叶的芸香苷含量最低。因此，桑叶经霜后再行采收从芸香苷含量变化来看不是最高的，自然脱落叶则不宜入药。

本试验结果仅限于芸香苷的含量变化，桑叶其他成分在经霜前后变化是否与芸香苷一致还有待于进一步研究。

第五节　野菊花的化学成分研究

野菊花是菊科植物野菊花 *Chrysanthemum indicum* L. 的干燥花，为我国著名的可食用植物，已有两千多年的食用历史。由于其抗氧化、抗菌和抗病毒等生物活性，一直作为保健食品和饮料被广泛消费。这些功能基于其所含的化学成分，包括黄酮类、萜类、苯丙素类和酚酸类等。抗氧化活性是野菊花最重要的功能之一，氧化应激是潜在致病因素诱导诸如心血管疾病、皮肤病的发生。文献研究证明野菊花提取物具有明显的抗氧化活性，包括清除DPPH 自由基的能力和提高抗氧化酶活性，也发现野菊花中 5 种抗氧化成分，如芹菜素、绿原酸、木犀草苷、蒙花苷和木犀草素。但这些研究不能提供野菊花中的全部抗氧化成分。因此，有必要对野菊花中的抗氧化成分进行鉴定，以促进野菊花的深入研究和广泛应用。

传统的天然抗氧化筛选方法，包括样品提取、分离、纯度和活性试验，通常需耗费大量人力和时间；而通过生物筛选活性物质，虽避免了一些不必要的分离步骤，但整个过程仍然消耗了大量的时间和人力，有时由于稀释效应或分解而未能有效发现抗氧化成分。近年来，在线梯度提取技术作为一种快速提取方法快速发展，其提取、分离、检测在高效液相系统中同步完成，已应用于食品检测分析，如咖啡、杜仲砖茶和梅花。通过该方法，溶剂极性的梯度变化能够实现具有不同极性的化合物的同时提取，可以获得检测样品的更多信息。此外，在线梯度提取技术还拥有更高的灵敏度、更小的样品污染和更高程度的自动化。

从植物中筛选抗氧化成分的活性鉴别也很重要。使用酶标仪测量抗氧化活性也存在着耗时和费力。此外，该方法通常难以区分单一抗氧化化合物对复杂样品的贡献。为了解决这些问题，一种更高效、更快速的组合筛选技术被开发出来，它整合液相色谱系统、在线提取系统、在线柱后抗氧化系统，对复杂样品中抗氧化成分和活性初步鉴别。各种在线 HPLC 后柱抗氧化测定，例如 HPLC-FRAP、HPLC-ABTS 和 HPLC-DPPH 已成功用于食物的分析。在这些在线抗氧化分析方法中，HPLC-FRAP 法有着较为平滑的基线，更为可靠的重复性和较高灵敏性。因此，OGE-HPLC-FRAP 方法的发展将有助于快速和全面评估复杂样品中的抗氧化成分和活性。

一、仪器与材料

1.仪器 Agilent 1260 型高效液相色谱系统，包含在线脱气机、四元泵、恒温柱温箱、自动进样器、二极管阵列检测器以及可变波长扫描检测器（VWD）（美国安捷伦科技有限公司），依利特 P230II 型高压恒流泵（大连依利特公司），Agilent 6530 型 Q-TOF-MS 质谱仪（美国安捷伦科技有限公司），XS205 型十万分之一天平（瑞士梅特勒-托利多仪器有限公司），Milli Q 型超纯水（美国密理博公司），JAC-2010P 超声波清洗机（上海君翼仪器设备有限公司），ST40R 型离心机（美国赛默飞世尔科技）。

2.试剂 甲酸,TPZT(2,4,6-三吡啶基三嗪,上海阿拉丁生物化学公司),三氯化铁（上海麦克林生物化学公司），乙酸钠（广东光华），乙酸（西陇化工），盐酸（成都市科隆化学品有限公司），甲醇、乙腈（色谱纯，Spectrum 公司）。

对照化合物：新绿原酸（DST191028-015）、绿原酸（DST190906-021）均购自成都德思特生物技术有限公司，咖啡酸（5334）、3,5-二咖啡酰奎宁酸（3089）均购自上海诗丹德标准技术服务有限公司，木犀草苷（111720-201609）和蒙花苷（111528-201710）均购自中国食品药品检定研究院。以上对照化合物纯度均在 96% 以上。

野菊花（河南南阳）经东莞市东阳光冬虫夏草研发有限公司钱正明高级工程师鉴定为 *Chrysanthemum indicum* L.，样本留样存放于东莞市东阳光冬虫夏草研发有限公司。

二、方法与结果

1. 供试品、混合对照品、FRAP 工作液的制备

（1）混合对照品溶液制备　精密称取新绿原酸、绿原酸、咖啡酸、3,5-二咖啡酰奎宁酸、木樨草苷、蒙花苷适量，加 50% 甲醇溶液，混匀即得。

（2）供试品溶液（离线提取溶液）制备　精密称取野菊花粉末 0.5g，置于 15mL 离心管中，加入 10mL 溶剂（水、甲醇），超声提取 60min，5000rpm 离心 10min，上清液滤过，过 0.22μm 有机滤膜，取续滤液即得。

（3）FRAP 工作液制备　20mM 三氯化铁溶液（称取三氯化铁 81.0mg，加入 25mL 水溶液，混匀即得），10mM TPTZ 溶液（称取 TPTZ78.0mg，加入 40mM 盐酸 25mL 溶解，混匀即得），300mM 乙酸钠 - 乙酸缓冲液（称取乙酸钠 1.82g，加入超纯水 1000mL 溶液，混匀，再加入乙酸 16mL，混匀，用 1M 盐酸调节 pH 至 3.6，混匀即得）。分别取 20mM 三氯化铁溶液、10mM TPTZ 溶液、300mM 乙酸钠 - 乙酸缓冲液按照 1∶1∶50 的比例混合，混匀即得，现用现配。

2. 在线提取池制备

按照 1∶20 的比例将枳椇子粉末与硅藻土混合均匀，取约 5mg，精密称定后将枳椇子与硅藻土的混合物填充于洁净的空预柱芯（3.0mm×4.0mm）内，两端用滤膜密封，然后将装有样品的预柱芯装入 Phenomenex Security Guard 预柱套内，构成在线提取池，接入液相系统（六通阀）。

3. 实验条件

（1）色谱条件　色谱柱为 Agilent Poroshell 120 SB–AQ（50mm×4.6mm，2.7μm）；流动相 0.1% 甲酸（A）- 乙腈（B），梯度洗脱：（0 ~ 3min，0%B；3 ~ 5min，0% ~ 10%B；5 ~ 10min，10% ~ 15%B；10 ~ 30min，15% ~ 23%B；30 ~ 45min，23% ~ 75%B）；流速：0.5mL/min；检测波长：290nm；柱温 35℃；进样量 5μL。

（2）在线提取 – 在线抗氧化设置　在线样品提取：将压制好的样品在线提取池与空白预柱接入六通阀处，流路切换到空白预柱，以色谱条件中的初始比例平衡色谱柱及系统，流速为 0.5mL/min。在线提取由自动进样器吸取 0μL 触发，并切换六通阀，将流路切换至在线提取池。

在线抗氧化分析：FRAP 工作液由高压恒流泵以 0.4mL/min 的流速引入，与柱后端经由 VWD 检测器后流路在三通中混合，经一根 0.25μm×3m 的 peek 管中反应后，再进入 DAD 检测器，在 593nm 波长下分析抗氧化活性成分（图 6-6）。

（3）质谱分析　采用 HPLC–Q–TOF–MS 对样品进行色谱峰定性分析检测。ESI 电喷雾离子源，扫描方式：负离子模式，干燥气（N_2）流速 10L/

min，干燥气体温度 350℃，雾化压力 45psi，鞘气流速 10L/min，毛细管电压 3500V，碰撞诱导解离电压 120V，离子扫描范围 50 ～ 1200m/z。

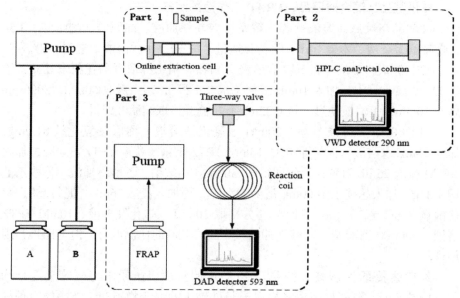

图 6-6 在线梯度提取 –HPLC– FRAP 联用系统示意图

4.方法验证 根据 ICH（Q2）指导方针，通过分析专属性和重复性考察来验证方法的可行性。

（1）重复性考察 按"2.在线提取池制备"项下方法平行制备 3 份野菊花样品在线提取池，并按"3.实验条件"项下"（1）色谱条件""（2）在线提取 – 在线抗氧化设置"方法进行在线提取、液相分析和在线抗氧化分析，记录保留时间及峰面积。结果显示，3 份野菊花样品色谱峰的峰面积和保留时间的 *RSD* 均小于 10%，表明方法重复性良好。

（2）专属性考察 专属性测试的结果表明，离线（图 6-7a）和在线空白（图 6-7b）提取罐色谱图中没有干扰峰，并且在野菊花色谱图（图 6-7c）的相应位置中发现了对照品色谱峰（图 6-7d）。

5.野菊花化学成分鉴定 通过 HPLC–Q–TOF–MS 鉴别出野菊花化学成分 36 个，数据见表 6-5，HPLC 色谱图显示出 36 个主峰（图 6-7d）。其中，通过与标准或文献进行比较来确定 28 个峰。通过对照品和文献质谱数据确定新绿原酸（4）、绿原酸（7）、咖啡酸（8）、木犀草苷（16）、3,5- 二咖啡酰奎宁酸（18）、蒙花苷（23）。22 个化合物通过与文献中 MS 数据对比鉴别出来。首次在野菊花中发现 N– 果糖基苯丙氨酸（1）、异丙基苹果酸（3）、芹

莱素 –6,8– 二 –C–β–D 葡萄糖苷（9）、5,7,4'– 三羟基 –6,3',5'– 三甲氧基黄酮（29）、（10E，12Z）–9– 羟基 –10，12– 十八碳二烯酸（35）。

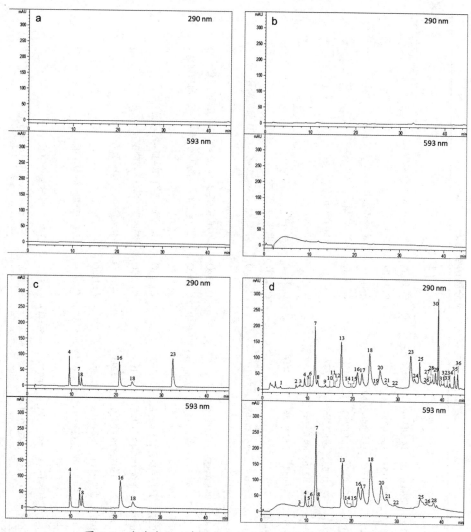

图 6-7　离线空白、在线空白、对照品和野菊花液相色谱图

6. 野菊花抗氧化活性成分分析　按"2. 在线提取池制备"和"3. 实验条件"项下"（1）色谱条件""（2）在线提取 – 在线抗氧化"和"（3）质谱分析"项下方法进行混合对照品溶液制备和野菊花样品在线提取，进行液相分析和在线抗氧化分析，得到呈反应前的色谱图（290nm）和呈反应后显示抗氧化活性成分色谱图（593nm），结果见图 6-7。抗氧化活性的检测是基于抗

表6-5　野菊花化学成分质谱数据表

Peak No.	t_R (min)	$[M-H]^-$ (m/z)	片段 (m/z)	分子式	鉴定	抗氧化活性
1	4.032	326.1226	206.0809, 164.0719, 147.0444	$C_{15}H_{21}NO_7$	N-果糖基苯丙氨酸	×
2	7.284	282.0837	150.0432, 133.0153, 108.0219	$C_{10}H_{13}N_5O_5$	鸟苷	×
3	8.352	175.0603	157.0525, 115.0393, 113.0601, 85.0654	$C_7H_{12}O_5$	异丙基苹果酸	√
4	9.484	353.0876	191.0573, 179.0356, 161.0273, 135.0458	$C_{16}H_{18}O_9$	新绿原酸	√
5	10.359	515.1375	341.0873, 323.0793, 191.0566, 161.0242	–	Unknown	√
6	10.648	371.1360	119.0335, 101.0226, 89.0236, 59.0138	–	Unknown	√
7	11.669	353.0876	191.0569, 179.0347, 173.0458, 161.0259	$C_{16}H_{18}O_9$	绿原酸	√
8	12.289	179.0349	135.0448	$C_9H_8O_4$	咖啡酸	√
9	13.929	593.1475	473.1070, 383.0775, 353.0649, 325.0718	$C_{27}H_{30}O_{15}$	芹菜素-6,8-二-C-β-D葡萄糖苷	×
10	15.033	625.1376	449.1106, 287.0564, 151.0047	–	Unknown	×
11	15.811	461.0713	327.0498, 285.0415, 113.0228	$C_{21}H_{18}O_{12}$	木犀草素-7-O-β-D-葡萄糖醛酸苷	×
12	16.080	563.1374	473.1172, 425.0875, 383.0775, 353.0649, 325.0701, 269.0452	$C_{26}H_{28}O_{14}$	芹菜素-6-C-阿拉伯糖-8-C-葡萄糖苷	×
13	17.600	449.1078	287.0586, 151.0048, 135.0457, 107.0167	$C_{21}H_{22}O_{11}$	圣草酚-7-O-β-D-葡萄糖苷	√
14	19.612	463.0877	301.0288, 151.0039, 135.0422, 107.0165	$C_{21}H_{20}O_{12}$	槲皮素-7-O-葡萄糖苷	√
15	19.925	593.1475	447.0900, 327.0503, 285.0420, 133.0293	$C_{27}H_{30}O_{15}$	木犀草素-7-O-芸香糖苷	√
16	21.091	447.0917	327.0475, 285.0414, 151.0015	$C_{21}H_{20}O_{11}$	木犀草苷	√
17	21.973	515.1199	353.0909, 335.0798, 191.0576, 179.0362, 173.0465, 135.0448	$C_{25}H_{24}O_{12}$	3,4-二咖啡酰奎宁酸	√
18	23.684	515.1199	353.0907, 335.0821, 191.0573, 179.0362, 135.0447	$C_{25}H_{24}O_{12}$	3,5-二咖啡酰奎宁酸	√
19	25.144	431.0967	311.0551, 269.0453, 268.0353	$C_{21}H_{20}O_{10}$	芹菜素-7-O-β-D-葡萄糖苷	×

续表

Peak No.	t_R (min)	$[M-H]^-$ (m/z)	片段 (m/z)	分子式	鉴定	抗氧化活性
20	26.059	515.1199	353.0894, 191.0574, 179.0356, 173.0462, 135.0455	$C_{23}H_{24}O_{12}$	4,5-二咖啡酰奎宁酸	√
21	27.466	533.0918	489.1057, 447.0957, 285.0428	$C_{24}H_{22}O_{14}$	木犀草素-7-O-(6"-O-丙二酰基)-β-D-葡萄糖苷	√
22	29.147	287.0537	151.0047, 135.0439, 107.0138	$C_{15}H_{12}O_6$	圣草酚	√
23	32.713	591.1691	283.0643, 268.0412	$C_{28}H_{32}O_{14}$	蒙花苷	×
24	33.612	795.2357	753.2230, 735.2125, 283.0611	$C_{36}H_{44}O_{20}$	金合欢素-7-O-α-L-鼠李糖基(1→6)-[2-O-乙酰基-β-D-葡萄糖(1→2)]-β-D-葡萄糖	×
25	34.761	285.0400	175.0402, 151.0042, 133.0249	$C_{15}H_{10}O_6$	木犀草素	√
26	36.264	639.3145	519.2528, 476.2430, 373.2186, 145.0303, 119.0486	–	Unknown	√
27	37.280	269.0450	225.0546, 151.0038, 117.0336, 107.0125	$C_{15}H_{10}O_5$	芹菜素	×
28	37.740	299.0556	284.0362, 256.0366, 227.0329, 211.0374, 151.0048, 107.0137	$C_{16}H_{12}O_6$	香叶木素	√
29	38.510	359.0758	344.0560, 329.0316, 301.0364, 286.0139	$C_{18}H_{16}O_8$	5,7,4'-三羟基-6,3',5'-三甲氧基黄酮	×
30	39.096	785.3504	665.2961, 545.2399, 145.0248, 119.0492	–	Unknown	×
31	39.767	343.0810	328.0589, 313.0346, 298.0154	$C_{18}H_{16}O_7$	异泽兰黄素	×
32	40.399	283.0606	268.0396, 240.0444, 151.0027, 107.0136	$C_{16}H_{12}O_5$	金合欢素	×
33	40.063	721.3602	675.3573, 397.1361, 277.1274	–	Unknown	×
34	41.657	597.2692	509.2529, 245.1178, 227.1051	–	Unknown	×
35	42.691	295.2266	277.2197, 195.1379, 171.1028	$C_{18}H_{32}O_3$	(10E,12Z)-9-羟基-10,12-十八碳二烯酸	×
36	43.395	297.2425	251.2375	–	Unknown	×

氧化物复合物将 Fe^{3+} 转化成 Fe^{2+} 的能力，Fe^{2+}–TPTZ 复合物被检测器以振峰的形式检测到。图 6-7 是 OGE–HPLC–FRAP 系统的示意图［（第 1 部分）在线提取，（第 2 部分）HPLC 分离和（第 3 部分）FRAP 分析］。18 个化合物（3、4、5、6、7、8、13、14、15、16、17、18、20、21、22、25、26 和28）具有抗氧化能力，并且在图 6-7d 中标识出。其中，绿原酸（7）、圣草酚 –7–O– β –D– 葡萄糖苷（13）、3,5– 二咖啡酰奎宁酸（18）和 4,5– 二咖啡酰奎宁酸（20）是野菊花中的主要抗氧化剂。异丙基苹果酸（3）、新绿原酸（4）、槲皮素 –7–O– 葡萄糖苷（14）、木犀草素 –7–O– 芸香糖苷（15）、木犀草素 –7–O–（6′–O– 丙二酰基）– β –D– 葡萄糖苷（21）和香叶木素（28）首次在野菊花中发现具有抗氧化作用。

化合物的抗氧化活性取决于它们的分子结构，酚羟基的数量和位置是主要因素，具有更多活性氢的化合物具有更强的抗氧化能力。绿原酸、新绿原酸、咖啡酸和圣草酚显示出良好的抗氧化活性，因为它们含有羟基，可以提供活性氢。α– 酚羟基可以与羰基迅速形成氢键，提供的活性氢数量会降低，因此抗氧化活性较弱，芹菜素 –6, 8– 二 –C– β –D 葡萄糖苷、蒙花苷和芹菜素 –7–O– β –D– 葡萄糖苷含有 α– 酚羟基，在本实验中没有检测到抗氧化活性。

7. 和文献报道方法的比较　通过文献调研，超声提取、回流提取和加压的热水萃取常被用于野菊花样品中有效成分的提取（表 6-6）。例如，500mg 野菊花样品用 20mL60% 甲醇超声提取 30min，200mg 野菊花样品用100mL70% 甲醇通过超声萃取 30min，250mg 野菊花样品用 100mL 甲醇热回流提取 3h，1000mg 野菊花使用 45 ～ 50mL 水加压热水萃取 30min。这些提取方法消耗 20 ～ 100mL 溶剂，200 ～ 1000mg 样品，耗费 30 ～ 180 分钟。在本实验中采用在线提取和分离样品，其样品消耗仅为 0.3mg。此外，比较了两种极性溶剂超声提取野菊花成分差异，结果如图 6-8 所示。采用水溶剂作为提取溶剂，能较好地提取出野菊花的极性组分，而弱极性组分的提取较难（图 6-8a）。相反，用甲醇作为提取溶剂，能较好地提取野菊花中的弱极性成分，而极性成分较难提取出（图 6-8b）。在线梯度提取利用提取溶液的梯度变化，可以兼顾极性成分和非极性成分（图 6-8c）。为了测试在线梯度提取野菊花化学成分的提取效率，对同一含有野菊花的提取罐提取两次，结果表明，第一次在线梯度提取方法能提取野菊花中的所有组分（图 6-8d）。因此，在线梯度提取技术是一种整体提取方法，能完全提取复杂样品中各种化学成分。在表 6-6 中还列出了与本方法的色谱分离的比较。在文献研究中，最常用的是普通色谱液相，采用常用 C_{18} 色谱柱作为野菊花中分析色谱柱，分离时间超过 60min；后来使用超高压液相色谱快速分离分析野菊花成分，并且分析时间降至 25 ～ 40min。超高压液相色谱价格昂贵，难以在一般实验室普及，

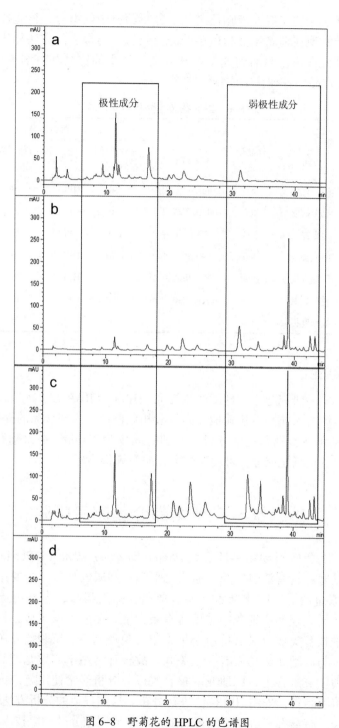

图 6-8　野菊花的 HPLC 的色谱图

a. 水超声提取；b. 甲醇超声提取；c. OGE 提取法第一次提取；d. OGE 提取法第二次提取

研究者选择核壳柱在普通液相色谱仪上分析药材中的组分，核壳柱在普通液相色谱仪能实现在超高压液相色谱的分离效果。与报道的方法相比，新开发的在线梯度提取方法具有快速提取和分离、较少的样品和溶剂消耗的优点，并提供复杂样品中各种化学成分信息。

表 6-6　野菊花液相分析方法比较

No.	样品处理				液相色谱分离		总时间（min）
	方法	样品量（mg）	溶剂	提取时间（min）	仪器	分析时间（min）	
1	超声提取	500	20mL 60% 甲醇	30	HPLC	70	100
2	超声提取	200	100mL 70% 甲醇	30	UPLC	30	70
3	超声提取	500	50mL 甲醇	30	UPLC	25	55
4	回流提取	250	100mL 甲醇	180	HPLC	60	240
5	高压热水提取	1000	45 ～ 50mL 甲醇	30	HPLC	30	65
6	超声提取	400	40mL 50% 甲醇	60	UPLC	40	100
本方法	在线梯度提取	0.3	—		HPLC	45	45

三、结论

通过本实验研究建立了梯度在线提取 –HPLC–FRAP 方法筛选野菊花中抗氧化成分，该方法能高效快速地在高效液相色谱仪上实现样品的提取、分离、鉴别和抗氧化性鉴别，整个分析、鉴别时间仅为 45min，在野菊花中发现 6 个未被报道的抗氧化成分，可用作野菊花质量评价指标。

第六节　广地龙的含量测定研究

广地龙为钜蚓科动物参环毛蚓 *Pheretima aspergillum*（E.Perrier）的干燥体。性味咸寒，具有清热定惊、通络、平喘、利尿的功效。主要用于治疗高热神昏、惊痫抽搐、肢体麻木、关节痹痛、肺热喘咳、半身不遂、水肿尿少等。现代研究表明广地龙中主要含有蛋白质、多肽、氨基酸、核苷等化学成分，其中核苷类成分具有抗血小板聚集、免疫调节、抗肿瘤、调节神经系统等活性，与广地龙的功效有一定关联，故核苷常用于广地龙产品的质量评价分析。前期文献报道，广地龙的核苷类成分分析经常使用超声或回流进行样品分析溶液制备，采用 HPLC 法进行分析。这些报道的分析方法具有提取、分析时间长，有毒有害溶剂使用多的缺点。基质固相分散萃取技术是 1989 年由 Barker 等人发明的一种样品前处理方法，目前已经广泛应用于天然产物及药物的萃取、分析，微量环境污染物的萃取、分析和食物药物残留的测定中，其具有高效、快速、操作简便等优点。核壳色谱分析技术作为一种新型的分析技术，可在常规液相色谱仪上实现多种化学成分的快速分离，已被广泛应用于中药材的质量评价研究中。此外针对中药提取分析中有毒有害溶剂使用的问题，采用绿色溶剂乙醇代替甲醇或乙腈可避免实验有害溶剂的使用。

因此，本文采用绿色试剂乙醇 – 水超声辅助基质固相分散萃取结合乙醇 – 水为流动相的核壳柱液相色谱分析，建立一种绿色、快速的广地龙核苷类成分定量方法，从而提高检测效率，减少污染，为广地龙药材质量评价的提升提供参考依据。

一、仪器与材料

1. 仪器 XPE205DR 型十万分之一电子分析天平（梅特勒 – 托利多仪器有限公司）；P300H 型超声清洗机（艾尔玛仪器有限公司）；涡旋仪（艾卡仪器设备有限公司）；Milli–Q Advantage A10 超纯水仪（默克密理博公司）；Tissue Grinder 2020 型高通量组织研磨仪（科瑞恩特科技有限公司）；1260 型高效液相色谱仪（安捷伦科技有限公司）；色谱柱 Agilent Poroshell 120 SB–AQ（50mm×4.6mm，2.7μm）。

2. 材料 10 批广地龙及其伪品信息见表 6-7，经暨南大学马志国博士鉴定分别为广地龙（*Pheretima aspergillum*）、大腔蚓（*Metaphire magna*）、暗孔远盲蚓（*Amynthas obscuritoporus*）。尿苷对照品（批号：110887–201803，纯度：99.5%）、次黄嘌呤对照品（批号：140661–200903，纯度：99.6%）、肌苷对照品（批号：140669–201606，纯度：98.6%）均购于中国食品药品检定研究院；腺苷对照品（批号：WRS–18001，纯度：99.4%，武汉远成化工有限公司）。硅藻土（AR 级，西格玛化学试剂有限公司），无水乙醇（AR 级，西陇科学股份有限公司），乙酸铵（AR 级，西陇科学股份有限公司），乙醇（HPLC 级，赛默飞世尔科技有限公司）。

表 6-7 广地龙及其伪品的药材样品信息

编号	样品名称	产地	编号	样品名称	产地
S1	广地龙	广西陆川县	S6	广地龙	广西
S2	广地龙	广西陆川县	S7	广地龙	广西玉林
S3	广地龙	广西陆川县	S8	广地龙	广东普宁
S4	广地龙	广西大桥	S9	大腔蚓	N/A
S5	广地龙	广西沙湖镇	S10	暗孔远盲蚓	N/A

二、方法与结果

1. 色谱条件 色谱柱：Agilent Poroshell 120 SB–AQ（50mm×4.6mm，2.7μm）；流动相：40mmol/L 乙酸铵（A）– 乙醇（B）；梯度洗脱（0～2.5min，0%B；2.5～3min，0%～30%B；3～6min，30%～40%B）；流速：0.8mL/min；柱温：35℃；检测波长：260nm；进样量：1μL。按上述色谱条件进行分析，广地龙样品中各成分分离度良好（图6-9）。

2. 溶液的制备

（1）对照品溶液的制备 精密称取尿苷、次黄嘌呤、肌苷、腺苷对照品适量，置于 50mL 容量瓶中，加体积分数为 30% 的乙醇溶解并稀释至刻度，摇匀，制备对照品储备液；再精密量取对照品储备液 1mL，置于 20mL 容量瓶，加体积分数 30% 乙醇稀释至刻度，摇匀，作为对照品溶液。

（2）供试品的制备 称取充分粉碎后的广地龙样品约 0.1g 于研钵中，加硅藻土 1g，研磨充分后转移至三角锥形瓶中，加 4mL 30% 乙醇超声（400W，60kHz）处理 2min，离心（13000r/min）2min，取上清液过 0.45μm 水系滤膜，取续滤液，即得。

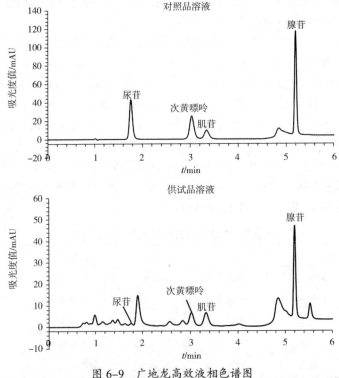

图6-9 广地龙高效液相色谱图

3. 提取条件的单因素考察

（1）不同提取方式对提取率影响的考察　精密称取充分粉碎后的广地龙 0.1g 于研钵中，加硅藻土 1g，研磨充分后转移至适量容器中，加入 4mL 30% 乙醇后分别做超声（400W，60kHz）、涡旋、震荡（1200rpm）处理 10min 后，离心（13000r/min）2min。结果显示，超声辅助提取及高通量震荡辅助提取较涡旋辅助提取效果好，而超声与高通量震荡辅助提取的总提取率相差不大，考虑到超声辅助提取操作的简便性，应选择的辅助提取方式是超声。（图 6-10a）

（2）不同样品分散剂比例对提取率影响的考察　精密称取充分粉碎后的广地龙 0.1g 于研钵中，分别加入硅藻土 1g 和 2g，研磨充分后转移至三角锥形瓶中，加入 4mL30% 乙醇，超声（400W，60kHz）处理 10min 后，离心（13000r/min）2min。结果显示，两者广地龙 4 种核苷类成分的提取率变化不大，最终选择样品分散剂比例为 1∶10。（图 6-10b）

（3）不同料液比对提取率影响的考察　精密称取充分粉碎后的广地龙 0.1g 于研钵中，加硅藻土 1g，研磨充分后转移至三角锥形瓶中，分别加入 30% 乙醇 3mL、4mL、5mL，超声（400W，60kHz）处理 10min 后，离心（13000r/min）2min。结果显示，广地龙 4 种核苷类成分随料液比的增加先增加，而当料液比为 1∶40 时，提取率变化基本趋于稳定，考虑到节约成本及节省提取液的用量，应选择的料液比为 1∶40。（图 6-10c）

（4）不同提取液浓度的考察　精密称取充分粉碎后的广地龙 0.1g 于研钵中，加硅藻土 1g，研磨充分后转移至三角锥形瓶中，分别加入 4mL 体积分数为 30%、50%、70% 的乙醇溶液，超声（400W，60kHz）处理 10min 后，离心（13000r/min）2min。结果显示，3 种提取液浓度下广地龙中 4 种核苷类成分的提取率略有下降，但相差不大，而 30% 乙醇对 4 种核苷类成分的提取率均较好，为减少有机溶剂的使用量，应选择的提取剂浓度为 30%。（图 6-10d）

（5）不同提取时间的考察　精密称取充分粉碎后的广地龙 0.1g，加硅藻土 1g，研磨充分后转移至三角锥形瓶中，加入 4mL 30% 乙醇，超声（400W，60kHz）分别处理 2min、5min、10min、15min，离心（13000r/min）2min。结果显示，广地龙 4 种核苷类成分的提取率变化不明显，为提高效率、节省时间，应选择的提取时间为 2min。（图 6-10e）

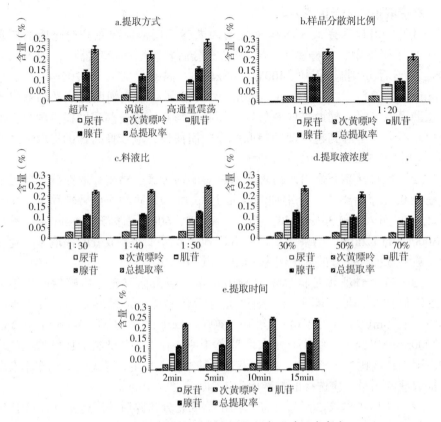

图 6-10 广地龙核苷类成分提取条件单因素考察

4. 方法学考察

（1）精密度考察 精密吸取混合对照品溶液适量，按"1. 色谱条件"项下色谱条件连续进样 6 次，记录各成分峰面积，计算得到尿苷、肌苷、次黄嘌呤、腺苷的峰面积 RSD 值分别为 0.81%、0.59%、0.55%、1.12%，表明仪器精密度良好。

（2）稳定性考察 取同一批广地龙药材（S1），按"（2）供试品的制备"项下方法制备供试品，然后按"1. 色谱条件"项下色谱条件分别在 0、2、4、6h 进样，结果各共有峰峰面积 RSD 在 1.74% ～ 5.07%，保留时间的 RSD 在 0.13% ～ 0.94%，表明供试品在 6h 内稳定。

（3）重复性考察 取同一批广地龙药材（S1），按"（2）供试品的制备"项下方法制备供试品 6 份，然后按"1. 色谱条件"项下色谱条件进样分析，结果显示，6 份样品的尿苷、次黄嘌呤、肌苷、腺苷的平均含量（质量分数）分别为 0.0010%（RSD=3.04%）、0.0284%（RSD=2.97%）、0.0812%（RSD=2.41%）、0.1183%（RSD=1.93%），符合 2020 年版《中国药典》要求

（*RSD* 值应≤4%），表明该方法具有良好的重复性。

（4）线性考察　精密量取对照品储备液，用体积分数30%的乙醇逐级稀释到合适的浓度，按"1.色谱条件"项下色谱条件分析，然后以对照品的浓度 X（μg/mL）为横坐标，以峰面积 Y 为纵坐标，绘制标准曲线，得到线性回归方程，并逐级稀释对照品溶液，以信噪比为10时相对应对照品溶液浓度作为该分析成分的定量限。结果显示，各化合物在 $0.117 \sim 367.382$ μg/mL 范围内具有良好的线性关系，相关系数 $r>0.9999$。详细结果见表6–8。

表6-8　广地龙4种核苷类成分的回归方程、相关系数、线性范围和定量限

分析物	线性方程（$n=6$）	r	线性范围（μg/mL）	定量限（μg/mL）
尿苷	$Y=17.1324X-1.1730$	1.0000	$0.117 \sim 293.326$	0.0176
次黄嘌呤	$Y=24.6786X-5.2157$	1.0000	$1.087 \sim 173.902$	0.0217
肌苷	$Y=11.5507X-2.4191$	1.0000	$0.952 \sim 152.380$	0.0571
腺苷	$Y=22.7865X+10.6792$	1.0000	$0.918 \sim 367.382$	0.1531

（5）加样回收率考察　精密称取广地龙0.1 g，平行6份，按已知成分含量1:1的比例精密加入相应对照品，按"（2）供试品的制备"项下制备供试品溶液，再按"1.色谱条件"项下色谱条件进行测定，用外标法计算各成分的含量并计算加样回收率。由表6–9可知，广地龙中4种核苷类成分的平均加样回收率在90.46%～93.83%范围内，*RSD* 为3.05%～4.99%（*n*=6），表明本方法准确度好。

表6-9　广地龙核苷类成分加样回收率

分析物	初始量（μg）	加标量（μg）	检出量（μg）	回收率（%）	平均回收率（%）	*RSD*（%）
尿苷	2.76	2.95	5.54	94.22	91.00	3.05
	2.77		5.46	91.25		
	2.76		5.50	92.83		
	2.77		5.50	92.42		
	2.77		5.35	87.70		
	2.77		5.35	87.57		

分析物	初始量 （μg）	加标量 （μg）	检出量 （μg）	回收率 （%）	平均回收率 （%）	*RSD* （%）
次黄嘌呤	27.54	34.92	58.15	87.67	93.83	4.68
	27.49		60.42	94.28		
	27.58		58.83	89.49		
	27.60		61.58	97.30		
	27.60		60.93	95.43		
	27.44		61.94	98.79		
肌苷	63.54	61.88	122.66	95.54	92.29	4.99
	63.54		124.03	97.76		
	63.58		122.37	95.00		
	63.72		117.30	86.59		
	63.58		120.23	91.54		
	63.95		117.97	87.29		
腺苷	100.35	91.85	181.75	88.63	90.46	3.83
	100.15		184.18	91.49		
	100.24		180.85	87.76		
	100.49		185.68	92.75		
	100.33		179.75	86.46		
	100.59		188.45	95.66		

5. 供试样品中核苷类成分含量测定 取 10 批广地龙正品及其伪品，分别按"（2）供试品的制备"项下制备供试品溶液，然后按"1. 色谱条件"项下色谱条件进行测定，记录峰面积，用外标法计算样品中 4 种成分的含量。结果显示，广地龙正品及其伪品的尿苷、次黄嘌呤、肌苷、腺苷的含量分别为 0.0005% ～ 0.0117%、0% ～ 0.0030%、0.0462% ～ 0.3876%、0.0031% ～ 0.1223%，总含量为 0.0540% ～ 0.4003%，不同产地广地龙正品中 4 种核苷类成分的含量具有较大的差异，总含量最高为 5 号样品，山地龙、长腔蚓与广地龙的样品中均含有尿苷、次黄嘌呤、肌苷、腺苷，且含量上相差不大。见表 6-10。

表 6-10 广地龙正品及其伪品中 4 种核苷类成分的含量测定结果

样品编号	尿苷（%）	次黄嘌呤（%）	肌苷（%）	腺苷（%）	总含量（%）
S1	0.0043	0.0024	0.0652	0.1223	0.1943
S2	0.0055	未测得	0.2509	0.0760	0.3324
S3	0.0011	0.0030	0.0848	0.0474	0.1363
S4	0.0117	0.0008	0.1838	0.0202	0.2165
S5	0.0096	未测得	0.3876	0.0031	0.4003
S6	0.0031	0.0011	0.0760	0.0259	0.1061
S7	0.0071	0.0010	0.1840	0.0303	0.2224
S8	0.0005	0.0006	0.0462	0.0067	0.0540
S9	0.0009	0.0006	0.0950	0.0639	0.1604
S10	0.0033	0.0007	0.2072	0.0222	0.2334

三、结论与讨论

核苷类成分为大极性化合物，本实验参考前期研究选用可以用纯水作流动相的 Poroshell SB-Aq 柱作为分析柱。考虑到传统分析试剂如甲醇等毒性较大，故选用的流动相为乙醇-水；同时前期查阅文献发现核苷类成分分析中经常加入一定的盐（磷酸缓冲盐或乙酸铵）或有机酸（甲酸或乙酸）来改善色谱峰的峰形，故本文比较了几种核苷类成分分析常用的洗脱溶剂（0.1% 甲酸-水、40mmol/L KH_2PO_4-水、纯水、0.2% 乙酸-水、40mmol/L 乙酸铵-水）对广地龙 4 种核苷类成分峰形及分离效果的影响。结果表明，以 40mmol/L 乙酸铵-水溶液作为洗脱溶剂梯度洗脱时，各成分具有良好的分离度，色谱峰的峰形也较优，能够使 4 种核苷类成分的定量分析结果更为准确。此外，比较了 35℃、30℃和 25℃柱温对核苷类成分分析的影响，发现柱温对核苷类成分分析的影响不大，本文选择的柱温为 35℃。检测波长主要根据核苷类成分的紫外吸收特点，最终选择的检测波长为 260nm。此外，本实验发现不同的进样量对核壳色谱柱分析的核苷类成分色谱峰峰形、理论塔板数有一定的影响，即进样量较大时，部分色谱峰会出现分裂、前沿、塌陷等溶剂效应现象，而当调整进样量为 1μL 时，尿苷、次黄嘌呤、肌苷、腺苷的理论塔板数分别为 5588、5823、5457、63532，各分析成分色谱峰的峰形较好，可用于定量分析。

通过文献调研发现，过去有不少学者使用 HPLC 对广地龙中的核苷类成分进行分析，所使用的方法具有有毒有害试剂用量大和检测周期长的缺点。如孙洁等称取广地龙饮片粉末 1.0g，加 20mL 生理盐水室温浸泡

20min 后超声提取（250W，40kHz）40min，然后使用 TSK–GEL C$_{18}$ 色谱柱（250mm×4.6mm，5μm），并以 0.1% 甲酸水溶液 – 甲醇（99∶1）为流动相，柱温 30℃，流速为 1.0mL/min，对沪产地龙和广地龙中 5 个核苷类成分进行含量测定，分析时间为 40min。关水清等称取广地龙粉末 2g，加入质量分数 0.9% 生理盐水 20mL，浸泡 30min 后冰浴超声处理（300W，40kHz）60min，上清液离心（13000r/min）15min，然后使用 Diamonsil C$_{18}$ 色谱柱（250mm×4.6mm，5μm），以甲醇 – 水（5∶95）为流动相，柱温为 30℃，流速为 1.0mL/min，洗脱时间为 30min。本文通过采用超声辅助基质固相分散萃取技术，先称取广地龙 0.1g，并加入 1g 硅藻土，于研钵中充分研磨后转移至三角锥形瓶中，加入 4mL 30% 乙醇超声处理（400W，60kHz）2min，然后以 40mmol/L 乙酸铵 – 乙醇为流动相，流速为 0.8mL/min，柱温为 35℃，并利用新型核壳色谱分析技术对广地龙中 4 种核苷类成分进行快速含量分析，色谱分析时间为 6min，与以往分析方法相比具有高效、快捷和环保等优势。

综上所述，本文所建立的分析方法能够用于测定广地龙中 4 种核苷类成分含量，符合中药成分定量分析要求，具有分析速度快、有机溶剂用量少、方法简便的特点，为广地龙药材质量评价技术的提升提供了参考依据。

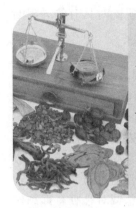

第七章
单味药材综述研究

梅全喜教授团队对地产药材除了积极开展实验研究外，还对不少的地产药材开展了总结性的综述研究，在各级中医药杂志上发表了大量的中药综述文章，现总结如下。

第一节　根及根茎类中药

一、八角枫

八角枫是广东民间常用地产药材，为八角枫科八角枫属植物八角枫 *Alangium Chinense*（lour.）Harms 的干燥侧根或细须根，又名八角金盘、木八角、五角枫、勾儿茶、二珠葫芦、包子树、华瓜木、瓜木、八角王、八角梧桐、花冠木、白龙须、白金条等。主要分布于华东、中南及四川、贵州等地。其味辛、温，有小毒。用于治疗风湿痹痛、风湿性骨病、四肢麻木、心力衰竭、劳损腰痛、跌打损伤、瘫痪、肺结核、精神分裂症。近年来，有关八角枫药理作用及临床应用的研究较少，为了加深人们对于八角枫的了解，提供更多有价值的资料，我们收集近年来国内文献，对八角枫的药理作用和临床应用做如下综述。

（一）药理及毒理作用

1. 肌松作用　不同剂量的八角枫碱对家兔有明显的肌肉松弛作用，对自主神经节和运动神经横纹肌接点均具有传导阻滞作用。猫股静脉注射八角枫碱 2.5mg/kg 后，立即出现短暂的瞬膜收缩，然后间隔不同的时间刺激各神经，结果表明，八角枫碱对植物神经节和运动神经横纹肌同时具有传导阻断作用，但对前者的作用较对后者为轻。

2. 对心血管系统的作用

（1）升压作用　八角枫碱缓慢静脉滴注给药，可引起短暂的血压升高和心率加快，但是幅度很小；快速静脉注射给药，出现血压升高显著、房室阻滞、室性早搏、室性心动过速等症状，但恢复较快，维持时间甚短。

（2）心律失常　八角枫碱以不同剂量静注给药后，猫发生心律失常。剂量 0.25mg/kg 以下的主要为室性早搏，亦有窦性静止和房室传导阻滞，一般 3min 内可以恢复；剂量超过 1.0mg/kg 时，先有严重的窦性心动过缓，最后转为加速型心室自搏节律，严重时导致心脏停搏。八角枫总碱对心脏有抑制作用，但不引起房室传导阻滞；可使兔离体心脏的心肌收缩力增强，振幅增大，增大剂量则收缩减弱，大剂量可使房室传导阻滞，但能自动恢复。

（3）对平滑肌的作用　八角枫须根煎剂可引起兔离体肠管痉挛性收缩，增强兔离体子宫收缩，大剂量时则收缩明显减弱变慢。

3. 对呼吸系统的作用　薛开先通过蝉力苏配合新斯的明作对抗的实验研究，探索了八角枫碱对家兔呼吸作用的影响，以 3mg/kg 剂量的八角枫碱给家兔静脉注射，出现呼吸麻痹后辅以人工呼吸，使家兔自主呼吸，然后静脉推注阿托品，2min 后静注新斯的明，10min 后静注蝉力苏。结果：6 只家兔静注新斯的明后，4 只自主呼吸仍未恢复。说明八角枫碱对中枢神经有一定的抑制作用，新斯的明不能对抗八角枫碱引起的呼吸麻痹。

4. 对中枢神经系统的作用　八角枫支根的醇提液能加强催眠药物对动物的催眠作用，而本身无催眠作用。毒藜碱对中枢神经系统具有先兴奋后持久抑制的作用。

5. 抗炎作用　万照宇等通过复方七叶莲液对二甲苯所致小鼠耳郭肿胀的影响试验，观察了八角枫碱的抗炎作用。药物组将药涂于右耳，对照组将生理盐水涂于右耳，然后于右耳郭滴二甲苯并尾静脉注射 1% 的伊文思蓝生理盐水，30min 后处死，比较肿胀度。结果用药组小鼠耳郭肿胀和光密度均低于空白对照组，说明复方七叶莲液可抑制二甲苯所致小鼠耳郭肿胀，八角枫须根为复方七叶莲液的主药，并且八角枫须根含有生物碱和酚类，可以抑制金黄色葡萄球菌，可见其具有一定的抗炎抗菌作用。

6. 镇痛作用　八角枫须根煎剂腹腔注射可使热板法致痛小鼠的痛觉反应消失。其药用部位以须根作用最强，较细根强 3 倍，较粗根强 5 倍左右。

7. 其他药理作用　八角枫乙醇提取液口服对小鼠有明显的抗早孕、抗着床作用，对金黄色葡萄球菌、奈瑟卡他球菌、表皮葡萄球菌、链球菌、痢疾杆菌、铜绿假单胞菌、肠炎杆菌及钩端螺旋体均有一定的抑制作用。

8. 毒理作用　八角枫为有毒中药材，中毒机制主要与肌肉松弛作用、呼吸肌麻痹有关，毒藜碱是肌肉松弛作用的主要有效成分，其含量与毒性呈正比。八角枫须根的毒性最强，一般汤剂中须根用量不超过 3g，侧根用量为 3 ～ 6g。过量误服引起中毒，轻则表现为面色苍白、肢体痿软、呼吸浅而慢，重则出现房室传导阻滞、血压下降、四肢痉挛，最终导致呼吸衰竭而死亡。中毒解救：用 1∶2000 ～ 1∶4000 高锰酸钾液洗胃，然后服通用解毒剂。小鼠腹腔注射须根煎剂的 LD_{50} 为 9.98g/kg。鼠注射须根煎剂 1.25g/kg、犬静注 4g/kg 均立即产生抽搐，随后转入四肢瘫痪、呼吸停止，心跳可维持 30min。兔静注八角枫总苷最小肌松量为（2.47±0.17）g/kg，最小致死量为（5.65±0.58）g/kg。兔静注毒藜碱最小肌松量为（1.18±0.02）g/kg，最小呼吸麻痹量为（1.47±0.13）g/kg。

（二）临床应用

1. 麻醉及肌肉松弛剂　八角枫曾应用于腹部外科、骨科、小儿外科、妇产科、泌尿外科等手术共 900 例，肌肉松弛的成功率为 97.9%。其中患者年龄最大的 63 岁，最小的仅 15d。具体用法：用八角枫须根 15 ～ 25g，加水至 150mL，煎煮 20 ～ 30min 后，于术前半小时口服。主要用于小手术，手术时皮肤切口加小量局麻。或用八角枫注射剂（粗制品）按 0.4 ～ 0.5g/kg 体重（生药量）在术前 20 ～ 30min 肌肉注射。亦可用八角枫注射剂（每毫升含总生物碱 5mg），按 0.8 ～ 1.0mg/kg，最大量不超过 1.2mg/kg，在术前 5 ～ 10min 进行静脉滴注，于 5 ～ 10min 内滴完，3 ～ 5min 后产生肌肉松弛作用。八角枫作为麻醉剂进行妇科手术（包括绝育、子宫全切除、宫外孕手术、卵巢囊肿切除等）计 111 例，总有效率为 96.4%。其中良效（手术前、手术中不用药，切口线上用小量普鲁卡因，患者不喊痛，肌肉松弛相当于全身麻醉的二期、三期）30 例，有效（术前用基础麻醉如杜冷丁加非那根，切口线上用 0.5% ～ 1% 普鲁卡因在 10 ～ 30mL 以内者）77 例，无效 4 例。用法用量：干八角枫须根，一般绝育等较小手术用 10 ～ 15g，卵巢囊肿切除等较大手术用 25g；加水至把药浸没（约 100mL），置水浴锅中隔水炖开 0.5h，去渣服汁，服后 30 ～ 45min 即可开始手术。麻醉过程中患者神志清楚，术中患者呼吸、脉搏、血压与术前比较无显著差异，术后患者能自行走回病房。

2. 心力衰竭　用八角枫干根 500g 切碎，加水 2000mL，用文火煎至 1600mL 时过滤去渣，再加入白蜂蜜 25g 至煎沸（每 10mL 药液约含生药 3.3g），冷藏备用。每次制备药液，均应在 2 ～ 3d 内用完。3 次 / 日，10 ～ 20mL / 次（相当于生药 3.3 ～ 6.6g），口服。据临床观察，本品的强心作用明显，无异位心律的副作用，能使心率减慢，对风湿病的活动期亦有效，可使风湿病患者的房性期前收缩消失，及 I 度房室传导阻滞转为正常，同时可使风湿病的临床表现有所改善。

3.风湿性关节炎 曹泽民用八角枫、紫金藤等制成消痹灵合剂治疗风湿性关节炎 120 例，痊愈 75 例，占 62.5%；好转 35 例，占 29.2%；无效 10 例，占 8.3%，总有效率 91.7%。

4.肩关节周围炎 吕维斌等采用手法推拿加服八角枫治疗肩关节周围炎，观察了八角枫对肩周炎的治疗作用。通过临床治疗，56 例患者治愈 36 例，占 64.29%；好转 18 例，占 32.14%；未愈 2 例，占 3.57%，总有效率为 96.43%。

5.妇女不孕症 取八角枫细须干粉 5 ～ 6g 和猪肉 50g 或鸡蛋 1 个，放油盐炖煮，于月经干净后第 2 晚睡前趁热服下，服后次日晚上同房，治疗 3 例不孕患者，效果良好，均痊愈并且其中 2 名患者当月受孕。

6.顽固性肺咯血 陶伟垣等用复方八角枫煎剂对 20 例顽固性肺咯血患者进行临床研究，取得满意的疗效。治疗方法：鲜品八角枫 30g，陆英 20g，红牛膝 10g，白茅根 30g，水煎，1 剂 / 日，晚饭后服用。20 例患者中，治愈 18 例，无效 2 例，治愈率 90%，随访未见复发者。

7.泛发性神经性皮炎 泛发性神经性皮炎是一种临床常见的皮肤病，病症难以控制，患者极度痛苦，很难根治。用八角枫鲜根煎水外洗并辅以中药内服，取得良好的治疗效果。治疗方法：鲜八角枫 500g 煎水，外洗皮肤 3 ～ 4 次 / 日，同时内服中药作为辅助治疗。中药处方：土茯苓 20g，胡黄连 12g，白鲜皮、连翘、蒲公英各 15g，桑白皮、地骨皮、竹叶、蝉蜕各 10g。治疗 3d 后，症状减轻，20d 左右痒感已不明显，30d 后痊愈。

8.精神分裂症 八角枫根须部配合小剂量安定剂对于精神分裂症有一定的治疗效果。具体方法：将八角枫的根须部处理后制成片剂，按照 2 ～ 3g/ 次，2 次 / 日的剂量服用，1 个月作为 1 个疗程，并且配合小剂量的安定剂同服。观察 50 例患者的近期疗效，痊愈 13 例，显效 7 例，进步 9 例，总有效率达 58%。

9.其他应用 本品还可用于筋骨疼痛、风湿麻木瘫痪、鹤膝风、半身不遂、癫狂（外感高烧引起）、痨咳、小儿惊风、鼻出血、过敏性皮炎、刀伤出血及预防破伤风、小儿疳积等。

（三）讨论

八角枫是广东民间特产药材，其药用资源丰富，经济方便，随处可采，具有良好的药用价值。但是其具有毒性，尤以须根的毒性更大，常常因服用过量或未炮制品而致中毒，试验表明中毒死亡与其呼吸肌麻痹和呼吸中枢抑制有关，已有文献报道服用八角枫致中毒死亡的案例。近年来，关于八角枫的药理学、毒理学研究以及临床应用的研究相对较少，为了预防和减少服用八角枫中毒，应该加强八角枫的药理研究，进一步研究其中毒机制与药理作用、剂量剂型的关系，合理规范用药。八角枫碱复方制剂的临床应用也很少，因此，深入地研究其药理作用和临床应用，可以使八角枫这一丰富的药用资源更充分地应用于防治人类重大疾病。

二、入地金牛

入地金牛为芸香科植物两面针 *Zan thoxylumnitidum*（Roxb.）DC. 的根或枝叶，又名两面针，为广东地产习用药材，主要分布于广东省及云南、广西、湖南、福建、台湾、贵州等省区，广东省各山区县有产。全年均可采挖，洗净，切片或段，晒干。入地金牛性辛、苦，温；有小毒。具有活血祛瘀、行气止痛、祛风通络的作用。广东民间多用于跌打损伤、风湿痹痛、胃气痛、龋齿痛、毒蛇咬伤等，外用可治汤火伤、湿疹皮炎。亦有用于鼻咽癌的防治，取得较好疗效。也有报道可用于表面麻醉、浸润麻醉等。近年来对中药入地金牛进行了较为深入的探讨和研究，本文对其药理作用及临床应用的研究情况做一综述。

（一）药理作用

1. 抗癌作用　氯化两面针碱的抗癌机制可能是对抑制 RNA 合成的作用较弱，而对抑制 DNA 合成的作用较好。此成分对小鼠肝癌腹水也有效。临床试用结果表明，氯化两面针碱对慢性粒细胞白血病有近期疗效，对小鼠白血病 P388 的作用和 6- 甲氧基 – 二氢白屈菜红碱几乎相等。Maurizio Del Poeta 等比较了氯化两面针碱与喜树碱的体外抗癌活性，选择 B16（黑色素瘤细胞株）、MCF-7、HS578T（乳腺癌细胞株）、DU145、MPC3 癌株等，二者均有抗肿瘤活性，但氯化两面针碱的抗肿瘤活性弱于喜树碱及其衍生物。但 GatoB 等的研究表明，2 种对喜树碱耐药的人类细胞 CPT-K5HE 和 A2780 /CPT-2000（人卵巢癌细胞系）仍对氯化两面针碱有部分敏感性。此外两面针碱对 LEWIS 肺癌、人体鼻咽癌亦有一定作用。

2. 抗肝损伤作用　两面针提取物对化学性肝损伤具有明显的保护作用。利用 C_{14} 诱发小鼠化学性肝损伤模型，并测定小鼠血清谷草转氨酶（AST）、谷丙转氨酶（ALT）、肝匀浆丙二醛（MDA）含量及超氧化物歧化酶（SOD）等活性指标。实验结果表明，两面针提取物能明显降低模型动物的血清 ALT、AST 和肝脏 MDA 含量，提高肝脏 SOD 活性。

3. 镇痛作用　两面针的根中可分离出一种褐色油状物质 N-4，在小鼠扭体实验中，给小鼠腹腔注射该物质 30mg/kg，实验结果表明，该物质有显著的镇痛作用，可明显减少小鼠扭体反应。从两面针根的提取物 N-4 中分离出的一种单体结晶 -8 系，当给药剂量为 8 ～ 20mg/kg 时可显著提高大鼠及兔痛阈，当脑室注射剂量为 200μg/kg 时也可显著提高大鼠痛阈。结晶 -8 的镇痛作用可被 4mg/kg 的利血平对抗，而毒扁豆碱、去水吗啡、东莨菪碱和氟哌啶醇并不影响其镇痛作用，有研究表明其镇痛机制可能与其降低脑内 DA 和外周组织 5-HT 含量有关。

4. 麻醉作用 用两面针根的水提取物制成注射液，可用作腹部等手术的浸润麻醉剂。给药后 2 ～ 6min 出现局部麻醉作用。

5. 对心血管系统的作用 氯化两面针碱和 6- 乙氧基 -5,6- 双氢白屈菜红碱有明显强心作用。当氯化两面针碱 10、15、20mg/kg 在 60min 内给麻醉犬静滴，可使心率、心排血量和呼吸频率显著增加，但对血压及肺循环和全身循环的血管阻力无显著影响。另有研究表明，氯化两面针碱有降低家兔血压的作用。

6. 镇静作用 给小鼠腹腔注射剂量为 50mg/kg 的两面针提取物 N-4 时，可显著减少小鼠自发活动次数；当小鼠腹腔注射剂量分别为 40 和 60mg/kg 时，与阈下剂量的戊巴比妥钠有协同作用。犬按临床拟用剂量的 10 和 20 倍注射也可见镇静作用；当给犬腹腔注射剂量为 40mg/kg 时，5min 后观察发现，此物质能使犬呼吸减弱、减慢，但 20min 后可恢复正常。

7. 钙的拮抗剂 有报道显示两面针碱可能是钙调素（calmodulin，CaM）的拮抗剂，从而可以显著抑制 CaM 依赖的环核苷酸磷酸二酯酶（CaM-PDE）的活性，并且两面针碱与三氟拉嗪之间有协同作用，说明两面针碱与三氟拉嗪对 CaM 的作用位点不同。实验结果提示，两面针有望成为肿瘤治疗或辅助治疗的新药物。

8. 抗氧化作用 两面针水提物、乙醇加酸提取物及乙醇提取物均有抗氧化作用，对碱性连苯三酚体系产生的 O_2^- 有清除作用；对致炎大鼠体外全血化学发光有抑制作用；对由 Fe^{2+} - 半胱氨酸诱发的肝匀浆脂质过氧化有抑制作用。实验结果显示，两面针提取物有抗氧化作用，其抗氧化机制可能与清除活性氧有关。

9. 抗菌作用 两面针乙醇提取液（1∶1），对金黄色葡萄球菌及溶血性链球菌有很强的抑制作用。

10. 解痉作用 两面针提取物结晶 -8 对肠平滑肌可能有直接松弛作用。当结晶 -8 浓度为 $1×10^{-6}$ ～ $1×10^{-4}$g/mL 时，对正常豚鼠离体回肠平滑肌收缩无显著作用，但对毛果芸香碱、氧化钡、乙酰胆碱及组胺所致收缩有松弛作用。当两面针提取物 N-4 在浓度为 $18×10^{-3}$g/mL 时，对氯化钡和乙酰胆碱所致离体豚鼠回肠收缩也有显著的拮抗作用。

11. 抗炎作用 两面针中所含的香叶木苷成分有显著的抗炎作用，大鼠角叉菜胶性足趾肿胀实验中，此成分给大鼠腹腔注射给药，其抗足趾肿胀的 ED 为 100mg/kg。

12. 毒性　两面针的毒性成分主要为氯化两面针碱、氧化两面针碱、二氢两面针碱、6- 甲氧基 -5,6- 双氢白屈菜红碱、α- 别隐品碱、茵芋碱，这些成分可致周围神经系统和中枢神经系统的损害。有报道显示，两面针汤药内服可中毒致头昏、眼花、呕吐等，当服药量过大时，更可导致中枢神经系统功能受损，呼吸心跳生命中枢受抑制，并引起抽搐、昏迷、呼吸心搏骤停等反应。小鼠腹腔注射两面针提取物 N-4 的 LD_{50} 为（166±15）mg/kg；小鼠腹腔注射两面针结晶 -8 的 LD_{50} 为（68.04±8.36）mg/kg。犬灌胃给药两面针提取物 N-4，20 倍于临床剂量和 10 倍于临床剂量 3d，并连续观察 7d，见大剂量给药组犬较为安静。N- 甲硫酸两面针碱和氯化两面针碱均无诱变性。

（二）临床应用

1. 鼻咽癌　两面针 30g，徐长卿 15g，川芎 15g，蜂蜜 30g，将两面针、徐长卿、川芎分别拣去杂质，洗净，晾干或晒干，切碎后，同时放入砂锅中，加水浸泡片刻，煎煮 30min，用洁净纱布过滤，去渣，取滤汁放入容器中，待其温热时，兑入蜂蜜，拌和均匀即成，早晚 2 次分服用于气滞型鼻咽癌疼痛。用寮刁竹 50g，入地金牛 50g，川芎 25g，蛇倒退 50g，葵树子 150g，生地黄 40g，怀山药 25g，白茅根 50g，蛇泡簕 100g。每天 1 剂，水煎分 2 次服治疗鼻咽癌。用两面针、白茅根、杠板归各 30g，徐长卿、山药、川芎各 15g，葵树子 90g，生地黄 24g，茅莓 60g，水煎服，每天 1 剂；或用龙胆草、两面针、七叶一枝花、茅莓各 30g，野菊花、苍耳子、玄参、孩儿参各 15g，水煎服，每天 1 剂，治疗鼻咽癌、皮肤鳞癌血瘀气滞等，均有较好疗效。

2. 其他肿瘤　以两面针、黄芪、露蜂房、八月札、半枝莲等，水煎服配合以吡柔比星为主的联合方案治疗晚期非小细胞肺癌患者 14 例，结果部分缓解 5 例，无变化 8 例，进展 1 例。

3. 止痛　用两面针提取物制成片剂，每次 2～3 片，治疗各类疼痛 96 例（其中胃肠疼痛 37 例），有效 87 例，无效 9 例，总有效率为 90.6%；牙痛患者 14 例，总有效率为 92.8%，以牙龈无炎症肿痛者效果最好。但对癌症疼痛、外伤性疼痛、术后伤口疼痛、四肢疼痛等无效。服药后均未发现不良反应。两面针注射液每次肌注 2mL（相当于根 3g），1～2 次 /d，治疗各种疼痛，一般用药后 5～10min 即可止痛。两面针、七叶莲制成注射液，对各种疼痛亦有良效，对胆道蛔虫病、肠蛔虫病、溃疡病所致疼痛尤佳。肛肠病术后患者 430 例，分别以两面针坐浴洗剂及硝矾洗剂治疗，结果两面针坐浴组消肿止痛、减少渗出物及促进伤口愈合明显优于对照组。另外两面针在胃痛、蛔虫腹痛、瘀血腰痛等急症方面也有较好的效果。

4. 各种炎症　用两面针 10g，白花蛇舌草 45g，水煎服，每日 1 剂，治疗盆腔炎 77 例，痊愈 73 例，无效 4 例。以本品配苦草、地胆草等制成妇炎净胶囊，治疗妇科附件炎、宫腔组织炎、盆腔炎、子宫内膜炎等488例，总有效率达98.2%。采用宫炎平片（地稔、两面针、穿破石、五指毛桃、当归等）治疗急慢性盆腔炎100例，治疗组总有效率92%，对照组总有效率82%，2组疗效有显著差异（$P<0.05$）。以两面针与苦草、地胆草等制成的妇炎净胶囊，可治疗附件炎、宫旁组织炎、盆腔炎等；以两面针、金樱根、鸡血藤等制成的金鸡冲剂，可用于急慢性盆腔炎、宫颈炎、白带增多等症。用其治疗慢性咽炎，总有效率达89.0%。用含中药两面针提取液的牙膏给牙菌斑和牙龈炎患者刷牙，发现使用含两面针天然植物提取液的牙膏刷牙，能有效减少牙菌斑，抑制牙龈炎，达到促进口腔健康的作用。

5. 溃疡病 溃疡丸（两面针、山行树皮）每次服1丸，每日3次，20～25d为1疗程，服至溃疡愈合成瘢痕形成为止。共治各种溃疡60例，愈合者47例（78.3%），无变化或未形成瘢痕者13例（21.7%）。民间取其根与金豆根、石仙桃适量，水煎服，用于治疗胃、十二指肠溃疡。采用山豆根、两面针等多种中药制成散剂，在局部治疗口腔溃疡消除疼痛、促进愈合以及缩短疗程等各方面均收到了满意的效果。

6. Ⅱ度烧伤 两面针1000g，虎杖500g，黄芩、黄柏、黄连各300g，加入80%酒精10000mL，浸泡2w后，加薄荷脑50g使其比重与80的酒精相等，如比重高，加蒸馏水调节。过滤后取澄清液备用。清创消毒后，用喷雾器喷洒创面（头面、会阴部及黏膜不用）。开始时，2h喷1次，24～48h后隔4h喷1次。治疗Ⅱ度烧伤132例，治愈率为87.12%。

7. 腰腿痛 以20%两面针溶液，用低频直流感应电疗机离子导入，每日1次，每次20min，10次为1疗程。经观察，对腰肌劳损及扭、挫伤疗效佳，对腰椎肥大及椎间盘突出引起的坐骨神经痛亦能缓解症状。据163例统计，有效率为90%以上。个别病例出现皮疹、皮肤潮红充血等过敏现象。

8. 洁齿护齿及口腔护理 有报道用两面针漱口水对消除口臭、口干涩、牙龈肿胀出血方面的疗效明显优于生理盐水组。两面针与马鞭草、地龙、白毛根适量水煎服，可用于治疗口腔溃烂性口臭。

9. 风湿性关节炎 用两面针注射液肌肉注射，每次1mL（含有效成分100mg），共治疗184例风湿性关节炎，有效率达90%以上。

（三）讨论

药理实验证明，入地金牛具有镇痛、抗炎、抗菌、抗肿瘤等作用。入地金牛的现代研究与传统观点相符，有广泛的药用价值，尤其是抗癌作用值得进一步深入研究挖掘。入地金牛抗癌、镇痛作用的有效成分已经明确是生物碱和结晶–8，因此，入地金牛具有较好的开发应用前景，应进一步系统地研究其药理活性，以便为其临床应用及开发研究提供科学依据，使得广东地产药材能够更好地应用于临床。

三、太子参

太子参为石竹科植物孩儿参 *Pseudostellaria heterophylla*（Miq.）Pax ex
Pax et Hoffm 的干燥块根，别名孩儿参、童参、米参、四叶参、四叶菜、双批
七，具有益气健脾、生津润肺的功效，主治脾虚体倦、食欲不振、病后虚弱、
气阴不足、自汗口渴、肺燥干咳。栽培品主要分布在福建、贵州、安徽、江
苏、山东等省，其中以福建和贵州为主产区。太子参原是人参的别名，甚至
在民国以前被认为是伪品，民国以后，研究发现石竹科太子参具有部分类似
人参的功效。石竹科太子参摆脱伪品的地位，成为独立的新兴中药品种。本
文综述近年来太子参化学成分与药理作用最新研究进展。

（一）化学成分

1. 糖及糖苷类化合物　太子参含有蔗糖、麦芽糖及免疫活性多糖
PHP-A、PHP-B 等糖类化合物，以及 3-呋喃甲醇-α-D-吡喃半乳糖苷、乙
醇-α-D-半乳糖苷等糖苷类化合物。王喆星等从太子参中分离纯化鉴定得
到蔗糖、麦芽糖、麦芽三糖、α-槐糖以及免疫活性多糖 PHP-A、PHP-B 等
糖类成分。张春丽等从太子参中分离得到糖苷类化合物 3-呋喃甲醇-α-D-
吡喃半乳糖苷。李滢等根据化合物的理化性质和谱学数据鉴定太子参中含有
乙醇-α-D-半乳糖苷。华愉教等通过 ^{1}H-NMR 图谱确定太子参含有糖类成
分:蔗糖、葡萄糖、木糖、棉子糖等。现代研究发现栽培品太子参多糖含量高
于野生品多糖含量，且多糖含量与太子参总体质量有关。

2. 氨基酸类化合物　太子参含有多种氨基酸，包括人体必需氨基酸，如
缬氨酸、蛋氨酸、异亮氨酸、苯丙氨酸、亮氨酸、色氨酸、苏氨酸、赖氨酸
等。安坤等用高速氨基酸自动分析仪对太子参四大种植主产区（安徽、江苏、
福建、贵州）的栽培品及河南的野生品氨基酸含量进行比较，发现安徽宣城
太子参总氨基酸和人体必需氨基酸含量高于其他产区，其中氨基酸含量基本
顺序为：精氨酸（Am）>谷氨酸（Glu）>天冬氨酸（Asp）>脯氨酸（Pro）。
白少伟利用液质联用方法测定了太子参中氨基丁酸、色氨酸、苯丙氨酸、酪
氨酸、亮氨酸、异亮氨酸 6 种氨基酸的含量。侯娅等采用超高效液相-串联
四极杆飞行时间高分辨质谱（UPLC-Triple TOF-MS/MS）技术对不同种源太
子参 24 批样品进行测定，发现 α-天冬氨酸在福建柘荣种源太子参中相对含
量较高，N-乙酰半胱氨酸在安徽宣城种源太子参中相对含量较高。华愉教等
采用 ^{1}H-NMR 代谢组学技术结合多元统计分析对野生与栽培太子参中化学成
分进行比较分析，发现野生太子参中丙氨酸、谷氨酸、琥珀酸、γ-氨基丁
酸、乙酰乙酸、苯丙氨酸、异亮氨酸、谷氨酰胺、赖氨酸的相对含量高于栽

培品种太子参。

3. 环肽类化合物 太子参含太子参环肽 A ～ G 以及太子参环肽甲～庚。侯娅等采用 UPLC–Triple TOF–MS/MS 技术对不同种源太子参 24 批样品进行测定，发现黄糖太子参环肽 A、黄糖太子参环肽 B、太子参环肽 G 的相对含量以江苏句容种源太子参较高，太子参环肽 B、太子参环肽 F 和太子参环肽 D 的相对含量以福建柘荣种源太子参较高。福建柘荣太子参中的太子参环肽乙、太子参环肽己、太子参环肽丁含量相对较高；贵州施秉太子参中的太子参环肽丙的含量相对较高；江苏句容太子参中的太子参环肽庚、太子参环肽戊、太子参环肽甲的含量相对较高。

4. 挥发性化合物 挥发性化合物为太子参主要有效成分之一。太子参含有 78 种挥发性成分，以 4- 丁基 -3- 甲氧基 -2,4- 环己二烯 -1- 酮、糠醇为主要成分。林茂等采用液质联用（LC–MS）技术分析鉴定 3 个产区（贵州、福建、浙江）的太子参共含有 39 种挥发性化合物，其中主要挥发性物质有十五烷酸、棕榈酸乙酯、反油酸乙酯、十八（烷）酸、硬脂醇。林文津等对太子参采用气质联用（GC–MS）技术分离鉴定得到 44 种挥发性物质，主要挥发性成分为亚油酸乙酯、n- 十六酸、3- 糠醇。

5. 微量元素 现代研究发现太子参含有多种微量元素，如钾（K）、钠（Na）、铝（Al）、钙（Ca）、铁（Fe）、镁（Mg）、磷（P）、锌（Zn）、钴（Co）、铍（Be）、硼（B）、锶（Sr）、锂（Li）、铬（Cr）、硒（Se）、镍（Ni）、锰（Mn）等。邵代兴等借助主成分分析法确定太子参特征元素，发现镉（Cd）、铜（Cu）、Co、Zn、Fe、Ca、Mg、Al 为太子参的主要元素。林茂等采用原子吸光光谱法测定微量元素 Cu、Fe、Zn、Mn、Ca、Mg、Se、Co 的含量，结果显示贵州施秉产太子参中 Fe、Mg、Mn、Ca、Co 含量最高，福建柘荣产太子参 Zn 和 Se 含量最高，浙江磐安产太子参 Cu 含量最高。

6. 苷类 太子参含有皂苷类化合物乌苏胡萝卜苷、β- 胡萝卜苷、太子参皂苷 A、尖叶丝石竹皂苷 D。张春丽等采用柱层析方法分离纯化太子参，得到云杉新苷以及核苷类化合物胸苷和腺苷。侯娅等采用 UPLC–Triple TOF–MS/MS 技术对不同种源太子参 24 批样品进行测定，发现次黄苷三磷酸、环腺苷酸在不同种源之间成分有差异，次黄苷三磷酸在福建柘荣种源太子参中相对含量较高。林茂等采用 UV 法测定太子参中皂苷的含量，发现 3 个产地太子参的皂苷含量在 0.53% ～ 0.81% 之间，贵州施秉产太子参中皂苷含量最高（0.81%），福建柘荣的皂苷含量稍低。李滢等分离纯化太子参，鉴定得到核苷类化合物腺嘌呤核苷和尿嘧啶核苷。

7. 其他 太子参还含有脂肪酸类、萜类、甾醇类、生物碱类、有机酸类、磷脂类等。白少伟通过指纹图谱鉴定太子参含有脂肪酸类化合物亚油酸和棕桐酸。李滢等通过硅胶柱色谱反复分离，纯化鉴定太子参含有萜类化合物蒲公英赛醇乙酯、蒲公英赛醇。太子参含有较丰富的磷脂类化合物，主要有磷脂酰肌醇、磷脂酸、磷脂酰丝氨酸、磷脂酰甘油、磷脂酰胆碱。侯娅等采用UPLC-Triple TOF-MS/MS 技术鉴定得到太子参萜类化合物斑蝥黄素，甾体类化合物 7- 豆甾烯 -3β- 醇、β- 谷甾醇、7- 豆甾烯 -3-O-β-D- 葡萄糖苷、α- 菠菜甾醇 -β-D- 吡喃葡萄糖苷，苯丙素类化合物二氢阿魏酸。太子参含有生物碱咖啡因异戊酰肉碱。张春丽等从太子参中分离纯化得到有机酸类化合物水杨酸和苯甲酸。华愉教等通过 ¹H-NMR 图谱确定太子参含有有机酸类化合物乳酸、延胡索酸（富马酸）和 β- 酮酸（乙酰乙酸）；太子参还含有芹子酸等有机酸类化合物，以及黄酮类化合物槲皮素、金丝桃苷、丹酚酸、芦丁。

（二）药理作用

1. 心肌保护作用　太子参通过抑制线粒体膜电位（MMP）的表达和活性，影响细胞因子，改善氧化应激状态，降低丙二醛（MDA）的含量，抑制诱导型一氧化氮合酶（iNOS）表达和活力，改善血流变动力学指标，降低心肺指数，减小心肌梗死面积，改善由急性心肌梗死所致的慢性心衰，达到心肌保护作用。杨馨等采用二亚硫酸钠复制大鼠 H9c2 心肌细胞缺氧 / 复氧（H/R）损伤模型，研究太子参抗心肌细胞 H/R 损伤的作用机制，发现太子参 50% 乙醇洗脱部位抗心肌细胞 H/R 损伤作用可能与其改善细胞的氧化应激状态，提高细胞清除氧自由基的能力，降低细胞脂质过氧化程度，抑制细胞凋亡，上调 Bcl-2 蛋白表达以及下调含半胱氨酸的天冬氨酸蛋白水解酶3（caspase-3）、Bax 蛋白表达有关。孙弼等建立缺血再灌注损伤模型，观察大鼠心肌组织病理学变化，检测大鼠心肌细胞凋亡情况以及心肌组织中 Bax、Bcl-2 和 caspase-3 蛋白表达水平。发现太子参多糖能显著减轻心肌缺血再灌注损伤模型大鼠的心肌组织损伤，并抑制心肌细胞凋亡，该作用与下调促凋亡相关蛋白 Bax、caspase-3 和上调抑凋亡相关蛋白 Bcl-2 的表达有关。刘湘湘等采用冠状动脉左前降支结扎制备心肌缺血模型，研究太子参多糖对心律失常大鼠心肌保护作用。结果显示经太子参多糖干预的大鼠心律失常发生时间比模型组晚，持续时间明显缩短。说明太子参多糖对大鼠心肌缺血具有保护作用，可预防心律失常，促进氧自由基清除，减少心肌损伤，具有临床应用价值。吴灵群采用结扎大鼠冠状动脉左前降支建立心肌缺血模型，观察太子参对模型大鼠的治疗作用。研究发现在太子参水提物的干预下，能明显减少心肌缺血大鼠心脏心梗面积，太子参水提物治疗四周后能改善心肌缺血缺氧的症状。

2. 免疫调节作用　张丽娟等探讨不同浓度太子参多糖对 RAW264.7 小鼠

单核巨噬细胞免疫调节作用的影响，研究显示太子参多糖可显著促进一氧化氮（NO）的释放，并使肿瘤坏死因子 –α（TNF–α）含量上调，且不受多黏菌素的影响，说明太子参多糖能够激活巨噬细胞，具有潜在的免疫调节活性。檀新珠等探讨太子参茎叶提取物对小鼠免疫活性影响，结果发现高剂量组小鼠脾脏指数显著升高，淋巴细胞刺激指数（SI）显著升高，血清细胞因子白细胞介素 –2（IL–2）、白细胞介素 –4（IL–4）、白细胞介素 –6（IL–6）、γ– 干扰素（IFN–γ）含量升高，说明太子参茎叶多糖可增加小鼠免疫器官总质量和提高巨噬细胞吞噬能力，并能增强淋巴细胞增殖能力，同时促进细胞因子的分泌。宋玉龙等建立环磷酰胺所致免疫损伤模型，探讨硒化修饰太子参多糖对免疫损伤小鼠的免疫保护作用，研究发现经硒化修饰太子参能增强对脾指数的影响，降低免疫球蛋白 G（IgG）、免疫球蛋白 M（IgM）的水平，增强 TNF–α、IL–6 的水平，增强巨噬细胞吞噬能力，说明硒化修饰太子参多糖生物活性提高，免疫作用增强。吴斌通过投喂太子参多糖免疫增强剂，研究太子参多糖对福瑞鲤部分非特异性免疫功能和抗病力的影响，研究发现经投喂太子参多糖的福瑞鲤，其血清的溶菌酶（LZM）含量、酸性磷酸酶（ACP）和碱性磷酸酶（AKP）活性、补体 C3 含量增高，福瑞鲤对嗜水气单胞菌的免疫保护率达 36.36% ~ 54.55%，说明太子参多糖显著增强了福瑞鲤的非特异性免疫功能，提高其抗病能力。

3. 抗氧化作用 太子参多糖具有较强的抗氧化作用，陈芳芳等采用不同提取方法对太子参提取物的抗氧化能力进行比较，研究发现太子参水萃取物的活性氧簇（ROS）抑制率、2,2- 联氮 – 二（3- 乙基 – 苯并噻唑 –6– 磺酸）二铵盐（ABTS）和 1,1– 二苯基 –2– 三硝基苯肼（DPPH）的抑制率均高于太子参醇萃取物和超临界萃取物，说明太子参主要以水溶性物质达到清除自由基的目的。徐先祥等采用尾静脉注射四氧嘧啶建立小鼠糖尿病模型，探讨太子参多糖对糖尿病小鼠抗氧化能力，研究显示太子参多糖能提高小鼠血清中超氧化物歧化酶（SOD）活力，降低 MDA 含量；说明太子参多糖能明显改善糖尿病小鼠抗氧化功能。蔡巧燕等采用 DPPH 法检测抗氧化活性，探讨太子参内生真菌体外抗氧化活性，研究显示太子参内生菌株 TZ-16 抗氧化活性最好，半抑制浓度（IC_{50}）值为 4.34μg/mL，且随着样品浓度的增加，对 DPPH 自由基的清除能力逐渐加强。

4. 降糖作用 研究显示，太子参通过改善胰岛素信号传导调节机体血糖平衡。姚先梅等建立链脲菌素（STZ）诱导实验性糖尿病大鼠模型，研究太子参多糖对 STZ 诱导实验性糖尿病大鼠血糖及胰岛素的影响，结果显示太子参多糖低、中剂量能显著降低大鼠空腹血糖，说明太子参多糖具有降糖作用。王琪等利用高脂肪诱导建立胰岛素抵抗糖代谢紊乱模型，研究太子参多糖（RPP）对高脂肪诱导肝脏胰岛素抵抗的作用机制。研究显示太子参多糖可增强胰岛素刺激的蛋白激酶B（PKB）磷酸化以及提高AMP依赖的蛋白激酶（AMPK）蛋白的磷酸化水平。杨含艳通过给C57BL/6J小鼠腹腔注射链脲佐菌素诱导糖尿病模型，研究太子参多糖对链脲佐菌素诱导糖尿病小鼠的血糖影响，结果显示太子参治疗能明显降低STZ诱导的糖尿病小鼠血糖水平，改善小鼠肝脏组织和肌肉组织AMPK及磷酸化PKB抗体（PKB Ser473）信号传导，增敏胰岛素信号传导；说明太子参多糖能够有效抑制STZ诱导的C57BL/6J小鼠高血糖作用，机制与改善胰岛素信号传导、减轻氧化应激反应、激活转录因子NF-E2相关因子2（Nrf2）信号通路及抑制炎性信号激活作用有关。陈锦龙研究比对不同醇浓度的太子参多糖对血糖影响，结果显示40%醇浓度提取的太子参多糖降糖效果显著，可改善糖尿病大鼠的糖耐量和胰岛素耐量，降低血清胰岛素，改善胰岛素抵抗。

5. 抗应激作用　现代研究显示，改善胰岛素信号传导、减轻氧化应激反应能改善大鼠高血糖症状。王琪等建立胰岛素抵抗糖代谢紊乱模型，研究太子参多糖对Nrf2抗氧化系统的作用，研究显示经太子参多糖干预，肝脏组织及线粒体的MDA水平明显降低，可改善高脂诱导Nrf2降低及其特异性调控下游蛋白醌氧化还原酶1（NQO-1）表达降低的过程。宋李桃等研究太子参多糖对小鼠抗疲劳、耐缺氧的作用，发现太子参多糖高剂量组均能明显延长小鼠游泳时间和提高小鼠耐缺氧能力，说明太子参多糖具有抗应激作用。庞海月等研究太子参萃取物抗应激损伤所致炎症反应作用，研究发现太子参水萃取物和醇萃取物具有显著抑制脂氧合酶活性，均具有清除NO活性，具有明显的DNA保护作用，表明其在炎症损伤的修复方面具有一定辅助作用，可以对应激损伤诱导的炎症反应起到减轻损伤和促进损伤修复的双重作用。

6. 降脂作用　太子参多糖可有效降低机体血清中的总胆固醇（TC）、三酰甘油（TG）及低密度脂蛋白胆固醇（LDL-C），增高血清中的高密度脂蛋白胆固醇（HDL-C），达到降血脂的作用。姚先梅等研究太子参多糖对STZ糖尿病大鼠血脂水平的影响，发现太子参多糖能显著降低血清中TC、TG及LDL-C含量，升高血清中HDL-C含量，说明太子参多糖具有降脂作用。周逢芳等采用预防性高血脂动物模型试验方法探讨太子参白茶降脂作用，研究发现太子参白茶能显著降低高血脂大鼠体重，降低高血脂大鼠血清中TC、TG含量和载脂蛋白（apoB）值，提高HDL-C值和载脂蛋白A-I（apoA-I）值，说明太子参白茶能抑制由高脂饮食所致大鼠高脂血症。王琪等通过测定胰岛素抵抗糖代谢紊乱小鼠肝脏组织及线粒体的MDA水平，发现在太子参多糖干预下，肝脏组织及线粒体的MDA水平明显降低，可改善高脂诱导Nrf2降低及其特异性调控下游蛋白NQO-1表达降低。

7. 其他 太子参具有肠道保护作用，严胜泽等建立环磷酰胺诱导肠道黏膜损伤模型，探讨太子参多糖对环磷酰胺所致肠道黏膜损伤小鼠中分泌型免疫球蛋白（SIgA）、IL-2、IL-6分泌的影响。结果显示太子参多糖高、中、低剂量组SIgA、IL-2、IL-6含量均高于模型组，表明太子参多糖能对抗由环磷酰胺所致肠道黏膜免疫损伤。太子参有保护肾脏的作用，姚先梅等研究太子参多糖对STZ糖尿病大鼠肾脏指数和肾脏病理形态变化的影响，结果显示太子参多糖低、中、高剂量组大鼠肾指数明显低于模型组，与模型组相比，太子参多糖低、中、高剂量组大鼠肾小球结构基本正常，和正常组相似，毛细血管腔清晰，间质未见纤维化改变；太子参高、中、低剂量组均能明显降低大鼠血清TG、TC、LDL-C、血肌酐（SCr）、尿素氮（BUN）水平，提高血清HDL-C含量，减轻肾脏病理组织学变化。太子参还具有镇咳作用，林泗定复制烟熏法肺气虚证模型，研究太子参对其镇咳作用，结果显示太子参乙酸乙酯提取物和太子参粗多糖提取物可以抑制肺气虚大鼠肺吸气阻力（RL）的增加和动态肺顺应性（Cdyn）的降低，说明太子参能保护呼吸道抵御外界有害气体的伤害，或者促进受损的呼吸道组织修复。太子参还可以避免性早熟，王至骏等研究人参、党参、太子参对雌性大鼠成熟的影响，发现太子参组雌性大鼠雌二醇水平较党参组和人参组低，3组雌性大鼠体质量较对照组显著增加，太子参组的子宫指数也较人参组的低，说明太子参对大鼠生殖腺发育无明显影响。临床上为避免儿童性早熟可用太子参代替人参和党参使用。

（三）讨论

太子参化学成分有挥发油类、氨基酸类、太子参环肽类、微量元素类、太子参多糖类、太子参皂苷类、脂肪酸类、甾醇类等，现代研究主要集中在其多糖、水煎液和醇提物等有效部位，而对太子参的环肽类、脂肪酸类等成分或部位研究较少。药理作用有心肌保护作用，免疫调节作用及抗氧化、抗应激、降血脂、降血糖、肠道保护作用，以及肾脏保护作用、镇咳作用等。近年来鲜药因其活性成分含量高，药理活性比相应的干品强而逐渐受到大众关注，太子参的鲜用也在逐步研究应用中。随着对太子参药理作用机制的深入研究，从细胞水平、分子水平或基因水平来揭示太子参药理作用机制，争取将太子参更好地应用于医疗、保健品、食品、化妆品等领域。

四、五指毛桃

五指毛桃为岭南常用草药，是以桑科榕属植物粗叶榕 Ficus hirta Vahl. 的根入药，又名牛奶木、土黄芪、南芪、五爪龙、五爪毛桃等。其药用始载于清代何克谏《生草药性备要》，其后吴其濬的《植物名实图考》、萧步丹《岭南采药录》等均有记载。本品性平，味甘、辛，气香，有补气健脾、祛痰平喘、利湿舒筋之功，用于脾虚浮肿、食少无力、肺痨咳嗽、盗汗、风湿痹痛、产后无乳等证。此外，五指毛桃还是一味多民族使用的药食同源的民间草药，在广东地区民间被称为"广东人参"的五指毛桃历来是民间流传甚广的"煲汤料"，其应用历史悠久，保健作用广为认可。本文就其化学成分、药理活性研究做一综述，以供参考。

（一）化学成分

早期研究发现五指毛桃的主要成分为氨基酸、糖类、甾醇类、香豆精等。近年来，五指毛桃的化学成分研究日益受到重视，并取得了一定成果，其主要成分补骨脂素含量作为评价五指毛桃质量的重要依据已成共识。林励等应用气相色谱－质谱联用（GC-MS）法，对五指毛桃挥发性成分进行了研究。结果表明，五指毛桃挥发性成分以十六酸、油酸、亚油酸及乙酸乙酯为主，其乙醚提取物中还含有异补骨内酯及佛手内酯。刘春玲等应用GC-MS法分别对五指毛桃不同采收部位中挥发油的含量和成分以及醇提物的成分进行分析。结果表明，五指毛桃根皮中挥发油的含量高于根木质部；根皮与根木质部所含的化学成分相似，挥发油成分以十六酸、油酸、亚油酸、亚油酰胺、软脂酸酰胺、硬脂酸酰胺、邻苯二甲酸二丁酯为主；其乙醇提取物中以补骨脂素、十六酸、十六酸乙酯、佛手内酯、油酸、亚油酸为主。根皮中补骨脂素的含量高于木质部。提示五指毛桃不同采收部位所含化学成分相似，其中根皮部的挥发油成分和补骨脂素含量均高于木质部。魏刚等采用GC-MS法对不同产地、不同采收年份、不同采收季节、不同农家类型品种的五指毛桃进行分析。结果显示，3～4年，秋季采、细叶型的五指毛桃中补骨脂素、佛手内酯含量显著增高；7个主要成分的出峰先后顺序及相对含量具备特征性，形成了五指毛桃特有的GC-MS指纹地貌，可作为五指毛桃内在质量评价和鉴定的依据。提示补骨脂素应是五指毛桃指标成分群中最有价值的质量评价指标，其次是佛手内酯。钟镜金等用反相高效液相色谱法（HPLC）测定五指毛桃中补骨脂素和佛手柑内苷的含量。结果表明，补骨脂素在0.12～1.20μg范围内，线性关系良好；佛手柑内酯在0.03～0.30μg范围内，线性关系良好；补骨脂素和佛手柑内酯的平均回收率分别为100.9%和99.6%；RSD分别为2.9%和1.9%。李明等采用HPLC法对五指毛桃药材中补骨脂素和芹菜素进行含量测定。结果表明，补骨脂素在0.0836～1.0450μg范围内线性关系良好，$r=0.9999$，平均回收率为100.43%，RSD为0.45%（$n=9$）；芹菜素在0.0656～0.8200μg范围内线性关系良好，$r=0.9999$，平均回收率为100.41%，RSD为0.34%（$n=9$）。陶敬奇等建立了一种同时测定五指毛桃水提取液中补骨脂素和佛手内酯的高效液相色谱电喷雾串联质谱法（HPLC-ESIMSn），并对液—液微萃取前处理方法的影响因素进行了探讨。结果表明，在优化条件下，补骨脂素 0.55～2200μg/L 范围内线性关系良好（r=0.9999），佛手内酯在 1.00～4000μg/L 范围内线性关系良好（r=0.9992），两者的回收率分别为 100% 与 101%，该法可为五指毛桃水提取液中补骨脂素和佛手内酯的定量分析提供依据。文靖等用火焰原子吸收分光光度法测定五指毛桃药用根部中 Ca、Fe、Mg、Mn、Cu、Pb 的含量。结果表明，五指毛桃含有丰富的人体所需矿质元素，其中 Ca 含量最高；Cu、Mn、Fe、Mg 元素的含量均达到人体所需正常值，重金属元素 Pb 含量较少；6 种元素含量高低排序依次为 Ca>Mg>Mn>Fe>Cu>Pb。

（二）药理作用

1. 免疫调节作用 刘春玲等观察五指毛桃对环磷酰胺所致免疫功能低下小鼠免疫功能的影响。结果表明，五指毛桃水提取液能显著提高免疫低下小鼠的碳粒廓清指数，并提高胸腺、脾脏重量指数及血清溶血素水平。提示五指毛桃能提高免疫功能低下小鼠的细胞免疫和体液免疫功能，对免疫功能具有调节作用。

2. 对呼吸道和胃肠道作用 利红宇等采用离体器官法测定五指毛桃根水提液对胃肠及气管平滑肌的作用。结果表明，五指毛桃根水提液对过度抑制状态的胃肠平滑肌有兴奋作用，而对过度兴奋状态的胃肠平滑肌则有抑制作用，呈现双向作用；对气管平滑肌则有舒张的单向作用。另外有报道，分别采用小肠推进法、喷雾引咳法、气管段分泌分光光度法观察五指毛桃水提液对消化道和呼吸道的作用。实验表明，五指毛桃具有加强和抑制小肠推进功能的双向作用；可减少枸橼酸喷雾引咳小鼠的咳嗽次数；对小鼠气管酚红的排泄有一定影响。提示五指毛桃能改善胃肠运动功能，促进消化吸收；可改善呼吸系统功能，有一定的止咳、祛痰作用。王艳等报道，五指毛桃水提液对幽门结扎大鼠胃酸分泌和胃蛋白酶活性无显著影响，但具有一定降低的趋势，病理结果显示对胃黏膜具有保护作用；对小鼠耳郭微循环具有显著改善作用。提示五指毛桃具有保护胃黏膜的作用，其作用机理可能与其改善微循环有关。

3. 护肝作用 蔡青圆等对五指毛桃水煎液进行了拮抗毒品可卡因的肝脏毒性作用及其活性成分的研究。结果表明，五指毛桃水煎剂能够使可卡因染毒小鼠血清转氨酶及过氧化氢酶含量呈剂量相关性降低，且使肝组织有明显病理改变。提示补骨脂素作为五指毛桃的主要成分，具有拮抗可卡因肝毒性的作用。吕颖坚等探讨了五指毛桃水提物对二甲基甲酰胺（DMF）所致小鼠急性肝损伤的保护作用。结果表明，五指毛桃水提物各剂量组小鼠血清 ALT、AST 和 LDH 活性与模型组比较显著降低，肝脏组织病理损伤明显减轻。提示五指毛桃对 DMF 引起的小鼠急性肝损伤具有明显的保护作用。周添浓等分别用 50% 的乙醇和 0.1% CCl₄ 造成小鼠急性肝损伤动物模型，观察五指毛桃水提液对急性肝损伤的保护作用。结果表明，五指毛桃水提液能够降低模型小鼠血清 ALT、AST 含量，提示该药物具良好的护肝作用。

4. 抗炎镇痛作用 周添浓等以二甲苯致小鼠耳肿胀、醋酸致小鼠腹腔毛细血管通透性增加实验来观察五指毛桃水提液的抗炎作用；采用醋酸腹腔注射致小鼠扭体和热板法来观察其镇痛作用。结果表明，五指毛桃水提液均能够明显抑制二甲苯所致的耳肿胀及醋酸引起的腹腔毛细血管通透性增加，并能够明显减少醋酸所致的小鼠扭体次数，提高小鼠痛阈值。提示其具明显的抗炎镇痛作用。

5. 抗心、脑缺氧缺血作用 曾茂贵等采用正常小鼠和异丙肾上腺素性心肌缺氧模型、垂体后叶素加断头致急性脑缺氧模型以及垂体后叶素致急性心肌缺血模型小鼠，观察五指毛桃水提液对小鼠心、脑缺氧缺血的保护与耐缺氧能力的影响。结果表明，五指毛桃水提液可延长正常小鼠和异丙肾上腺素性心肌缺氧小鼠的耐缺氧时间；对垂体后叶素加断头致急性脑缺血模型小鼠，可明显延长张口喘息的时间；对垂体后叶素致急性心、脑缺血模型小鼠，可提高小鼠血清 SOD，并降低小鼠血清 MDA、CK、LDH 水平。提示五指毛桃水提液可提高小鼠的耐缺氧能力，对心肌缺血小鼠的损伤有保护和抗氧化作用。

6. 体外抗菌作用 王晓平等采用圆滤纸片法测定五指毛桃水提液对大肠杆菌、枯草芽孢杆菌、金黄色葡萄球菌、黑曲霉、黄曲霉的抗菌效果；采用圆滤纸片 – 二倍连续稀释法测定其最低抑菌浓度。结果表明，在一定的浓度下，五指毛桃水提液对大肠杆菌、枯草芽孢杆菌、金黄色葡萄球菌均具有抑制作用，最低抑菌浓度均为 1g/mL，而对黑曲霉、黄曲霉没有抑制作用。提示五指毛桃水提液对细菌具有较强的抑制作用。

7. 安全性实验 罗骞等依据急性毒性试验方法，以小鼠死亡、活动及饮食情况或通过解剖观察主要脏器有无异常及病理学检查，来测定五指毛桃水煎液的安全性。结果表明，3 个剂量的小鼠给药后 3d 内均无死亡，活动及饮食均正常；给药后 14d 内，动物均无死亡，眼、鼻、口无黏液性分泌物，体重、饮水量及进食量与对照组比较，均无显著差异（$P<0.05$），各脏器均无异常。结果表明，小鼠 1 次灌服五指毛桃水煎液的最大耐受量相当于人日用量的 370 倍，提示五指毛桃水煎液口服毒性极低，有极好的生物安全性。

五、牛大力

牛大力为豆科崖豆藤属植物美丽崖豆藤 *Millettia speciosa* Champ. 的干燥

根,又称大力牛、扒山虎、血藤、金钟根、倒吊金锤、甜牛大力等,具有补虚润肺、强筋活络的功效。可用于病后虚弱、阴虚咳嗽,如肺结核、慢性支气管炎;也用于腰肌劳损、风湿痹痛,如风湿性关节炎;也有用于慢性肝炎、遗精、白带、阳痿、月经不调等病症。主要生长于山谷、路旁、疏林及灌木丛中,主要分布于我国广东及广西、海南、福建、湖南、云南等地,广东省主产于粤西、粤中及南部地区。牛大力在广东、广西地区被广泛应用,是岭南地区著名的药食两用植物,特别是在民间将它作为煲汤原料,滋补养身,用于四肢无力、产后虚弱等;还被用于做药膳、药酒,具有显著的补腰肾、强筋骨的功效。我们将近年来国内外对牛大力化学成分、药理作用等研究文献进行综述,以期为牛大力的后续开发与利用提供参考。

(一)化学成分

《中药大辞典》《广东省中药材标准》(第一册)中记载牛大力根含有生物碱,近年实验研究表明其还含有苯丙素类、三萜类化合物、植物甾醇及多糖、微量元素等多种成分。

1. 牛大力茎的化学成分 王茂媛等从牛大力茎95%乙醇提取物的乙酸乙酯部分分离得到了7个化合物,经鉴定分别是高丽槐素、豆甾醇、β-胡萝卜苷、4,2′,4′-三羟基查尔酮、谷甾-5-烯-3,7-二醇、4′-羟基-7-甲氧基二氢黄酮、β-谷甾醇。其中4′-羟基-7-甲氧基二氢黄酮、谷甾-5-烯-3,7-二醇是首次从该植物分离得到。有研究者从牛大力茎中分离出一种新的黄酮醇三糖苷,命名为millettiaspecoside D。

2. 牛大力藤叶的化学成分 赖富丽等通过气相色谱-质谱联用技术(GC-MS)对牛大力藤叶脂溶性成分进行测定,共鉴定了41个化学成分,其中含有大量的亚油酸、维生素E。

3. 牛大力根的化学成分 陈德力等采用溶解提取法、硅胶柱层析分离法对牛大力根的脂溶性成分进行分析,获得脂溶性提取物F-1、F-2和F-3,结合GC-MS法对获得的化学成分进行分离、鉴定和分析,结果分别从F-1、F-2、F-3中鉴定出31、57、50个成分,主要是苯基衍生物和不饱和脂肪酸。有研究者从牛大力的块根中分离出16个化合物,分别是7-羰基-β-谷甾醇、橙黄胡椒酰胺乙酸酯、N-甲基金雀花碱、紫菀酮、顺丁烯二酸、甘松新酮补骨脂素、咖啡酸羽扇豆醇酯、丁香酸、6-甲氧基二氢血根碱、甘草酸、(E)-3,3′-二甲氧基-4,4′-1,2-二羟基-二苯乙烯、双去氧基姜黄素、香草酸、五味子醇乙、7-羟基千金二萜醇,所有化合物均是首次从该植物中分离。王祝年等从牛大力根95%乙醇提取物的乙酸乙酯部分分离得到7个化合物,分别是紫檀素、豆甾醇、β-谷甾醇、高丽槐素、胡萝卜苷、3,7-二羟基2′-4′-二甲氧基异黄酮、2′,4,4′-三羟基查耳酮。王呈文等从牛大力中分离得到 11 个黄酮，分别是高丽槐素、异甘草素、芒柄花黄素、槲皮素、异槲皮苷、补骨脂二氢黄酮、甘草查尔酮 A、硫黄菊素、阿曼托黄酮、鸢尾黄酮、甘草素。还有报道从牛大力块根的 75% 乙醇提取物中分离得到齐墩果烷型三萜皂苷、紫檀烷型化合物。此外，牛大力中还含有多糖、刺桐碱和大量的微量元素。朱德华等通过硫酸 – 苯酚法测定牛大力膨大根和不膨大根均含有多糖，含量分别是 12.17% 和 4.87%。陈蓉蓉等通过热水提取、乙醇沉淀的方法从牛大力中分离得到一种水溶性多糖，MSP-1；并且通过红外光谱和离子色谱对其单糖组成成分进行分析，结果表明它主要由半乳糖、鼠李糖、甘露糖、葡萄糖和果糖组成。张宏武等首次从牛大力中分离制备刺桐碱并对其含量进行测定。徐晓铭等通过电感耦合等离子体原子发射光谱法（ICP-AES）测定牛大力中含有 Al、Ba、Ca、Cu、Fe、K、Mg、Mn、Na、Sr、Ti、Zn12 种微量元素的含量。李移等测定牛大力中含有丰富的 Ca、Mg、Fe、Zn 等微量元素。

（二）药理作用

近年来许多实验研究都表明，牛大力具有免疫调节、祛痰、镇咳、平喘、保肝、抗氧化、抗炎、抗肿瘤、抗疲劳、抗应激等药理作用。

1. 免疫调节 牛大力有较强的免疫系统调节功能。韦翠萍等通过药理实验研究证明，牛大力水提液可以不同程度地提高正常小鼠及免疫功能低下小鼠的免疫功能。石焱等证明牛大力多糖对环磷酰胺和荷瘤所致免疫功能低下小鼠有免疫调节作用，可以增强小鼠的免疫功能。谢婵等证明甜牛大力和苦牛大力均可增强环磷酰胺免疫抑制小鼠的免疫功能，且甜牛大力提高小鼠的免疫功能稍强于苦牛大力。此外，牛大力可以增强吞噬细胞的吞噬功能，增加抗体形成细胞的数量，促进淋巴细胞的转化。郑元升等证明牛大力多糖对 T 淋巴细胞的增殖呈双向调节作用，高浓度的牛大力多糖能抑制 T 淋巴细胞增殖，且呈剂量依赖性；低浓度的牛大力多糖能促进 T 淋巴细胞增殖，但不具明显的剂量依赖性。吕世静等研究证明牛大力对小鼠 T 淋巴细胞产生白细胞介素 2 及 B 淋巴细胞分泌特异性抗体均有免疫调节作用。

2. 祛痰、镇咳、平喘作用 刘丹丹等通过小鼠气管酚红法、家鸽纤毛运动实验、小鼠浓氨水引咳法、豚鼠枸橼酸引咳法以及豚鼠组胺 – 乙酰胆碱超声雾化法实验，证明牛大力的水提液具有祛痰镇咳平喘的作用。实验通过对牛大力能显著增加小鼠气管酚红排泌量；促进家鸽气管内胆汁运动，降低氨水引发小鼠和枸橼酸引发豚鼠咳嗽反应的次数、延长咳嗽潜伏期，减轻组胺 – 乙酰胆碱引起的豚鼠支气管哮喘结果的观察，可以得出牛大力在祛痰、镇咳、平喘等方面有一定效果。

3. 保肝作用 曹志方等通过对四氯化碳诱导小鼠急性肝损伤模型的实验研究，得出牛大力多糖对肝损伤导致的肝脏肿大有明显抑制作用，抑制率高达 72.18%；肝组织的病理切片也显示其对肝脏细胞及其结构的完整性具有一定保护作用。因此，可以认为牛大力具有保肝作用。周添浓等通过对白酒和四氯化碳诱导小鼠急性肝损伤实验研究，表明牛大力可以降低小鼠血清中谷丙转氨酶（ALT）和谷草转氨酶（AST）的活性，也可以使小鼠肝组织中丙二醛（MDA）含量及肝脏指数降低，提高胸腺指数，也证明了牛大力有很好的保肝功效。

4. 抗氧化作用 陈蓉蓉等通过对牛大力水提物、醇沉淀以及粗多糖进行体外抗氧化活性实验研究，结果显示 3 者均有抗脂质过氧化作用和清除 OH·自由基和 DPPH·自由基的能力，其中牛大力水提物的能力最强。弓宝等通过 2,2- 二苯基 -1- 苦基苯肼法（DPPH）和铁离子抗氧化能力法（FRAP）对提取和分离的牛大力根脂溶性成分进行体外抗氧化活性评价，结果表明，牛大力根油脂具有一定的抗氧化活性，以 F-2 部位最强。曹志方等分别检测了牛大力总黄酮对小鼠体内和体外的抗氧化活性，结果体内实验显示牛大力总黄酮可以降低小鼠血清中尿素氮（BUN）的含量和提高总抗氧化能力（T-AOC）的活性（$P<0.05$），并提高小鼠肝组织中总超氧化物歧化酶（T-SOD）、过氧化氢酶（CAT）和谷胱甘肽过氧化物酶（GSH-Px）的活性以及还原性谷胱甘肽（GSH）的含量（$P<0.05$），还可以降低 MDA 的含量（$P<0.05$）。体外的抗氧化活性实验表明牛大力总黄酮对 DPPH·、OH·及 O_2·有很强的清除作用，并且对金属离子具有螯合和还原能力。由此可得出牛大力总黄酮具有较强的抗氧化活性，且在体外的作用强于在体内的作用。

5. 抗炎作用 刘丹丹等通过炎症模型实验研究发现，牛大力水提物可以减轻二甲苯所致小鼠耳郭的肿胀度、抑制腹腔注射醋酸所致小鼠腹腔毛细血管通透性的增高，并且可以明显地抑制大鼠棉球肉芽肿。可以得出牛大力水提物对急性、慢性炎症均有抑制作用。曹志方通过小鼠急性肝损伤实验证明牛大力多糖可降低环氧化酶 -2（COX-2）的水平，起抗炎作用。郑元升通过二甲苯致小鼠耳郭肿胀实验证明牛大力多糖能够显著抑制实验小鼠的耳肿胀（$P<0.01$），具有较好的抗炎作用。

6. 抗疲劳、抗应激作用 罗轩等通过小鼠的负重游泳和爬杆实验，表明牛大力多糖可以增加小鼠的游泳耐力和爬杆时长，并且可以降低血乳酸（LD）、血中尿素氮（BUN）的含量，提高血乳酸脱氢酶（LD-H）的含量，可得出牛大力有抗疲劳作用。黄翔等通过实验表明牛大力能够明显增加小鼠在负重游泳及耐缺氧、耐高温等实验中的存活时长（$P<0.01$），且随着牛大力水煎剂浓度的增大，小鼠的存活时间也逐渐延长。另有实验表明牛大力水提物可增加肌糖原储备或减少运动时糖原的消耗，为机体提供更多的能量，达到抗疲劳的目的。综上可以得出，牛大力具有一定的抗疲劳和抗应激作用。

7. 抗肿瘤作用　郑元升通过 MTT 比色法测定牛大力多糖对宫颈癌细胞（Hela 细胞）的生长有抑制作用，并且伴随多糖浓度的增大而增强，可能是通过刺激机体的免疫系统来发挥抑制作用的。

（三）讨论

牛大力是一味药食同源的中药，随着人们生活水平的提高及保健意识的逐渐增强，牛大力等一些具有保健功能的中药深受人们的青睐。它不仅仅是一味药材，更是煲汤饮食佳品，特别是在岭南地区，人们常常用牛大力制作药膳、药酒，使得牛大力的需求和价值逐渐提高。

研究者对牛大力进行了多方面研究，近年来对牛大力的研究主要涉及组织培养、生药学、化学成分、药理作用等方面。虽然研究成果颇多，但都是初步探索性的研究，特别是在药效学和作用机理等方面的研究不够深入。在今后研究工作中可以从以下几个方面进行深入研究：①加深对牛大力的化学成分研究，继续探索未被发现的化学成分。②深入对牛大力的药效学研究，目前有许多关于牛大力多糖的药效和药理作用研究报道，可以继续研究牛大力其他化学成分的药理作用。③可以开展含有牛大力的复方或中成药的实验研究，如药代动力学、药效学及作用机理等方面，促进牛大力的多方面开发和利用。④可以开展包括分子、细胞和动物实验等多层次的系统研究，加强研究的深度与针对性。⑤可以加强牛大力在食品工业领域的开发，充分发挥它的药食同源价值。⑥现今市场上牛大力的品种比较杂乱，也可做一些有关牛大力质量控制标准的研究，以优化牛大力的品种，提高质量。

六、金樱根

金樱根为蔷薇科植物金樱子 *Rosa laevigata* Michx. 的干燥根、根皮，主产我国，广泛分布于华东、中南、华南、西南等地，均为野生。据报道皖西大别山区金樱子果实年总产量 900～1400 吨。广东省药材公司估计该省年产量可达 2000 吨以上。而贵州金樱子则分布广、产量高，年收购量在 10000 吨以上。金樱子果实、花、叶和根均入药，但是其果实、花、叶和根各自功效又有所差异，其根有久远的应用历史。

（一）化学成分及鉴别研究进展

文红波等采用酸式（HNO_3、H_2O_2）微波消解法处理样品，原子吸收分光光度法测定金樱子茎根中的微量元素，结果表明，在自采茎、根中含有铜、锌、钙、镁、锰、铬、镍、铁等，茎与根比较有显著差异的是钙、铬、镍、镁、锌。金樱根茎含有丰富的必需微量元素，但不同部位之间某些微量元素的含量存在一定差异。金樱根皮及茎叶因富含鞣质（根皮含鞣质12.49%～19.21%）可以提取栲胶，是一种很重要的化工原料。曾锐等应用

TLC 法对三金分散片中的金樱根进行了定性鉴别，色谱清晰，分离度好。

刘佩沂等分别从原植物、性状、显微、理化鉴别等方面对金樱根进行生药学研究，结果表明其木栓细胞成片含红棕色色素，栓内层为石细胞环带含红棕色色素，木射线宽广呈放射状，方晶多在韧皮射线细胞中，淀粉粒多集中在木射线细胞中，理化鉴别结果证明其含有鞣质、皂苷、多糖成分。钟小清等对不同品种的金樱根药材进行了品种特征检索及 TLC 鉴别研究，结果表明，以金樱根入药的品种有金樱子（*Rosa laevigata* Michx.）及同属植物小果蔷薇（*R.cymosa* Tratt.）、粉团蔷薇（*R.multiflora* Thunb.var.*cathayensis* Rehd.）、软条七蔷薇（*R.henryi* Bouleng.）、单瓣白木香（*R.banksiae* Ait.var.*normalis* Regel.）、长尖叶蔷薇（*R.longicuspis* Bertol.）、光叶蔷薇（*R.wichura ana* Crep.）等，且 TLC 具有相似的主斑点，表明它们都有相似的成分。

（二）药理作用研究进展

1. 耐缺氧作用 黄贤华等采用常压耐缺氧法、对抗特异性心肌缺氧法、对抗脑缺血缺氧法、游泳实验法观察金樱根醇提取液对小鼠存活时间的影响，发现金樱根醇提取液能明显延长小鼠常压缺氧、特异性心肌缺氧、脑缺血缺氧及游泳的存活时间，说明金樱根醇提取液有显著的耐缺氧作用。

2. 抗菌作用 童竟亚等用噬菌体筛选抗癌药物的研究表明，金樱根具有很强的抗噬菌体作用。宋丽晶等研究了妇科千金片的药理作用，结果发现其具有抑菌、抗炎、镇痛、提高免疫力、补血等作用。另有学者发现金樱根煎剂对金黄色葡萄球菌、大肠杆菌有很高的抑菌作用，对绿脓杆菌也有效。

3. 抗炎作用 王艳等对金樱根、茎抗炎作用进行对比研究，结果表明金樱根和茎提取物有抗炎作用，且金樱根的 70% 乙醇提取物的抗炎作用要明显强于金樱茎 70% 乙醇提取物，金樱根水提取物的抗炎强度要明显强于金樱茎水提取物。

（三）现代临床应用研究进展

1. 治疗男科疾病 赵连皓等采用以内服妇科千金片（千金拔、金樱根、十大功劳、穿心莲、当归等）治疗肾阳不足兼湿瘀阻滞所致的慢性前列腺炎，总有效率为 92%。邵继棠应用鲜金樱根配合其他中药治疗尿失禁，效果良好。张春玲用金樱根汤剂（金樱根 60g 与水浓煎为 360mL，早晚分服）治疗老年尿失禁，效果要优于治疗尿失禁的代表方剂缩泉丸，其认为金樱根是临床上治疗尿失禁较为理想的药物，值得进一步研究推广。金樱根炖母鸡，可补虚固涩，主治遗精、滑精。

2. 治疗妇科疾病 林国娟用妇科千金片（千斤拔、十大功劳、穿心莲、当归、金樱根、鸡血藤、党参等）治疗慢性盆腔炎，疗效满意，且所有病例均无不良反应。周来兴用金樱根为主配合辨证治疗闭经 50 例，总有效率为

98%；用金樱根、当归与猪精肉加水煮，治疗室女闭经，效果良好。有人用金樱根、苍耳根、生白芍及公兔1只，将公兔去毛皮及内脏后与金樱根、苍耳根加油盐同炒至焦黑，加水煎服，白芍研细末冲服，治疗崩漏300例，均获痊愈。邵继棠应用金樱根结合辨证治疗妇女带下病，治疗月余后痊愈。采用口服三金片（海金沙、金樱根、金刚刺等）治疗急慢性肾盂肾炎、急性膀胱炎、尿道炎、尿路结石并发感染、泌尿系感染，总有效率为95.93%。布依族人以金樱根、鸡血藤、五花肉合用，治疗崩漏，效果显著。宋丽晶等应用妇科千金片治疗急性妇科炎症、慢性妇科炎症、妇科带下、气滞血瘀型原发性痛经等，均取得较好效果。闫东等采用口服三金片（金樱根、金刚刺、海金沙叶等）治疗滴虫性阴道炎，获效良好。杨雅兰等用金鸡胶囊（金樱根、鸡血藤、穿心莲、两面针、千斤拔、十大功劳）治疗慢性盆腔炎，取得较好疗效。

3. 治疗烧烫伤 金樱根水煎液（2∶1）加入冰片、薄荷脑，冷湿敷烧烫伤处，敷后5～20min即可止痛，治疗Ⅰ度、浅Ⅱ度、深Ⅱ度、无感染创面、有感染创面的烧烫伤，均获痊愈。廖新麟以金樱根为主，配合虎杖、五眼果树皮、冰片，治疗Ⅰ度、Ⅱ度、深Ⅱ度烧伤，总有效率为98.8%。覃沃浩以金樱根等制成烧伤油治疗烧伤，疗效满意。

4. 其他作用 陈振高等用金樱根治疗小儿脱肛32例，除2例患儿不合作、灌服量很少无效外，其余30例均治好。方真信等用金樱根制成注射液，用来治疗肠炎、子宫脱垂等症，收效较好。王贤金报道了金樱根中毒致急性出血性肠炎1例，患者出现腹痛、头痛、腹泻、血水样便、大便失禁、淌血水不止，伴畏寒高热、嗜睡等症状，但神志清楚。

目前对金樱根的研究主要集中在临床应用方面，它已被制成多种剂型广泛应用于临床，如妇科三金片、金鸡胶囊、王老吉凉茶等，但对它的化学成分、鉴别方法和药理作用的研究较为少见，这对充分开发利用金樱根极为不利。经调查，金樱根临床应用情况混乱，存在金樱茎与金樱根混用及不同品种入药现象等，这些是否能互相代用，其有关成分、药理作用是否相同等问题，尚有待进一步研究。

第二节　全草类中药

一、石上柏

石上柏为卷柏科植物深绿卷柏 *Selaginella doederleinii* Hieron 的全草，又

名大叶菜、深绿卷柏、地侧柏等，主产于贵州、云南、广东、广西、福建、浙江及台湾等地。本品味甘带涩，性温平，具有清热解毒、抗癌止血的功效。石上柏水提物显示出较好的抗癌活性。为更好地开发利用药物资源，在此就近几年来石上柏化学成分、药理作用及临床应用研究概况进行综述。

（一）化学成分

现代化学成分研究表明，石上柏主要含生物碱类、黄酮类、甾醇、皂苷、氨基酸等成分。生物碱类成分主要为大麦芽碱–O–α–L–吡喃鼠李糖苷、N–甲基酪胺–O–α–L–吡喃鼠李糖苷、（E）–大麦芽碱–（6–O–肉桂酰–β–D–吡喃葡萄糖基）–（1→3）–α–L–吡喃鼠李糖苷、（E）–大麦芽碱–[6–O–（4–羟基肉桂酰）–β–D–吡喃葡萄糖基]–（1→3）–α–L–吡喃鼠李糖苷。黄酮类成分主要有穗花杉双黄酮、橡胶树双黄酮、7,4′,7,4–四–O–甲基–穗花杉双黄酮、4′–甲氧基罗伯斯特黄酮。其他类成分有深绿卷柏酸、芹菜素、异茴芹素、β–谷甾醇、硬脂酸等。

（二）药理作用

石上柏是很好的抗肿瘤中药，极具开发前景，故目前对其药理研究多围绕抗肿瘤作用。本品所含生物碱对小鼠肉瘤 S_{180} 有较好的抑制作用。将石上柏制剂给实验性肝癌小鼠灌胃，连续给药12d，对肿瘤虽无抑制作用，但能明显延长动物的生存日数；解剖后发现，用药组动物肾上腺皮质囊状带肥大，脑、心、肺和肾组织正常。石上柏水提取物对小鼠的逆病毒反转录酶的50%抑制浓度（IC_{50}）为 $10\mu g/mL$，对 DNA 聚合酶的 IC_{50} 为 $9.0\mu g/mL$。赖晓明等以石上柏等药材组方的鼻炎灵制剂与5–氟尿嘧啶（5–Fu）合并用药，对人鼻咽癌裸鼠移植性肿瘤模型 CNE-2 有疗效，且与单独使用相同剂量的5–氟尿嘧啶相比有一定的疗效增加作用。黄才等采用 DE52 柱层析法部分纯化大鼠中的蛋白激酶 C，结果表明石上柏醇提物对蛋白激酶 C 有强烈的抑制作用，IC_{50} 为 $2.2\mu g/mL$，提示石上柏抗肿瘤活性可能与此机制有关。成积儒等应用免疫酶法检测石上柏水提取液对促癌物正丁酸–巴豆油联合作用激活 EB 病毒 VCA 及 EA 抗原的表达，结果发现石上柏药物质量浓度为 1mg/mL 时阻断 Raji 细胞表达 EA（阻断率为51.98%），阻断 B95–8 细胞 VCA 表达（最高达72.04%），证实石上柏水提取液有阻断 EB 病毒在细胞内抗原的表达作用，为临床使 EB 病毒抗体阳性者转阴、阻断 EB 病毒与鼻咽癌的关联提供了理论和实验依据。方玉春等用人乳腺癌细胞 MCF–7、人肺癌细胞 A549 及大鼠嗜铬瘤细胞 PC12 检测了石上柏提取物的抗细胞毒作用，结果石上柏的甲醇提取物有细胞毒活性。

（三）临床应用

1.应用范围及不良反应　石上柏有抗癌解毒、消肿的功效，临床常用于治疗绒毛膜上皮癌、恶性葡萄胎、鼻咽癌、食管癌、胃癌、肝癌、肺癌及宫颈癌等。民间常以单味配红枣、瘦肉等煎服，用于治疗呼吸、消化、生殖系统的多种肿瘤。本品煎服一般无不良反应，偶有个别患者出现头晕、食欲减退、皮疹及脱发，可能与煎煮时间短有关，故本品煎煮时间应在2h以上为宜。单味应用时，可加红枣7～9枚或瘦猪肉30g同煎。石上柏用量不宜过大，用量过大可发生呼吸困难、心跳加快、全身小肌群抽搐、面色潮红等石上柏生物碱中毒症状。

2. 临床应用实例

（1）鼻咽癌　生地黄30g，石上柏30g，紫草30g，牡蛎30g，天花粉24g，苍耳草15g，海藻15g，玄参12g，山豆根12g，夏枯草12g，白芷9g，每天1剂，煎2次分服；天龙丸5粒，每天3次，随汤下，疗效满意。以瓜蒌15g，沙参15～50g，苍耳子15g，石上柏100g，生南星10～15g，水煎服，每天1剂，对肺热型鼻咽癌有效。以天葵子、石上柏、半枝莲各30g，苍耳子、海藻、昆布各15g，山豆根、夏枯草各12g，每天1剂，水煎服；另醋制硇砂12～15g，加入蒸馏水至200mL，制成溶液滴鼻，对鼻咽癌有效。郑剑霄等从放射治疗第1d开始，每日用石上柏30g煎水50mL口服，至放射治疗结束，结果石上柏可能对晚期鼻咽癌有一定的放射增敏作用，且不会增加正常组织的急性放射反应。该方法还能提高晚期鼻咽癌的局部控制率，并转化为总生存率的受益。

（2）真性红细胞增多症　韩继诚用石上柏治疗真性红细胞增多症4例，结果表明其能缓慢地使血红蛋白及红细胞数逐步降至接近正常，对白细胞无杀伤作用。此药起效较慢，需3～6个月，但维持效力较长，具有较强的"扶正祛邪"作用。

（3）肺癌　胡冬菊等以石上柏等组方的加味百合固金方治疗肺癌患者30例，结果发现治疗组症状总积分下降，CD_4^+及CD_4^+/CD_8^+、B淋巴细胞、NK淋巴细胞、NK细胞活性均升高，白细胞、血小板治疗后无显著变化，提示本方对肺癌有扶正祛邪、提高免疫、辅助化疗的作用。另外，加味百合固金方能有效辅助化疗治疗原发性支气管肺癌，并有减毒增效作用。刘嘉湘等的研究表明，以石上柏等组方的金复康口服液对原发性非小细胞肺癌具有一定缓解作用，并能改善症状，提高免疫功能和生存质量，与化疗并用有明显的增效减毒功效。

（4）慢性粒细胞性白血病　苗土生以石上柏等组方的抗白灵煎剂和由青黛、雄黄、牛黄组成的胶囊加零点化疗法治疗50例慢粒急变（慢性粒细胞性白血病）患者（治疗组），单用零点化疗为对照组（36倒），结果有效率治疗组为90%，对照组为58%。

（5）绒毛膜上皮癌、恶性葡萄胎合并肺、阴道转移　用石上柏提取物制成片剂口服，每次 6 ～ 8 片（每 18 片相当于生药 100g），每日 3 次，15 ～ 30d 为 1 个疗程；或制成针剂（每 1mL 相当于生药 10g）穴位注射（双侧肺俞、三阴交、水泉、曲池），每穴注药 0.5 ～ 1mL，每日 1 次，或肌内注射每日 2 ～ 3 次，每次 2mL，或静脉滴注石上柏注射液 15 ～ 30mL 加 5% 葡萄糖注射液 500mL，每日 1 次，2 ～ 4h 内滴完。共治疗观察 23 例患者，有突出疗效 4 例，显效 8 例，有效 5 例，无效 6 例，总有效率为 73.91%。

（6）多种感染性炎症　用石上柏注射液肌内注射，每次 2mL（相当于生药 3g），每日 2 ～ 3 次；或用糖浆口服，每次 10mL（相当于生药 30g），每日 3 ～ 4 次。结果 243 例患者的总有效率达 94.2%，治愈率为 54%。该药特别对上呼吸道炎、急性扁桃体炎、肺炎等效果显著，可部分代替抗生素；对急性、慢性肝炎及肝硬化也有一定的效果；对急性炎症平均 2 ～ 3d 体温下降至正常，对慢性炎症疗效较差；用于急性肝炎，退黄迅速，肝功能恢复快。金钱草 40 ～ 60g，海金沙、台乌、石上柏、鸡内金、滑石、郁金各 15g，阴阳莲 20g，藿香、菖蒲各 10g，甘草 5g，组成排石汤治疗 176 例患者。腰酸胀、肾积水较重者加黄芪 30g，牛膝 15g；腹痛甚者加元胡 15g，王不留行 20g。水煎服，每日 1 剂，并嘱多喝水及适当做跳跃运动以助结石排出。结果临床治愈 64 例，总有效率为 85.4%，提示该方有清热利湿、利气排石的功效。

（7）其他　石上柏 30g，千里光 30g，蒲公英 15g，水煎服，用于治疗目赤肿痛。石上柏 30g，加猪肉 30g，水煎服，用于治疗肺炎、急性扁桃体炎、眼结膜炎。石上柏、白花蛇舌草各 30g，水煎服，用于治疗慢性肝炎。石上柏 300g，经提取浓缩成膏，制成片剂（每片含原生药 0.3g），口服，成人每次 2.1g，每日 3 次，用于绒毛膜上皮癌、肺癌、咽喉癌及消化道癌症的治疗。将石上柏研细末，外敷患处，可用于刀伤、创伤出血。

（四）讨论

石上柏是我国民间广泛应用的一味中药，由于其抗肿瘤方面的独特效果，临床常用于治疗鼻咽癌等多种肿瘤，特别是在广东民间用其治疗鼻咽癌，效果较好。目前关于石上柏的研究虽多以抗肿瘤作用为主，但仍不够系统和深入，特别是在其治疗鼻咽癌的药效物质基础及机理研究方面仍很欠缺，对石上柏其他药理作用的验证和活性成分的确定方面仍然缺乏研究数据。因此，对其药效物质基础的进一步深入研究，将为有效开发和利用石上柏这一中药资源提供更详尽的科学依据，具有很高的医药价值和社会意义。

二、田基黄

田基黄为藤黄科植物地耳草 *Hypericum japonicum* Thunb.ex Murray 的全草。始载于《生草药性备要》，曰："治酒病，消肿胀，敷大恶疮，理疳疮肿。"广泛分布于长江流域及其以南各地，广东省各地有产，为广东著名的地产药材。本品性凉，味甘、微苦，具清热利湿、消肿解毒之功，主治湿热黄疸（传染性肝炎）、泄泻痢疾、小儿惊风、疳积、喉蛾，毒蛇咬伤、疮疖痈肿、外伤积瘀肿痛等。近年来其在治疗肝病中的应用逐渐受到关注，本文就田基黄的相关肝病临床应用及机制研究概况做一综述。

（一）药理作用

1. 抗病毒作用 甘远奇等对田基黄的不同溶剂提取液进行了抗 I 型单纯疱疹病毒和乙型肝炎病毒表面抗原的研究，结果表明田基黄氯仿提取物对乙型肝炎病毒表面抗原和 e 抗原有抑制作用。许潘健等采用 ELISA 法检测 HBsAg 或 HBeAg 滴度，结果提示 48g/L 和 96g/L 浓度的田基黄对 HBsAg 和 HBeAg 阳性血清具有明显的抑制作用。潘小姣等采用血清药理学方法，研究田基黄不同提取物体外对 HBV 转染人肝癌细胞系 2215 细胞分泌 HBeAg 和 HBsAg 的抑制作用，结果表明，田基黄乙醇总提取物、正丁醇提取物、醋酸乙酯以及水提取物的含药血清均能抑制 HBeAg 和 HBsAg 的分泌，且其抗乙肝的有效成分主要分布在水提取液中。孔祥廉等通过体外细胞培养实验，观察到蛇黄肝炎合剂（以田基黄、白花蛇舌草等为主药）体外对 2215 细胞分泌 HBeAg 和 HBsAg 具显著的抑制作用。

2. 保肝退黄作用 李沛波等将田基黄药材经水提醇沉后再通过聚酰胺柱层析而得到田基黄提取液，观察结果提示，其对四氯化碳（CCl_4）、D- 氨基半乳糖（D–Gal）所致大鼠急性肝损伤模型血清 ALT、AST 活性升高有明显的抑制作用。进一步的实验研究分别采用 CCl_4、D–Gal 复制大鼠肝损伤模型，研究田基黄水煎液的护肝作用，结果表明不同浓度的田基黄水煎液均能降低血清中的 ALT、AST、一氧化氮（NO）、肿瘤坏死因子（TNT–α）、白介素 –6（IL–6）含量，升高超氧化物歧化酶（SOD）活性，并能改善肝组织病理损伤。谭穗懿以田基黄水煎液及其经陶瓷膜工艺纯化后的水提液为研究对象，观察两者对 α–ANIT 所致小鼠急性黄疸性肝损伤的保护作用，结果表明水提取液能降低小鼠由于胆汁淤滞造成的血清胆红素及 ALT 活性升高，且在相同给药浓度下，经纯化后的田基黄水提液与水煎煮液退黄作用相同。

3. 免疫增强作用 周小玲等应用免疫学细胞技术研究田基黄对大鼠呼吸道及全身免疫功能的影响。结果田基黄能提高外周血及支气管肺泡灌洗液中 T 淋巴细胞百分率，从而提高大鼠全身的特异性和非特异性细胞免疫，并能提高外周血中性粒细胞吞噬率，从而提高机体抗细菌感染能力。另有研究报道，田基黄能作用于机体的免疫器官和免疫细胞，促进 T 淋巴细胞的分化与成熟，从而增强机体的特异性细胞免疫和免疫调节作用。

4. 抑制癌细胞生长作用　潘小姣等采用 MTT 法观察田基黄不同提取物含药血清的抗癌作用，结果表明田基黄的乙醇总提取物、正丁醇提取物、醋酸乙酯以及水提取物的含药血清均对肝癌细胞 BEL–7404 增殖具抑制作用。林久茂等用 MTT 法和流式细胞术（FCM）检测田基黄提取物及其含药血清对人肝癌细胞株 HepG2 的影响，结果表明田基黄对 HepG2 增殖有抑制作用，并能阻止增殖中的 HepG2 进入 S 期。庄群川等通过体外培养人肝癌细胞 HepG2 细胞株，观察田基黄不同提取部位对肝癌细胞生长的抑制作用，结果表明一定浓度的石油醚、二氯甲烷、乙酸乙酯、正丁醇提取部位均能抑制肝癌细胞 HepG2 的生长，且呈剂量依赖性。

（二）临床应用

1. 治疗急性黄疸型肝炎、慢性肝炎　田基黄注射液自 1972 年起由长征制药厂制成注射液，在《中国药典》（1977 年版）已收载，功能消炎、清热解毒。经试用于 370 例患者，表明其对急性黄疸型和非黄疸型肝炎疗效较好，对迁延性、慢性肝炎也有一定疗效，特别对降低丙氨酸转氨酶效果较显著。在急性肝炎病例（儿童病例占大多数）中，总有效率达 96.8%；在迁延性、慢性肝炎病例中，总有效率为 74.1%。对传染性肝炎临床观察，内科组治疗 70 例黄疸型效果较为显著，退黄时间平均为 6～8d，肝功能恢复平均天数为 12.3d，无 1 例恶化或死亡；小儿科组治疗 21 例与内科组疗效相似，但肝功能恢复时间较晚（往往延至 3 周）。卢永兵用二黄汤（基本方为田基黄、溪黄草、金钱草）治疗急性黄疸型肝炎、急性胆囊炎黄疸共 198 例，其中急性黄疸型肝炎 166 例，急性胆囊炎黄疸 32 例。急性黄疸型肝炎治疗 20d 判定疗效，治愈 154 例，好转 8 例，无效 4 例；急性胆囊炎黄疸治疗 10d 判定疗效，治愈 24 例，好转 6 例，无效 2 例。周向阳等用清利解活汤（以田基黄、虎杖、半枝莲等为主药）治疗急性黄疸型肝炎 84 例，临床治愈 81 例，治愈时间最短 7d，最长 50d，好转 2 例，总有效率为 98.8%。邵继棠用自拟五味退黄汤（基本方为田基黄、板蓝根、山楂肉、秦艽、碧玉散）治疗湿热黄疸 40 例，服用 10～15 剂后，38 例痊愈，2 例无效。

2. 治疗病毒性肝炎　戴俊达等用自拟茵田虎汤（组方以茵陈、田基黄、虎杖等为主药）治疗病毒性肝炎 70 例，临床治愈 53 例，好转 12 例，无效 5 例，总有效率 92.86%，其中 HBsAg 转阴 20 例。阎志欣等用肝水解肽联合田基黄治疗病毒性肝炎 46 例，其中慢性病毒性肝炎 30 例中治愈 13 例，显效 15 例，无效 2 例，总有效率为 93.33%；急性病毒性肝炎 16 例中治愈 10 例，显效 3 例，无效 3 例，有效率 81.25%。徐文军用清肝合剂（以田基黄、苦味叶下珠、虎杖等组成）治疗慢性乙型病毒性肝炎 80 例，2 个疗程后观察疗效，结果临床治愈 2 例，显效 52 例，好转 21 例，无效 5 例，总有效率 93.75%。王云庭运用复方田基黄胶囊（由田基黄、虎杖、重楼、连翘、黄芪、桑寄生等药物制成）治疗慢性乙型肝炎患者 69 例，观察比较治疗前后 ALT、AST、A/G、TBil 变化水平及复常率，乙肝病毒标志物以及患者的主要症状、体征变化，结果提示复方田基黄胶囊能显著改善和恢复肝功能，具有保肝降酶退黄，改善患者症状、体征的功效，显效 47 例，有效 15 例，无效 7 例，总有效率为 93.75%。

3. 防治酒精性肝纤维化　贾军峰等对复方田基黄冲剂（由田基黄、柴胡、虎杖、白术、土鳖虫、丹参、枳椇子组成）防治酒精性肝纤维化患者 60 例（肝郁脾虚、湿阻血瘀证）进行了临床研究，结果表明该方具有显著的利胆退黄作用，能明显改善患者症状及体征，其作用机制可能是通过保护肝细胞、减轻炎症，达到阻断及逆转酒精性肝纤维化的作用。

4. 治疗肝癌　孙忠义等用田基黄水煎液治疗原发性肝癌 30 例，结果其腹痛、腹胀、食少、呕吐、消瘦、乏力症状缓解率均在 50% 以上，对于缩小肿块和退烧，好转率为 24% ～ 44%，而腹泻症状根据用药量和用药时间的长短有不同程度的加重，酶谱和影像在治疗后均有不同程度的改善。

（三）讨论

大量的临床实践和动物实验初步验证了田基黄治疗多种肝脏疾病具有确切疗效。目前田基黄及其制剂如田基黄注射液已广泛应用于治疗各种肝脏疾病，尤其在急慢性病毒性肝炎的治疗中取得较好疗效。可喜的是，近年来构建了田基黄注射液 HPLC 指纹图谱，利用其指纹特征全面监控田基黄注射液的生产过程，保证成品质量的稳定性、均一性、可控性，为该制剂打入国际市场提供技术支撑。在今后的研究中，运用田基黄治疗肝脏疾病，应以中医基础理论为指导，传统医药与现代医学相结合，辨证论治和专病专药相结合，才能发挥田基黄的治疗优势，提高其疗效。

三、白花蛇舌草

白花蛇舌草为茜草科植物白花蛇舌草 *Hedyotis diffusa* Willd 的干燥或新鲜全草，始载于《广西中药志》，主要分布在广东、广西、云南、福建等地，其性味苦、甘、寒，具清热解毒、消痈散结、利尿消肿之效。《广西中草药》载："清热解毒，活血利尿。治扁桃体炎，咽喉炎，阑尾炎，肝炎，痢疾，尿路感染，小儿疳积。"现代药理研究表明，白花蛇舌草具有抗菌消炎、抗肿瘤、增强机体免疫功能及护肝利胆等作用。白花蛇舌草价廉易得，在两广一带民间临床应用广泛，近年来其在治疗肝病方面的功效日益受到关注，现就白花蛇舌草在肝病治疗中的临床应用及作用机制加以综述。

（一）药理作用

1. 抗乙型肝炎病毒作用 孔祥廉等通过体外细胞培养实验，观察蛇黄肝炎合剂（以白花蛇舌草、田基黄等为主药）体外对 HBV 基因转染的人肝癌细胞系 2215 细胞分泌 HbeAg 和 HbsAg 的抑制作用。结果表明，蛇黄肝炎合剂在无毒浓度 1∶32 倍稀释下能显著抑制 2215 细胞分泌 HbeAg 和 HbsAg。这提示蛇黄肝炎合剂抗 HBV 作用明显，可进一步研发使之成为临床抗 HBV 的有效用药。

2. 调节免疫功能 病毒性肝炎患者机体免疫功能低下，尤其是细胞免疫功能低下，是导致发病和使病情趋向慢性化的重要原因。因此，调节机体的免疫功能，尤其是增强细胞免疫功能，是治疗病毒性肝炎的重要原则之一。有实验研究表明，用白花蛇舌草水煎液给小鼠连续灌胃 15d，观察其对小鼠抗体产生能力、淋巴细胞增殖和 IL-2 产生的影响，结果白花蛇舌草对以上免疫学指标均有明显增强作用，与对照组比较有非常显著性差异。另有药理实验观察研究白花蛇舌草总黄酮的免疫调节作用，结果表明，白花蛇舌草总黄酮能促进由环磷酰胺或阿糖胞苷诱导的免疫功能低下小鼠脾淋巴细胞的增殖反应，并提高小鼠血清 IL-2 和 IFN-γ 的含量，且高剂量白花蛇舌草总黄酮能促进小鼠脾脏 IgM 抗体形成，同时能升高抗肿瘤药物所致的小鼠白细胞减少。

3. 护肝作用 有研究表明，白花蛇舌草水提取物对 CCl_4 所致小鼠肝损伤有保护作用，能显著减轻肝组织病理损伤程度，并能提高外周血 $CD4^+T$ 细胞的百分比和降低 $CD8^+T$ 细胞的百分比，提高 $CD4^+T$ 细胞 /$CD8^+T$ 细胞的比值，降低血浆中 TNF-α 和 IL-6 的水平，提示可能是其治疗肝损伤的机理之一。

4. 抑制肝癌细胞生长作用 张硕等通过实验观察白花蛇舌草总黄酮对肝癌的体内、体外抑制作用，从细胞周期调控、细胞凋亡、免疫调节等角度，探讨其抗癌机制。研究表明，白花蛇舌草总黄酮对肝癌细胞 SMMC-7721、BEL-7402 的生长有显著抑制作用，且呈剂量和时间依赖性。体内实验表明，白花蛇舌草总黄酮显著抑制小鼠移植性肝癌 H22 的生长，且亦呈剂量依赖性。另有实验从基因调控角度探讨白花蛇舌草总黄酮抗肝癌的作用机制，提示其抗癌作用是通过调控多个靶基因、多种与肿瘤生长增殖密切相关的信号转导分子及细胞因子 IL-1 的表达，显著上调多个抑癌基因的表达。王春涛等通过 MTT 法体外细胞毒实验，琼脂糖凝胶电泳法检测白花蛇舌草对人肝癌 HepG2 细胞增殖的抑制作用，结果表明，白花蛇舌草能抑制人肝癌 HepG2 细胞生长，且随剂量的增加抑制作用增强。

（二）临床应用

白花蛇舌草可治湿热蕴久成毒、结于肝胆的各种肝炎，如病毒性肝炎、慢性乙肝、丙型肝炎、黄疸型肝炎等。肝经湿热是其主要病因病机，所以治疗以清热利湿为主，再配伍其他清热、利湿、解毒的药物。

1. 对乙型肝炎病毒（HBV）携带者的作用　杨环自拟二仙转阴汤（白花蛇舌草、仙鹤草、薏苡仁等），以复方树舌片作对照治疗 HBV 携带者，临床疗效显示，治疗组表面抗原（HbsAg）转阴率以及 e 抗原（HbeAg）转阴率与对照组相比较，两组疗效有显著性差异。何泽民认为本品有直接抗 HBV 的作用，自拟龙蛇汤（白花蛇舌草、龙胆草等）、虎蛇汤（白花蛇舌草、虎杖等）辨证治疗 HBV 携带者，经 4～6 个月的治疗，临床疗效满意。刘兰香采用自拟的清毒扶正汤（白花蛇舌草、黄芩、甘草等）治疗乙肝表面抗原阳性患者，对照组用西药常规治疗，结果治疗组 HbsAg 转阴率为 36.75%，对照组仅10%，疗效有显著性差异。雍履平研究证明肝硬化腹水是肝功能损害的结果，而肝功能损害又是 HBV 损害的结果，依据病史，HBV 感染者肝功能异常，可辨证选用有较强抑制 HbsAg 作用的白花蛇舌草。

2. 对急性病毒性肝炎、慢性乙型肝炎的治疗作用　夏正飞等采用清热利湿汤（白花蛇舌草、茵陈、垂盆草等）治疗急性病毒性肝炎 45 例，总有效率达 100%。周建新等运用乙肝冲剂（以白花蛇舌草、黄芪等为主药）治疗病毒性乙型肝炎患者 662 例，总有效率为 84.59%。肖典军在中药协定处方中辨证用药，加用白花蛇舌草治疗慢性乙型肝炎，结果表明，用大剂量（30g）临床疗效优于用低剂量（15g），且优于未加药的对照组。李明德以白花蛇舌草为主自拟清肝解毒汤治疗乙型病毒型肝炎，总有效率为 96.6%。莫激勤对 68 例乙型肝炎采用自拟蛇参虎溪汤（白花蛇舌草、虎杖等）进行治疗，总有效率达 83.8%。邱根全自拟乙肝饮（白花蛇舌草、板蓝根、茵陈等）治疗慢性乙型肝炎 50 例，总有效率 92.0%，显示该方具较好的抗乙肝作用。

3. 对肝癌及肝硬化的治疗作用　陶文琪以家传白花蛇舌草汤药液内服，汤渣外敷肝区，治疗肝癌，疗效满意。刘俊保等应用白花蛇舌草注射液治疗肝癌 40 例，治疗过程中无不良反应发生，有效率为 17.5%，半年生存率为60.0%，1 年生存率为 27.5%。姜初明等应用以白花蛇舌草为君药的医院制剂中肝合剂，在治疗中晚期原发性肝癌的临床疗效显示，中肝合剂能显著提高Ⅲ期原发性肝癌患者的生活质量，延长生存时间。刘敏等重用白花蛇舌草组方治疗慢性肝纤维化 40 例，临床疗效满意。

4. 治疗其他肝病　程为平等采用自拟丙肝灵（本品配伍蒲公英、虎杖、苦参等中药组成）治疗丙型病毒性肝炎 13 例，其中 8 例 HCV 抗原转阴性。王俊图以白花蛇舌草为主药，随证加减，治疗急性黄疸型肝炎 30 例，总有效率为96.7%。张子臻等辨证重用白花蛇舌草，治疗脂肪肝伴发肝损害、高尿酸血症，临床疗效满意。

（三）讨论

美国肝病权威汉斯·玻柏教授曾预言："肝炎根治的希望在中医药。"白花蛇舌草现已广泛应用于治疗肝脏疾病，并取得了较好的临床疗效。本品药源丰富、价格低廉，且经动物毒性实验提示，白花蛇舌草的浸膏半数致死量，小鼠腹腔注射为104g生药/kg，表明其毒副作用轻微，能为患者长期服用。但目前对该药的临床应用尚缺乏大量的临床研究，且对其作用机理研究还不够深入，还需进一步进行规范化的药物化学、药理学、毒理学、药物动力学和临床疗效观察，开发出一批以白花蛇舌草为主药的治疗肝病的新药，以满足广大肝病患者的需求。

四、青天葵

青天葵为广东特产药材，首载于《岭南采药录》，为兰科植物毛唇芋兰 *Nerviliae fordii*（Hance）Schltr 的干燥全草或块茎，又名独叶莲、独脚莲、珍珠叶、天葵、独脚天葵、磨地沙、半边伞、小胖药、提心吊胆、坠千斤、铁帽子、山米子、青莲、芋兰等，性平，味苦、甘，归心、肺、肝经。能润肺止咳、清热解毒、散瘀止痛，主治肺痨咯血、肺热咳嗽、口腔炎、咽喉肿痛、瘰疬、疮疡肿毒、跌打损伤。

（一）资源研究

青天葵主产于广东、广西、云南、四川等地，长江以南各省均可栽培。因在港、澳及东南亚地区应用广泛，一直是我国出口创汇的主要药材。除此以外，在港、澳地区还是高级菜肴，因此长期以来市场上供不应求。早在20世纪50年代，广东、广西青天葵的野生资源便被开发利用，到20世纪80年代末资源大为减少，成为市场的热销货。药材每千克的销价曾高达150～160元。而在20世纪90年代，由于云南青天葵野生资源进入大开发时期，商品源源不断运往广东、广西市场。从1991～1997年，青天葵价格保持在每千克70～80元之间。1998年以后，由于云南的青天葵野生资源减少了30%～40%，广西市场价格上升至每千克90～95元。2000年以来，随着亚洲各国经济恢复，青天葵出口量增多，价格再次上扬，销价上涨至每千克115～120元。至今，在广东市场上青天葵的价格已翻了二三倍了，大叶青天葵每千克250～350元，小叶青天葵每千克400～450元。

青天葵有小叶青天葵、大叶青天葵和毛叶青天葵3种。小叶青天葵和大叶青天葵来源于毛唇芋兰 *Nervilia fordii*（Hance）Schltr.，毛叶青天葵为毛叶芋兰 *Nerviliap licata*，为当地的青天葵习用品。青天葵每年只长1片叶子，生长期短，仅 5～6 个月，繁殖方法主要为无性繁殖，繁殖系数极低。小叶青天葵一般每株生有 2 个子块茎，少有 3～4 个；大叶及毛叶青天葵多为 1 个子块茎，少有 2～3 个，这也说明小叶青天葵繁殖能力是最强的。

青天葵多生于干旱石灰岩山林下，在田边和肥沃的阴湿环境中也有生长。在广西，产于桂南部分石山区。自然繁殖率很低，每株每年只繁殖 1～2 个球茎。多年来，由于乱采乱挖，致使青天葵资源日益枯竭。广州中医药大学为了保护并扩大青天葵种质资源，在广东省平远县建成了青天葵规范化种植基地。2004 年 7、8、9 月分别对基地种植的小叶、大叶及毛叶青天葵做了生长状况的初步调查。青天葵全生育期仅 6 个月左右，其余时间均为地下部分休眠期。种植成活率达 95%，且生长优良，并于 5 月大面积开花，说明 3 种青天葵从野生转为人工种植是可行的。种植的 3 种青天葵，以 7 月底采收较为适宜。大叶青天葵产量较高，是高产品种。小叶青天葵则是繁殖新块茎能力最强的品种。青天葵为濒危稀缺药材，主要来源于野生，传统的采收部位是全草。为了保留种源，实现青天葵资源可持续利用，建议以叶入药或去除子块茎（留种用）的带母块茎的全草入药。

（二）种植栽培研究

根据青天葵野生习性，宜选半阴半阳的山地疏林环境，以肥沃富含腐殖质的微碱性砂质土地栽培为宜。水源条件要良好，以便于夏秋干旱时节有水可灌溉。选好地后，每亩施入农家肥 2000kg，深翻耙细整平作畦，畦宽为 112cm，畦高为 20cm，四周水沟畅通。一般用块茎繁殖，在秋季挖取块茎时，选取健壮饱满无病虫害的芽茎，要嫩茎芽，不要老的，从主块茎上掰开来，随掰随栽，采用条栽，行距 50cm，株距 50cm，沟深 6～8cm，沟底填腐熟的厩肥和磷钾肥适量，然后把嫩茎芽栽正，覆土。稍高于畦面，盖草。或者把种茎和湿砂贮藏在通风向阳干燥的洞穴过冬，第 2 年春雨下种亦可。在田间管理时要下足基肥，保持田间湿润，但不可积水，经常要中耕培土，以利块茎膨大，要造成凉爽阴湿的环境。

杜勤等对人工种植青天葵生长状况进行了初步调查，认为青天葵从野生转人工种植是可行的。还研究了施用生物有机肥、化学复合肥和农家肥等 3 种肥料生长繁殖的影响，结果表明，以生物有机肥对耐阴的青天葵生长较为有利，能提高产量，化学复合肥则对青天葵的繁殖较为有利。因此，从产量考虑，宜选用生物有机肥，从繁殖角度考虑，宜选用复合肥。青天葵适生环境的荫蔽度要求 60%～70%，无荫蔽不易存活。遮阴可使植物叶绿素总含量增加，叶绿素 a/叶绿素 b 值减小，从而使植物适应遮阴处生长。该研究表明，生物有机肥对耐阴性的青天葵最为有利，从而能促进生长，提高产量。

人工栽培青天葵，由于种球无法解决，尚不能大面积人工种植。通过组织培养诱导大量繁殖无性系青天葵球茎，从而达到球茎工厂化繁殖生产目的，为大面积栽种提供种球茎。吴庆华等对青天葵组培球茎栽培进行了研究，青天葵组培球茎能正常发芽、展叶，形成地下横走根茎和新球茎。在相同栽培管理条件下，组培球茎和野生球茎的发芽率分别为96.5%和92.5%，所形成的叶片及地下根茎无显著差异，组培球茎比野生球茎的植株产量略高，可见栽培组培球茎优于野生球茎。组培球茎栽培虽不受季节限制，但仍以春末夏初播种为佳。杜勤等对青天葵进行组织培养研究并获得再生植株，考察了不同外植体、植物生长调节剂、添加物等对根状茎及再生植株生成的影响。结果，以球茎为外植体效果最好，植物生长调节剂6-BA 2mg/L诱导球茎生成根状茎的效果优于1mg/L，椰汁、活性炭对根状茎的生长有促进作用。青天葵球茎接种于1/2MS+6-BA 2mg/L培养基上，能够诱导出芽，芽接种子添加了10%椰汁和0.1%活性炭的培养基中能够生成大量的根状茎，将白色的根状茎接种于1/2MS+0.1%活性炭的培养基中能够先形成球茎，并进一步形成再生植株；将绿色的根状茎接种于1/2MS+6-BA 2mg/L+NAA 2mg/L的培养基上能够直接形成再生植株。青天葵根茎在培养的过程中可以直接形成植株，也可以先形成新球茎，进而再发育成植株，新球茎可直接栽培于大田，为大面积栽种青天葵提供大量种源。

还有一种增产方法是利用一种药材与其他品种药材的混种，也就是利用生物间的共生关系的方法来增加青天葵的产量。如以青天葵与桔梗或罗汉果混套：在秋季播种桔梗，待出苗发枝后再于翌春3月在桔梗株行间栽种青天葵，这样青天葵可借助桔梗的荫蔽茁壮地生长，从而免去了青天葵需搭棚或插枝遮阴的工序，而且产量比原来同一块地只经营一种药材的产量高40%～60%。

（三）鉴别研究

1. 原植物形态 青天葵在形态上与其他植物区别明显。庞耀镜等研究认为，青天葵在形态上与其他植物相区别的是叶脉和根状茎。叶脉：较为特殊，分别在叶表面和叶背面隆起的叶脉位置不同，呈相互交错状，其叶脉排列的基本形式是叶背面正中的一条叶脉直伸叶端，而叶表面叶脉则在叶端两侧旁顺次排列，叶面隆起的叶脉略呈灰白色翅膜状。根状地下茎：青天葵地下茎的上部变态为根状，并分生不定根，地下茎的下部末端特别膨大成近于球形的块根，为青天葵独有。

2. 药材性状 药材性状因加工方法不同而有所差别。药材的加工方法有：用开水烫后晒软，然后搓成团再晒干；水烫后直接晒干；不经水烫就干燥（晒干或烘干）。干燥叶青绿色或黄绿色。弧形叶脉约22条，自叶基延伸至叶缘，叶脉在叶表面上下相间呈膜翅状凸起。直立根茎短，呈结节状，有时带横走根茎 2 ～ 3 条，根茎顶端偶有干缩状球茎 1 ～ 2 个。叶柄为淡紫红色或黄绿色，表面有明显的纵向皱缩条纹，腹部有一深沟槽。叶片经水浸泡展开后形似葵扇。

3. 显微鉴别

（1）叶表面　上下表皮细胞多角形、类长方形、类圆形，垂周壁平直。下表皮气孔多见，不定式，副卫细胞 4 ～ 7 个，以 4 个为多。

（2）叶横切面　上下表皮细胞各 1 列。叶肉组织未分化，均为类圆形或类多角形的薄壁细胞，内含叶绿体。维管束为外韧型，有粗脉维管束和细脉维管束之分。叶肉组织中散有黏液细胞，含草酸钙针晶束。在粗脉突起处亦有草酸钙针晶分布。

（3）叶柄横切面　切面半圆形，腹面内陷。表皮细胞一层。基本组织中分散着维管束，维管束外韧型，有维管束鞘。叶柄有草酸钙针晶束。

（4）根茎横切面　表皮细胞一列，维管束有限外韧型，分散在基本组织中，少数细胞含草酸钙针晶束。

（5）根横切面　表皮细胞一列，略呈圆形。皮层有的细胞内含草酸钙针晶束；内皮层明显，可见凯氏带。初生木质部为四原型，与初生韧皮部相间排列；中央为髓部。

（6）球茎横切面　最外层为表皮及 2 ～ 4 列厚壁细胞。基本组织为薄壁细胞，呈类多角形。靠外边缘有黏液细胞，内含草酸钙针晶束，维管束为外韧型，散生，纵横走向。中部的薄壁细胞无黏液细胞，无多糖物质。曾佩玲认为薄壁细胞内有淀粉粒，而刘心纯认为是多糖类物质而不是淀粉粒。

（7）粉末特征　多边形的叶表皮细胞，气孔，众多草酸钙针晶，螺纹及环纹导管，纤维。刘心纯认为还有亮白色的多糖块。

4. 理化鉴别　主要是针对青天葵与毛叶青天葵进行鉴别。

（1）薄层色谱鉴别　青天葵和毛叶青天葵打成粗粉各 10g，加 10 倍量 95% 乙醇，水浴回流提取，过滤，滤液在水浴上浓缩至约 2mL，加 95% 乙醇 5mL、水 3mL、石油醚 5mL 萃取。收集下层液，弃去上面色素层和杂质，是为样品，供点样。硅胶 G–CMCNa 板。展开剂：氯仿 – 乙酸 – 水（45:50:5），展距 10.5cm。展开后喷 1% 三氯化铝乙醇液，在 $R_f0.95$ 处，两种青天葵均显淡黄色斑点，于 254nm 紫外光下，青天葵斑点显黄绿色荧光，毛叶青天葵斑点的黄绿色荧光较弱。

（2）紫外光谱鉴别　分别称取青天葵、毛叶青天葵粗粉各 4 份，每份 1g，分别加入石油醚、乙酸乙酯、正丁醇和蒸馏水 25mL，超声波提取 20min，滤过，滤液用紫外分光光度计测其吸收曲线，并各以其提取物溶剂为空白。青天葵与毛叶青天葵在水提取液中紫外图谱出现的峰型、峰位差异很大，可作为鉴别的依据特征之一。

（3）常见的伪品　青天葵常见伪品有以下几种，主要从药材性状方面对其进行描述。

1）毛叶芋兰：为兰科植物毛叶芋兰 *Nervilia plicat*（Andr.）Scltr. 的干燥全体，与青天葵极相似。主要区别为毛叶芋兰有毛，而青天葵无毛。刘心纯通过比较认为，毛叶芋兰与青天葵化学成分大体上是同类化合物，在进一步研究得出结论前不宜把毛叶芋兰定为伪品。

2）红薯叶：为旋花科植物红薯 *Ipomoea batatas*（L.）Poir 的干燥叶，主要区别为叶柄常带根须，没有根茎。叶片经水浸软展开，呈心状卵形，叶脉羽毛状。有嗅青味，味淡而滑腻。

3）积雪草和满天星：为伞形花科植物积雪草 *Centella asiatica*（L.）Urb. 和肾叶满天星 *Hydrocotyle wilfordii* Maxim 的干燥叶，两种药材性状近同，叶柄小。质地稍硬，没有根茎，黄绿或青绿色。叶片经水浸软展开呈肾形，主脉少，粗细不匀。

4）水半夏叶：为天南星科植物水半夏 *Typhonium flagelliforme*（Lodd.）Blume 的干燥叶，主要区别为叶多为开叉，无射出脉，水浸展开呈戟状。柄为棕红色。质地硬。气微，味辛带涩。该品有毒。

5）车前草叶：为车前科车前 *Plantago asiatica* L. 的干燥叶片。主要区别：叶片经水泡展开后呈长卵形或椭圆形。

6）犁头尖叶：为天南星科植物犁头尖 *Typhoniun divaricatum*（L.）Decne. 的干燥叶片。主要区别：叶片泡展后呈戟形或深心状戟形，先端渐尖，基部裂片卵状披针形至矩圆形，形似犁头，全缘或近三裂。

7）紫花地丁：为堇菜科植物紫花地丁 *Viola yedoensis* Makino 的干燥全草。区别为多皱缩成团。叶丛生，灰绿色，水泡展开后，叶片披针形或卵状披针形，先端钝，基部呈心形，边缘具钝锯齿；两面有毛；叶柄细长，上部具明显狭窄，花茎纤细，花瓣5，花紫色或淡棕色。气微苦而带黏性。

8）细辛：为马兜铃科植物华细辛 *Asarum sieboldii* Miq. 的地上部分。区别为药材皱缩成团，淡绿色，色略深，叶面展开后心形至肾状心形，全缘，先端急尖，基部深心形，网状脉，叶质略厚。叶柄质脆易折。气辛香，味辛辣、麻舌。本品有小毒。

5. 讨论　目前，有关青天葵的文献公开报道并不多，药用价值较高，野生资源较紧缺。现有开展的人工栽培多是试验性的，并不能满足市场的需求。商品中常有伪品出现，对于青天葵的几种伪品的鉴别研究，除了毛叶芋兰较详细外，其他几种只有性状鉴别而无显微鉴别，更没有理化鉴别。因此，加强青天葵植物栽培研究，加强青天葵真伪品在性状、显微、理化方面的鉴别研究，积极寻找和扩大药源研究，对于确保药物资源供应，充分发挥青天葵药用价值都具有深远的意义。

（四）化学成分

主要应用成分预试、薄层色谱、分光光度法、核磁共振谱、气相色谱－质谱联用技术等方法对青天葵的氨基酸、黄酮类、生物碱类、挥发油等成分进行研究。

刘心纯以化学成分预试验常规方法检识青天葵含有黄酮类、氨基酸类、生物碱类、挥发油、有机酸、酚类、多糖及蛋白质等类化合物。在青天葵的基本化学成分尚不清楚的情况下，根据青天葵疗效及化学成分与中药疗效关系，黄酮类化合物具化痰止咳、清热解毒作用。因而对青天葵做黄酮类化合物薄层层析，实验结果表明，青天葵中黄酮类的化合物反应很明显。甄汉深等采用化学成分系统预试验方法对青天葵水提取液、乙醇提取液、石油醚提取液进行预试验。结果初步判断青天葵全草中可能含有黄酮类、三萜类、甾体、皂苷类、有机酸、氨基酸等成分。

胡廷松将采自广西龙州县的野生青天葵与其本人引种的青天葵进行氨基酸成分分析，结果引种栽培后的青天葵共检出 13 种氨基酸，其中有 3 种未知；野生的检出 15 种，其中有 5 种未知。某一种氨基酸的含量是野生的比家种的要高一些，这种差异可能与采收期不同等因素有关。黄红兵等对青天葵的氨基酸进行了薄层鉴别，样品以水提取，采用 4% 磷酸氢二钠的 0.3% 羧甲基纤维钠溶液制备硅胶 G 薄层板，以正丁醇－冰醋酸－水（4:1:1）为展开剂，显色剂为 5% 茚三酮乙醇液。可鉴别出青天葵含有亮氨酸、天冬氨酸、组氨酸、丙氨酸等氨基酸成分。采用分光光度法测定总氨基酸含量为 6.26% ～ 10.92%。以醋酸乙酯－甲酸－冰醋酸－水（30:2:2:4）为展开剂展开，以 10% 氢氧化钠水溶液为显色剂，在紫外灯（365nm）下检识，显示出黄酮类成分反应；再以石油醚（60 ～ 90℃）－醋酸乙酯－甲醇－浓氨试液（10:10:2:1）为展开剂，经稀碘化铋钾显色，显示生物碱类成分的反应。

杜勤等采用水蒸气蒸馏法提取青天葵挥发油，运用气相色谱－质谱联用技术和标准图谱检索对照、核对及补充检查的方法，分离挥发油中 89 个化学组分峰，鉴定出 53 个化学成分（占挥发油总含量的 91.82%），其主要化学成分为 6,10,14-三甲基-2-十五烷酮（13.55%）、4-乙烷基－顺-3-硫代环［4,4,0］癸烷（6.54%）、4-甲基-N-（2-氧络-2苯乙基）苯磺酰胺（6.33%）、植醇（6.32%）、δ-Cadinol（4.54%）、β-紫罗兰酮（4.43%）、石竹烯氧化物（4.13%），它们的含量占挥发油总含量的 45.84%。

李数霞等采用硅胶柱层析法和重结晶法对青天葵全草的化学成分进行分离纯化，从全株的乙酸乙酯部位首次分离纯化出 5 个化合物，并根据理化常数和光谱分析，对其进行结构鉴定。结果 5 个单体化合物分别为正亮氨酸（norleucine）、24（S/β）–dihydrocycloeu–calenol–（E）–p–hydroxycinnamate、鼠李柠檬素又名泻鼠李素（rhamnocitrin）、鼠李秦素又名甲基鼠李黄素（rhamnazin）、胡萝卜苷（daucosterol）。这 5 种化合物皆是首次从该植物中分离得到。

（五）药理作用

1. 镇咳平喘作用　有人研究了青天葵镇咳、平喘的药理作用，将 NIH 小鼠随机分为 8 组，即青天葵水提浸膏高、中、低剂量组，青天葵醇提浸膏高、中、低剂量组［剂量均分别为 19.2、9.6、4.8g/（kg·d）］，阳性对照组［镇咳实验为 50mg/（kg·d）的磷酸可待因，平喘实验为 0.1g/（kg·d）的茶碱］和模型组，采用氨水超声雾化法引发小鼠咳嗽，乙酰胆碱 – 组胺超声雾化法诱发豚鼠哮喘，观察青天葵的镇咳、平喘药理作用。结果青天葵水提和醇提高、中、低剂量组均能减少模型小鼠的咳嗽次数（$P<0.01$），醇提高、中、低剂量组均能延长模型小鼠咳嗽潜伏期（$P<0.01$）；青天葵醇提高、中、低剂量组和水提高、中剂量组均能延长模型豚鼠抽搐跌倒潜伏期（均 $P<0.05$ 或 $P<0.01$），醇提中、低剂量组和水提高剂量组均能延长模型豚鼠的呼吸困难潜伏期（均 $P<0.05$ 或 $P<0.01$）。结果表明，青天葵能延长氨水引起的小鼠咳嗽潜伏期，减少小鼠的咳嗽次数；能延长乙酰胆碱 – 组胺性哮喘豚鼠呼吸困难的潜伏期和引喘潜伏期，具有镇咳、平喘作用。这是青天葵润肺止咳作用的药理学基础。

2. 抗肿瘤及免疫增强作用　甄汉深等将青天葵总提取物分为石油醚、乙酸乙酯、正丁醇和甲醇 4 个部位，采用 MTT 法，选用白血病细胞株 L1210 和 P388D1、宫颈癌细胞株 Hela、人胃癌细胞株 SGC7901、黑色素瘤细胞株 B16、神经肿瘤细胞株 NG108215 和人肝癌细胞株 Hele7404 七种瘤株，对 4 个部位进行全面的体外抗肿瘤药理活性实验研究，结果证实，青天葵石油醚部位和乙酸乙酯部位有明显的抑瘤作用。并在此基础上重点对石油醚和乙酸乙酯部位进行了多指标的体内抗肿瘤药理作用研究。实验中建立 S_{180} 及 H_{22} 两种荷瘤小鼠动物模型，观察各部位的抑瘤率、生命延长率、胸腺指数和脾脏指数。结果青天葵石油醚部位高、中剂量组对荷瘤 S_{180} 小鼠有明显抑瘤作用，抑瘤率分别为 41.45% 和 37.96%；高剂量组对荷瘤 H_{22} 小鼠有明显抑瘤作用，抑瘤率为 39.30%；在同等剂量下，高、中剂量组对荷瘤 H_{22} 小鼠生命延长率分别为 64.60% 和 24.04%，生存时间明显延长；高剂量组对 S_{180} 的脾脏指数为 5.38，对 H_{22} 小鼠的胸腺指数和脾脏指数分别为 3.32 和 6.26，与阴性对照组比较具有极显著性差异（$P<0.01$）。这充分说明青天葵石油醚部位在体内抗肿瘤作用及免疫调节方面均具有较强效果。青天葵乙酸乙酯部位高、中

剂量组对荷瘤 S_{180} 小鼠有明显抑瘤作用，抑瘤率分别为 44.74% 和 39.47%；高、中剂量组对荷瘤 H_{22} 小鼠也有明显抑瘤作用，抑瘤率分别为 43.93% 和 34.68%；高、中、低剂量组对荷瘤 H_{22} 小鼠生命延长率分别为 65.86%、47.20% 和 28.76%，随着剂量的增加生存时间增长，呈明显的量效关系；高剂量组对 S_{180} 小鼠具有较明显的提高机体免疫的作用，胸腺指数为 2.98，脾脏指数为 5.62，与阴性对照组比较具有极显著性差异（$P<0.01$）；高剂量组对 H_{22} 小鼠也具有较高的提高机体免疫的作用，胸腺指数为 3.60，脾脏指数为 6.23，与阴性对照组比较具有极显著性差异（$P<0.01$）；中剂量组对 H_{22} 小鼠机体免疫也具有提高机体免疫作用，胸腺指数为 2.96，脾脏指数为 6.02，与阴性对照组比较具有显著性差异（$P<0.05$）。表明青天葵有显著抗肿瘤活性及免疫增强作用。

3. 抗菌抗病毒作用　有人考察了青天葵不同极性部位对甲型（FM1）、乙型（昆 40B）流感病毒的抑制作用，发现青天葵水溶性成分具有体外抗甲型流感病毒 FM1 作用，作用强度与病毒唑相当。临床有对青天葵进行抗病毒试验，发现其抗病毒力胜于抗病毒口服液。体外抗病毒及抑菌实验研究表明，由青天葵、金银花为主药配制的清咽雾化液对单纯疱疹病毒（HSV1）和呼吸道合胞病毒（RSV）有抑制作用，最高抗病毒浓度为 1:160 和 1:320；对金黄色葡萄球菌、表皮葡萄球菌、聚团杆菌具有明显的抑制作用，最低抑菌浓度（MIC）为 2mg。亦有报道青天葵对幽门螺杆菌有一定的抑制作用。

4. 其他作用　有研究表明由青天葵、金银花为主药配制的清咽雾化液能明显抑制二甲苯所致小鼠耳郭肿胀，明显提高小鼠腹腔巨噬细胞的吞噬功能，有抗炎及增强免疫功能的作用。

（六）临床应用

1. 肺系疾病　近年来对青天葵的临床研究多以治疗肺部疾病为主。

史莜冰等以青天葵为主药，配伍龙利叶、款冬花、巴戟天等组成天龙茶（袋泡剂）治疗急性支气管炎，总有效率达 95%。治疗小儿反复呼吸道感染发作 83 例，总有效率 96.6%，明显优于千金苇茎汤组的疗效（$P<0.01$）。

邱志楠等认为大多数医家仅重视青天葵清热退热之功，而忽视了青天葵的化痰祛瘀止痛之功效，特介绍了以青天葵为主药辨证加减治疗哮喘病、小儿久咳、中风后咳喘证等病的效果，并认为在咳嗽、喘证、哮证、百日咳、高热、鼻渊、鼻萎、中风、肺痨、肺胀、痄腮等病证方面可选用青天葵治疗，多能取得疗效。

邱志楠等应用自拟方天龙咳喘灵胶囊（由青天葵、五味子、熟附子、法半夏、款冬花组成的自制制剂）治疗哮喘、喘息型慢性支气管炎、慢性阻塞性肺疾病等均取得了显著疗效。如治疗哮喘 186 例，并与西药（强力安喘通、先锋霉素Ⅳ）治疗组做比较，结果治疗组痊愈率31%，总有效率94.46%，对照组痊愈率0.9%，总有效率57.30%，痊愈率及总有效率治疗组均明显高于西药对照组（$P<0.001$）；观察治疗喘息型慢性支气管炎368例，并与100例西药（口服amoxicillin、asmeton）组做比较，结果治疗组临控率67.1%，总有效率97.4%，对照组临控率为30.0%，总有效率为70.0%，临控率及总有效率治疗组明显高于西药对照组（$P<0.01$和$P<0.05$），有显著性差异。为了观察天龙喘咳灵对慢性阻塞性肺疾病稳定期患者生存质量的影响，将67例慢性阻塞性肺疾病（COPD）病情为Ⅰ～ⅡA级患者随机分为对照组与治疗组，对照组32例用可必特气雾剂雾化治疗，治疗组35例在对照组基础上加用天龙喘咳灵治疗，疗程共6个月，采用St George's呼吸问卷评分标准对两组患者进行生存质量评估。结果治疗组治疗后总评分、活动能力及症状等评分较观察前下降，差异有显著性意义（$P<0.01$）；对照组总评分、活动能力及症状等评分均较观察前升高，差异有显著性意义（$P<0.01$，$P<0.05$）；两组社交心理影响评分与观察前比较，差异无显著性意义（$P>0.05$）。结果表明长期口服天龙喘咳灵可以改善COPD稳定期患者的临床症状，提高生活质量。

崔瑾在西药常规对症治疗的基础上加用青天葵为主药的中药汤剂治疗32例肺癌放疗后并发放射性肺炎患者，并与常规西药对症治疗组30例比较，结果加服青天葵组显效18例，有效8例，无效6例，总有效率81.3%；常规西药组显效10例，有效5例，无效15例，总有效率50.0%，二组比较有显著性差异（$P<0.05$）。

冯崇廉鉴于青天葵对肺部疾病有显著疗效且能抗病毒，将其应用于防治非典型肺炎（SARS）效果显著，同时也说明了传统中医药在防治传染性疾病中有不可估量的优势。

2. 其他应用 李宏东用青天葵配伍金银花、野菊花、蒲公英、紫花地丁、乳香、没药、赤芍、牡丹皮、甘草等五味清毒饮加味治疗急性前庭大腺炎，48例中痊愈35例，好转11例，无效2例，总有效率95.8%。叶成德等应用以青天葵为主药的自制制剂天葵菌毒清颗粒观察治疗急性咽炎、慢性咽炎急性发作患者206例，并采用鼻咽清毒颗粒对照治疗94例，结果治疗组痊愈65例，好转122例，无效19例，总有效率90.8%；对照组痊愈19例，好转45例，无效30例，总有效率68.1%，二者比较有显著性差异（$P<0.05$）。观察发现本品对各种热毒引起的扁桃体炎、腮腺炎、流感等有较好疗效。有人根据青天葵对幽门螺杆菌有抑制作用，认为青天葵可用以治疗慢性胃炎和消化溃疡。

有2篇资料介绍以青天葵为主药的复方制剂治疗鼻咽癌可缓解症状，但这2篇文章均是引用邱志楠等撰写的"青天葵临床新用"〔载广州医学院学报，1995，23（2）：96-97.] 一文的内容，而查遍该文也未见到有青天葵治疗鼻咽癌的记载，当是作者错引。但是，鉴于传统医药学认为青天葵有清热解毒、清肺止咳作用，现代药理研究证实青天葵有抗病毒、抗肿瘤作用，笔者坚信青天葵在防治鼻咽癌方面一定是有所作为的，并已将其列入笔者承担的防治鼻咽癌研究课题中的重要药物之一，正在开展研究。

综上所述，青天葵是一种有显著药理作用和临床疗效及广阔开发前景的广东地产药材。但目前有关青天葵的研究开发工作做得不够，公开报道文献也不多，对于青天葵这种药用价值较高、野生资源较紧缺的地产药材，加强其栽培种植、活性化学成分、药理药效及临床应用方面的深入研究，对于明确药效活性成分，验证药理药效作用与机理，扩大青天葵的临床应用范围，提高青天葵的市场开发价值，寻找和扩大药源以实现青天葵的可持续利用，特别是发掘青天葵在防治岭南重大疾病方面的重要作用都具有深远的意义。

五、积雪草

积雪草为伞形科植物 *Centella asiatica*（L.）Urb 的全草，又称崩大碗、落得打、连钱草、半边钱等，广泛分布于长江流域以南各地，是广东民间地区常用中草药。我国医学上用积雪草外用及内服治病已有两千多年历史。积雪草性寒，味苦、辛，具有清热利湿、活血止血、解毒消肿之功效。全草主含三萜类、多炔烯烃类、挥发油类等成分。临床多用于湿热黄疸、痈肿疮毒、跌打损伤、传染性肝炎、皮肤病、流行性脑脊髓膜炎等。总之，积雪草具有多种重要生物活性，是值得开发利用的药用植物资源。本文对其化学成分和药理作用研究进展进行综述，为更好地研究和利用其资源提供基础资料。

（一）化学成分

1. 三萜类 积雪草全草主要含大量的三萜皂苷类成分，如积雪草苷（asiaticoside）、羟基积雪草苷（madecassoside）、玻热模苷（brahmoside）、玻热米苷（brahminoside）、参枯尼苷（thankuniside）、异参枯尼苷（isothankunside）和斯理兰卡积雪草苷（centelloside）、积雪草二糖苷（asiaticodiglycoside）等，均为五环三萜皂苷。最近报道发现新的三萜类成分，积雪草皂苷 B(centellasaponin B)、积雪草皂苷 C（centellasaponin C）、积雪草皂苷 D（centellasaponin D）。积雪草中还有多种游离的三萜酸：积雪草酸（asiatic acid）、羟基积雪草酸（brahmic acid or madecassic acid）、异参枯尼酸（isothankunic acid）和 ternomilic acid、马达积雪草酸（madasiatic acid）、centic acid、centoic acid、cenellic acid、indocentic acid、6- 羟基积雪草酸（6-β–O-Hhydroxyasiatic acid）等。

2. 多炔烯烃类 积雪草中还含有多炔烯烃类成分，如 $C_{16}H_{21}O_2$、$C_{19}H_{27}O_4$、$C_{19}H_{27}O_3$、$C_{15}H_{20}O_2$、$C_{19}H_{28}O_2$、$C_{17}H_{24}O_3$ 和 11–oxoheneicosanyl–cyclohexane、 dotriacont-8-en-1-oic acid、3-isoocladecanyl-4-hydroxy-a-pyrone、3-O-〔a-L-ara-binopyranosyl〕–2,3,6,23-tetrhydroxyurs-12-ene-28-oic acid 等。

3. 挥发油类 秦路平等应用 GC-MS 分析，从积雪草中鉴定了 45 个长链挥发油类成分，其中含量较高的有石竹烯（caryophyllene）、法尼烯（farnesol）、榄香烯（elemene）、长叶烯（longifolene）等。

4. 其他成分 除上述化学成分外，积雪草中还含有其他成分，Srivastava R 在积雪草提取物中分离得到 stigmasterol、stigmasterone 和 stigmasteroi-B-glucopyranoside。Holeman 等从积雪草中分离得到了倍半萜类成分。何明芳等在积雪草中分离得到了胡萝卜苷（daucosterol）、香草酸（vanfllic acid）。另外在积雪草中还发现含有内消旋肌醇、积雪草糖、胡萝卜烃类、叶绿素、山奈酚、β–谷甾醇、谷氨酸、天冬氨酸、维生素 B_1、生物碱以及鞣质等成分。

（二）药理作用

1. 抗抑郁作用 陈瑶等给长期未预知应激刺激致大鼠抑郁模型灌胃给药，结果与正常大鼠比较，抑郁症模型组动物血浆促肾上腺皮质激素（ACTH）、血清促甲状腺激素（TSH）、甲状腺素（T4）和 3,3′,5– 三碘甲状腺原氨酸（rT3）浓度显著降低，血清三碘甲状腺原氨酸（T3）浓度显著升高；积雪草总苷各剂量组血浆 ACTH 水平及血清 TSH、T4 和 rT3 水平不同程度增加，血清 T3 水平减少。结果表明积雪草总苷在对下丘脑－垂体－甲状腺轴（HPTA），有促进垂体血清促 TSH 的合成与分泌，改善甲状腺功能异常的作用；在对下丘脑－垂体－肾上腺皮质轴（HPAA），可不同程度提高 ACTH 的水平，并对下丘脑促肾上腺素皮质激素释放激素（CRH）和糖皮质激素有影响。积雪草总苷可能是通过提高机体对各种非特异性刺激的抵抗力，避免过度应激刺激所致机体 HPAA 和 HPTA 等调节功能紊乱而发挥抗抑郁作用的。

早期的研究资料表明，积雪草的挥发油和乙醇初提液具有抗抑郁作用。近期研究报道表明，积雪草的抗抑郁作用是通过降低单胺氧化酶的活性，调节脑内氨基酸的含量；抑制血清皮质酮水平的升高，增强脑内单胺类神经递质的传递等而发挥作用的。

2. 抗胃溃疡作用 乐锦茂等发现复方积雪草浸膏治疗胃溃疡两周以后，大鼠血流加快，血流呈流线型或线粒型，血细胞聚集减少，胃溃疡愈合面积达 99.5%。发现复方积雪草浸膏对组胺所致的胃液分泌，胃液游离酸和总酸、胃蛋白酶均有一定的抑制作用。

近几年有许多研究证实积雪草对胃溃疡有治疗作用。如发现积雪草提取物对乙醇胃黏膜具预防作用；对乙酸胃溃疡具有治疗作用；可以降低过氧化物（MPO）、丙二醛（MDA）、IL-8 的产生；可以增加胃黏膜细胞的存活率。积雪草通过加强黏膜的自身阻碍以及减少自由基的损害来抵抗小鼠乙醇所致的胃黏膜损害；通过增加黏蛋白和糖蛋白的分泌，增强胃黏膜的屏障作用而发挥抗溃疡作用。

3. 对纤维细胞合成的影响　谢举临等研究了积雪草苷对纤维细胞核 DNA 合成和胶原蛋白合成的影响，发现其可以影响成纤维细胞的超微结构，表现为核分裂相较少，核仁变细小或缺失，使成纤维细胞的增殖变得不活跃，合成和分泌蛋白的活性能力减弱。积雪草苷还可以抑制成纤维细胞的增殖和胶原蛋白的合成。

王瑞国等发现积雪草苷在一定剂量范围内能促进小鼠成纤维细胞 DNA 合成和胶原蛋白合成，并呈剂量依赖关系。汤丽霞等研究表明，积雪草酸可抑制肝星状细胞 HSC-T6 细胞型胶原蛋白表达。潘姝等研究表明，积雪草苷可抑制瘢痕的成纤维细胞从 S 期进入 M 期，减少成纤维细胞中磷酸化 Smad2 的含量，增加细胞中 Smad7 的含量。此外，章庆国、黄茂芳等研究积雪草提取物对人成纤维细胞增殖及胶原合成的影响，也得到了同样的结论。

4. 对皮肤系统作用　张涛等报道了积雪草苷在烧伤创面愈合过程中能有效促进细胞周期蛋白 B1 和增殖细胞核抗原的表达，使细胞周期的 S+G_2 期明显提前，从而加快细胞增殖，促进创面愈合。毛维翰等对积雪草苷做了治疗皮肤病的临床多中心开放性研究，结果发现，积雪草苷对皮肤溃疡治疗有效率为 91.7%，对瘢痕疙瘩的有效率为 67.9%，对局限性硬皮病的有效率为 89%，对皮肤淀粉样变形的有效率为 76%，对萎缩性硬化性苔藓等其他一些皮肤病也有较好的治疗作用。

此外还有用积雪草配成的烧伤膏治疗浅 II 度及深 II 度烧伤，发现患者疼痛缓解快、创面渗出少、愈合周期短、瘢痕形成率低。积雪草苷可直接作用于黑素细胞，抑制黑素合成，是一种无细胞毒性的皮肤脱色剂。

5. 对肾的作用　复方积雪草在长期的临床实践中显示能改善慢性肾功能衰竭（CRF）患者症状，降低血肌酐、尿素氮及 24h 尿蛋白量。实验研究提示其能抑制系膜细胞增殖，减少细胞外基质沉积，下调肾组织中 IV 型胶原、纤连蛋白（FN）、层黏蛋白（LN）以及转化生长因子 β1（TGF-β1）和基质金属蛋白酶抑制剂 -1 的表达，降低血清和肾组织匀浆丙二醛含量，增加超氧化物歧化酶活性，抑制脂质过氧化；能够下调 α-SMA、Vimentin mRNA 表达水平，阻止系膜细胞由 G_1 期进入 S 期，下调佛波酯刺激的系膜细胞清道夫受体表达，抑制炎性细胞因子 TNF-α 上调所致的肾局部补体 C_3 过度产生。王军等用基因表达谱芯片检测表明，复方积雪草可抑制 PDGF-α、PDGF-β、PDGF 受体及 VEGF mRNA 的表达；能抑制 IL-9、IL-7R2、MIP 等因子的 mRNA 的表达。经复方积雪草刺激后，肾组织中癌基因 c-Myc、Jun 表达被抑制。覃志成等研究发现，复方积雪草可以明显降低高 IgA 血清刺激足细胞表达的 VEGF mRNA。张边江等报道了积雪草提取物对血管紧张素 Ⅱ（Ang Ⅱ）刺激下的大鼠肾小球系膜细胞（MC）增殖和 Ca^{2+} 水平有抑制和降低作用。

6. 抗肿瘤作用　BahuT.D 等报道积雪草纯化物体外对肿瘤细胞增殖有抑制作用，并显示一定的剂量依赖关系。同时他们还发现，口服积雪草提取物或经层析法获得的积雪草纯化物，能抑制小鼠腹水瘤的生长并延长这些耐受小鼠的寿命，而且还发现它对人体正常的淋巴细胞没有毒副作用。

1996 年有人报道了积雪草具有抗癌作用，之后陆续出现了很多积雪草提取物抗肿瘤作用的研究报道，如积雪草的醇提取物有抗艾滋病毒逆转录酶的活性；积雪草苷对体外培养的 L_{929} 细胞和 CNE 细胞的增殖有抑制作用，对移植 S_{180} 细胞的增殖也有抑制作用，同时能提高荷瘤 S_{180} 小鼠的存活时间；积雪草苷对 B16 细胞的生长有丝分裂过程有明显抑制作用，能够诱导细胞凋亡或死亡，提示积雪草苷有抗黑素瘤细胞生长作用；积雪草苷可诱导肿瘤细胞凋亡并与长春新碱显示协同作用，有可能作为生化调节剂应用于肿瘤化疗；积雪草苷对宫颈癌 Hela 细胞的生长有显著抑制作用并且呈浓度和时间依赖性，可能通过抑制 Survivin 表达，促进 Capase-3 表达而在诱导宫颈癌细胞凋亡过程中发挥重要作用。

7. 对心血管系统作用　有人报道将积雪草总苷用于制备防治冠心病、心肌梗死、脑血栓形成、脑梗死等心血管疾病药物。周建燮等研究表明，积雪草苷有促进内皮细胞生长及内膜修复的作用，初步提示其具有治疗 PCI 术后再狭窄的作用。

Cesarone 等研究发现，积雪草的三萜类成分可以增加患者的毛细血管通透性，改善微循环，改善结缔组织血管壁功能，减轻踝部水肿，可以治疗静脉高血压。Incandela L 研究发现，积雪草的三萜类成分具有调节静脉管壁成纤维细胞的作用，能增加胶原蛋白和组织蛋白的合成，刺激静脉壁周围胶原的重塑，可以用于治疗静脉功能障碍。李桂桂等对兔心肌缺血再灌注损伤（MIRI）模型研究，发现羟基积雪草苷（MC）可明显减小左心及全心心肌梗死面积；对心电图有一定的改善作用，并能明显改善心功能，降低 LDH 及 CK 的升高程度。并且，MC 可明显降低 CRP 升高程度，升高 SOD 酶活性，减少 MDA 含量；可明显抑制 MIRI 引起的心肌细胞凋亡，使 Bcl-2 表达上调。MC 对心肌缺血再灌注损伤具有明显的预防和保护作用，作用机制可能与抗脂质过氧化物产生、提高 SOD 活力、抗炎以及抗心肌细胞凋亡有关。

8. 抗病原微生物作用　积雪草水提物有抗菌和抗病毒作用，对金黄色葡萄球菌和变形杆菌有抑菌作用，对绿脓杆菌、大肠杆菌、副大肠杆菌、宋氏痢疾杆菌、福氏痢疾杆菌和炭疽杆菌均无抑菌作用。张胜华等报道了积雪草苷对 37 株标准及临床分离菌株显示较强抗菌活性，尤其对各种耐药细菌，包括耐甲氧西林的金黄色葡萄球菌（MRSA）、表皮葡萄球菌（MRSE），耐 5 种氨基糖苷类抗生素、产钝化酶的粪肠球菌、产 β-内酰胺酶的大肠埃希菌。肺炎克雷伯杆菌和醋酸钙不动杆菌，以及耐哌拉西林的铜绿假单胞菌的最低抑菌浓度值与三金片相近。积雪草苷对小鼠膀胱上行性肾感染大肠埃希菌 26 的清除细菌作用较强，可知积雪草苷具有良好的体内外抗菌活性，尤其对于泌尿系统感染。

9. 增强记忆作用　孙峰等通过对慢性铝中毒痴呆小鼠模型的研究，发现羟基积雪草苷可明显减轻铝过负荷所致的海马神经元损伤，明显缩短小鼠寻找平台潜伏期，降低小鼠脑组织中 MAO-B 活性，对慢性铝中毒小鼠的海马神经元具有保护作用，从而改善学习记忆能力，产生对拟痴呆模型的治疗作用。陈明亮等用复方积雪草连续灌胃 30d 阿尔茨海默病（AD）模型大鼠，做跳台实验和 Y 迷宫实验发现治疗组学习记忆能力显著升高。

10. 对肝的作用　明志君等用二甲基亚硝氨（DMN）制备的大鼠肝纤维化模型研究积雪草总苷抗实验性大鼠肝纤维化的作用，发现积雪草总苷能改善肝功能，并且肝组织病理学检查显示具有抗肝纤维化作用，可知积雪草总苷对 DMN 诱导的大鼠慢性肝纤维化具有良好的治疗作用。抑制肝纤维化可以通过抑制肝星状细胞（HSC）增殖，促进 HSC 细胞凋亡。汤丽霞等的研究表明，积雪草酸能抑制活化的 HSC-T6 细胞的 I 型胶原蛋白表达水平。马葵芬等也报道了积雪草酸对化学损伤原代培养大鼠肝细胞有保护作用。

11. 其他作用　除以上综述的药理活性之外还有许多作用，如调节免疫和降低血糖作用、抗炎作用、抗乳腺增生作用、降温作用等。

积雪草为我国常用中药，近 20 年来对积雪草的研究主要集中在它的化学成分及药理作用两方面。因此，必须提高实验技能和更新实验方法，加快对其有效成分的研究；同时还要注重进行药理的机理研究和临床研究，以便更好地利用积雪草的生物活性，促进积雪草在多领域的应用，以便更合理地综合利用积雪草资源。

第三节　其他类中药

一、肿节风

中药肿节风为金粟兰科植物草珊瑚 *Sarcandra glabra*（Thunb.）Nakai 的干燥地上部分，别名九节茶、九节兰，分布于广东、广西、江苏、浙江、江西、福建、台湾、四川、贵州、云南、湖南等省区，朝鲜、日本、越南、马来西亚、印度和斯里兰卡亦有分布。肿节风为广东地产常用药材，广东省各地山区县均有产，主要在广州从化流溪河地区和白云区的次生林和沟谷林；粤北新丰、和平、连平、翁源、饶平次生杂木林；粤西信宜山区的针叶林等林区。夏、秋二季采割，除去杂质，晒干。该药材性平、味辛苦，入心、肝经，具有清热解毒、凉血、消斑、祛风除湿、通络止痛的功用。中医临床多用于治疗感冒高热、疮疡脓肿、血热紫斑、紫癜、烧伤、风湿痹痛、跌打损伤。本品有一定的抗癌作用，广东地区民间亦用其防治鼻咽癌取得一定疗效。本文对肿节风药理作用及临床应用的研究情况做一综述。

（一）药理作用

1. 抗癌作用

（1）对鼻咽癌的作用　康敏等将移植人鼻咽癌 CNE1、CNE2 细胞的裸鼠随机分为肿节风组、环磷酰胺组和对照组，定期检测裸鼠的体重及肿瘤体积，给药一个疗程（30d）后解剖获取肿瘤组织，称量瘤体重量，计算抑瘤率。运用透射电镜观察瘤组织细胞超微结构的改变；免疫组织化学法检测瘤组织 Bcl-2 和 Bax 的表达；流式细胞仪进行细胞周期、细胞凋亡分析；TUNEL 法检测细胞凋亡；TRAP-ELISA 方法观察药物处理前后组织端粒酶活性的变化。结果表明，肿节风对 CNE1、CNE2 移植瘤有明显的抑瘤作用，抑瘤率分别为 40.8% 和 46.8%（与对照组比较 $P<0.01$）；且 Bcl-2 蛋白表达明显低于对照组（$P<0.01$），而 Bax 蛋白表达明显高于对照组（$P<0.01$）；电镜下肿节风组瘤组织中可见较多典型的凋亡形态学改变；TUNEL 法肿节风组凋亡指数明显高于对照组（$P<0.01$）；流式细胞技术显示肿节风组 G0/G1 期细胞高于对照组（$P<0.01$），细胞阻滞在 G0/G1 期，凋亡率明显高于对照组（$P<0.01$）；端粒酶活性检测中可见肿节风组比对照组端粒酶活性降低（$P<0.01$）。以上结果说明肿节风在体内具有抑制鼻咽癌裸鼠移植瘤生长的作用，其抑瘤作用机制与诱导凋亡有关，抑制端粒酶活性可能起部分作用。有研究表明肿节风能抑制 EB 病毒抗原表达，将对鼻咽癌的预防起一定作用。

（2）对其他癌细胞的作用　肿节风挥发油、浸膏对白血病 615、TM755、肺腺癌 615、自发乳腺癌 615、自发腹水型 AL771、艾氏腹水癌、肉瘤 180、肉瘤 37、瓦克癌 256 细胞均有一定抑制作用。浓度 1:7 的肿节风总黄酮苷在体外对艾氏腹水癌细胞有较强的杀灭作用，孵育 60min 蓝染率达 81%。腹腔给药 8d，对癌细胞的抑制率可达 70.8%。有研究表明肿节风总黄酮对 S180 实体瘤的抑瘤率为 20.7% ～ 60.1%，对 S180 腹水瘤的生命延长率为 36.8%。肿节风浸膏 5g/kg 灌胃对艾氏癌实体型抑瘤率平均为 16%，与抗癌药 5- 氟尿嘧啶（5-Fu）、环磷酰胺和瘤可宁合并应用一般可增加 10% 抑瘤率。肿节风抗肿瘤作用的机理研究表明，本品是细胞呼吸抑制剂，对瘤细胞和荷瘤动物肝脏的耗氧能力均有直接的抑制作用。艾氏腹水癌小鼠腹腔注射肿节风总黄酮可使癌细胞中 RNA 和 DNA 含量有一定程度减少，并可抑制癌细胞对 ^{14}C–甘氨酸摄取和 ^{14}C–甘氨酸掺入 RNA 和 DNA 合成。有人研究肿节风注射液（ZJF）对裸鼠人胃癌 SGC–7901 移植瘤的抑制作用及诱导细胞凋亡作用，结果表明 ZJF 可促使细胞出现凋亡小体、诱导细胞凋亡，从而抑制裸鼠人胃癌 SGC–7901 移植瘤生长。

2. 抗菌、抗病毒作用　体内外试验证明，肿节风对金黄色葡萄球菌、痢疾杆菌、大肠杆菌、绿脓杆菌、伤寒杆菌等均有一定的抑制作用；对金黄色葡萄球菌耐药菌株也有抑制作用。尤以叶的抗菌作用最好，根茎部分鲜品比干品优。用于兔金黄色葡萄球菌感染的菌血症也有疗效，表明其在动物体内也有明显抑菌作用。有研究表明将不同浓度肿节风提取物加入变形链球菌培养基中，观察不同浓度药物在培养基中抑菌圈直径、菌细胞数和 pH 值变化情况以及对葡糖基转移酶活性的影响，以考察肿节风提取物对变形链球菌体外致龋力的影响，结果表明肿节风可抑制细菌生长、抑制葡糖基转移酶活性等。亦报道肿节风中延胡索酸对甲型链球菌、卡他球菌、链球菌、流感杆菌、肺炎双球菌有中敏至高敏的抑制作用。草珊瑚挥发油在一定浓度时对絮状表皮癣菌、石膏样毛癣菌、石膏样小孢子菌和白色念珠菌有一定抑制或杀灭作用。肿节风对流感病毒 A、京科 –68（H3 N2）有抑制作用，鸡胚治疗实验表明，10% 草珊瑚浸膏液对于流感病毒 A/ 京科 68–1 在 15EID50 具有显著灭活作用，对 30EID50 也有显著抑制作用，且作用强于或等于金刚烷胺、病毒灵的抑制或灭活效果，表明草珊瑚有抗病毒效果。

3. 对白细胞和血小板的影响　赵诗云等报道肿节风 60% 醇提物能十分显著地缩短小鼠断尾出血时间及凝血时间，加强血小板凝集功能，但对正常血小板数量无明显影响。肿节风对阿糖胞苷引起的血小板及白细胞下降有显著抑制作用。徐国良等研究了肿节风及其提取物对免疫性血小板减少性紫癜小鼠的作用，结果表明肿节风及其提取物有提升血小板作用，肿节风组动物的肾上腺、胸腺重量无明显变化，提取物组胸腺重量明显增重。说明肿节风有抗免疫性血小板减少性紫癜作用，肿节风分离部位 I 为抗免疫性血小板减少性紫癜的有效部位。钟立业等发现肿节风具有对抗大剂量 5–FU 所造成的血小板减少的作用，从而可预防并治疗化疗后血小板减少症。认为肿节风防止外周血小板减少的作用机制可能是减轻化疗药物对骨髓系统的抑制，加速骨髓巨核系统造血功能的恢复，从而防止化疗后血小板减少的发生。

4. 调整机体免疫作用　肿节风的挥发油部分对巨噬细胞吞噬功能有抑制作用，其黄酮部分及浸膏小量时促进吞噬功能，大量则起抑制作用。有研究表明，草珊瑚浸膏及其分离物总黄酮对细胞吞噬功能等免疫指标有共同的促进作用。在动物机体免疫实验中，草珊瑚有和人参相似的作用，小剂量使免疫状态亢进，大剂量则下降，空斑法、细胞吞噬、胸腺萎缩法均得到证实。在对晚期胃癌单纯化疗及辅以肿节风治疗的免疫功能进行比较的研究中发现，肿节风能明显有助于患者 NK 细胞活性的恢复。推测由于肿节风含有较高的锌元素，故能通过改善机体胸腺的正常发育和促进胸腺素的分泌，达到调整机体免疫功能的作用。

5. 抗炎、镇痛作用 蒋伟哲等研究了肿节风片的抗菌和抗炎作用。结果表明肿节风对巴豆油所致的小鼠耳郭炎症、角叉菜胶所致大鼠足跖炎症以及小鼠棉球肉芽肿有显著的抑制作用。此外也能明显减轻醋酸所致的腹痛和抑制细菌的生长，说明肿节风具有明显抗菌、抗炎和镇痛作用。研究发现肿节风对尿酸盐引起的炎症介质 IL-1 升高有抑制作用。

6. 抗胃溃疡作用 用草珊瑚浸膏治疗利血平诱发大鼠胃溃疡、糜烂性胃炎，有与硫酸铝相似的抗溃疡作用，有抑制胃蛋白酶的自体组织分解作用，并能直接与胃黏膜蛋白结合形成保护膜，促进溃疡的修复和黏膜再生。其作用表现为对胃黏膜有较强的保护和修复作用，对已溃烂出血的溃疡有明显收敛功效，可促使溃疡于短期内愈合。对正常动物，草珊瑚还可增进食欲，促进胃液分泌。

7. 促进骨折愈合 本品又称接骨金粟兰，民间用以治疗骨折，可促进愈合。对于家兔双侧桡骨中部之人工骨折，草珊瑚有显著促进愈合效果，X 光拍片、生物力学检查及病理形态学检查均表明有效。

8. 祛痰平喘作用 酚红排泌法试验提示肿节风乙醚提取物及 75% 乙醇提取物具有一定的祛痰作用。在组织胺或乙酰胆碱喷雾引喘实验中乙醚提取物也有一定的平喘作用。

9. 抗氧化作用 利用 AP-TEMED 系统产生超氧阴离子自由基及比色测定法，在分别加进肿节风提取液后，0.1、0.05、0.025、0.0125g 肿节风的清除率分别为 0.85、28.81、22.88、16.10，这表明肿节风对超氧阴离子自由基有较好的清除作用，可能与它们的药理作用有关。

10. 其他作用 肿节风对垂体后叶素引起的家兔急性心肌缺血有明显保护作用。本品及其所含琥珀酸有镇痛作用。

11. 急性毒性及致突变性 小鼠经口服 LD_{50} 测定属无毒范围，小鼠精子畸形试验、小鼠骨髓细胞微核试验、Ames 试验均为阴性，未发现致突变性。夏勇等报道草珊瑚浸膏对大鼠、小鼠急性，经口服半数致死量（LD_{50}），雌雄两性均大于 10g/kg 体重，属实际无毒。Ames 试验、小鼠骨髓细胞微核试验和小鼠精子畸形试验结果均为阴性。

（二）临床应用

1. 鼻咽癌　广东民间用本品治疗鼻咽癌，如民间验方：用肿节风 30g，山慈菇 15g，蜈蚣 2 条，全蝎 6g，苍耳子 12g，半枝莲、白花蛇舌草和黄芪各 30g；水煎服，每天 1 剂，治疗鼻咽癌。黄嵩波等报道，肿节风注射液 16mL 加入 5% 葡萄糖注射液 250mL 中静脉滴注，1 次 /d，30d 为一疗程，并按常规放疗进行，用 6MV-X 线照射，鼻咽组织（DT）70 ～ 72Gy，颈部预防量 DT 50 ～ 55Gy，治疗量 DT 70Gy，颅底受侵在缩野后加量至 DT 80Gy。1 次 /d，每次 2Gy，每周 5 次，治疗鼻咽癌有较好效果。结果表明，其对鼻咽肿瘤有效率、完全及部分缓解（CR+PR）率达 96.8%，对颈部淋巴结有效率（CR+PR）达 96.8%，有较明显疗效。

2. 恶性肿瘤　有研究对九节兰（肿节风）片剂治疗中医辨证属热毒血瘀证，西医诊断为恶性肿瘤的临床疗效和安全性进行临床观察，总有效率为 77.14%，显效率为 21.43%。以肿节风为主治疗急性白血病 14 例，完全缓解 4 例，部分缓解 6 例，其中单用肿节风治疗 9 例，完全缓解 2 例，部分缓解 4 例；但缓解期短，停药后仍有复发，治疗过程中未发现副作用。用肿节风治疗多种晚期肿瘤患者 373 例，总有效率达 53.9%，其中显效率 15.7%。在单纯使用本品的 113 例中，总有效率达 62.8%。治疗效果较好的为胰腺癌和直肠癌，其次是肝癌、食管癌、白血病及何杰金病，对膀胱癌、胆囊癌及鼻部肿瘤亦有效。

3. 肿瘤所致疼痛　彭亚梅报道，对早期、中期有疼痛症状的肺癌（11 例）、胃癌（9 例）、肝癌（6 例）、直肠癌（5 例）和胰腺癌（1 例）共 32 例患者，在抗癌、抗感染、对症支持的同时，予以肿节风 20mL 加 10% 葡萄糖注射液 250mL 静脉滴注，治疗肿瘤所致的疼痛。以临床患者疼痛症状明显缓解为治愈，以疼痛减轻为好转，以疼痛症状无缓解为无效。疗程（30d）结束后，治愈 23 例（71.88%），好转 6 例（18.75%），无效 3 例（9.38%），总有效率为 90.63%（29/32）。肿瘤患者常会出现食欲不振、进食减少和体重下降，60% ～ 90% 的癌症患者伴有不同程度的疼痛，导致其生存质量下降。对肿瘤的临床治疗，除延长生命、提高生活质量外，减轻患者的疼痛是主要治疗目的。肿节风注射液具有抗肿瘤和广谱抗菌作用，可提高免疫力，且有明显活血化瘀、镇痛作用，而且副作用小，是肿瘤患者延长生命、提高生活质量、减轻疼痛的安全有效药物。

4. 细菌性痢疾　范献群等报道草珊瑚片治疗急慢性菌痢 33 例，获满意效果。其中急性典型、非典型菌痢 22 例，全部治愈；慢性菌痢急性发作 11 例，显效 10 例，有效 1 例。全部病例未出现副作用。

5. 血小板减少性紫癜　用肿节风片治本病急性者 10 例，慢性者 16 例，

10 日内血小板均上升至 $100×10^9$/L 以上，随访 2 ～ 6 个月未复发。用血康口服液（肿节风为主药）治疗 100 例，服用 1 个月，显效 51 例，有效 30 例，无效 19 例，且血色素、白细胞也有一定上升。王迎春等观察了小剂量糖皮质激素合并肿节风治疗原发性血小板减少性紫癜（ITP）的疗效，初治 ITP 患者 24 例，复治 16 例，结果表明初治 ITP 病例中强的松 0.25mg/kg+ 肿节风治疗，与常规使用糖皮质激素治疗其有效率无明显差别，但可以减轻临床副作用。而在复治 ITP 组 16 例中，11 例有效，有效率为 68.7%。

6. 口腔咽喉疾患 王华新等报道肿节风治疗口腔疾患，包括复发性口疮、疱疹性口炎、急性喉炎，均取得满意疗效。马传学等报道肿节风制成口腔溃疡膜剂，临床应用于 200 多例患者，效果优于其他溃疡膜；多数患者用药 1 ～ 2 次，溃疡面即愈合，且复发次数明显减少。王永林等观察以草珊瑚提取液制成的口溃一贴宁膜剂对 245 例口腔溃疡患者的疗效，总有效率达 95.92%。兰燕宇等观察九节茶口胶剂对 423 例患者的临床疗效，对急性咽炎、慢性咽炎、牙周炎、复发性口疮、疱疹性口疮等疾病，总有效率达 97.28%。王爱琴等观察肿节风口腔给药制剂对口腔科 21 种疾病 200 例患者的疗效，总有效率为 93.5%，显效率 71%。汤正国采用肿节风注射液治疗疱疹性咽峡炎 20 例，治疗组 3 日治愈率即达 100%，可明显缓解症状，缩短疗程。

7. 小儿急性上呼吸道感染 李兴兰进行肿节风治疗小儿支气管肺炎的研究，采用肿节风注射液加头孢噻肟钠或头孢呋辛钠治疗 44 例，疗程为 7 ～ 10d，结果体温降至正常的天数、咳嗽明显减轻的天数及肺部啰音消失的时间均优于对照组，有显著性差异（$P<0.01$）。施雪红采用肿节风注射液加青霉素或头孢拉定静脉滴注治疗 40 例患者，观察治疗 5d 治愈率，以及体温、咳嗽、肺部体征及 X 线胸片斑片影消退情况，并与单用西药组对照，结果 5d 治愈率明显增加，体温正常所需时间明显缩短，胸片斑片影 5d 消退率明显升高，有统计学意义（$P<0.05$）。李华以肿节风注射液治疗由小儿支气管炎、支气管肺炎引起的咳嗽痰多 40 例，结果表明，肿节风在治疗小儿肺热所致痰咳中效果明显，有效率为 92.5%，明显优于对照组。陈霞等单用肿节风注射液静脉滴注，治疗小儿急性上呼吸道感染 60 例，退热时间、咽部红肿消失时间、止涕时间及咳嗽消失时间均优于利巴韦林静脉滴注，总有效率 83.3%（50/60），与对照组有显著性差异（$P<0.05$）。吕红宇用磷霉素钠加肿节风注射液静脉滴注治疗儿童急性呼吸道感染 102 例，病种包括上呼吸道感染、急性支气管炎、支气管肺炎，结果发热、咳嗽、气促、咽充血及肺部啰音消失时间均优于青霉素钠加利巴韦林组，总有效率 95.1%（97/102，$P<0.05$）。李微报道使用肿节风注射液治疗小儿急性上呼吸道感染 120 例，其总有效率为 93.3%，在退热止咳、咽充血消失方面均优于对照组青霉素，同时在使用过程

中未发现明显毒副作用及不良反应。

8. 治疗老年肺炎 欧江琴等采用 1 次 /d，氨苄青霉素 3g 加肿节风注射液 10mL 静脉滴注的方法治疗 24 例老年肺炎患者，总有效率 91.67%（22/24），显效时间（6.8±2.5）d，均优于单独静脉滴注氨苄青霉素 3g 组（总有效率 $P<0.05$，显效时间 $P<0.01$）。

9. 消化道溃疡 黄耀庭观察了肿节风、阿莫西林、枸橼酸铋钾短程三联疗法对幽门螺杆菌感染的根除效果、溃疡愈合效果及副反应，并与甲硝唑、阿莫西林、枸橼酸铋钾三联疗法进行比较，结果肿节风组和对照组幽门螺杆菌根除率、溃疡愈合总有效率无明显差异（$P>0.05$），副反应发生率分别为 5.2% 和 52.6%，有极显著性差异（$P<0.01$）。结果表明，根治幽门螺杆菌三联疗法可用肿节风替代甲硝唑，这样可使副反应发生率降低，从而提高患者接受治疗的依从性。

10. 小儿病毒性心肌炎 李玲采用肿节风抗菌消炎注射液 2mL×2 支加 5% 葡萄糖或氯化钠注射液适量静脉滴注，每天 1 次，连用 7d 为 1 个疗程，并口服促心肌细胞营养代谢的药物 ATP、辅酶 Q10、维生素 C 等，连用 1 个月，观察治疗小儿病毒性心肌炎 53 例，结果痊愈 38 例，显效 9 例，无效 6 例，总有效率 88.7%。

11. 急性乳腺炎 李湘奇等用肿节风注射液等治疗急性乳腺炎 148 例，治疗组 98 例予肿节风注射液 10mL 加入 0.9% 生理盐水 250mL 中静脉滴注，1 次 /d，对照组 50 例予青霉素 800 万单位加入 0.9% 生理盐水 250mL 中静脉滴注，对青霉素过敏者改用磷霉素 6.0g，1 次 /d，两组均以 7d 为一疗程。结果治疗组总有效率 93.88%，优于对照组的 84.00%（$P<0.05$），且未见明显毒副作用。

（三）讨论

肿节风资源丰富，成分多样，药理作用广泛，疗效确切，且毒性较小。目前，国内以肿节风为原料生产多种中成药产品，例如单方有肿节风注射液、肿节风片、肿节风浸膏、血康口服液、草珊瑚含片，以及含肿节风的复方中成药制剂如新癀片、消炎片、蛇胆川贝液、万通炎康片等，均是安全有效的药品，临床用于治疗多种疾病，无明显副作用。我们认为肿节风是一种应用广泛、疗效确切的中药，具有极大的开发利用潜力，特别是在防治肿瘤疾病，如防治鼻咽癌方面有广阔的前景。应根据医疗的需要，采用先进的分离技术将其各个有效成分进行分离精制，并制成各种制剂（如微囊、控释缓释制剂、靶向制剂渗透泵等），可提高其治疗各种疾病的疗效，减少毒副作用，最大限度地提高肿节风的使用价值和利用率。同时，我们应加强对肿节风的基础研究，尤其应加强肿节风在防治鼻咽癌的物质基础、药效学及作用机制方面的深入研究，为寻找安全有效的防治鼻咽癌的药物及早日攻克广东地区高发的恶性肿瘤"广东癌"而努力。

二、韭菜

韭菜为百合科葱属草本植物韭 *Allium tuberosum* Rottler ex Sprengle 的叶，为一种多年生宿根性辛香类蔬菜，可以炒、拌，做配料、做馅等。韭菜又名丰本、草钟乳、起阳草、懒人菜、长生韭、壮阳草、扁菜等，其植物的叶、种子及根部均可入药，具有补肾壮阳、健脾暖胃等功效。韭菜入药的历史可以追溯到春秋战国时期，本草记载始见于《名医别录》，在《本草纲目》中记载："生汁主上气，喘息欲绝，解肉脯毒。煮汁饮，能止消咳盗汗。韭籽补肝及命门，治小便频数，遗尿。"迄今已有较多对其化学成分、药理活性和临床应用方面的研究报道，本文就韭菜的研究进展情况进行综述。

（一）化学成分

王鸿梅等用水蒸气蒸馏法提取韭菜的根茎、韭菜叶、韭菜花挥发油，并用毛细管气相色谱/质谱法，鉴定出其主要挥发油的化学成分有二甲基二硫醚、二甲基三硫醚、甲基丙基二硫醚、甲基丙基三硫醚等18种含硫化合物。马志虎等采用超临界二氧化碳（SC-CO$_2$）萃取韭菜籽油，以索氏萃取为对照，利用气相色谱-质谱联用技术（GC-MS）分析其化学成分后发现，GC-MS萃取分离鉴定出17种物质，其中，饱和脂肪酸以棕榈酸为主；不饱和脂肪酸主要是亚油酸和油酸。采用索氏提取法提取并鉴定出10种物质，饱和脂肪酸以棕榈酸为主；不饱和脂肪酸主要是亚油酸和油酸。另外SC-CO$_2$萃取韭菜籽油还检出单不饱和脂肪酸7-棕榈烯酸、角鲨烯和β-谷甾醇。腺苷可作为韭菜子的一个指标成分，刘俊达等采用高效液相色谱法对盐炙韭菜子中腺苷的含量进行测定，建立比较可靠的韭菜子中腺苷的含量测定方法。

（二）药理作用

1.改善性功能作用 王向阳等将新鲜韭菜放在60℃烘箱里烘干后磨成韭菜干粉，用70%乙醇浸提，减压浓缩至膏状物，将乙醇挥发并干燥，加入糊精搅拌均匀后用水配制成韭菜粗提液。实验研究表明，韭菜粗提液能显著提高雄性小鼠血清中NO和睾酮含量，性器官重量变化显著，具有显著的改善性功能作用，但对提高小鼠抗疲劳功能作用不明显。何娟等将韭菜子研碎，用70%乙醇回流提取，减压浓缩至浸膏状提取物，实验时用蒸馏水配成所需浓度，探讨韭菜子醇提物对去势小鼠性功能障碍的改善作用。结果表明，韭菜子醇提物高剂量组可明显增加幼年雄性小鼠体重，增加幼年雄性小鼠睾丸（附睾）、精囊腺、包皮腺的重量，对去势小鼠的性功能有一定改善作用。王成永等将韭菜子用70%的乙醇提取，减压浓缩至流浸膏状，0.5%的CMC-

Na 溶液制成每毫升溶液相当于 1g 药材的提取液。采用切除成年雄性大鼠双侧睾丸造成肾虚证动物模型，观察韭菜子提取物对模型动物阴茎勃起潜伏期的影响；同时采用大剂量氢化可的松造成的小鼠肾阳虚证模型，观察韭菜子提取物对模型动物的影响。研究结果表明，韭菜子提取物有一定的温肾助阳作用，能够提高去势大鼠阴茎对外部刺激的兴奋性，并能增强模型动物的耐寒、耐疲劳能力，增加自主活动次数。吴文辉等采用乙醇提取 2 次、水提取 2 次的醇水双提的方法，分别制成韭菜子生品及韭菜子酒炙品、盐炙品，比较研究韭菜子不同炮制品对正常和肾阳虚小鼠交配能力的影响，结果表明，在提高阳虚小鼠交配能力上，酒炙品优于生品和盐炙品。

2. 抑菌作用 黄永红等报道，取新鲜韭菜，搅拌机打碎，加蒸馏水浸提 24h，5000r/min 离心 5min，50℃浓缩并过滤除菌制成韭菜粗提液。在离体条件下，韭菜粗提液能显著抑制香蕉枯萎病菌 4 号生理小种（Foc4）菌丝的生长，对香蕉枯萎病发生起到明显的防控作用。孙志勇等将新鲜韭菜的各部分组织洗净、晾干，在无菌研磨皿中捣碎、研磨成浆后离心，取上清液制得韭菜原汁。实验研究表明，韭菜原汁中含有较强抑菌活性成分，体外对大肠杆菌、痢疾杆菌、金黄色葡萄球菌、绿脓杆菌、变形杆菌、枯草杆菌 6 种常见致病菌有明显的抑菌作用。但经 100℃以上高温处理，对韭菜原汁的抑菌活性有严重影响，将使其失去抑菌活性。

3. 抑藻作用 刘文桃等取新鲜韭菜清洗干净后晾干，取鲜样用榨汁机粉碎后加纯净水浸泡 48h，采用过滤除菌得到浸出液，浸出液高温高压处理后备用。研究发现，经高温处理的韭菜水溶性浸提液对铜绿微囊藻存在明显的抑制作用，不但对铜绿微囊藻的超微结构产生了破坏，还对其生理生化各方面产生了影响。

4. 抗氧化作用 黄锁义等对从韭菜中所提取的黄酮类物质进行鉴别，并用韭菜总黄酮对羟自由基清除作用进行试验，研究结果表明韭菜总黄酮提取液对 Fenton 体系产生的 OH 自由基有很好的清除作用。黄碧兰等将新鲜韭菜根洗净晒干，加蒸馏水煎熬过滤取汁，调 pH 值为 7 即可制成韭菜根液。经实验研究表明，韭菜根液对利血平诱发大鼠胃黏膜损伤动物模型具有明显保护作用，其作用机理可能与提高胃黏膜 SOD 活性、增强清除氧自由基的能力、减轻脂质过氧化反应有关。

5. 抗诱变作用 魏巍采用小鼠骨髓嗜多染红细胞微核试验（MNT），对 6 种中草药进行了抗诱变作用的初筛，从中选出 3 种抗诱变效果较好的中草药为沙苑子、柏子仁、韭菜子，再对这 3 种中药进行进一步的抗诱变研究。结果表明，上述 3 种中草药水煎液的抗诱变作用与剂量有关，沙苑子水煎液随剂量升高抗诱变作用逐渐增强，呈剂量－反应正相关趋势；而韭菜子和柏子仁水煎液在一定范围内，剂量越少抗诱变作用越强，呈剂量－反应负相关趋势。

6. 护肝降脂作用　葛丽研究韭菜粗提液对酒精性肝损伤模型小鼠肝脏、高脂血症模型大鼠血脂、肾阳虚模型小鼠疲劳和体外抗凝血作用的影响。结果表明韭菜粗提液对肝脏具有一定的保护作用，起辅助护肝作用；对高脂血症模型大鼠起一定辅助降血脂作用。

7. 抗凝血作用　有研究韭菜水萃取相醇沉后，进行醇沉上清和沉淀抗凝血活性体外实验，结果表明，韭菜醇沉上清和沉淀均能抑制血浆凝集，且醇沉上清抗凝血效果更强。

（三）临床应用

1. 新生儿硬肿症　张米英对 20 例新生儿硬肿症患儿在采用传统疗法的基础上，用韭菜汁外擦配合按摩治疗，疗效显著，临床治愈率达 100%，无 1 例死亡和并发症。王燕勤等将新生儿硬肿症患儿 400 例，随机分为对照组和治疗组各 200 例，对照组采用温水浴疗法，治疗组采用米酒煮韭菜按摩硬肿处，结果治疗组总有效率 93%，对照组总有效率 70%，2 组对比，差异有统计学意义（$P<0.0001$）。肖霞将 88 例硬肿症新生儿随机分为 2 组，对照组 42 例采用综合治疗的方法，观察组 46 例在综合治疗的基础上加用芫荽、韭菜水外洗，观察 2 组的治疗效果。结果表明，2 组治疗方法均能治愈新生儿硬肿症，但观察组治疗总有效率、治愈天数明显优于对照组（$P<0.05$）。

2. 胃肠道异物　韭菜含有较多的膳食纤维，可以把消化道中的头发、沙砾，甚至是金属包裹起来，随大便排出体外，故也有"洗肠草"之称。曹振玲对 50 例吞服不同种类异物患者进行跟踪治疗，临床观察表明，49 例经吞服韭菜为主的非手术疗法治疗，取得了异物排出的满意疗效，总有效率达 98%。张延亮等报道 3 例误服铁钉患者均给予食用炒熟韭菜（勿切割）并留院观察，定期进行 X 线检查，以确定铁钉到达部位。临床结果表明，3 例患者体内铁钉均在 24～48h 内由大便排出，出院时患者无任何不适。

3. 皮肤病　王小军取韭菜与盐，按重量 3∶1 比例混合，储藏于腌坛中半个月制作成"腌韭菜"，以腌韭菜带汁均匀涂于患处，并用手按摩患处，治扁平疣、寻常疣、传染性软疣等皮肤病，病灶局部无皮肤溃疡及糜烂者 2 例，临床疗效满意。杜治琴等将韭菜汁与雄黄拌匀外涂在带状疱疹处，治疗肾脏病合并带状疱疹 36 例，临床疗效满意，有效率达 100%。

4. 重症呃逆　简秀梅报道，将韭菜子轧为细面配合食疗，治疗脾肾阳虚型重症呃逆 1 例，效果较好。

5. 食用禁忌　韭菜虽然对人体有很多好处，但也不是多多益善。《本草纲目》记载："多食则神昏目暗，酒后尤忌。"现代医学认为，韭菜性偏温热，凡阴虚内热或眼疾、疮痒肿毒不宜食用。因韭菜、菠菜等蔬菜内含硝酸盐，大量食用后因肠道功能障碍或胃酸过低，过量繁殖的肠内硝酸盐还原菌（包括大肠杆菌和沙门菌）使进入体内的硝酸盐还原为亚硝酸盐而引起中毒，临床中毒病例虽然罕见，但不可忽视，故韭菜不宜大量食用，宜现煮现吃，不宜隔夜。刘碧娥报道1例6岁患儿因食用大量韭菜后出现腹痛、腹泻。刘松贤等报道1例患者因食用凉拌菠菜、韭菜鸡蛋馅饺子2h后出现肠源性青紫病，考虑患者食用的菠菜及韭菜已放置冰箱1周，因食用放置时间过长、量大的菠菜和韭菜，导致亚硝酸盐摄入过多而成肠源性青紫病。

近年来对韭菜药用活性的研究主要是在改善性功能方面，其系统药理学研究还比较零星，未能完全阐明其药用机理。因此对韭菜的药用机理研究须待进一步加强。在应用领域，对韭菜的应用已经从日常蔬菜的食用领域扩展到药用领域，但以其作为药用成分的开发应用不足，市场上少见以韭菜为主的药物产品，还需要加快对韭菜药用资源的开发应用。

三、鬼箭羽

鬼箭羽始载于《神农本草经》，原名卫矛，别名见肿消、血见愁，后《名医别录》称其为鬼箭，"鬼箭羽"之名首见于《日华子本草》。陶弘景谓："山野处处有之，削取皮，羽入药。"苏颂曰："三月以后生茎，茎长四五尺许。其干有三羽，状如箭羽，叶似山茶。青色。"李时珍曰："鬼箭生山石间，小株成丛。青叶状似野茶，对生，三四月开碎花，黄绿色。结实大如冬青子。"《植物名实图考》载："卫矛，即鬼箭羽。湖南俚医谓之六月凌，用治肿毒。"上述所记载的原植物外形特征与现今使用鬼箭羽的原植物卫矛 *Euonymus alatus* (Thunb.) Seib. 特征基本一致。鬼箭羽以卫矛干燥带翅的枝或翅状物入药，其性味苦、寒。归肝经。有破血、通经、杀虫的作用，临床多用于闭经、产后瘀滞腹痛、虫积腹痛。近年来，大量研究表明，鬼箭羽有降血糖作用，临床可用于糖尿病的治疗，不论单方或复方均能起到很好的治疗效果。笔者现对鬼箭羽降血糖活性成分、降血糖实验研究以及临床应用研究做一概述。

（一）降血糖的活性成分

国内外学者采用不同方法对鬼箭羽的化学成分先后进行了分离提取及鉴定，分别从鬼箭羽中分离得到生物碱类、黄酮类、强心苷类、甾体类、五环三萜类、有机酸类及多糖类等多种化学成分。其中有降血糖作用的活性成分主要为三萜类、酚醛类、黄酮类、甾体类和植物甾醇类等。刘赟等采用溶剂法和色谱法从鬼箭羽中分离得到9个化合物，分别为 β-谷甾醇、木栓醇、木栓酮、松萝酸、羽扇豆酮、白桦脂醇、齐墩果酸、正二十六烷酸和正二十八烷醇。其中羽扇豆酮、白桦脂醇、齐墩果酸均为首次从鬼箭羽中分离获得。又采用 GC-MS 法对鬼箭羽中挥发油成分进行分离鉴定，发现其挥发油中主要成分为烯酸、羧酸、酮、醛、萜类化合物及其含氧衍生物，其中棕榈酸、冬青油和顺,顺 -9,12- 十八碳二烯酸等化合物含量最高，分别为 39.69%、5.02%、5.14%；其他成分的含量依次为 2.79%（十四烷酸）、2.71%（正己醛）、2.59%（顺,顺,顺 -9,12,15- 十八碳三烯酸）、2.31%（十五烷酸）、1.60%（壬醛）、1.34%（月桂酸）、1.25%（六氢金合欢基丙酮）。巴寅颖等从鬼箭羽中分离并鉴定了 9 个化合物，分别为蒙花苷、儿茶素、芹菜素、柚皮苷、原儿茶酸、二十六烷酸、表木栓醇、木栓酮、β - 谷甾醇，其中芹菜素、蒙花苷、柚皮苷为首次从鬼箭羽中分离得到。

陈云华等采用大孔树脂、硅胶及凝胶柱色谱法对 90% 鬼箭羽乙醇提取物进行分离，从其降糖有效部位中共分离得到 6 个化合物，为原儿茶酸、香橙素、β - 谷甾醇、表木栓醇、槲皮素和芦丁，其中首次从鬼箭羽中分离得到芦丁，而鬼箭羽中降糖含量较高的活性部位则是以黄酮类化合物为主。

齐昉等从 95% 鬼箭羽乙醇提取物中分离出了 5 个有效部位，其降糖作用强度为：水煎部分 > 乙醚、乙酸乙酯萃取后剩余部分 > 乙醇浸膏热水不分散部分 > 乙醚萃取部分 > 乙酸乙酯萃取部分，说明鬼箭羽萃取物降血糖效果最好的为残渣水煎部位。郎素梅等研究发现鬼箭羽的乙酸乙酯部位为降糖作用的主要成分，并从乙酸乙酯部位中进一步分离得到羟基苯甲酸、3,4- 二羟基苯甲酸、3- 甲氧基 -4- 羟基苯甲酸、3,5- 二甲氧基 -4- 羟基苯甲酸 4 个酚酸类化合物。研究发现，乙酸乙酯部位中分离得到的这 4 个成分均是从鬼箭羽中首次分离得到。Fang XK 等研究发现，鬼箭羽乙酸乙酯部位中发挥降血糖作用的有效成分，主要是黄酮和酚酸类。

（二）降血糖药理作用

1. 单味鬼箭羽的降血糖作用　夏卫军等采用鬼箭羽水提液治疗大鼠 2 型糖尿病动物模型，并观察鬼箭羽对 2 型糖尿病的影响。结果表明，鬼箭羽在治疗过程中能有效延缓糖尿病大鼠体重增长过速，在降低糖尿病大鼠空腹血糖、血清胰岛素、胰高血糖素和丙二醛的同时，还可改善糖耐量、血液流变学和微循环，并纠正脂质代谢的紊乱，提高超氧化物歧化酶的活力。以上研究结果说明鬼箭羽发挥其降血糖作用并不是单一的通过刺激胰岛素分泌来实现的，其可使外周组织对葡萄糖的利用加强，并提高胰岛素与受体之间的亲和力从而发挥降血糖作用。赵蒙蒙等观察鬼箭羽对 2 型糖尿病大鼠胰岛 β 细胞的影响，研究表明，鬼箭羽有显著的降血糖作用，并且发现其在降糖的同时对胰岛 β 细胞具有保护作用。李娟娥等观察鬼箭羽对 2 型糖尿病大鼠糖脂代谢、胰岛素抵抗及血清炎性因子的影响。结果表明，鬼箭羽对改善 2 型糖尿病大鼠糖脂代谢紊乱及提高胰岛素敏感性效果显著，推测鬼箭羽这一作用可能与降低炎症反应和增加血清脂联素水平有关，但发挥该功效的作用机制和靶点尚不明确，需要进一步研究发现。李璐丹等观察鬼箭羽对 2 型糖尿病血瘀证大鼠血糖及血液流变学的影响，结果表明，与模型组相比较，鬼箭羽组大鼠的消渴症状改善明显，观察其精神状态、体重、毛色、活力、舌质瘀斑等均有明显改善，说明鬼箭羽在降血糖的同时亦能发挥其活血化瘀作用，对血瘀证型糖尿病疗效较好。王秋娟等观察鬼箭羽提取物对正常及高糖状态下肾小管上皮细胞的增殖影响，结果表明，鬼箭羽提取物在高糖条件下能减少肾小管上皮细胞 LDH 释放率，降低 NAG 活性，提高 ALP 的活力。说明鬼箭羽在降血糖的同时，可保护肾小管上皮细胞，对糖尿病肾病有预防或缓解的作用。尚文斌等观察鬼箭羽水提液对四氧嘧啶性糖尿病小鼠全血及全血黏度的影响。结果表明，鬼箭羽能够有效降低糖尿病小鼠血糖，且与模型组相比较，经鬼箭羽治疗的糖尿病小鼠在高、低切变率下全血黏度均明显下降。研究亦表明鬼箭羽能有效调节脂质代谢，提示鬼箭羽可能起到防治糖尿病及其慢性并发症的作用。

2. 鬼箭羽复方的降血糖作用　韩静等观察以鬼箭羽为主药的活血解毒方对糖尿病大鼠神经病变的预防作用，结果表明，经活血解毒方治疗后可缩短大鼠热板潜伏期及甩尾时间，明显改善糖尿病大鼠坐骨神经病理变化；研究还发现，经活血解毒方治疗的大鼠，其血清中抑制羟自由基及超氧阴离子能力均有所提高，但坐骨神经及血清中 MDA 的含量有所下降，说明活血解毒方可能对糖尿病大鼠神经病变有预防作用，推测其机制与抑制氧化应激有关。韩静等又研究发现，由鬼箭羽黄酮等中药有效部位组成的复方对糖尿病大鼠胰岛有保护作用，其机制可能是通过抑制细胞凋亡及胰岛中 NF-κB 的表达保护 b 细胞，从而促进 C 肽分泌来实现的；鬼箭羽黄酮复方还可通过抑制大鼠坐骨神经中 AGE–RAGE–NFκB– 氧化应激途径来改善糖尿病大鼠周围神经病变。朴元林等研究由鬼箭羽、菟丝子等组成的菟箭合剂对单肾切除加链脲佐菌素（STZ）实验性糖尿病肾病大鼠肾组织蛋白激酶 C（PKC）活性、肾功能及肾脏结构的影响。结果表明，大鼠经菟箭合剂和缬沙坦干预治疗后 Upro、mPKC 和 M/C 显著降低，cPKC 升高，并对肾脏病理组织改变有明显改善，说明菟箭合剂对单肾切除 STZ 糖尿病大鼠具有肾保护作用，可能是通过抑制肾组织 PKC 激活途径来完成的。尹德海等研究由菟丝子、鬼箭羽等组成的菟箭合剂对糖尿病大鼠的治疗作用。结果表明，与模型组相比较，经中药菟箭合剂治疗的糖尿病大鼠 24h 尿蛋白排泄量可显著减少，且疗效较缬沙坦更为明显；同时菟箭合剂还能抑制糖尿病大鼠肾小球系膜细胞表型转化及肾小球内 TGF–β1 的表达。许庆修等研究以鬼箭羽为主药的七箭方，在不同的配伍方式下对糖尿病大鼠的影响。实验以改良均匀法设计 5 种不同的药物组合方式治疗大鼠30d，结果表明，七箭方对大鼠的血糖、甘油三酯、胆固醇、血肌酐、尿肌酐、尿白蛋白均有一定的控制作用，其中鬼箭羽黄酮对大鼠尿微量白蛋白的影响最为明显，对血糖及胆固醇的影响仅次于小檗碱，说明优选七箭方对糖尿病大鼠有一定的治疗作用。段寅慧等研究鬼箭羽和荔枝核提取物对高糖食物诱导的果蝇2型糖尿病模型海藻糖、三酰甘油、蛋白浓度的影响。结果表明，鬼箭羽配伍荔枝核提取物可显著降低由高糖和高脂诱导的果蝇2型糖尿病模型的海藻糖及三酰甘油的浓度。

3. 鬼箭羽不同提取部位的降血糖作用 早前有研究发现，从鬼箭羽中提取出的草酰乙酸钠可降低正常及四氧嘧啶性糖尿病家兔的血糖及尿糖值，并能起到增加体重的作用；静脉滴入可使正常麻醉犬血糖显著下降；大鼠口服草酰乙酸钠5～10mg/d，连续40d可引起低血糖及胰岛细胞增殖，胰细胞增生同时细胞萎缩，说明草酰乙酸钠有良好的降血糖作用。

后有学者通过提取鬼箭羽不同部位来观察其降血糖作用。齐昉等观察鬼箭羽水煎部分，乙醚萃取部分，乙酸乙酯萃取部分，乙醚、乙酸乙酯萃取后剩余部分及乙醇浸膏热水不可分散部分，这5个提取部位对四氧嘧啶性糖尿病小鼠血糖、糖耐量及总胆固醇的影响。结果表明，5个提取部位均有降血糖、提高糖耐量的作用，其中鬼箭羽水煎部位的作用最强，研究又发现该部位有明确的降脂作用。从结果可以看出，鬼箭羽中发挥降血糖作用的并不是某一种单一成分，可能是由多成分协同发挥降血糖疗效的。李玉杰等观察鬼箭羽不同提取部位对糖尿病大鼠的作用。结果表明，降糖作用以石油醚、水和乙酸乙酯部位明显；而正丁醇和精制多糖部位在降血肌酐方面作用明显，降血尿素方面其余各组均有显著作用；提取的残渣部位可使低密度脂蛋白、胆固醇显著降低；水提取部位能显著降低血液黏度，而精制多糖部位对提高红细胞压积效果显著；大部分大鼠经治疗后体重均增加。说明鬼箭羽不同提取部位在治疗糖尿病方面各有侧重，且单味鬼箭羽治疗糖尿病及其并发症是可通过影响糖尿病不同发病环节来实现的。ParkSH等观察鬼箭羽50%乙醇提取物对糖尿病大鼠的作用，结果表明，鬼箭羽醇提物可显著降低糖尿病大鼠体重，且有剂量依赖性；研究还发现，鬼箭羽对高胰岛素症和高脂血症的改善是通过增加胰岛素耐受力进而降低血糖血脂水平来实现的。

Fang XK等通过口服糖耐量小鼠实验观察鬼箭羽乙酸乙酯部位的作用，结果表明，乙酸乙酯部位能显著降低正常小鼠和糖尿病小鼠的血糖，对糖尿病小鼠的治疗作用是通过增加胰岛细胞数量及大小，同时降低细胞核固缩及脱粒来实现的；从其中分离出的山柰酚、槲皮素能显著改善成熟3T3-L1脂肪细胞中胰岛素刺激的葡萄糖摄取。杨海燕等用高浓度葡萄糖和胰岛素诱导大鼠脂肪细胞造成胰岛素抵抗模型，观察鬼箭羽对该模型细胞的降糖作用机制。结果表明，鬼箭羽对正常脂肪细胞在低浓度胰岛素刺激下可促进脂肪细胞摄取葡萄糖，推测其降糖作用机制可能与促进胰岛素抵抗脂肪细胞摄取葡萄糖有关。

郎素梅等观察鬼箭羽不同提取部位对健康小鼠和四氧嘧啶糖尿病小鼠模型的降血糖作用。结果表明，鬼箭羽不会降低健康小鼠血糖水平，但对四氧嘧啶糖尿病小鼠的降血糖作用明显，说明鬼箭羽无明显的胰岛素样作用，也不能刺激胰岛素释放，但可以通过改善受损伤的 β 细胞或降低机体对胰岛素的拮抗性来发挥其降血糖作用。研究发现降糖作用以水提部位最好，乙酸乙酯部位次之，但用 50% 乙醇洗脱乙酸乙酯部位所得组分的降糖效果更加明显，说明降糖作用的活性物质主要来自洗脱后的乙酸乙酯部位。

现代医学研究证明，糖尿病慢性并发症（DDC）与多元醇通路（PP）相关，醛糖还原酶（AR）作为多元醇通路的限速酶，与葡萄糖的亲和力较低，故正常情况下该通路的代谢率极低。李友宾等研究发现，从鬼箭羽中提取的乙酸乙酯和正丁醇部位对醛糖还原酶（AR）的抑制作用显著，提示鬼箭羽可防治和缓解 DDC 的发生。

（三）临床应用

近年来许多临床医生针对鬼箭羽的降血糖作用，将鬼箭羽复方用于临床治疗糖尿病患者，均取得了良好效果。周劲刚选取 49 例糖尿患者，观察荔箭汤对 2 型糖尿病患者胰岛素抵抗（IR）的影响。49 例患者均先用磺脲类、二甲双胍类、α－糖苷酶抑制剂常规治疗 4 周后加荔箭汤协调治疗，荔箭汤由荔枝核、鬼箭羽、积雪草等药物组成，每天 1 剂，早晚煎服，连续治疗 8 周，并观察患者血胆固醇、甘油三酯、低密度脂蛋白、高密度脂蛋白、空腹血糖、空腹胰岛素及胰岛素敏感性指数等指标。结果表明，患者经荔箭汤治疗后其 TC、TG 及 LDL-C 值较治疗前明显下降，FBG、FINS 及 ISI 值也较治疗前明显降低，说明中药荔箭汤不仅有较好的降糖、降脂作用，且在其发挥该药效作用的同时亦能有效改善患者的胰岛素抵抗。赵志敏选取 40 例葡萄糖耐量减低的患者，给予复方鬼箭羽制剂治疗，并协同饮食、运动疗法，观察其治疗糖耐量减低的疗效。结果表明，复方鬼箭羽制剂可有效治疗早期糖尿病，该作用可能与鬼箭羽能改善胰岛微循环功能有关。姜志华选取 40 例消渴病患者，组方鬼箭羽 20 ～ 50g，地骨皮 20 ～ 30g，枳实 10 ～ 30g，威灵仙 10 ～ 20g，姜黄 15 ～ 20g，桔梗 10 ～ 15g，荔核 15 ～ 20g 进行治疗。结果表明，本实验以鬼箭羽为主配伍其他中草药的复方，治疗消渴病效果明显，特别是其降血糖效果优于降尿糖的效果，临床发现，尤其初患消渴症者，对该法治疗更为敏感，疗效较为显著。任宝巍等观察任继学教授采用鬼箭羽复方对消渴肝胃阴虚夹瘀患者的治疗作用。组方鬼箭羽 15g，酒生地黄 20g，知母 15g，柴胡 10g，炒玄参 15g，丹参 15g，天花粉 15g，葛根 15g，乌梅 2 个，肉桂 5g，石斛 15g，缫丝 50g（煎汤代水），服用 8 剂后尿糖阴性，6 月后空腹血糖降至 7.0mmol/L，患者临床其他症状好转，仍继续巩固治疗。彭利等采用复方鬼箭羽汤，以鬼箭羽、丹参、当归等组方，联合二甲双胍协同治疗 2 型糖尿病患者，1 个月为 1 疗程。结果表明，中西结合疗法在改善 2 型糖尿病患者临床症状及血糖、糖化血红蛋白等异常指标方面明显优于单纯用二甲双胍治疗的患者。严安选取 22 例糖尿病肾病患者，采用益气活血方，以黄芪、太子参、丹参、鬼箭羽等组方，并配合胰岛素、洛汀新协同治疗 3 个月后观察疗效。结果表明，本方可较好地降低患者尿蛋白，有益气活血的功效。陈慧等采用补肾活血法，以生黄芪、鬼箭羽等组方治疗早期糖尿病肾病肾虚血瘀证。选取 76 例患者，在常规治疗的基础上加用补肾活血方，每日 1 剂早晚分服，治疗 8 周为 1 个疗程。结果表明，该法临床治疗糖尿病效果较好，总有效率可达 89.5%，且无毒副作用，说明含鬼箭羽组方的补肾活血法对治疗早期 DN 疗效显著。胡剑秋等采用参芪麦味地黄汤，以黄芪、鬼箭羽、麦冬等组方，并加大鬼箭羽的使用剂量，治疗 II 型糖尿病，临床疗效甚好。研究发现，方中鬼箭羽有降血糖、尿糖及增加患者体重的作用，且鬼箭羽能刺激 β-细胞，加速胰岛素释放，因此鬼箭羽强化协同了本方的降血糖作用。

鬼箭羽虽然作为活血化瘀类妇科用药，但近几年来被广泛应用于糖尿病的治疗，且降血糖疗效突出，不论单味、复方以及活性成分均有较好的疗效。国内外学者针对鬼箭羽的降血糖成分及降血糖作用也做了大量的研究，基本上可以明确鬼箭羽的降血糖作用。

虽然近年来对鬼箭羽降血糖作用的相关研究较多，但其研究仍存在一些不足：①虽然已从鬼箭羽的水提物、醇提物中分离并确定了一些降糖活性成分，但由于各实验室采用了不同的分离分析方法，所获得的降血糖有效成分在化学结构等定性方面仍需进一步鉴定和统一，还有部分降血糖的活性成分及有效部位依然不明确。②针对鬼箭羽降血糖作用机制研究较少，就目前的研究成果来看，其降血糖作用机制尚不十分明确。③临床研究中，多数以观察糖尿病患者药物治疗前后疗效对比来研究，较为局限，缺乏设计周密、双盲、对照、随机的大型临床试验研究对其临床安全性及降糖效果的观察。

今后应加强对鬼箭羽降血糖作用的薄弱环节研究，进一步提纯其活性部位，完善实验设计，深入开展其降血糖机理和临床疗效研究，为将其开发成新一代疗效高、副作用小的降血糖天然药物提供依据和参考。

四、番石榴

番石榴为桃金娘科植物番石榴 *Psidium guajava* L. 的果实，原产于热带美洲的墨西哥、巴西及西印度群岛一带，现广泛分布和种植于热带和亚热带地区。我国的海南、广东、广西、台湾、云南、福建等地目前都有栽培。番石榴引入广东省有 200 多年的历史，主栽品种有台湾二十一世纪番石榴、珍珠番石榴、水晶无籽番石榴、红皮红肉番石榴等。《清稗类钞》饮食类"闽人食番石榴"载曰："闽有番石榴者状如石榴，而皮软可食，中虽略有类子者，而色白无核，价至贱，一二文即可市斤许，小儿且以之充饥，几乎人人喜食之，谓可辟瘴疬。然初至其地者，触之即觉有一种恶臭，然久而亦闻其香亦。"此谓其成熟果肉香气独特，常吃不腻，具有较高的营养价值和较好的保健功效。

番石榴为广东地区常用中草药，其食疗及药用价值较高。《广东省中药材标准》以番石榴果、叶收载入药，并载其鲜果汁有降低血糖作用。民间多采用其叶片和幼果切片晒干，开水浸泡饮用，用以控制血糖水平。自 20 世纪 70 年代，广西医学院（现广西医科大学）糖尿病科研组进行了以番石榴叶及生果为主药的 3 种剂型——"降糖片Ⅰ号""降糖片Ⅱ号"及"消渴饮"治疗糖尿病的多地区多病例的观察研究，临床疗效满意，其中"降糖片Ⅱ号"除有降糖作用外，尚有降脂、降血压及改善冠状动脉循环的作用。番石榴叶单味药制剂"消渴降糖胶囊"收载于《卫生部药品标准中药成方制剂》第十五册，用于轻度及中度成年人糖尿病的治疗。本文对近年来番石榴及其复方制剂降血糖的药理作用和临床应用做一概述，以期为进一步开发利用该药提供一定的参考。

（一）药理作用

1. 改善糖耐量，降低血糖、血脂 王波等探讨了攀枝花地区野生番石榴叶水提取物对多种因素导致的血糖升高的降糖作用。结果显示其可明显对抗外源性葡萄糖引起的血糖升高，并可改善 STZ（链脲佐菌素）性糖尿病小鼠糖耐量，明显降低 STZ 性高血糖，并具有剂量效应关系。袁丽娜等探讨番石榴叶提取物对糖尿病模型小鼠血糖的影响。结果表明，灌服番石榴叶提取物高剂量组的糖尿病模型小鼠空腹血糖、2h 血糖及血糖曲线下面积较模型溶剂对照组明显降低，差异有统计学意义（$P<0.05$），而对正常小鼠空腹血糖无明显影响。张玉英等采用 STZ 复制糖尿病小鼠模型，观察番石榴叶对小鼠空腹血糖和糖耐量的影响；采用脂肪乳剂灌胃建立高血脂小鼠模型，观察番石榴叶对小鼠血脂水平及肝脏指数的影响。结果表明番石榴叶高、低剂量均能明显降低糖尿病小鼠空腹血糖，改善其糖耐量，也能明显调节高脂血症小鼠的血脂水平，高剂量还能降低高脂血症小鼠的肝脏指数。蔡丹昭等观察番石榴

叶总黄酮对 STZ 性高血糖小鼠血糖、血脂水平的影响。结果表明番石榴叶总黄酮能降低小鼠血糖水平，并可改善糖尿病小鼠的生长发育，但对糖尿病小鼠的心脏、肝脏、肾脏和胰腺的脏器指数影响不大。李凤玲等探讨舒糖宝复方口服液（内含番石榴果）及其原料番石榴果提取液对血糖的影响。结果表明，舒糖宝对四氧嘧啶致糖尿病小鼠具有显著降糖作用。

2. 改善葡萄糖代谢，促进糖原合成　Shen 等通过 STZ 和烟酰胺诱导建立 2 型糖尿病小鼠模型，探讨番石榴叶水提液和醇提液对糖代谢的影响。结果表明，番石榴水提液和醇提液均可提高肝糖原代谢中限速酶的活性。因此认为，番石榴叶的降糖作用是通过增加参与糖代谢相关酶的活性，从而降低糖尿病模型小鼠血糖。Cheng 等利用体外克隆大鼠肝细胞对 2–［1–14C］脱氧 –D–葡萄糖的吸收来探讨番石榴叶水提物的降糖作用。结果表明，番石榴叶水提取物中的主要成分为酚类化合物，其极性较高的部分槲皮素可促进克隆大鼠肝细胞对葡萄糖的摄取。蔡丹昭通过建立 STZ 性糖尿病大鼠模型，研究番石榴叶总黄酮的降糖机制。结果表明，番石榴叶总黄酮给药组肝糖元、肌糖元含量增加，血清和肝组织丙酮酸激酶活性增加，表明番石榴叶总黄酮能改善糖尿病大鼠葡萄糖代谢能力。

3. 改善胰岛素抵抗，提高胰岛素敏感性　胰岛素抵抗（IR）指正常浓度的胰岛素的生理效应低于正常，是 2 型糖尿病糖、脂代谢紊乱重要机制之一。马山等发现番石榴叶水煎剂能通过降低 2 型糖尿病大鼠的高胰岛素血症，增强胰岛素敏感性从而改善胰岛素抵抗，降低 2 型糖尿病大鼠的血糖，为番石榴叶水煎剂的降血糖作用机制之一。崔荣军等研究发现，番石榴叶水煎剂能降低 2 型糖尿病大鼠胰岛素降解酶基因的表达，从而避免胰岛素降解过快，增强其敏感性和反应性，减轻胰岛素抵抗。王婧茹等探讨番石榴叶总三萜对 2 型糖尿病大鼠血糖及血脂的影响。研究结果表明，番石榴叶总三萜能显著降低 2 型糖尿病大鼠的血糖和血脂水平，明显改善糖尿病动物的糖脂代谢紊乱，升高血清胰岛素水平，提高胰岛素敏感指数，其抗糖尿病作用机制可能与其增加 PPAR（过氧化物酶体增殖物活化受体）γ 蛋白的表达有关。林娟娜等探讨番石榴叶三萜化合物乌苏酸对 3T3-L 前脂肪细胞增殖、分化及胰岛素抵抗的影响。研究表明，乌苏酸可促进 3T3-L1 前脂肪细胞增殖和分化，增加脂肪细胞葡萄糖摄取，抑制游离脂肪酸产生，促进脂联素分泌，对脂肪细胞胰岛素抵抗有明显的改善作用，其机制可能与上调 PPAR γ 蛋白表达、提高胰岛素敏感性有关。

4. 抑制 α– 淀粉酶和 α– 葡萄糖苷酶活性作用　杜阳吉等从番石榴叶中提取总黄酮以及多糖，测定其对 α– 葡萄糖苷酶及猪胰液 α– 淀粉酶抑制活性，以评估其降血糖活性。结果表明番石榴叶的降血糖作用可能是番石榴叶中的黄酮类以及多糖类化合物对这两种酶的抑制作用。王波等研究发现，番石榴叶水提取物具有抑制糖尿病小鼠小肠黏膜 α-葡萄糖苷酶作用，并呈剂量效应关系；对蔗糖酶和麦芽糖酶的半数抑制浓度（IC_{50}）分别为 1.0g/L 和 3.0g/L，抑制作用类型为竞争性和非竞争性混合型。

5. 保护胰腺组织形态及功能 庄东红等研究番石榴果实粗蛋白提取液对四氧嘧啶糖尿病小鼠的降糖作用。结果表明，灌服番石榴果实提取液能明显降低实验小鼠血糖，同时病理切片结果也显示对胰腺病变组织有不同程度的良性改善。王波等发现与糖尿病模型对照组相比，番石榴叶水提取物灌胃糖尿病小鼠，禁食 3h 空腹血糖水平下降 33.4%，葡萄糖耐量明显改善；胰岛体积缩小、形状不规则及 β 细胞变性等病理改变明显减轻，β 细胞数量增多，单位面积内胰岛素表达量明显上升；肝脏组织 GSH 水平显著升高。实验结果表明，番石榴叶水提取物对糖尿病小鼠胰岛具有保护作用，其机制可能是通过抗氧化作用减轻小鼠胰岛 β 细胞结构和功能的损伤。大鼠胰腺-十二指肠同源盒 1（PDX-1）又称为胰岛素启动因子，其正常表达是维持胰岛 β 细胞正常胰岛素分泌功能的重要条件。崔荣军等发现，番石榴叶水煎液能够显著上调 2 型糖尿病大鼠 PDX-1 基因表达，刺激胰岛 β 细胞的增殖和分化。

6. 对糖尿病并发症的保护作用 糖尿病并发症是一种常见的慢性并发症，是由糖尿病病变转变而来，如肾病、心脏病等是糖尿病最常见的并发症，是导致糖尿病患者死亡的主要因素。药理实验表明，番石榴提取物对缓解糖尿病并发症有显著的作用。匡乔婷等探讨番石榴叶总三萜对 2 型糖尿病大鼠肾脏病变的影响。结果表明，番石榴叶总三萜能显著降低 2 型糖尿病大鼠的血糖水平，提高胰岛素敏感指数，并对糖尿病肾损伤有明显的保护作用。吴丽丽等采用自发性 2 型糖尿病 KKAy 小鼠为模型，观察中药复方糖耐康（由夏枯草、番石榴叶等组成）对 2 型糖尿病 KKAy 小鼠的影响。结果表明，糖耐康对 KKAy 早期肾脏病理改变有较好的保护作用，可能是通过降低血糖、血脂以及下调 KKAy 小鼠肾脏 FN 基因表达而实现。覃淑云等探讨舒糖宝（番石榴等果汁提取物）对糖尿病小鼠血糖的控制及心肌的保护作用。结果表明，经舒糖宝治疗的糖尿病小鼠血糖降低明显，心肌细胞尤其是心肌微血管病变明显减轻，提示舒糖宝对糖尿病小鼠有明显减低血糖作用，并对糖尿病心肌病有良好的防治作用。Hsieh 等发现番石榴叶提取物能延长体外凝血时间，具抗凝活性而抑制高凝血症的发生。

7. 其他作用 吴建中等研究发现，番石榴多糖不仅具有降血糖功能，而且能够明显逆转糖尿病小鼠血清和肝脏中 SOD 和 MDA 含量的异常改变，使糖尿病小鼠的抗氧化水平趋于正常，提示番石榴多糖对糖尿病及其并发症有一定的防治作用。抗氧化作用可能是番石榴多糖降血糖的机理之一。吴建中等探讨两种不同方法提取的番石榴多糖对四氧嘧啶致糖尿病小鼠血糖值及胸腺、脾指数的影响。结果表明，灌服番石榴多糖的小鼠生存质量提高，血糖值显著降低，同时胸腺指数显著增加，提示番石榴多糖具有降血糖作用，对糖尿病小鼠的免疫功能可能存在一定的保护作用。

（二）临床应用

桂永洪等采用民间中草药番石榴为主药，配伍玫瑰茄、乌梅、丹参组成番石榴汤，除控制饮食外，均用番石榴汤水煎代茶内服，在临床上治疗 2 型糖尿病 14 例，总有效率为 100%。朱碧贞报道，在常规治疗的基础上加用未成熟番石榴干研成粉冲水饮用，治疗 2 型糖尿病，疗效满意且未见任何副作用。马法宪报道，在控制饮食的基础上采用消降灵胶囊（以番石榴叶、鬼箭羽、西洋参等组方）治疗 2 型糖尿病 128 例，疗效明显优于采用优降糖、降糖灵治疗的对照组 46 例。此外，采用消渴乐胶囊（以番石榴等组方）治疗 2 型糖尿病 256 例，疗效优于用优降糖、二甲双胍治疗作为对照组的 92 例 2 型糖尿病患者。倪青介绍了几种番石榴制剂治疗糖尿病的单方，如以番石榴果汁、番石榴叶泡水、番石榴叶提取物黄酮苷制成的片剂。

由于糖尿病的病因及发病机制尚未完全阐明，目前一切治疗方法都是对症治疗，还没有根治措施。现有的治疗方法包括药物疗法（口服药物治疗、胰岛素治疗、中药治疗）、基础治疗（饮食调养、身心调养、运动疗法）及其他辅助治疗方法。目前一般是在基础治疗的前提下配合进行药物辅助治疗，常用西药都有一定的局限性和不良反应，如导致低血糖、乳酸性酸中毒，长期使用可引起并发症，患者难以坚持服用。中药及其活性成分的毒性较小、疗效稳定，可长期使用，有着西药不可替代的综合优势。

番石榴为民间常用抗糖尿病药物，其降血糖作用温和持久，而且还有降脂、抗氧化、增强免疫等作用。这种多靶点、多功能的治疗效果，已成为人们关注的热点，是治疗糖尿病及其并发症、改善糖尿病患者生活质量的新途径。随着研究的不断深入，番石榴的营养价值和保健功能会不断被认知，必将有广阔的应用前景。

五、桃胶

桃胶为蔷薇科植物桃 *Prunus persica*（L）Batsch 或山桃 *Prunus davidiana*（Carr.）Franch 等蔷薇科植物树皮中分泌出来的胶质半透明物质，又名桃油、桃脂、桃凝、桃树胶、桃花泪。我国有着丰富的桃胶资源，主要分布于华北、华中、华东、西北、西南等地。桃胶是桃树自然分泌，或在外力作用下产生伤口，为了利于伤口自愈而分泌的。由树干采集的液态、比较黏稠的物质俗称桃树油，是一种浅黄色透明的固体天然树脂。桃胶味苦、性平，益气、和血、止渴，具有治疗消渴的作用，营养丰富，可食用。桃胶对人畜均无毒害作用，具有较高的医用、药用和食用等价值；有清血降脂、缓解压力和抗皱嫩肤的功效，且擅长活血消肿、通淋止痛，临床运用对腹泻、疼痛、血淋、石淋、痢疾等病症均有良效。古代已经记载桃胶具有治疗消渴的作用，且具有药食兼备的特点。桃胶在生活中并不多见，但它是一款具有良好养生保健的食材及中药。目前国内外涉及桃胶的文献多数是关于防治病虫害、提高树体抵抗力以减少桃胶分泌的，对化学成分、性质、应用方面的研究甚少。因此，本文就桃胶的化学成分、性质、药理作用及临床应用方面的研究进展做一综述，旨在为进一步研究和开发桃胶提供依据。

（一）化学成分

1.化学成分 桃胶中主要成分是多糖，其多糖主要由半乳糖和阿拉伯糖组成，还含有少量的甘露糖、鼠李糖及葡萄糖等成分，此外还含少量的蛋白质和杂质等。见表7-1。

表7-1 桃胶的主要化学成分（%）

成分	文献中含量	文献中含量	
		无色浅黄色样品	深棕红色样品
L-鼠李糖	2	2.46	2.00
L-阿拉伯糖	42	49.26	50.00
D-半乳糖	34	27.59	28.00
D-木糖	14	12.32	11.00
D-葡萄糖醛酸	7	7.39	8.00
D-甘露糖	–	0.98	1.00

桃胶多糖是一种酸性黏多糖，且有关研究证实，其多糖含量高达90%以上，是所有植物中多糖含量最高的，更是一种难得的纯度较高的中药资源。侯永发等用气相色谱测定桃胶组分中鼠李糖、半乳糖、阿拉伯糖、木糖，利用化学方法测定了其中含有9.33%的糖醛酸。而李凤月研究认为桃胶多糖主要由42%左右的半乳糖和36%～37%的阿拉伯糖组成，并含有少量甘露糖、鼠李糖和葡萄糖，其摩尔比为55.29：7.75：1.99：1.13：1。在红外光谱中出现β-糖苷键的特征吸收峰；紫外扫描有蛋白质的特征吸收峰出现。国外还有研究认为桃胶中含有少量的4-氧-甲基-葡萄糖醛酸和糖形成的γ-内酯。另外，冯纪南等采用电感耦合等离子体原子发射光谱法（ICP-AES）对桃胶的灰分元素进行了分析研究，实验结果表明桃胶中含有丰富的钾、钙、镁、铁和锰等微量元素。

阿拉伯胶（*Arabicgum*）是非洲豆科类植物因创伤或逆境引起的树干分泌物，由于多产于阿拉伯国家而得名。很多研究表明阿拉伯胶也是主要由多糖组成。而桃胶同阿拉伯胶相比，桃胶中鼠李糖、糖醛酸、半乳糖含量少，阿拉伯糖含量较多。实际上，不同产地、不同作者所报道的桃胶多糖种类及其含量都有很大差异，其平均含量与阿拉伯胶亦会有较大差异。

2. 性质　树干上风干或采用其他脱水方法而形成的固态物质称为原桃胶。原桃胶有广义和狭义之分，狭义的原桃胶单指由桃树的树皮分泌出来的，一般作药用，分为白、棕两种不同颜色；广义的原桃胶指包括杏、李、栗子、樱桃等树皮分泌的胶状物。原桃胶为桃红色或淡黄色至黄褐色半透明固体块状，外表平滑，一般只能浸胀，不容易完全溶解，水溶液呈黏性，属多糖类物质。原桃胶经去杂、水解或改性、干燥等工艺处理后所得产品为商品桃胶。商品桃胶有液态和固态2种类型，可溶于水。目前关于桃胶的性质研究报道较少，中医药的书籍中报道了原桃胶药用的有关性质，但还没有白色和棕色两类原桃胶药性差异方面的报道。目前大量应用于工农业的是商品桃胶，但对于其系统的理化性质研究、毒理学研究未见报道。商品桃胶性质报道最多的是其溶解性和溶液流变学性质方面的报道。

桃胶能够在常温下缓慢溶解，冷却至室温时仍能保持稳定状态，不凝胶，且无沉淀产生；溶液黏度随胶浓度的增加而增大，且变化趋势随之明显；在弱酸性条件下桃胶溶液有较大的黏度，且黏度的变化趋势在酸性条件下较快；随温度的升高而明显降低，而电解质和时间对黏度的影响小。

张建荣等研究表明阿拉伯胶的溶解性较好，能够在常温下缓慢溶解后随着温度的升高，溶解加快至完全溶解；随着放置时间的延长，阿拉伯胶的黏度变化不大，因此稳定性较好；而黏度均随温度的升高有显著下降，在30～70℃时下降较快，70℃后下降较缓慢；当pH值变化时，阿拉伯胶黏度几乎保持恒定；且阿拉伯胶还有较好的保持香气的能力。

尹楠等研究表明桃胶作为"国产阿拉伯胶"，其很多性质与阿拉伯胶很相似，稳定性都很好。另外，在某些性质上，桃胶要好于阿拉伯胶，香气的保持能力要好于阿拉伯胶，透明度好于阿拉伯胶，特别是当胶体浓度≥1.0%时，桃胶的透光率要显著高于阿拉伯胶。但是，桃胶在降低表面张力方面不如阿拉伯胶，桃胶随浓度变化时，表面张力变化不大，而阿拉伯胶当浓度高于8.0%时，表面张力随浓度的增加而下降。

（二）药理作用

近些年来，有关桃胶药理活性方面的研究报道有所增多，但研究范围和深度还不够，而且药理作用研究不多，内容多集中在桃胶多糖对糖尿病患者的降血糖、降血脂、免疫调节和消化系统方面的作用。

1. 降血糖作用　丁婷等通过小鼠尾静脉注射四氧嘧啶（70mg/kg）建立糖尿病模型小鼠，随机分为模型对照组、阳性药物对照组（二甲双胍200mg/kg）、桃胶粗多糖低剂量组（400mg/kg）、桃胶粗多糖高剂量组（800mg/kg）及空白对照组，灌胃（ig）给药15d，在给药后第5、15d测量血糖。结果表明桃胶多糖能改善糖尿病小鼠"三多一少"的症状，具有降血糖作用，且呈现一定的量效关系。

桃胶含有锰、钙和镁等少量微量元素。而锰具有维持正常的糖代谢和脂肪代谢的作用，锰缺乏将导致胰岛素合成和分泌的降低，影响糖代谢。因此，桃胶中锰的含量高可能与其降血糖作用有关。

2. 免疫调节作用　给药15d后，将小鼠处死，取胸腺、脾脏和肾脏，用生理盐水洗净，滤纸擦干，称重，通过分别计算胸腺、脾脏和肾脏指数来考察免疫调节作用。结果表明模型组免疫器官指数明显下降，桃胶粗多糖组免疫器官指数明显高于模型组，说明桃胶多糖具有提高机体免疫水平、增加机体抗氧化能力、减缓ALX导致的过氧化毒性等作用，还有提高免疫能力、清除自由基危害的作用。

3. 降血脂作用　丁婷等采用小剂量四氧嘧啶＋高糖高脂饲料复制糖尿病大鼠模型，分别观察桃胶1、2、4g/（kg·d）3个剂量连续灌胃2周后对血脂的影响。模型组大鼠与正常组比较，血脂明显增高（$P<0.01$）。用桃胶粉治疗后，模型组血脂明显高于中、高剂量组（$P<0.01$）。实验结果说明桃胶有改善糖尿病大鼠血脂、调节血脂紊乱的作用。

4. 对胃肠蠕动的作用　桃胶的主要成分属于植物性多糖营养物质，很适合秋冬季节食用。桃胶吸水膨胀，可以促进肠道蠕动，能帮助缓解便秘的症状。桃胶的多糖类物质可以增强肠道功能，有利于新陈代谢；可以减缓食物从胃进入肠道的速度，达到控制体重的目的。

（三）临床应用

1. 古代中医临床应用　桃胶始载于《名医别录》，载其：炼服，保中不饥，忍风寒。下石淋，破血，治中恶疰忤。主恶鬼邪气。和血益气，治下痢，止痛。在《本草纲目》中，［时珍曰］按抱朴子云:桃胶以桑灰汁渍过服之，除百病，数月断谷，久则晦夜有光如月。又列仙传云:高丘公服桃胶得仙。古方以桃胶为仙药，而后人不复用之，岂其功亦未必如是之殊耶？［附方］石淋作痛：桃木胶如枣大，夏以冷水三合，冬以汤三合，和服，日三服。当下石，石尽即止。《古今录验方》血淋作痛：桃胶（炒）、木通、石膏各一钱，水一盏，煎七分，食后服。《杨氏家藏方》产后下痢：赤白，里急后重，痛。用桃胶（焙干）、沉香、蒲黄（炒）各等份，为末。每服二钱，食前米饮下。《妇人大全良方》痘黡发搐：黑陷者。用桃胶煎汤饮之。或水熬成膏，酒化服之，大效。《小儿卫生总微论方》火烧疮：桃树胶半两，松脂、黄柏各半两。上药捣细罗为散，用梨汁生蜜调涂之。(《太平圣惠方》止痛散)

2. 现代临床应用

（1）治疗泌尿系统结石血尿　桃胶有很高的药用价值，治疗泌尿系统结石效果明显。如排尿疼痛，小便带血，舌红苔黄而厚腻时，可以用桃胶（烊化）和石韦各15g，金钱草20g，川牛膝、鸡内金和救必应各12g，加水800mL，煎成400mL，日分两次温服。桃胶在此方中的作用是止血尿和排出尿中结石。

（2）治疗糖尿病　糖尿病发病率高，并发症多且较为严重，其并发症随着病程的延长，主要表现为冠心病、脑血管和外周血管病变、肾病和视网膜病变、糖尿病骨质疏松等。潘文昭认为桃胶可用于治疗非胰岛素依赖型糖尿病血糖难降者，用桃胶（后下）和卫茅12g，荔枝干60g，苦瓜干30g，加水800mL，煎成300mL，日分2次温服，可达到降血糖的效果。

洪郁之等将30g桃胶与100g馒头给30例糖尿病患者同食后，自身作为对照，测试患者餐后2h的血糖、C肽、胰岛素/血糖比值与其空腹血糖，无显著性差异，认为桃胶可以延缓肠道对糖的吸收，导致胃抑多肽（GIP）分泌减少，从而使肝脏对胰岛素摄取增加，故血中胰岛素水平下降，从而达到治疗效果。

王飞等建立小剂量四氧嘧啶＋高糖饲料复制糖尿病大鼠模型，桃胶多糖按4g/（kg·d）晚上灌胃，对照品为阿卡波糖，测定2h后的胰岛素（Ins）、C肽、餐血糖及空腹血糖，结果表明桃胶多糖能降低糖尿病大鼠空腹及餐后血糖水平（$P<0.05$），Ins及C肽差异无统计学意义（$P>0.05$）。桃胶多糖使葡萄糖与小肠上皮细胞接触面积减少，延缓了糖吸收，从而达到治疗糖尿病的作用。

（3）治疗Ⅱ度烧伤创面　贾艳丽等将120例Ⅱ度烧伤患者，分为治疗组和对照组，治疗组采用中药桃胶涂膜溶液，对照组用MEBO。通过观察2组用药后患者创面愈合情况，对比浅Ⅱ度创面用药后7d，深Ⅱ度创面用药后18d的创面愈合率以及创面愈合时间，得出治疗组浅Ⅱ度平均愈合时间为（7.8±0.89）d，对照组为（11.6±1.19）d；治疗组深Ⅱ度平均愈合时间为（16.4±1.38）d，对照组为（21.3±1.33）d。治疗组浅Ⅱ度7d创面愈合率（％）为（89.1±1.32），对照组为（73.6±1.37）；治疗组深Ⅱ度18d创面愈合率（％）为（82.6±1.62），对照组为（70.2±1.25）。从中可以看出不管是浅Ⅱ度烧伤还是深Ⅱ度烧伤的治疗组，其平均愈合时间均明显优于对照组（$P<0.01$），浅Ⅱ度烧伤创面用药7d和深Ⅱ度烧伤创面用药后18d后创面愈合率均明显优于对照组（$P<0.01$）。

　　桃胶是一种用途十分广泛的天然多糖类胶，在食品工业上非常有望替代阿拉伯胶来使用，无毒副作用，安全有效，临床应用前景广阔，是很有发展前景的药物，而且有很好的药用价值和临床疗效。因此，加强桃胶的利用、开发和研究，对实现桃胶的可持续利用有重要意义。但目前来说，对桃胶药理作用和临床应用等的研究报道并不多，因此发掘新的活性化学成分，进一步深入研究其药理作用及机理和临床应用，对于扩大其临床应用范围、防治重大疾病具有深远的意义。

参考文献

［1］梅全喜，范文昌，曾聪彦.论广东地产药材的研究与开发［J］.今日药学，
2009，19（12）：14-17.

［2］梅全喜，戴卫波，曾聪彦.开展广东地产药材研究应重视品种考证工作
［J］.中药材，2010，33（7）：1029-1031.

［3］陈小露，梅全喜.广东地产药材中"茶药"的探讨［J］.中药材，2013，
36（9）：1533-1537.

［4］林慧，梅全喜.广东习用药膳食材的研究概况［J］.今日药学，2010，20
（11）：8-9+22.

［5］范文昌，梅全喜.广东地产药材中毒性中药归类分析及研究［J］.时珍国
医国药，2012，23（10）：2655-2658.

［6］梅全喜，李红念.论《岭南采药录》对广东地产药材应用、研究与发展
的贡献［J］.中药材，2012，35（9）：1524-1527.

［7］刘朝晖，梅全喜.单味中药防治鼻咽癌的药理作用研究进展［J］.亚太传
统医药，2011，7（8）：164-166.

［8］孙雪颖，梅全喜，周小军，等.中药抗EB病毒作用研究进展［J］.中药
材，2008，31（2）：320-322.

［9］梅全喜，林慧，孔祥廉，等.单味中药防治脂肪肝作用的研究进展［J］.
中国药业，2006，15（18）：1-3.

［10］林慧，梅全喜.单味中药及其复方制剂抗肿瘤血清药理学研究进展［J］.
中国药房，2016，27（4）：550-552.

［11］郑依玲，陈小露，梅全喜，等.中药鲜药的化学成分和药理作用研究概
况［J］.中药材，2017，40（10）：2485-2489.

［12］梅全喜，陈小露，高玉桥，等.广东地产清热解毒药抗感染药理作用
的研究概况［J］.抗感染药学，2014，11（3）：187-191.

［13］黄忠孝，范卫锋，梅全喜，等.越南传统药物研究与应用进展［J］.亚
太传统医药，2021，17（11）：1-3.

［14］范文昌，梅全喜，欧秀华，等.12种广东地产清热解毒药材的抗炎作用
研究［J］.中国药业，2011，20（8）：28-29.

［15］范文昌，梅全喜，高玉桥.12种广东地产清热解毒药的镇痛作用实验研
究［J］.今日药学，2010，20（2）：12-14.

［16］梅全喜，高玉桥，钟希文，等.12种广东地产清热解毒中药对EB病毒

壳抗原表达的抑制作用及其细胞毒作用［J］.中药材，2011，34（11）：1760-1762.

［17］范文昌，梅全喜，刘亚娟，等.12种广东地产清热解毒药的抗内毒素作用研究［J］.今日药学，2013，23（5）：261-263.

［18］梅全喜，范文昌.广东地产清热解毒药归类分析及研究中应注意的问题［J］.今日药学，2011，21（2）：68-71.

［19］高玉桥，梅全喜，曾聪彦，等.广东地产清热解毒药材药理研究及有关思路与方法探讨［J］.世界科学技术－中医药现代化，2015，17（3）：655-663.

［20］梅全喜，高幼衡，吴惠妃，等.三角草基础与临床应用研究进展［J］.中国药房，2006，17（4）：301-302.

［21］陆汉豪，梅全喜，蔡燕娟，等.三角草的性状和显微鉴别［J］.中药材，2005，28（7）：543-545.

［22］田素英，钟辉跃，梅全喜.三角草野生与种植的品质对比研究［J］.岭南药学史，2016，3（2）：38-42.

［23］吴惠妃，梅全喜，刁远明，等.三角草化学成分研究［J］.中药材，2004，27（4）：259-260.

［24］梅全喜，吴惠妃，高幼衡，等.三角草化学成分研究（Ⅱ）［J］.中药材，2005，28（6）：470.

［25］You Hen GAO，Quan Xi MEI，Hui Fei WU，et al.Chlorophytoside A，a New Labdane Diterpene Glycoside from Chlorophytum Laxum Chem.Bull.，Chinese Chemical Letters，2005，16（7）：925-927.

［26］吴惠妃，梅全喜，高幼衡，等.三角草中三角草苷A的含量测定（英文）［J］.时珍国医国药，2012，23（7）：1788-1790.

［27］梅全喜，钟希文，高玉桥，等.三角草抗蛇毒作用的实验研究［J］.时珍国医国药，2005，16（7）：584-585.

［28］梅全喜，钟希文，张晓君，等.三角草镇痛、抗炎作用研究［J］.中药材，2000，23（10）：632-634.

［29］高玉桥，苏丹，梅全喜.山芝麻的研究进展［J］.中国药业，2009，18（16）：88-90.

［30］苏丹，高玉桥，梅全喜.山芝麻药材中6个三萜类成分及总三萜的含量测定［J］.时珍国医国药，2016，27（5）：1038-1040.

［31］苏丹，高玉桥，黄增芳，等.山芝麻挥发油成分的GC-MS分析［J］.中国药房，2011，22（23）：2173-2174.

［32］邓永洁，苏丹，高玉桥，等.山芝麻提取物通过抑制NF-κB和STAT3

信号通路改善葡聚糖硫酸钠所致结肠炎［J］.中药材，2021，44（2）：448-453

［33］梅全喜，吴惠妃.广东土牛膝的药用历史及现代研究概况［J］.中医药学刊，2005，23（11）：69-71.

［34］梅全喜.广东土牛膝化学成分与药理作用研究进展［J］.中国药房，2007，18（增刊）：20-21.

［35］余允清，田素英，梅全喜.广东土牛膝组织培养方法研究［J］.亚太传统医药，2012，8（11）：17-18.

［36］梅全喜，孙雪颖，高玉桥，等.复方土牛膝糖浆剂抗炎作用研究［J］.中药材，2007，30（5）：586-588

［37］罗清，梅全喜.广东省地产药材水翁花的研究概述［J］.亚太传统医药，2009，5（2）：130-132.

［38］罗清，田素英，梅全喜.水翁花生药学特性及理化鉴别研究［J］.今日药学，2011，21（4）：211-212.

［39］罗清，梅全喜，范文昌.水翁花的镇痛和抗内毒素作用研究［J］.中华中医药学刊，2011，29（7）：1569-1570.

［40］曾聪彦，梅全喜，戴卫波.布渣叶药理作用研究的新进展［J］.中华中医药学刊，2010，28（9）：1927-1929.

［41］田素英，曾聪彦，梅全喜，等.布渣叶的化学成分、药理作用与临床研究进展［J］.亚太传统医药，2009，5（1）：134-136.

［42］戴卫波，曾聪彦，梅全喜.布渣叶质量标准研究进展［J］.中国中医药现代远程教育，2010，8（13）：212-213.

［43］曾聪彦，田素英，梅全喜，等.布渣叶的性状与显微鉴别［J］.中药材，2009，32（8）：1211-1212.

［44］曾聪彦，李依信，梅全喜，等.HPLC法测定布渣叶中山奈素的含量［J］.中医药学报，2010，38（5）：87-89.

［45］曾聪彦，李依信，梅全喜，等.HPLC法测定布渣叶中槲皮素的含量［J］.今日药学，2010，20（4）：17-19.

［46］梅全喜，戴卫波，范文昌，等.布渣叶抗内毒素和急性毒性实验研究［J］.中国药房，2011，22（23）：2128-2129.

［47］曾聪彦，梅全喜，高玉桥，等.布渣叶水提物解热退黄作用的实验研究［J］.中国药房，2010，21（11）：973-974.

［48］梅全喜，戴卫波，曾聪彦，等.布渣叶水提物抗炎作用的实验研究［J］.国际中医中药杂志，2010，32（1）：16-17.

［49］戴卫波，梅全喜，曾聪彦，等.布渣叶不同提取部位降酶退黄试验［J］.

中医药学报，2009，37（6）：24-26.

［50］曾聪彦，戴卫波，梅全喜，等.布渣叶不同提取部位对胃肠运动的影响［J］.中医药临床杂志，2009，21（5）：447-448.

［51］曾聪彦，梅全喜，高玉桥，等.布渣叶水提物镇痛药效学的实验研究［J］.中华中医药学刊，2009，27（8）：1757-1758.

［52］梅全喜，张志群，管静，等.龙葵的临床应用研究进展［J］.亚太传统医药，2011，7（11）：168-170.

［53］武凤霞，赵宁，梅全喜，等.龙葵抗肿瘤机制及其研究进展［J］.中药材，2017，40（5）：1238-1241.

［54］梅全喜，董鹏鹏，李红念，等.鲜龙葵果治疗肿瘤的药理学基础与临床应用研究进展［J］.时珍国医国药，2016，27（7）：1713-1716.

［55］李红念，梅全喜，张志群，等.龙葵的化学成分与药理作用研究进展［J］.今日药学，2011，21（11）：713-715.

［56］梅全喜，张志群，林慧，等.龙葵治疗肿瘤的药理作用与临床应用研究进展［J］.中国药房，2012，23（39）：3375-3376.

［57］刘秋琼，梅全喜，张锦超，等.龙葵果保鲜技术对澳洲茄碱、澳洲茄边碱含量的影响［J］.中药材，2015，38（4）：727-729.

［58］张帆，董鹏鹏，梅全喜.不同产地的龙葵果中澳洲茄碱、澳洲茄边碱的含量测定比较研究［J］.时珍国医国药，2017，28（12）：2986-2987.

［59］曾聪彦，张锦超，梅全喜，等.龙葵不同采收期及不同部位中澳洲茄碱与澳洲茄边碱的含量分析［J］.时珍国医国药，2015，26（6）：1480-1481.

［60］董鹏鹏，梅全喜，张帆.龙葵果HPLC指纹图谱研究［J］.中药材，2016，39（6）：1333-1336.

［61］陶盛昌，邱健健，李全平，等.冬虫夏草培育及保鲜技术研究进展［J］.中药材，2018，41（7）：1771-1773.

［62］李皓翔，陈铃，沈千汇，等.冬虫夏草离子液体高效液相指纹图谱分析［J］.时珍国医国药，2020，31（3）：620-623.

［63］李文庆，陈铃，周建桥，等.鲜冬虫夏草的理化鉴别［J］.中国药师，2019，22（5）：962-965.

［64］钱正明，周建桥，李文庆，等.ICP-MS法测定鲜冬虫夏草中5种重金属的含量［J］.亚太传统医药，2019，15（1）：66-68.

［65］钱正明，孙敏甜，李文庆，等.冬虫夏草不同部位甾醇类成分比较分析［J］.时珍国医国药，2018，29（12）：2856-2858.

［66］田野，李周，梅全喜，等.内部沸腾法提取冬虫夏草多糖工艺研究优化

［J］.时珍国医国药，2018，29（12）：2893-2895.

［67］钱正明，孙敏甜，周建桥，等.冬虫夏草不同生长阶段虫草酸含量比较分析［J］.时珍国医国药，2019，30（5）：1103-1104.

［68]］钱正明，孙敏甜，周妙霞，等.鲜冬虫夏草化学成分研究［J］.中药材，2018，41（11）：2586-2591.

［69］田野，李周，钱正明，等.3种不同培养基蛹虫草甾醇类成分比较分析［J］.今日药学，2018，28（8）：520-522.

［70］肖瑛，胡雪峰，陶盛昌，等.鲜冬虫夏草药理作用研究进展［J］.亚太传统医药，2018，14（4）：80-85.

［71］周妙霞，宋月林，李春红，等.利用在线加压溶剂提取－高效液相色谱－质谱法建立鲜冬虫夏草高效液相特征图谱［J］.时珍国医国药，2018，29（3）：581-583.

［72］李亮，戴卫波，李润，等.鲜冬虫夏草小鼠灌胃给药急性毒性实验研究［J］.时珍国医国药，2018，29（11）：2623-2626.

［73］戴卫波，董鹏鹏，梅全喜.走马胎的化学成分、药理作用研究进展［J］.天然产物研究与开发，2018，30（4）：717-723.

［74］戴卫波，董鹏鹏，田素英，等.走马胎及其混淆品红马胎的生药学对比研究［J］.中药材，2018，41（3）：565-569.

［75］李森辉，董鹏鹏，戴卫波，等.广西不同产地走马胎总三萜的含量测定［J］.中国民族民间医药，2018，27（1）：33-36.

［76］戴卫波，董鹏鹏，梅全喜，等.走马胎石油醚提取物抗类风湿性关节炎的作用机制［J］.中药材，2018，41（2）：459-463.

［77］戴卫波，吴凤荣，董鹏鹏，等.走马胎对类风湿性关节炎模型大鼠踝关节组织病理学的影响［J］.中药材，2017，40（5）：1203-1207.

［78］董鹏鹏，李红念，梅全喜，等.南药沉香的临床应用研究进展［J］.时珍国医国药，2015，26（11）：2744-2746.

［79］梅全喜，吴惠妃，梁食，等.中山沉香资源调查与开发利用建议［J］.今日药学，2011，21（8）：487-490.

［80］梅全喜，汪科元，林焕泽，等.沉香的结香、采收与鉴别方法［J］.中国医药指南，2013，11（12）：268-269.

［81］梅全喜，林焕泽，李红念.沉香的药用历史、品种、产地研究应用浅述［J］.中国中医药现代远程教育，2013，11（8）：85-88.

［82］李红念，梅全喜，吴惠妃，等.沉香的资源、栽培与鉴别研究进展［J］.亚太传统医药，2011，7（2）：134-136.

［83］吴惠妃，梅全喜，冯淑霞，等.沉香质量考察［J］.今日药学，2013，

23（2）：84-86.

［84］林焕泽，李红念，梅全喜，等.沉香叶的研究进展［J］.今日药学，2011，21（9）：547-549.

［85］林焕泽，吴秀荣，陈建华，等.白木香叶代泡茶的质量标准研究［J］.中国医药导报，2013，10（29）：105-107.

［86］梁食，梅全喜，吴惠妃，等.沉香资源质量的研究现状与等级划分的方法［J］.时珍国医国药，2013，24（7）：1735-1737.

［87］吴惠妃，梅全喜，李庆国，等.白木香种子挥发油化学成分及抗氧化性研究［J］.中药材，2013，36（9）：1463-1466.

［88］李红念，梅全喜，林焕泽 等.沉香叶与沉香药材镇痛作用的对比研究［J］.时珍国医国药，2012，23（8）：1958-1959.

［89］梅全喜，李红念，林焕泽，等.沉香叶与沉香药材降血糖作用的比较研究［J］.时珍国医国药，2013，24（7）：1606-1607.

［90］吴秀荣，李红念，梅全喜，等.沉香叶与沉香药材平喘作用的对比研究［J］.今日药学，2013，23（6）：346-347.

［91］李红念，江展增，梅全喜.沉香叶茶与沉香药材促进小肠推进作用的对比研究［J］.亚太传统医药，2013，9（6）：24-25.

［92］林焕泽，李红念，梅全喜.沉香叶与沉香药材抗炎作用的对比研究［J］.中华中医药学刊，2013，31（3）：548-549.

［93］周富强，田素英，潘建龙，等.樟树茎与沉香醇提物药理作用对比研究［J］.中医学报，2013，28（12）：1849-1850.

［94］李红念，梅全喜，宋叶，等.沉香破壁饮片与传统饮片对胃组织损伤的保护作用研究［J］.时珍国医国药，2021，32（1）：87-91.

［95］李红念，梅全喜，宋叶，等.沉香破壁饮片及传统饮片胃肠动力及抗胃溃疡药理作用比较研究［J］.中药材，2020，43（9）：2278-2282.

［96］胡莹，梅全喜.蛇泡簕的本草考证及现代研究概况［J］.时珍国医国药，2013，24（11）：2764-2766.

［97］梅全喜，房志坚，戴卫波，等.广东地产药材蛇泡簕临床应用、化学成分及药理作用研究进展［J］.亚太传统医药，2010，6（2）：102-105.

［98］陈小露，梅全喜.茅莓的化学成分研究进展［J］.时珍国医国药，2013，24（10）：2492-2494.

［99］梅全喜，陈小露.茅莓药理作用的研究进展［J］.世界中西医结合杂志，2014，9（8）：909-912.

［100］陈小露，向丽，梅全喜.茅莓根及其混伪品的 DNA 条形码鉴定研究［J］.中国药学杂志，2015，50（17）：1490-1495.

［101］陈小露，梅全喜，周洪波，等．茅莓根化学成分研究［J］．中药材，2014，37（6）：995-997.

［102］Quan-xi Mei, Xiao-lu Chen, Xue Xia, et al.Isolation and Chemotaxonomic Significance of Chemical Constituents from Rubus parvifolius.Chinese Herbal Medicines, 2016, 8（1）: 75-79.

［103］Pan Chen, Hanjing Yan, Quanxi Mei, et al.TRITERPENOIDS FROM THE ROOTS AND STEMS OF Rubus alceaefolius. Chemistry of Natural Compounds, Vol. 52, No. 2, March, 2016.

［104］胡莹，梅全喜，高玉桥，等．大叶蛇泡簕各提取部位抗炎作用的活性物质筛选研究［J］．时珍国医国药，2013，24（2）：349-350.

［105］梅全喜，胡莹，高玉桥，等．大叶蛇泡簕各提取部位解热镇痛作用的筛选研究［J］．今日药学，2012，22（9）：534-536.

［106］胡莹，梅全喜，高玉桥，等．大叶蛇泡簕各部位提取物对小鼠非特异性免疫功能的调节作用［J］．今日药学，2012，22（4）：206-207.

［107］Dai Weibo, Dong Pengpeng, Mei Quanxi, at al. Euscaphic acid inhibits proliferation and promotes apoptosis of nasopharyngeal carcinoma cells by silencing the PI3K/AKT/mTOR signaling pathway［J］. American journal of translational research, 2019, 11（4）: 2090-2098.

［108］彭伟文，梅全喜，戴卫波．广东地产药材黑面神研究进展［J］．亚太传统医药，2010，6（7）：137-139.

［109］彭伟文，王英晶，梅全喜，等．黑面神茎中总黄酮的水提工艺优化试验［J］．中华中医药学刊，2015，33（1）：101-103.

［110］彭伟文，王英晶，梅全喜，等．正交试验优选黑面神枝叶中总黄酮水提工艺［J］．中国药房，2014，25（19）：1763-1765.

［111］王英晶，彭伟文，梅全喜，等．黑面神枝叶中表儿茶素的含量测定及水提工艺优化［J］．中国实验方剂学杂志，2014，20（9）：93-96.

［112］彭伟文，戴卫波，梅全喜，等．黑面神不同极性部位HPLC色谱与抗慢性皮炎-湿疹疗效的关联性研究［J］．亚太传统医药,2016,12（14）：41-45.

［113］彭伟文，王英晶，王书芹，等．黑面神枝叶水提物治疗小鼠慢性皮炎-湿疹疗效观察［J］．时珍国医国药，2014，25（12）：2954-2956.

［114］彭伟文，王英晶，陆丹倩，等．黑面神枝叶水提物抑菌有效部位的筛选研究［J］．中华中医药学刊，2014，32（12）：2937-2939.

［115］彭伟文，王英晶，王书芹，等．黑面神嫩枝叶治疗小鼠慢性皮炎-湿疹有效部位的筛选［J］．中国医院药学杂志，2014，34（24）：2095-

2099.

[116] 彭伟文, 王英晶, 陆丹倩, 等. 黑面神茎、叶不同提取物抑菌作用对比研究 [J]. 中国医院药学杂志, 2014, 34 (11): 869-873.

[117] 彭伟文, 戴卫波, 梅全喜, 等. 黑面神水提物免疫抑制作用实验研究 [J]. 中华中医药学刊, 2013, 31 (11): 2423-2424.

[118] 彭伟文, 戴卫波, 梅全喜, 等. 黑面神水提物抗皮肤 I 型超敏反应的研究 [J]. 中国药房, 2013, 24 (19): 1747-1749.

[119] 彭伟文, 谭泳怡, 梅全喜, 等. 黑面神水提物抗炎作用实验研究 [J]. 今日药学, 2012, 22 (3): 145-147.

[120] 钟希文, 田素英, 梅全喜, 等. 蛇鳞草的性状和显微鉴别 [J]. 中药材, 2009, 32 (7): 1041-1043

[121] 钟希文, 张文霞, 卢海啸, 等. 蛇鳞草化学成分研究 [J]. 中草药, 2011, 42 (9): 1673-1677.

[122] 钟希文, 梅全喜, 林慧, 等. 蛇鳞草抗炎镇痛作用的实验研究 [J]. 山西中医学院学报, 2009, 10 (6): 14-16.

[123] 钟希文, 梅全喜, 高玉桥, 等. 蛇鳞草镇咳祛痰作用的实验研究 [J]. 中华中医药学刊, 2010, 28 (8): 1709-1710.

[124] 钟希文, 梅全喜, 高玉桥, 等. 蛇鳞草提取液体外抑菌作用研究 [J]. 时珍国医国药, 2010, 21 (9): 2238-2239.

[125] 钟希文, 梅全喜, 林慧, 等. 蛇鳞草急性毒性实验研究 [J]. 今日药学, 2009, 19 (11): 21-22.

[126] 胡莹, 梅全喜. 火炭母的研究进展 [J]. 亚太传统医药, 2009, 5 (1): 121-123.

[127] 蔡家驹, 曾聪彦, 梅全喜. 火炭母化学成分与药理作用研究进展 [J]. 亚太传统医药, 2014, 10 (24): 32-34.

[128] 蔡家驹, 曾聪彦, 梅全喜. 火炭母复方制剂的研究进展 [J]. 今日药学, 2014, 24 (8): 615-617.

[129] 蔡家驹, 曾聪彦, 梅全喜. 火炭母水提物解热、退黄作用的实验研究 [J]. 中药材, 2016, 39 (12): 2871-2874.

[130] 蔡家驹, 曾聪彦, 梅全喜. 火炭母水提物抗炎、镇痛作用的实验研究 [J]. 时珍国医国药, 2017, 28 (1): 100-102.

[131] 戴卫波, 吴凤荣, 梅全喜, 等. 叶下珠甲醇提取物对四氧嘧啶诱发糖尿病模型小鼠血糖及症状的影响 [J]. 中医药导报, 2017, 23 (11): 28-30.

[132] 戴卫波, 梅全喜. 叶下珠甲醇提取物对胰岛素抵抗 HepG2 细胞葡萄糖

消耗量的影响研究［J］.亚太传统医药，2016，12（12）：10-12.

［133］戴卫波，李红念，何鑫，等.叶下珠总多酚对 α-萘异硫氰酸酯致肝损伤大鼠的保护作用［J］.中药材，2019，42（12）：2942-2947.

［134］李红念，戴卫波，梅全喜，等.叶下珠提取物对 DPPH 和亚硝酸盐的清除作用研究［J］.广州中医药大学学报，2019，36（9）：1426-1430.

［135］戴卫波，梅全喜，曾聪彦，等.叶下珠总多酚对胆汁淤积性肝炎大鼠胆红素、胆汁酸含量及胆汁酸转运蛋白 Mrp3 表达的影响［J］.中药材，2019，42（7）：1656-1659.

［136］唐琳，梅全喜，高玉桥，等.西洋参破壁饮片抗疲劳、耐缺氧、耐低温作用及急性毒性研究［J］.今日药学，2021，31（4）：280-283.

［137］曹晓俊，梅全喜，高玉桥，等.红参破壁饮片抗疲劳、耐缺氧、耐低温作用及急性毒性研究［J］.中医肿瘤学杂志，2019，1（2）：33-36.

［138］辛晓芳，林爱华，梅全喜，等.广东地产药材岗梅复方制剂研究进展［J］.今日药学，2014，24（10）：762-764.

［139］辛晓芳，林爱华，梅全喜，等.广东地产药材岗梅的药理作用及临床应用研究进展［J］.时珍国医国药，2015，26（1）：196-198.

［140］辛晓芳，林爱华，梅全喜.银蒿解热合剂抗炎镇痛解热及岗梅解热作用研究［J］.中国药师，2018，21（6）：960-964.

［141］林慧，梅全喜.夏枯草抗肿瘤的生物活性及临床运用研究进展［J］.中华中医药学刊，2010，28（8）：1717-1718.

［142］林慧，梅全喜，林斌.夏枯草抗大鼠细菌性阴道炎模型实验研究［J］.山西中医学院学报，2011，12（1）：21-23.

［143］曾聪彦，吴凤荣，戴卫波，等.宽筋藤对类风湿性关节炎模型大鼠关节肿胀及脾脏组织病理学的影响［J］.中药材，2017，40（2）：462-465.

［144］曾聪彦，吴凤荣，戴卫波，等.宽筋藤对类风湿性关节炎模型大鼠踝关节组织病理学的影响［J］.天然产物研究与开发，2017，29（1）：147-151.

［145］梁方旭，戴卫波，梅全喜，等.假刺藤醇提物对佐剂性关节炎大鼠踝关节及脾脏组织病理学的影响［J］.中医药导报，2017，23（22）：17-22.

［146］戴卫波，吴凤荣，董鹏鹏，等.假刺藤醇提物对佐剂关节炎模型大鼠血清 IL-6、TNF-α 及 IL-1β 的影响研究［J］.时珍国医国药，2017，28（6）：1332-1334.

［147］阮毅铭，梅全喜，关健缨，等.漆大姑水提物外用对慢性皮炎-湿疹

模型小鼠的改善作用研究［J］.中国药房，2018，29（11）：1536-1541.

［148］阮毅铭，彭伟文，梅全喜，等.漆大姑抗炎、抗过敏和止痒作用研究［J］.中药药理与临床，2017，33（5）：108-111.

［149］黄庆芳，冯承恩，房志坚，等.金钮扣醇提物中解热、镇痛有效部位的研究［J］.今日药学，2012，22（8）：474-477.

［150］黄庆芳，冯承恩，房志坚，等.金钮扣提取物的解热、镇痛作用［J］.中国医院药学杂志，2012，32（13）：1066-1068.

［151］冯承恩，黄庆芳，房志坚，等.金钮扣止咳、化痰及平喘作用的研究［J］.中药材，2012，35（5）：783-785.

［152］冯承恩，黄庆芳，房志坚，等.金钮扣不同提取物止咳化痰作用研究［J］.中国药房，2011，22（39）：3656-3658.

［153］冯承恩，黄庆芳，房志坚，等.金钮扣提取物体外抑菌活性的初步研究［J］.安徽农业科学，2012，40（2）：723-725.

［154］黄庆芳，冯承恩，房志坚，等.金钮扣提取物的抗炎作用及有效部位探讨［J］.中药材，2012，35（3）：462-464.

［155］吴惠妃，张丽媛，高幼衡，等.抱石莲乙醇提取物的化学成分研究［J］.中国药房，2013，24（31）：2937-2939.

［156］张丽媛，任灵芝，王腾华，等.抱石莲的化学成分研究［J］.中草药，2014，45（20）：2890-2894.

［157］吴惠妃，梅全喜，田素英.抱树莲生药学研究［J］.亚太传统医药，2013，9（5）：37-38.

［158］陈金梅，梅全喜，彭丽华，等.尖齿臭茉莉 HPLC 指纹图谱研究［J］.中药材，2015，38（6）：1183-1185.

［159］曾聪彦，李乐愚，梅全喜，等.桑叶降血糖作用研究进展［J］.中华中医药学刊，2016，34（1）：192-194.

［160］梅全喜，徐建中，田新村.不同采集期对桑叶中芸香甙含量的影响［J］.中国药学杂志，1988，（11）：660-661.

［161］Weifeng Fan, Jianqiao Zhou, Quanxi Mei, at al. Analysis of antioxidants in Chrysanthemum indici flos by online gradient extraction and HPLC-FRAP［J］. Analytical Methods, 2021, 13（20）: 2283-2289.

［162］钱正明，李皓翔，梅全喜，等.超声辅助基质固相分散萃取 - 绿色高效液相色谱法测定广地龙 4 种核酸成分［J］.时珍国医国药，2021，32（3）：536-539.

［163］刘玉梅，李红念，梅全喜.广东地产药材八角枫的药理作用和临床应

用研究进展［J］.今日药学，2011，21（6）：325-327.

［164］胡莹，梅全喜.广东地产药材入地金牛的药理作用及临床应用研究进展［J］.今日药学，2011，21（3）：142-145.

［165］宋叶，林东，梅全喜，等.太子参化学成分及药理作用研究进展［J］.中国药师，2019，22（8）：1506-1510.

［166］林慧，梅全喜，曾聪彦.五指毛桃化学成分及其药理活性研究概况［J］.今日药学，2012，22（8）：484-486.

［167］曹海丽，曾聪彦，梅全喜，等.牛大力化学成分及药理作用研究进展［J］.中医药导报，2019，25（11）：135-137.

［168］谭年秀，郭巧玲，田素英，等.金樱根的药用历史及现代研究概况［J］.亚太传统医药，2010，6（12）：167-169.

［169］刘佩沂，田素英，梅全喜.金樱根研究进展［J］.海峡药学，2010，22（1）：98-100.

［170］戴卫波，梅全喜，曾聪彦.石上柏化学成分、药理作用及临床应用研究进展［J］.中国药业，2011，20（2）：15-16.

［171］林慧，梅全喜，孔祥廉，等.田基黄在肝病中的临床应用及药理作用研究概况［J］.今日药学，2011，21（9）：550-552.

［172］林慧，梅全喜，孔祥廉，等.白花蛇舌草治疗肝病的临床应用及机制研究概况［J］.亚太传统医药，2011，7（10）：173-175.

［173］梅全喜.青天葵的资源、栽培与鉴别研究进展［J］.中国药房，2008，19（18）：1426-1426.

［174］梅全喜.青天葵的化学成分、药理作用与临床应用研究［J］.中国中医药学刊，2008，26（10）：2239-2241.

［175］戴卫波，梅全喜，孔祥廉.积雪草的化学成分与药理作用研究进展［J］.时珍国医国药，2009，20（6）：1566-1568.

［176］梅全喜，胡莹.肿节风的药理作用及临床应用研究进展［J］.时珍国医国药，2011，22（1）：230-232.

［177］林慧，梅全喜.韭菜药用价值的研究进展［J］.今日药学，2013，23（10）：702-704.

［178］胡莹，李乐愚，梅全喜，等.鬼箭羽降血糖作用研究进展［J］.中国药业，2015，24（8）：124-127.

［179］林慧，李乐愚，梅全喜.番石榴及其复方制剂治疗糖尿病的药理研究及临床应用［J］.今日药学，2014，24（10）：765-768.

［180］郑依玲，董鹏鹏，梅全喜.桃胶特性化学成分药理作用及临床应用研究进展［J］.时珍国医国药，2017，28（7）：1728-1730.

后记：

梅花香自苦寒来

——记我国著名的医院中药学家梅全喜教授

在当今的中药临床药学界和艾产业界，提起梅全喜教授，大家没有不知道的，因为他为推动中药临床药学学科建设与发展、中药临床药学人才的培养和推动中药临床药学走向海外，以及推动艾产业的发展和艾文化的推广等作出了积极的贡献。事实上，他在中医药界的影响远不止这两个专业方向，在药学史本草研究、李时珍《本草纲目》和葛洪《肘后备急方》研究、道地药材与地产药材研究、中药鲜药应用研究、医院中药制剂与中药炮制研究等方面都做了大量的工作，取得显著成绩。他已成为我国医院中药学方面知名的专家，今天在这里对梅全喜教授作详细介绍如下。

本草药圣有传人

梅全喜教授 1962 年 5 月出生于中医药世家，其家乡位于湖北省蕲春县，与我国明代著名医药学家——李时珍是同乡。爷爷梅友三（1879—1944）为清末进士，被举为族长，家境富裕，自学中医，是一名中医外科医师。父亲梅锡圭（1914—1991）师从当地中医蔡醒山先生，潜心医道，十年寒窗，望闻问切，救死扶伤，手到病除，终成地方名医，声名远扬。在中医妇科、内科肝病、儿科等方面造诣颇深，救治患者不计其数，晚年被推选为县人大代表。他随父亲在医院长大，受家庭及环境的熏陶，培养了他对中医药的至诚热爱。因自幼跟随父亲在乡里行医，不仅习得了最初的中草药知识，而且在他幼小心里打下了将来一定要"行医济世、救死扶伤"的深深烙印。

当时，在乡里，由于医药卫生条件简陋，时常有人生病，到医院求治不便，一些患者甚至被医院判了"死刑"。然而，在梅全喜父亲的诊治下，看似平凡的草药发挥了大作用，不但药到病除，平息了当时的流行性脑膜炎等疾病，而且多次从死亡线上拉回了病人。正是源于此，让梅全喜对父亲和父亲从事的事业有了极为深刻的认识，矢志走上从医路。为此，他自幼刻苦学习，勤于钻研，在恢复高考以后，以全校第一名的优异成绩考取了湖北中医学院（现湖北中医药大学），希望子承父业。不料，学校在录取时考虑到他的化学成绩特别突出，将他遴选到了中药系学习中药，虽然没有当上医生，但梅全喜从此开始了他对中草药的研究。

大学时代的梅全喜凭借着对中医药的热爱，将全副精力都投入专业课的学习当中，大学4年，他各门功课都取得优异的成绩。扎实的专业知识基础，使梅全喜在毕业专题实习中初露锋芒，在指导老师的帮助下，他顺利地完成了"复方蛇床子阴道栓的试制与临床疗效观察"的研究，并写出了两篇颇有见地的学术论文，均发表在国家级的专业刊物《中国医院药学杂志》上，这在当时是十分不容易的。

1982年8月，毕业后的梅全喜被分配到湖北蕲春县李时珍医院从事中药制剂及炮制工作。至今他还清楚地记得，到医院报到的第一天就专程到李时珍陵园拜谒这位伟大的药圣，在心中默默地许下愿望：作为李时珍的同乡和同行，一定要以他为榜样，在继承和发扬祖国传统医药方面有所建树，不辜负老师、同学和父老乡亲对自己的期望。

对传统中医药的挚爱和探索贯穿了梅全喜的整个中青年时代，他自觉肩负起了传承传统医药学的伟大使命，甘愿与草药相伴。在家乡工作期间梅全喜利用所学的中药知识积极开展中药新制剂研发及中药炮制工作，改进完善医院自制中药注射剂的生产工艺，研制生产一批中药复方验方的口服安瓿剂、中药灌肠剂以及紫甘软膏、蕲艾精、李时珍中药保健腰带等新产品，特别是李时珍中药保健腰带临床治疗寒湿型腰痛有效率超过98%，通过湖北省卫生厅组织的成果鉴定，达国内先进水平，获得国家专利，并获得蕲春县科技进步一等奖。该成果转让给湖北钟祥市中药保健品厂批量生产，获得显著的经济效益。

同时，他把本职工作之外的业余时间全部用在了开展科学研究和学术探讨上，为深入探讨祖国医药科学的奥秘，他不惜汗水，付出良多。多年来坚持笔耕不辍，研究探讨药学史本草学相关学术问题，自1991年编著出版第一部专著《中成药的引申应用》起，迄今为止的四十年间，梅全喜共独立著作或主编完成了《蕲州药志》《本草纲目补正》《艾叶》《药海撷菁——梅全喜主任中药师从药二十年学术论文集》《广东地产药材研究》《艾叶的研究与应用》《香药——沉香》《鲜龙葵果抗肿瘤作用的研究与应用》等中医药专著，共计3000多万字，还参与编写《中国道地药材原色图说》《中西医临床用药正误大全》《现代中药材商品手册》《中国常用中草药》《中国民族药食大全》等中医药专著，发表各种学术论文500多篇。其中，有不少的论文和著作是研究药学史与本草学的，尤其是对我国古代的医药学家李时珍和葛洪重点研究，取得显著成绩，今天已成为这方面著名的专家。其主编出版的《本草纲目补正》和《李时珍〈本草纲目〉500周年大事记》（与王剑教授合著）专著，作为1993年纪念李时珍逝世400周年学术活动及2018年纪念李时珍诞辰500周年的献礼，获得了国内有关专家高度评价，认为它填补了李时珍《本草纲目》研究的空白。

来到广东工作后，他带领团队积极开展葛洪《肘后备急方》研究，挖掘研发新产品2项、主持召开全国葛洪医药学术研讨会2次，发表相关研究论文40多篇，主编出版《葛洪〈肘后备急方〉研究》《肘后备急方校注》《抱朴子内篇·肘后备急方今译》等专著，研究成果通过广东省中医药学会主持的成果鉴定，达国内领先水平，该成果获得中国民族医药协会科技进步一等奖。

矢志不渝求索路

在四十多载的医药学生涯中，梅全喜教授曾5次调动工作。但无论身在何处，处于什么样的岗位上，他从未放松过对自身的要求，以只争朝夕的精神投身自己所热爱的工作中，并取得了丰硕成果。

从湖北到广东，梅全喜将家乡中医先贤李时珍的精神也带到了广东。他多年以来细心搜集各种文献记载，始终把地产药材的研究列为自己的主要研究方向。自己一个人的力量有限，就带领团队协同合作，不仅对其生物特性、道地优质性进行研究，在实验室里化验分析、药理实验验证，而且还结合临床，制成制剂，在应用之中进行验证。

沉香曾经是中山著名的地产道地药材，但中山近代的沉香资源并不丰富，了解沉香的人也不多，梅全喜决定对其开展研究，邀请中山民俗专家李汉超先生联名在《中山日报》上发表了《搜寻香山之'香'恢复传统南药——关于建设沉香种植基地的构想》重要文章，以推动中山沉香热潮。期间牵头开展了中山沉香的药用历史、产地考证及资源普查工作，并先后发表《南药中山沉香的产地考证与发展构想》《中山沉香资源调查与开发利用建议》等多篇论文，率先论证了中山是沉香的主产地和道地产地，这些文章为中山成功申报"中国沉香之乡"提供了翔实资料。此后，中山沉香热潮逐步兴起，沉香的种植由当初的几万株到今天的400万株，专门从事沉香种植、结香、加工、研发、应用推广、销售、贸易及收藏的专业公司由当初的一家发展到今天近百家。梅全喜带领他的研究团队与多个沉香公司合作开展研究工作，并申报广东省中医药局科技基金资助项目和中山市科技计划资助项目"沉香叶的药理作用与综合开发利用研究"，积极开展沉香叶与沉香药材的研究工作，发现沉香叶有抗炎、镇痛、镇静、降糖、平喘、促进肠蠕动等广泛的作用，为沉香叶的开发利用打下了基础。先后发表了与沉香相关学术论文 20 多篇，组织了他的研究团队在总结自己研究成果的基础上编写出版了《香药——沉香》专著。其沉香研究成果的总体水平达国内先进，并获得中山市科技进步一等奖。也多次应邀在沉香论坛上做有关沉香药用历史及研究应用的讲座，为推动沉香产业发展、普及沉香医药知识作出了积极贡献，还被授予"沉香药用研发专家奖"。

21 世纪初，梅全喜研究广东地产清热解毒药时发现广东民间有用龙葵治疗鼻咽癌的应用，从此，他关注到这个药物。在他主编出版的《广东地产药材研究》和《广东地产清热解毒药物大全》这两本专著中均详细收载了龙葵，该药在广东地区的应用是以鲜用为主的，而鲜药的应用正是岭南地区的医药特色。为了更好地推动鲜龙葵果的研究与应用，从 2010 年开始，梅全喜与吉林四平创岐科技发展有限公司合作开展鲜龙葵果抗肿瘤作用的研究与推广应用工作，梅全喜教授团队对国内外有关龙葵和鲜龙葵果的化学成分、药理作用研究和临床应用情况进行系统总结，并对龙葵果开展了全面研究工作，对龙葵不同采收期及不同药用部位的有效成分、对独有的专利技术鲜龙葵果的保鲜技术、对不同产地龙葵果的 HPLC 指纹图谱、不同产区的不同基原及其近缘种龙葵样品进行 ITS2 分子鉴定方法等研究，先后撰写发表龙葵果研究论文 20 多篇，其研究结果充分证明了北方地区黑土地上所产的龙葵果实中龙葵碱含量最高的观点。为了推广应用，梅全喜带领技术人员进行了鲜龙葵果质量标准的起草研究工作，经过广东省食品药品检验所的审核、复核，形成了"鲜龙葵果"的质量标准和标准起草说明，并经广东省食品药品监督管理局审核批准，鲜龙葵果正式收载入《广东省中药材标准》。由梅全喜教授主编的《鲜龙葵果抗肿瘤作用研究与应用》也已由中国中医药出版社正式出版，国医大师、著名的中药专家金世元教授和国医大师、著名的中医肿瘤专家周岱翰教授分别为该书的出版题词"鲜药应用，大有可为"和"鲜药应用是中医药传统用药经验的精华之一，应当继承、发扬，加以提高"，充分肯定了梅全喜教授在鲜药研究上的成就。

近年来，他与东阳光药物研究院中药研究所合作积极开展鲜冬虫夏草的研究，发表论文 10 多篇，编撰出版《鲜冬虫夏草的研究与应用》专著，并多次应邀赴全国各地做鲜虫草的研究应用学术报告，为推动鲜药的研究与应用发挥积极作用，他本人也被聘请为中国癌症基金会鲜药专业委员会副主任委员。

为了积极推动名贵道地药材的研究、应用与产业发展，从 2020 年开始梅全喜教授带领团队与有关单位及团队合作，启动编写出版"名贵道地中药材研究与应用系列丛书"工作，这套丛书初定 50 种，选择的都是国内外著名的名贵道地药材品种，每种药材独立成书，全面系统介绍该名贵道地药材相关研究与应用成果。首批 6 本为《蕲艾的研究与应用》《沉香的研究与应用》《新会陈皮的研究与应用》《鲜冬虫夏草的研究与应用》《鲜龙葵果的研究与应用》和《重楼的研究与应用》，都是在自己团队研究成果的基础上收集该药材的古今应用及现代研究资料编写而成。国医大师金世元教授题词，中国工程院院士、中国中医科学院院长黄璐琦教授写序，都充分肯定了这套丛书出版的意义。这也是梅全喜教授在中药研究探索道路上的一个重要的总结。

谱写地产药材研发新篇章

梅全喜思维活跃，勇于创新。早些年他通过实验研究提出的以艾叶燃烧放热量判定艾绒质量、槟榔炮制宜少泡多润、桑叶不宜经霜后采收、必须重视中药灌肠剂、加强治疗急症的中药制剂开发等学术新观点，使人耳目一新。调动到广东工作后，岭南地区温暖湿润的气候、丰富的药材种类成就了梅全喜教授的探索进取之心，将广东地产药材列为研究的重点方向。他率先在公开发表的文章中对广东地产药材定义，即是指广东本地生产，民间应用广泛、疗效确切的中药材。尽管在过去的岁月里医家对广东地产药材研究较少，但广东地产药材的疗效却是不容小觑的，特别是不少地产药材在治疗地方多发病、常见病方面有其独特的疗效。直到今天，在广东的许多地区，地产药材仍是普通人家煲汤和熬制凉茶的常用材料，一些甚至已成为医药工业产品或医院制剂的重要原料药，在养生保健与防治疾病中发挥着日益重要的作用。而这些，正是促使梅全喜以此为目标不断前进的动力源泉。

在广东地产药材研究上他肯下功夫、敢于创新，取得显著成绩。以三角草为例，三角草又名小花吊兰、疏花吊兰、山韭菜、土麦冬，为百合科吊兰属植物三角草 *Chlorophytum laxum* R.Br 的干燥全草。主要分布于广东省南部、中南部地区及广西等地，主产于广东中山、江门地区，民间应用于治疗毒蛇咬伤。但是国内外对三角草的化学成分及药理作用等全面的研究则未见有文字报道。在梅全喜之前，国内关于三角草的基础研究是空白的，三角草包含的主要成分及其具备的主要药理作用皆不清晰。

研究开发利用三角草资源具有广阔的市场前景及显著的社会和经济效益。自梅全喜 2001 年开展"三角草的基础研究"科研项目首次立项以来，先后获得广东省中医药局科技基金资助项目、中山市科技局科技计划资助项目、中山市卫生局科技兴医"十五"规划重点科研项目资助。他带领团队成员展开了数载脚踏实地、夜以继日的研究工作。

他们的主要工作成果包括：①首次从三角草中提纯分离鉴定出 7 个化合物，分别是 Chlorophytoside A、Syzalterin、海可皂苷元等。其中 Chlorophytoside A（三角草苷 A）是梅全喜团队首次发现、首次报道并由他们自主命名的一种新化合物，有关该化合物的首次报道论文 *Chlorophytoside A, a New Labdane Diterpene Glycoside from Chlorophytum Laxum Chem.Bull* 以全英文刊载于 *Chinese Chemical Letters* 英文版杂志，并被 SCI 收载。②首次对三角草的抗炎、镇痛、耳微循环、抗蛇毒作用及毒性进行全面研究，结果表明三角草有显著的抗炎、镇痛、改善微循环及抗蛇毒作用，为三角草的制剂开发研究及临床应用提供科学可靠的依据。研究结果分别发表在《中国药学杂志》《中药材》《中成药》《时珍国医国药》等国家级核心期刊上。③首次对三角草的形态组织、理化鉴别等进行了研究，制订了三角草的药材质量标准，获得省药监局的批准，为三角草的正确使用提供了判别真伪的质量标准。④以三角草为主药研制开发了跌打镇痛液、复方三角草片等新制剂，临床应用于治疗关节及软组织损伤、毒蛇咬伤等有显著疗效。其中跌打镇痛液为国内首创，已获国家知识产权局授予发明专利。跌打镇痛液和复方三角草片已获广东省药品监督管理局正式的制剂生产批文，为临床提供了确切有效的药物新制剂。梅全喜主持的这项课题通过成果鉴定，被认为具有较强的创新性与开拓性，填补了国内外同类研究的空白。

梅全喜将一腔心血扑在了广东地产药材的研究、开发和应用上，他带领团队还开展了有关广东土牛膝、三丫苦、蛇鳞草、蛇泡簕、黑面神、布渣叶、山芝麻、新会陈皮等 20 多种广东地产药材的深入研究，并以广东地产药材为主药成功地研制出了 10 多种医药新产品，如"跌打镇痛喷雾剂""复方土牛膝含片""昆藻调脂胶囊"等一批独具特色的科研新产品，共获得国家发明专利 6 项，同时获广东省科技进步二、三等奖各一项，中山市科技进步一、二、三等奖 10 多项。其中，由梅全喜主持的广东地产药材研究项目"三角草的基础研究"获广东省科技进步二等奖、"昆藻调脂制剂治疗脂肪肝的机理与临床研究"获广东省科技进步三等奖、"复方土牛膝制剂治疗咽喉疾病的实验与临床研究"获中山市科技进步一等奖。

2011 年 5 月，梅全喜在自己团队多年研究成果的基础上主编出版了《广东地产药材研究》，本书系统介绍了 170 余种广东地产常用中草药的别名、来源、性味、功能主治、用法用量、药用历史、化学成分、药理作用、临床应用及附注等项内容，其中药用历史、化学成分、药理作用以及临床应用的介绍尤为详尽，不少内容是梅全喜所带领科研团队的研究成果。这本书的出版标志着广东地产药材研究的持续深入进行，对于加快广东地产药材走向世界，提高广东中医药地域文化的学术水平，推动地方经济发展，加快广东的中医药强省建设均具有积极意义。国医大师、广州中医药大学终身教授邓铁涛题写书名，中国工程院院士、中国医学科学院药用植物研究所名誉所长肖培根教授题词，时任中国中医科学院中药研究所黄璐琦所长和中国医学科学院药用植物研究所陈士林所长同时写序，规格如此之高是广东地方医药书籍中少见的，该书获得了 2010 年度国家出版基金资助，也获得 2015 年度中华中医药学会学术著作奖三等奖。

梅全喜教授把广东地产药材的研究开发工作列为自己的重要研究方向，带领他的技术团队以中药药理实验室为研究平台，以"广东地产清热解毒药"为研究方向，先后带教博士、硕士研究生 20 多名，其中 10 届研究生戴卫波获南粤优秀研究生称号；11 届研究生范文昌在读期间发表论文 10 多篇，主编出版 100 多万字的《广东地产清热解毒药物大全》专著，获大学优秀毕业生称号；13 届李红念、15 届陈小露、17 届董鹏鹏、18 届唐志芳、19 届郑依玲、21 届李皓翔等在读期间均发表论文 10 余篇，参编专著多部，均获得国家奖学金。同时，梅全喜教授带领的团队也都取得了显著成绩，其中中山市中医院药学部在广东省药学会每年的全省医院药师科研立项、专著和发表学术论文统计排名中，从 2006 年至 2018 年连续 13 年都获得排名前六名，2013 年度还获得全省排名第一的好成绩。2019 年初他应邀来到深圳市宝安纯中医治疗医院领衔创建药学部，同样也取得突出成绩，2020 年和 2021 年宝安纯中医治疗医院药学部分别获得全省排名第八（深圳市排名第二）和全省排名第七（深圳市排名第一）的好成绩。中山市中医院是一个地级市中医院，而宝安纯中医治疗医院药学部更是一个成立不足 3 年、只有 21 人的区级小医院药学部，就是这样两个普通的药学部在梅全喜教授的带领下，能在全省众多的省级大型三甲中西医院参与的竞争中获得如此突出的成绩，的确是难能可贵的，这也印证了梅全喜教授的一位挚友对他的评价"强将手下无弱兵""是金子在哪里都会发光"！

中药临床药学的推动人

2016 年 11 月 26 日，由全国高等学校中药临床药学专业教材建设指导委员会倾力打造、全国 50 余家高等院校和医疗机构的专家学者共同参与、人民卫生出版社隆重出版的国内首套全国中药临床药学专业创新教材在广东省中山市举行首发仪式，来自全国 26 个省市中医药专家共 500 多人共同见证了我国中医药界的这一盛事。说起中药临床药学专业创新教材的起源，就不得不提起梅全喜教授。

自 21 世纪初以来，梅全喜就带领其团队开始关注中药安全性合理使用问题，他撰写相关论文在国内多家专业学术期刊发表，并在各地培训班、学习班及学术会议上就"中药安全性问题"和中药临床药学开展等讲题做过 100 多场讲座或报告，以此推动中药临床药学工作的开展、促进中药的安全合理应用。他的讲座受到普遍欢迎，中华中医药学会为表彰他在普及中药安全性方面所做的贡献授予他"金话筒奖"。

为加强中药注射剂安全、合理使用，梅全喜团队自从 2002 年发表首篇有关中药注射剂不良反应文献分析研究文章以来，20 多年来一直潜心开展中药注射剂不良反应文献分析研究，共撰写了 40 余篇有关中药注射剂不良反应的总结性论文发表在各级杂志上，主持编写出版了《中药注射剂的不良反应与应对》《中药注射剂不良反应速查》和《中药注射剂安全应用案例分析》三本中药注射剂专著，举办"全国中药注射剂安全性学术研讨会"。与此同时，他们还开展了"常用中药注射剂不良反应文献分析与防治措施规范化研究"的课题，该科研课题于 2012 年还分别获得广东省中山市科技进步二等奖和广东省药学会医院药学科技二等奖。

自在《中国药房》发表《中药临床药学的现状与发展思考》首篇有关中药临床药学文章以来，梅全喜一直关注中药临床药学的研究进展，从中药临床药学定义、开展模式、人才培养等多方面进行探讨分析，共撰写了 10 多篇有关中药临床药学探讨的文章发表在各级杂志上。针对西药临床药学参考书籍众多，而无一本中药临床药学参考书籍的状况，梅全喜于 2012 年底牵头主编并组织全国 16 家大型三甲中医院药剂科从事中药临床药学的专业技术人员编写出版了我国第一本《中药临床药学》专著。梅全喜团队还于 2013 年和 2016 年两次发起承办了由中华中医药学会主办的"全国中药临床药学学术研讨会"暨国家级继续教育项目"全国中药临床药学培训班"，来自全国各地近千名药师参加了学习与培训。这些工作都为推动中药临床药学工作的开展发挥了积极作用。中国药学会为表彰他在医院药学方面所做出的成就，授予他"2014 年度优秀药师奖"。

为了推动中药临床药学人才的培养，梅全喜决定启动中药临床药学系列教材的编写工作，先后找到全国中医药高等教育学会中药教育研究会彭代银理事长、中华中医药学会医院药学分会曹俊岭主任委员及人民卫生出版社药学中心曹锦花主任汇报他的想法，得到了他们的大力支持。彭代银理事长邀请梅全喜参加"2014 年全国中医药高等教育学会中药教育研究会十一次年会"，并请他在大会做"中药临床药学的现状、存在问题及人才培养和教材建设的探讨"学术报告，提出的编撰中药临床药学系列教材的设想，得到了与会者（全国中医药院校的校长和中药学院的院长）们的一致肯定和支持。2015 年 3 月 24 日，"全国高等学校中药临床药学专业教材建设指导委员会成立会议暨全国高等学校中药临床药学专业创新教材主编人会议"在北京人卫饭店召开，在会上正式宣布成立教材建设指导委员会，并颁发聘书，梅全喜和彭代银、彭成、曹俊岭共同担任主任委员，全国各中医药院校的教授和三甲中医院药学部主任担任副主任委员、委员，并同时宣布《中药临床药学导论》等 16 本教材的主编、副主编人选，正式启动这套教材的编写工作。梅全喜教授与彭代银校长联合担纲主编这套教材中的第一本《中药临床药学导论》，他的团队还参加了其他 6 本教材的编写。经过近 3 年编写，人民卫生出版社已在 2016 年底至 2019 年全部出版发行了这套教材。

这套教材的问世可以说是倾注了梅全喜教授的大量心血，他是处在位置不高、平台不大的基层医疗单位，以他的位置要推动一件事就要比其他人付出得更多，正是由于他的执着、坚持和不懈努力，才有了这套教材的出版。这套教材的问世，在中医药教育发展史上具有里程碑的意义，它填补了我国中药临床药学专业教材的空白，开启了中药临床药学专业人才培养的新篇章，为国内中医药高等院校设置中药临床药学专业、开展中药临床药学课程教学打下良好的基础，对加快中药临床药学专业人才的培养起到积极、深远的影响。

近年来梅全喜积极推动中药临床药学走向海外，他认为中药在海外出现的苗条丸（马兜铃酸）致肾衰以及小柴胡颗粒致间质性肺炎的严重不良反应事件都是因为不合理使用造成的，这些事件对中医药的影响是巨大的，所以中医药要走向海外就必须有中药临床药学的保驾护航，并提出了"有中药应用的地方就应该开展中药临床药学工作"的观点。为了推动中药临床药学工作走向海外，梅全喜牵头组织粤港澳台两岸四地高校、学会、医疗机构的中药专家共同编写了一本繁体字版《中药临床药学总论》并已分别在香港、澳门和台湾三地同时出版，作为高校中医药专业的教材和中药师学习的资料。

这本书的出版得到了港澳台地区医药界的肯定和中药师的欢迎，香港中西医结合学会荣誉会长、太平绅士黄谭智媛教授，澳门科技大学荣誉校长、中国工程院院士刘良教授，台湾中医师联合公会理事长柯富扬教授分别为该书写序推荐，充分肯定这本书的意义和价值。梅全喜还利用这本书作为教材举办"粤港澳大湾区中药临床药学培训班"，受到两岸四地中药师们的欢迎，其中港澳台地区参加听课人数超过 2 万人，为推动中药临床药学走向海外迈出了坚实的一步。下一步，梅全喜计划将《中药临床药学总论》一书翻译成英文版、日文版和韩文版出版，以真正推动中药临床药学走向世界。

大爱社会　从艾出发

梅全喜的家乡盛产艾叶，素有"蕲艾"之美称。他小时候认识的第一味中药就是艾叶，耳闻目睹了很多关于艾叶防病治病的故事。大学毕业后，他即着手开展对艾叶的系统研究，经过 40 多年的潜心钻研，终于取得了可喜成果：他发表了 40 多篇艾叶科研论文，最早论证了蕲艾作为艾叶的道地品种及质量的优质性和道地性。1999年还出版了一本近25万字的专著《艾叶》。该书对艾叶的生长环境、采收时节，以及灸疗功用做了系统科学的阐述与总结，令人叹为观止。《艾叶》的问世，使艾叶产品的研发工作进一步深入，也为后来蕲春县大力发展艾产业打下了坚实的基础。近年来，梅全喜又再次开展了对艾叶产地质量及DNA分子鉴别研究，发表了《不同产地艾叶总黄酮、重金属和硒元素的含量比较研究》《12个不同产地艾叶挥发油的GC–MS分析》《复方蕲艾卫生巾方镇痛抗炎作用的实验研究》《DNA Barcode for Identifying Folium Artemisiae Argyi from Counterfeits（艾叶的DNA条形码鉴定研究)》等重要论文，还编写出版了《艾叶的研究与应用》《蕲艾的研究与应用》以及艾叶实用百科系列丛书：《艾叶实用百方》《艾蒿食疗百味》《蕲艾灸治百病》等多部艾叶专著，其中梅全喜主编的三本艾叶实用百科系列丛书还被人民卫生出版社翻译成三本英文书《Mugwort Leaf: Over 100 Practical Formulas》《Qi Mugwort Moxibustion to Treat 100 Diseases》《Diet Therapy with Mugwort in 101 Recipes》向海外发行，为推动中医药文化特别是艾文化走向世界、将中医药知识普及到一带一路国家发挥了积极作用。

在艾叶产品研发方面，梅全喜教授还先后研制出"蕲艾精""艾地合剂""李时珍中药保健腰带""蕲艾条""艾叶烟""艾灸贴（女士专用)""艾叶浴剂""蕲艾卫生巾""蕲艾防瘟九味香囊"等新产品，上市后深受消费者的欢迎。他担任国内10多家艾叶生产企业技术顾问，指导开展艾叶系列产品研发工作，其中已有多家艾叶企业年产值超过亿元，取得了显著经济和社会效益。特别是他的家乡湖北蕲春，在梅全喜的积极推动下，从21世纪初艾叶产值几乎为零发展到今天艾叶产值已超过50亿元，为推动艾叶研发与推广应用以及推广艾叶文化发挥了积极作用。家乡的人民将艾叶专家梅全喜教授与国学大师黄侃、文坛巨匠胡风、风投教父汪潮涌誉为蕲春当代四大名人（载于《汽车之旅》杂志2016年5月刊.蕲艾文化节专刊54–57页）。他工作单位所在地深圳市宝安区的党报《宝安日报》（2020年07月16日A08版）也在一篇报道他的文章中这样写道：（梅全喜）家乡盛产艾叶，素有"蕲艾"之美称，因在艾叶研究上成果丰硕，被业界称为"艾叶之父"。可见，梅全喜在艾叶研究、艾产业发展及艾文化推广方面做出的贡献已得到社会的认可。

同时，梅全喜也是一位有爱心的专业人士，2017年初，他将自己多年来获得的科技成果奖励、稿费以及讲课费共计100万元和他担任10多家艾叶研发生产企业科技顾问的顾问费200多万元全部捐献出来成立了李时珍中医药教育基金会，用于资助蕲春籍每年考取中医药大学中医药专业的贫困学子和每年奖励湖北中医药大学、广州中医药大学优秀博士、硕士研究生，基金会成立5年来已连续举行12次资助和奖励活动，共资助和奖励贫困学子及优秀研究生 80 多人，为推动中医药教育事业发挥了积极作用。

梅花香自苦寒来

业内众多专家都说"梅全喜是个不可多得的人才"，然而，他却一直乐于"屈居"基层。了解他的人都知道，他的"基层情结"源自一颗圣洁的心。他觉得基层更需要人才，而有作为的人才在基层更能发挥非凡的作用。他感到很幸运，自己所在的基层单位非常器重自己，为自己提供了很好的工作和科研条件，使自己能做出较大成绩，做出较多贡献。

"宝剑锋从磨砺出，梅花香自苦寒来。"经过"磨砺""苦寒"之后的梅全喜，逐步迎来了丰收的季节。1992 年他被破格晋升为副主任中药师，1998 年晋升为主任中药师，2003 年成为广州中医药大学教授、硕士生导师，2017 年成为广州中医药大学的博士生导师，2017 年拜国医大师金世元教授为师，学习传承金老的中药炮制及中成药合理使用的学术经验，2019 年 3 月应聘到全国首家纯中医院——深圳市宝安纯中医治疗医院药学部担任中药学科带头人，并全职负责国医大师金世元中药炮制传承工作室和中药炮制研究室工作，牵头开展金老中药炮制经验传承及传统中成药的应用，以及中药品种与理论的挖掘、整理、考证、总结等工作。现为深圳市第五批名中医药专家学术经验继承指导老师和 2019 年深圳市名中医药专家梅全喜学术经验传承工作室负责人。2021 年他带领的中药团队引进首席岐黄学者、中国科学院上海药物研究所果德安教授团队联合共建中药质量研究与安全合理用药研究团队，获得深圳市'医疗卫生三名工程'项目（项目编号 SZZYSM202106004）立项资助。

他还先后带教博士后、博士及硕士研究生 20 多名，带教学术传承人（含师带徒）6 人，研制出医药新产品 20 多项，获国家发明专利 6 项，广东省科技进步二等奖、三等奖各 1 项，吉林省科技进步三等奖 1 项，中国民族医药协会科技进步一等奖 2 项，市厅级科技进步一、二、三等奖 10 多项，中华中医药学会学术著作三等奖 2 项。以负责人和主要编写人员的身份起草编写中药方面的国际及国家级标准、规范、指南和共识 20 多部，主编出版中药学术专著 70 多部，参编并担任副主编、编委的专著 30 多部，以第一作者或通讯作者在国内外医药杂志上公开发表中药研究论文 500 多篇（其中 SCI 论文 10 多篇），应邀赴日本、加拿大等国家以及国内各省市、台湾、香港地区举办的学术会议及培训班上做学术报告及讲座达 300 多次。

由于他所取得的学术成就和贡献，被邀请担任众多学术职务，如全国高等学校中药临床药学创新教材建设指导委员会主任委员，中华中医药学会李时珍学术研究会第四、五、六届副主任委员，中国药学会药学史专业委员会第六、七届副主任委员，中国中医药信息研究会李时珍研究分会会长及葛洪研究分会副会长，中国药师协会理事兼中药临床药师分会副主任委员，中国民族医药学会信息与大数据分会副会长，中国民间中医药研究开发协会李时珍健康产业分会副会长，国家中药产业技术创新战略联盟艾产业化联盟及鲜龙葵果联盟副理事长，中国医疗保健国际交流促进会理事兼医院药学专业委员会副主任委员，中国癌症基金会鲜药学术委员会副主任委员，世界中医药学会联合会李时珍应用研究专委会和临床用药安全研究专委会常务委员，中华中医药学会医院药学分会、中药炮制分会、中成药分会和科普分会等4个分会的常务委员，中国药学会第一届战略发展委员会委员及药物流行病学专委会、循证药学专委会委员，中国药理学会药源性疾病专委会委员，中华中医药学会科技奖评审专家、科普专家及中药药物警戒与合理用药科学传播专家，中华中医药学会中医药研发合作中心全国院内制剂名方、验方开发应用专家委员会评审专家，国家食品药品监督管理局执业药师资格认证中心国家执业药师工作专家，李时珍中医药教育基金会理事长，广东省药师协会副会长，广东省药学会常务理事兼药学史分会第一、二届主任委员及第三届名誉主任委员，中药与天然药物专委会和岭南中草药资源专委会副主任委员，广东省中医药学会理事兼中药炮制专业委员会主任委员，中药专委会和医院药学专委会副主任委员，广东省药理学会中药药理专委会副主任委员，广东省中药协会理事兼人用经验与医疗机构制剂转化专业委员会副主任委员，广东省健康产业促进会理事兼医学专家委员会副主任委员，广东省第四次中药资源普查试点工作技术专家委员会委员，广东省医药行业职业技能鉴定专家组成员，广东省医学会医疗事故鉴定委员会专家，广东省中药药事质量控制中心委员，深圳市中药药事质量控制中心副主任，深圳市药物治疗与药事管理专委会副主任委员，深圳市药学会常务理事兼药学史专委会主任委员，深圳市中医药学会常务理事，深圳市宝安区中医药协会第一届副会长，深圳市宝安区中医药发展基金会理事，中山市药学会第三、四、五、六、七届理事会副理事长及第八届理事会名誉理事长等学术职务，还兼任国家中医药管理局中药破壁饮片重点研究室（第一、第二届）学术委员会委员（主任委员周宏灏院士）、粤澳东阳光冬虫夏草联合研究中心学术委员会委员（主任委员钟南山院士）。

同时兼任《时珍国医国药》杂志编委会主任，《亚太传统医药》杂志编委会副主任，《中国药房》《中国药师》和《中国医院用药评价与分析》杂志副主编，《岭南药学史》（内刊）主编，《中国药业》常务编委，《中药材》《中国合理用药探索》《今日药学》《抗感染药学》《北京中医药》《中医文献杂志》《亚洲社会药学》等10多家医药期刊编委。

梅全喜教授个人的先进事迹先后被《中国卫生人才》《健康报》《现代健康报》《中国药业》《家庭药师》《亚太传统医药》《中国科技成果杂志》《科技

文摘报》《中山日报》《南方日报》《宝安日报》等报纸杂志专题介绍，2003 年中医古籍出版社出版的《中华当代名医》系列丛书，梅全喜作为入选的 100 位当代名医之一，单独成册，该书收载了梅全喜 20 多年来在科研和学术研究方面的重要成果。2017 年 6 月《科学中国人》杂志社在北京钓鱼台国宾馆举行盛大隆重的表彰会议，表彰我国科技战线的优秀精英，梅全喜作为基础医学和药学领域的优秀专家名列其中，当选为 2016 年度《科学中国人》年度人物。2018 年在湖北中医药大学庆祝建校 60 周年时被评为"杰出校友"。2019年被评为深圳市中医药先进工作者。

今天的梅全喜教授已是"功成名就"，然而对于他来说，奉献之路是没有终点的。他仍然继续带领他的研究团队正在国医大师金世元教授和首席岐黄学者果德安教授的指导下积极开展中药炮制、中药制剂和中药质量研究与安全合理用药研究工作，仍以满腔的热忱和执着投入到我国的中医药事业当中，坚持学习，不断进取，为继承和发扬传统医药文化精粹、推动中药事业的发展积极奉献。

（本文曾刊载于"国医网""健康头条"栏目及《亚太传统医药》杂志上，本次发表时有修改）